Günter Goretzki
Medizinische Strahlenkunde

Günter Goretzki

Medizinische Strahlenkunde

Physikalisch-technische Grundlagen

2., völlig überarbeitete Auflage

Mit 337 Abbildungen und 29 Tabellen

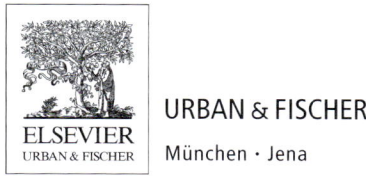

URBAN & FISCHER

München · Jena

Zuschriften und Kritik an:
Elsevier GmbH, Urban & Fischer Verlag, Lektorat Fachberufe, Karlstraße 45, 80333 München

Autor:
Dipl.-Phys. Dr. med. Günter Goretzki
Gemeinschaftspraxis für Radiologie und Nuklearmedizin
Feilenstraße 1
33602 Bielefeld

Wichtiger Hinweis für den Benutzer
Die Erkenntnisse in der Medizin unterliegen laufendem Wandel durch Forschung und klinische Erfahrungen. Der Autor dieses Werkes hat große Sorgfalt darauf verwendet, dass die in diesem Werk gemachten therapeutischen Angaben (insbesondere hinsichtlich Indikation, Dosierung und unerwünschten Wirkungen) dem derzeitigen Wissensstand entsprechen. Das entbindet den Nutzer dieses Werkes aber nicht von der Verpflichtung, anhand der Beipackzettel zu verschreibender Präparate zu überprüfen, ob die dort gemachten Angaben von denen in diesem Buch abweichen und seine Verordnung in eigener Verantwortung zu treffen.

Wie allgemein üblich wurden Warenzeichen bzw. Namen (z. B. bei Pharmapräparaten) nicht besonders gekennzeichnet.

Bibliografische Information Der Deutschen Bibliothek
Die Deutsche Bibliothek verzeichnet diese Publikation in der Deutschen Nationalbibliografie; detaillierte bibliografische Daten sind im Internet unter http://dnb.ddb.de abrufbar.

Alle Rechte vorbehalten
2. Auflage September 2004
© Elsevier GmbH, München
Der Urban & Fischer Verlag ist ein Imprint der Elsevier GmbH.
04 05 06 07 08   5 4 3 2 1

Für Copyright in Bezug auf das verwendete Bildmaterial siehe Abbildungsnachweis.

Das Werk einschließlich aller seiner Teile ist urheberrechtlich geschützt. Jede Verwertung außerhalb der engen Grenzen des Urheberrechtsgesetzes ist ohne Zustimmung des Verlages unzulässig und strafbar. Das gilt insbesondere für Vervielfältigungen, Übersetzungen, Mikroverfilmungen und die Einspeicherung und Verarbeitung in elektronischen Systemen.

Um den Textfluss nicht zu stören, wurde bei Patienten und Berufsbezeichnungen die grammatikalisch maskuline Form gewählt. Selbstverständlich sind in diesen Fällen immer Frauen und Männer gemeint.

Planung und Lektorat: Christiane Tietze
Redaktion: Raphaela Kelemen
Herstellung: Hildegard Graf
Satz: Mitterweger & Partner, Plankstadt
Druck und Bindung: Krips b. v., Meppel/Niederlande
Umschlaggestaltung: SpieszDesign, Neu-Ulm
Titelfotografie: Dr. Günter Goretzki

ISBN 3-437-47200-3

Aktuelle Informationen finden Sie im Internet unter www.elsevier.de

Vorwort zur 2. Auflage

Ein immer wieder aktuelles Thema unserer Zeit: **Strahlen – Strahlenexposition – Strahlenschutz**.

Die Neuauflage der Strahlenschutzvorschriften in der **Strahlenschutzverordnung 2001**, die Aktualisierung der **Röntgenverordnung 2002** sowie die Neuauflage der **Richtlinie Strahlenschutz in der Medizin 2002** haben umfangreiche Änderungen beim Umgang mit Strahlen zur Folge.

Strahlen ausreichend hoher Energie – **ionisierende Strahlen** – sind unsichtbar und grundsätzlich gefährlich, da sie lebende Zellen verändern und zerstören können.

Im Rahmen der medizinischen Radiologie werden sie jedoch zum Nutzen des Menschen angewandt. **Nutzen und Gefahren** sind dabei sorgsam gegeneinander abzuwägen. Die Strahlenanwendung darf nur bei Überwiegen des Nutzens erfolgen.

Wer in der Radiologie arbeitet, muss klare Vorstellungen von den Eigenschaften ionisierender Strahlen haben und ihre Anwendung sicher beherrschen, um sachgemäß handeln und vermeidbare Gefährdungen verhindern zu können.

In diesem Buch wird der Versuch unternommen, grundlegende **Zusammenhänge über Strahlung und** deren **gezielte Anwendung** zu vermitteln. Die aktuellen Strahlenschutzvorschriften werden erläutert und berücksichtigt. Es wird ausschließlich das Gebiet der medizinischen Strahlenkunde behandelt.

Nach einer einführenden Darstellung der zum weiteren Verständnis notwendigen physikalischen Grundlagen werden die Bereiche

- **Röntgendiagnostik**,
- **Nuklearmedizin** und
- **Strahlentherapie**

besprochen. Jedes dieser Kapitel bildet zusammen mit dem Einführungskapitel eine geschlossene Einheit.

Ergänzend befasst sich ein gesondertes Kapitel mit den **bildgebenden Diagnoseverfahren ohne Verwendung ionisierender Strahlen**. Sie haben für die medizinische Diagnostik zunehmend an Bedeutung gewonnen und bilden nicht nur eine informative Ergänzung zu den „klassischen" radiologischen Verfahren, sondern häufig einen gleichwertigen oder gar einen besseren Ersatz.

Für die kritische Durchsicht des neuen Manuskripts, insbesondere auch unter didaktischen Aspekten für die MTAR-Ausbildung, für zahlreiche Anregungen und Verbesserungsvorschläge sowie für die Bearbeitung der ausbildungsrelevanten Lernfragen möchte ich mich ganz **herzlich bedanken bei**

- Frau Petra Jürgens – für die Durchsicht der **Grundlagen** und der **Röntgendiagnostik**,
- Frau Anke Ohmstede – für die Durchsicht des Kapitels **Nuklearmedizin**,
- Frau Carmen Sollecki – für die Durchsicht des Kapitels **Strahlentherapie**.

Meinem Kollegen **Herrn Dr. K. Flötteröd** danke ich für die anregenden Diskussionen und hilfreichen Ausführungen zum heutigen Stand und zu den Entwicklungsaussichten der **Magnet-Resonanz-Tomographie** sowie für die kritische Durchsicht dieses Kapitels.

Mein Dank gilt auch **Herrn Prof. Dr. H. Luig** aus Göttingen für Diskussionen und Anregungen zur **digitalen Bilddarstellung und iterativen Rekonstruktion**.

Für die Initiative zur Realisierung der zweiten Auflage und insbesondere auch für die redaktionelle Betreuung und Bearbeitung spreche ich **Frau Tietze** vom Verlag Elsevier Urban & Fischer sowie **Frau Raphaela Kelemen** meinen ganz **besonderen Dank** aus.

Zudem möchte ich mich bei **Frau Graf** aus der Herstellung und bei allen anderen **Mitarbeitern des Verlages** bedanken, die zur Fertigstellung des Buches beigetragen haben.

Nicht zuletzt danke ich meiner Frau **Heike und** meinem Sohn **Gerald** für ihre ausdauernde Geduld und den Verzicht auf meine Zeit während der Arbeit an dieser Neuauflage.

Im Sommer 2004 G. Goretzki

Inhaltsverzeichnis

I Physikalische Grundlagen 1

1 Aufbau der Materie 3

1.1 Elementarteilchen 3
1.2 Das Atom 4
1.3 Periodensystem der Elemente 6
1.4 Varianten eines Elements 8
1.4.1 Varianten des Kerns 8
1.4.2 Varianten der Hülle 9
1.5 Chemische Bindungen 10
1.5.1 Ionenbindung 10
1.5.2 Atombindung 11
1.5.3 Metallische Bindung............ 11
1.5.4 Sonstige chemische Bindungen ... 12
1.6 Bausteine der Materie im Größenvergleich 12
1.6.1 Die organische Zelle 12
1.6.2 Größenvergleich zwischen den Bausteinen der Materie 12

2 Ausgewählte physikalische Begriffe und Zusammenhänge 15

2.1 Physikalische Grundbegriffe 15
2.1.1 Masse 15
2.1.2 Kraft 16
2.1.3 Geschwindigkeit 16
2.1.4 Beschleunigung 16
2.1.5 Arbeit 16
2.1.6 Energie 17
2.1.7 Leistung 17

2.2 Ausgewählte physikalische Zusammenhänge der Elektrizitätslehre 17
2.2.1 Grundbegriffe, Gleichstrom, Ohmsches Gesetz 17
2.2.2 Elektromagnetische Wechselwirkung 20
2.2.3 Elektromagnetisches Spektrum ... 25

3 Ionisierende Strahlen 33

4 Wechselwirkung zwischen ionisierender Strahlung und Materie 35

4.1 Wechselwirkung zwischen ionisierenden Photonen und Materie 35
4.1.1 Streuung ohne Energieabgabe (elastische Streuung) 35
4.1.2 Streuung mit Energieabgabe (Compton-Streuung) 35
4.1.3 Absorption durch Photoeffekt 35
4.1.4 Absorption durch Paarbildung 37
4.1.5 Abhängigkeit der Wechselwirkungsprozesse 37
4.1.6 Schwächungsgesetz 38

4.2 Wechselwirkung zwischen ionisierender Teilchenstrahlung und Materie 40
4.2.1 Stoßionisation 40
4.2.2 Bremsstrahlung................ 42

5 Wirkung ionisierender Strahlung auf lebende Materie (Biomaterie) 43

5.1 Strahlenschäden an Biomaterie ... 43

5.2	Zellteilung und Strahlenempfindlichkeit 44		6.4.2	Filmdosimeter in der Personendosimetrie 65		
5.3	Strahlenbiologische Begriffe 45		6.4.3	Thermolumineszenzdosimeter 68		
5.3.1	Lineares Energieübertragungsvermögen (LET) 45		7	**Strahlenschutz** 71		
5.3.2	Relative biologische Wirksamkeit (RBW) 46		7.1	**Strahlenwirkung** 71		
			7.2	**Gesetzlicher Strahlenschutz** 73		
5.4	Gruppierung von Strahlenwirkungen 46		7.2.1	Strahlenschutzvorschriften 73		
5.4.1	Mikro- und makroskopische Strahlenwirkungen 47		7.2.2	Überwachung der Strahlenschutzvorschriften 74		
5.4.2	Genetische und somatische Strahlenwirkungen 47		7.2.3	Strahlenschutz des Patienten 76		
5.4.3	Stochastische und deterministische Strahlenwirkungen 47		7.3	**Praktischer Strahlenschutz** 77		

6 Dosimetrie (Begriffe und Messverfahren) 49

II Physikalisch-technische Grundlagen der Röntgendiagnostik ... 81

6.1	Physikalische Dosisbegriffe 49				
6.1.1	Energiedosis 49				
6.1.2	Ionendosis 51		8	**Prinzip der Röntgendiagnostik** 83	
6.1.3	Dosisleistung 52				
6.2	Dosisbegriffe für den Strahlenschutz 53		9	**Erzeugung von Röntgenstrahlen** 87	
6.2.1	Äquivalentdosis 53				
6.2.2	Ortsdosimetrie 54		9.1	**Physikalisches Prinzip** 87	
6.2.3	Personendosimetrie 54		9.1.1	Röntgenbremsstrahlung 87	
6.2.4	Berechnungsmodelle für die Körperdosis 55		9.1.2	Charakteristische Röntgenstrahlung 89	
6.3	Dosismessverfahren (Dosimetrie) und -geräte 56		9.2	**Technische Realisierung** 92	
6.3.1	Verfahren zur absoluten Bestimmung der Energiedosis 56		9.2.1	Röntgenröhre 92	
6.3.2	Relative Messverfahren zur Dosisbestimmung 57		9.2.2	Röhrenschutzgehäuse 100	
6.3.3	Strahlenmessgeräte 57		9.3	**Röntgengenerator** 101	
			9.3.1	Transformator 101	
6.4	Dosimeter für die Personendosismessung 64		9.3.2	Hochspannungsgleichrichter 102	
			9.3.3	Generatortypen 104	
6.4.1	Kondensatorkammer als Stabdosimeter 65		9.3.4	Schaltmöglichkeiten eines Röntgengenerators 109	
			9.3.5	Belichtungsautomatik 110	

10 Wechselwirkung von Röntgenstrahlung mit Materie und ihre Beeinflussung durch Zusatzgeräte 111

10.1 Filter 112

10.2 Tubusse und Blenden 113

10.3 Streustrahlenraster 114
10.3.1 Fokussierung 116
10.3.2 Kenngrößen von Streustrahlenrastern 118

11 Abbildungsprobleme und Bildqualität bei der Röntgendiagnostik 119

11.1 Projektionsgesetze 119

11.2 Bildunschärfe 122
11.2.1 Absorptionsunschärfe 122
11.2.2 Geometrische Unschärfe 123
11.2.3 Bewegungsunschärfe 124
11.2.4 Film-Folien-Unschärfe 124
11.2.5 Zusammenwirken der einzelnen Unschärfeanteile 125

11.3 Kontrast 126
11.3.1 Kontrastbeeinflussung durch das Objekt 127
11.3.2 Kontrastbeeinflussung durch die Strahlenenergie 131
11.3.3 Kontrastbeeinflussung durch das Auffangsystem 132
11.3.4 Subjektives Kontrastempfinden .. 132

11.4 Abbildungsqualität in der Röntgendiagnostik 133
11.4.1 Subjektive Beurteilungsmethoden 133
11.4.2 Halbobjektive Beurteilungsmethoden 133
11.4.3 Objektive Messverfahren 134
11.4.4 Quantenrauschen und Empfindlichkeit 136

12 Auffangsysteme für das Strahlenrelief 137

12.1 Röntgenfilm 137
12.1.1 Aufbau des Röntgenfilms 137
12.1.2 Strahlenwirkung auf den Röntgenfilm (Entstehung des latenten Bildes) 138

12.2 Verstärkerfolien 139
12.2.1 Lumineszenz 140
12.2.2 Aufbau und Wirkungsweise von Verstärkerfolien 140
12.2.3 Folienmerkmale 142
12.2.4 Verstärkerfolien mit Seltenen Erden 143
12.2.5 Folienfehler und Folienpflege 145

12.3 Röntgenfilmverarbeitung 145
12.3.1 Filmentwicklung 146
12.3.2 Zwischenwässerung 148
12.3.3 Fixierung 149
12.3.4 Schlusswässerung und Trocknung 149
12.3.5 Automatische Filmverarbeitung (Maschinenentwicklung) 149

12.4 Schwärzung (Dichte) und Filmempfindlichkeit 149
12.4.1 Schwärzungskurve (Dichtekurve) 150
12.4.2 Gesetzmäßigkeiten bei der Filmbelichtung 151

12.5 Xeroradiographie 153

12.6 Durchleuchtungsschirme 154
12.6.1 Röntgenbildverstärker 156
12.6.2 Röntgenfernsehkette 158

13 Röntgengeräte und spezielle Verfahren 161

13.1 Apparative Grundausrüstung ... 161
13.1.1 Stative 161
13.1.2 Lagerungstisch 161
13.1.3 Vertikalkassettenhalter 162

13.2	Schichtaufnahmetechnik (Tomographie)	162
13.3	Stereoradiographie	164
13.4	**Mammographie**	165
13.4.1	Röntgenstrahlung der Mammographieröhre	166
13.4.2	Aufnahmetechnik	166
13.5	**Angiographie**	168
13.5.1	Allgemeines	168
13.5.2	Geräteausstattung zur Angiographie	169
13.6	**Digitale Radiographie**	169
13.6.1	Grundprinzip	169
13.6.2	Digitale Subtraktionsangiographie (DSA)	169
13.6.3	Digitale Bildverstärkerradiographie	171
13.6.4	Speicherfolienradiographie	171
13.6.5	Festkörperdetektor-Technik	172
13.6.6	Bilddokumentation mit der Laserkamera	172

14 Computertomographie (CT) 173

14.1	Grundprinzip	173
14.2	Technische Verfahren	174
14.3	Bildrekonstruktion	176
14.4	Bilddarstellung	177
14.5	Bilddokumentation	178
14.6	**Strahlenexposition und Strahlenschutz bei der Computertomographie**	180
14.6.1	Strahlenexposition des Patienten	180
14.6.2	Strahlenschutz des Patienten	181
14.6.3	Strahlenexposition und Strahlenschutz des Personals	181

15 Strahlenexposition und Strahlenschutz bei der Röntgendiagnostik 183

15.1	Allgemeine Regelungen	183
15.2	**Strahlenschutzbereiche**	183
15.2.1	Kontrollbereich	183
15.2.2	Überwachungsbereich	183
15.2.3	Bestrahlungsräume	184
15.3	**Strahlenexposition und Strahlenschutz des Patienten**	184
15.3.1	Strahlenexposition des Patienten	184
15.3.2	Strahlenschutz des Patienten	185
15.3.3	Spezielle Dosisbegriffe	185
15.3.4	Strahlenschutzvorschriften für den Patienten	188
15.4	**Strahlenexposition und Strahlenschutz des Personals**	189
15.4.1	Gesetzliche Grenzwerte der Strahlenexposition	189
15.4.2	Strahlenschutzmaßnahmen	189

III Physikalisch-technische Grundlagen der Nuklearmedizin 191

16 Prinzipien der nuklearmedizinischen Diagnostik 193

16.1	Was sind Kernstrahlen?	193
16.2	Einsatz von Radioisotopen bei der nuklearmedizinischen Diagnostik	194
16.3	Nuklearmedizinische Untersuchungsprinzipien	195

17 Entstehung und Eigenschaften von Kernstrahlen 199

17.1 Radioisotope 199

17.2 Radioaktiver Zerfall 199
17.2.1 Alphazerfall 199
17.2.2 Betazerfall 199
17.2.3 Gammazerfall 201
17.2.4 Die Nuklidkarte 202

17.3 Gesetz des radioaktiven Zerfalls 202

17.4 Einheit der Radioaktivität 203

17.5 Halbwertszeiten 206
17.5.1 Physikalische Halbwertszeit 206
17.5.2 Biologische Halbwertszeit 206
17.5.3 Effektive Halbwertszeit 206

17.6 Natürliche und künstliche Radioaktivität 206
17.6.1 Natürliche Radioaktivität 206
17.6.2 Künstliche Radioaktivität 207

18 Radionuklide in der Nuklearmedizin 209

18.1 Radionuklidauswahl für die Nuklearmedizin 209
18.1.1 Strahlenbelastung und Nachweisempfindlichkeit 209
18.1.2 Kosten-Nutzen-Relation 209

18.2 Radionuklidgeneratoren 210
18.2.1 Prinzip der Radionuklidgeneratoren 210
18.2.2 ^{99}Molybdän/^{99m}Technetium-Generator 210

18.3 Weitere Radionuklide in der Nuklearmedizin 214
18.3.1 Jodisotope 214
18.3.2 ^{201}Thallium 215

19 Radiopharmaka 217

19.1 Chemische und biologische Eigenschaften von Radiopharmaka 217

19.2 Radioaktive Markierung 217

19.3 Markierungsbestecke (Kits) 218

19.4 Kinetik der Radiopharmaka 219

20 Nachweis von Kernstrahlen (Kernstrahlungsmesstechnik) 223

20.1 Wechselwirkung von Kernstrahlen mit Materie 223

20.2 Nachweis von Kernstrahlen mit Ionisationskammern 223

20.3 Szintillationszähler 224
20.3.1 Natriumjodidkristall 224
20.3.2 Wechselwirkung zwischen Gammaquanten und einem Natriumjodidkristall 226
20.3.3 Photomultiplier 226

20.4 Kernstrahlungsmessplatz 231
20.4.1 Elektronische Signalverstärker ... 232
20.4.2 Gammaspektrum 233
20.4.3 Impulshöhenanalysator 235
20.4.4 Registriergeräte 235

20.5 Zählstatistik und Messfehler bei Kernstrahlungsmessungen 237

21 Spezielle Messplätze für die nuklearmedizinische Diagnostik 243

21.1 Überblick 243

21.2 Probenmessplätze 245
21.2.1 Bohrlochmessplatz 245
21.2.2 Bohrlochprobenwechsler 245

21.2.3	Vielkristallbohrlochmessplätze	246	22.5	EDV-Einsatz am Bohrlochprobenwechsler und am Funktionsmessplatz ... 286
21.2.4	Flüssigkeitsszintillationszähler	246		
21.3	**Funktionsmessplätze**	247		
21.4	**Szintigraphie**	248	**23**	**Strahlenexposition und Strahlenschutz bei nuklearmedizinischer Diagnostik** ... 287
21.5	**Szintiscanner**	251		
21.5.1	Scannerkollimatoren	251		
21.5.2	Impulserfassung und -verarbeitung	253	23.1	Allgemeines ... 287
21.5.3	Geräteeinstellung des Scanners	253	23.2	Strahlenschutzbereiche ... 287
21.5.4	Fluoreszenzszintigraphie	254	23.2.1	Kennzeichnungspflicht ... 287
21.6	**Gammakamera**	256	23.3	**Strahlenexposition und Strahlenschutz des Patienten** ... 288
21.6.1	Grundprinzip	256		
21.6.2	Gammakamerakollimatoren	257	23.3.1	Strahlenexposition des Patienten ... 288
21.6.3	Szintillationskristall	263		
21.6.4	Kameraelektronik	265	23.3.2	Strahlenschutz des Patienten ... 289
21.6.5	Die digitale Gammakamera	267		
21.6.6	Ganzkörperkamera	268	23.4	**Strahlenexposition und Strahlenschutz des Personals** ... 290
21.6.7	Szintigraphische Tomographie	268		
21.6.8	Qualitätskriterien für Gammakameras	270	23.4.1	Strahlenexposition des Personals ... 290
			23.4.2	Strahlenschutz des Personals ... 291
21.7	**Ganzkörperzähler**	276		
21.7.1	Prinzip	276	23.5	**Strahlenbelastung und Strahlenschutz der Umwelt** ... 292
21.7.2	Aufbau eines Ganzkörperzählers	276		
21.7.3	Anwendungsgebiete des Ganzkörperzählers	278	**24**	**Therapie mit offenen Radionukliden** ... 293
			24.1	Überblick ... 293
22	**Elektronische Datenverarbeitung (EDV) in der Nuklearmedizin** ... 279		24.2	**Systemische Therapie mit offenen Radionukliden** ... 294
			24.2.1	Indikationen und Therapieziel ... 294
22.1	Überblick ... 279		24.2.2	^{131}Jod als therapeutisch eingesetzter Strahler ... 295
22.2	**Prinzipieller Aufbau und Arbeitsweise einer EDV-Anlage** ... 279		24.2.3	Dosierung und Applikationsmenge ... 295
22.3	**Programme und Daten** ... 281		24.2.4	Durchführung der Therapie ... 295
22.4	**EDV an der Gammakamera** ... 281		24.2.5	Strahlenexposition und Strahlenschutz bei der Radiojodtherapie ... 296
22.4.1	Datenaufnahme ... 282			
22.4.2	Datenbearbeitung und -auswertung ... 283			

24.3	Intrakavitäre Therapie mit offenen Radionukliden 300
24.3.1	Grundsätzliches 300
24.3.2	Prinzip der Radiosynoviorthese .. 300
24.3.3	Voruntersuchungen 300
24.3.4	Durchführung der Radiosynoviorthese 302
24.3.4	Wirkungsweise und Erfolg der Radiosynoviorthese 303
24.3.5	Strahlenexposition und Strahlenschutz bei der Radiosynoviorthese 304

IV Physikalisch-technische Grundlagen der Strahlentherapie 309

25 Prinzipien der Therapie mit ionisierenden Strahlen 311

25.1	Grundsätzliches 311
25.2	Einteilung der Strahlentherapie 311
25.3	Strahlenarten und -energien 311
25.4	Durchdringungsfähigkeit und Reichweite 312
25.5	Kontakttherapie – Teletherapie .. 313
25.6	Dosisbegriffe 314
25.6.1	Allgemeine Dosisbegriffe 314
25.6.2	Spezielle Dosisbegriffe 314
25.7	Prinzipieller Verlauf einer Strahlenbehandlung 316
25.7.1	Lokalisation 316
25.7.2	Bestrahlungsplan 316
25.7.3	Durchführung 316
25.7.4	Kontrollen 317

26 Wirkung ionisierender Strahlung auf Materie 319

26.1	Grundsätzliche Wirkungsprozesse 319
26.1.1	Paarbildung 319
26.1.2	Compton-Effekt 319
26.1.3	Photoeffekt 320
26.1.4	Teilchenstreuung 320
26.1.5	Ionisation und Anregung 320
26.1.6	Direkt ionisierende Strahlung ... 320
26.1.7	Indirekt ionisierende Strahlung .. 320
25.1.8	Lineares Energietransfervermögen (LET) und relative biologische Wirksamkeit (RBW) 320
26.2	Biologische Strahlenwirkung 320
26.2.1	Zelle 321
26.2.2	Zellaufbau und -bestandteile 321
26.2.3	Zellteilung 321
26.3	Direkte und indirekte Strahlenwirkung 322
26.3.1	Direkte Strahlenwirkung 322
26.3.2	Indirekte Strahlenwirkung 322
26.4	Auswirkung von Strahlenschäden an der Zelle 323
26.4.1	Strahlenwirkungen an der Zellmembran 323
26.4.2	Strahlenwirkung auf das Zytoplasma und den Zellstoffwechsel 323
26.4.3	Strahlenwirkungen auf den Zellkern 324
26.5	Einflussfaktoren auf die Strahlenwirkung 324
26.5.1	Strahlenempfindlichkeit des Gewebes 324
26.5.2	Gewebemilieu 324
26.5.3	Räumliche Dosisverteilung 324
26.5.4	Zeitliche Dosisverteilung 326

27 Strahlenquellen für den therapeutischen Einsatz ... 327

27.1 Überblick 327
27.1.1 Gerätetechnisch erzeugte Strahlung 327
27.1.2 Radioaktive Strahlenquellen 327

27.2 Therapeutisch eingesetzte Röntgengeräte 328
27.2.1 Nahbestrahlungsröhren 328
27.2.2 Tiefentherapieröhren 328
27.2.3 Zubehör 329

27.3 Linearbeschleuniger 329

27.4 Kreisbeschleuniger 331

27.5 Telegammageräte 332
27.5.1 Strahlenquelle 333
27.5.2 Strahlerkopf 333
27.5.3 Verschlussmechanismus 333
27.5.4 Blendensystem 334

28 Bestrahlungstechniken 335

28.1 Überblick 335

28.2 Stehfeldtechniken 335
28.2.1 Einzelfeldbestrahlung 335
28.2.2 Mehrfelderbestrahlung 336
28.2.3 Verwendung von Ausgleichskörpern 336

28.3 Bewegungsbestrahlung 336
28.3.1 Rotationsbestrahlung 337
28.3.2 Pendelbestrahlung 337
28.3.3 Tangentiale Pendelbestrahlung ... 338
28.3.4 Telezentrische Pendelbestrahlung 339
28.3.5 Konvergenzbestrahlung 339

28.4 Intensitätsmodulierte Strahlentherapie (IMRT) 339

29 Vorbereitung der Bestrahlung 341

29.1 Dosimetrie zur Strahlentherapie 341
29.1.1 Messung der räumlichen Dosisverteilung 341
29.1.2 Darstellung der Dosisverteilung .. 342

29.2 Lokalisation 342
29.2.1 Röntgengeräte zur Lokalisation .. 342
29.2.2 Umrisszeichner 343
29.2.3 Computertomographische Lokalisation 343
29.2.4 MR-tomographische Lokalisation 345
29.2.5 Ultraschallokalisation 345

29.3 Bestrahlungsplanung 345
29.3.1 Physikalisch-technische Bestrahlungsplanung 345
29.3.2 Bestrahlungsplanungscomputer .. 346

30 Durchführung der Bestrahlung 349

30.1 Räumliche Situation 349

30.2 Patientenlagerung und Einstellhilfen 350

31 Strahlentherapie mit umschlossenen Radionukliden 353

31.1 Überblick 353

31.2 Kontakttherapie 353
31.2.1 Überblick 353
31.2.2 Dermaplatte 353

31.3 Intrakavitäre Therapie 354
31.3.1 Konventionelle Applikation 354
31.3.2 Nachladetechnik (Afterloading) .. 355

31.4 Interstitielle Therapie 356

32 Strahlenexposition und Strahlenschutz bei der Strahlentherapie 359

32.1 Allgemeine Gesichtspunkte 359

32.2 Strahlenexposition und Strahlenschutz bei der Teletherapie 359
32.2.1 Strahlenexposition des Patienten 359
32.2.2 Strahlenschutz des Patienten 360
32.2.3 Strahlenexposition des Personals 360
32.2.4 Strahlenschutz des Personals 360

32.3 Strahlenexposition und Strahlenschutz bei der Therapie mit umschlossenen Radionukliden 360
32.3.1 Strahlenexposition des Patienten 360
32.3.2 Strahlenschutz des Patienten 361
32.3.3 Strahlenexposition des Personals 361
32.3.4 Strahlenschutz des Personals 361
32.3.5 Strahlenexposition und Strahlenschutz der Umwelt 361

V Bildgebende Diagnoseverfahren ohne Verwendung ionisierender Strahlung 363

33 Überblick über die Diagnoseverfahren ohne Verwendung ionisierender Strahlung 365

33.1 Thermographie 365
33.1.1 Kontaktthermographie 365
33.1.2 Infrarotthermographie 366

34 Ultraschalldiagnostik 367

34.1 Entwicklung des Verfahrens 367

34.2 Physikalische Grundlagen 368
34.2.1 Schallwellen 368
34.2.2 Schallverhalten an Grenzflächen 369
34.2.3 Schallintensität und Schallschwächung (Dämpfung) 372

34.3 Ultraschalltechnik 373
34.3.1 Erzeugung und Nachweis von Ultraschall 373
34.3.2 Ultraschallfeld 375
34.3.3 Örtliches Auflösungsvermögen .. 376
34.3.4 Impulsechoprinzip 376
34.3.5 Darstellungsmodus der Echoimpulse (Bildverfahren) 377
34.3.6 Abtastverfahren beim zweidimensionalen B-Bild 380
34.3.7 Ultraschall-Doppler-Verfahren ... 383
34.3.8 Ultraschall-Kontrastmittel 385

34.4 Biologische Effekte bei der Ultraschallanwendung 385

35 Magnet-Resonanz-Tomographie (MRT) 387

35.1 Physikalische Grundlagen 387
35.1.1 Resonanz 387
35.1.2 Kernspinresonanz (mikroskopische Betrachtung) ... 388
35.1.3 Kernspinresonanz (makroskopische Betrachtung) .. 392
35.1.4 Relaxationszeiten 392
35.1.5 Messverfahren 394

35.2 Kernspin-Tomographie 398
35.2.1 Ortskodierung 398
35.2.2 Signal-zu-Rausch-Verhältnis und Ortsauflösung 403
35.2.3 Parameter der MR-Bildgebung ... 405

35.3 MR-Kontrastmittel 405

35.4 Magnetresonanz-Spektroskopie .. 406

35.5	Gerätetechnik	407
35.5.1	Der Hauptmagnet	407
35.5.2	Das Gradientensystem	408
35.5.3	Das Hochfrequenzsystem	408
35.5.4	Das Rechnersystem	409
35.6	Praktische Aspekte zur Kernspin-Tomographie	410
35.6.1	Indikationen zur Untersuchung	410
35.6.2	Sicherheitsaspekte und Kontraindikationen	410
35.7	Qualitätssicherung	413

VI Anhang ... 415

Anhang 1
Antworten auf die Lernfragen ... 417

Anhang 2
Diagnostische Referenzwerte ... 443

Anhang 3
Strahlenexposition durch nuklearmedizinisch untersuchte Patienten ... 449

Anhang 4
Qualitätsbeurteilungs-Richtlinien für MRT ... 459

Bildquellenverzeichnis ... 481

Literaturverzeichnis ... 485

Register ... 487

Einleitung

Das vorliegende Buch über die medizinische Strahlenkunde richtet sich an **MTAR in der Ausbildung** und soll zudem der Wissensaktualisierung im späteren Berufsleben dienen.

Der Buchinhalt ist auch darauf ausgerichtet, radiologisch **interessierten Medizinern und Physikern** einen Überblick über die Grundlagen und technischen Prinzipien der Radiologie zu vermitteln.

Das Buch ist in **fünf Kapitel** gegliedert, von denen jedes eine geschlossene Einheit bildet:
- Physikalische Grundlagen
- Physikalisch-technische Grundlagen der Röntgendiagnostik
- Physikalisch-technische Grundlagen der Nuklearmedizin
- Physikalisch-technische Grundlagen der Strahlentherapie
- Bildgebende Diagnoseverfahren ohne Verwendung ionisierender Strahlen

Im Bedarfsfall sind Verweise auf andere Kapitel eingearbeitet, falls der dort behandelte Inhalt zum Verständnis erforderlich ist. Dies gilt insbesondere für das Kapitel Physikalische Grundlagen. In ihm sind physikalische Begriffe und Zusammenhänge aufgeführt und erläutert, deren Kenntnis zum Verständnis der physikalisch-technischen Grundlagen in den Fachgebieten Röntgendiagnostik, Nuklearmedizin, Strahlentherapie und der bildgebenden Diagnoseverfahren ohne Verwendung ionisierender Strahlen (**M**agnet**r**esonanz-**T**omographie [**MRT**] und Ultraschall [Sonographie]) vorausgesetzt werden.

Im Kapitel **Physikalische Grundlagen** werden also nur **Basiskenntnisse** vermittelt, auf die im Bedarfsfall zugegriffen werden kann.

Viel Freude beim Lesen!

> Ich schlief und träumte, das Leben sei Freude.
> Ich erwachte und siehe, das Leben war Arbeit.
> Ich arbeitete und siehe, die Arbeit war Freude.
> Rabindranath Tagore

I Physikalische Grundlagen

1 Aufbau der Materie 3

2 Ausgewählte physikalische Begriffe und Zusammenhänge 15

3 Ionisierende Strahlen 33

4 Wechselwirkung zwischen ionisierender Strahlung und Materie 35

5 Wirkung ionisierender Strahlung auf lebende Materie (Biomaterie) 43

6 Dosimetrie (Begriffe und Messverfahren) 49

7 Strahlenschutz 71

Medizinische Strahlenkunde beinhaltet die Kenntnisse über **Strahlenanwendungen in der Medizin.** Sie finden im Fachgebiet Radiologie statt.

In diesem Buch werden vorrangig die **physikalisch-technischen Grundlagen** der medizinischen Strahlenkunde vermittelt. Deren Kenntnis ist eine Voraussetzung für die qualifizierte Durchführung der verschiedenen Untersuchungs- und Behandlungsverfahren unter Verwendung von Strahlen, sowie für einen sachgerechten Einsatz von **Strahlenschutzmaßnahmen.**

Bei der Anwendung von Strahlen in der Radiologie steht die gegenseitige Wirkung der Strahlen auf die Materie und umgekehrt der Materie auf die Strahlen im Mittelpunkt des physikalischen Geschehens. Wir nennen dies die Wechselwirkung von Strahlung mit Materie.

Bevor wir uns damit befassen können, müssen wir uns Vorstellungen über den Aufbau der Materie und über die Natur der verwendeten Strahlen erarbeiten. Dies soll in den folgenden Abschnitten geschehen.

1 Aufbau der Materie

Es ist eine alltägliche Erfahrung, dass Materie teilbar ist. Fast zwangsläufig stellt sich bei dieser Feststellung die Frage:

Stößt man beim Zerteilen von Materie schließlich auf kleinste unteilbare Teilchen?

Die älteste überlieferte Vorstellung, dass Materie letztlich aus solchen unteilbaren Teilchen aufgebaut sei, stammt von dem griechischen Denker Leukipp (5. Jahrhundert v. Chr.). Die Existenz der von ihm erdachten „**Atome**" (nach dem griechischen Wort atomos = unteilbar) wurde erst Anfang des 19. Jahrhunderts experimentell bestätigt.

Etwa 100 Jahre später erwiesen sich die „Unteilbaren" (Atome) als doch teilbar. Es zeigte sich, dass Atome aus noch kleineren Bausteinen zusammengesetzt sind. Diesen gab man die Bezeichnung **Elementarteilchen**.

1.1 Elementarteilchen

Die drei wichtigsten Elementarteilchen sind (Abb. 1.1):
- **Proton**
- **Neutron**
- **Elektron**.

Es sind die Bausteine der Atome. Sie unterscheiden sich hinsichtlich ihrer **Masse** und ihrer **elektrischen Ladung**.

Das Elektron ist das leichteste der drei Teilchen. Die Massen von Proton und Neutron sind nahezu identisch und jeweils beinahe 2 000-mal so schwer wie die Elektronenmasse.

Sie betragen exakt:
$m_p = 1836{,}1\, m_e = 1{,}67239 \times 10^{-24}$ g
$m_n = 1838{,}6\, m_e = 1{,}67470 \times 10^{-24}$ g
m_p = Masse des Protons
m_n = Masse des Neutrons
m_e = Masse des Elektrons

Die elektrische Ladung des Elektrons beträgt $1{,}602 \times 10^{-19}$ Coulomb (C). Man nennt diese Ladungsmenge auch **Elementarladung**, da sie die kleinste in der Natur vorkommende Menge an elektrischer Ladung ist. Die Elementarladung kommt als positive und als negative Ladung vor. Das **Elektron** trägt eine negative, das **Proton** dagegen eine positive Elementarladung.

Das **Neutron** ist elektrisch neutral, was zu seiner Namensgebung geführt hat und Grund für seine relativ späte Entdeckung war. Erst 1932 wurde dieses Elementarteilchen von dem Engländer James Chadwick gefunden. Er erhielt dafür 1935 den Nobelpreis.

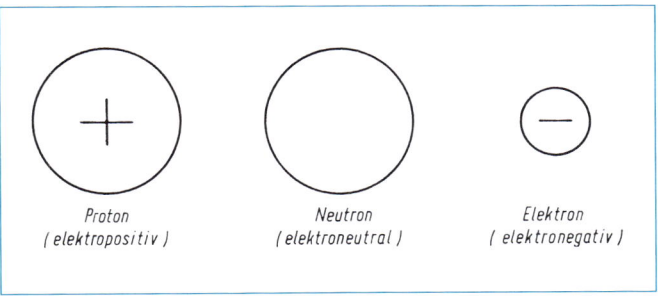

Abb. 1.1
Die wichtigsten Elementarteilchen

Die Elektronen sind bereits 1897 von Joseph John Thomson als negativ geladene kleine Teilchen identifiziert worden.

Bei seinen Versuchen mit Alphastrahlen wies Ernest Rutherford als Erster Wasserstoffkerne als Bestandteile anderer Atomkerne nach. Er nannte sie 1920 Protonen (gr. = das Erste).

Elementarteilchen beobachtet man auch außerhalb der Atome, z. B. in der aus dem Weltraum kommenden kosmischen Strahlung. Dabei handelt es sich nicht nur um die drei genannten Materienbausteine Protonen, Neutronen und Elektronen.

Darüber hinaus entstehen u. a. beim schnellen Zusammenstoß von Materieteilchen meist sehr kurzlebige weitere Elementarteilchen (für Bruchteile von Sekunden). Bei diesen Vorgängen können auch Protonen und Neutronen beteiligt sein, die nach den letzten Theorien aus noch kleineren Teilchen, den so genannten **Quarks** bestehen.

Anmerkung: Quarks wurden 1964 von Murray Gell-Mann und George Zweig theoretisch postuliert. Gell-Mann erhielt 1969 den Nobelpreis. Der Name „Quarks" stammt von Gell-Mann und geht auf den Roman „Finnegans Wake" von J. Joyce zurück. Protonen und Neutronen besitzen eine innere Struktur aus kleinen Teilchen, die als Quarks bezeichnet werden. Sie existieren nur als gebundene Bausteine der Nukleonen, nicht als freie Teilchen. Quarks haben für die Anwendung und das Verständnis der Radiologie praktisch keine Bedeutung und sollen hier nur der Vollständigkeit wegen erwähnt werden.

Da sich viele Elementarteilchen nach einer gewissen Zeit (Lebensdauer) erneut verändern können, unterscheidet man **stabile und unstabile Elementarteilchen**. Elektronen und Protonen zählen zu den stabilen Elementarteilchen, das Neutron zu den unstabilen. Weitere Elementarteilchen sind z. B. das Positron, das Neutrino und Antineutrino sowie das Photon.

1.2 Das Atom

Beim Atom unterscheidet man einen Atomkern und eine Atomhülle. Der **Atomkern** besteht aus Protonen und Neutronen. Diese beiden schweren Elementarteilchen (Tab. 1.1) werden deshalb auch **Nukleonen** genannt (lateinisch nucleus = Kern). Der Kern enthält fast die gesamte Masse des Atoms. Er ist schon beim kleinsten Atom, dem Wasserstoffatom $_1$H (☞ Abb. 1.5), nahezu 2 000-mal schwerer als die Atomhülle, beim Atom $_2$H bereits ca. 4 000-mal, beim $_3$H ca. 6 000-mal usw. Wegen seines Anteils an Protonen ist der Atomkern elektropositiv geladen.

Die **Atomhülle** besteht nur aus Elektronen. Im Normalzustand eines Atoms enthält die Hülle genau so viele (negativ geladene) Elektronen wie im Kern (positiv geladene) Protonen sind. Dadurch gleichen sich die elektrischen Ladungen in ihrer Fernwirkung aus. Das Atom erscheint nach außen elektroneutral.

Der **Aufbau eines Atoms** hat Ähnlichkeit mit dem Aufbau des Sonnensystems. So wie die Planeten die Sonne auf bestimmten Bahnen umkreisen, umschwirren die Elektronen den Atomkern auf bestimmten Schalen. Abbildung 1.2 zeigt eine stark vereinfachte Modellvorstellung.

Tab. 1.1 Bausteine der Atome

Elementarteilchen	Symbol	Masse*	Elektrische Ladung	Vorkommen
Proton	P	1836,1	Positiv	Atomkern
Neutron	N	1838,6	Neutral	Atomkern
Elektron	E	1	Negativ	Atomhülle

* Masse in Einheiten der Elektronenmasse

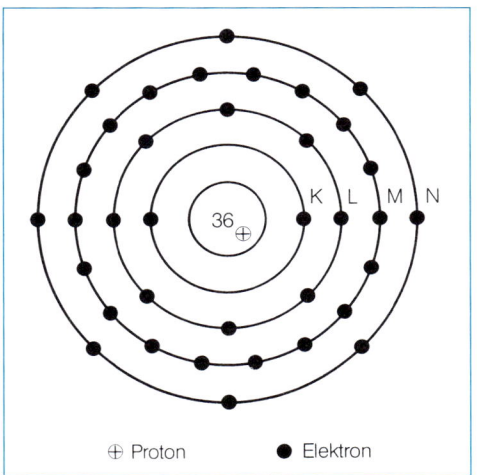

Abb. 1.2 Krypton, im vereinfachten Atommodell dargestellt (Neutronen sind nicht eingezeichnet). Bezeichnung der Hauptschalen nach den Buchstaben K, L, M, N...

Der Vergleich zwischen dem Atomaufbau und dem Aufbau des Sonnensystems ist nur beschränkt möglich. Der Ort eines Planeten lässt sich mit großer Präzision feststellen und sogar für die Zukunft vorausberechnen.
Im Gegensatz dazu kann der Ort eines Elektrons in der Atomhülle nicht genau bestimmt werden. Für jeden Ort der Hülle lässt sich nur die Wahrscheinlichkeit angeben, mit der dort ein Elektron anzutreffen ist. Die räumliche Verteilung dieser Aufenthaltswahrscheinlichkeiten für ein Elektron wird oft als Elektronenwolke beschrieben.

Abbildung 1.3 zeigt eine solche Darstellung für das **einfachste Atom**, das **Wasserstoffatom** $_1H$, in seinem Grundzustand. Um den Atomkern, der nur aus einem Proton besteht ($_1H$ ist das einzige Atom, dessen Kern kein Neutron enthält), bewegt sich ein Elektron als Hüllenelektron.

Hüllenelektronen können sich allerdings nicht nur, wie hier dargestellt, auf Kreisbahnen bewegen, sondern auch auf elliptischen Bahnen (Abb. 1.4, Bohr-Sommerfeldsches Atommodell; Niels Bohr, dänischer Physiker; Arnold Sommerfeld, deutscher Physiker).

Diese Bahnbewegungen, wie auch die Vorstellung von der Wahrscheinlichkeitsverteilung als Elektronenwolke, sind für die medizinische Radiologie nicht von Belang.

Wir werden deshalb für unsere Überlegungen ausschließlich das **einfachste Atommodell (Bohrsches Modell)** mit dem kreisschalenförmigen Hüllenaufbau benutzen.

> **MERKE**
>
> Wasserstoff enthält nur ein Proton im Atomkern und ist damit das am einfachsten aufgebaute chemische Element.

Sehr interessant ist der **Größenvergleich** zwischen Atomkern und Atomhülle: Der Durchmesser eines **Atomkerns** liegt in der Größenordnung von 10^{-14} **Meter**, der Durchmesser der **Hülle** bei 10^{-10} **Meter**.

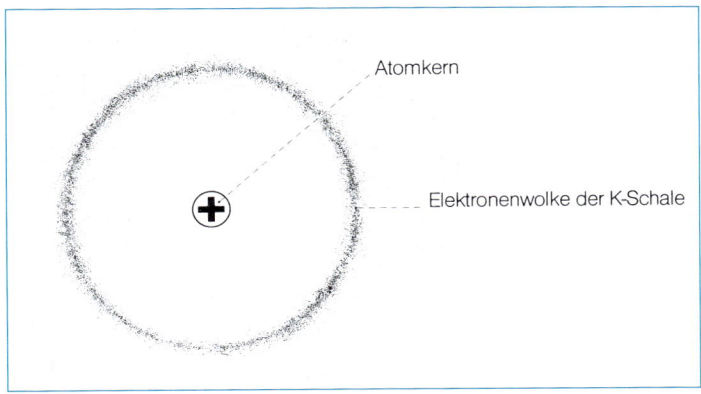

Abb. 1.3 Elektronenwolke: Aufenthaltswahrscheinlichkeit eines Elektrons auf der K-Schale am Beispiel des Wasserstoffatoms $_1H$

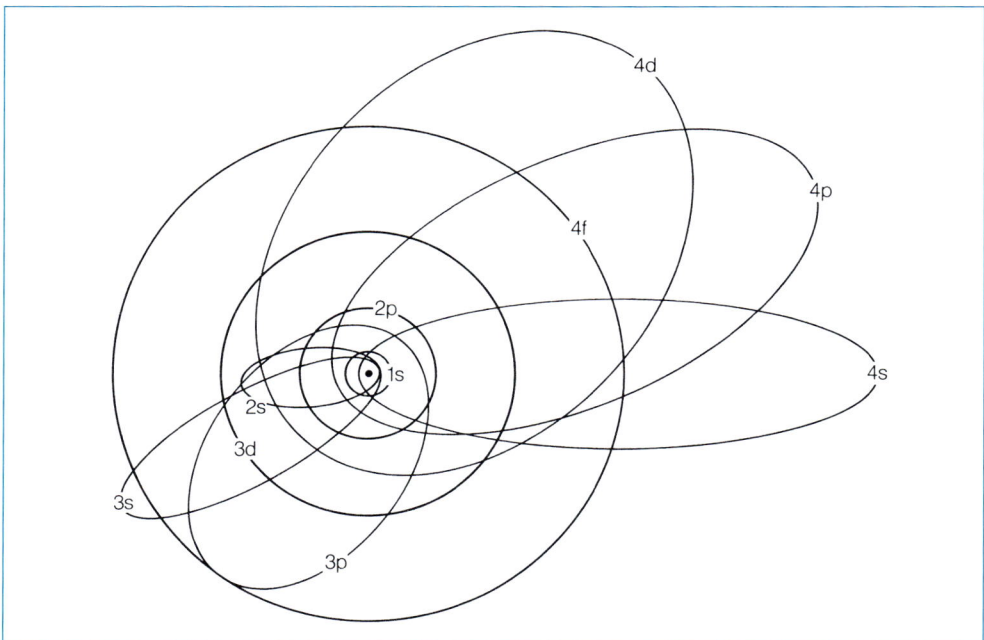

Abb. 1.4 Bohr-Sommerfeldsches Atommodell: Hier werden die Elektronenschalen des einfachen Bohrschen Modelles in „Unterschalen" unterteilt, die in ebener Projektion kreis- oder ellipsenförmig sind. Die Quantenzahlen 1, 2, 3, 4... entsprechen den Schalen K, L, M, N... Die Buchstaben s, p, d, f kennzeichnen als Bahndrehimpuls die „Unterschalen", von denen jede bis zu zwei Elektronen aufnehmen kann.

Der Hüllendurchmesser ist also im Mittel ca. **10 000-mal größer** als der Kerndurchmesser – das entspricht einem Größenverhältnis von einem Tischtennisball in einem Fußballstadion. Die Atomhülle selbst wird, wie oben dargelegt, von den (im Vergleich zum Kern) winzigen Elektronen gebildet.

Diese Erkenntnisse erleichtern wesentlich das Verständnis für die Wechselwirkung von Strahlung und Materie.

> **Merke**
> Ein Atom enthält überwiegend materiefreien Raum!
> Der materiefreie Raum innerhalb des Atoms ist jedoch von elektrischen Feldern durchsetzt.

Beachte: Die bildliche Darstellung des Aufbaues von Atomen gibt stets unkorrekte Größenverhältnisse von Kern und Hülle wieder, da ein Größenverhältnis von 1:10 000 z. B. in einem Buch nicht darstellbar ist.

> **Fazit**
> **Für Atome gilt:**
> - Sie sind Grundbausteine der Materie.
> - Sie bestehen aus den Elementarteilchen
>   – Proton (positiv geladen)
>   – Neutron (elektrisch neutral)
>   – Elektron (negativ geladen).
> - Sie sind aufgebaut aus
>   – dem Atomkern und
>   – der ihn umgebenden Atomhülle.

1.3 Periodensystem der Elemente

Die Grundstrukturen des Atomaufbaus wurden besprochen: Der Atomkern enthält Protonen und Neutronen, die Atomhülle besteht aus so vielen Elektronen wie der Kern Protonen enthält. Die **Elektronen** sind **auf Schalen** ange-

1.3 Periodensystem der Elemente

Tab. 1.2 Maximale Elektronenanzahl pro Schale

Schale	K	L	M	N	O	P	Q
$2n^2$	2	8	18	32	50	72	98

ordnet, die von innen nach außen hin die Bezeichnungen K-, L-, M-, N-, O-, P- und Q-Schale tragen.

> **MERKE**
> Jede der Schalen vermag nur eine bestimmte Maximalzahl von Elektronen aufzunehmen. Sie wird bestimmt durch die Formel $2n^2$ (n = Schalennummer).

Es ergibt sich damit eine maximale Anzahl der Elektronen, die auf einer Schale Platz haben (Tab. 1.2). Die für die einzelnen Schalen geltenden Zahlen werden nur in den inneren Schalen K bis N erreicht, die drei äußeren Schalen bleiben teilgefüllt!

Die jeweilige Außenschale enthält nie mehr als **acht Elektronen**. Ordnet man die verschiedenen Atome (Elemente) nach der Protonenzahl im Atomkern (= **Kernladungszahl Z** = Anzahl der positiven Ladungen), so beginnt die Reihe mit dem Wasserstoff mit der Kernladung 1 ($_1$H) und endet bei Lawrencium mit der Kernladung 103 ($_{103}$Lw).

> **MERKE**
> Jedem Element wird die Zahl Z zugeordnet, die seiner Kernladungszahl (Protonenzahl) entspricht. Die Kernladungszahl heißt auch Ordnungszahl; formal wird sie links unten vor das Element geschrieben.

Tab. 1.3: Das Periodensystem der Elemente

Gruppe / Periode	I	II	III	IV	V	VI	VII	VIII			
1	$_1$H										$_2$He
2	$_3$Li	$_4$Be	$_5$B	$_6$C	$_7$N	$_8$O	$_9$F				$_{10}$Ne
3	$_{11}$Na	$_{12}$Mg	$_{13}$Al	$_{14}$Si	$_{15}$P	$_{16}$S	$_{17}$Cl				$_{18}$Ar
4	$_{19}$K $_{29}$Cu	$_{20}$Ca $_{30}$Zn	$_{21}$Sc $_{31}$Ga	$_{22}$Ti $_{32}$Ge	$_{23}$V $_{33}$As	$_{24}$Cr $_{34}$Se	$_{25}$Mn $_{35}$Br	$_{26}$Fe	$_{27}$Co	$_{28}$Ni	$_{36}$Kr
5	$_{37}$Rb $_{47}$Ag	$_{38}$Sr $_{48}$Cd	$_{39}$Y $_{49}$In	$_{40}$Zr $_{50}$Sn	$_{41}$Nb $_{51}$Sb	$_{42}$Mo $_{52}$Te	$_{43}$Tc $_{53}$J	$_{44}$Ru	$_{45}$Rh	$_{46}$Pd	$_{54}$Xe
6	$_{55}$Cs $_{79}$Au	$_{56}$Ba $_{80}$Hg	Seltene Erden 57–71 $_{81}$Tl	$_{72}$Hf $_{82}$Pb	$_{73}$Ta $_{83}$Bi	$_{74}$W $_{84}$Po	$_{75}$Re $_{85}$At	$_{76}$Os	$_{77}$Ir	$_{78}$Pt	$_{86}$Rn
7	$_{87}$Fr	$_{88}$Ra	Actinide 89–103								

Seltene Erden (Lanthanide)

$_{57}$La $_{58}$Ce $_{59}$Pr $_{60}$Nd $_{61}$Pm $_{62}$Sm $_{63}$Eu $_{64}$Gd $_{65}$Tb $_{66}$Dy $_{67}$Ho $_{68}$Er $_{69}$Tm $_{70}$Yb $_{71}$Lu

Actinide

$_{89}$Ac $_{90}$Th $_{91}$Pa $_{92}$U $_{93}$Np $_{94}$Pu $_{95}$Am $_{96}$Cm $_{97}$Bk $_{98}$Cf $_{99}$Es $_{100}$Fm $_{101}$Md $_{102}$No $_{103}$Lw

(Weitere Einzelangaben zu den Elementen finden Sie ☞ in der Anlage bzw. in Lit. AG 3).

Das **periodische System der Elemente** (Tab. 1.3) entsteht durch Anordnung der Atome nach steigender Kernladungszahl und nach ihren chemischen Eigenschaften, so dass chemisch ähnlich reagierende Atome untereinander stehen. Man erhält so acht vertikale Gruppen mit Nebengruppen und sieben horizontale Perioden, wobei jeder Platz durch ein infolge seiner chemischen Eigenschaften hierhin gehörendes Atom besetzt ist.

> **FAZIT**
> - Im Periodensystem wird jedem Element eine bestimmte Ordnungszahl zugeteilt.
> - Die verschiedenen chemischen Elemente unterscheiden sich in ihrer Protonenzahl im Atomkern.
> - Das Periodensystem der Elemente ermöglicht es, das chemische und teilweise auch das physikalische Verhalten eines Elements weitgehend aus seiner Stellung im Periodensystem zu erkennen bzw. abzuleiten.

1.4 Varianten eines Elements

1.4.1 Varianten des Kerns

Im Atomkern sind neben den positiv geladenen Protonen auch **Neutronen** zu finden. Die Zahl der Neutronen im Kern einer bestimmten Elementart kann unterschiedlich sein. So existieren z. B. drei verschiedene Sorten des Wasserstoffs: ohne Neutron, mit einem Neutron oder mit zwei Neutronen (Abb. 1.5). Man nennt diese im Kern unterschiedlichen Atomarten **Isotope eines Elements**.

> **MERKE**
> Die chemischen Eigenschaften aller Isotope eines Elements sind gleich! Die verschiedenen Isotope unterscheiden sich in der Zahl der Kernteilchen (Protonen plus Neutronen); diese sog. Nukleonen- oder Massenzahl erscheint formal links oben neben dem Element.

Man unterscheidet zwischen stabilen und instabilen Isotopen!

Instabile Isotope zerfallen nach einer gewissen Zeit unter Aussendung von Strahlen.

Man nennt instabile Isotope deshalb auch **radioaktiv** (= strahlenaktiv, lateinisch radius = Strahl).

> **MERKE**
> Ein instabiles Isotop zerfällt spontan, ohne dafür einen besonderen Impuls von außen zu benötigen.

Nach dem Zerfall bilden sich ein oder auch mehrere neue Elemente. Die stabilen und die instabilen (radioaktiven) Isotope finden sich entsprechend ihrem Kernaufbau systematisch angeordnet in der **Nuklidkarte** (lateinisch nucleus = Kern).

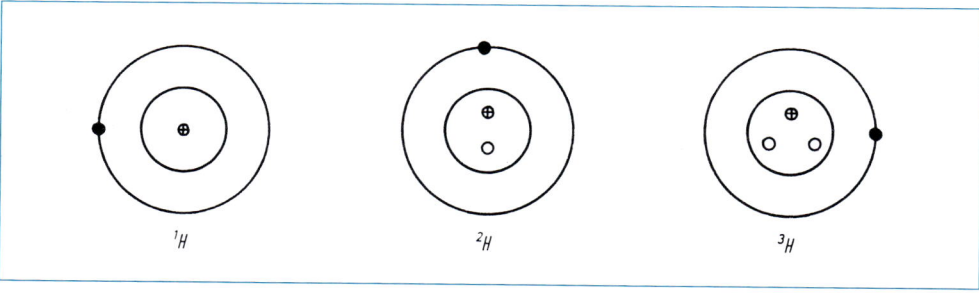

Abb. 1.5 Die drei Isotope des Wasserstoffs. Die Zahl links oben neben dem Symbol für Wasserstoff (H) gibt die Zahl der Kernteilchen an (Nukleonen- oder Massenzahl Summe der Protonen und Neutronen im Kern).

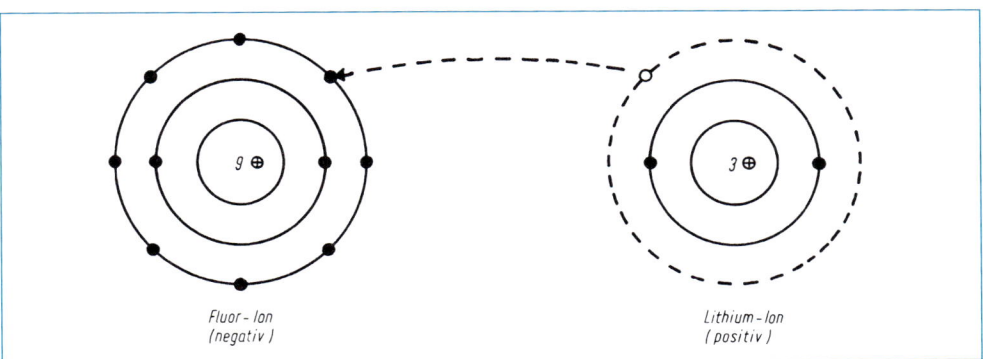

Abb. 1.6 Ionenbildung durch Wegnahme oder Hinzufügen eines Elektrons

1.4.2 Varianten der Hülle

Verändert man die Zahl der Elektronen in der Hülle eines neutralen Atoms, so erhält man ein Ion. Durch Entfernen von Elektronen entstehen elektrisch **positive Ionen**, da nun die positive Ladung des Atomkerns größer ist als die in der Hülle verbliebene negative Ladung.

Entsprechend entsteht durch Hinzufügen von Elektronen zu einem neutralen Atom ein **negatives Ion** (Abb. 1.6).

> **MERKE**
>
> Ionen sind positiv oder negativ geladene Teilchen von der Größe der Atome.

Die Energie, mit der ein Elektron in einer Schale der Atomhülle gebunden ist, hängt maßgeblich von der **Kernladungszahl Z** ab (Abb. 1.7).

Die Elektronen auf den inneren Schalen sind in der Regel fester gebunden als die auf den äußeren Schalen.

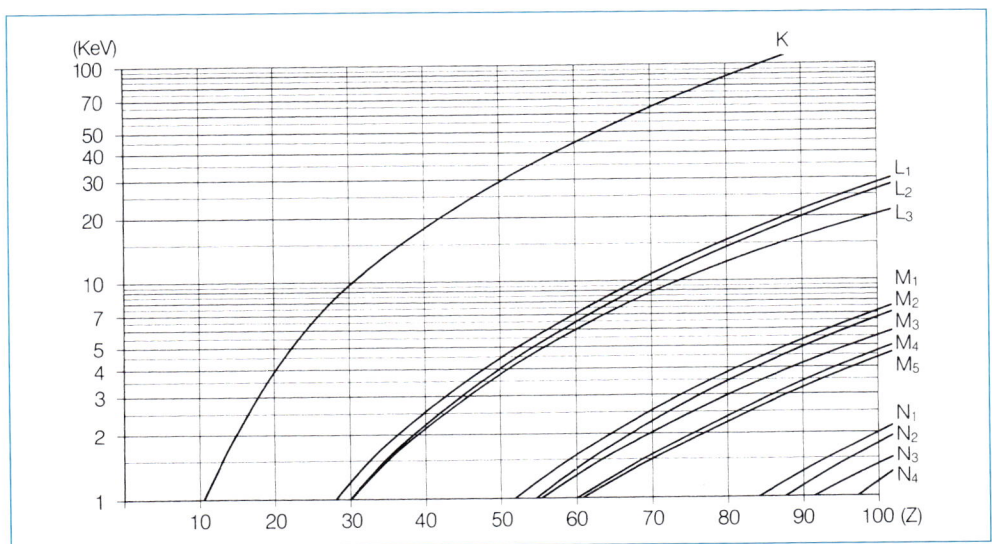

Abb. 1.7 Bindungsenergie der Hüllenelektronen in Abhängigkeit von der Kernladungszahl Z. Auch die Bindungsenergien auf den „Unterschalen" einer „Hauptschale" (L, M, N...) unterscheiden sich.

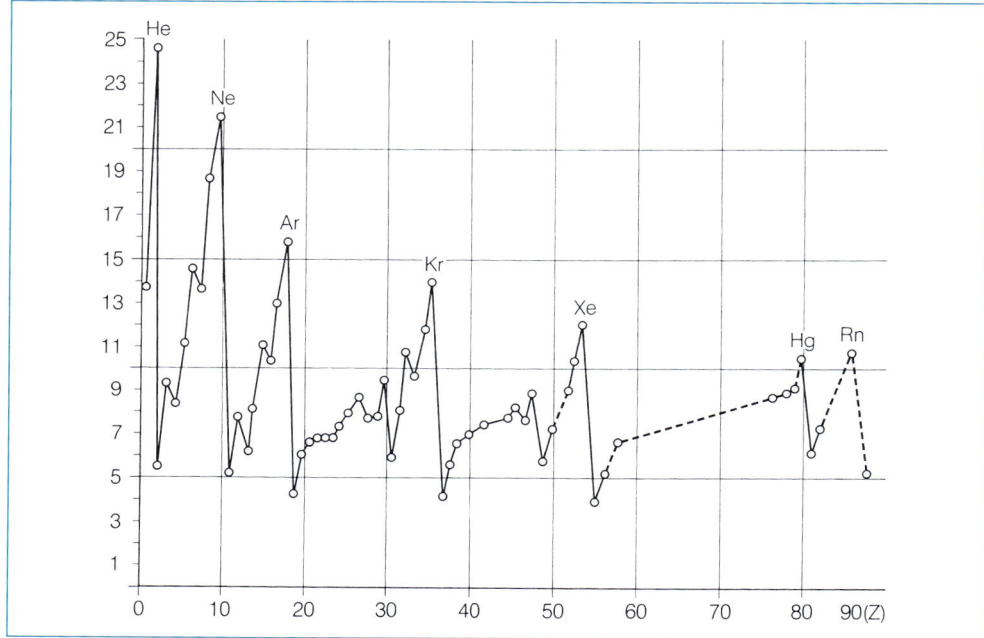

Abb. 1.8 Ionisierungsarbeit der neutralen Atome als Funktion der Kernladungszahl Z. Sie ist relativ niedrig bei nur einem Elektron in der äußeren Schale und hoch bei abgeschlossener äußerer Schale (wie bei den Edelgasen).

Abbildung 1.8 zeigt die **Energie**, die zur ersten Ionisierung eines neutralen Atoms benötigt wird (= Ionisierungsarbeit) in Abhängigkeit von der Ordnungszahl Z (= Kernladungszahl). Diese Energie liegt **im eV-Bereich**.

Anmerkung: Elektronenvolt (eV) ist die für den atomaren Bereich übliche Energieeinheit. 1 eV entspricht der Bewegungsenergie eines Elektrons (e) nach der Beschleunigung mit 1 Volt (V) Spannung.

> **FAZIT**
> - Elektronen können auf höhere Schalen „springen", wenn sie Energie aufgenommen haben.
> - Wenn die aufgenommene Energie die Ionisierungsenergie übertrifft und sich dadurch das Elektron vom Atom löst, entsteht ein Ion.

1.5 Chemische Bindungen

Viele der im **Periodensystem der Elemente** (☞ Tab. 1.3) aufgeführten Grundstoffe können sich miteinander verbinden und so neue Substanzen bilden. Die Verbindung dieser Stoffe zu Molekülen unterliegt bestimmten Gesetzen, die durch die chemischen Bindungen beschrieben werden. Man unterscheidet dabei zwischen den folgenden Bindungsarten:

1.5.1 Ionenbindung

Wie das Wort bereits sagt, sind an dieser Bindung Ionen beteiligt. Die Bindung ist durch die elektrische Anziehung entgegengesetzt geladener Ionen bedingt.

Bevorzugt bilden sich dabei Ionen mit acht Elektronen auf der äußersten Schale, da diese

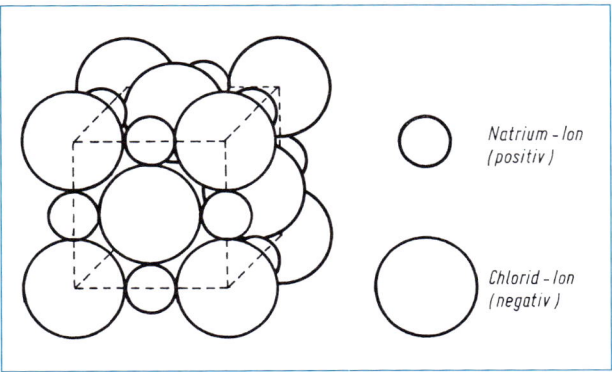

Abb. 1.9
Ionenbindung am Beispiel des NaCl-Kristalls

Konfiguration eine besondere Stabilität aufweist. Abbildung 1.9 zeigt am Beispiel des NaCl eine Ionenbindung in einem Kristallgitter.

Die **Ionenbindung** wird auch **heteropolare Bindung** genannt.

1.5.2 Atombindung

Bei der Atombindung ordnen sich die für die Bindung verantwortlichen Elektronen der beteiligten Atome derart, dass jeder der Bindungspartner an ihnen teilhat, d.h. die Bindungselektronen werden von jedem Partner teilgenutzt. Abbildung 1.10 zeigt am Beispiel des O_2 eine Atombindung.

Die **Atombindung** wird auch **homöopolare Bindung** genannt.

1.5.3 Metallische Bindung

Bei der metallischen Bindung unterscheidet man zwei Teilstrukturen. Das Grundgerüst bildet ein aus positiven Metallionen gebildetes **Raumgitter**. Aufgrund ihrer gleichartigen Ladung wirken diese Ionen abstoßend aufeinander.

Zwischen den Ionen bewegen sich quasi frei (d.h. frei auf bestimmten Bahnen) Elektronen. Man sagt, sie bilden einen **Elektronensee** bzw. ein **Elektronengas**. Dieser Elektronensee „umfließt" die Gitterionen derart, dass im Mittel ein Zusammenhalt der Raumstruktur erreicht wird (Abb. 1.11).

Der Elektronensee ist zugleich verantwortlich für die **charakteristische Eigenschaft** der Metalle, elektrischen Strom zu leiten.

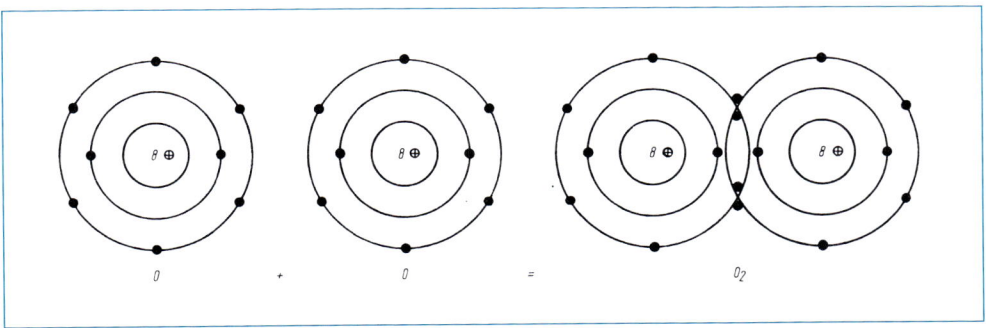

Abb. 1.10 Atombindung am Beispiel des Sauerstoffmoleküls

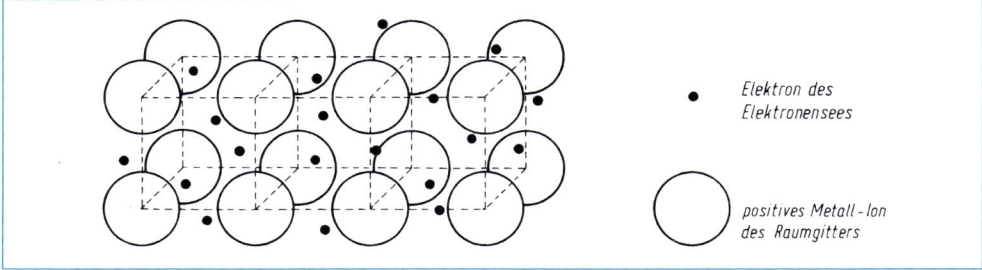

Abb. 1.11 Metallische Bindungen: Der Elektronensee hält die auseinanderstrebenden positiven Metallionen im Raumgitter zusammen.

1.5.4 Sonstige chemische Bindungen

Neben den bisher beschriebenen drei Hauptbindungen wirken in beschränktem Umfang noch andere Bindungstypen beim Aufbau der Materie mit. Zu diesen zählen als wichtigste:
- Wasserstoffbrückenbindung
- van der Waals-Bindung
- Komplexbindung.

Alle drei Bindungsarten spielen in der **organischen Chemie** eine wichtige Rolle.

Die Wasserstoffbrücken- und die van der Waals-Bindung sind u. a. an der immunologisch wichtigen Bildung der räumlichen Strukturen der Proteine beteiligt.

Die Komplexbindung dient vorrangig der Bindung von Metallionen im Körper (z. B. Eisenionen im Hämoglobin der Erythrozyten).

1.6 Bausteine der Materie im Größenvergleich

1.6.1 Die organische Zelle

Die kleinsten lebensfähigen Bausteine der organischen Materie sind die Zellen. Es handelt sich dabei um komplizierte Gebilde, die eine Vielzahl von spezifisch funktionsfähigen Teilelementen beinhalten. Abbildung 1.12 stellt schematisch eine organische Zelle mit ihren wichtigsten Bestandteilen dar.

1.6.2 Größenvergleich zwischen den Bausteinen der Materie

Für das Verständnis vieler physikalischer und physiologischer Vorgänge (z. B. biologische Strahlenwirkungen, Osmose u. a.) ist eine klare Vorstellung über die Größenverhältnisse der beteiligten Teilchen unumgänglich. In Tabelle 1.4 sind die wichtigsten Bausteine der Materie mit Größenangaben aufgeführt.

Vergleicht man z. B. die Größe eines Atoms mit der einer Zelle, so kommt man zu dem erstaunlichen Verhältnis von einem Ziegelstein zu einer Großstadt!

Aus Tabelle 1.4 geht hervor, dass die für die Medizin wichtigen Bausteine in den Größenordnungen Nanometer (nm) bis Mikrometer (μm) liegen.

Tab. 1.4 Bausteine der Materie und ihre Größe

Baustein	Größe in m
Proton	2×10^{-15}
Atomkern (mittel)	10^{-14}
Atom (mittel)	10^{-10}
anorganische Moleküle	einige 10^{-10}
Aminosäuren	um 10^{-9}
Proteine	bis 10^{-8}
kleinste menschliche Zelle (kleiner Lymphozyt)	4×10^{-6}
größte menschliche Zelle (Oozyte = Eizelle)	250×10^{-6}

1.6 Bausteine der Materie im Größenvergleich

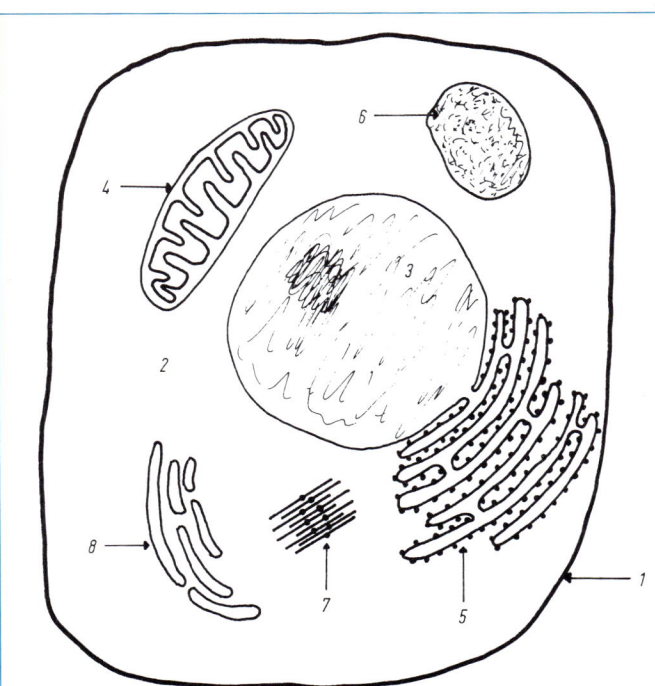

1. Zellmembran
2. Zellplasma
3. Zellkern
4. Mitochondrium
5. Endoplasmatisches Retikulum mit Ribosomen
6. Lysosom
7. Zentralkörperchen (Zentrosom)
8. Golgi-Apparat

Abb. 1.12 Die organische Zelle und ihre Bestandteile (schematisch): Innerhalb der Zellmembran (1) findet man außer dem Zellkern (2) mit dem Nukleolus (3) folgende Bestandteile im Zellplasma: endoplasmatisches Retikulum, glatt (4) und rau (5), freie Ribosomen (6), Mitochondrien (7), Golgi-Vesikeln (8), Zentrosom (9), Lipidtröpfchen (10), Lysosomen (11) und Vakuolen (12).

$1 \text{ nm} = 10^{-9} \text{ m}$
$1 \text{ μm} = 10^{-6} \text{ m} = 1/1\,000 \text{ mm}$

Von den oben aufgeführten Bausteinen ist nur die Oozyte mit dem „unbewaffneten" Auge sichtbar. Die Grenze des sichtbaren Bereichs liegt ungefähr bei 0,1 mm = 100 μm.

FRAGEN

1.1 Beschreiben Sie ein Atom einschließlich seiner Elementarteilchen.
1.2 Was ist ein Nukleon?
1.3 Um wie viel größer (ausgedehnter) ist die Atomhülle im Vergleich zum Atomkern?
1.4 Erklären Sie den Begriff Isotop.
1.5 Wie entsteht ein Ion?
1.6 Welche Atombausteine spielen für chemische Bindungen die wichtigste Rolle?
1.7 Wie heißt das kleinste (einfachste) Atom und wie ist es aufgebaut?
1.8 Wie heißt der kleinste lebensfähige Baustein der organischen Materie und wie ist dieser aufgebaut?
1.9 Welche chemischen Bindungsarten kennen Sie?
1.10 Welche Bestandteile wirken bei der metallischen Bindung zusammen?
1.11 Welche charakteristische Eigenschaft besitzen Metalle?

2 Ausgewählte physikalische Begriffe und Zusammenhänge

2.1 Physikalische Grundbegriffe

Bei der Besprechung physikalischer Gesetze und Vorgänge wird die Kenntnis bestimmter Grundbegriffe vorausgesetzt, da häufig auf sie zurückgegriffen werden muss. Im Folgenden sollen deshalb kurz einige wichtige Grundbegriffe erklärt werden.

2.1.1 Masse

Unter Masse versteht man eine Eigenschaft der Materie, die durch ihr **Gewicht** und ihre **Trägheit** zum Ausdruck kommt. Trägheit macht sich als Widerstand gegenüber Änderungen des Bewegungszustandes (der Geschwindigkeit) bemerkbar.

Newton formulierte das **Trägheitsgesetz** sinngemäß wie folgt:

> **MERKE**
> Jeder Körper verharrt in seinem Zustand der Ruhe oder der gleichförmig geradlinigen Bewegung, solange keine Kraft auf ihn einwirkt.

In unserer Erfahrungswelt kennen wir keine gleichförmig geradlinigen Bewegungen, die ohne Krafteinwirkung ablaufen. Auf der Erde wird jede Bewegung eines Körpers durch Kräfte (zumeist Reibungskräfte) beeinflusst.

Der **Physiker Albert Einstein** postulierte die **Lichtgeschwindigkeit** (c = ca. 300 000 km/s) als größte überhaupt erreichbare Geschwindigkeit. Mit zunehmender Annäherung der Geschwindigkeit eines Masseteilchens an diese Grenzgeschwindigkeit wächst sein Widerstand gegen weitere Beschleunigung, also seine Trägheit und damit die Eigenschaft Masse. Die Masse eines Materieteilchens ist demnach von seiner **Geschwindigkeit** abhängig.

Es gilt: $m_v = m_0/(1-v^2/c^2)$

m_v = Masse bei der Geschwindigkeit v
m_0 = Ruhemasse (= Masse bei der Geschwindigkeit v_0)
c = Lichtgeschwindigkeit

Bei den im Alltag vorkommenden Geschwindigkeiten ist die "**Massenzunahme** (= Zunahme der Trägheit) eines Teilchens auf Grund der Geschwindigkeit" unmerklich klein. Sogar bei 15 000 km/s (= 5 % der Lichtgeschwindigkeit) beträgt sie erst ein Promille (= 1/1 000 der Ruhemasse).

Bei der Konstruktion von Teilchenbeschleunigern, die ja auch in der Strahlentherapie eingesetzt werden, muss der **Massenzuwachs** der beschleunigten Teilchen allerdings exakt berücksichtigt werden, da die Teilchen dabei mehr als 99 % der Lichtgeschwindigkeit erreichen! Bei 99 % wird bereits die 7-fache Ruhemasse erreicht, **bei 99,99 % die 70-fache Ruhemasse**, was z. B. bei in der Therapie eingesetzten Elektronenbeschleunigern der Fall sein kann.

Cave: Schwere Teilchen brauchen mehr Energie zur weiteren Beschleunigung als leichte (Vergleich Pkw – Lkw).

Bei Lichtgeschwindigkeit (v = c) würde die Teilchenmasse (= Teilchenträgheit) unendlich groß. Ein Teilchen lässt sich dann nicht weiter beschleunigen!

> **MERKE**
> Die Einheit der Masse ist das Kilogramm (kg).

2.1.2 Kraft

Das Gegenteil zur gleichförmig geradlinigen Bewegung ist die beschleunigte Bewegung. Aus dem **Trägheitsgesetz** lässt sich schließen:

Um einen Körper zu beschleunigen, muss eine Kraft auf ihn einwirken.

Dieser Zusammenhang wird für die **Definition** der Kraft herangezogen:

> **DEFINITION**
> Kraft = Masse × Beschleunigung
> $F = m \times a$
>
> F = **F**orce (= engl. Kraft)
> m = **m**ass (= engl. Masse)
> a = **a**cceleration (= engl. Beschleunigung)

Es ist eine Messdefinition, durch die allein das Wesen der „Kraft" nicht erschlossen wird.

Kraft ist nur an ihrer Wirkung zu erkennen. Diese kann eine Bewegungs- oder Formveränderung eines Körpers sein.

> **MERKE**
> Kraft besitzt stets eine Richtung.

Die Einheit der Kraft ist das Newton (N). Es gilt:

> **MERKE**
> $1 N = 1 kg \times 1 m/s^2$
> (Kraft) = (Masse) × (Beschleunigung)

2.1.3 Geschwindigkeit

Die Bewegung eines Gegenstandes kann mit zwei verschiedenen Begriffen beschrieben werden: Geschwindigkeit bzw. Beschleunigung.

Die Geschwindigkeit sagt aus, wie schnell sich ein Gegenstand bewegt, indem die **Änderung seiner Ortsposition mit der Zeit** angegeben wird (z. B. km/h, m/s).

> **DEFINITION**
> Geschwindigkeit = Weg/Zeit
> $v = d/t$
>
> v = velocity (= engl. Geschwindigkeit)
> d = distance (= engl. Abstand, Distanz)
> t = time (= engl. Zeit)

2.1.4 Beschleunigung

Ändert ein Gegenstand seine Geschwindigkeit, indem er schneller oder langsamer wird, so spricht man von Beschleunigung (wenn er langsamer wird, von negativer Beschleunigung).

Die Beschleunigung beschreibt die **Änderung der Geschwindigkeit pro Zeit.**

> **DEFINITION**
> Beschleunigung = Geschwindigkeitsänderung/Zeit
> $a = v/t = d/t^2 \ (m/s^2)$

Bei gleich bleibender Geschwindigkeit ist die Beschleunigung gleich Null.

2.1.5 Arbeit

Die physikalische **Definition** für Arbeit lautet:

> **DEFINITION**
> Arbeit = Kraft × Weg
> $A = F \times d$

Dabei ist eine Kraft gemeint, die in Richtung des Weges wirkt!

Aus der Definition lässt sich ablesen, dass man eine ganz bestimmte Arbeit mit großer Kraft über einen kurzen Weg oder mit kleiner Kraft über einen langen Weg erledigen kann – wenn nur das Produkt aus Kraft und Weg jeweils gleich groß ist. Dieser Zusammenhang wird als **goldene Regel der Mechanik** bezeichnet.

Die Einheit der Arbeit ist das Joule.
Es gilt:

> **MERKE**
> 1 J   = 1 N   × 1 m
> (Arbeit) = (Kraft) × (Weg)
> abgekürzt: 1 J = 1 Nm

2.1.6 Energie

Um Arbeit ausführen zu können, muss Energie vorhanden sein, die für die Durchführung der Arbeit verwendet wird. In diesem Sinne kann man Energie als **gespeicherte Arbeit** oder als die Fähigkeit, Arbeit zu leisten, bezeichnen.

> **MERKE**
> Energie = gespeicherte Arbeit

Energie kommt in der Natur in vielen verschiedenen Formen vor: z. B. **Wärmeenergie, Atomenergie, Bewegungsenergie.** Die Energie einer Form kann in andere Energieformen umgewandelt werden. Energie kann jedoch nicht verbraucht werden!

> **MERKE**
> Es gilt der **Energiesatz:** Energie kann weder geschaffen, noch vernichtet werden. Sie kann nur von einer Form in andere Formen umgewandelt werden. Die Summe der Energien aller Energieformen bleibt stets gleich groß!

Bei der Umwandlung von Energieformen ineinander sind bestimmte Einschränkungen gegeben. Es kann nicht jede Energieform vollständig in jede beliebige andere Form verwandelt werden.
 Die Einheit der Energie ist das Joule (J). Energie wird also in der gleichen Einheit angegeben wie die Arbeit!
 Für die Bewegungsenergie (E) eines Gegenstandes mit der Masse m gilt z. B.:

$$E = 1/2 \, m \, v^2$$

2.1.7 Leistung

Wird eine **Arbeit auf** die zu ihrer Ausführung **benötigte Zeit bezogen**, so spricht man von Leistung.

> **MERKE**
> Leistung = Arbeit/Zeit
> L   = A/t

Die Einheit der Leistung ist das Watt (W).
Es gilt:

> **MERKE**
> 1 W   = 1 J/s
> 1 Watt = 1 Joule pro Sekunde
> Wennste eenma inne Sekunde **jaulst**, dann haste **watt** jeleistet.

2.2 Ausgewählte physikalische Zusammenhänge der Elektrizitätslehre

2.2.1 Grundbegriffe, Gleichstrom, Ohmsches Gesetz

Elektrisch geladene Teilchen haben wir bereits kennen gelernt und zwar Elektronen, Protonen und Ionen. Bekanntermaßen stoßen gleichartige Ladungen sich gegenseitig ab, ungleichartige elektrische Ladungen ziehen sich an (Abb. 2.1).
 Erinnern wir uns noch einmal an den **Aufbau eines Metalls.** Es besteht aus einem **Raumgitter** von positiven Ionen, die durch einen negativen **Elektronensee** zusammengehalten werden (☞ Abb. 1.11).
 Die relativ großen Ionen sind elastisch an ihren Ort gebunden, während sich die sehr kleinen Elektronen des Elektronensees auf bestimmten Bahnen frei durch das Metallgitter bewegen können.

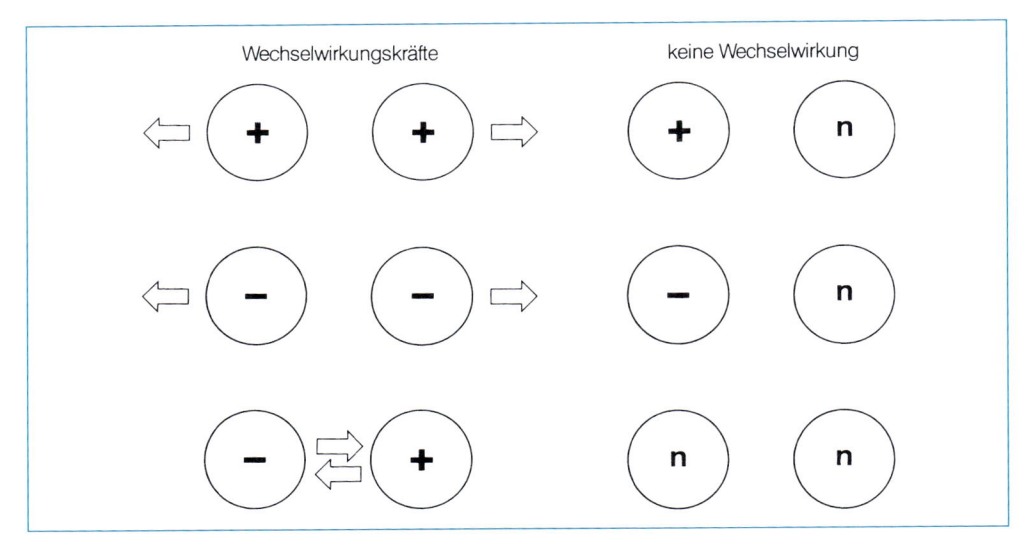

Abb. 2.1 Elektrische Wechselwirkung von Teilchen untereinander

In Abbildung 2.2 sind zwei Metallplatten dargestellt. Wenn man nun Elektronen aus dem Elektronensee der einen Platte (A) entfernt und auf die andere Platte (B) überträgt, so ergibt sich das folgende Bild:

Die Platte A wird durch den nunmehr bestehenden Überschuss an positiven Ionen positiv geladen und die Platte B durch den Elektronenüberschuss negativ geladen, man spricht auch von einem **positiven und negativen elektrischen Pol**. Zwischen den beiden Polen herrscht eine **elektrische Spannung**.

> **MERKE**
>
> Durch räumliche Trennung von unterschiedlichen elektrischen Ladungen lässt sich eine elektrische Spannung erzeugen.

Die Einheit der elektrischen Spannung ist das **Volt (V)**.

Wir nehmen nun noch ein drittes Stück Metall, z. B. einen Draht, hinzu und verbinden damit die beiden Metallplatten.

Was geschieht? Die beweglichen Elektronen des Drahtes werden vom positiven Pol angezogen und fließen auf die Platte A. Dadurch wird der Draht positiv und saugt den Elektronenüberschuss der Platte B ab (Abb. 2.3).

Durch den Draht fließen also Elektronen vom negativen zum positiven Pol. Man sagt, es fließt ein **elektrischer Strom**. Voraussetzung für dieses Fließen ist eine **elektrische Spannung**.

Wird in einem Vakuum ein Elektron durch eine Spannung von 1 Volt in Bewegung versetzt, so hat es nach Durchfliegen des Spannungsbereiches eine Geschwindigkeit v bzw.

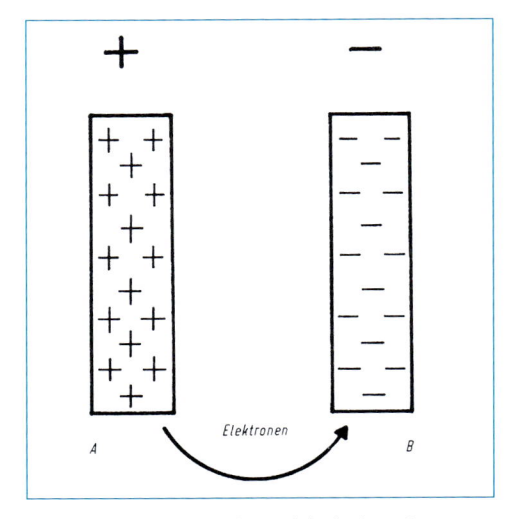

Abb. 2.2 Erzeugung einer elektrischen Spannung zwischen zwei Metallplatten (Kondensator)

2.2 Ausgewählte physikalische Zusammenhänge der Elektrizitätslehre

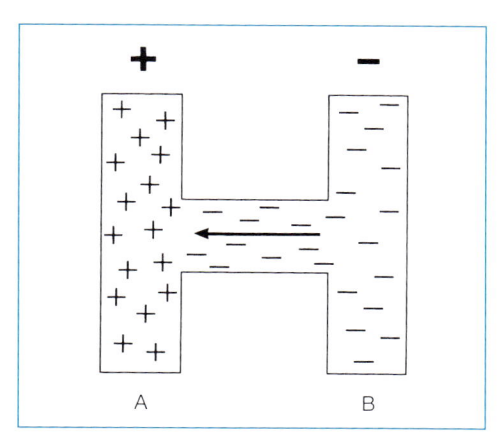

Abb. 2.3 Elektronenfluss (elektrischer Strom) durch einen Verbindungsdraht zwischen den unter Spannung befindlichen Metallplatten A und B

eine Bewegungsenergie von $E = 1/2\, m_e v^2$ (mit m_e = Masse des Elektrons).

Man bezeichnet diese Energie auch als **ein Elektronenvolt (1 eV)**. Beim Anlegen einer Spannung von 1 000 V = 1 kV (1 Kilovolt) beträgt die Elektronenenergie entsprechend **1 keV (1 Kiloelektronenvolt)**.

Das **Elektronenvolt (eV)** ist die in der Atom- und Strahlenphysik **übliche Energieeinheit**.

In der Tabelle. 2.1 ist die Umrechnung in andere Energieeinheiten ersichtlich.

Auch andere Ladungsträger, z. B. Ionen in einer Flüssigkeit oder einem Gas, können durch eine elektrische Spannung zum „Fließen" gebracht werden.

> **MERKE**
> Elektrischer Strom ist die gerichtete Bewegung von elektrischen Ladungen.

Die Einheit für den elektrischen Strom ist das Ampere (A).

Eine Voraussetzung für das Fließen eines elektrischen Stromes ist das Vorhandensein einer elektrischen Spannung. Die Einheit Ampere (A) für den elektrischen Strom besagt, dass eine bestimmte Ladungsmenge (z. B. Elektronen) in der Sekunde an einer bestimmten Stelle vorbeifließt.

Diese Ladungsmenge beträgt **1 Coulomb (C)** als Einheitsmenge der elektrischen **Ladung**. 1 Coulomb entspricht $6{,}24 \times 10^{18}$ Elektronenladungen.

Wenn die Ladungsträger nur in einer Richtung fließen, so spricht man von **Gleichstrom**.

Es ist eine konventionelle Festlegung, dass die Richtung des elektrischen Stroms **von Plus nach Minus** bezeichnet wird, auch wenn, wie in unserem Beispiel, die negativen Ladungsträger (hier Elektronen) sich tatsächlich vom Minuspol zum Pluspol bewegen.

Die **elektrische Stromstärke** lässt sich auf verschiedene Weise beeinflussen. Hätten wir z. B. in unserem Modell einen dickeren Draht zwischen die Platten A und B gespannt, wären pro Sekunde mehr Elektronen hindurch geflossen. Hätten wir ein anderes Metall für den Draht gewählt, wäre ebenfalls eine andere Stromstärke zu beobachten.

Tab. 2.1 Energieeinheiten mit ihren Umrechnungsfaktoren

Einheit	Umrechnungsfaktoren				
Kurzzeichen	J	kWh	eV	erg*	cal*
Joule J	1	$2{,}778 \times 10^{-7}$	$6{,}242 \times 10^{18}$	10^7	$0{,}2388$
Kilowattstunde kWh	$3{,}60 \times 10^6$	1	$2{,}247 \times 10^{25}$	$3{,}60 \times 10^{13}$	$8{,}598 \times 10^5$
Elektronenvolt eV	$1{,}602 \times 10^{-19}$	$4{,}450 \times 10^{-26}$	1	$1{,}602 \times 10^{-12}$	$3{,}827 \times 10^{-20}$
Erg* erg	10^{-7}	$2{,}778 \times 10^{-14}$	$6{,}242 \times 10^1$	1	$2{,}388 \times 10^{-8}$
Kalorie* cal	$4{,}187$	$1{,}163 \times 10^{-6}$	$2{,}613 \times 10^{19}$	$4{,}187 \times 10^7$	1

(* = keine gesetzliche Einheit)

Denn die beweglichen Elektronen in einem Metall werden mehr oder weniger stark durch ihre Umgebung (Anziehung durch positive Ionen!) am „Fließen" gehindert. Man sagt, jeder elektrische Leiter besitzt einen **elektrischen Widerstand**.

Die Einheit des elektrischen Widerstandes heißt Ohm (abgekürzt durch den griechischen Buchstaben Ω = Omega).

Zwischen dem elektrischen Strom, der Spannung und dem Widerstand besteht ein einfacher Zusammenhang. Kürzt man **Strom** mit **I**, **Spannung** mit **U** und **Widerstand** mit **R** ab, so gilt:

> **MERKE**
> $I = U/R$

Das ist das **Ohmsche Gesetz**. Es besagt z. B., dass die Stromstärke umso größer ist, je größer die Spannung ist und je kleiner der Widerstand ist.

Das Ohmsche Gesetz lässt sich umformen in

$$R = U/I \text{ oder } U = R \times I$$

Anmerkung für Kreuzworträtselfreunde: Schweizer Kanton? → U R I

Durch einen kleinen Trick lassen sich diese Umformungen leicht einprägen.

In dem **(ohmschen) Dreieck**

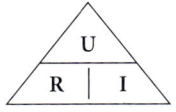

$$\begin{array}{c} U \\ \hline R \mid I \end{array}$$

wird die gefragte Größe abgedeckt. Dann kann man direkt ablesen, ob die beiden übrigen Größen nebeneinander stehen (also multipliziert werden) oder übereinander stehen (d. h. eine Division durchzuführen ist).

Die vom elektrischen Strom in der Zeit geleistete Arbeit (d. h. seine Leistung) wird in Watt (W) ausgedrückt. Zwischen Watt, Volt und Ampere besteht folgende Beziehung:

> **MERKE**
> 1 W(att) = 1 V(olt) × 1 A(mpere)

Dem Elektrizitätswerk wird die gelieferte Energie bezahlt. Die Abrechnungsgröße kWh (Kilowattstunde mit h = hora, lateinisch Stunde), also Leistung mal Zeit, ist eine Energiegröße.
Es gilt:
Leistung × Zeit = Arbeit/Zeit × Zeit = Energie/Zeit × Zeit = Energie

In Tabelle 2.2 sind die **Grundbegriffe der Elektrizität** zusammengefasst.

2.2.2 Elektromagnetische Wechselwirkung

Elektrische und magnetische Felder

Elektrische Ladungen wirken anziehend oder abstoßend aufeinander, ohne dass sich die geladenen Teilchen berühren. Man sagt, die Wirkung erfolgt über **elektrische Felder**, die die geladenen Teilchen umgeben (Abb. 2.4).

> **MERKE**
> Elektrisch geladene Teilchen sind von elektrischen Feldern umgeben.

Ähnliches gilt für **Magnetfelder** (Abb. 2.5).

Tab. 2.2 Grundbegriffe der Elektrizität

Begriff Abkürzung	Spannung U	Stromstärke I	Widerstand R	Leistung P	Ladung Q
Einheit Abkürzung	Volt V	Ampere A	Ohm Ω	Watt W	Coulomb C

Dabei gilt der Satz:

> **MERKE**
>
> Ein Magnetfeld übt nur auf ein anderes Magnetfeld, nicht aber auf ein elektrisches Feld eine anziehende oder abstoßende Wirkung aus.

Wechselwirkung zwischen elektrischen und magnetischen Feldern

Machen wir ein kleines **Experiment**. Wir benötigen einen Kompass, ein Stück Draht (Litze, ca. 30 cm lang) und eine geladene Taschenlampenbatterie.

Der Draht wird ein paar Mal um einen Finger gewickelt, so dass eine kleine Spule entsteht (Abb. 2.7).

Das eine Drahtende wird nun mit einem Batteriepol verbunden, das andere in die Nähe des zweiten Batteriepoles gehalten. Jetzt nähern wir die Spule mit der Batterie dem Kompass (ca. zwei bis drei Zentimeter Abstand zwischen Spule und Kompass) und warten, bis die Magnetnadel ruhig steht.

Wenn dann mit einer kleinen Fingerbewegung das zweite Drahtende mit dem zweiten Batteriepol verbunden wird, beobachten wir einen **Ausschlag der Magnetnadel.**

Wie ist dieser überraschende Vorgang zu erklären?

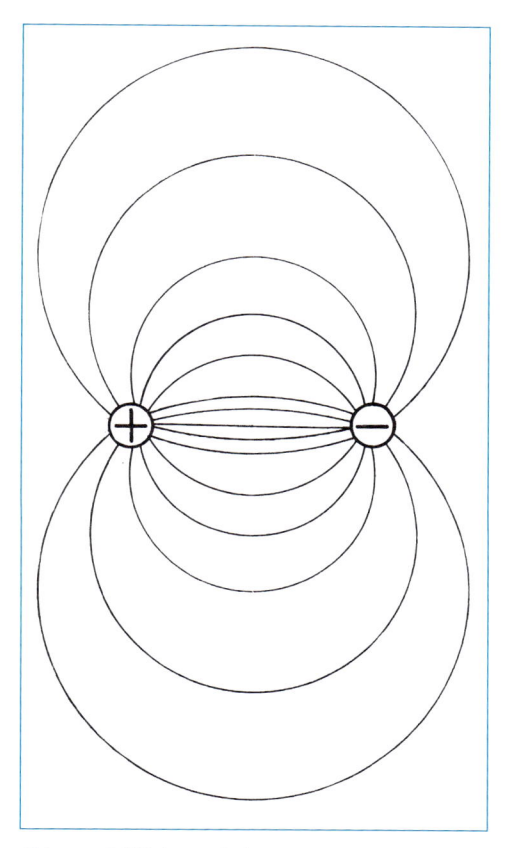

Abb. 2.4 Feldlinien zwischen zwei entgegen gesetzten elektrischen Ladungen

Auch die anziehende oder abstoßende Wirkung zweier Magnete aufeinander erfolgt, ohne dass diese sich berühren müssen (Abb. 2.6).

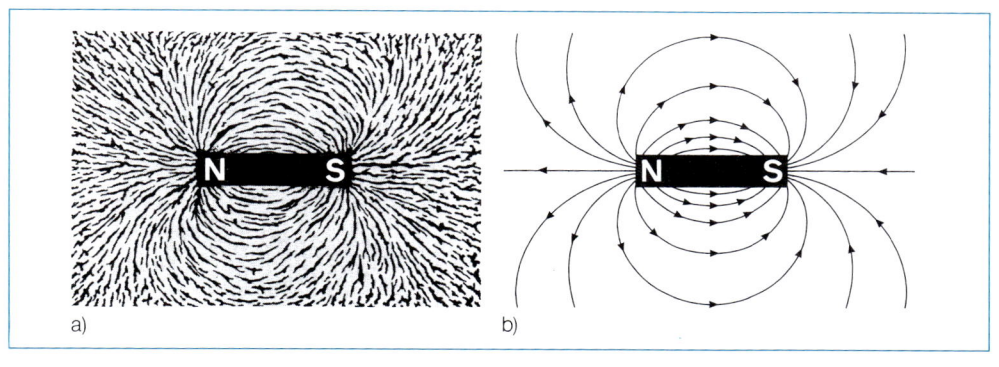

Abb. 2.5 Feldlinien eines Stabmagneten. a) Durch ausgerichtete Eisenspäne auf einer ebenen Unterlage sichtbar gemacht. b) Schematisch

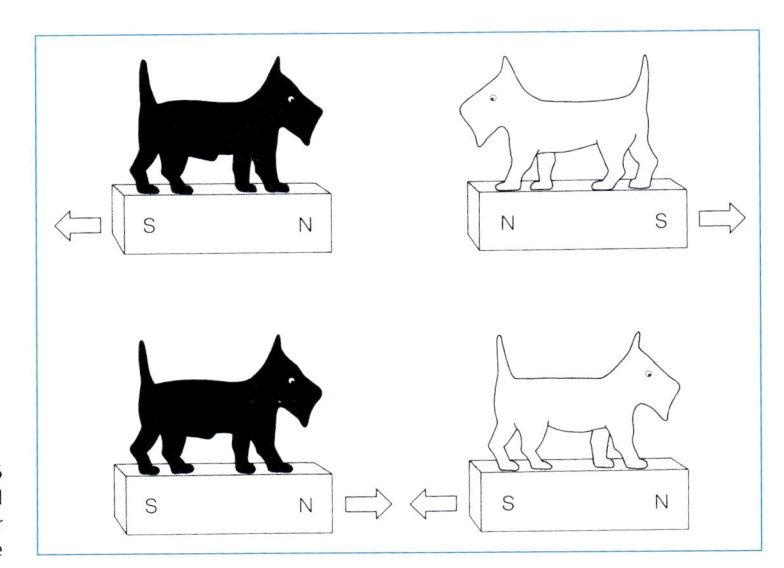

Abb. 2.6 Anziehung und Abstoßung zweier Stabmagnete

Die Magnetnadel im Kompass ist von einem Magnetfeld umgeben. Nach obigen Ausführungen kann der Ausschlag der Kompassnadel nur durch ein zweites Magnetfeld bewirkt worden sein. In der Tat ist durch den Stromfluss im Draht ein Magnetfeld erzeugt worden!

Mit der Bewegung der Elektronen im Draht ist eine Bewegung der sie umgebenden elektrischen Felder verbunden. Darin liegt die eigentliche Ursache für die Entstehung des zweiten Magnetfeldes.

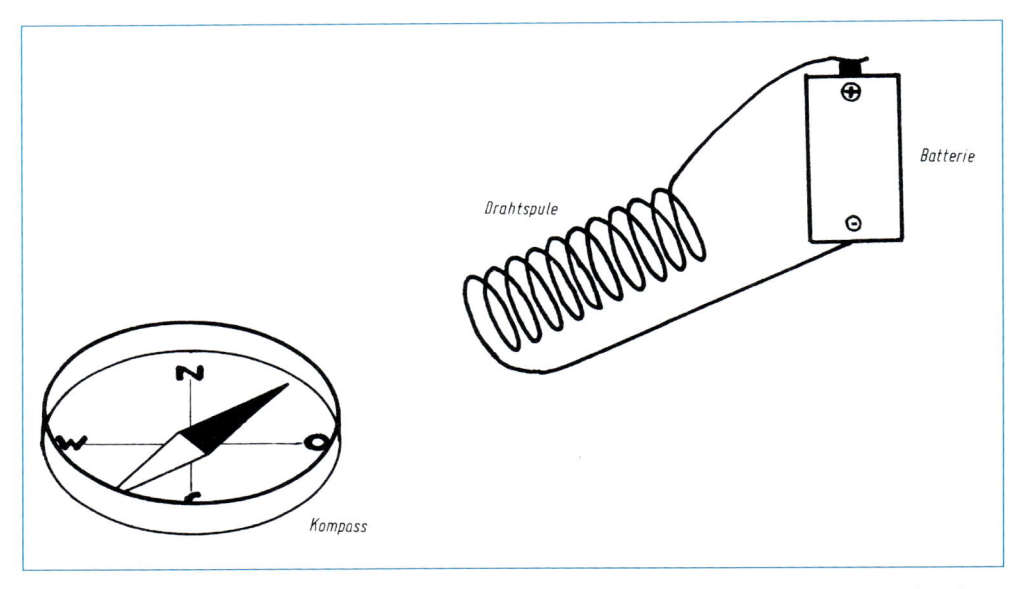

Abb. 2.7 Experimentelle Anordnung zur Erzeugung von Magnetfeldern durch elektrischen Strom und zu deren Nachweis

> **MERKE**
> Sich ändernde elektrische Felder erzeugen Magnetfelder.
> Es gilt auch die Umkehrung dieses Satzes:
> Sich ändernde Magnetfelder erzeugen elektrische Felder.

Dieser Zusammenhang wird (elektromagnetische) **Induktion** genannt.

Auf diesen beiden Gesetzen beruhen wichtige Erscheinungen der **Elektrodynamik**.

Wechselspannung und Wechselstrom

Abbildung 2.8 zeigt eine Anordnung, bei der ein drehbar befestigter Magnet von einer Drahtschleife umgeben ist. Nehmen wir an, der Magnet dreht sich um die eingezeichnete Achse, so ändert das Magnetfeld dauernd seine Lage. Nach dem **Induktionsgesetz** (s.o.) werden dabei elektrische Felder erzeugt. Diese elektrischen Felder wiederum wirken auf die beweglichen Elektronen im Metalldraht.

Wenn der **Nordpol** des Magneten sich am oberen Teil der Drahtschleife vorbeibewegt, bewirkt das erzeugte elektrische Feld, dass

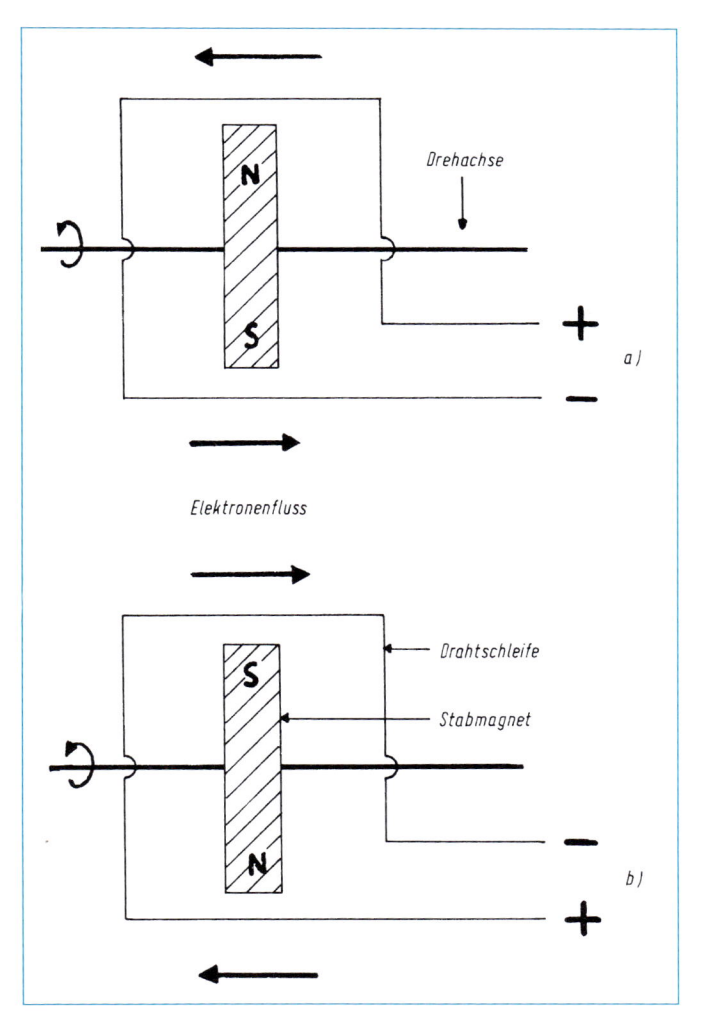

Abb. 2.8
Erzeugung einer Wechselspannung mit bewegtem Magneten in einer Drahtschleife

sich die Elektronen des Drahtes zu dem einen Drahtende hinbewegen.

Durch die Anhäufung von Elektronen entsteht dort ein Minuspol und am anderen Drahtende ein Pluspol (Abb. 2.8a). Bewegt sich der **Südpol** des Magneten am oberen Teil der Drahtschleife vorbei, so fließen die Elektronen in die entgegen gesetzte Richtung und bewirken eine umgekehrte Polung (Abb. 2.8b).

An den Drahtenden entsteht also eine **Wechselspannung.** Der durch Wechselspannung erzeugte Strom heißt **Wechselstrom.** An den Steckdosen der Haushalte liegt im Allgemeinen eine Wechselspannung von 220 Volt, die mit einer Frequenz von 50 Hz ihre Polung wechselt.

Das oben dargelegte Prinzip zur Erzeugung von Wechselspannungen beschreibt die Wir-

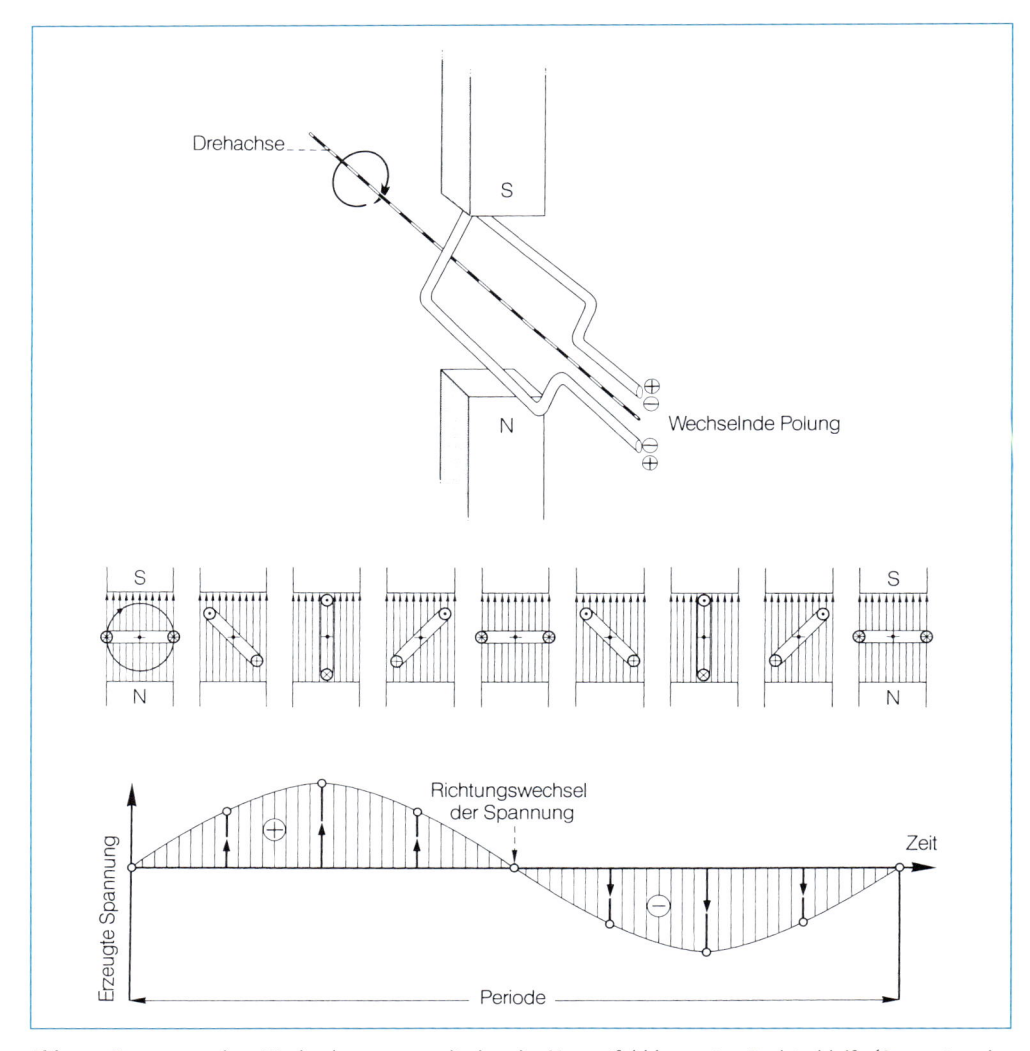

Abb. 2.9 Erzeugung einer Wechselspannung mit einer im Magnetfeld bewegten Drahtschleife (Generatorprinzip). a) Anordnung b) Wechselnde Spannung in Abhängigkeit von der Position der Drahtschleife. Die Geschwindigkeit, mit der die Drahtschleife die Feldlinien „kreuzt", ist für die jeweilige Spannungshöhe entscheidend.

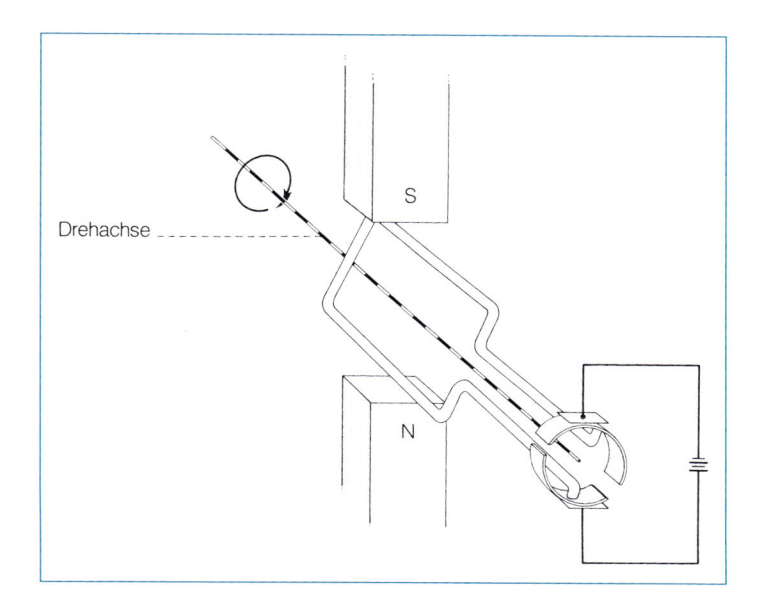

Abb. 2.10
Prinzip des Elektromotors (Umkehrung der Induktion)

kungsweise eines **Generators**. Wirkliche Generatoren sind natürlich komplizierter aufgebaut und arbeiten nicht nur mit einer Drahtschleife, sondern mit **Spulen**. Ein bekanntes Beispiel für einen solchen Generator ist der Fahrraddynamo.

Der gleiche Effekt ergibt sich, wenn eine Drahtschleife (Spule) in einem Magnetfeld bewegt wird. Auch dann besteht am Draht ein sich änderndes Magnetfeld, das ein elektrisches Feld erzeugt und die Leitungselektronen bewegt (Abb. 2.9).

Ein Generator lässt sich grundsätzlich auch als **Elektromotor** verwenden. Wird an den Spulenenden eine Spannung angelegt, so wird der Magnet (oder die Spule) samt Achse durch die erzeugten Magnetfelder in Drehung versetzt (Abb. 2.10).

2.2.3
Elektromagnetisches Spektrum

Elektromagnetische Wellen

An vielen physikalischen Erscheinungen sind elektromagnetische Wellen beteiligt. Deshalb wollen wir die Natur dieser Wellen eingehend besprechen.

Zunächst ein kleines **Gedankenexperiment**. Wir stellen uns ein längliches Stück Metall vor. Durch Anlegen einer Wechselspannung lassen wir die Leitungselektronen im Metall zwischen den Polen hin und her pendeln (Abb. 2.11).

Nun wenden wir die beiden im vorigen Kapitel gelernten Merksätze an. Welche **Schlussfolgerungen** können wir ziehen?

Jedes Elektron ist von einem elektrischen Feld umgeben. Durch die Elektronenbewegung ändert das elektrische Feld seine Lage im Raum. Zwangsläufig muss dabei ein Magnetfeld entstehen. Ein entstehendes Magnetfeld aber ist ein **sich änderndes Magnetfeld**. Also muss dabei ein elektrisches Feld entstehen. Ein entstehendes elektrisches Feld ist ein **sich änderndes elektrisches Feld**. Also muss erneut ein Magnetfeld entstehen ... usw.

In der Tat kann man nach diesem Prinzip periodisch wechselnde elektrische und magnetische Felder erzeugen. Abbildung 2.12 versucht, diesen Vorgang zu veranschaulichen. Jedes Feld ist (ausschnittsweise) durch einen Ring symbolisiert. Benachbarte Ringe „durchgreifen" einander senkrecht wie die Glieder einer Kette.

Die exakte räumliche Vorstellung von diesen „ineinander greifenden" elektrischen und

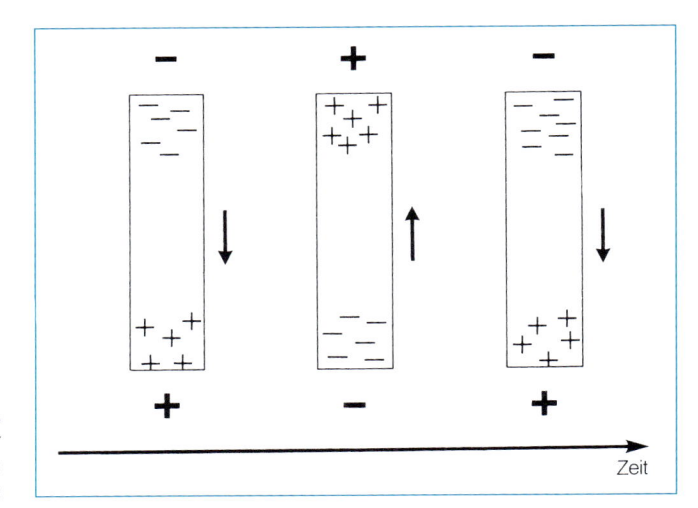

Abb. 2.11
Periodisches Pendeln der Elektronen in einem Metallstab (Hertzscher Dipol)

magnetischen Feldern ist äußerst kompliziert. Für unsere weiteren Betrachtungen reicht die vereinfachte Darstellung der Abbildung 2.12.

Die erzeugten Felder können sich von ihrer „Quelle" (ihrem Sender) lösen und breiten sich dann mit der enormen Geschwindigkeit von ca. **300 000 km/s** im Raum aus. Sie könnten damit in der Sekunde $7^1/_2$-mal die Erde umkreisen.

Abbildung 2.13 vermittelt einen Eindruck von der Ausbreitung der elektrischen Feldanteile.

Periodische Vorgänge, die sich im Raum ausbreiten, nennen wir Wellen, in diesem Fall **elektromagnetische Wellen**. Für ihre Ausbreitung benötigen diese Wellen keine Materie. Ihre Geschwindigkeit im Vakuum (ca. **300 000 km/s**) ist die **größte erreichbare Geschwindigkeit** für die Übermittlung von Nachrichten. Da senkrecht zur Ausbreitungsrichtung der Wellen periodische Änderungen der Felder zu beobachten sind, handelt es sich um transversale Wellen (Querwellen) (Abb. 2.14).

> **MERKE**
>
> Elektromagnetische Wellen sind transversale Wellen, die sich im Vakuum mit der höchstmöglichen Geschwindigkeit von ca. 300 000 km/s ausbreiten.

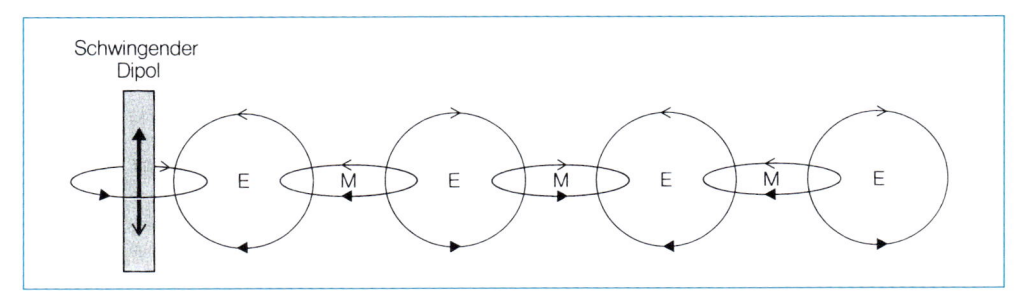

Abb. 2.12 Erzeugung einer elektromagnetischen Welle durch einen schwingenden Dipol. Elektrische Felder (E) und magnetische Felder (M) durchgreifen einander wie die Glieder einer Kette; sie liegen in zwei senkrecht zueinander angeordneten Ebenen (hier: E in der Papierebene, M senkrecht dazu).

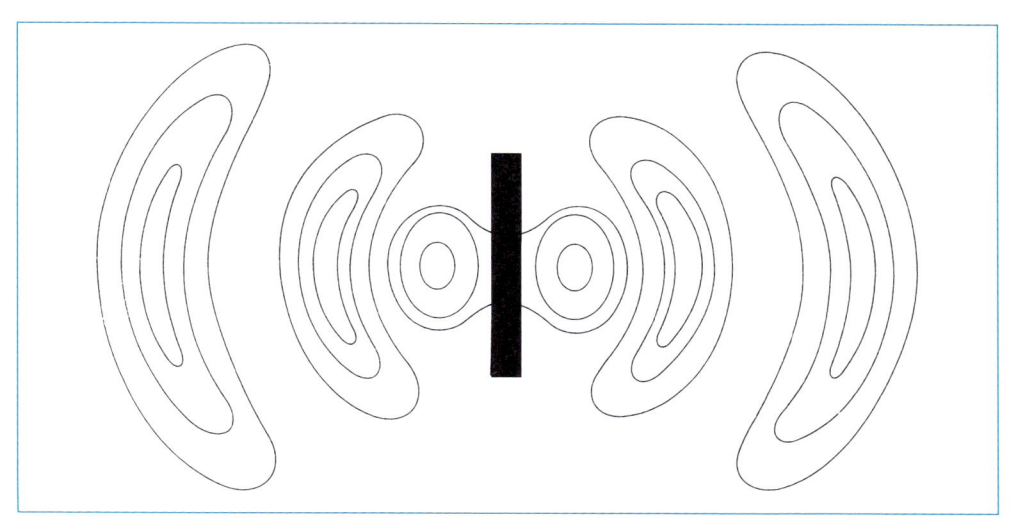

Abb. 2.13 Ebener Schnitt durch die elektrischen Feldlinien einer von einem Dipol ausgehenden elektromagnetischen Welle. Die elektrischen Felder sind rotationssymmetrisch um den Dipol zu denken. Die Magnetfeldlinien (hier nicht dargestellt) durchgreifen diese elektrischen Feldlinien senkrecht (hier senkrecht zur Papierebene).

Wellenspektrum

Haben Sie schon einmal elektromagnetische Wellen direkt wahrgenommen?

Ganz bestimmt sogar! Indem Sie diese Zeilen lesen, verarbeiten Sie gerade solche Wahrnehmungen. Lassen Sie uns entdecken, was hinter dieser Behauptung steckt!

Zunächst zurück zu unserem **Gedankenexperiment**:

Je seltener die Elektronenbewegung im Sender stattfindet, desto mehr Zeit hat das je-

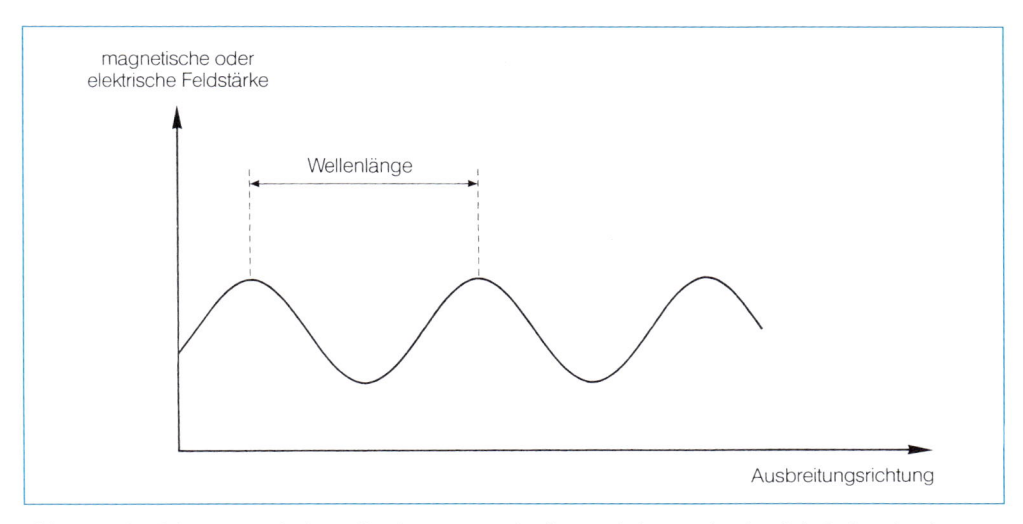

Abb. 2.14 Die elektromagnetische Welle als Transversalwelle; es wird entweder der elektrische oder der magnetische Anteil betrachtet. Beide Anteile haben eine Schwingungsebene, in der transversale Wellen zu beobachten sind.

weils vorige Feld, sich mit ca. 300 000 km/s im Raum auszubreiten, d. h. der Abstand zwischen einem Feldmaximum und dem folgenden wächst mit abnehmender Frequenz des Senders.

Diesen Abstand nennt man **Wellenlänge**. Andererseits gilt: Mit der Frequenz des Senders wächst die Frequenz der elektromagnetischen Wellen.

Zwischen Geschwindigkeit, Frequenz und Wellenlänge besteht der folgende Zusammenhang (**allgemeine Wellengleichung**):

> **MERKE**
> Geschwindigkeit = Frequenz × Wellenlänge
> $v = \nu \times \lambda$

(ν, gesprochen nü, und λ, gesprochen lambda, sind griechische Buchstaben)

Durch die Frequenz des Senders lässt sich also die Wellenlänge der elektromagnetischen Wellen bestimmen. Die möglichen Wellenlängen umfassen ein großes Spektrum.

In Abbildung 2.15 ist das elektromagnetische Spektrum nach Wellenlängen geordnet aufgeführt. Es ist in verschiedene Wellenlängenbereiche untergliedert, die sich hinsichtlich ihrer Entstehung und Wirkung unterscheiden.

Nur für einen relativ kleinen Wellenlängenbereich (**400 bis 760 Nanometer [nm]**) hat der Mensch im Laufe der Entwicklungsgeschichte ein Wahrnehmungsorgan entwickelt – das Auge. Es ist der **Bereich des sichtbaren Lichts**

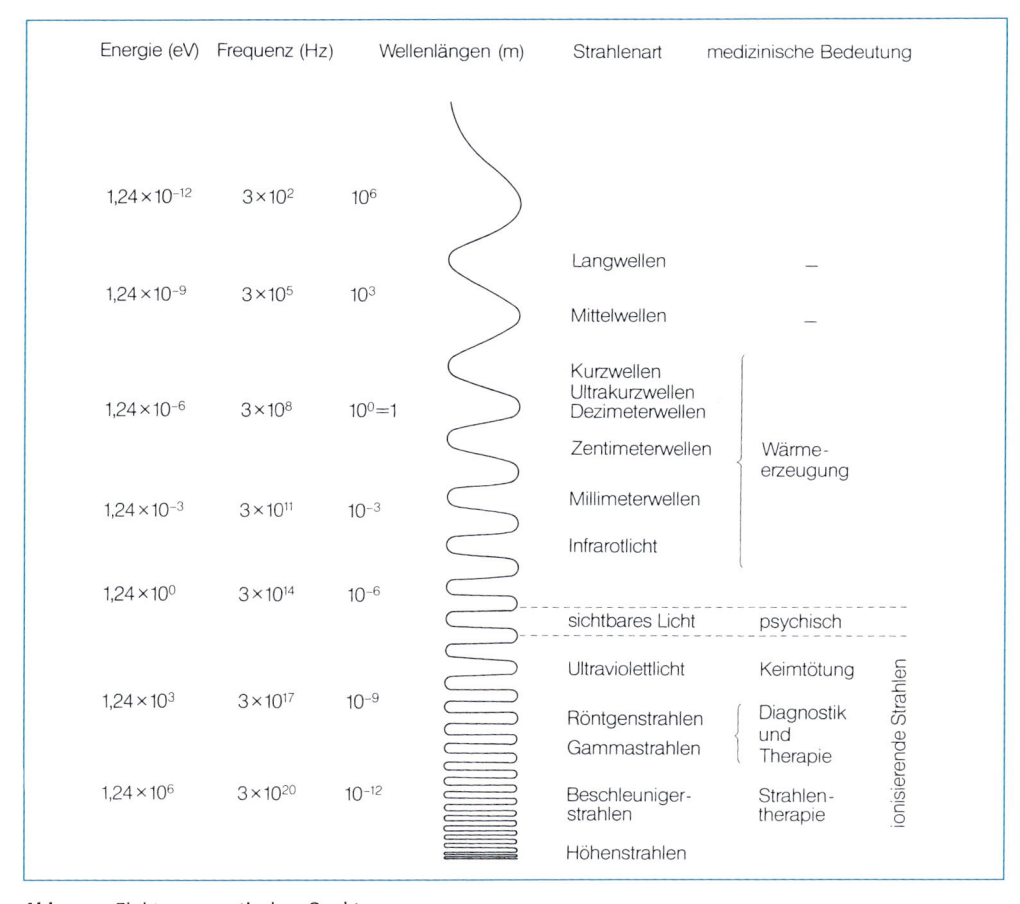

Energie (eV)	Frequenz (Hz)	Wellenlängen (m)	Strahlenart	medizinische Bedeutung	
$1{,}24 \times 10^{-12}$	3×10^{2}	10^{6}			
			Langwellen	–	
$1{,}24 \times 10^{-9}$	3×10^{5}	10^{3}			
			Mittelwellen	–	
			Kurzwellen		
			Ultrakurzwellen		
$1{,}24 \times 10^{-6}$	3×10^{8}	$10^{0} = 1$	Dezimeterwellen		
			Zentimeterwellen	Wärmeerzeugung	
$1{,}24 \times 10^{-3}$	3×10^{11}	10^{-3}	Millimeterwellen		
			Infrarotlicht		
$1{,}24 \times 10^{0}$	3×10^{14}	10^{-6}	sichtbares Licht	psychisch	
			Ultraviolettlicht	Keimtötung	
$1{,}24 \times 10^{3}$	3×10^{17}	10^{-9}	Röntgenstrahlen	Diagnostik und Therapie	ionisierende Strahlen
			Gammastrahlen		
$1{,}24 \times 10^{6}$	3×10^{20}	10^{-12}	Beschleunigerstrahlen	Strahlentherapie	
			Höhenstrahlen		

Abb. 2.15 Elektromagnetisches Spektrum

(siehe Eingangsbehauptung in diesem Abschnitt!).

Die Ausbreitungsgeschwindigkeit der elektromagnetischen Wellen (sie haben im Vakuum alle die gleiche Geschwindigkeit!) wurde mit Hilfe von Licht gemessen. Deshalb wird diese Geschwindigkeit zumeist als **Lichtgeschwindigkeit** bezeichnet.

Photonen

Sichtbares Licht besteht, wie wir bereits im vorangehenden Abschnitt erfahren haben, aus elektromagnetischen Wellen mit Wellenlängen zwischen 400 und 760 Nanometern. Seine Ausbreitungsgeschwindigkeit beträgt im Vakuum ca. 300 000 km/s. Damit benötigt das Licht für den Weg zwischen Sonne und Erde im Mittel $8^1/_2$ Minuten.

Eine Lichtquelle erzeugt jedoch nicht eine einzige zusammenhängende Lichtwelle, sondern eine Vielzahl von kurzen Wellenzügen oder Wellenpaketen, die auch **Photonen** genannt werden (Abb. 2.16). Photonen breiten sich im leeren Raum geradlinig aus. Betrachtet man eine bestimmte Ausbreitungsrichtung der Photonen, so spricht man auch von einem **Lichtstrahl.**

Der Entstehungsvorgang der Photonen sei im Folgenden erläutert:

Wir wissen, dass die Elektronen der Atomhülle sich nur auf ganz bestimmten Bahnen aufhalten können. Wenn nun aus einer inneren Schale ein Elektron entfernt wird, so entsteht dort ein Elektronenloch (Abb. 2.17a). Da das Atom in diesem Zustand nicht existieren kann (instabil ist), wird das Loch sofort von höheren Schalen aus aufgefüllt.

Das „Herunterfallen" eines Elektrons aus einer höheren Schale ist der entscheidende Vorgang. Hierbei gibt das Elektron Energie in Form eines elektromagnetischen Wellenzuges (Photons) ab (Abb. 2.17b).

Die Wellenlänge der so entstandenen Strahlung hängt vom energetischen Abstand der beiden Schalen ab, zwischen denen das Elektron fällt. Verschiedene Atome haben verschiedene Abstände zwischen ihren Schalen. Die Zahl der Möglichkeiten, verschiedene Wellenlängen zu erzeugen, ist dementsprechend sehr groß.

Wenn der beschriebene Elektronensprung (bei mittleren und großen Atomen) in den **äußeren Schalen** stattfindet, so entsteht ein Photon mit einer Wellenlänge im Bereich von 400 bis 760 Nanometern, also **sichtbares Licht**. Bei einem Elektronensprung weiter innen entsteht ein Photon aus dem UV-Bereich, bei Sprüngen in den **innersten Schalen** werden Photonen der **Röntgenstrahlung** erzeugt (Abb. 2.18).

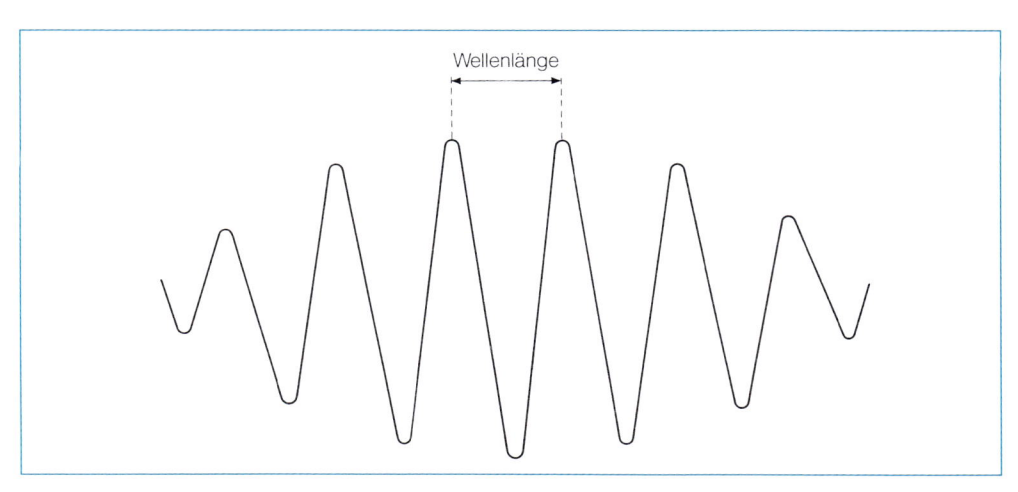

Abb. 2.16 Darstellung eines Photons als Wellenzug (Wellenpaket)

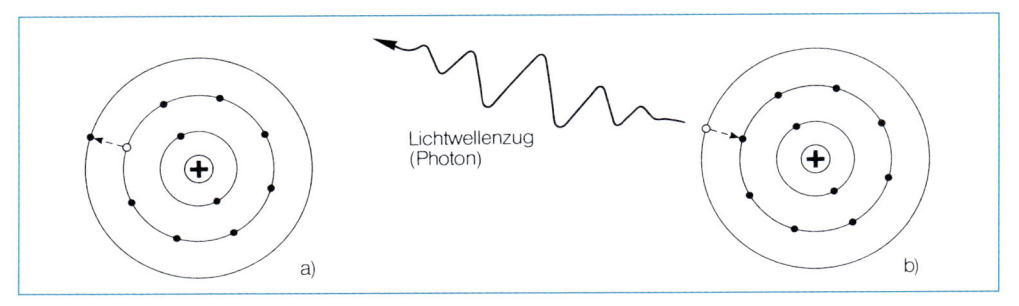

Abb. 2.17 Zur Lichtentstehung. a) Entstehung eines Elektronenloches durch Entfernen eines Elektrons aus seiner Bahn. b) Beim Auffüllen des Elektronenloches wird eine bestimmte Menge elektromagnetischer Energie in Form eines Photons frei.

Photonen der Gammastrahlung, zumeist **Gammaquanten** genannt, entstehen bei Umordnungsvorgängen im **Atomkern**. Sie unterscheiden sich von Röntgenstrahlen (die in der Atomhülle entstehen) nur durch den Entstehungsort und -mechanismus innerhalb eines Atoms.

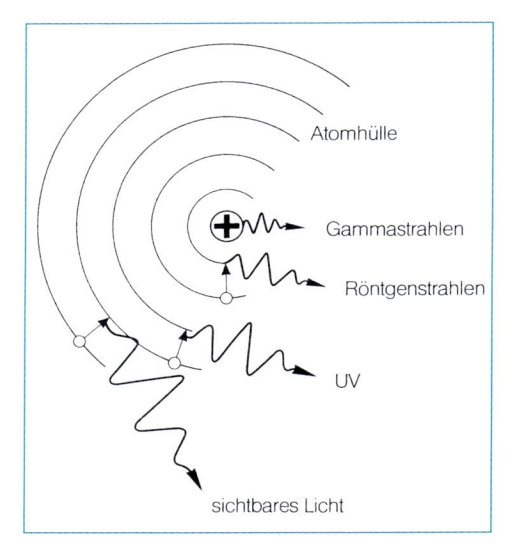

Abb. 2.18 Entstehungsorte verschiedener elektromagnetischer Strahlen (Photonen) innerhalb des Atoms (vgl. ☞ Abb. 2.15)

> **MERKE**
> Licht, UV-, Röntgen- und Gammastrahlen bestehen aus kurzen elektromagnetischen Wellenzügen, die Photonen genannt werden.

> **FAZIT**
> Je kürzer die Wellenlänge des Photons ist, desto höher ist seine Energie.

Fragen

2.1 Welcher Zusammenhang besteht zwischen den Begriffen „Kraft" und „Arbeit"?
2.2 Wie heißt die Einheit der Kraft und wie ist sie definiert?
2.3 Wie heißt die Einheit der Arbeit und wie ist sie definiert?
2.4 Kennen Sie einen Zusammenhang zwischen den Begriffen „Arbeit" und „Energie"?
2.5 Was verstehen Sie unter dem physikalischen Begriff „Leistung"?
2.6 Was versteht man unter elektrischem Strom?
2.7 Wie heißen die Einheiten der elektrischen Stromstärke, der elektrischen Spannung und des elektrischen Widerstands?
2.8 Wie lässt sich das Ohmsche Gesetz formulieren und wie verstehen Sie seine fundamentale Bedeutung auch in einem allgemeinen Sinn?
2.9 Welche Wechselbeziehung zwischen elektrischen und magnetischen Feldern kennen Sie?
2.10 Was verstehen Sie unter Induktion?
2.11 Welche Vorstellung verbinden Sie mit dem Begriff Photon? Erklären Sie den Begriff!
2.12 Welche Eigenschaften haben sichtbares Licht, Röntgenstrahlen und Gammastrahlen gemeinsam?
2.13 Worin unterscheiden sich diese drei Strahlenarten?
2.14 Welcher Zusammenhang besteht zwischen der Wellenlänge und der Energie einer Strahlung?

3 Ionisierende Strahlen

Wir haben bereits gelernt, dass **Ionen** durch Veränderungen in der Atomhülle entstehen. Entfernt man z. B. Elektronen aus der Hülle eines neutralen Atoms, so erhält man ein positives Ion.

Die Elektronen der Hülle sind unterschiedlich fest an ihre Schale gebunden. Um ein Elektron zu entfernen, muss eine bestimmte Arbeit (= Energie) aufgewandt werden. Man nennt die zur Entfernung eines Elektrons nötige Energie auch **Ionisierungsenergie** bzw. Ionisierungsarbeit (☞ Abb. 1.8).

Die Energie eines Photons im Bereich des sichtbaren Lichts (400 bis 760 nm) reicht nicht aus, um ein Atom zu ionisieren. Ein Photon der **Röntgen- oder Gammastrahlung** besitzt jedoch hinreichend viel Energie, um ein Elektron aus einem Atomverband herauszuschlagen. Man nennt diese Strahlen deshalb ionisierende Strahlen. **UV-Strahlen** bilden das **Übergangsgebiet** zu den ionisierenden Strahlen.

Der folgende Gedankengang mag dies belegen:

In der Tabelle 3.1 sind die Ionisierungsenergien der im menschlichen Körper hauptsächlich vertretenen chemischen Elemente zusammengestellt. Unter Berücksichtigung der prozentualen Beteiligung ergibt sich daraus eine **mittlere Ionenbildungsenergie** von ca. **31 eV**.

Tab. 3.1 Chemische Zusammensetzung des menschlichen Körpers

Chemisches Element	Anteil %	Ionenbildungsenergie (eV)
Sauerstoff	65,0	32,1
Kohlenstoff	18,0	24,5
Wasserstoff	10,0	35,2
Stickstoff	3,0	36,2
Verschiedene Elemente in geringer Menge	4,0	

Nach der **allgemeinen Wellengleichung** (☞ Kap. 2.2.3) gilt für ein sich mit der Lichtgeschwindigkeit c fortbewegendes Photon der Wellenlänge λ bzw. Frequenz ν:

$$c = \nu \times \lambda \text{ bzw. } \nu = c/\lambda$$

Andererseits gilt für die Energie E eines Photons die Gleichung:

$$E = h \times \nu$$

$h = 6{,}62 \times 10^{-34}$ Ws^2,
Plancksches Wirkungsquantum, eine Naturkonstante (wie die Lichtgeschwindigkeit).

Die Kombination beider Formeln ergibt:

$$E = h \times c/\lambda$$

bzw. umgeformt:

$$\lambda = h \times c/E$$

$c = 3 \times 10^8$ m/s,
$E = 31$ eV $= 49{,}662 \times 10^{-19}$ J
(1 eV $= 1{,}602 \times 10^{-19}$ J)
und $h = 6{,}62 \times 10^{-34}$ Ws$^2 = 6{,}62 \times 10^{-34}$ Js

Damit ergibt sich eine Wellenlänge von 40 nm, also eine Strahlung, die im ultravioletten Gebiet liegt. Der UV-Bereich reicht etwa von 10 nm bis 400 nm. Photonen mit einer Wellenlänge kürzer als 40 nm sind also sicher in der Lage, in biologischem Gewebe ionisierend zu wirken.

Zu den ionisierenden Strahlen gehören nicht nur die Strahlenarten des elektromagnetischen Spektrums. Es gibt auch **Teilchenstrahlen** (= **Korpuskularstrahlen**), deren Energie zur Ionisierung ausreicht. Dazu zählen u. a. die Alpha-, Beta- und Neutronenstrahlen.

Diese Strahlen entstehen z. B. bei Umwandlungen des Atomkerns radioaktiver Elemente. Sie werden in späteren Kapiteln näher beschrieben.

Die besondere **Bedeutung ionisierender Strahlen** liegt in ihrer zerstörenden Wirkung. Entfernt man Elektronen aus einem Atom- oder Molekülverband, so werden in der Regel chemische Bindungen zerstört. Zerstörung chemischer Bindungen heißt aber Zerstörung des betroffenen Materials.

> **MERKE**
> Die gefährliche Wirkung ionisierender Strahlen liegt in ihrer Fähigkeit, chemische Bindungen zu zerstören.

Andererseits gilt: Ein Photon oder Teilchen einer ionisierenden Strahlung muss nicht zwangsläufig chemische Bindungen zerstören, wenn es mit Materie zusammentrifft. Es kann diese auch ohne nachteilige Wirkung durchdringen.

Gerade dieser Umstand ermöglicht die große Anwendungsbreite ionisierender Strahlen in der medizinischen Diagnostik.

> **FAZIT**
> - Ionisierende Strahlung wird unterteilt in elektromagnetische Wellenstrahlung und Teilchenstrahlung.
> - Die primäre Wirkungsmöglichkeit ionisierender Strahlung ist die Ionisation.
> - Neu gebildete Moleküle und Zellschädigungen sind die Gefährdungspotentiale ionisierender Strahlen.

FRAGEN

3.1 Welche Strahlenarten zählen zu den ionisierenden Strahlen?
3.2 Zählt UV-Strahlung zu den ionisierenden Strahlen? Bitte begründen Sie Ihre Antwort.
3.3 Welche Eigenschaft müssen Strahlen besitzen, um ionisierend zu sein?
3.4 Worin liegt das Gefährdungspotential ionisierender Strahlung?

4 Wechselwirkung zwischen ionisierender Strahlung und Materie

Die hier vorrangig zu besprechenden Arten ionisierender Strahlen sind entweder **Photonen**, die innerhalb von Atomen entstehen, oder Bausteine der Atome wie z. B. **Elektronen**.

In jedem Fall sind diese Einzelteilchen der ionisierenden Strahlung klein genug, um den freien Raum innerhalb eines Atoms zu durchdringen, somit Materie zu durchdringen.

Beim Durchgang der Strahlung durch Materie kann es jedoch auch zu **Wechselwirkungen** mit den Bausteinen der durchdrungenen Atome kommen, am häufigsten **mit den Hüllenelektronen**. Man unterscheidet hierbei verschiedene Vorgänge.

4.1 Wechselwirkung zwischen ionisierenden Photonen und Materie

Man unterscheidet bei den Wechselwirkungen zwischen Streuprozessen (ohne und mit Energieübertragung) und Absorption.

Bei den **Streuprozessen** erfolgt eine Änderung der Flugrichtung des Photons, bei der **Absorption** wird das Photon als solches vernichtet, indem es seine Energie u. a. für die Arbeit verwendet, die bei einer Ionisation zu leisten ist (Ionisationsenergie) (☞ 2.1.6 Merksätze zur Energie).

4.1.1 Streuung ohne Energieabgabe (elastische Streuung)

Bei der **elastischen Streuung** regt das Photon ein Atomelektron zu Schwingungen gleicher Frequenz an. Das Elektron strahlt dann die gleiche Photonenenergie in eine andere Richtung wieder ab, wobei es selbst an seinem Platz im Atom verbleibt. Bei diesem Prozess kommt es also **nur** zu einer **Richtungsänderung** der Strahlung, eine Ionisation findet nicht statt (Abb. 4.1a).

Die elastische Streuung findet vorrangig bei niedrigen Energien statt. Sie hat oberhalb von zehn keV Photonenenergie – also praktisch in der gesamten Radiologie – keine wesentliche Bedeutung.

4.1.2 Streuung mit Energieabgabe (Compton-Streuung)

Beim **Compton-Effekt** wird ein Photon an einem locker gebundenen Elektron gestreut, wobei es einen Teil seiner Energie auf das Elektron überträgt. Das Elektron wird damit aus dem Atom gelöst (**Ionisation!**) und fliegt mit der Restenergie als Bewegungsenergie davon.

Das Photon selbst ändert bei dem Prozess seine Richtung und setzt seinen Weg mit nun verminderter Energie unter einem bestimmten Winkel zu seiner ursprünglichen Richtung fort (Abb. 4.1b).

> **MERKE**
> Der **Compton-Effekt** tritt bei der radiologischen Diagnostik unvermeidbar auf.
> Er ist hier jedoch zumeist ein Störeffekt, der zu einer Verschlechterung der Bildqualität und als unnütze Streustrahlung zu einer zusätzlichen Strahlenexposition (Strahlenbelastung) des Patienten und ggf. des Personals führt.

4.1.3 Absorption durch Photoeffekt

Beim **Photoeffekt** überträgt das betroffene Photon seine **gesamte Energie** auf ein relativ fest gebundenes Hüllenelektron. Ein Teil die-

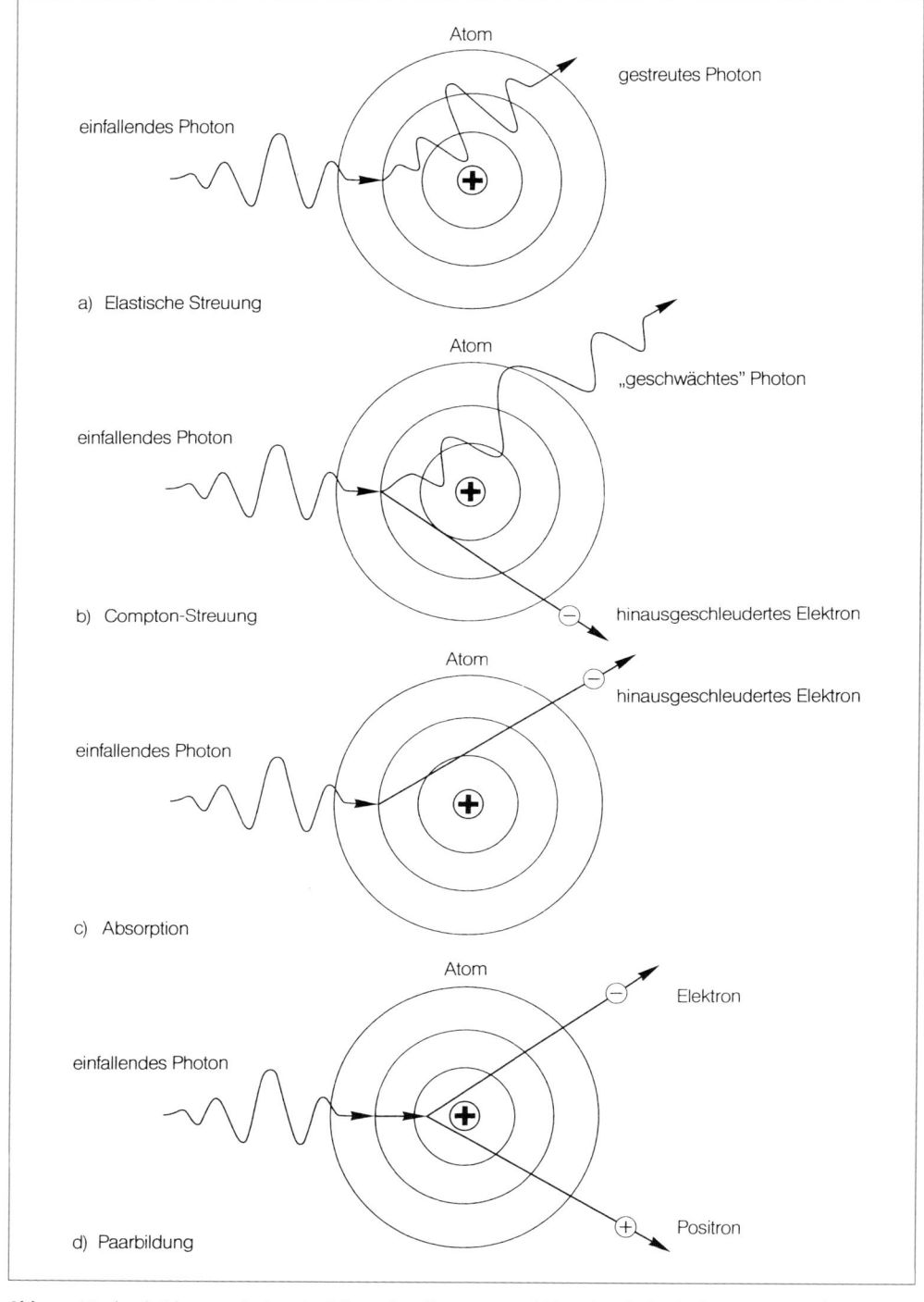

Abb. 4.1 Wechselwirkung zwischen ionisierenden Photonen und Materie. a) Elastische Streuung. b) Compton-Streuung. c) Absorption durch Photoeffekt. d) Absorption durch Paarbildung

ser Energie wird für die Ablösung des Elektrons aus der Atomhülle (**Ionisierungsenergie!**) benötigt. Die übrige Energie nimmt das fortfliegende Elektron als Bewegungsenergie mit (Abb. 4.1c).

> **MERKE**
> Der **Photoeffekt** ist für die meisten radiologischen Diagnoseverfahren (Röntgendiagnostik, Szintigraphie) der entscheidende physikalische Wechselwirkungsprozess.

4.1.4 Absorption durch Paarbildung

Wenn die Energie eines Photons mindestens doppelt so groß wie die Ruheenergie eines Elektrons ist, nämlich:

$$E = h \times \nu \geq 2\,m_e\,c^2 = 2 \times 0{,}51 \text{ MeV},$$

so kann es im Einflussbereich des Atomkernfelds zu einer **Paarbildung** kommen. Aus der Photonenenergie werden zwei Teilchen gebildet, ein **Elektron** und ein **Positron** (Abb. 4.1d).

Ein Positron ist ein Teilchen mit Elektronenmasse, jedoch positiver Ladung. Das Positron hat keine große Reichweite, es vereinigt sich bald wieder mit einem Elektron, wobei zwei bis drei Photonen mit einer Gesamtenergie von 1,022 MeV (= **Vernichtungsstrahlung**) entstehen können. Entstehen zwei Photonen, so besitzt jedes eine Energie von 511 keV. Ihre Ausbreitungsrichtungen sind entgegengesetzt, also in einem Winkel von 180° zueinander.

> **MERKE**
> Die Paarbildung findet bei der Strahlentherapie mit Beschleunigern ihre praktische Anwendung. Hier ist sie auf Grund der therapeutisch eingesetzten hohen Photonenenergien der häufigste physikalische Wechselwirkungsprozess.

☞ Abschnitt 26.1.1: Paarbildung und Abb. 4.2
Anmerkung: Beim direkten Einsatz von Positronenstrahlern, z.B. bei der **P**ositronen-**E**missions-**T**omographie (**PET**), kommt es ebenfalls zu einer **Vernichtungsstrahlung** unter Aussendung zweier Photonen von je 511 keV, die zur Bildgebung genutzt werden. Allerdings geht hier **kein Paarbildungsprozess** voraus, der ja durch ein hochenergetisches Photon (> 1,022 MeV) ausgelöst wird!

4.1.5 Abhängigkeit der Wechselwirkungsprozesse

Die Wahrscheinlichkeit, mit der einer der besprochenen Wechselwirkungsprozesse stattfindet, hängt von der **Energie** des Photons und vom betroffenen **Material** ab. Da die elastische Streuung (☞ Kap. 4.1.1) im Rahmen der Radiologie keine nennenswerte Bedeutung hat, können wir uns im Folgenden auf den Photoeffekt, den Compton-Effekt und die Paarbildung beschränken.

Energieabhängigkeit

Bei niedrigen Energien überwiegt der **Photoeffekt**, bei mittleren der **Compton-Effekt** und bei hohen Energien ($\geq 1{,}02$ MeV) die **Paarbildung**, wobei jedoch auch eine Abhängigkeit von der Ordnungszahl Z besteht (☞ Tab. 1.3).

Abbildung. 4.2 stellt diesen Zusammenhang grob vereinfacht dar.

Materialabhängigkeit

Die Wahrscheinlichkeit eines Wechselwirkungsprozesses hängt in komplizierter Weise von der **Ordnungszahl des Materials** ab. Sie nimmt für jeden der Prozesse in unterschiedlichem Ausmaß mit der Ordnungszahl zu.

Die Wahrscheinlichkeit für den **Photoeffekt** ist proportional Z^4 **bis** Z^5, der **Compton-Effekt** ist bei nicht zu kleinen Energien proportional zu Z und die **Paarbildung** etwa zu Z^2.

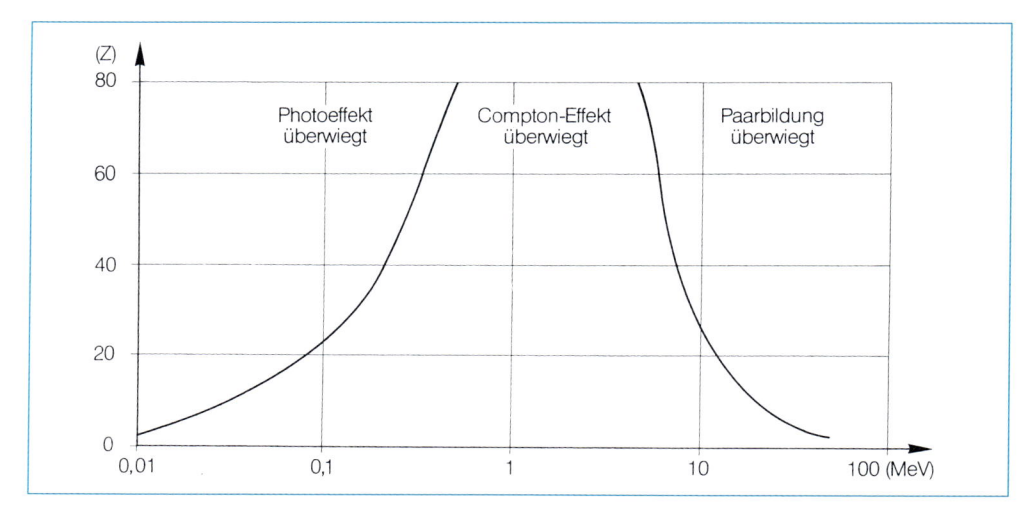

Abb. 4.2 Energieabhängigkeit der Wechselwirkungsprozesse Photoeffekt, Compton-Effekt und Paarbildung

4.1.6 Schwächungsgesetz

Durchdringt ein schmaler Strahl von Photonen einer bestimmten Wellenlänge (= monochromatische Strahlung) eine Materieschicht d, so wird er in dieser Schicht durch Absorptions- und Streuvorgänge nach folgendem **Exponentialgesetz** geschwächt:

> **MERKE**
> $n = n_0 \times e^{-\mu d}$

Dabei bedeutet n_0 die Anzahl der einfallenden Photonen, n die Zahl der Photonen, die hinter der Schichtdicke d in der ursprünglichen Ausbreitungsrichtung angetroffen werden (Abb. 4.3).

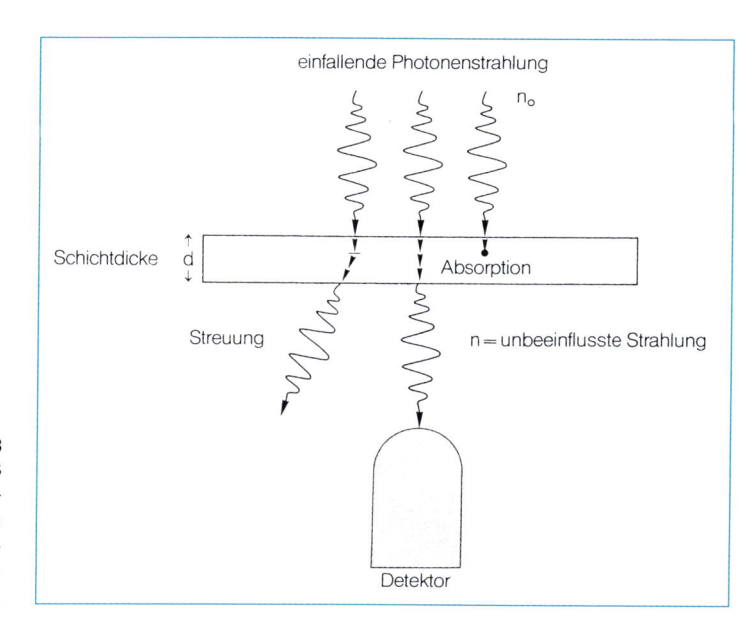

Abb. 4.3 Schwächung eines Photonenstrahls durch Absorption und Streuung. Von den n_0 einfallenden Photonen wird nur ein Anteil n < n_0 vom Detektor erfasst.

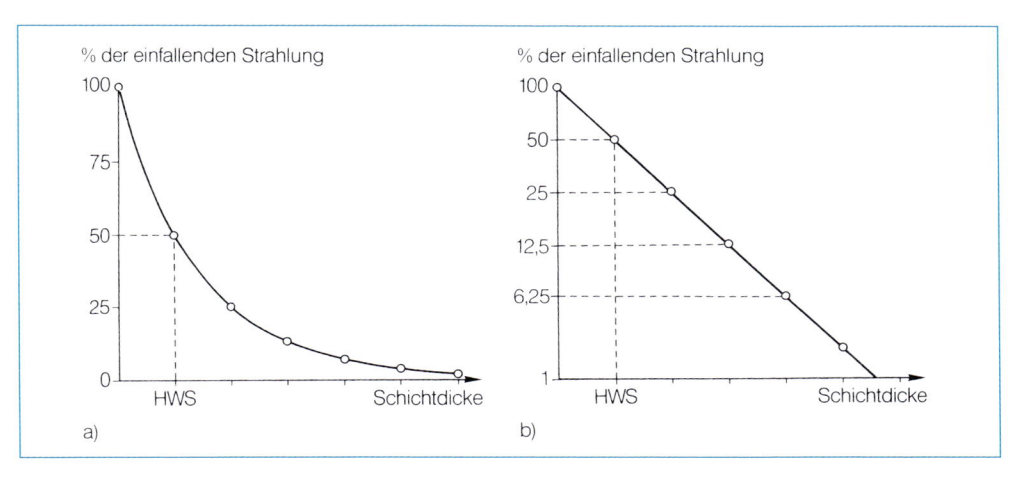

Abb. 4.4 Graphische Darstellung des exponentiellen Schwächungsgesetzes (a). In halblogarithmischem Maßstab ergibt sich eine Gerade (b).

μ ist der **Schwächungskoeffizient**, ein von der Dichte des durchstrahlten Materials und von der Photonenenergie abhängiger Faktor.

(μ, sprich: mü, griechischer Buchstabe)

Graphisch lässt sich das **Schwächungsgesetz** wie in Abb. 4.4 darstellen. Entscheidend für das Verständnis des Gesetzes ist, dass durch **gleiche Schichtdicken** eines Materials **gleiche Anteile** der eintretenden Strahlung geschwächt werden.

Die Schichtdicke, durch die die Strahlung um jeweils 50 % geschwächt wird, also auf die Hälfte reduziert wird, heißt **Halbwertsschicht** (HWS)!

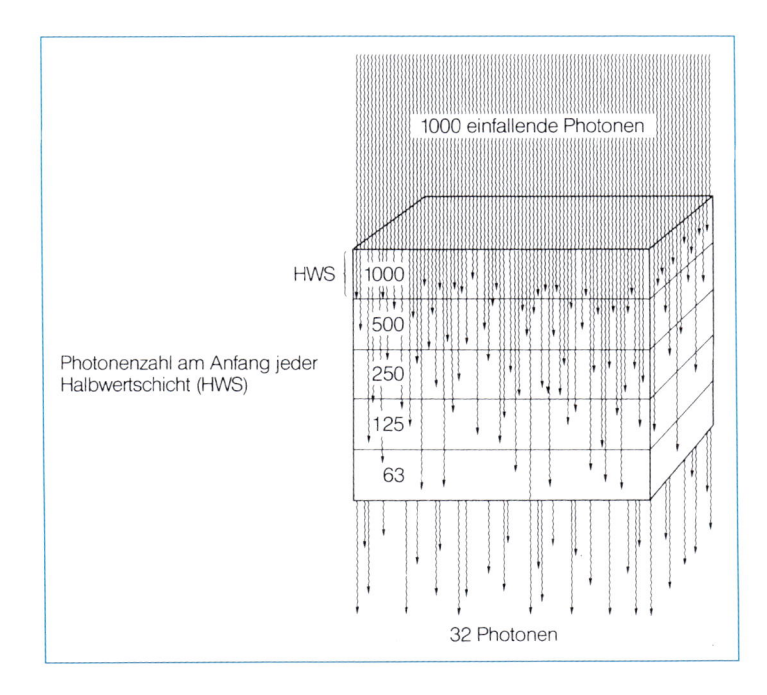

Abb. 4.5 Schwächung eines Photonenstrahls durch fünf Halbwertsschichten eines Materials. In jeder Halbwertsschicht (HWS) wird die Hälfte der in sie eindringenden Photonen absorbiert bzw. gestreut.

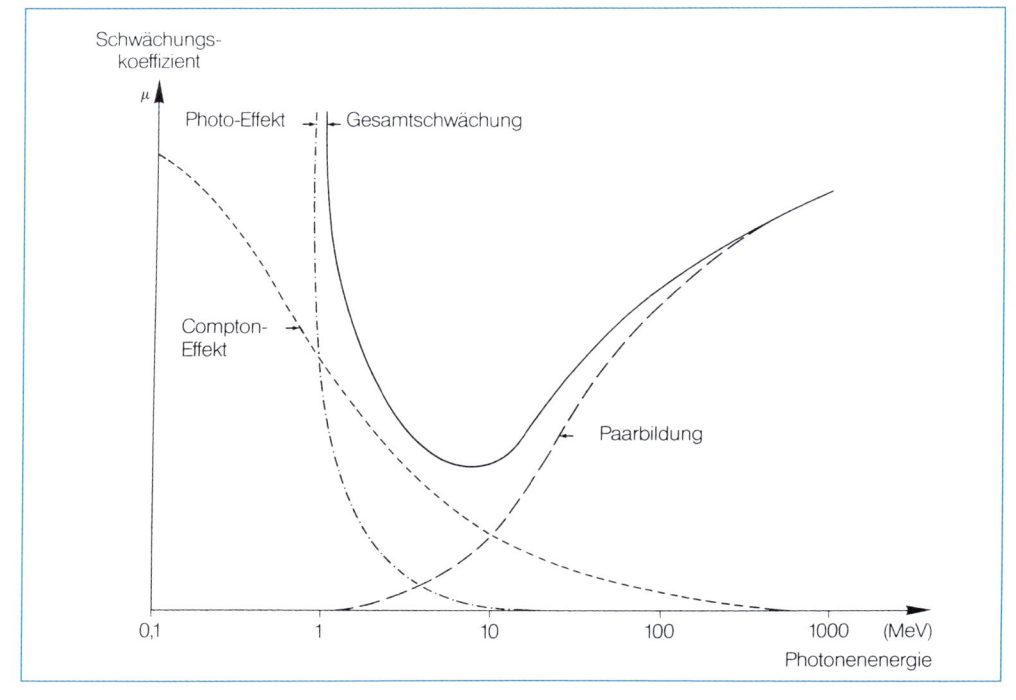

Abb. 4.6 Abhängigkeit des Schwächungskoeffizienten μ von der Energie der Photonenstrahlung (vgl. auch ☞ Abb. 4.2)

Abbildung 4.5 verdeutlicht die Schwächungswirkung einer Sequenz von fünf Halbwertsschichten (Halbwertsdicken).

Gelegentlich wird auch mit der Zehntelwertsdicke gearbeitet.

Der **Schwächungskoeffizient μ** setzt sich (je nach Photonenenergie und Material) aus einem Photo-, Compton- und Paarbildungseffektanteil zusammen (Abb. 4.6).

4.2 Wechselwirkung zwischen ionisierender Teilchenstrahlung und Materie

4.2.1 Stoßionisation

Ein schnelles (ionisierungsfähiges) Teilchen, z.B. ein Elektron, erzeugt auf seinem Weg durch Materie Ionen. Der Weg des Elektrons ist dabei nicht geradlinig, sondern bei jeder Stoßionisation erfolgt eine Richtungsablenkung (Abb. 4.7).

Bei jeder Ionisation verliert das Elektron Energie, bis schließlich die Restenergie nicht mehr zur Ionisation ausreicht.

Die **maximale Reichweite** eines solchen Teilchens hängt von seiner Ausgangsenergie und von der Art des Materials ab. Je mehr Energie pro Ionisation übertragen wird und je dichter die Ionisationen aufeinander folgen, desto kürzer ist die Reichweite.

In Abbildung 4.8 ist die maximale Reichweite für einige ionisierende Teilchen in Wasser dargestellt.

Auch die durch Photonenstrahlung bei der Primärwechselwirkung mit Materie (Photoeffekt, Compton-Effekt, Paarbildung) erzeugten **Sekundärelektronen** verhalten sich in der Materie wie oben beschrieben.

Der Hauptanteil der Ionisationswirkung einer Photonenstrahlung geht also von den

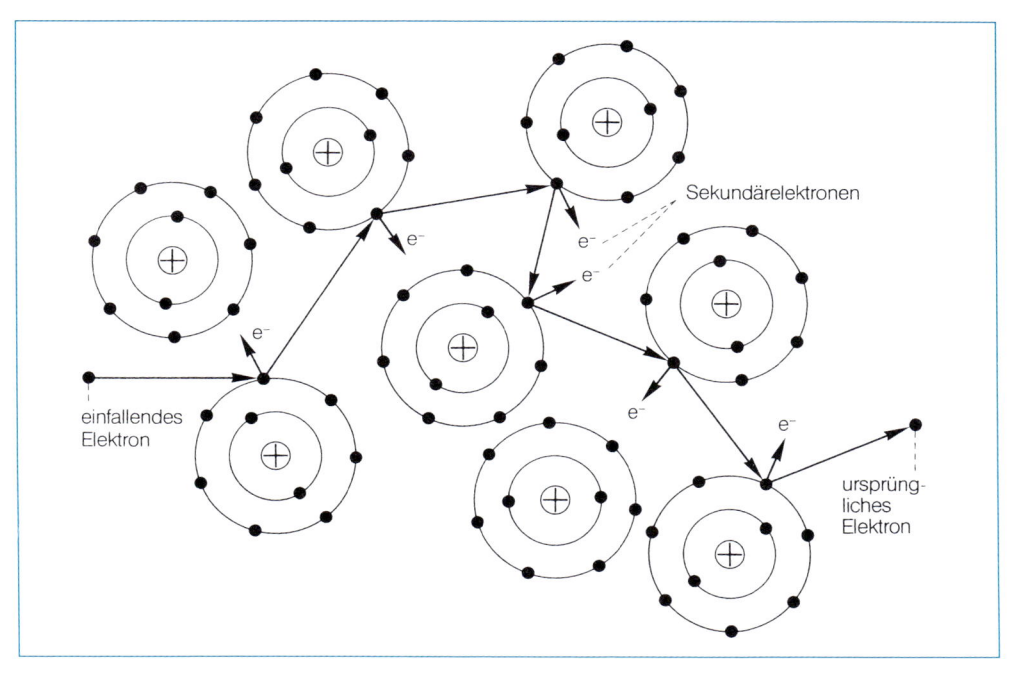

Abb. 4.7 Ein hochenergetisches Elektron erzeugt auf seinem Weg durch Materie energiearme Sekundärelektronen durch Stoßionisation.

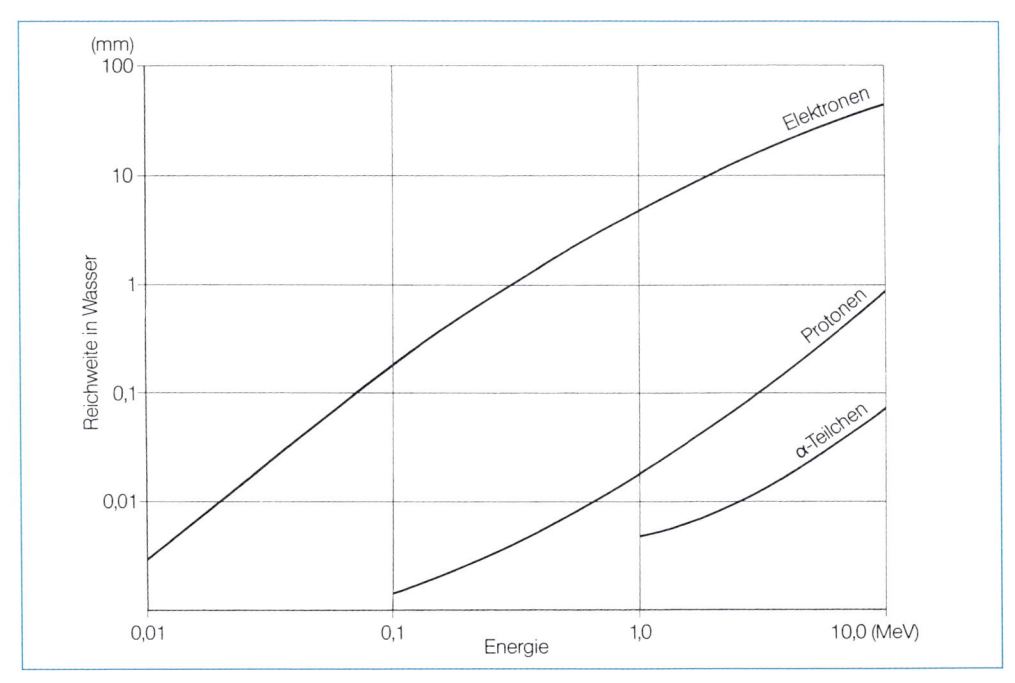

Abb. 4.8 Maximale Reichweite ionisierender Teilchen in Wasser (Weichteilgewebe) in Abhängigkeit von der Eintrittsenergie

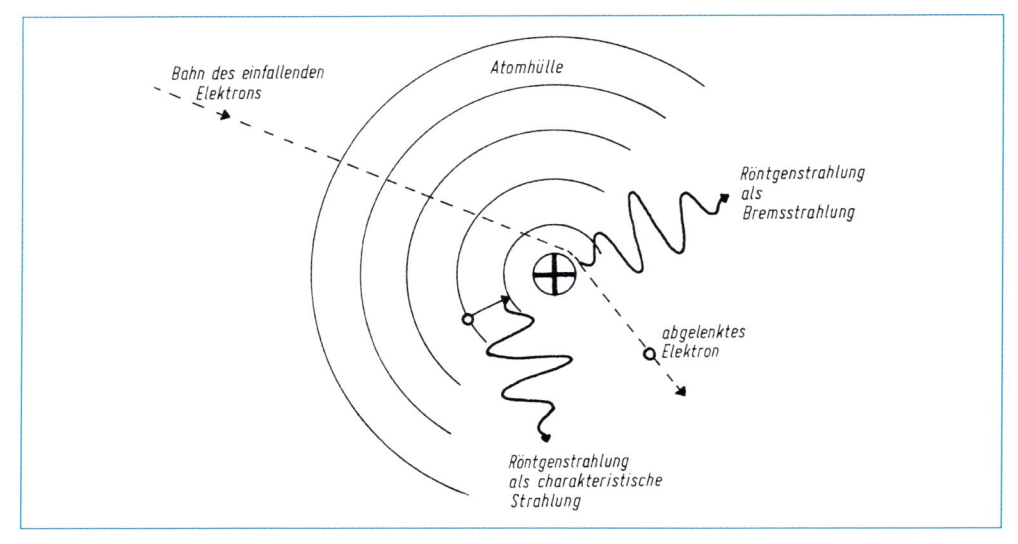

Abb. 4.9 Röntgenstrahlung entsteht entweder als Bremsstrahlung oder als charakteristische Strahlung.

Sekundärelektronen aus, weshalb Photonenstrahlung zur **indirekt** ionisierenden Strahlung gezählt wird.

4.2.2 Bremsstrahlung

Treten **schnelle Elektronen** (negative Ladung!) mit dem elektrischen Feld des Atomkerns (positive Ladung!) im Vorbeiflug in Wechselwirkung, so werden sie abgebremst und abgelenkt. Die beim Bremsvorgang abgegebene Energie (die Elektronen sind anschließend langsamer!) wird in Photonenenergie umgewandelt. Die so entstandene Photonenstrahlung heißt **Bremsstrahlung** (Abb. 4.9).

Bremsstrahlung spielt insbesondere in der **Röntgendiagnostik** und der **Strahlentherapie** mit Beschleunigern eine zentrale Rolle.

FRAGEN

- 4.1 Wodurch unterscheiden sich die Wechselwirkungsprozesse „Streuung" und „Absorption" eines Photons?
- 4.2 Was wissen Sie über die Wirkung des Compton-Effekts bei der radiologischen Diagnostik?
- 4.3 Welche Bedeutung hat der Photoeffekt in der radiologischen Diagnostik?
- 4.4 Bei welchem radiologischen Verfahren ist die Paarbildung der entscheidende Prozess?
- 4.5 Was bedeutet der Begriff Halbwertschicht?
- 4.6 Was entsteht aus der zugeführten Energie beim Betrieb einer Röntgenröhre?
- 4.7 Wie entsteht Bremsstrahlung und wo spielt sie in der Radiologie eine Rolle?
- 4.8 Welcher der Ihnen bekannten Wechselwirkungsprozesse findet in welchem Funktionsbereich der Radiologie Anwendung?

5 Wirkung ionisierender Strahlung auf lebende Materie (Biomaterie)

Die besprochenen **Wechselwirkungsmechanismen** (☞ Kap. 4) sind grundsätzlich auch bei lebender Materie wirksam und für **mögliche Schäden** verantwortlich. Wegen der komplexen Struktur der Biomaterie und der aktiven Reaktionsmöglichkeit sind die Schädigungsvorgänge jedoch insgesamt komplizierter als bei lebloser Materie.

5.1 Strahlenschäden an Biomaterie

Die Vorgänge bei der **Schädigung von Zellbestandteilen** durch ionisierende Strahlen sind sehr komplex und noch nicht vollständig bekannt. Es gibt dazu einige gesicherte Tatsachen, viele Theorien und eine große Zahl von ungesicherten Hypothesen.

Sicher ist, dass nur ein bestimmter Teil der Zellschäden direkt durch auftreffende Strahlung entsteht. Die meisten Schäden kommen auf dem Umweg über **chemische Radikale** zustande.

Diese wurden zuvor durch Strahleneinwirkung erzeugt. Dabei spielt das überall im Körper anzutreffende Wasser eine entscheidende Rolle. Ebenfalls gesichert ist die Existenz von Enzymkomplexen, die bestimmte Arten von Chromosomenschäden reparieren können. Die wirksame **Reparatur eines Chromosomenschadens** muss in der Zeit zwischen dem Schadensereignis und der nächsten Zellteilung stattfinden (Abb. 5.1).

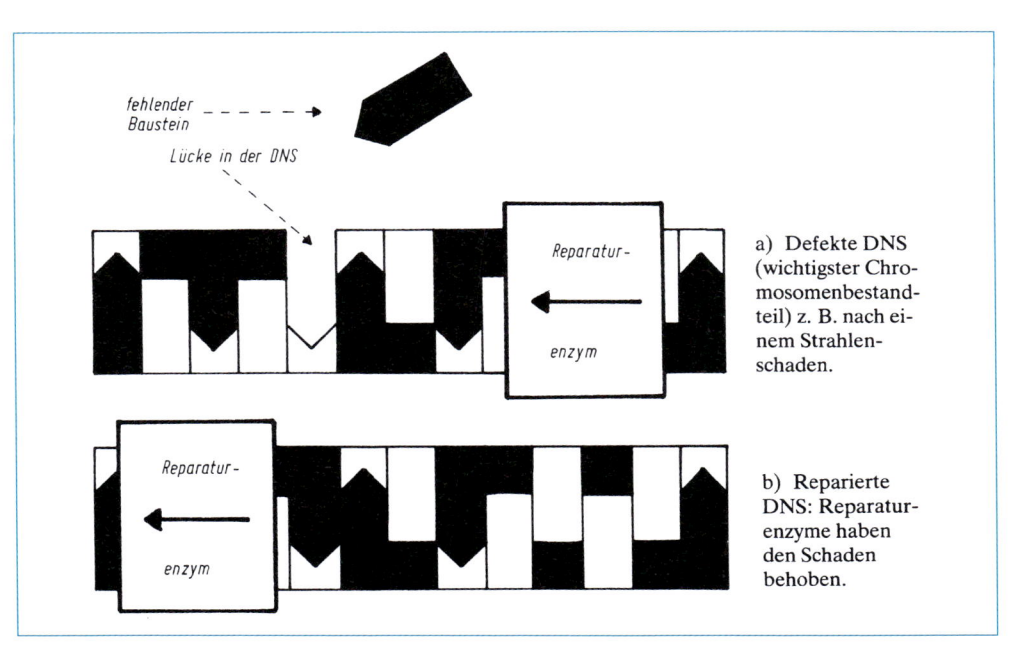

Abb. 5.1 Reparaturmechanismus bei Chromosomenschäden; die wirksame Reparatur muss vor der nächsten Zellteilung erfolgen (DNS = Desoxyribonukleinsäure).

Strahlenschäden können also nicht als isolierte chemisch-physikalische Vorgänge betrachtet werden. Sie sind vielmehr stets im Wechselspiel mit biologischen Reaktionen des betroffenen Organismus zu sehen.

Dies ist der Grund, weshalb eine einmalige hohe Strahlenbelastung andere Wirkungen hervorruft, als wenn die gleiche Strahlenbelastung in mehreren kleinen Portionen über eine längere Zeit verteilt wird.

5.2 Zellteilung und Strahlenempfindlichkeit

Es ist bekannt, dass der **Zellkern** weit strahlenempfindlicher reagiert als das **Zellplasma** (Zytoplasma). Durch einen Strahlendefekt am Zellkern lässt sich die Teilungsfähigkeit der Zelle leichter beeinträchtigen als durch Schäden im Zytoplasma.

Dies ist verständlich, da im Zellkern die **Chromosomen als Träger der Erbinformation** untergebracht sind.

Die Chromosomen spielen bei der **Zellteilung** eine entscheidende Rolle. Bevor die Zelle sich teilt, verdoppeln sich die Chromosomen. So kann jede der beiden neu entstehenden Zellen wieder einen vollständigen Chromosomensatz, d.h. die volle Erbinformation, erhalten.

Kurz vor der Teilung befindet sich also ein doppelter Chromosomensatz in der Zelle. Durch diese erhöhte **Chromosomendichte** vergrößert sich die Chance, die Erbträger durch einfallende Strahlung zu schädigen.

Je häufiger sich ein Zelltyp teilt, desto häufiger tritt die beschriebene strahlenempfindliche Phase des **Zellteilungszyklus** auf. Daraus kann der Schluss gezogen werden, dass Gewebe mit einer hohen Zellteilungsrate (schnell wachsendes Gewebe) besonders strahlenempfindlich sein muss (Abb. 5.2). Diese Schlussfolgerung steht im Einklang mit praktisch gesicherten Erfahrungen.

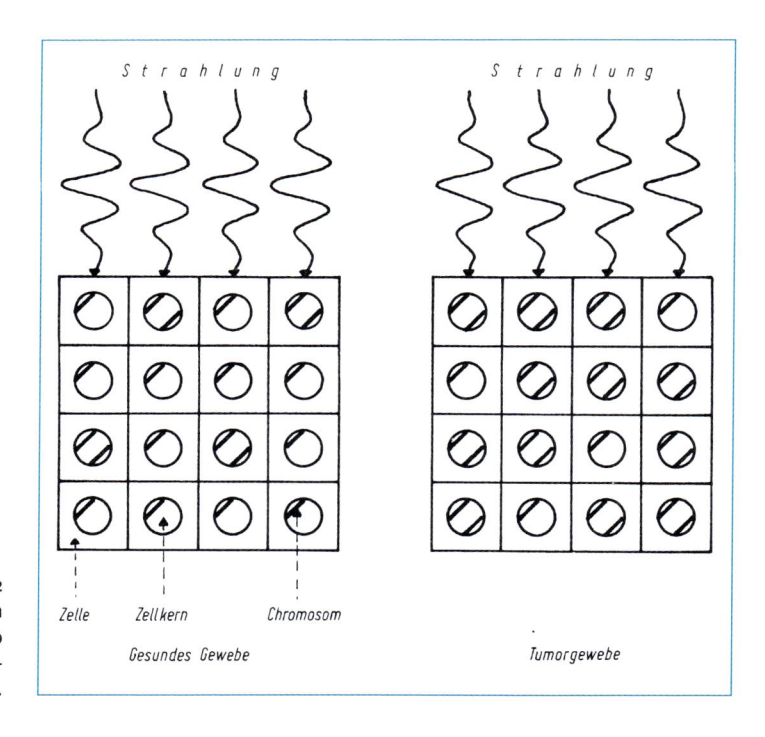

Abb. 5.2 Je mehr Chromosomen vorhanden sind, desto größer ist die Trefferwahrscheinlichkeit für Strahlen.

> **MERKE**
> Gewebe mit hohen Zellteilungsraten ist besonders strahlenempfindlich.

Tumoren sind im Allgemeinen schnell wachsende Gewebe!

Die **Strahlenempfindlichkeit** eines Gewebes hängt nicht nur von der **Teilungsrate** der Zellen, sondern zusätzlich von vielen anderen Faktoren ab. Eine wichtige Rolle spielt dabei u. a. die Sauerstoffversorgung des Gewebes. Ein hoher **Sauerstoffgehalt** kann unter bestimmten Bedingungen die Strahlenempfindlichkeit erhöhen.

5.3 Strahlenbiologische Begriffe

Bei den Bemühungen, die Wirkung ionisierender Strahlen quantitativ zu beschreiben, wurden viele grundlegende Vorstellungen entwickelt und entsprechende Begriffe eingeführt.

5.3.1 Lineares Energieübertragungsvermögen (LET)

LET ist die Abkürzung für **l**inear **e**nergy **t**ransfer, das lineare Energieübertragungsvermögen einer Strahlung. Es beschreibt den Grad der Energieabgabe längs der Bahn eines ionisierenden Teilchens, die **Ionisationsdichte**. LET wird in keV/µm angegeben (Abb. 5.3).

Strahlen mit niedrigem LET werden auch als **locker ionisierende Strahlen** bezeichnet.

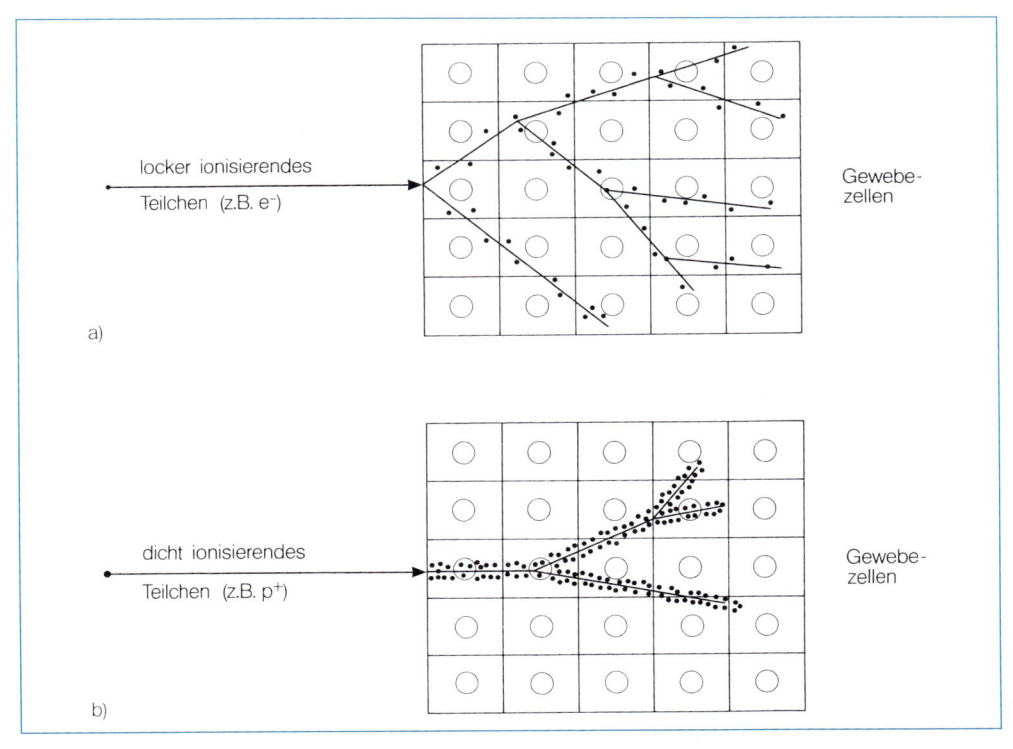

Abb. 5.3 Schematische Darstellung der Ionisationsdichte eines *locker ionisierenden* Teilchens (mit niedrigem LET) und eines *dicht ionisierenden* Teilchens (mit hohem LET)

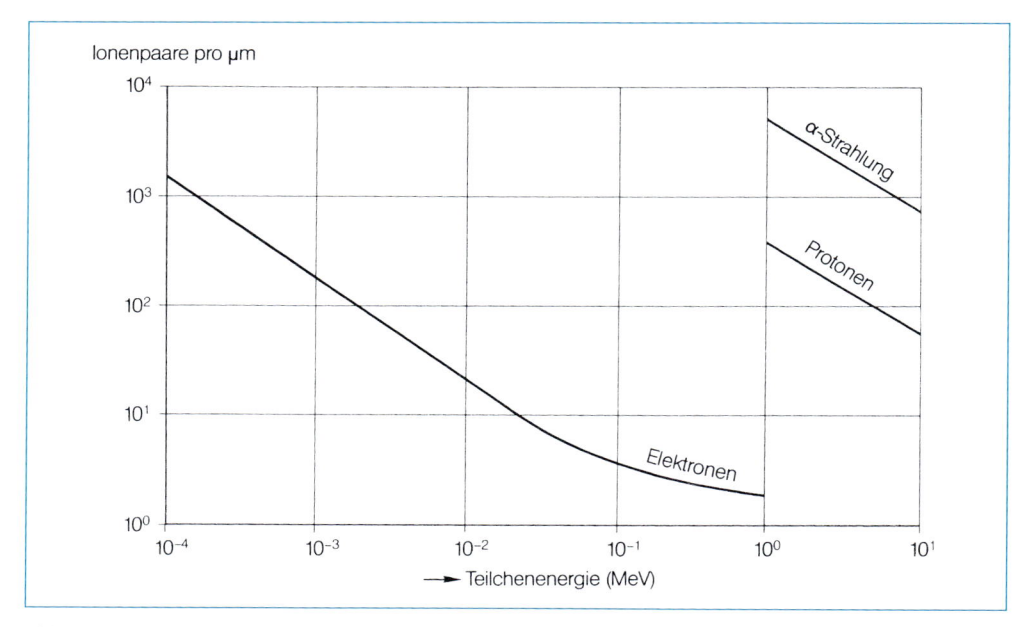

Abb. 5.4 Abhängigkeit des LET von der Teilchenenergie und -art. Die Ionisierungsdichte ist umso größer, je kleiner die Geschwindigkeit und je größer die Masse und die Ladung eines Teilchens sind.

Hierzu zählen Röntgenstrahlen ab ca. 100 kV, Gammastrahlen und Elektronen entsprechender Energie.

Protonen, Alphateilchen und schwere Ionen zählen zu den **dicht ionisierenden Strahlen**.

Abbildung 5.4 zeigt die Abhängigkeit des LET für einige Strahlenarten von der Energie.

Das LET ist ein rein physikalischer Begriff!

5.3.2 Relative biologische Wirksamkeit (RBW)

RBW ist die Abkürzung für die **r**elative **b**iologische **W**irksamkeit einer Strahlung. Sie ist nicht nur von dem LET, also der Ionisationsdichte, abhängig, sondern auch
- von der Zellart,
- vom Zustand der bestrahlten Zellen (z. B. Sauerstoffversorgung),
- vom beobachteten Effekt (Veränderung bestimmter Zellfunktionen, Zelltod),
- vom Zeitverhalten der Bestrahlung
- und anderen Faktoren.

Der RBW-Begriff ist insbesondere für exakte strahlenbiologische Experimente von Bedeutung.

5.4 Gruppierung von Strahlenwirkungen

Strahlenwirkungen werden aus Gründen der Zweckmäßigkeit nach unterschiedlichen Gesichtspunkten gruppiert.

Einerseits wird zwischen **mikroskopischen** Strahlenwirkungen auf der Ebene der Zellen und Zellbestandteile bzw. Moleküle und den **makroskopischen** Wirkungen mit sichtbaren bzw. unmittelbar wahrnehmbaren Veränderungen unterschieden.

Andererseits wird zwischen **genetischen** und **somatischen** Strahlenwirkungen differenziert.

Zudem wird nach der Wahrscheinlichkeit des Auftretens einer Strahlenwirkung zwischen **deterministischen** und **stochastischen** Strahlenwirkungen unterschieden.

5.4.1 Mikro- und makroskopische Strahlenwirkungen

Die Wechselwirkungsvorgänge zwischen ionisierender Strahlung und Gewebe im **mikroskopischen Bereich** wurden bereits in den vorausgegangenen Kapiteln 5.1 bis 5.3 behandelt.

Die schwerwiegendsten Folgen solcher mikroskopischer Veränderungen sind **Krebserkrankungen und Erbkrankheiten** durch genetische Schäden. Sie treten erst nach einer längeren Latenzzeit auf.

Zu den **makroskopischen** Strahlenwirkungen, die bereits in einem früheren Stadium nach der Strahlenexposition vorkommen können, zählen u. a. das **Hauterythem** (Hautrötung) und das **Strahlengeschwür**, im Bereich des Auges die **Linsentrübung**.

5.4.2 Genetische und somatische Strahlenwirkungen

Treten infolge einer Strahlenexposition Auswirkungen im Bereich der **Keimzellen** (bei Mann oder Frau) auf, so kann dies zu einer Veränderung der genetischen Information führen.

Diese **genetischen** Strahlenwirkungen können sich in nachfolgenden Generationen als Erbkrankheiten manifestieren. Sie müssen sich also nicht als merkliche Veränderung der von der Strahlenwirkung unmittelbar Betroffenen auswirken.

> **MERKE**
> Genetische Strahlenwirkungen sind durch Schädigung der Erbinformationen in den Keimzellen bedingt. Sie wirken sich erst in nachfolgenden Generationen der von der Strahlenwirkung selbst betroffenen Menschen aus.

Treten dagegen die merklichen Auswirkungen einer Strahlenexposition direkt beim von der Strahlung Betroffenen auf, so spricht man von **somatischen** Strahlenwirkungen.

(griechisch soma = Körper , somatisch = körperlich)

> **MERKE**
> Somatische Strahlenwirkungen sind strahlenbedingte Schäden, die sich am Körper des Betroffenen selbst auswirken.

5.4.3 Stochastische und deterministische Strahlenwirkungen

Stochastische Strahlenwirkung

Eine Strahlenexposition muss **nicht zwangsläufig** zu einer realen **Strahlenauswirkung** führen.

Insbesondere bei **locker ionisierender Strahlung** (mit niedrigem LET, ☞ Kap. 5.3.1) und niedriger Strahlendosis ist die Gefahr einer Schädigung durch ionisierende Strahlung kleiner als bei hohem LET und größerer Dosis.

Bei geringer Strahlendosis im **Niedrig-LET-Bereich** unterliegt das Eintreten eines Schadensereignisses dem Zufallsprinzip. Der Zusammenhang zwischen der Strahlendosis und einer möglichen Schädigung lässt sich hier nur durch die Angabe einer **Wahrscheinlichkeit** beschreiben.

Man spricht deshalb von einer **stochastischen** Strahlenwirkung.

(Stochastik = Wissenschaft von Wahrscheinlichkeitsereignissen und -zusammenhängen, Wahrscheinlichkeitstheorie)

Anders betrachtet lässt sich sagen:

> **MERKE**
> Für eine stochastische Strahlenwirkung besteht keine Dosisschwelle.

Stochastische Wirkungen können auftreten, wenn eine bestrahlte Zelle modifiziert, aber nicht abgetötet wird. Aus so veränderten Zellen kann sich später, auch erst nach einer langen Verzögerungszeit, Krebs entwickeln. Durch bestimmte Reparatur- und Abwehrmechanismen der Zellen wird die Wahrscheinlichkeit hierfür allerdings verringert (☞ Kap. 5.1 u. 5.2).

Die **Wahrscheinlichkeit** einer Krebserkrankung durch Strahlung erhöht sich einerseits mit zunehmender Dosis, wobei andererseits wahrscheinlich keine Schwellendosis existiert. Der **Schweregrad** der Erkrankung wiederum wird durch die Dosis nicht beeinflusst.

Tritt ein Schaden in einer Zelle mit genetischen Informationen für spätere Generationen auf, so können sich die daraus ergebenden Folgen in unterschiedlicher Art und verschiedenem Schweregrad in der Nachkommenschaft der betroffenen Person auswirken. Man nennt dies auch vererbbare stochastische Wirkung (s. Empfehlungen der ICRP 60).

Deterministische Strahlenwirkung

Ist eine Strahlenschädigung bei einer bestimmten Exposition sicher zu erwarten, so spricht man von deterministischer Strahlenwirkung.

(deterministisch = causal vorherbestimmt)

Für deterministische Strahlenwirkungen besteht eine **Abhängigkeit des Schweregrades** der Auswirkung **von der Dosis**. Die Wirkungen treten in der Regel erst **oberhalb einer Schwellendosis** auf, deren Höhe individuell variieren kann.

Neben lokalen Auswirkungen wie Hauterythem und Strahlengeschwür zählen auch allgemeine Symptome der Strahlenkrankheit (☞ Tab. 7.2) zu den deterministischen Strahlenwirkungen.

> **MERKE**
> Für deterministische Strahlenwirkungen besteht eine Schwellendosis. Das Ausmaß der Strahlenwirkung ist dosisabhängig.

Deterministische Wirkungen entstehen als Folge der Abtötung von Zellen. Wenn die Dosis groß genug ist, entsteht ein Zellverlust, der die Funktion des Gewebes schädigt. Bei niedrigen Dosen liegt die Wahrscheinlichkeit für einen solchen Schaden nahe null. Oberhalb eines gewissen Dosiswertes (= **Schwellenwert**) steigt die Wahrscheinlichkeit steil bis auf (100 %) an. Auch die Auswirkung (der **Schweregrad** des Schadens) nimmt mit der Dosis zu. Die Dosisschwellen können bei Dosen von einigen Gy liegen (s. Empfehlungen der ICRP 60).

> **FAZIT**
> **Stochastische Strahlenwirkung**
> - schon bei kleinen Strahlendosen möglich, kein Dosisschwellenwert
> - Schweregrad nicht von der Dosis abhängig
> - Auftreten des Schadens zufällig
>
> **Deterministische Strahlenwirkung**
> - oberhalb von Dosisgrenzwerten auftretender Schaden
> - Schweregrad des Schadens dosisabhängig
> - keine Zufallsabhängigkeit

FRAGEN

5.1 Durch welche Eigenschaft ist ein Gewebe besonders strahlenempfindlich?
5.2 Was bedeuten die Abkürzungen LET und RBW?
5.3 Was wissen Sie über genetische Strahlenwirkungen?
5.4 Wie äußern sich somatische Strahlenwirkungen?
5.5 Was verstehen Sie unter einer stochastischen Strahlenwirkung?
5.6 Was besagt der Begriff „deterministische Strahlenwirkung"?
5.7 Was ist Ihrer Meinung nach strahlenempfindlicher, blutbildendes Gewebe oder Nervengewebe? Bitte begründen Sie.
5.8 Benennen Sie zwei Arten der Klassifikationen von Strahlenschäden durch ionisierende Strahlen mit Beispielen:
stochastisch/deterministisch; genetisch/somatisch
5.9 Man unterscheidet Gewebe mit unterschiedlicher Strahlensensibilität. Geben Sie für hohe, mittlere und niedrige Strahlensensibilität jeweils Beispiele.

6 Dosimetrie (Begriffe und Messverfahren)

Um den komplexen Zusammenhängen bei der Wirkung von Strahlen auf Materie und Körper angemessen Rechnung tragen zu können, wird eine Vielzahl von Dosisbegriffen und Messverfahren verwendet. Sie werden jeweils für spezielle Situationen bzw. Betrachtungen eingesetzt.

Die folgenden Ausführungen geben einen Überblick über derzeit rechtsgültige Begriffe und Anwendungsvorschriften.

Die **Strahlenschutzverordnung** v. 20.07.2001, die **Richtlinie Strahlenschutz** v. 24.06.2002 und die **Röntgenverordnung** v. 30.06.2002 beinhalten teils neu definierte Dosisbegriffe für den Strahlenschutz.

Diese wurden im Hinblick auf die Wirkung von ionisierender Strahlung auf Lebewesen festgelegt und berücksichtigen die biologische Wirkung der Strahlen nach dem derzeitigen Kenntnisstand.

Hiervon zu unterscheiden sind die rein physikalischen Dosisbegriffe, die sich „nur" auf die Übertragung der Strahlenenergie auf bestrahlte Materie und die Messung dieser Strahlenenergie beziehen.

Beide Begriffsbereiche können durch spezielle Dosis-Berechnungsverfahren bzw. kalibrierte Messverfahren miteinander verknüpft werden.

6.1 Physikalische Dosisbegriffe

6.1.1 Energiedosis

Ionisierende Strahlen bestehen entweder aus **Teilchen** (z.B. Elektronen) oder aus elektromagnetischen Wellenpaketen (**Photonen** oder Quanten genannt). In jedem Fall sind diese Strahlenelemente klein genug, um in Materie einzudringen und durch den leeren Raum innerhalb der Atome zu „fliegen" (☞ Kap. 1.2, Merksatz).

Je nach ihrer Energie, Größe, Ladung bzw. der Dichte der Materie können sie früher oder später mit den Atombausteinen zusammenstoßen. Dabei verlieren sie Energie, mit der eine materialzerstörende Wirkung ausgeübt wird.

Die Energie wird durch Anregungs- bzw. Ionisationsprozesse auf die Materie übertragen.

Je mehr Energie auf diese Weise in dem bestrahlten Material absorbiert wird, desto größer kann die zerstörende Wirkung sein (Abb. 6.1).

Man nennt die auf die bestrahlte Masse (z.B. Gewebemasse) bezogene absorbierte Energie **Energiedosis.** Sie ist der allen dosimetrischen Überlegungen zugrunde liegende Basisbegriff.

Mit der Energiedosis wird Übertragung von Strahlenenergie auf Materie quantifiziert beschrieben.

> **MERKE**
> Energiedosis = absorbierte Energie/bestrahlte Masse

Die **Einheit der Energiedosis** (D) ist das **Gray (Gy).** Es gilt:

$$1 \text{ Gy} = 1 \text{ J/kg}$$

Ein Gy ist die Energiedosis, die bei der Übertragung der Energie 1 J auf homogene Materie der Masse 1 kg durch ionisierende Strahlung in räumlich konstanter Verteilung entsteht.

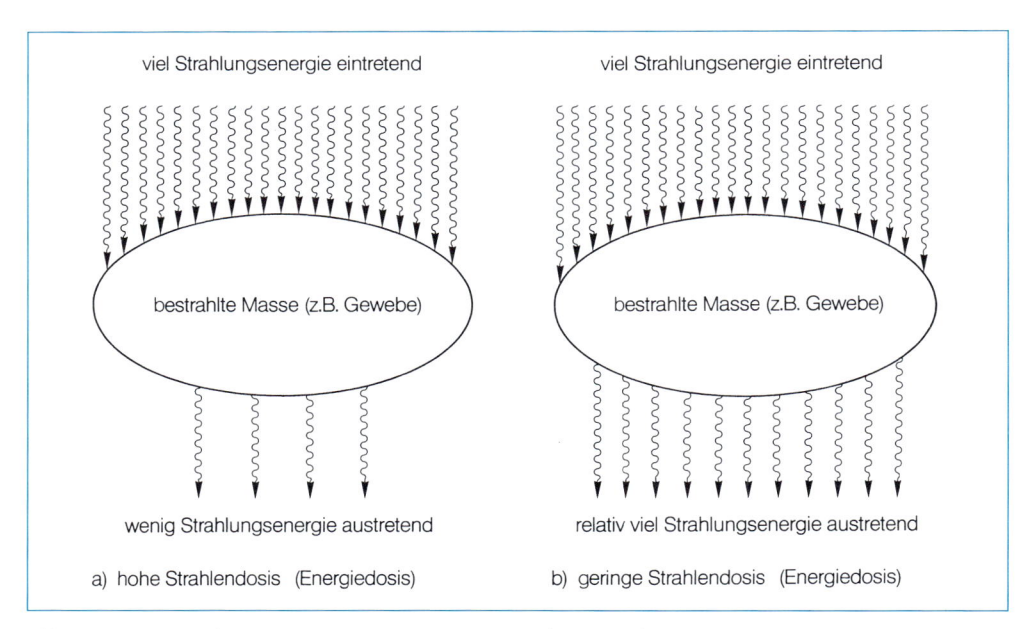

Abb. 6.1 Zur Energiedosis: Je mehr Strahlungsenergie pro (bestrahlte) Masse absorbiert wird, desto größer ist die Energiedosis.

Für die früher verwendete Einheit Rad gilt:
1 Rad (rd) = 100 erg/1 Gramm
1 erg = 1/10 000 000 J = 10^{-7} J
Für die Umrechnung rd – Gray gilt:
1 rd = 0,01 Gray (Gy)
1 Gray (Gy) = 100 rd

Die Energiedosis ist eine Angabe über die „Dichte" der in einem Material absorbierten Strahlenenergie. Sie ist keine Bezeichnung für die Gesamtmenge der absorbierten Energie. Verwechslungen können hier zu fatalen Missverständnissen führen.

Beispiel: Die Angabe, es sei 1 Gray (Gy) appliziert worden, sagt allein nichts über die Strahlenwirkung aus. 1 Gy kann als **Teilkörperbestrahlung** (z. B. nur in einem Gramm Gewebe, z. B. der Fingerspitze) oder als **Ganzkörperbestrahlung** (in jedem Gramm des Körpers = gesamter Körper) appliziert worden sein.

Im letzten Fall hätte jedes Gramm Gewebe des gesamten Körpers eine Strahlenexposition von 1 Gy erhalten. Die Dosisangabe ist in beiden Fällen 1 Gray, die insgesamt absorbierte Strahlenenergie unterscheidet sich in beiden Fällen erheblich, ebenso sehr wie die Strahlenwirkung (Abb. 6.2).

Trotz der sehr verschiedenen Bestrahlungsauswirkung wird in beiden Fällen gesagt, es sei 1 Gray appliziert worden. Um die Strahlenwirkung abschätzen zu können, muss man also außer der Dosisangabe die räumliche Dosisverteilung kennen!

Auch die Zeitverteilung der Strahlenapplikation kann sich deutlich auf die gesamte Strahlenwirkung auswirken.

Anmerkung: Bei der Definition des Begriffs Dosis, hier insbesondere der Energiedosis, kann es leicht zu Missverständnissen kommen. Deshalb soll hier ein zusätzliches fiktives Analogiebeispiel zur Klärung beitragen.
Es soll in Analogie zum Dosisbegriff der Begriff „**Süße**" definiert werden:
Die **Einheit** der Süße (1 S) sei 100 Gramm Zucker gelöst in einem Liter Wasser:
1 S = 100 g Zucker/1 l Wasser
In jedem Kubikzentimeter eines so gesüßten Wassers besteht dann die gleiche Süße 1 S. Wie bei der Anwendung (Applikation) von 1 Gray Strahlendosis entweder als Teilkörperapplikation oder Ganzkörperapplikation ergibt sich auch beim Anwenden,

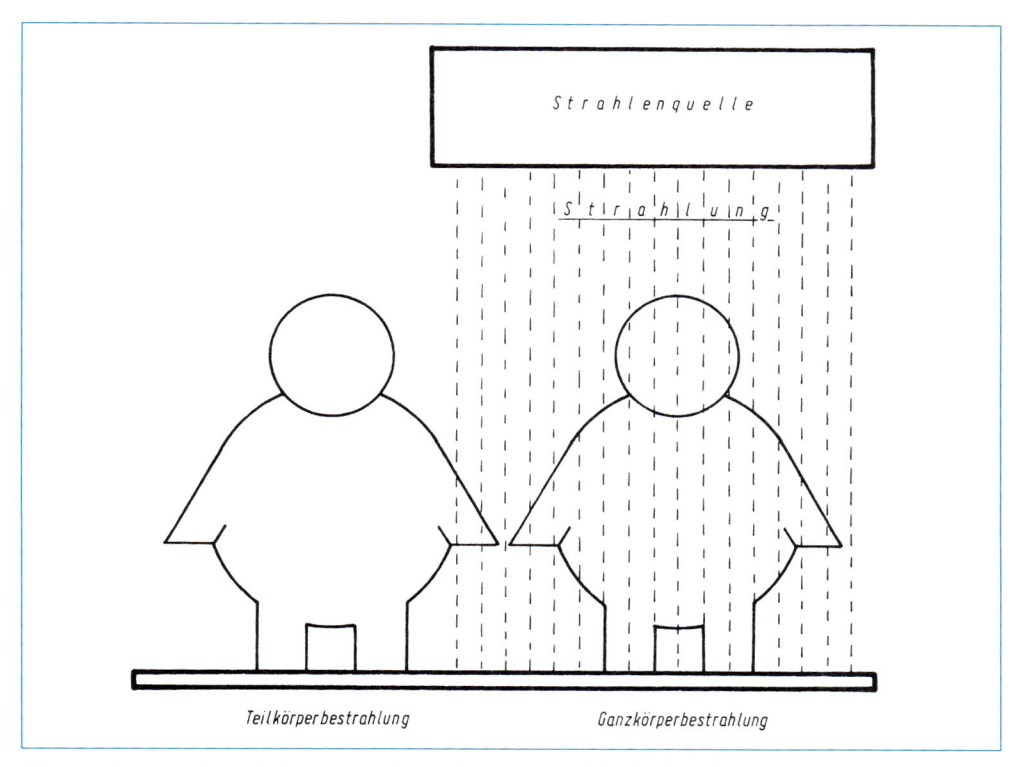

Abb. 6.2 Zum Dosisbegriff: Beide Menschen erhalten die gleiche Strahlendosis, wenn die pro Gramm bestrahlten Gewebes absorbierte Strahlenenergie gleich groß ist; z. B. könnten beide in der dargestellten Situation eine Dosis von 1 Gy erhalten, in einem Fall als Teilkörper- und im anderen als Ganzkörperdosis. Trotz gleicher Dosisangabe sind die Auswirkungen auf die Personen verschieden stark!

z. B. Trinken von Wasser der Süße 1 S ein Wirkungsunterschied, je nachdem, ob 1 Liter Wasser oder nur 1 Kubikzentimeter getrunken wird.

In beiden Fällen wurde jedoch die gleiche Süße 1 S angewandt. Die aufgenommene Zuckermenge unterscheidet sich jedoch erheblich, so wie die zur Wirkung kommende Gesamtenergie bei der Applikation von z. B. 1 Gray.

Wie bei der Strahlendosis unterscheidet sich die Gesamtwirkung (auf den Körper) auch hier in Abhängigkeit vom Zeitverlauf der Anwendung. Einen Liter Wasser der Süße 1 auf einmal zu trinken wirkt sich anders aus als bei der Verteilung dieses „Genusses" über einen ganzen Tag oder gar über viele Tage.

6.1.2
Ionendosis

Die für die biologische Wirkung wichtigen Größen **Energiedosis bzw. Äquivalentdosis** (☞ Kap. 6.2.1) sind unter klinischen Bedingungen **nicht direkt messbar**, zumal die auf das Gewebe auftreffende Strahlungsenergie nicht immer vollständig und nicht gleichmäßig absorbiert wird. Deshalb wird ersatzweise die Strahlenwirkung auf ein anderes Medium gemessen und daraus auf die Energie- bzw. Äquivalentdosis geschlossen.

Am häufigsten werden die Ionisationen gemessen, die von einer Strahlung unter bestimmten Bedingungen in einem definierten Luftvolumen ausgelöst werden. Die auf die Luftmasse bezogene Ladung der erzeugten Ionen wird auch als **Ionendosis** bezeichnet.

Der Begriff Ionendosis wird in der neuen Strahlenschutzgesetzgebung nicht offiziell als Dosisbegriff verwendet. Es handelt sich um einen nur messtechnisch verwendeten physikalischen Begriff.

> **MERKE**
> Die Energiedosis in Luft (auch Ionendosis genannt) ist eine Hilfsgröße zur Bestimmung der für den Strahlenschutz relevanten Dosisgrößen.

Die **Einheit der Ionendosis J** ist das **Coulomb durch Kilogramm (C/kg).**

Bei der Umrechnung der Ionendosis in die Energiedosis ist u. a. der Energieabsorptions-Koeffizient des betroffenen Materials (z. B. Gewebe) zu berücksichtigen. Dieser variiert wiederum mit der Energie und Art der Strahlung. In Abbildung 6.3 ist die relative Energieabhängigkeit des Absorptionskoeffizienten von Photonenstrahlung für verschiedene Gewebearten dargestellt.

Deutliche Unterschiede für die Absorptionsfähigkeit einzelner Gewebe ergeben sich insbesondere im diagnostischen Energiebereich bis ca. 200 keV Photonenenergie.

Diese Unterschiede bilden in der Röntgendiagnostik die entscheidende Voraussetzung, Bilder zu erzeugen. Für Muskelgewebe ist der Energieabsorptionskoeffizient gleich bleibend nahezu 1, während er im diagnostischen Bereich für Knochen deutlich darüber liegt (bis 5) und für Fettgewebe unter 1 liegt.

6.1.3 Dosisleistung

Betrachtet man bei einer auftretenden bzw. angewandten Dosis zudem den Zeitablauf des Auftretens bzw. der Anwendung, so spricht man von **Dosisleistung**.

Dies gilt sowohl für die Energie- wie für die Ionendosis.

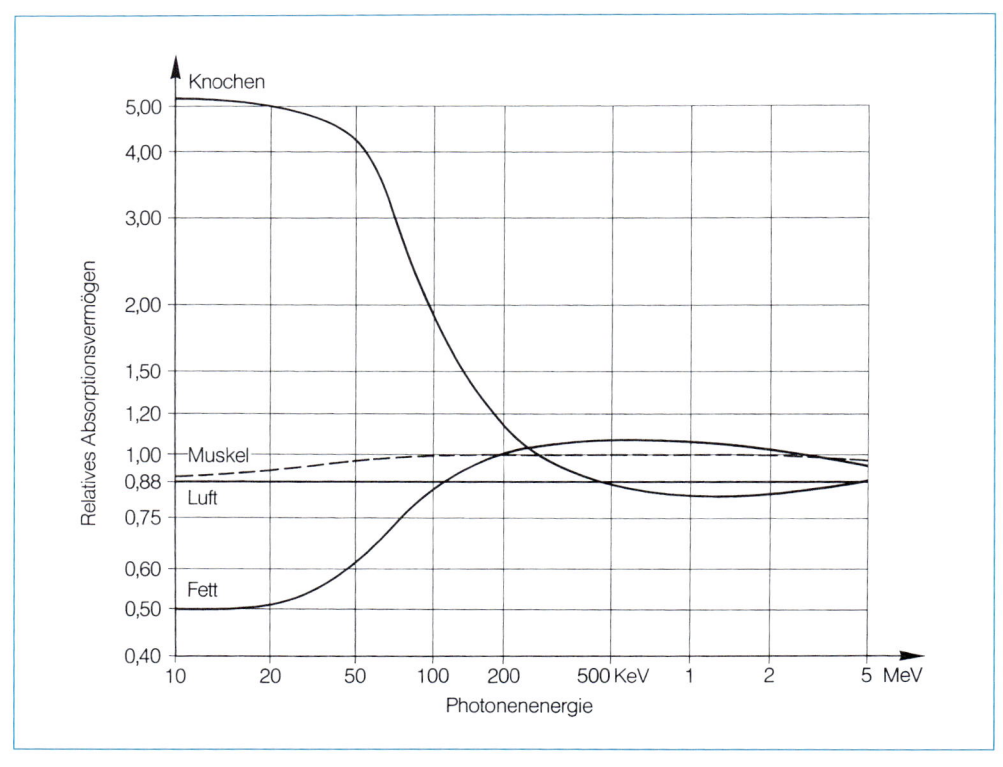

Abb. 6.3 Die relative Absorption von Photonenstrahlung in verschiedenen Geweben in Abhängigkeit von der Strahlungsenergie

6.2 Dosisbegriffe für den Strahlenschutz

Tab. 6.1 Physikalische Dosisbegriffe

Dosisgröße	Einheit	Dosisleistung	Einheit
Energiedosis	Gy	Energiedosisleistung	W/kg
Ionendosis	C/kg	Ionendosisleistung	A/kg

> **MERKE**
> Die Einheit der Energiedosisleistung ist J/kg × s = W(att)/kg
> Die Einheit der Ionendosisleistung ist C/kg × s = A(mpere)/kg
> mit 1 J(oule)/s = 1 (Watt) und 1 C(oulomb)/s = 1 A(mpere) ☞ Kap. 2.1.7 u. 2.2.1

Tabelle 6.1 gibt einen Überblick über die physikalischen Dosisbegriffe.

6.2 Dosisbegriffe für den Strahlenschutz

Für die Quantifizierung der Strahlenwirkung auf „lebende Materie" sowie für Anwendungen von Strahlenschutzmaßnahmen wird als Basisgröße zumeist die **Äquivalentdosis** verwendet. Sie berücksichtigt über einen Qualitätsfaktor die mögliche unterschiedliche Wirkung verschiedener Strahlenarten auf lebende Materie.

Für Zwecke des praktischen Strahlenschutzes wurden Dosismessgrößen für äußere Strahlung definiert, zum einen für die **Ortsdosimetrie**, zum anderen für die **Personendosimetrie**.

Um aufgrund gemessener Dosiswerte und bekannter Strahlendaten auf die **Körperdosis** und damit auf die Risiken einer Strahlenexposition zu schließen, wurden Berechnungsmodelle für die **Organdosis** und die **effektive Dosis** (als Maß für eine Ganzkörperdosis) festgelegt.

6.2.1 Äquivalentdosis

Bei einer bestimmten Energiedosis und Dosisverteilung können die **biologischen Wirkungen** je nach der Art der ionisierenden Strahlung unterschiedlich stark ausgeprägt sein, wobei das lineare Energieübertragungsvermögen (**LET**) entscheidenden Einfluss hat.

Um dieser Tatsache Rechnung tragen zu können, wurde den verschiedenen Strahlenarten ein Qualitätsfaktor Q zugeordnet. Durch Multiplikation der applizierten Gewebe-Energiedosis mit dem Qualitätsfaktor für die Strahlenart erhält man die **Äquivalentdosis H**:

> **MERKE**
> Äquivalentdosis H = Qualitätsfaktor Q × Energiedosis D

Die **Einheit der Äquivalentdosis** ist das **Sievert (Sv)**.

Für die in der medizinischen Radiologie zumeist verwendeten Strahlenarten Röntgen-, Gamma- und Elektronenstrahlen ist der Qualitätsfaktor Q = 1. Somit gilt hierfür **zahlenmäßig**:

$$n\,\text{Gray} = n\,\text{Sievert}$$

Bei der Verwendung von Neutronen, Protonen und schweren Ionen mit Q-Faktoren bis zu 20 ist der Unterschied zwischen Energie- und Äquivalentdosis entsprechend groß und von entscheidender Bedeutung für die Strahlenwirkung.

6.2.2 Ortsdosimetrie

Die Ortsdosis bzw. Ortsdosisleistung ist die an einem bestimmten **Ort im Strahlungsfeld** gemessene Dosis bzw. Dosisleistung. Sie dient der Abschätzung einer möglichen Strahlenwirkung auf einen Menschen an diesem Ort. Deshalb wird sie als Äquivalentdosis gemessen.

Die hierfür eingesetzten Dosimeter müssen also dieser Anforderung entsprechend kalibriert sein.

Als Kalibrierungshilfsmittel ist eine sog. ICRU-Kugel von 30 cm Durchmesser und gewebeäquivalenter Materialzusammensetzung vorgeschrieben. Einzelheiten hierzu und zu den bei der Kalibrierung anzuwendenden Strahlungsfeldern sind in der Anlage VI der Strahlenschutzverordnung aufgeführt.

> **MERKE**
> Eine Ortsdosis ist die an einem bestimmten Ort (in einem definierten Weichteilgewebe) gemessene Äquivalentdosis.

Der gemessene **Ortsdosiswert** wird entsprechend **in Sievert (Sv)** angegeben.

Bei der Ortsdosimetrie werden zwei verschiedene Dosisbegriffe verwendet:
- die **Umgebungs-Äquivalentdosis H*(10)** und
- die **Richtungs-Äquivalentdosis H'(0,07, $\vec{\Omega}$)**

(Ω : sprich Omega = griechischer Buchstabe)

Die **Aufgaben der Ortsdosimetrie** unterscheiden sich nach Strahlungsart und -qualität. Es müssen einerseits durchdringende Strahlungen (Röntgenstrahlung ausreichender Energie, Hochenergiephotonen, hochenergetische Elektronenstrahlen größer 2 MeV), andererseits wenig durchdringende Strahlung (Betastrahlung, sehr niederenergetische Röntgenstrahlung) gemessen werden. Hierbei sind unterschiedliche Messbedingungen zu beachten und entsprechend unterschiedliche Messverfahren einzusetzen.

Bei der durchdringenden Strahlung ist die Messaufgabe die Bestimmung der **Umgebungs-Äquivalentdosis H*(10)**. Die Dosimeter sind von der Einstrahlrichtung weitgehend unabhängig (deshalb Sternchen im Formelzeichen). Die Umgebungs-Äquivalentdosis entspricht der Dosis in 10 mm Gewebetiefe.

Die **Umgebungs-Äquivalentdosis H*(10)** wird bei durchdringender höherenergetischer Photonen- oder Elektronenstrahlung mit entsprechend kalibrierten Dosimetern gemessen.

Für niederenergetische Photonenstrahlung (≤ 15 keV) und Elektronenstrahlung (≤ 2 MeV) müssen geeignete richtungsabhängig messende Dosimeter zum Erfassen der **Richtungs-Äquivalentdosis H'(0,07, $\vec{\Omega}$)** eingesetzt werden.

Die Messanzeige ist von der Richtung des Strahleneinfalls abhängig. Die auf der Haut zu tragenden Dosimeter sollen kalibriert ein Messergebnis erbringen, das die Dosis in einer Messtiefe von 0,07 mm repräsentiert. Omega ist der Richtungsvektor des Strahleinfalls, was durch den kleinen (Vektor-) Pfeil symbolisiert wird.

6.2.3 Personendosimetrie

Die Personendosimetrie dient der Feststellung einer Strahlendosis einer **Person in einem Strahlungsfeld**.

Mit geeigneten Dosimetern kann einerseits die **Tiefen-Personendosis H_P (10)** gemessen werden, bei Strahlung geringer Eindringtiefe die **Oberflächen-Personendosis H_P (0,07)**. In beiden Fällen wird unter speziellen Messbedingungen die **Äquivalentdosis** bestimmt. Für die Kalibrierung der Dosimeter müssen also Phantome mit Weichteilgewebe entsprechender Zusammensetzung verwendet werden.

> **MERKE**
> Die **Tiefen-Personendosis** H_P (10) ist die Äquivalentdosis in 10 mm Tiefe im Körper an der Tragestelle des Personendosimeters.
> Die **Oberflächen-Personendosis** H_P (0,07) ist die Äquivalentdosis in 0,07 mm Tiefe im Körper an der Tragestelle des Personendosimeters. Sie dient der Abschätzung der Hautdosis an dieser Stelle.

Gemessene **Personendosiswerte** werden entsprechend **in Sievert (Sv)** angegeben.

Die Auswahl eines geeigneten Dosimeters muss sich an der verwendeten Strahlung und der Tätigkeit orientieren.

Personendosimeter sind körpernah an einer repräsentativen Stelle (in der Regel an der Vorderseite des Rumpfes) unterhalb evtl. getragener Strahlenschutzkleidung (z. B. Bleischürze) anzubringen.

6.2.4 Berechnungsmodelle für die Körperdosis

Die **Körperdosis** ist ein **Überbegriff** für die **Organdosis** und die **effektive Dosis**.

Aus Gründen des Strahlenschutzes, insbesondere zur Vermeidung von Strahlenschäden, ist die Körperdosis zu überwachen.

Eine direkte Messung der Körperdosis ist technisch nicht praktikabel, so dass indirekte Wege zur Ermittlung der Körperdosis führen müssen.

Hierfür wurden Berechnungsmodelle entwickelt, die einerseits individuell gemessene Dosiswerte und andererseits geeignete Wichtungsfaktoren für die Strahlenwirkung einbeziehen.

Zum Schutz beruflich strahlenexponierter Personen hat der Gesetzgeber Grenzwerte für den Körper insgesamt als zulässige effektive Dosis sowie auch für einzelne Organe bzw. Organgruppen als zulässige Organdosis festgelegt. (☞ § 55 Strahlenschutzverordnung)

Als praktikables Hilfsmittel in der Alltagsroutine dient hierzu die Messung der **Personendosis** (☞ Kap. 6.2.3).

Im Einzelfall kann es jedoch erforderlich sein, die Organdosis oder die effektive Dosis gezielt zu bestimmen.

Berechnung der Organdosis

> **DEFINITION**
> Die **Organdosis** $H_{T,R}$ ist das Produkt aus der über das Gewebe oder Organ T gemittelten Energiedosis $D_{T,R}$, die durch die Strahlung R erzeugt wird und dem Wichtungsfaktor w_R (nach StrlSchV v.20.06.2001, Anlage VI).

Die **Einheit der Organdosis** ist das **Sievert (Sv)**.

Für die Praxis im Strahlenschutz wurde den verschiedenen Strahlenarten zur Charakterisierung der Qualität des äußeren Strahlenfeldes oder der von einem inkorporierten Radionuklid emittierten Strahlung ein **Strahlungs-Wichtungsfaktor** w_R zugeordnet. Mit diesem ist die über dem Organ gemittelte Energiedosis zu multiplizieren.

Tabelle 6.2 gibt eine Übersicht über diese Zuordnung (☞ StrlSchV, Anl. VI).

Tab. 6.2 Strahlungs-Wichtungsfaktoren w_R für die mittlere ionisierende Wirkung verschiedener Strahlenarten

Strahlenart und Energiebereich	Wichtungsfaktor w_R
Photonen, alle Energien	1
Elektronen und Myonen, alle Energien	1
Neutronen, Energie unter 10 keV	5
10 bis 100 keV	10
größer 100 keV bis 2 MeV	20
größer 2 MeV bis 20 MeV	10
größer 20 MeV	5
Protonen (außer Rückstoß-) größer 2 MeV	5
Alphateilchen, Spaltfragmente, schwere Kerne	20

Berechnung der effektiven Dosis

> **DEFINITION**
>
> Die **effektive Dosis E** ist die Summe der Organdosen H_T, jeweils multipliziert mit dem zugehörigen Gewebe-Wichtungsfaktor w_T. Dabei ist über alle in der Tabelle (der Gewebe-Wichtungsfaktoren) aufgeführten Organe und Gewebe zu summieren (nach StrlSchV v. 20.06.2001, Anlage VI).

Die **Einheit der effektiven Dosis** ist das **Sievert (Sv)**.

Bei der Ermittlung der effektiven Dosis ist die Energiedosis der Haut in 0,07 mm Gewebstiefe über die ganze Haut zu mitteln (gekürzt nach StrlSchV, Anlage VI)

Eine Zusammenstellung der **Gewebe-Wichtungsfaktoren w_T** zeigt Tabelle 6.3.

Tab. 6.3 Gewebe-Wichtungsfaktoren w_T

Gewebe und Organe	Gewebe-Wichtungsfaktoren w_T
Keimdrüsen	0,20
Knochenmark (rot)	0,12
Dickdarm	0,12
Lunge	0,12
Magen	0,12
Blase	0,05
Brust	0,05
Leber	0,05
Speiseröhre	0,05
Schilddrüse	0,05
Haut	0,01
Knochenoberfläche	0,01
Andere Organe oder Gewebe	0,05

6.3 Dosismessverfahren (Dosimetrie) und -geräte

Physikalisch ist unter **Dosimetrie** die **Bestimmung der Energie- oder Ionendosis** bzw. -dosisleistung mit geeigneten Messverfahren und -geräten zu verstehen.

6.3.1 Verfahren zur absoluten Bestimmung der Energiedosis

Es wurde schon erwähnt, dass diese Verfahren in der Regel aufwändig und deshalb für den klinischen Routineeinsatz wenig geeignet sind. Sie werden vorrangig im Rahmen labormäßiger Messungen benutzt.

Chemische Dosimetrie

Sie nutzt chemische Reaktionen, die durch Bestrahlung ausgelöst werden, quantitativ zur Dosisbestimmung aus.

Am häufigsten wird hierbei **das Eisensulfat- (oder Fricke-) Dosimeter** verwendet. Dabei wird die Oxydation von in Lösung befindlichen Fe^{2+}-Ionen zu Fe^{3+}-Ionen durch ionisierende Strahlen ausgenutzt.

Diese Reaktion führt zu einer Änderung der optischen Dichte der Lösung, was quantitativ durch photometrische Messungen (Extinktionsänderung) erfasst wird. Da bekannt ist, wie viele Fe^{3+}-Ionen durch eine bestimmte Menge absorbierter Energie erzeugt werden, handelt es sich um eine Methode zur absoluten Energiedosisbestimmung (in Wasser). Die Fricke-Dosimetrie ist für Energiedosen zwischen **10 und 1 000 Gray** verwendbar.

Kalorimetrische Dosimetrie

In Materialien, bei denen die durch Bestrahlung bewirkte Veränderung allein in einer Erwärmung besteht (z.B. Metalle), kann durch Messung der (meist sehr geringen) Temperaturerhöhung die entstandene **Wärmeenergie** und somit direkt die Energiedosis bestimmt werden.

Ionisationsdosimetrie

Durch Ionisation der Luft mittels Strahlung lässt sich die **Ionendosis** bestimmen. Da der Energieaufwand für die Erzeugung eines

Ionenpaares in der Luft im Mittel 34 eV beträgt, lässt sich auch die **Energiedosis in Luft** bestimmen. Die Umrechnung auf die Energiedosis in anderen Materialien erfolgt mit entsprechenden Umrechnungsfaktoren (☞ Kap. 6.1.3).

6.3.2
Relative Messverfahren zur Dosisbestimmung

Hierbei kann die durch die Strahlung auf das Messmedium übertragene Energie nicht auf Grund der Kenntnis physikalischer Zusammenhänge abgeleitet werden. Vielmehr muss bei diesen Methoden zunächst ein Vergleich mit den Resultaten einer absoluten Energiebestimmung hergestellt werden (= Kalibrierung). Einige **Beispiele** für diese relative Dosimetrie werden im Folgenden kurz beschrieben.

Filmdosimetrie

Die Filmdosimetrie beruht auf der quantitativen Auswertung der **Schwärzung (Dichte)** bestrahlter und entwickelter Filmemulsionen. Zur Kalibrierung wird die Schwärzung mit dem unter gleichen Bestrahlungsbedingungen erhaltenen Messergebnis eines absoluten Dosimetrieverfahrens in Beziehung gebracht.

Der Verwendungsbereich von Filmdosimetern reicht von 10^{-5} bis ca. 10 Gray. Eingesetzt werden Filmdosimeter vor allem zur Messung der **Personendosis** im Rahmen der Strahlenschutzüberwachung und zur Ermittlung der Dosisverteilungen in inhomogenen Strahlenfeldern.

Thermolumineszenzdosimetrie

Hierbei verwendet man **Festkörperdosimeter.** Geeignete Stoffe (z.B. Lithiumfluorid, LiF) werden durch Anwendung ionisierender Strahlung in einen „angeregten" Zustand versetzt, wobei die übertragene Strahlenenergie in kleinen Portionen im Thermolumineszenzdosimeter (TLD) gespeichert wird.

Durch späteres Erhitzen können die Energiespeicher des TLD wieder geleert werden, wobei die gespeicherte Energie in Form von Licht freigesetzt (☞ Lumineszenz Kap. 12.2.1) wird. Die dann abgegebene Lichtmenge ist ein Maß für die zuvor absorbierte Strahlenenergie.

TL-Dosimeter müssen wie die Filmdosimeter mit Hilfe eines absoluten Dosimetrieverfahrens kalibriert werden.

Ihr Messbereich liegt zwischen 10^{-5} und 10 Gray. Wegen ihrer geringen Größe sind TL-Dosimeter vielfältig einsetzbar. Unter anderem werden sie auch bei der **Personendosimetrie** im Rahmen der Strahlenschutzüberwachung verwendet (**Fingerringdosimeter**).

6.3.3
Strahlenmessgeräte

Von den vielfältigen Strahlenmessgeräten sollen hier zunächst nur die im praktischen klinischen Alltag am häufigsten verwendeten besprochen werden.

Einleitend sei noch einmal die Grundproblematik der Dosimetrie zusammengefasst: Von Interesse ist letztlich die **Äquivalentdosis** als entscheidendes Maß für die Einschätzung der biologischen Strahlenwirkung. Die Äquivalentdosis ist für die in der medizinischen Radiologie hauptsächlich eingesetzte Photonen- und Elektronenstrahlung zahlenmäßig identisch mit der Energiedosis. Beide Dosisgrößen sind jedoch messtechnisch nur mit großem Aufwand fassbar. Als Ausweg misst man daher zumeist eine **Hilfsgröße**, oft die **Ionendosis**, und rechnet das Ergebnis in die Energiedosis um.

Nach den Anforderungen der Strahlenschutzverordnung v. 20.07.2001 sind Dosimeter beim Einsatz in der Ortsdosimetrie und Personendosimetrie nach bestimmten festgelegten Kriterien nunmehr so zu kalibrieren, dass sie die Äquivalentdosis direkt anzeigen.

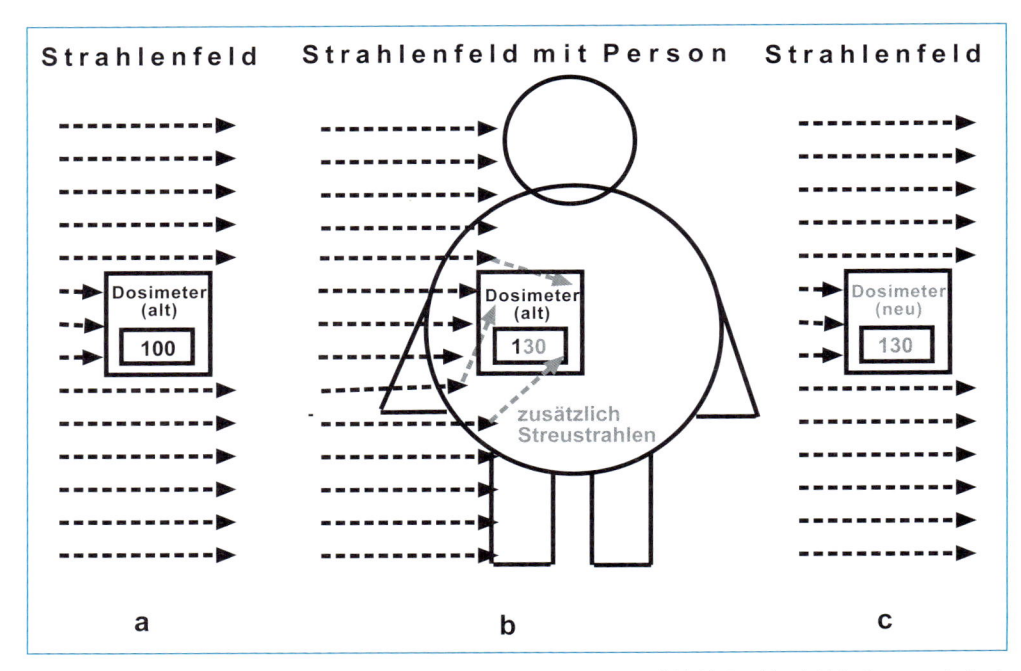

Abb. 6.4 a) Messung im Strahlenfeld ohne Anwesenheit einer Person (alt) b) Strahlenfeld in Anwesenheit einer Person c) Messung unter Berücksichtigung der Streustrahlen (neu)

Hierbei wird auch berücksichtigt, dass das zu messende Strahlenfeld durch die Anwesenheit einer Person deutlich verändert wird. Insbesondere treten durch die Person im Strahlenfeld zusätzliche Streustrahlen auf, die zur Dosis beitragen.

Die neu eingeführten Messgrößen für den Strahlenschutz (☞ Kap. 6.2.2 u. 6.2.3) berücksichtigen diesen Umstand. Im Vergleich zu früher können sich hierbei um bis zu **30 % höhere Messwerte** ergeben!

Abbildung 6.4 veranschaulicht den Zusammenhang.

Die **physikalischen Grundprinzipien** der Messgeräte bleiben unverändert und sollen im Folgenden erläutert werden.

Die Ionendosis kann nach zwei verschiedenen Messverfahren bzw. nur unter Einhaltung einer von folgenden zwei Bedingungen bestimmt werden:
a) unter Einhaltung eines Sekundärelektronengleichgewichts als **Gleichgewichtsionendosis** oder
b) unter Einhaltung der so genannten Bragg-Gray-Bedingungen als **Hohlraumionendosis**.

Sekundärelektronengleichgewicht (SEG) liegt vor, wenn die Zahl der von außerhalb in das Messvolumen MV eindringenden Sekundärelektronen gleich der Zahl der im Messvolumen MV erzeugten und aus MV austretenden Sekundärelektronen ist (Abb. 6.5).

Diese Bedingung ist durch eine entsprechende Bauart bzw. die Verwendung geeigneter Materialien für die Ionisationskammer zu gewährleisten. Sie lässt sich aus technischen und physikalischen Gründen (erforderliche Wandstärken, erhöhte Photonenabsorption) nur bis zu Photonenenergien bis drei MeV einhalten. Bei Energien oberhalb von drei MeV kann die Ionendosis nur als Hohlraumionendosis unter Einhaltung der Bragg-Gray-Bedingungen gemessen werden. Für beide Messverfahren gibt es eine Überlappungszone im Energiebereich um 1 MeV (Abb. 6.6).

6.3 Dosismessverfahren (Dosimetrie) und -geräte

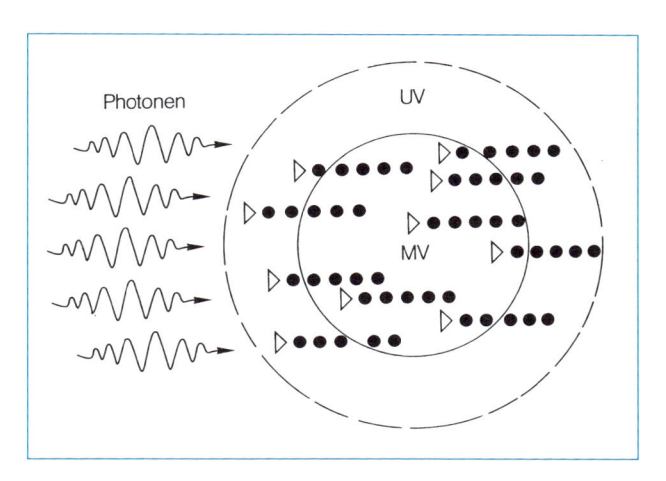

Abb. 6.5 Sekundärelektronengleichgewicht: Die Zahl der in das Messvolumen (MV) eintretenden Sekundärelektronen (e) ist gleich der Zahl der aus dem Messvolumen austretenden Sekundärelektronen.

Aus den Energiebereichen lässt sich ablesen, dass im Bereich diagnostisch eingesetzter Photoenergien (kleiner 1 MeV) ausschließlich die **Gleichgewichtsionendosis** bestimmt wird.

Bei der Bestimmung der **Hohlraumionendosis** im therapeutischen Energiebereich sind die Messbedingungen so zu wählen (relativ kleine Ionisationskammer im bestrahlten Medium = Gewebe bzw. Phantommaterial), dass die Verhältnisse im Strahlungsfeld durch die Messkammer nicht merklich beeinflusst werden (= Bragg-Gray-Bedingungen).

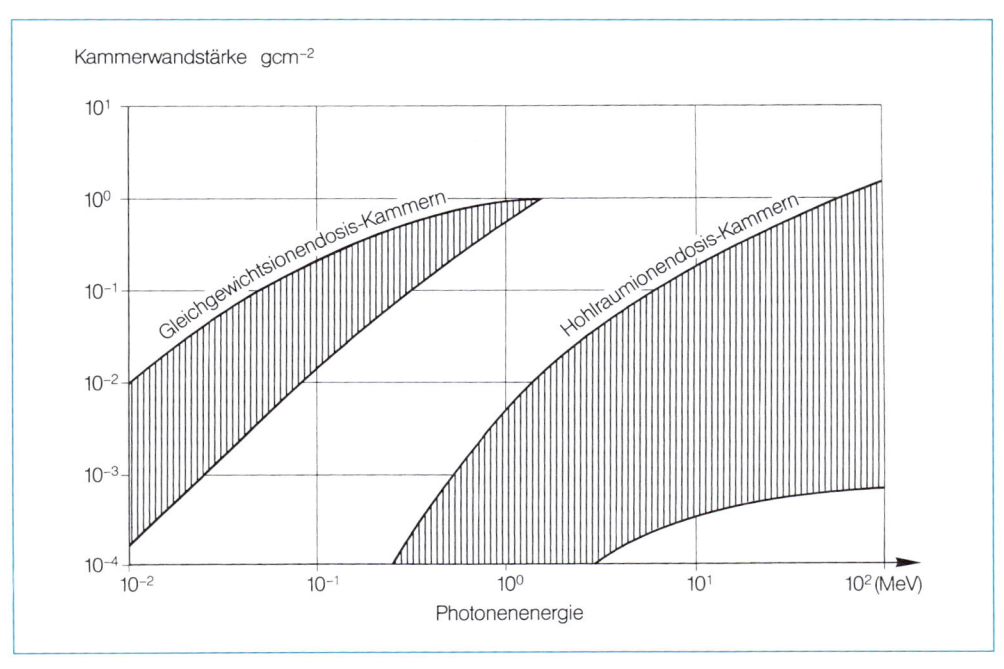

Abb. 6.6 Einsatzbereiche für Gleichgewichtsionendosis- und Hohlraumionendosis-Kammern

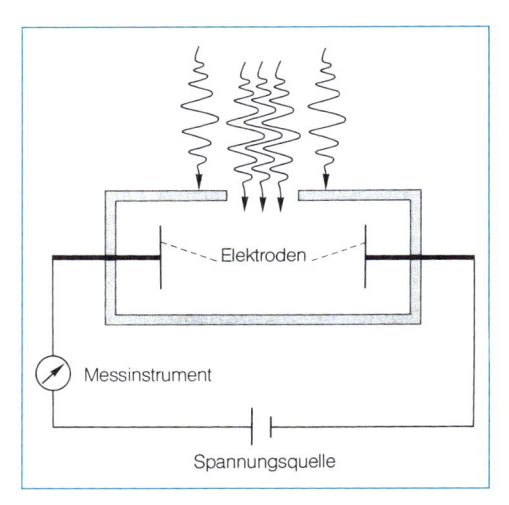

Abb. 6.7 Prinzip der (offenen) Ionisationskammer

Ionisationskammer, offene Kondensatorkammer

In Abbildung 6.7 ist eine **Ionisationskammer** als Parallelplattenkondensator abgebildet. Zwischen zwei Elektroden befindet sich das Messmedium, zumeist Luft. Diese wird durch die einfallende Strahlung ionisiert. Es entstehen positive Ionen und negative Elektronen.

Durch Anlegen einer elektrischen Gleichspannung an den Elektroden (Kondensatorplatten) werden die Ladungen getrennt und an den Elektroden abgegeben. Es fließt ein elektrischer Strom I, der am Anzeigeinstrument abgelesen werden kann und ein Maß für die Zahl der Ionisationen pro Zeiteinheit, die **Ionendosisleistung**, bildet.

Die angelegte Spannung muss so hoch gewählt werden, dass
1. alle erzeugten Ionen an die Kondensatorplatten gelangen und nicht vorher mit den Elektronen rekombinieren oder
2. die Elektronen durch die Spannung nicht zu stark beschleunigt werden, damit keine zusätzlichen Ionisationen hervorgerufen werden können (**Gasverstärkung**).

Abbildung 6.8 zeigt die Strom-Spannungs-Charakteristik einer Ionisationskammer:

Bei konstantem Photonenfluss steigt der elektrische Strom zunächst mit Erhöhung der angelegten Spannung an, da die Zahl der Rekombinationen mit steigender Spannung abnimmt. Schließlich erreichen alle im Gas er-

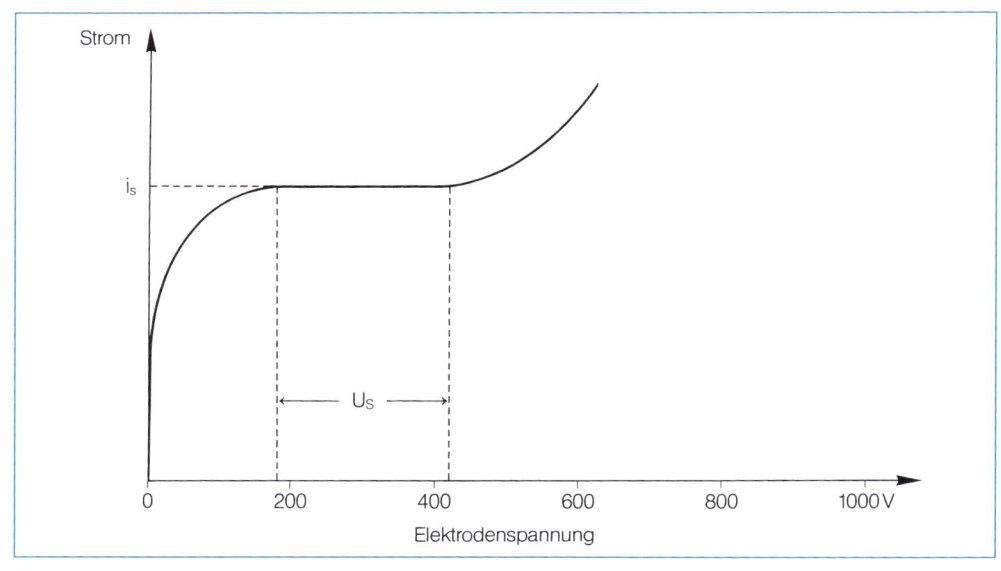

Abb. 6.8 Strom-Spannungs-Charakteristik einer Ionisationskammer (U_s = Bereich der Sättigungsspannung, i_s = Sättigungsstrom)

zeugten Ladungen die Elektroden, so dass trotz weiterer Spannungserhöhung die Stromstärke zunächst konstant bleibt.

Bei weiterer Erhöhung der angelegten Spannung wird schließlich ein Punkt erreicht, von dem ab die abgelesene Stromstärke wieder ansteigt. Durch die einsetzende Gasverstärkung (**Sekundärionisation**) steigt der Ionenstrom.

Der Spannungsbereich, innerhalb dessen der Strom konstant bleibt, heißt Sättigungsbereich. Ionisationskammern werden mit Sättigungsspannung betrieben. Diese liegt normalerweise im Bereich einiger hundert Volt.

Ionisationskammer mit Gasverstärkung (geschlossene Kammer)

Häufig werden geschlossene Ionisationskammern benutzt (Abb. 6.9). Die Wahl des Kammermaterials richtet sich nach der Art der nachzuweisenden Strahlung und der Art des Messproblems.

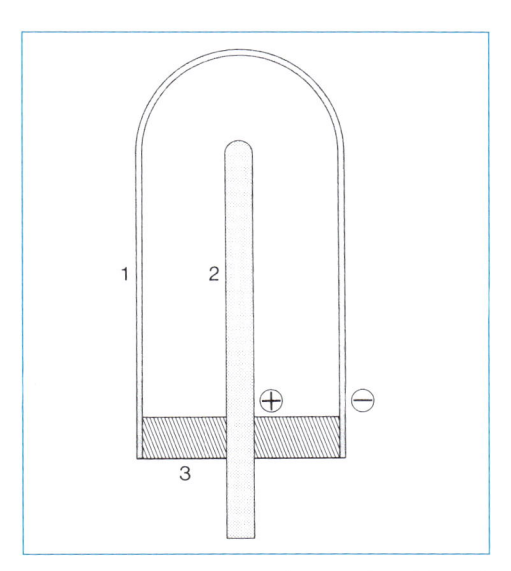

Abb. 6.9 Zylinderionisationskammer (geschlossen) mit Außenelektrode (= Kammerwand) (1), Innenelektrode (2) und dem beide trennenden Isolator (3). Die Kammer ist mit einem geeigneten Nachweisgas gefüllt.

Der Nachweis von **Photonenstrahlung** erfolgt hauptsächlich über die in den Kammerwänden und an den Innenelektroden erzeugten Sekundärelektronen, wobei zur Ausnutzung des Photo- bzw. Compton-Effekts häufig relativ schwere Wandmaterialien eingesetzt werden.

Dagegen müssen für den Nachweis von **Korpuskularstrahlen**, wie z. B. Elektronen und Protonen, dünne Wände aus leichtem Material verwendet werden, damit die Strahlung die Wand durchdringen kann. Im Kammergas bewirken die Korpuskularstrahlen dann direkt Ionisationen, die quantitativ bestimmt werden. Als Füllgas wird Luft oder ein anderes geeignetes Gas, z. B. Argon, genommen.

Ionisationskammern können prinzipiell auf zwei Arten betrieben werden: als Stromkammern und als Impulskammern. Der Stromkammerbetrieb wurde bereits ☞ in Kap. 6.3.3 beschrieben.

Beim **Impulskammerbetrieb** wird die durch ein ionisierendes Strahlenelement (z. B. Photon oder Elektron) ausgelöste Ionenwolke als Impuls (Stromstoß) registriert. Je mehr Energie auf diese Weise umgesetzt wurde, desto höher ist der resultierende Impuls. Die Impulshöhe hängt jedoch auch von der angelegten Kammerspannung ab.

Abbildung 6.10 stellt die Impulshöhen- und Spannungskurve einer Ionisationskammer prinzipiell dar. Es werden hierbei **fünf Arbeitsbereiche** unterschieden:

1. Rekombinationsbereich (I):

Die angelegte Spannung ist zu gering, um eine Rekombination von Ionen und Elektronen zu neutralen Teilchen zu verhindern. So gelangt nur ein Teil der erzeugten Ladungsträger (Ionen, Elektronen) an die Elektroden. Ihre Zahl wächst in diesem Bereich mit steigender Spannung.

2. Sättigungsbereich (II):

Hier findet **keine Rekombination** mehr statt. Alle erzeugten Ladungsträger wandern zu den Elektroden und werden registriert.

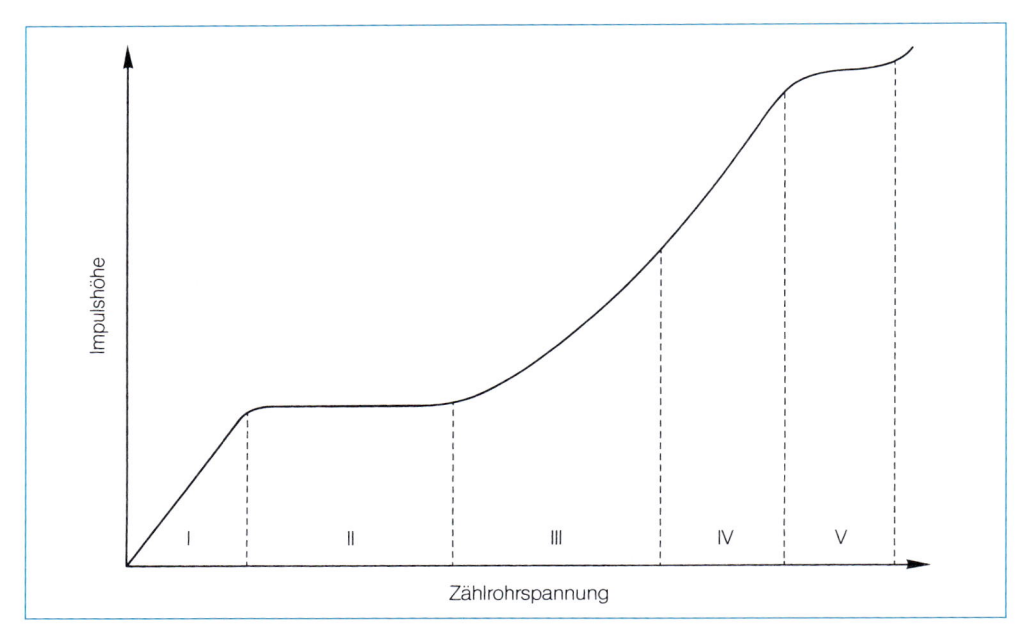

Abb. 6.10 Impulshöhencharakteristik einer Ionisationskammer mit dem Rekombinationsbereich I, dem Sättigungsbereich II, dem Proportionalbereich III, dem Übergangsbereich IV und dem Auslösebereich V

3. Proportionalbereich (III):

In diesem Bereich werden die freigesetzten Elektronen durch die Spannung so sehr beschleunigt, dass ihr Energiezuwachs ausreicht, weitere Ionisationen zu erzeugen. Man spricht von **Gasverstärkung**. Diese bewirkt eine Erhöhung des resultierenden Messimpulses mit zunehmender Spannung (Verstärkungsfaktor 10^3 bis 10^6) (Abb. 6.10, Bereich III).

Andererseits ist die Impulshöhe umso größer, je größer die Energie des Teilchens oder Photons ist, das den Impuls ausgelöst hat. Eine in diesem Arbeitsbereich betriebene Ionisationskammer nennt man auch **Proportionalzählrohr**. Sie ist geeignet zur Dosis- und Dosisleistungsmessung von Photonen- und Elektronenstrahlung.

Besonders gut lassen sich stark ionisierende Strahlen wie Protonen und Alphateilchen messen.

4. Übergangsbereich (IV):

Dieser Bereich ist messtechnisch uninteressant.

5. Auslösebereich (V):

Innerhalb dieses Spannungsbereiches besteht keine Abhängigkeit der Impulshöhe von der Spannung oder der Strahlenenergie. Jedes ionisierende Strahlenelement (Photon, Elektron usw.) löst einen gleich großen Impuls (unabhängig von seiner Energie) aus.

Im Auslösebereich betriebene Ionisationskammern heißen auch **Geiger-Müller-Zählrohre**. Ihre Nachweisempfindlichkeit ist sehr hoch. Sie werden besonders gerne als tragbare Strahlenschutzmessgeräte eingesetzt.

Messprobleme

Beim Messeinsatz von Ionisationskammern, Proportionalzählrohren und Geiger-Müller-Zählrohren sind jeweils spezifische **Randbedingungen** zu berücksichtigen, um ein zuverlässiges Messergebnis zu erhalten. Die wichtigsten sollen im Folgenden angesprochen werden.

Totzeit, Auflösungszeit und Erholungszeit von Geiger-Müller-Zählrohren

Nachdem durch ein Photon oder Teilchen in einem Geiger-Müller-Zählrohr eine Ionisationswolke ausgelöst wurde, ist das Zählrohr für eine kurze Zeit für nachfolgende Photonen bzw. Teilchen unempfindlich. Diese Zeitspanne heißt **Totzeit**.

Es folgt eine Phase, in der zwar Ionisationen auslösbar sind, die resultierenden Impulse sind jedoch zu niedrig, um von der Zählelektronik erfasst zu werden. Erst wenn ihre Höhe eine bestimmte Ansprechschwelle überschreitet, werden auch sie gezählt (Abb. 6.11).

Die Zeit vom zuletzt gezählten Impuls bis zum ersten wieder zählbaren Impuls heißt **Auflösezeit**. Bis die ursprüngliche Impulshöhe erreicht wird, muss noch ein weiterer Zeitabschnitt vergehen. Die Zeit vom letzten gezählten Normalimpuls bis zum nächsten zählbaren Normalimpuls heißt **Erholungszeit** des Zählrohres.

Die Auflösezeit beträgt typischerweise 10^{-4} bis 10^{-6} s. Ist die Photonen- bzw. Teilchenfolge der zu messenden Strahlung so schnell, dass der mittlere Zeitabstand deutlich unter der Auflösezeit liegt, so ergeben sich zu niedrige Messwerte, da die während der Auflösezeit einfallenden Photonen bzw. Teilchen nicht mitgezählt werden.

Empfindlichkeit eines Geiger-Müller-Zählrohrs

Die Empfindlichkeit (Ansprechwahrscheinlichkeit) eines Zählrohres hängt insbesondere für **Photonenstrahlung** von der Energie ab. Sie liegt mit ca. **1 %** im Vergleich zur Empfindlichkeit für **Teilchenstrahlung** (Elektronen) von bis zu beinahe **100 %** sehr niedrig.

Abbildung 6.12 zeigt die Empfindlichkeit von Geiger-Müller-Zählrohren mit verschiedenen Elektrodenmaterialien in Abhängigkeit von der Photonenenergie. Beim Einsatz von Zählrohren ist diese Abhängigkeit zu berück-

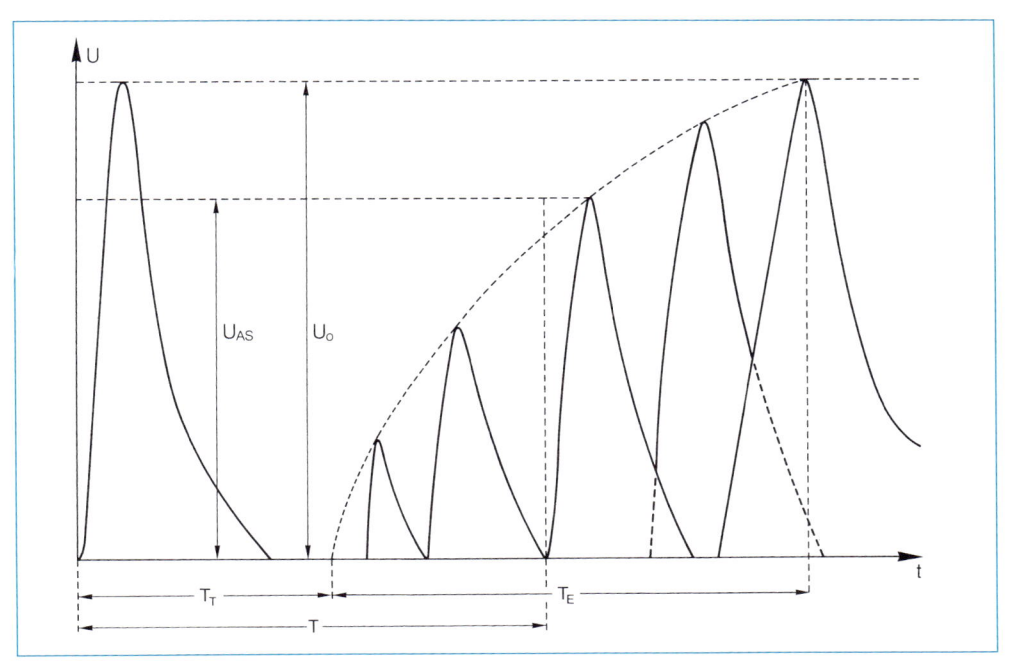

Abb. 6.11 Während der Totzeit T_T nach einem gemessenen Impuls ist das Geiger-Müller-Zählrohr unempfindlich. Erst nach der Auflösezeit T erreichen die Impulshöhen die Ansprechschwelle U_{AS} der Zählelektronik und haben nach der Zeit $T_T + T_E$ (Erholungszeit) die ursprüngliche Impulshöhe wieder erreicht.

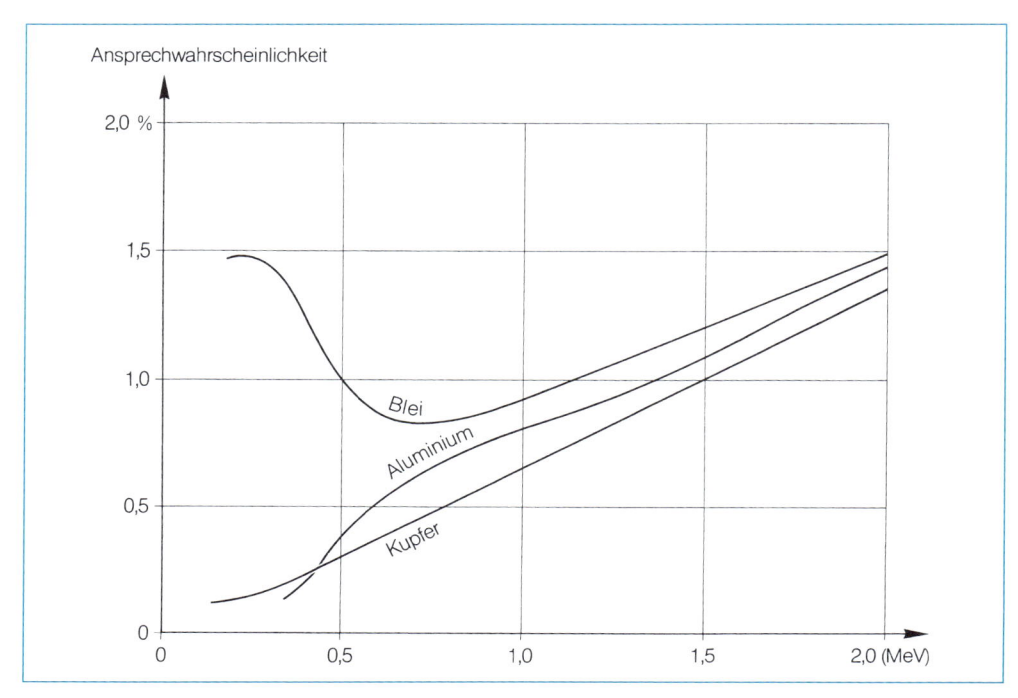

Abb. 6.12 Die Ansprechempfindlichkeit von Geiger-Müller-Zählrohren liegt für Photonenstrahlen im Prozentbereich und variiert mit der Photonenenergie und dem Kathodenmaterial

sichtigen. Die Empfindlichkeit hängt zudem von der Einstrahlrichtung ab.

6.4 Dosimeter für die Personendosismessung

Im Rahmen der Strahlenschutzvorschriften sind bei beruflich strahlenexponierten Personen während der Berufsausübungszeit ständig Dosismessungen zur Ermittlung der Körperdosis vorzunehmen (Personendosismessungen).

Die Personendosis ist mit **amtlich anerkannten Dosimetern** zu messen und regelmäßig (monatlich) von einer nach Landesrecht zuständigen Stelle auszuwerten. Die Wahl der Dosimeter hängt u. a. von der zu erwartenden Strahlenart und -energie und der Art der Tätigkeit ab.

Die Anzeige eines Dosimeters ist als Maß für die effektive Dosis anzusehen, sofern eine genauere Bestimmung der Körperdosis nicht vorgenommen wurde.

Für die Messung der Organdosis, insbesondere im Bereich der bei bestimmten Tätigkeiten besonders strahlenexponierten Hände bzw. Finger, wurden spezielle Dosimeter entwickelt, die die lokale Strahlendosis erfassen.

Als jederzeit ablesbare Körperdosimeter haben sich Kondensatorkammern in Form von Stab- oder Füllhalterdosimetern bewährt. Zunehmend kommen hierbei auch elektronische Dosimeter zum Einsatz.

Das zentral auszuwertende Dosimeter ist üblicherweise eine spezielles **Filmdosimeter**, für die Teilkörpermessung zumeist ein **Thermolumineszenzdosimeter**.

Die am häufigsten eingesetzten Dosimeterarten sollen im Folgenden besprochen werden.

6.4.1 Kondensatorkammer als Stabdosimeter

Für die praktische Brauchbarkeit eines Dosimeters ist eine von der Strahlenenergie nahezu unabhängige Dosisanzeige unverzichtbar. Dies lässt sich durch die Verwendung geeigneter Materialien und eine entsprechende Bauweise jeweils für einen bestimmten Energiebereich mit ausreichender Genauigkeit erreichen.

Der Aufbau eines bisher üblichen Stabdosimeters ist in Abbildung 6.13 dargestellt. Die Betriebsspannung liefert ein Kondensator, der vor der Messung mit Hilfe eines speziellen Ladegeräts (in der Regel einmal pro Monat) aufgeladen wird.

Wenn das Dosimeter einer Photonenstrahlung ausgesetzt wird, entlädt sich der Kondensator durch den in der Ionisationskammer erzeugten Strom elektrischer Ladungen. Der dadurch hervorgerufene Spannungsrückgang am Kondensator wird über ein Fadenelektrometer abgelesen. Die durch ein Okular gegen Licht ablesbare **Skala** ist **in mSv** geeicht.

Den Vorteilen der Handlichkeit, jederzeitigen Ablesbarkeit und relativen Energieunabhängigkeit der Anzeige des Stabdosimeters stehen folgende Nachteile gegenüber:

- begrenzter Dosisbereich
- Empfindlichkeit gegen Stoß, Temperatur und Feuchtigkeit
- Selbstentladung (0,5 bis 2 % pro Tag)
- begrenzter Energiebereich
- relativ hoher Preis.

> **FAZIT**
> - Stabdosimeter sind nichtamtliche Dosimeter, die arbeitstäglich abzulesen sind.
> - Der Dosisstand ist vorher und nachher zu protokollieren.

6.4.2 Filmdosimeter in der Personendosimetrie

Das bislang übliche Filmdosimeter besteht aus einer Bakelitkassette, in der sich zwei in Aluminiumfolie lichtdicht eingeschlossene Filme befinden. Die beiden Filme besitzen eine unterschiedlich hohe Empfindlichkeit gegenüber ionisierender Strahlung.

Die durch den Photo- und Compton-Effekt frei werdenden Elektronen verursachen eine

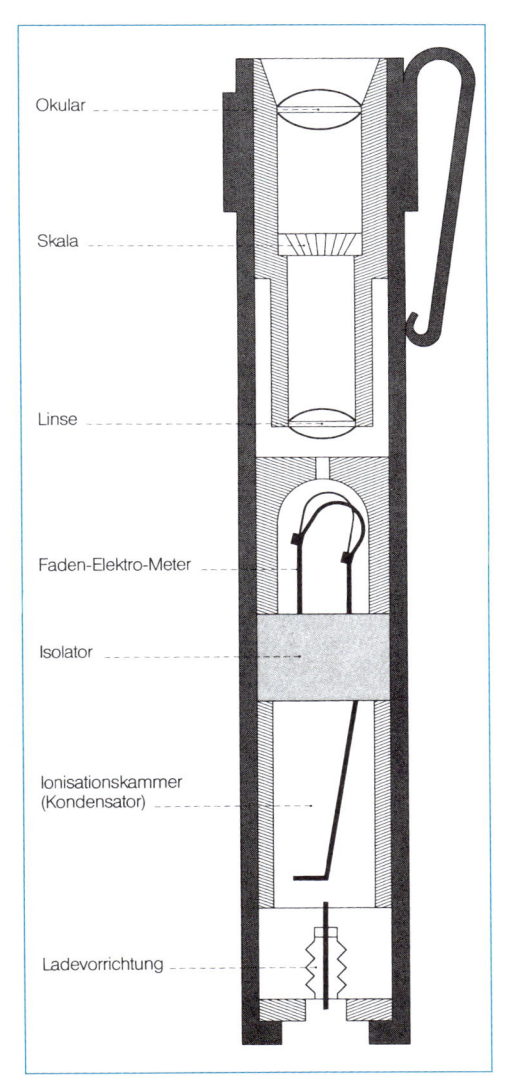

Abb. 6.13 Prinzipieller Aufbau eines Stabdosimeters (Beim Aufladen wird die mit einer Spannungsquelle verbundene Ladevorrichtung über einen Federballschalter mit der Ionisationskammer in Ladekontakt gebracht).

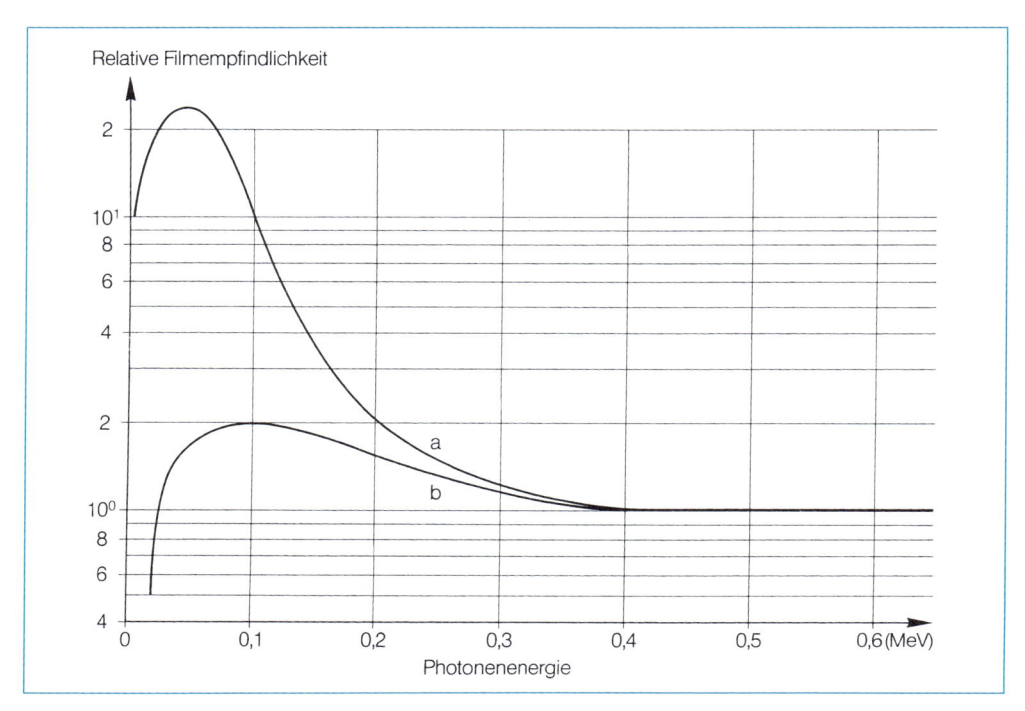

Abb. 6.14 Energieabhängigkeit der Schwärzung eines Röntgenfilmes. a) Mit ungefilterter Strahlung. b) Mit gefilterter Strahlung

Filmschwärzung, die ein Maß für die Dosis ist. Die Schwärzung des Films ist auch von der Strahlenenergie abhängig. Durch Vorschalten von metallischen Filtern kann diese Abhängigkeit beeinflusst werden (Abb. 6.14).

Die Vorder- und Rückwand der Filmkassette ist mit mehreren **Strahlenfiltern aus Metall** versehen. Bei geschlossener Kassette stehen einander je zwei gleiche Filter auf beiden Filmseiten gegenüber (Abb. 6.15).

Feld 1 ist eine kreisrunde **Öffnung ohne Filter**. Die Schwärzung des Films wird durch die Filter energieabhängig beeinflusst. Schematisch wird diese Abhängigkeit in Abbildung 6.16 dargestellt.

Die **Felder 1 bis 4** seien durch **Kupferfilter zunehmender Dicke** abgedeckt. Bei gleicher Dosis werden zunächst mit zunehmender Photonenenergie die Felder 1 bis 4 in dieser Reihenfolge geschwärzt, vorrangig durch mit dem Photoeffekt ausgelöste Elektronen.

Mit weiter ansteigender Energie verliert der Photoeffekt an Einfluss, der des Compton-Effekts nimmt jedoch zu (☞ Abb. 4.2), wobei mit zunehmender Filterdicke die Zahl der Compton-Elektronen steigt.

Bei großer Photonenenergie ist hauptsächlich das Feld 4 hinter der dicksten Kupferschicht geschwärzt, die Wahrscheinlichkeit einer Wechselwirkung zwischen der Strahlung und den Filtern (bzw. dem Film) ist jetzt bei den dünnen Schichten relativ klein. Aus dem Verhältnis der Schwärzung (optische Dichte) der Felder kann bei der Filmdosimeterauswertung mit Hilfe von Eichkurven die Ionendosis ermittelt werden.

Die **Bleifilter (Feld 5)** sind versetzt angeordnet (Abb. 6.15). Dadurch kann unterschieden werden, ob die Strahlung von der Vorder- oder von der Rückseite auf das Filmdosimeter getroffen ist. Im letzten Fall muss bei der Auswertung die Schwächung der Photonenstrahlung durch den menschlichen Körper mit berücksichtigt werden.

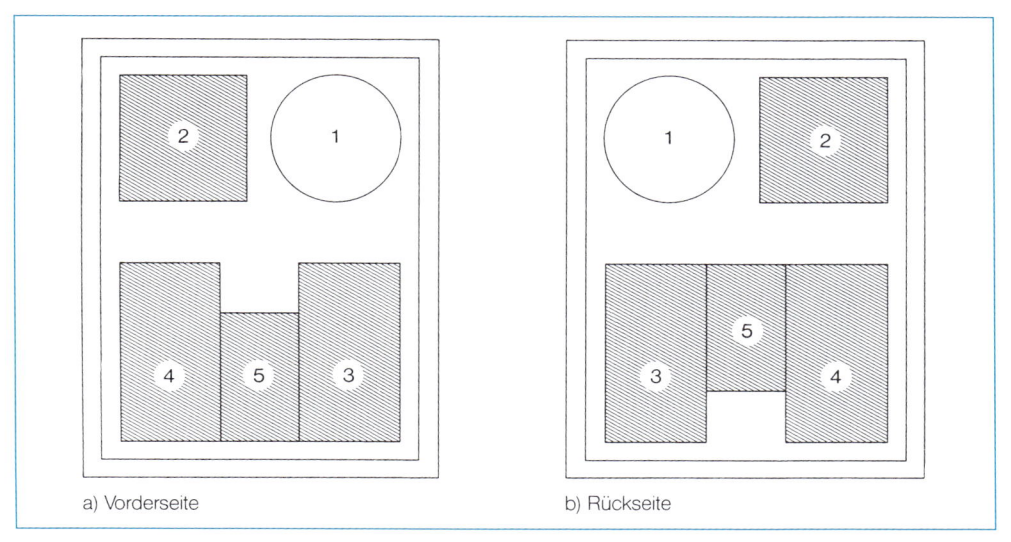

Abb. 6.15 Filteranordnung in einer zur Personendosimetrie eingesetzten Filmplakette. Verschiedene Metallfilter sind gegenüberliegend beiderseits des Films platziert und beeinflussen die Schwärzung energieabhängig. (1: Leerfeld, 2: 1,2 mm Cu, 3: 0,05 mm Cu, 4: 0,5 mm Cu, 5 : 0,8 mm Pb) Durch gegenseitigen Versatz der Filter 5 lässt sich erkennen, von welcher Seite der Film bestrahlt wurde.

Hier wird deutlich, wie wichtig ein **ordnungsgemäßes Tragen der Plakette** für die Auswertung ist. Die Plaketten müssen in Brusthöhe auf der Kleidung, jedoch hinter eventuellen Abschirmmaterialien (z. B. Bleischürze) getragen werden. Sie dürfen nicht in der Brusttasche der Arbeitskleidung untergebracht werden, wo sie möglicherweise durch (metallischen) Tascheninhalt ganz oder teilweise abgeschirmt werden.

Die **Vorteile** der Filmdosimeterplakette sind:
- großer Informationsgehalt (Strahlenqualität, -richtung)
- gute Haltbarkeit
- niedriger Preis.

Die **Nachteile** sind:
- umständliches Auswerteverfahren
- begrenzte Haltbarkeit des Films
- geringe Messgenauigkeit
- Messunsicherheit bei Schrägeinstrahlung.

Insbesondere aufgrund der letztgenannten Nachteile können diese bislang eingesetzten Filmdosimeter den neu definierten Anforderungen an die Personendosimetrie nicht gerecht werden.

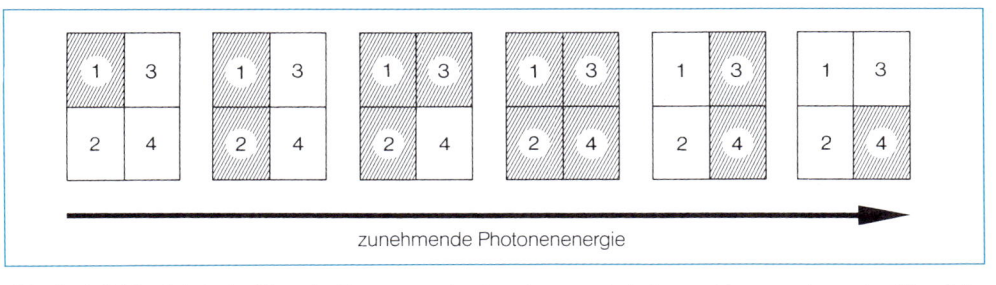

Abb. 6.16 Abhängigkeit der Filmschwärzung von der Quantenenergie bei von 1 bis 4 zunehmender Filterdicke (schematisch)

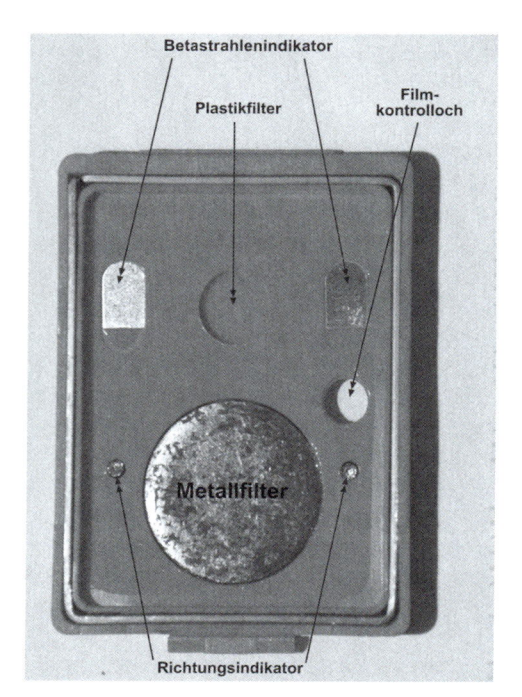

Abb. 6.17 Aufbau eines Gleitschattendosimeters: Zur Dosisbestimmung werden zwei Filter eingesetzt (1 = Plastikfilter, 2 = Metallfilter aus einer Kombination verschiedener Metalle). Als Betastrahlindikator sind zwei dünne Folien aus Aluminium (3) bzw. Kupfer (4) eingebaut, die zusammen mit dem Plastikmaterial der Kassette als Strahlfilter wirken und bei Betastrahlung eine gleiche Filmschwärzung erzeugen, bei Photonenstrahlung aufgrund der verschiedenen Ordnungszahlen jedoch eine unterschiedliche Schwärzung. Letztlich ist noch ein Richtungsindikator für die einfallende Strahlung eingebaut.

Dies führte zur Entwicklung **modifizierter Dosimeter** unter grundsätzlicher Beibehaltung des Grundgedankens der Filmdosimetrie. Durch Verwendung anderer Filtermaterialien und einer modifizierten Anordnung konnte die Messunsicherheit bei Schrägeinstrahlung weitgehend beseitigt werden und eine Verbesserung der Messgenauigkeit in Strahlenfeldern gemischter Energien erreicht werden. Die neu entwickelten Dosimeter werden **Gleitschattendosimeter** genannt. Sie werden die Filmdosimeter alter Art zunehmend ersetzen. Abb. 6.17 zeigt den Aufbau eines modernen Gleitschattendosimeters.

> **FAZIT**
> - Die Filmdosimeterplakette ist ein amtliches Dosimeter und ist personengebunden.
> - Das Dosimeter wird monatlich von einer amtlichen Stelle ausgewertet. Die Ergebnisse müssen 30 Jahre archiviert werden.

6.4.3 Thermolumineszenzdosimeter

Thermolumineszenzdosimeter nutzen eine besondere Eigenschaft bestimmter Kristalle für die dosimetrische Messung.

Durch den Einfluss ionisierender Strahlen werden in diesen Kristallen unter Energieaufwand Elektronen freigesetzt und dann im Kristall von bestimmten „Fehlstellen" in einem höheren Energieniveau festgehalten. Werden die Kristalle anschließend erhitzt, so kehren diese Elektronen unter Lichtaussendung in ihre „Normalposition" zurück.

Das ausgesandte Licht ist ein Maß für die zuvor von der ionisierenden Strahlung zur Wechselwirkung aufgewandte Energie.

Zu den häufig eingesetzten Kristallen zählen Calciumdifluorid (CaF_2) und Lithiumfluorid (LiF).

Thermolumineszenzdosimeter werden vorrangig als **Teilkörperdosimeter für Betastrahlung** verwendet (**Fingerringdosimeter**).

FRAGEN

6.1 Was ist die Energiedosis?
6.2 Was ist die Ionendosis?
6.3 Was beschreibt der Begriff Dosisleistung?
6.4 Was ist die Äquivalentdosis?
6.5 Wie verstehen Sie den Begriff Ortsdosis?
6.6 An welchen Stellen wird die Körperdosis gemessen?
6.7 Was beinhaltet der Begriff Körperdosis?
6.8 Was verstehen Sie unter effektiver Dosis?
6.9 Welche Dosismessverfahren werden bei der Personendosimetrie vorrangig eingesetzt?
6.10 Benennen Sie die jeweiligen Vor- und Nachteile der Dosismessverfahren.

7 Strahlenschutz

Ionisierende Strahlen zeichnen sich dadurch aus, dass sie in der Lage sind, Atome und Moleküle zu ionisieren. Ihre Energie reicht also aus, chemische Bindungen zu zerstören. Zerstörung chemischer Bindungen ist der Zerstörung von Material (z. B. Gewebe) gleichzusetzen. Vor dieser zerstörenden Wirkung müssen wir uns schützen!

> **MERKE**
> Strahlenschutz heißt Schutz vor der zerstörenden Wirkung ionisierender Strahlen.

In Tabelle 7.1 sind die in der Medizin eingesetzten ionisierenden Strahlenarten noch einmal zusammengefasst.

Zur Wahrnehmung von Licht haben wir unsere Augen. Zur Wahrnehmung von ionisierenden Strahlen aber besitzen wir kein Sinnesorgan. Wir müssen also wissen, wo sie vorkommen, um uns vor ihnen schützen zu können. Dies werden wir in den Kapiteln über Röntgendiagnostik, Nuklearmedizin und Strahlentherapie erfahren.

Die allgemeinen **Grundsätze des Strahlenschutzes** sollen schon vorab besprochen werden. Spezielle Aspekte der einzelnen Gebiete werden dann in den entsprechenden Kapiteln ergänzt.

7.1 Strahlenwirkung

Wir haben bereits einiges über die „**mikroskopischen**" **Strahlenwirkungen** gelernt (Zerstörung von chemischen Bindungen, Zellschäden, Chromosomenschäden). Einzelschäden dieser Art können wir nicht wahrnehmen. Erst wenn hinreichend viele solcher mikroskopischen Schäden eingetreten sind, zeigt der Körper eine erfassbare, **makroskopische Reaktion**.

Art und Umfang dieser Reaktion hängen ab von:
- der **Strahlendosis**
- den **betroffenen Körperteilen** (Teilkörperdosis, Ganzkörperdosis)
- der **zeitlichen Dauer und Verteilung** der Strahlenexposition (Abb. 7.1).

Wir wissen bereits, dass die makroskopische Strahlenwirkung zumeist nicht sofort nach der Strahlenexposition eintritt. Es vergehen oft Tage, Wochen oder gar Monate, bis sie bemerkbar wird.

Strahlenschäden an den Keimzellen (genetische Strahlenschäden) können sich gegebenenfalls erst in der folgenden Generation bemerkbar machen (☞ Kap. 5.4.2).

Die am eigenen Körper auftretenden Strahlenwirkungen werden als **somatische Strahlenwirkungen** bezeichnet (☞ Kap. 5.4.3).

Tab. 7.1 Ionisierende Strahlen und ihre relative Einsatzhäufigkeit in der Medizin

Elektromagnetische Strahlen (Photonen)		Korpuskularstrahlen	
– Röntgenstrahlen	(++++++)	– Alphastrahlen	(+)
– Gammastrahlen	(++++)	– Betastrahlen	(+++)
		– beschleunigte Elektronen	(++)
		– Protonen u. a.	(+)

(++++++) häufig bis (+) selten

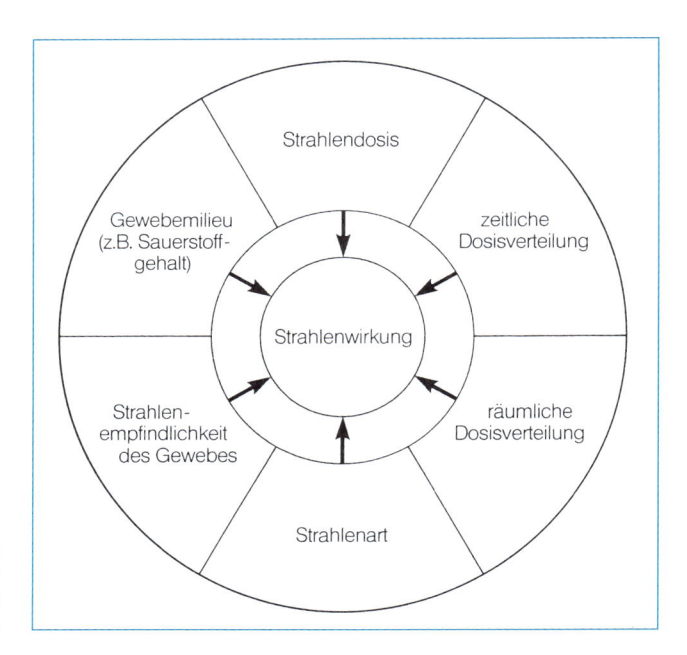

Abb. 7.1
Die Wirkung ionisierender Strahlung auf Gewebe wird durch verschiedene Faktoren beeinflusst.

Tabelle 7.2 gibt eine Übersicht über Auswirkungen großer Strahlendosen, die nach Strahlenunfällen beobachtet wurden.

Solche Strahlenbelastungen treten im Allgemeinen nur in extremen Situationen auf (Unfall im Atomreaktor, Atombombenexplosion u.ä.).

Tab. 7.2: Strahlenauswirkungen nach einmaliger kurzzeitiger effektiver Dosis (Ganzkörperbelastung)

Zeit nach der Strahlenwirkung	6–8 Sv (100 %-Letaldosis)	4–6 Sv (50 %-Letaldosis)	1–2 Sv (kritische Dosis)	0,25 Sv (Gefährdungsdosis)
1–2 Stunden	Übelkeit Erbrechen	Übelkeit Erbrechen	Müdigkeit Übelkeit	keine subjekiven Beschwerden
1. Woche	Durchfall Erbrechen Entzündungen	keine Symptome	keine Symptome	Blutbildveränderungen nachweisbar
2. Woche	Fieber Gewichtsabnahme Tod (100 %)			
3. Woche		beginnende Epilation	Appetitlosigkeit Mattigkeit	
4. Woche		Fieber Entzündung Durchfall	Durchfall Gewichtsabnahme	
später		Nasenbluten Gewichtsabnahme Tod (50 %)	zumeist Erholung, bei ungünstiger Ausgangskonstellation einzelne Todesfälle möglich	

Tab. 7.3: Strahlenexposition durch Umwelt und Medizin

Expositionsursache	mSv
Durchschnittliche natürliche und zivilisationsbedingte Strahlenexposition	GK 2,5/Jahr
Medizinische Diagnostik	
Radio-Jod-Test	GK 1
Röntgenlungenaufnahme	TK 1
Röntgendurchleuchtung	TK bis 50
Medizinische Strahlentherapie von Entzündungen	TK 500–2000
Tumorbestrahlung	TK einige zigtausend

(GK = Ganzkörper-, TK = Teilkörperbestrahlung; mSv = Millisievert)

Aber auch in alltäglichen Situationen sind wir häufig der Einwirkung von ionisierenden Strahlen ausgesetzt. Die dort auftretende Strahlenbelastung (Strahlenexposition) ist erheblich geringer. Tabelle 7.3 gibt einen Überblick.

Die **natürlichen Strahlenexpositionen** entstehen durch kosmische Strahlung aus dem Weltall und durch Spuren von natürlichen radioaktiven Substanzen auf der Erde. Der Durchschnittswert dieser Belastung beträgt in Deutschland ca. 1,1 mSv pro Jahr.

Die Größenordnung der natürlichen und zivilisationsbedingten Strahlenbelastungen (medizinische Diagnostik und Therapie, Fallout von Kernwaffenversuchen, Kernkraftwerke usw.) betragen hier durchschnittlich ca. 2,5 mSv effektive Dosis pro Jahr. Davon entfallen ca. 1,5 mSv allein auf die medizinische Diagnostik!

Vor dem Einsatz von ionisierenden Strahlen zu medizinischen Zwecken muss der Arzt jeweils die medizinische Notwendigkeit und die Strahlenbelastung gegeneinander abwägen. In dem Zusammenhang sei noch einmal auf den Unterschied zwischen Ganzkörper- und Teilkörperbestrahlung hingewiesen. Eine Tumorbelastung von -zigtausend Sievert kann der Organismus ohne nachhaltige Schäden überstehen. Eine einmalige Ganzkörperbelastung von 6–8 Sievert führt zum Tod (100%-Letaldosis, Tab. 7.2).

7.2 Gesetzlicher Strahlenschutz

7.2.1 Strahlenschutzvorschriften

Um die Bevölkerung vor nachhaltigen stochastischen und bestimmte Berufsgruppen vor deterministischen Strahlenschäden zu schützen, hat der Gesetzgeber spezielle Gesetze und Verordnungen erlassen (z.B. Atomgesetz, **Röntgenverordnung, Strahlenschutzverordnung;** ☞ Literaturverzeichnis).

In ihnen ist u.a. festgelegt, unter welchen Bedingungen ionisierende Strahlen eingesetzt werden dürfen. Weiterhin sind hier maximal zulässige Strahlenexpositionen für verschiedene Bevölkerungsgruppen angegeben. Dabei unterscheidet der Gesetzgeber zwischen verschiedenen **Kategorien beruflich strahlenexponierter Personen,** deren Strahlenexposition routinemäßig kontrolliert wird.

Tabelle 7.4 gibt einen vereinfacht dargestellten Überblick über gesetzlich zulässige maximale Ganzkörperexpositionen innerhalb von Strahlenschutzbereichen, Tabelle 7.5 über maximale Organdosen.

Tab. 7.4 Gesetzlich zulässige effektive Dosen innerhalb von Strahlenschutzbereichen (StrlSchV und RöV)

Personen	Zulässige effektive Dosis pro Jahr in Millisievert (mSv)
Beruflich strahlenexponierte Personen ≥ 18 Jahre	
Kategorie A	20 mSv
Kategorie B	6 mSv
Beruflich strahlenexponierte Personen < 18 Jahre	1 mSv
mSv = Millisievert (1/1 000 Sv)	

Für **Frauen im gebärfähigen Alter** beträgt der Grenzwert für die Dosis an der Gebärmutter über einen Monat kumuliert 2 Millisievert (2 mSv/Monat)
Für ein **ungeborenes Kind**, das aufgrund der Beschäftigung der Mutter einer Strahlenexposition ausgesetzt ist, beträgt der Grenzwert der Dosis bis zum Ende der Schwangerschaft 1 mSv.
Damit geeignete Maßnahmen ergriffen werden können, um dies zu gewährleisten, müssen die für den Strahlenschutz verantwortlichen Personen frühzeitig über eine bestehende Schwangerschaft informiert werden.

> **MERKE**
> Eine beruflich strahlenexponierte Frau muss dem zuständigen Strahlenschutzverantwortlichen bzw. -beauftragten eine Schwangerschaft so früh wie möglich mitteilen.

Für beruflich strahlenexponierte Personen wurde generell eine **Berufslebensdosis** eingeführt. Deren Grenzwert beträgt 400 Millisievert als Summe der in allen Kalenderjahren ermittelten effektiven Dosis.

Der Grenzwert der effektiven Dosis für jede Person der Bevölkerung im Übrigen liegt bei 1 mSv/Kalenderjahr.

Bei der Überwachung der Grenzwerte für beruflich strahlenexponierte Personen werden medizinisch bedingte Strahlendosen, die beruflich strahlenexponierte Personen als Patienten erhalten, außer Acht gelassen (bzw. nicht zugerechnet)!

In Abbildung 7.2 sind gesetzliche Grenzwerte, natürliche und zivilisatorische Strahlenbelastung sowie eindeutig gefährdende Strahlendosen einander vergleichend gegenübergestellt.

7.2.2 Überwachung der Strahlenschutzvorschriften

Für jeden Bereich, in dem man ionisierende Strahlen oberhalb festgelegter Mengen (Freigrenzen) einsetzt, sind Strahlenschutzverant-

Tab. 7.5 Höchstzulässige Organdosen für beruflich strahlenexponierte Personen (StrlSchV + RöV)

Körperteil (Organ)	Zulässige Organdosis/Jahr für Personen ≥ 18 Jahre		Zulässige Organdosis/Jahr für Personen < 18 Jahre
	Kategorie A	B	
Augenlinse	150 mSv	45 mSv	15 mSv
Haut, Hände, Unterarme, Füße	jeweils 500 mSv	150 mSv	50 mSv
Schilddrüse, Knochenoberfläche	jeweils 300 mSv		
Dickdarm, Lunge, Blase, Brust, Leber, Magen, Speiseröhre u. anderer Organe	jeweils 150 mSv		
Keimdrüsen, Uterus, Knochenmark (rot)	jeweils 50 mSv		

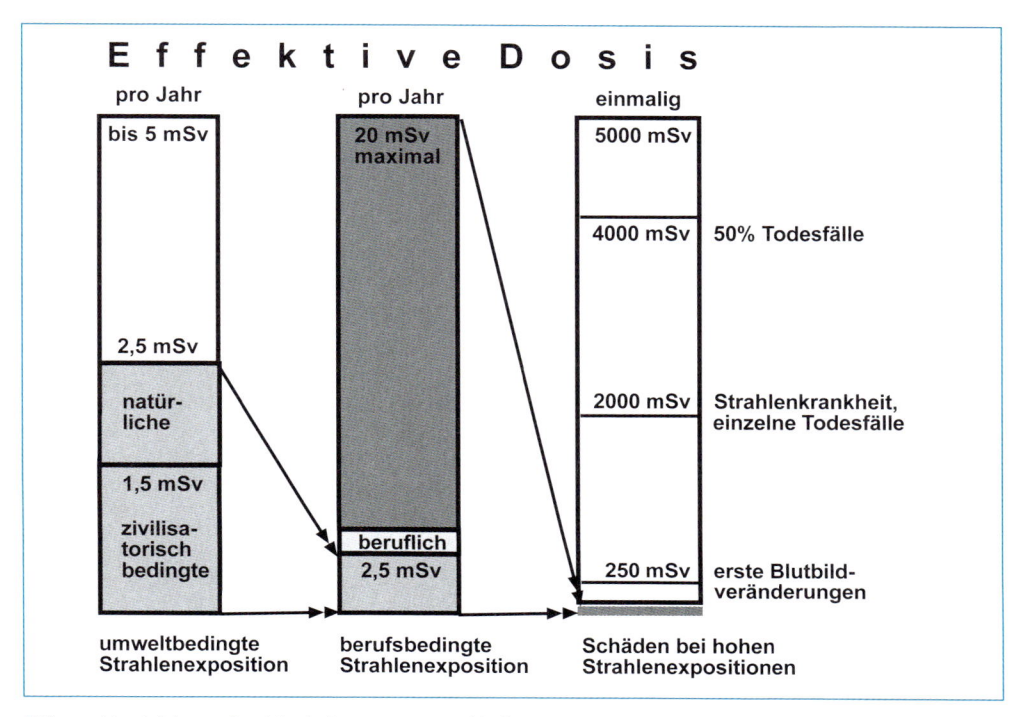

Abb. 7.2 Vergleich von Strahlenbelastungen verschiedener Größenordnung

wortliche bzw. -beauftragte zuständig. Sie sind für die Einhaltung der gesetzlich festgelegten Strahlenschutzbestimmungen zuständig.

Strahlenschutzverantwortlicher ist z. B. in einem Krankenhaus der Träger der Einrichtung, der die Verantwortung zumeist an den Krankenhausdirektor bzw. Geschäftsführer überträgt. In einer Arztpraxis ist der Strahlenschutzverantwortliche der niedergelassene Arzt als Praxisinhaber. Der Strahlenschutzverantwortliche ist nach außen, z. B. gegenüber Behörden, für den Strahlenschutz verantwortlich. Er muss nicht zwingend selbst die Fachkunde besitzen. Für die jeweils dem Strahlenschutz unterworfenen Bereiche der Institution muss er in diesem Fall **Strahlenschutzbeauftragte** schriftlich bestellen (z. B. Ärzte, Medizinphysikexperten), die die entsprechend notwendige Fachkunde besitzen müssen und die Aufgaben des Strahlenschutzes praktisch wahrnehmen.

Zu ihren **Aufgaben** zählen u. a.

- die Überwachung von beruflich strahlenexponierten Personen durch regelmäßige Messungen der Personendosis
- die regelmäßige jährliche Durchführung von **Strahlenschutzunterweisungen**
- die Einrichtung und Kontrolle von Strahlenschutzbereichen

Dabei unterscheidet man je nach Höhe der möglichen Strahlenexposition zwischen Überwachungsbereichen, Kontrollbereichen und Sperrbereichen.

Überwachungsbereiche sind Bereiche außerhalb des Kontrollbereichs, in denen Personen bei einem Aufenthalt von wöchentlich 40 Std. in 50 Wochen im Kalenderjahr eine effektive Dosis von mehr als einem Millisievert (1 mSv) erhalten können oder Organdosen über einen festgelegten Grenzwert (StrlSchV § 36 u. RöV § 19). Überwachungsbereiche sind nicht besonders gekennzeichnet. Für die Einhaltung der dort maximal zulässigen Strahlen-

Tab. 7.6 Grenzwerte für die Personendosis zur Festlegung von Strahlenschutzbereichen

	Überwachungsbereich	Kontrollbereich
Effektive Dosis/Jahr	$> 1\,\text{mSv} \leq 6\,\text{mSv}$	$> 6\,\text{mSv}$
Organdosis/Jahr		
Augenlinse	$> 15\,\text{mSv} \leq 45\,\text{mSv}$	$> 45\,\text{mSv}$
Haut, Hände, Unterarme, Füße, Knöchel	$> 50\,\text{mSv} \leq 150\,\text{mSv}$	$> 150\,\text{mSv}$

expositionsgrenzen sind die eingangs erwähnten Personen (Strahlenschutzverantwortliche bzw. -beauftragte) zuständig. Sie haben dies durch geeignete Maßnahmen sicherzustellen.

Kontrollbereiche sind Bereiche, in denen Personen bei einem Aufenthalt von wöchentlich 40 Std. in 50 Wochen im Kalenderjahr eine effektive Dosis von mehr als sechs Millisievert (6 mSv) erhalten können oder Organdosen über einem festgelegten Grenzwert (☞ StrlSchV § 36 u. RöV § 19). Kontrollbereiche sind als solche zu kennzeichnen. Der Zugang zu ihnen unterliegt festgelegten Vorschriften und muss kontrolliert werden.

Sperrbereiche sind besondere Bereiche innerhalb von Kontrollbereichen, in denen die Ortsdosisleistung höher als 3 Millisievert pro Stunde (3 mSv/Std.) sein kann (☞ StrlSchV § 36 u. Tab. 7.6). Sperrbereiche müssen deutlich sichtbar und dauerhaft in vorgeschriebener Weise gekennzeichnet werden und unterliegen strengen Zugangsbeschränkungen.

Abb. 7.3 gibt einen Überblick über die vorgeschriebenen **Strahlenschutzbereiche.**

Der Zutritt zu den Strahlenschutzbereichen unterliegt genau festgelegten Kriterien (☞ StrlSchV § 37 u. RöV §§ 20–22).

7.2.3
Strahlenschutz des Patienten

Zum Schutz des Patienten vor vermeidbaren Strahlenexpositionen bei der Diagnostik und Therapie mit ionisierenden Strahlen hat der Gesetzgeber Maßnahmen und Auflagen vorgesehen, die verbindlich sind.

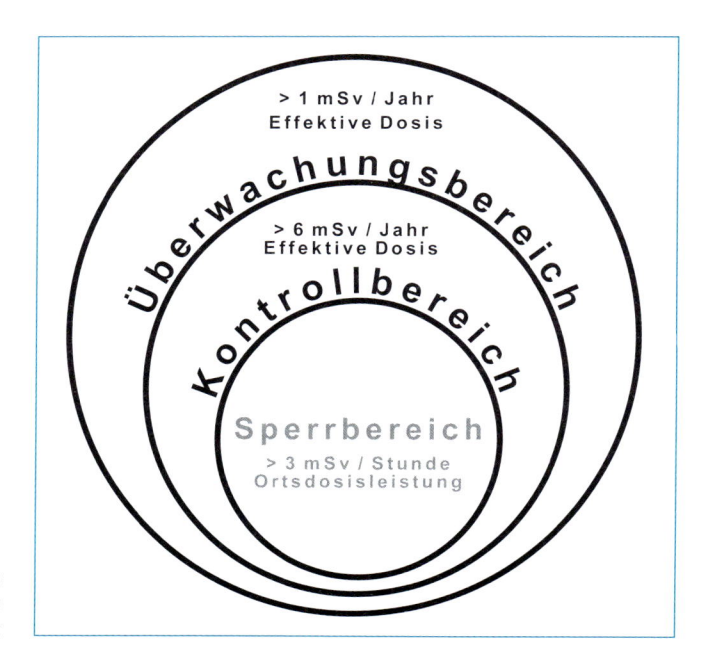

Abb. 7.3 Strahlenschutzbereiche und ihre Abgrenzung

Jede Person, die im medizinisch-radiologischen Bereich tätig ist und mit Arbeiten unter Anwendung ionisierender Strahlen zur Diagnose bzw. Therapie am Menschen betraut ist, muss hierzu qualifiziert sein. Außer einer fachbezogenen qualifizierten Ausbildung muss sie im Besitz einer entsprechenden **Fachkunde** nach der Strahlenschutzverordnung bzw. Röntgenverordnung sein.

Die Fachkunde muss mindestens alle fünf Jahre durch erfolgreiche Teilnahme an einem anerkannten Kurs aktualisiert werden.

Für den Einsatz ionisierender Strahlen beim Menschen zu diagnostischen oder therapeutischen Zwecken muss eine **rechtfertigende Indikation** bestehen. Die Verantwortung für diese Indikation trägt der zuständige radiologisch tätige Arzt.

Die durch ärztliche Untersuchungen bedingte Strahlenexposition ist so weit einzuschränken, wie dies mit den Erfordernissen der medizinischen Wissenschaften zu vereinbaren ist.

Bei bestimmten Anwendungen ionisierender Strahlung am Menschen, insbesondere zu therapeutischen Zwecken, muss ein **Medizinphysikexperte** hinzugezogen werden bzw. verfügbar sein.

Zur **Qualitätssicherung** der medizinischen Strahlenanwendung sind behördlicherseits Ärztliche Stellen eingerichtet, die Prüfungen der Qualität durchgeführter radiologischer Maßnahmen vornehmen.

Neben diesen allgemeinen Maßnahmen gilt es, durch geeignetes Handeln im praktischen Berufsalltag stets das Ziel einer Minimierung der Strahlenexposition anzustreben.

7.3 Praktischer Strahlenschutz

Das in der Radiologie tätige Personal muss den Strahlenschutz der Patienten und den eigenen Strahlenschutz beachten. Ungeachtet der gesetzlich gesicherten Überwachungs- und Schutzmaßnahmen sollte ein jeder darauf bedacht sein, seine Strahlenexposition so niedrig wie möglich zu halten.

Dazu ist die Kenntnis von Maßnahmen nötig, mit denen man diese Absicht verwirklichen kann. Drei einfache, aber wirkungsvolle **Grundregeln** sollten jedem ständig bewusst sein, der mit ionisierenden Strahlen zu tun hat:

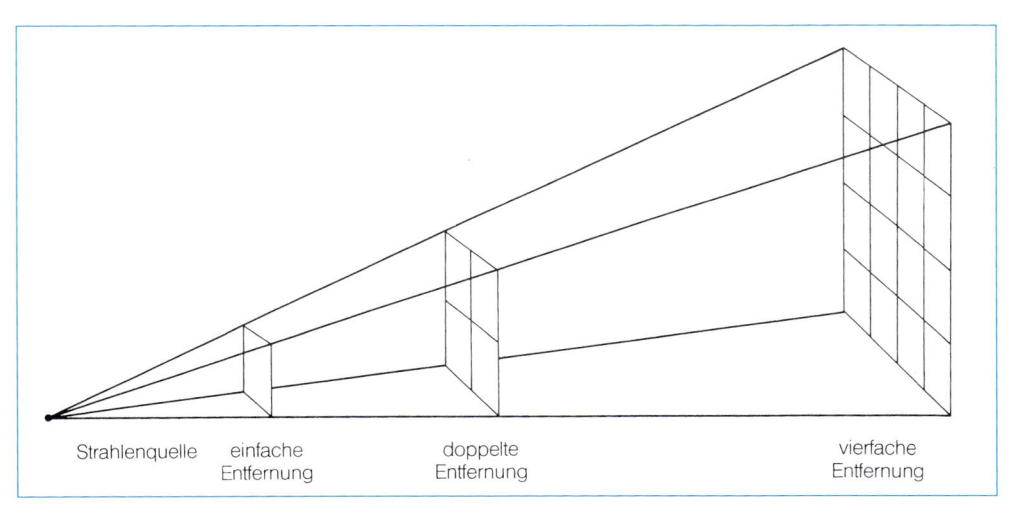

Abb. 7.4 Abhängigkeit der Strahlenwirkung von der Entfernung. Die Wirkung verteilt sich in doppelter Entfernung auf eine vierfache Fläche und in vierfacher Entfernung auf eine sechzehnfache Fläche.

1. Durch Einhalten eines möglichst großen Abstands von der Strahlenquelle lässt sich die Strahlenbelastung erheblich reduzieren. Es gilt hier ein rein geometrisch bedingtes **Abstandsquadratgesetz**, das besagt: Die Strahlenbelastung sinkt mit dem Quadrat der Entfernung von der Quelle. Durch Verdoppelung des Abstandes sinkt die Strahlenbelastung auf ein Viertel und durch Verdreifachung bereits auf ein Neuntel! Abbildung 7.4 verdeutlicht diesen Zusammenhang.
2. Durch Verwendung einer geeigneten **Abschirmung** kann die Strahlenbelastung ebenfalls verringert werden. Die Fähigkeit einer ionisierenden Strahlung, Materie zu durchdringen, hängt von ihrer Energie und von der Strahlenart ab. Abbildung 7.5 veranschaulicht diese Abhängigkeit.

Nicht die dickste Abschirmung ist die geeignetste, sondern die dünnste, mit der die betreffende Strahlung abgeschirmt werden kann. Wegen seiner großen Dichte wird meistens Blei als Abschirmmaterial benutzt. In der **Röntgendiagnostik** bietet eine Bleischürze bereits hinreichenden Schutz.

In der **Nuklearmedizin** muss man sich ggf. mit dicken Bleiziegeln gegen die Einwirkung von Gammastrahlung schützen, wohingegen Betastrahlung bereits durch das Glas einer Gefäßwand abgehalten werden kann.

Letztlich ist die Strahlenbelastung von der **Aufenthaltszeit** im Strahlungsbereich abhängig. Es gilt: Je kürzer der Aufenthalt, desto geringer die Strahlenbelastung.

> **FAZIT**
> **Die drei großen A des Strahlenschutzes** sind also:
> - **A**bstand
> - **A**bschirmung
> - **A**ufenthaltsbegrenzung.

Auch wenn sich nicht immer alle drei Maßnahmen gleichzeitig verwirklichen lassen, sollte man sich ihrer ständig bewusst sein. Die Wahl der geeigneten Maßnahme(n) erfolgt unter Abwägung der Erfordernisse der jeweiligen Situation.

> **MERKE**
> Ein Gramm Gehirn kann im Strahlenschutz mehr bewirken als eine Tonne Blei!

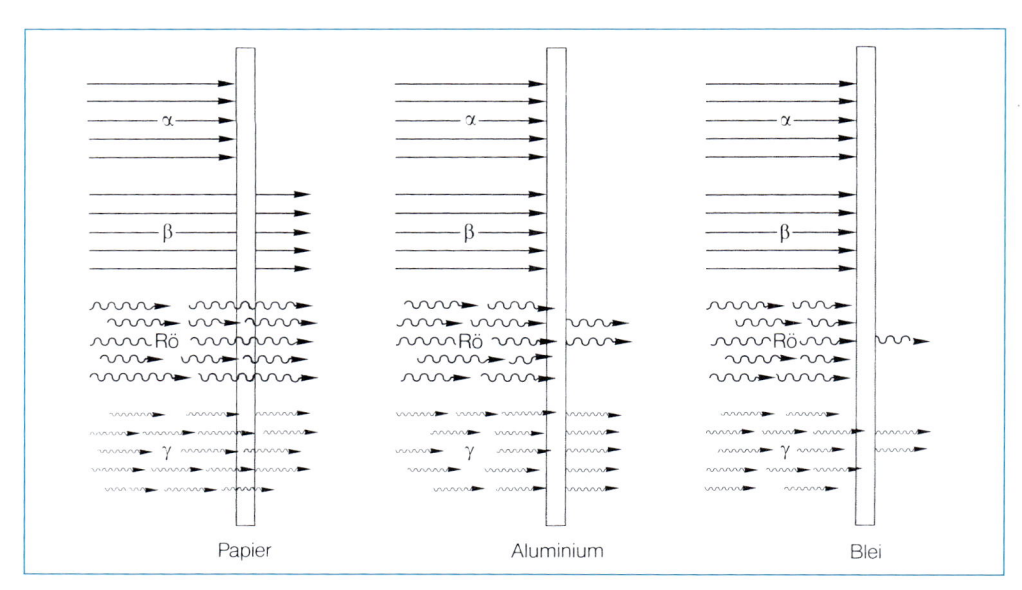

Abb. 7.5 Unterschiedliche Durchdringungsfähigkeit von Alpha-, Beta- und Photonenstrahlung (α, β, γ) bei verschiedenen Materialien

FRAGEN

7.1 Warum muss man sich vor ionisierenden Strahlen schützen?
7.2 Woran erkennen Sie ionisierende Strahlen?
7.3 Kennen Sie die Höhe der durchschnittlichen natürlichen und zivilisationsbedingten Strahlenexposition in Deutschland?
7.4 In welchen Verordnungen bzw. Richtlinien finden Sie die vorgeschriebenen Regelungen zum Strahlenschutz und die Bedingungen für den Einsatz ionisierender Strahlen?
7.5 Welche Grenzwerte für die jährliche Effektive Dosis von beruflich strahlenexponierten Personen kennen Sie?
7.6 Wer ist für die Einhaltung der Strahlenschutzvorschriften zuständig?
7.7 Wem muss eine bei einer beruflich strahlenexponierten Frau bestehende Schwangerschaft frühzeitig mitgeteilt werden?
7.8 Welche Strahlenschutzbereiche bei der Anwendung ionisierender Strahlung kennen Sie?
7.9 Welche sind die drei Grundregeln des Strahlenschutzes?
7.10 Erklären Sie das Abstand-Quadrat-Gesetz mit Hinweisen auf seine Umsetzung in der Praxis.

II Physikalisch-technische Grundlagen der Röntgendiagnostik

8 Prinzip der Röntgendiagnostik 83

9 Erzeugung von Röntgenstrahlen 87

10 Wechselwirkung von Röntgenstrahlung mit Materie und ihre Beeinflussung durch Zusatzgeräte 111

11 Abbildungsprobleme und Bildqualität bei der Röntgendiagnostik 119

12 Auffangsysteme für das Strahlenrelief 137

13 Röntgengeräte und spezielle Verfahren 161

14 Computertomographie (CT) 173

15 Strahlenexposition und Strahlenschutz bei der Röntgendiagnostik 183

8 Prinzip der Röntgendiagnostik

Röntgenstrahlung zählt zu den **ionisierenden Strahlenarten**. Ein Röntgenphoton kann entweder ungehindert durch Materie – also auch durch Gewebe – dringen oder es wird darin abgelenkt bzw. absorbiert. Die Wahrscheinlichkeit für eine Ablenkung bzw. eine Absorption hängt u. a. von der Dichte des durchstrahlten Gewebes und von der Energie der Strahlung ab.

In ☞ Abbildung 6.3 wurde die relative Schwächung der Röntgenstrahlen für die drei Gewebsarten Knochen-, Muskel- und Fettgewebe dargestellt. Der Graphik ist zu entnehmen, dass in einem bestimmten Energiebereich, etwa **bis 200 kV**, zum Teil deutliche Unterschiede zwischen dem Absorptionsvermögen der drei Gewebsarten bestehen.

Dies ist der **Energiebereich der Röntgendiagnostik**. Hier werden Röntgenstrahlen am stärksten durch Knochen-, weniger durch Muskel- und noch weniger durch Fettgewebe geschwächt. Eine weit geringere Schwächung erfahren Röntgenstrahlen durch Lungengewebe.

Wird ein Körper mit Röntgenstrahlen durchstrahlt, so hängt es u. a. von der Verteilung der verschiedenen Gewebsarten im Durchstrahlungsgebiet ab, wie die Strahlenintensitätsverteilung im Austrittsgebiet ausfällt.

Abbildung 8.1 verdeutlicht den Vorgang. Hinter Knochengewebe ist die Intensität der austretenden Röntgenstrahlung wegen der höheren Absorptionsfähigkeit geringer als hinter Muskelgewebe.

> **MERKE**
>
> Die Röntgendiagnostik beruht auf der unterschiedlichen Schwächung von Röntgenstrahlen durch verschieden dichte Gewebe.

Auf der Austrittsseite wird die Röntgenstrahlung auf ein geeignetes Medium gelenkt, mit dessen Hilfe ihre Intensitätsverteilung in ein visuell erfassbares Bild umgewandelt wird. Dieses Medium kann z. B. ein spezieller Film sein, der durch Röntgenstrahlung entsprechend ihrer jeweiligen Intensität geschwärzt

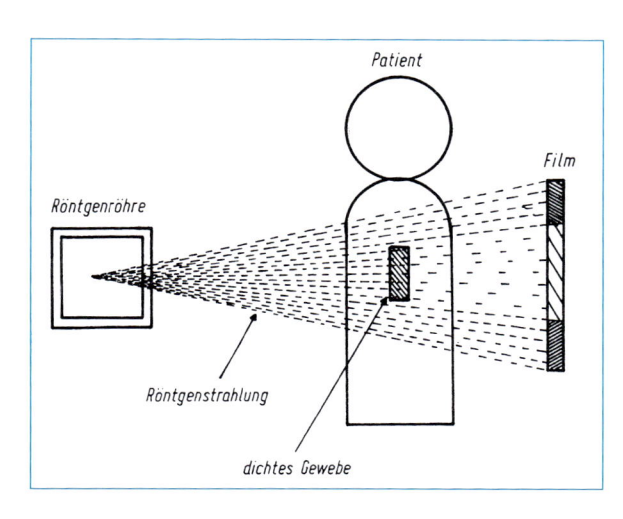

Abb. 8.1
Prinzip der Röntgendiagnostik: Unterschiedliche Schwächung der Röntgenstrahlen in verschieden dichten Geweben erzeugt ein Strahlenbild, das mit einem geeigneten Medium sichtbar gemacht werden kann (hier mit einem Röntgenfilm in **Aufnahmetechnik**).

wird. Auf dem Film wird also ein Schattenbild der Gewebsdichteverteilung des durchstrahlten Gebietes abgebildet. Es entsteht eine **Röntgenaufnahme**.

Durch besondere Rasterblenden wird verhindert, dass die gesamte gestreute Röntgenstrahlung mit auf den Film auftrifft und einen zusätzlichen Grauschleier hervorruft.

Wird die austretende Röntgenstrahlung auf eine fluoreszierende Platte gelenkt, so löst sie dort Lichtblitze aus. Die Intensitätsverteilung der Lichtblitze entspricht der Intensitätsverteilung der auftreffenden Röntgenstrahlen. Das so entstandene Bild kann entweder direkt betrachtet werden oder mit Hilfe einer speziellen Anlage verstärkt und auf einem Fernsehbildschirm dargestellt werden. Das dafür benötigte Gerät heißt **Röntgenbildverstärker**. Die Technik, bei der das Röntgenbild nicht auf einem Film, sondern auf einem Bildschirm dargestellt wird, heißt **Durchleuchtung** (Abb. 8.2).

Die Durchleuchtung erlaubt im Gegensatz zur Röntgenaufnahme die Beobachtung von Bewegungsvorgängen (z. B. Darmperistaltik).

Die Strahlenexposition für den Patienten ist hier wegen der längeren Einschaltzeit in der Regel größer als bei der Röntgenaufnahme!

Zur **Verminderung der Strahlenbelastung**, die ja durch die im Körper verbleibende Strahlenenergie hervorgerufen wird, werden bei der Röntgendiagnostik zusätzliche Maßnahmen ergriffen:

- Die in der Röhre erzeugte Röntgenstrahlung wird vor ihrem Austritt aus dem Gerät durch **geeignete Strahlungsfilter** (Al, Cu) geschickt und so in ihrer Zusammensetzung verändert, dass die stark strahlenbelastenden niederenergetischen Anteile deutlich vermindert werden.
- Durch die Verwendung von **Tubussen und Blenden** wird der Strahlenkegel der Röntgenstrahlung so weit eingeengt, dass nur das gerade interessierende Gebiet des Patienten durchstrahlt wird.
- Wird der Röntgenfilm in spezielle **Verstärkerfolien** eingebettet, so lässt sich das Röntgenbild mit weniger Strahlung, und somit geringerer Belastung des Patienten, erzeugen.

> **MERKE**
> Ziel jeder röntgendiagnostischen Maßnahme ist es, eine optimale Abbildung aus dem interessierenden Körperbereich zu erstellen und dabei zugleich die Strahlenexposition des Patienten möglichst gering zu halten.

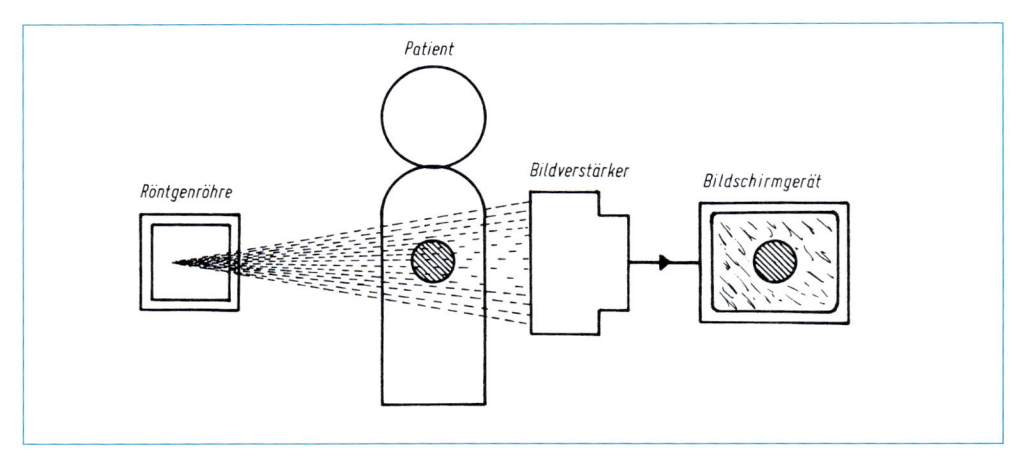

Abb. 8.2 Prinzip der Röntgendiagnostik: Als Bildwandler (des Strahlenbildes in ein sichtbares Bild) dient hier eine Röntgenfernsehkette (Durchleuchtungstechnik).

Die hierfür erforderlichen Einrichtungen, Geräte und Maßnahmen sollen im Folgenden einzeln besprochen werden. Das genannte Ziel der Röntgendiagnostik ist nur bei hinreichender Kenntnis der teils komplizierten Sachzusammenhänge erreichbar.

FRAGEN

8.1 Auf welchem physikalischen Vorgang beruht das Prinzip der Röntgendiagnostik?
8.2 Zählen Sie technische Einrichtungen einer Röntgenanlage auf, die zur Verminderung der Strahlenexposition des Patienten beitragen.
8.3 Was ist das Ziel jeder röntgendiagnostischen Maßnahme?
8.4 Hinter welchem Gewebe ist die Intensität der austretenden Röntgenstrahlung geringer, Muskel- oder Knochengewebe gleicher Dicke? Warum?
8.5 Warum ist die Strahlenexposition bei der Durchleuchtung in der Regel größer als bei der Röntgenaufnahme?

9 Erzeugung von Röntgenstrahlen

9.1 Physikalisches Prinzip

Röntgenstrahlung entsteht bei der Wechselwirkung zwischen schnellen Elektronen und Materie. Es werden zwei grundsätzlich verschiedene Entstehungsarten unterschieden. Einerseits entsteht Röntgenbremsstrahlung (☞ Kap. 4.2.2), andererseits charakteristische Röntgenstrahlung.

9.1.1 Röntgenbremsstrahlung

Bremsstrahlung entsteht immer dann, wenn **schnelle Elektronen** in Materie eindringen und durch die Wechselwirkung mit den elektrischen Feldern der Atomkerne abgebremst bzw. abgelenkt werden. Dabei vermindert sich die Bewegungsenergie der Elektronen. Sie sind anschließend langsamer. Die Verlustenergie wird in elektromagnetische Strahlung (**Photonen**) umgesetzt (☞ Abb. 4.9).

Der Energieverlust bei einem Abbremsvorgang und damit die Energie des entstehenden Photons ist um so größer, je näher das Elektron am Atomkern „vorbeifliegt", d. h. je stärker die Wechselwirkung ist.

Werden viele Elektronen für diesen Vorgang eingesetzt, so entstehen entsprechend einer Zufallsverteilung der Flugabstände zu den Atomkernen Photonen unterschiedlicher Energie. Sortiert man die Photonen nach ihrer Energie, so ergibt sich eine Häufigkeitsverteilung, wie sie in Abbildung 9.1 dargestellt ist. Man spricht von einem **Bremsstrahlspektrum**.

Ein Elektron kann maximal seine gesamte Bewegungsenergie in die Energie eines Photons umsetzen. Damit ist die höchste Energie

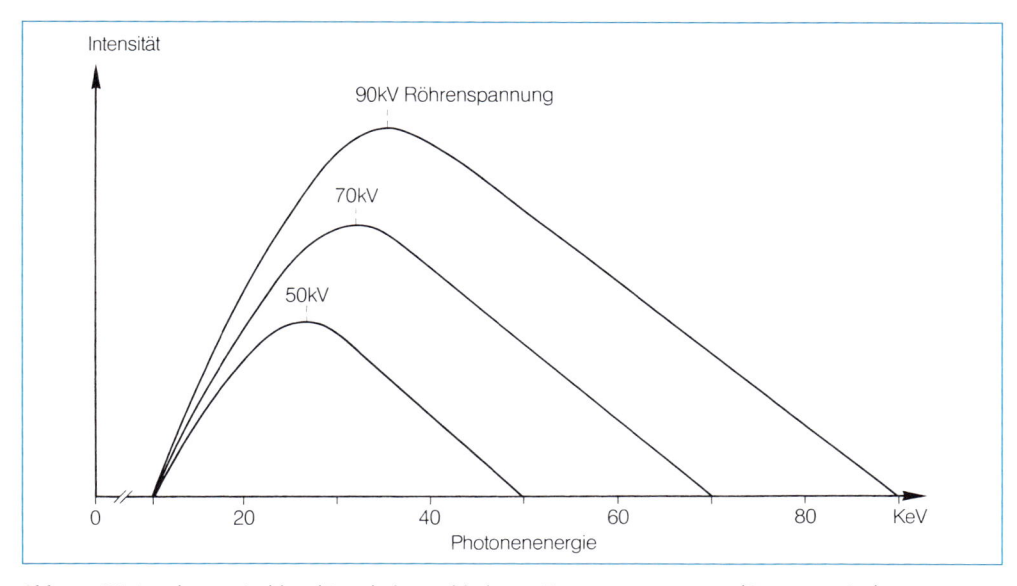

Abb. 9.1 Röntgenbremsstrahlspektren bei verschiedenen Erzeugerspannungen (Grenzenergien)

der entstehenden Bremsstrahlung, die sog. Grenzenergie, festgelegt.

Die Bewegungsenergie der Elektronen wird, wie wir bereits gelernt haben, in **Elektronenvolt (eV)** angegeben.

Zur Erinnerung: Ein Elektron, das durch eine Spannung von 1 Volt beschleunigt wird, besitzt die Bewegungsenergie 1 eV.

Für die Energie eines Photons gilt:

$$E = h \times v$$

h: Plancksches Wirkungsquantum = $6,6256 \times 10^{-34}$ J $\times$ s (Naturkonstante)
v: Frequenz des Photons (griechischer Buchstabe, sprich: nü)

Für die Grenzenergie gilt:

$$E_{max} = h \times v_{max} = E_{Elektron} \text{ (keV)}$$

Sie entspricht der Bewegungsenergie eines mit der Röhrenspannung (keV) beschleunigten Elektrons.

Berücksichtigt man zusätzlich, dass das Produkt aus Frequenz und Wellenlänge einer elektromagnetischen Strahlung gleich der Lichtgeschwindigkeit c ist ($c = v \times \lambda$), so ergibt sich nach Umformung und Einsetzen der bekannten Größen eine einfache Gleichung zur Berechnung der Wellenlänge der Photonen mit Grenzenergie, d.h. der sog. Grenzwellenlänge λ_0:
λ_0 (nm) = 1,24/V (kV) (λ als griechischer Buchstabe, sprich: lambda)
Die Grenzwellenlänge eines Röntgenbremsstrahlspektrums (in Nanometern) ist also gleich 1,24 dividiert durch die Beschleunigungsspannung der Elektronen in kV.

Der Abbremsvorgang des Elektrons kann durch einen einzigen Bremsprozess erfolgen (einstufige Abbremsung) oder durch Energieumwandlung in mehreren Stufen (Abb. 9.2).

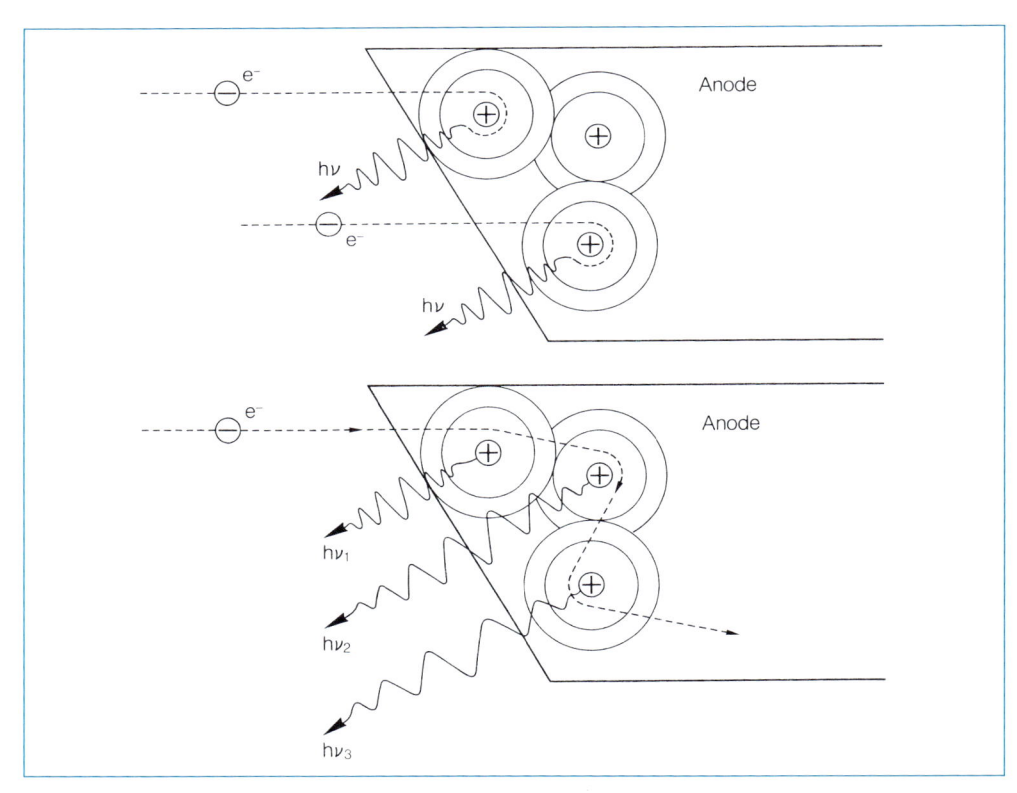

Abb. 9.2 Erzeugung von Bremsstrahlung a) Durch jeweils einstufige Abbremsung des Elektrons. b) Durch mehrstufige Abbremsung

> **MERKE**
> Röntgenbremsstrahlung zeigt eine kontinuierliche Energieverteilung in Form eines Bremsstrahlspektrums. Die Maximalenergie wird durch die angelegte Hochspannung in kV festgelegt.

Je näher das Elektron an den Atomkern herankommt, desto stärker ist die Abbremsung und desto größer die Energie des entstehenden Photons. Die Wahrscheinlichkeit für eine mehrstufige Abbremsung ist größer als für eine einstufige. Dementsprechend entstehen mehr niederenergetische als hochenergetische Photonen.

Theoretisch nimmt die Zahl der erzeugten Photonen mit zunehmender Energie **kontinuierlich** ab. Man würde also eine Kurve erwarten, die mit zunehmender Energie von einem Anfangsmaximum stetig abfällt. Tatsächlich zeigt die gemessene Verteilungskurve der Photonen allerdings bei niedrigen Energien zunächst einen Anstieg. Dieser anfängliche Kurvenanstieg (☞ Abb. 9.1) des Bremsstrahlenspektrums ist durch Absorption der sehr niederenergetischen Röntgenphotonen im Anodenmaterial bedingt.

Für die noch zu besprechende technische Erzeugung der Röntgenbremsstrahlung ist die Tatsache von Bedeutung, dass der Energieverlust der geladenen Teilchen proportional zur Ordnungszahl Z des abbremsenden Materials und umgekehrt proportional zur Masse m des abgebremsten Teilchens ist. Aus diesem Grund werden in Röntgenröhren Bremsmaterialien mit hoher Ordnungszahl und geladene Teilchen mit geringer Masse (Elektronen) verwendet.

9.1.2 Charakteristische Röntgenstrahlung

Die Hüllenelektronen eines Atoms kann man sich modellhaft auf (um den Atomkern herum angelegten) gedachten Schalen vorstellen. Die Elektronen sind dabei auf den verschiedenen Schalen unterschiedlich fest gebunden (☞ Abb. 1.7).

Elektronen der innersten Schale (K-Schale) sind am festesten gebunden. Nach außen hin nimmt die Bindungsenergie ab. Jede Atomart im Periodensystem der Elemente besitzt für seine Elektronen ganz charakteristische Bindungsenergien auf den einzelnen Schalen. Diese werden auch als **Energieniveaus** bezeichnet.

Durch ionisierende Strahlung, also auch durch ein schnelles Elektron, kann ein Hüllenelektron entfernt werden. Geschieht dies auf einer weiter innen liegenden Schale, so wird das entstandene „Elektronenloch" anschließend direkt durch ein Elektron von einem weiter auswärts gelegenen Niveau aufgefüllt.

Bei diesem Energieniveau-Wechsel eines Elektrons innerhalb eines Atoms entsteht elektromagnetische Strahlung in Form eines Photons.

Findet ein Bahnwechsel in Atomen mit niedrigen Ordnungszahlen auf **kernfernen** Schalen statt, so liegt die Wellenlänge im Bereich des **sichtbaren Lichts** bzw. im Ultraviolettbereich.

Ein Bahnwechsel unter Beteiligung **kernnaher** Schalen in Atomen hoher Ordnungszahl liefert dagegen **Röntgenphotonen.**

Wurde ein K-Elektron entfernt und erfolgt das Auffüllen von der L-Schale, so spricht man von einem K-Alpha-Photon, beim Auffüllen aus der M-Schale von einem K-Beta-Photon, beim Auffüllen aus der N-Schale von einem K-Gamma-Photon usw.

Da jedes Element des Periodensystems seine charakteristischen Energieniveaus besitzt, werden bei diesem Vorgang von jedem Element charakteristische Photonenenergien ausgesandt. Die so entstehende Röntgenstrahlung wird deshalb als **charakteristische Röntgenstrahlung** bezeichnet. Mit gleicher Bedeutung wird manchmal auch der Name Eigenstrahlung verwendet.

> **MERKE**
> Charakteristische Röntgenstrahlung (Eigenstrahlung) zeigt einzelne (für die Atome des Anodenmaterials) charakteristische Photonenenergien.

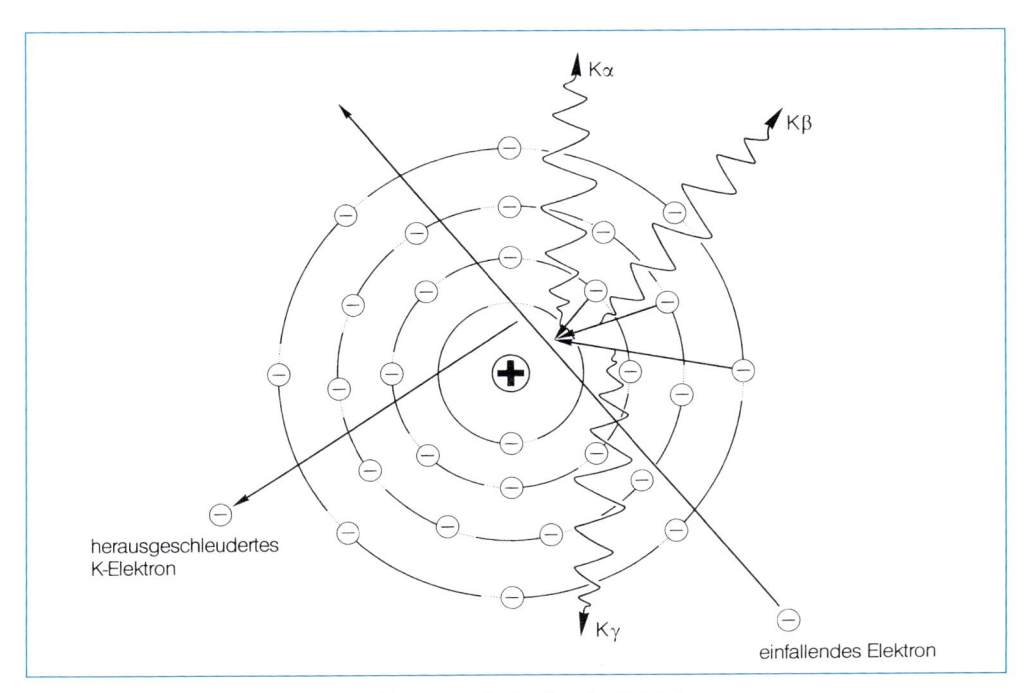

Abb. 9.3 Charakteristische Röntgenstrahlung nach Ionisation der K-Schale

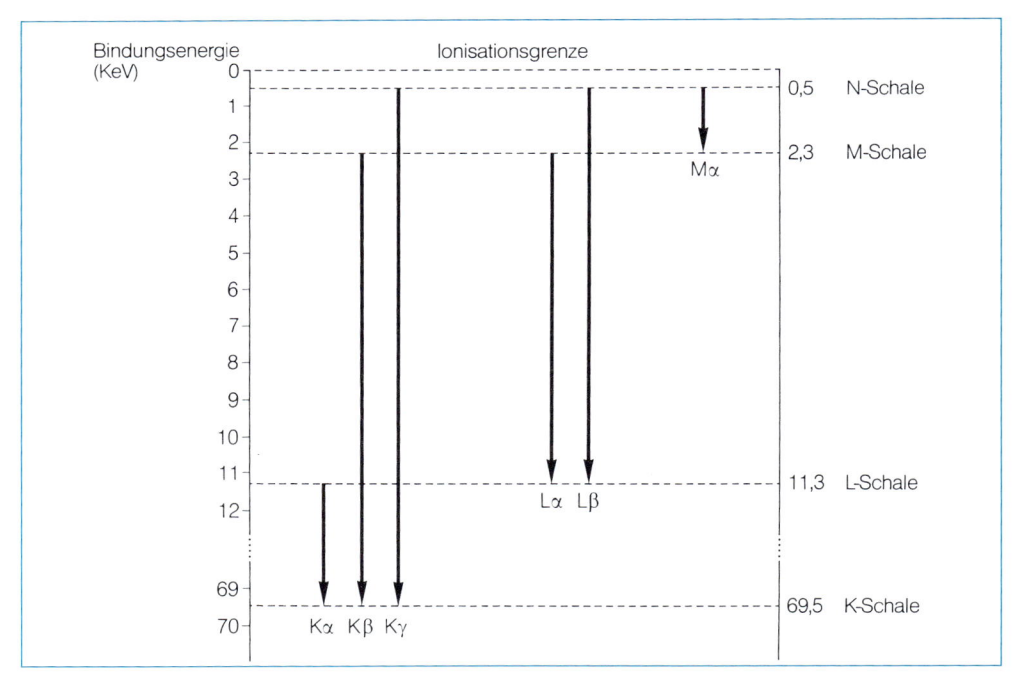

Abb. 9.4 Energieniveauschema des Elements Wolfram

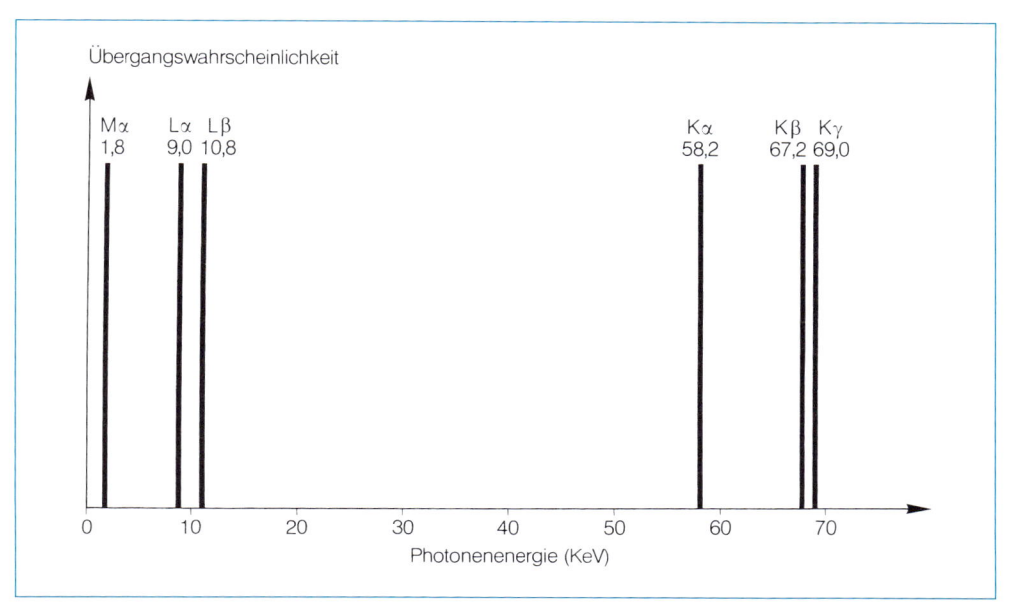

Abb. 9.5 Charakteristisches Röntgenspektrum des Wolframs (Linienspektrum). Die Linien ergeben sich aus den Differenzen des Energieniveaus (Abb. 9.4).

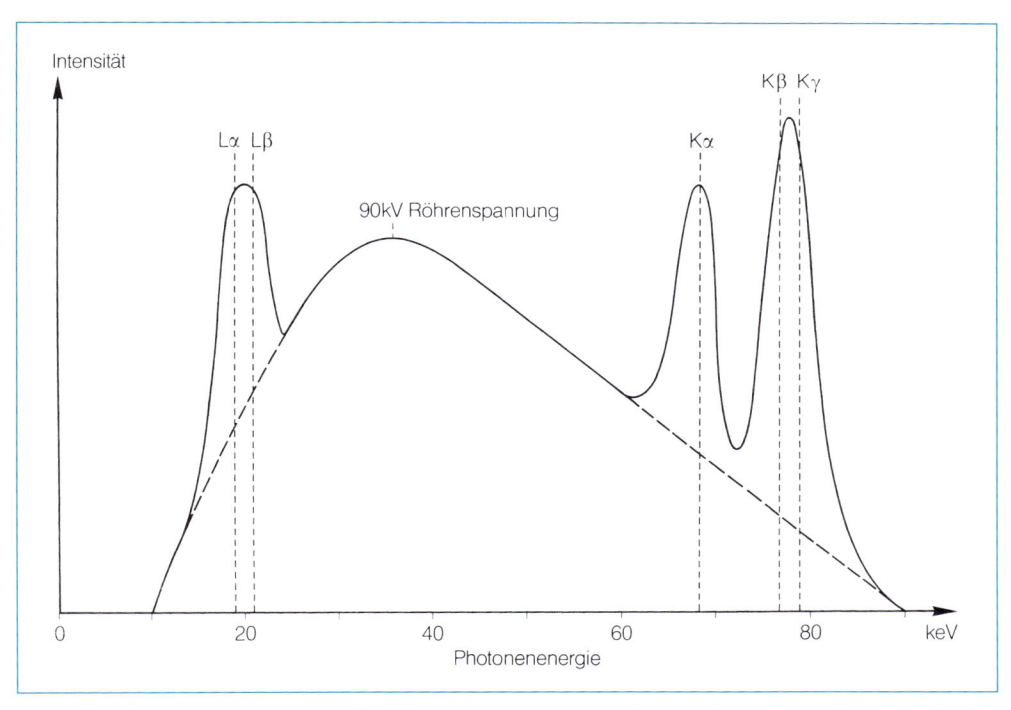

Abb. 9.6 Reales Röntgenspektrum (= Überlagerung von Bremsspektrum und charakteristischem Spektrum)

In Abbildung 9.3 sind die möglichen Elektronensprünge und Photonen bei Entfernung eines K-Elektrons dargestellt.

Die Abbildung 9.4 stellt schematisch das Energieniveauschema des Elementes Wolfram dar.

Man spricht bei einer Verteilung von Photonenübergängen zwischen den Energieniveaus auch von einem **Linienspektrum** (Abb. 9.5) im Gegensatz zum kontinuierlichen Spektrum der Röntgenbremsstrahlung.

> **MERKE**
> Praktisch entsteht bei der Erzeugung von Röntgenstrahlen sowohl Bremsstrahlung als auch charakteristische Röntgenstrahlung. Dabei überlagern sich beide Spektrenarten (Abb. 9.6).

Für die medizinische Röntgendiagnostik hat das Bremsstrahlspektrum die größere Bedeutung. Lediglich für einen Spezialfall, die Mammographie, wird die Eigenstrahlung (charakteristische Röntgenstrahlung) eines Elements (Molybdän) benutzt.

9.2 Technische Realisierung

Die Röntgendiagnostikeinrichtung besteht aus:
- **Röntgenstrahler** (Röntgenröhre und Röhrenschutzgehäuse)
- **Generator** (mit Schalteinrichtung)
- **Zubehör** (Filter, Blenden und Tubusse)
- **Auffangsystem** für Röntgenstrahlung zur Bilderzeugung
- **Stativ-** und Lagerungseinrichtung für den Patienten.

9.2.1 Röntgenröhre

Eine Röntgenröhre besteht aus einem evakuierten Glaskolben, in dem sich zwei Elektroden mit Verbindung nach außen befinden – die negative **Glühkathode** als Elektronenquelle und die positive **Anode**, in der die Röntgenstrahlen entstehen. Die aus der Glühkathode stammenden Elektronen werden durch eine Hochspannung zwischen beiden Elektroden beschleunigt (Abb. 9.7).

Zur Versorgung der Röntgenröhre gehören zwei Stromkreise: der **Heizstromkreis** zur Erhitzung der Kathode und der **Röhrenstromkreis** zur Beschleunigung der Elektronen (Abb. 9.8).

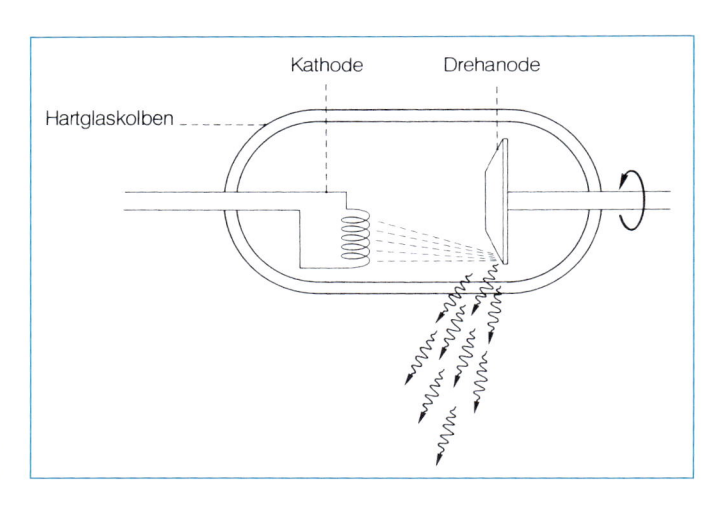

Abb. 9.7 Prinzipieller Aufbau einer Röntgenröhre (mit Drehanode)

9.2 Technische Realisierung

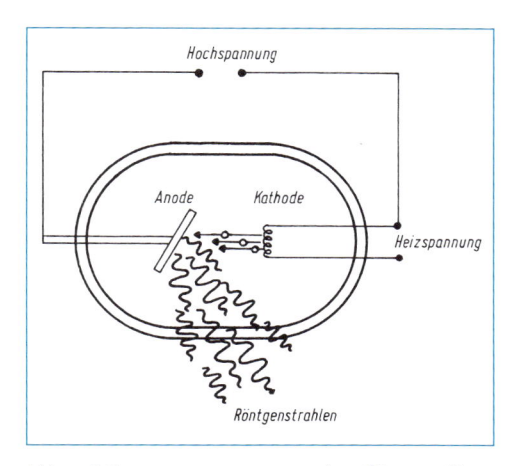

Abb. 9.8 Spannungsversorgung einer Röntgenröhre

Der Heizstromkreis arbeitet mit 10 bis 20 V Wechselspannung bei einem Heizstrom von 5 bis 10 Ampere. Für den Röhrenstromkreis werden Gleichspannungen bis zu 200 kV verwendet, wobei Röhrenstromstärken bis zu 1 Ampere (1 000 mA) entstehen.

Die Glühkathode (Elektronenquelle) besteht aus einem Wolframdraht, der durch den Heizstrom auf Temperaturen von etwa 2 000 °C erhitzt wird. Dabei tritt ein Teil der beweglichen Leitungselektronen (☞ Abb. 1.11 metallische Bindung) aus dem Ionengitter aus und umgibt das Metall in Form einer Elektronenwolke (Abb. 9.9). Mit zunehmender Temperatur der Kathode wächst die Zahl dieser „verdampften" Elektronen.

Durch die zwischen Anode und Kathode angelegte **Hochspannung (kV)** werden diese Elektronen nun durch das Vakuum hindurch in Richtung auf die Anode beschleunigt. Die Energie der an der Anode ankommenden **Elektronen** wird entsprechend der angelegten Hochspannung in **keV** (Kiloelektronenvolt) angegeben. Die Zahl der pro Zeiteinheit eintreffenden Elektronen (der Röhrenstrom) wächst mit zunehmender Temperatur der Kathode, also mit zunehmendem Heizstrom.

> **MERKE**
> Der Röhrenstrom wird durch den Heizstrom reguliert.

Durch einen speziell geformten Metallzylinder, den Wehnelt-Zylinder, wird der Elektronenstrom in Richtung Anode fokussiert, so dass er dort in einem möglichst kleinen Bereich, dem **Brennfleck**, auftrifft. Aus abbildungstechnischen Gründen muss der Brennfleck (Fokus) möglichst klein gehalten werden. Je größer der Brennfleck ist, desto größer ist die **Randunschärfe** in der Bildebene (Abb. 9.10).

Nur etwa 1 % der auf der Anode auftreffenden, beschleunigten Elektronen erzeugen Röntgenstrahlen. Die Bewegungsenergie der restlichen 99 % wird im Anodenmaterial in Wärme umgesetzt (Abb. 9.11). Die Ableitung dieser im Fokus konzentrierten Wärme bildet eines der Hauptprobleme bei der Gestaltung der Anode.

In den modernen Diagnostikröhren werden bis auf wenige Ausnahmen **Drehanoden** verwendet (Abb. 9.12). Der Fokus ändert hierbei auf dem rotierenden Anodenteller ständig seine Position, was zu einer günstigen Wärmeverteilung führt.

Durch Anschrägung des Anodentellers ist es möglich, einen relativ großen thermischen Brennfleck mit günstiger Wärmeverteilung zu erzeugen, in Richtung des abbildenden **Zentralstrahles** aber dennoch einen relativ kleinen optischen Brennfleck zu erhalten (Abb. 9.12).

Bei der Wahl der **Brennfleckgröße** muss stets ein Kompromiss zwischen zwei entgegen gesetzten Anforderungen gefunden werden.

Einerseits soll bei einer Röntgenaufnahme, insbesondere bei der Darstellung bewegter Objekte, in kurzer Zeit möglichst viel Röntgenstrahlung erzeugt werden. Dies erfordert unter Berücksichtigung der begrenzten thermischen Belastbarkeit des Anodenmaterials einen großen Brennfleck, um die entstehende Wärme breitflächig zu verteilen.

Andererseits muss zur Verminderung der geometrisch bedingten Unschärfe ein möglichst kleiner Brennfleck gefordert werden (s. o.).

Um hier flexibel zu sein, werden die meisten Diagnostikröhren heute als **Doppelfokus-**

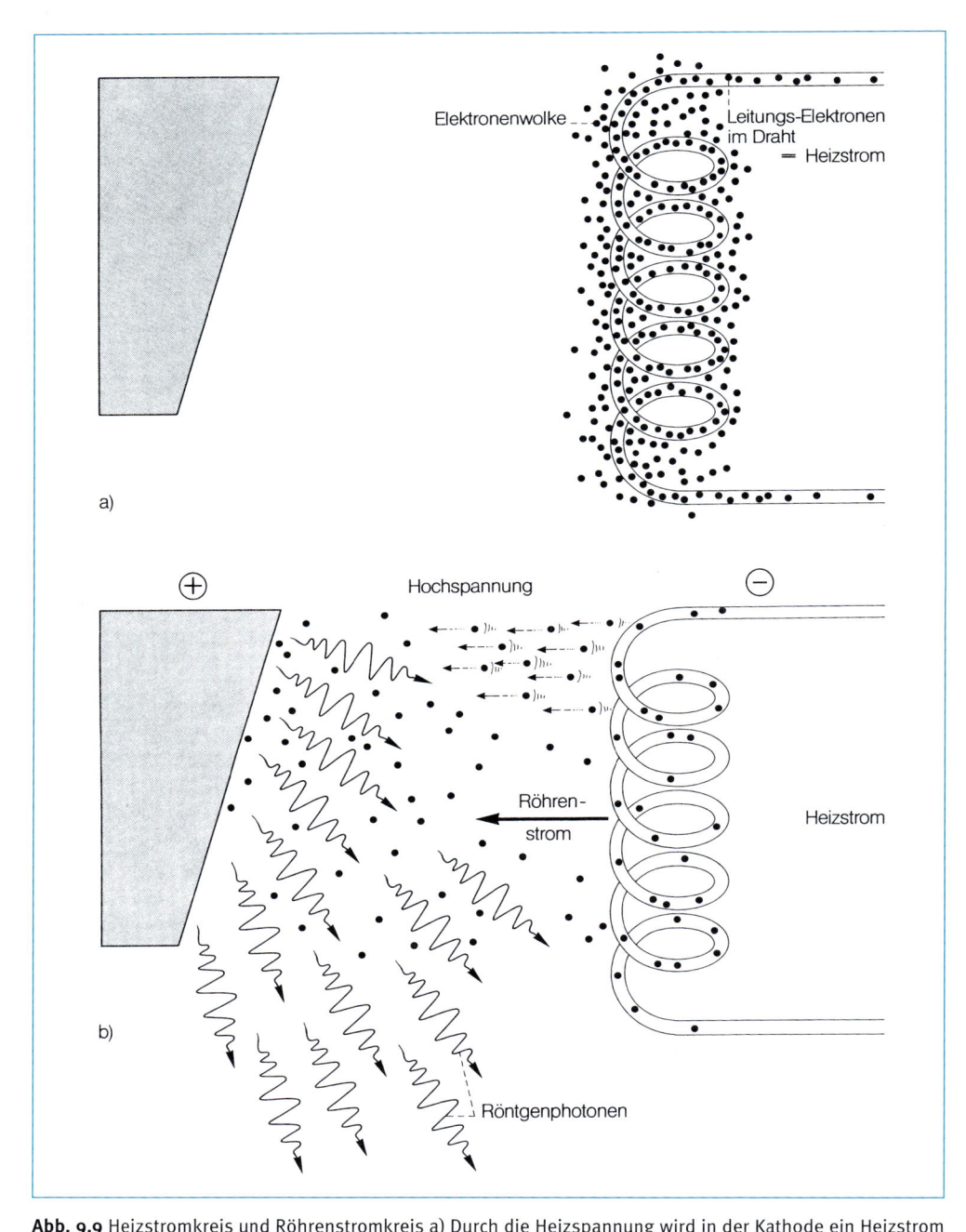

Abb. 9.9 Heizstromkreis und Röhrenstromkreis a) Durch die Heizspannung wird in der Kathode ein Heizstrom erzeugt, der diese erhitzt. Dadurch bildet sich um den Heizdraht herum eine Elektronenwolke aus. b) Durch die Hochspannung (Röhrenstromkreis) werden die freien Elektronen auf die Anode hin beschleunigt, in der sie Röntgenphotonen erzeugen.

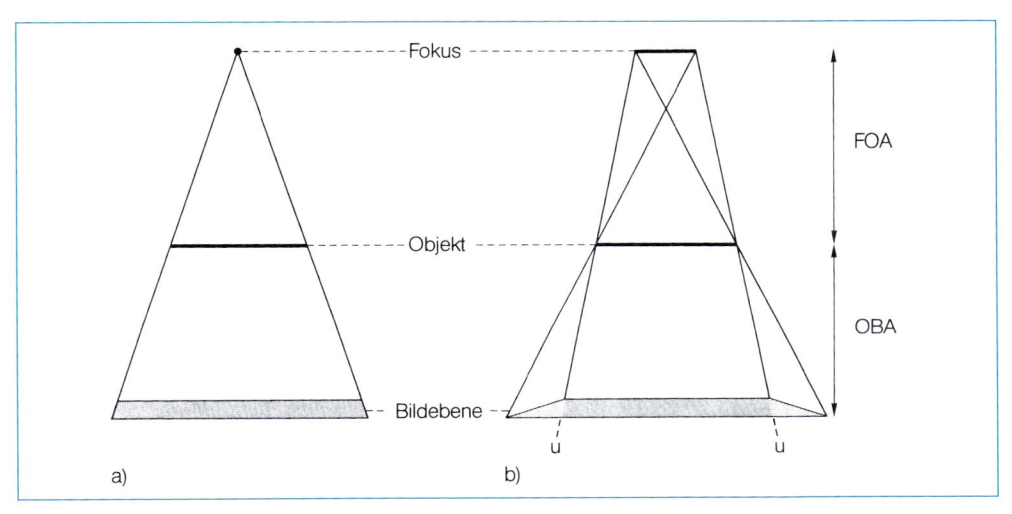

Abb. 9.10 Abhängigkeit der Randunschärfe im Röntgenbild von der Fokusgröße (u = Randunschärfe, FOA = Fokus-Objekt-Abstand, OBA = Objekt-Bild-Abstand)

röhren konstruiert. Sie besitzen zwei Brennflecke unterschiedlicher Größe. Hierbei gibt es zwei Ausführungsarten. Entweder besitzt die Röhre zwei benachbart liegende Kathodenspiralen unterschiedlicher Größe und nur eine Brennfleckbahn auf der Anode, oder es werden zwei Brennfleckbahnen mit unterschiedlichem Neigungswinkel auf der Anode benutzt (Abb. 9.13).

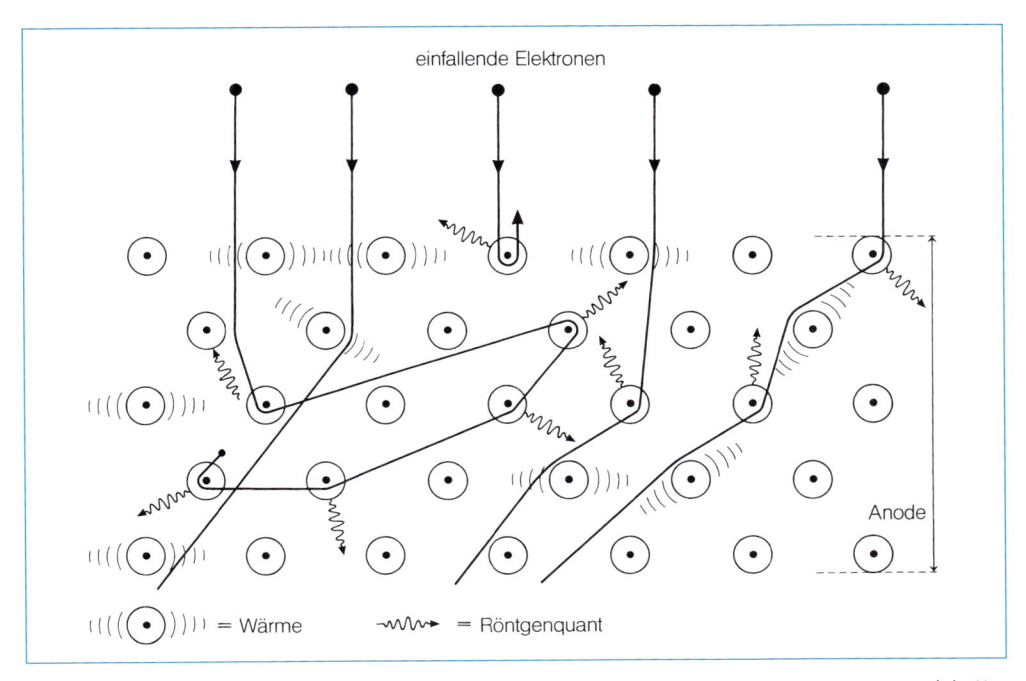

Abb. 9.11 Ungefähr **99 %** der auf die Anode auftreffenden Elektronenenergie wird in **Wärme** umgewandelt. Nur 1 % wird zu Erzeugung von Röntgenstrahlung genutzt.

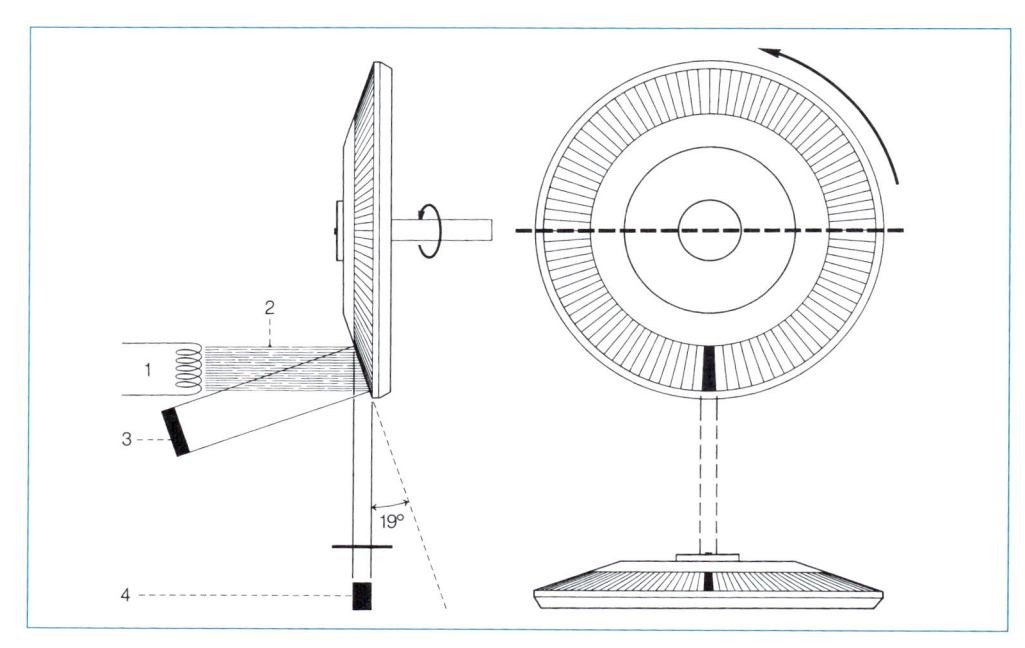

Abb. 9.12 Prinzip der Drehanode: Durch die Rotation wird eine ständig wechselnde Stelle des Anodentellers als Brennfleck (Fokus) benutzt. Dies führt zu einer großflächigen Wärmeverteilung während des Röhreneinsatzes. Die Anschrägung des Anodentellers erzeugt aus einem relativ großen thermischen Brennfleck (3) einen kleineren optischen Fokus (4) (1 = Glühwendel (Kathode), 2 = Elektronenstrahl).

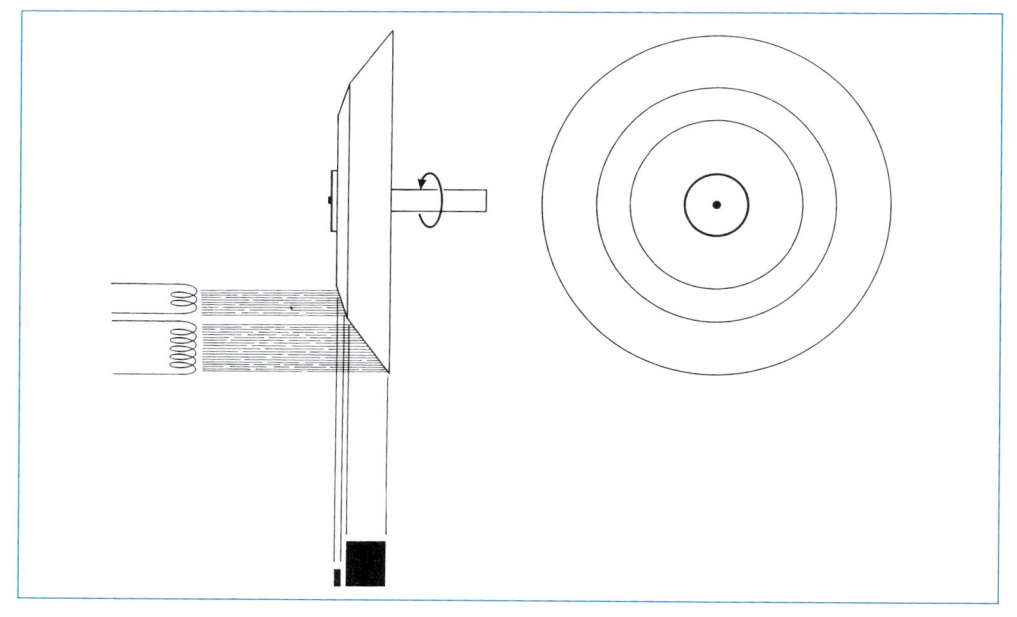

Abb. 9.13 Doppelwinkel-Anodenteller: Die Anodenbahnen sind unterschiedlich breit und geneigt. So kann wahlweise ein hochbelastbarer großer Fokus oder ein kleiner Fokus für Aufnahmen mit geringer geometrischer Unschärfe erzeugt werden.

Der **größere Fokus** lässt eine Hochwärmebelastung für kurze Zeit zu, bewirkt jedoch eine etwas größere geometrische Unschärfe als der **kleinere Fokus**. Dieser kann bei relativ günstigen Abbildungseigenschaften jedoch nicht hoch belastet werden, ohne das Anodenmaterial nachhaltig zu schädigen.

Als **Anodenmaterial** werden zumeist Legierungen aus Wolfram und Rhenium in Verbindung mit einer Molybdänschicht verwendet. Abbildung 9.14 zeigt einige Beispiele.

Wie schon erwähnt, wird nur ca. **1 %** der auf die Anode auftreffenden Elektronenenergie in Röntgenstrahlung umgesetzt, dieser Prozentsatz wird **Wirkungsgrad** genannt.

Die in der Anode erzeugten Röntgenstrahlen verteilen sich vom Fokus aus grundsätzlich gleichmäßig in alle Richtungen des Raumes. Die Hälfte aller erzeugten Röntgenstrahlen wird demnach im Anodenmaterial absorbiert.

Von der anderen Hälfte, die in Richtung des Vakuums der Röntgenröhre abgestrahlt wird, wird wiederum nur ein kleiner Bruchteil als **Nutzstrahlenbündel** ausgeblendet. Es beträgt nur etwa **1 %** der gesamten erzeugten Röntgenstrahlung, so dass von der ursprünglich

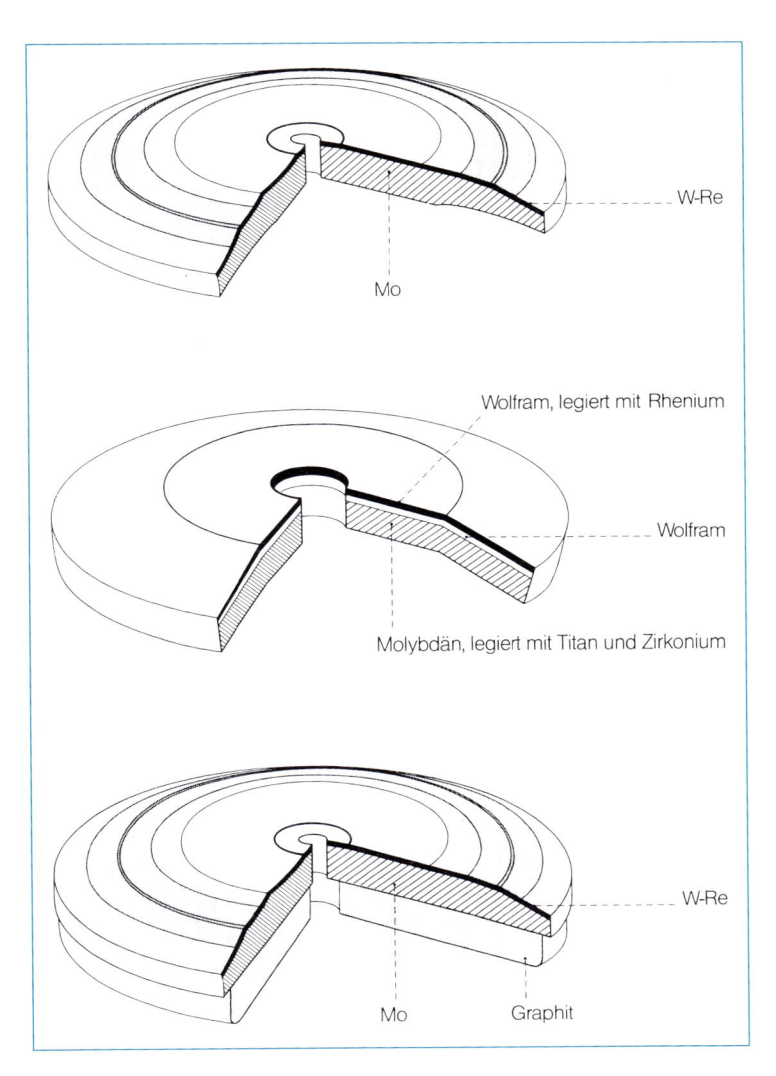

Abb. 9.14
Beispiele für Anodenteller aus verschiedenen Materialien (Verbundanodenteller)

aufgewendeten Elektronenenergie nur etwa 0,01 % zur diagnostischen Anwendung kommen.

Die nicht im Nutzstrahlenbündel ausgeblendete Röntgenstrahlung wird durch das Röhrenschutzgehäuse absorbiert.

Heeleffekt

Nicht nur an den oberflächlichen Atomen der Anode wird Röntgenstrahlung erzeugt, die auftreffenden Elektronen dringen zum Teil eine kurze Wegstrecke in das Anodenmaterial ein und erzeugen auch in etwas tiefer gelegenen atomaren Schichten Röntgenphotonen.

Hierdurch ergibt sich bei den in Richtung des Vakuums emittierten Photonen im Nutzstrahlenbündel eine leichte Inhomogenität.

Die im flachen Winkel aus der Oberfläche austretenden Photonen müssen eine längere Strecke durch das Anodenmaterial fliegen und haben somit eine größere Chance, dort absorbiert zu werden, als die in etwas steilerem Winkel austretenden Photonen. Abbildung 9.15 erläutert den **Heeleffekt** genannten Vorgang.

Bei der Mammographie wird diese Inhomogenität des Nutzstrahlenbündels bewusst zur Abbildungsoptimierung genutzt.

Alterung der Anode

Trotz der Rotation des Anodentellers wird die obere Schicht auf Temperaturen von ca. 1 000° C erhitzt. Die Oberfläche dehnt sich unter dieser Hitzewirkung aus. Das darunter liegende Material erfährt eine geringere Erwärmung und somit auch eine geringere Ausdehnung. Dadurch entstehen im Anodenteller

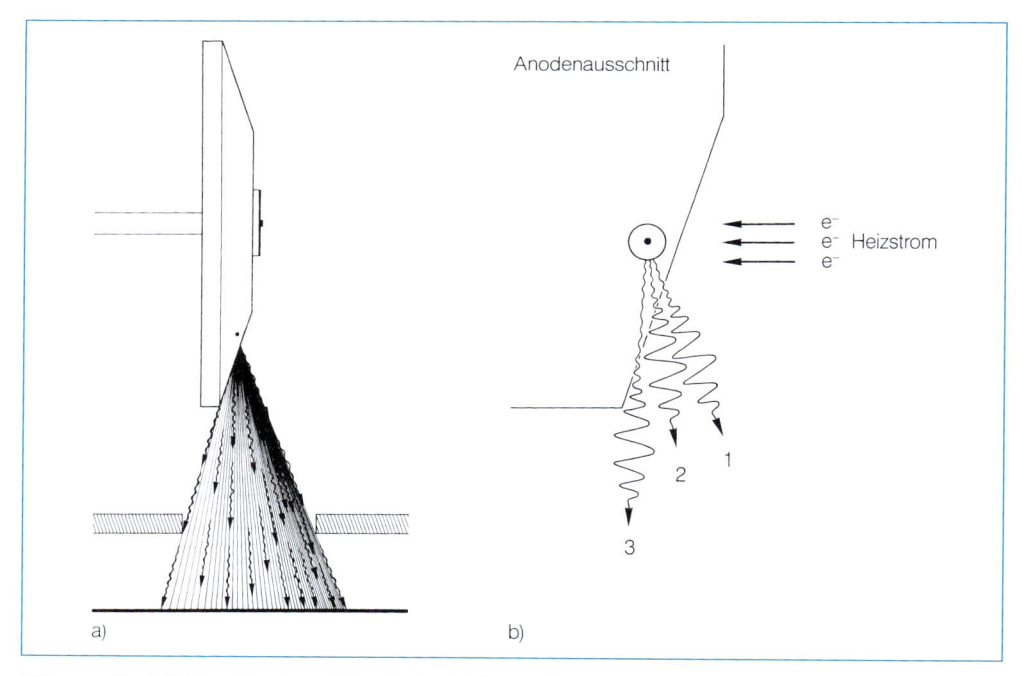

Abb. 9.15 Heeleffekt. a) Anodennah ist die Dosisleistung des Nutzstrahlenbündels geringer als anodenfern. Gemessen am Zentralstrahl können die Differenzen ± 20 % betragen. b) Die Ursache des Heeleffekts liegt in der unterschiedlichen Absorption der erzeugten Röntgenstrahlung im Anodenmaterial. Die am eingezeichneten Punkt erzeugten Röntgenquanten müssen in Richtung 1 weniger Anodenmaterial durchdringen als in den Richtungen 2 und 3. Entsprechend wird die Strahlung in Richtung 1 weniger geschwächt als in den Richtungen 2 und 3.

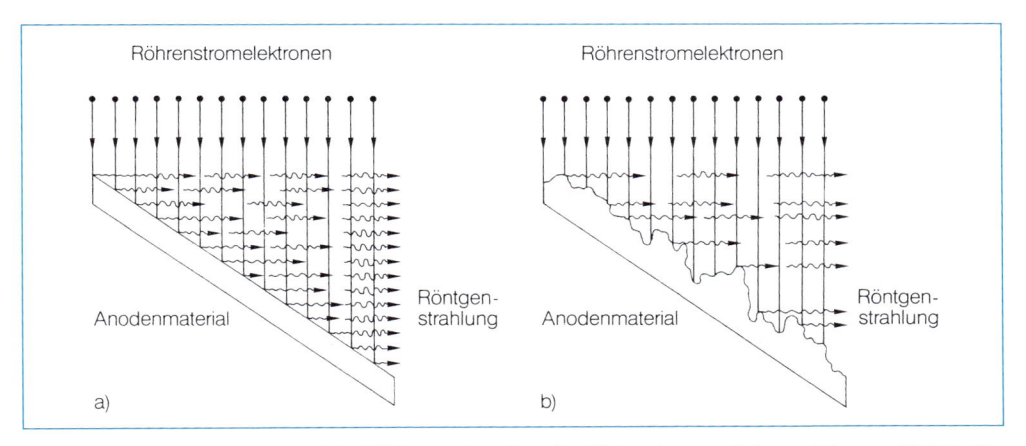

Abb. 9.16 Durch Aufrauungen und Rissbildungen des alternden Elektrodenmaterials entstehen zusätzliche Absorptionshindernisse für die erzeugte Röntgenstrahlung, die zu einer Reduzierung der Dosisleistung führen.

Zug- und Druckspannungen, die im Laufe der Zeit zu Aufrauungen und Rissbildungen an der Oberfläche der Brennfleckbahn führen.

Dieses wiederum hat einen **Dosisleistungsverlust** im Nutzstrahlenbündel zur Folge, da ein Großteil der erzeugten Röntgenstrahlung zusätzlich in der aufgerauten und damit insgesamt vergrößerten Oberfläche absorbiert wird. Abbildung 9.16 verdeutlicht den Vorgang.

In Abbildung 9.17 ist der Dosisleistungsverlust in Abhängigkeit von der Zahl der Belastungen aufgeführt. Deutlich zeigt sich hier die bessere Haltbarkeit der Wolfram-Rhenium-Legierungen.

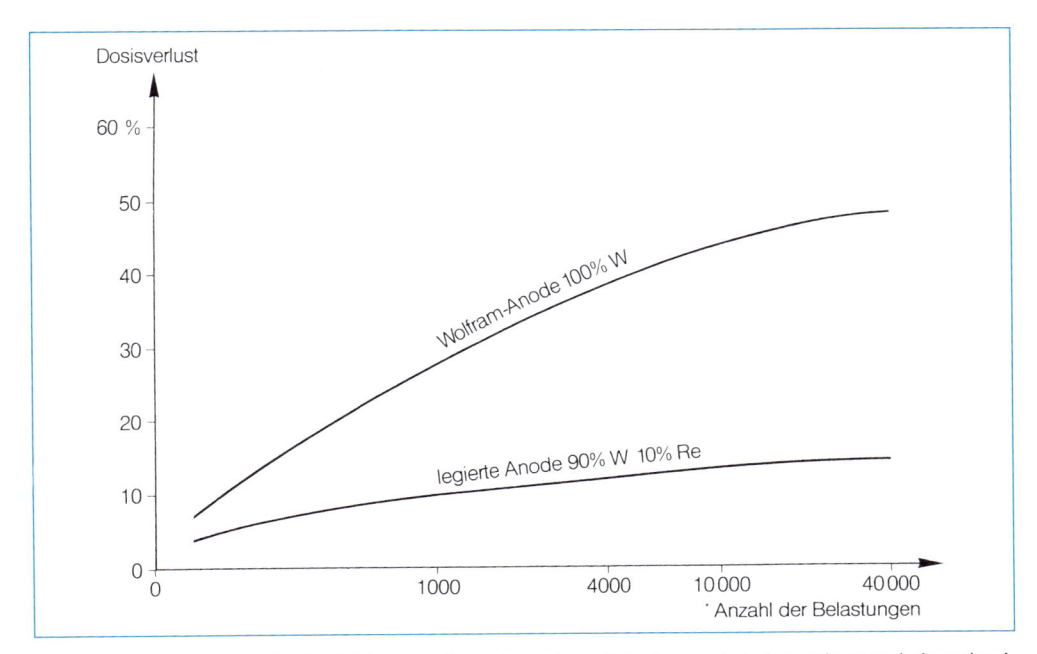

Abb. 9.17 Veränderungen der Dosisleistung mit der Anzahl der Belastungen bei einer reinen und einer rheniumlegierten Wolframelektrode

Röhrennomogramm

Die vorausgegangenen Erläuterungen haben veranschaulicht, dass eine Röntgenröhre nicht beliebig stark belastbar ist. Die **Belastbarkeit** im Kurzzeitbetrieb (für Röntgenaufnahmen) bezeichnet die maximal zulässige elektrische Energiezufuhr innerhalb von 0,1 Sekunden bei Drehanoden und innerhalb von 1,0 Sekunden bei Festanoden.

Im Langzeitbetrieb liegt die zulässige Belastung weit niedriger. Für den praktischen Gebrauch werden für jede Röntgenröhre Röhrennomogramme erstellt, die für jede gewählte Hochspannung den maximal zulässigen Röhrenstrom innerhalb einer bestimmten Benutzungszeit angeben (Abb. 9.18). Eine eingebaute Überlastungsautomatik kann eine Überschreitung der zulässigen Werte verhindern.

9.2.2 Röhrenschutzgehäuse

Das Röhrenschutzgehäuse ist die Umhüllung der Röntgenröhre. Es hat mehrere Aufgaben zu erfüllen.

Kühlung

Das Röhrenschutzgehäuse ist mit Öl gefüllt, welches die in der Röhre entstehende Wärme aufnimmt. Durch den Erwärmungseffekt kommt es zur Volumenausdehnung des Öls.

Diesem Vorgang wird mit einem speziellen Ölausdehnungsgefäß für den Volumenausgleich begegnet.

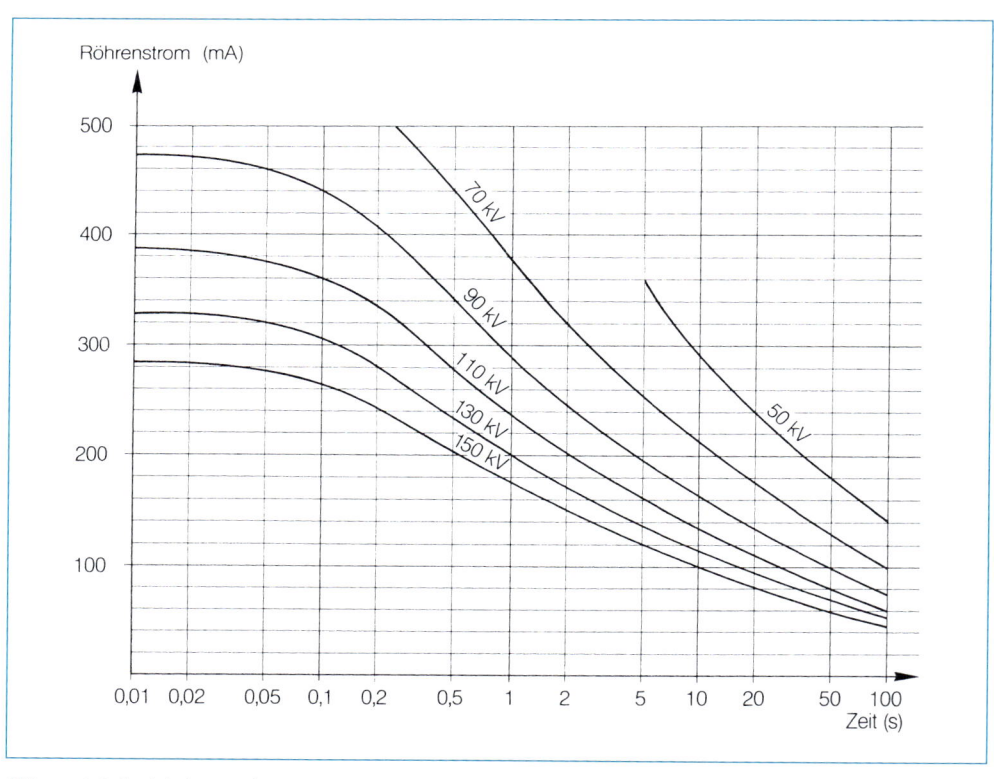

Abb. 9.18 Beispiel eines Röhrennomogramms: Jede Kennlinie gibt die für einen bestimmten Röhrenstrom zulässige Einschaltzeit an.

Strahlenschutz

Die in der Röntgenröhre erzeugte, aber nicht zum Nutzstrahlenbündel gehörende Röntgenstrahlung muss durch das Röhrenschutzgehäuse ausreichend gut abgeschirmt werden, um den Strahlenschutzanforderungen zu genügen.

Hochspannungsschutz

Das Röhrenschutzgehäuse muss so ausgelegt sein, dass die in der Röhre zwischen Anode und Kathode angelegte Hochspannung keine Gefährdung bei der Bedienung des Röntgengeräts darstellt. Das Gehäuse muss jederzeit gefahrlos angefasst werden können.

9.3 Röntgengenerator

Der Röntgengenerator besteht aus der Gesamtheit aller, dem Betrieb einer Röntgenröhre dienenden, elektrischen Teile der Röntgeneinrichtung. Dazu zählen der Hochspannungserzeuger mit den zugehörigen Schalt-, Regel- und Messvorrichtungen einschließlich der notwendigen Verbindungsleitungen.

Im Folgenden werden die verschiedenen Möglichkeiten der **Spannungsversorgung** einer Röntgenröhre besprochen.

Wie in ☞ Abbildung 9.8 skizziert, muss für zwei verschiedene Stromkreise der Röntgenröhre eine Spannungsversorgung bereitgestellt werden. Im einen Fall handelt es sich um eine **Hochspannung** für den Röhrenstrom, im anderen Fall um die **Heizspannung** für die Kathode.

Im einen Fall werden Gleichspannungswerte im Kilovoltbereich (bis 200 kV) benötigt, im anderen Fall reichen Wechselspannungen zwischen 10 und 20 V. Die Netzspannung von 220 V bzw. 380 V beim Drehstrom muss für die Röhrenspannung hochtransformiert und gleichgerichtet werden. Für die Heizspannung wird die Netzspannung entsprechend heruntertransformiert.

> **MERKE**
>
> **Der Röntgengenerator erzeugt:**
> 1. die Hochspannung zur Einstellung der Energie der entstehenden Röntgenphotonen und
> 2. die Heizspannung zur Beeinflussung der Menge der aus der Kathode austretenden Elektronen und somit auch die Menge der entstehenden Röntgenphotonen.

9.3.1 Transformator

Grundsätzlich ist ein Transformator aus **zwei Spulen** mit unterschiedlicher Windungszahl aufgebaut. Die beiden Spulen stehen in enger räumlicher Beziehung zueinander. Zumeist sind sie einander gegenüberliegend um die Schenkel eines isolierten Eisenjochs gewickelt (Abb. 9.19).

Wird an den Enden der einen Spule (**Primärspule**) eine Wechselspannung angelegt, so entsteht um die Spule herum und besonders konzentriert innerhalb des verwendeten Eisenjochs ein mit der Spannung wechselndes Magnetfeld.

Dieses sich ändernde Magnetfeld erzeugt seinerseits wieder ein sich änderndes elektrisches Feld, das an den Spulenenden der zweiten Spule (**Sekundärspule**) zu einer wechselnden elektrischen Spannung führt (Wechselspannung).

Die Ursachen für diesen **Induktion** genannten Vorgang wurden bereits im Grundlagenkapitel besprochen (☞ Kap. 2.2.2).

Die in der Sekundärspule induzierte Spannung hängt außer von der Primärspannung vom Verhältnis der Windungszahlen beider Spulen ab. Bei gleichen Windungszahlen beider Spulen würde an der Sekundärspule die gleiche Spannung induziert wie die Eingangsspannung an der Primärspule. Bei 100-facher Windungszahl gegenüber der Primärspule ist die induzierte Spannung 100-mal so hoch wie die Eingangsspannung, aus 220 V werden 22 000 V bzw. 22 kV Wechselspannung.

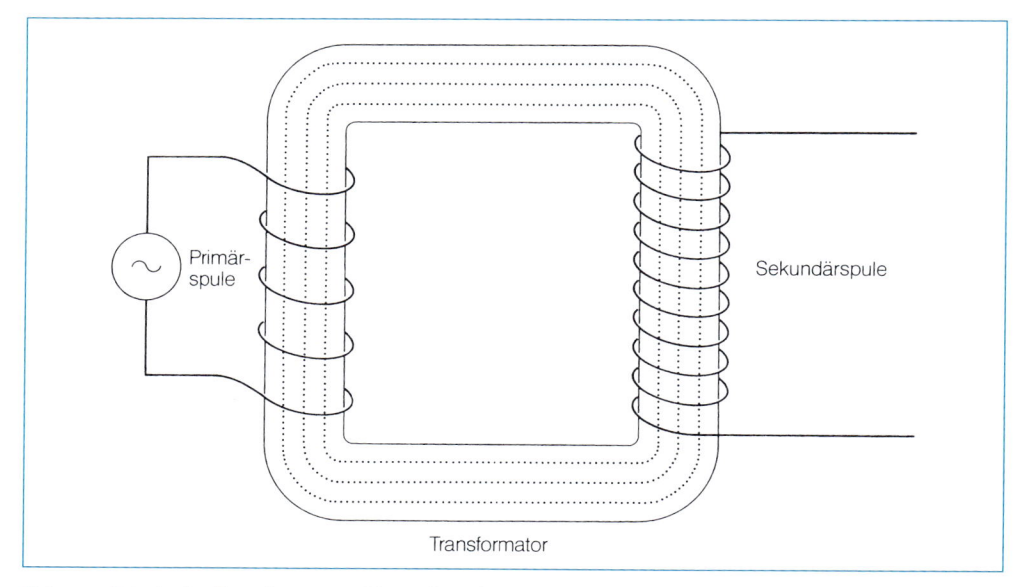

Abb. 9.19 Prinzip des Transformators: Die an der Primärspule angelegte Wechselspannung wird entsprechend dem Wicklungsverhältnis beider Spulen verändert und an der Sekundärspule entsprechend angeboten.

Ist die Windungszahl der Sekundärspule kleiner als die der Primärspule, kommt es zur Induktion einer entsprechend niedrigeren Spannung.

Allgemein gilt die Gleichung:
$U_1/U_2 = n_1/n_2$
$U_1 = n_2$
U_1 = Primärspannung (z. B. 220 V)
U_2 = induzierte Sekundärspannung
n_1, n_2 = Windungszahl der Primärspule bzw. Sekundärspule

Nach dem Energieerhaltungssatz kann Energie weder geschaffen noch vernichtet werden. Vernachlässigt man den in Wärme umgewandelten elektrischen Energieanteil, so gilt:
$U_1 \times I_1 = U_2 \times I_2$
I_1, I_2 = Strom in der Primär- bzw. Sekundärspule
Das Produkt aus Spannung und Stromstärke ergibt die elektrische Leistung bzw. den Energieumsatz pro Zeit. Dieser ist in beiden Spulen theoretisch gleich.

9.3.2 Hochspannungsgleichrichter

Ein Gleichrichter hat die Aufgabe, den Stromfluss bei Wechselstrom nur in einer Richtung passieren zu lassen und in der anderen zu sperren. Vom Funktionsprinzip her unterscheidet man zwei verschiedene Gleichrichterarten, die **Gleichrichterröhre** und den **Halbleitergleichrichter (Diode)**.

Gleichrichterröhre

Die Gleichrichterröhre besteht, ähnlich wie die Röntgenröhre, aus einem evakuierten Glasgefäß mit einer geheizten Kathode und einer Anode. Um die geheizte Kathode herum entsteht wie bei der Röntgenröhre eine Elektronenwolke.

Liegt eine ausreichend hohe Spannung zwischen Anode und Kathode (Pluspol an der Anode), so fließt ein Elektronenstrom von der Kathode zur Anode. Kehrt sich die Polung zwischen Anode und Kathode um, so ist ein Elektronenfluss nicht möglich.

Abbildung 9.20 verdeutlicht den Zusammenhang.

Anmerkung: Aus historischen Gründen wird die Richtung des elektrischen Stromes *formal* immer von Plus nach Minus angegeben! (☞ Kap. 2.2.1)

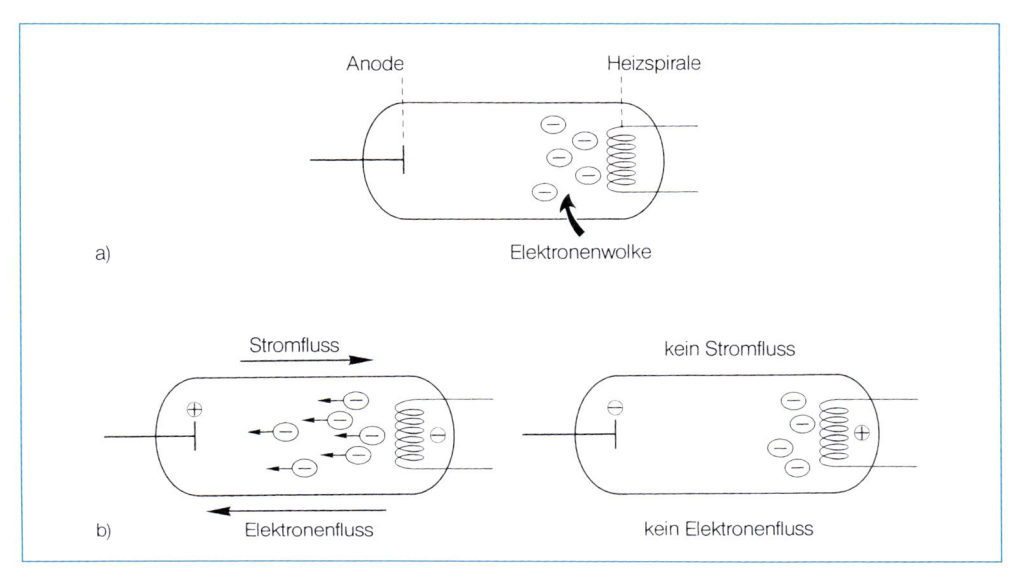

Abb. 9.20 Gleichrichterröhre. a) Durch das Heizen der Kathode entsteht in ihrem Nahbereich eine Elektronenwolke. b) Nach dem Anlegen einer Hochspannung ist ein Stromfluss nur bei richtiger Polung in einer Richtung möglich. Aus Tradition wird die Flussrichtung vom Pluspol zum Minuspol angenommen, obwohl sich die Elektronen in der entgegengesetzten Richtung bewegen.

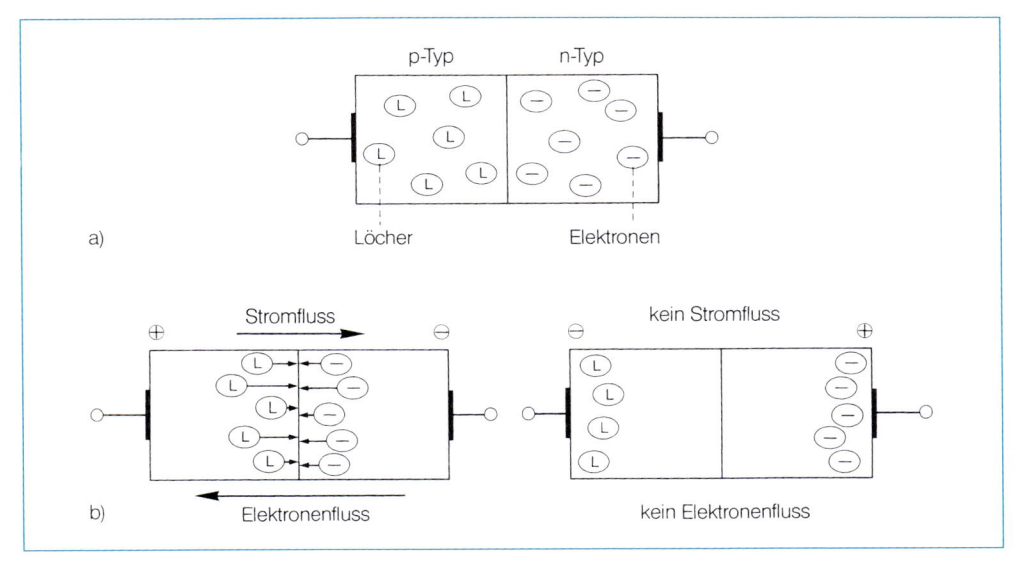

Abb. 9.21 Halbleiterdiode. a) Geeignetes Halbleitermaterial wird durch „Einlagern von Fremdatomen" (= Dotieren) mit einem Überschuss an beweglichen Elektronen (n-Typ) oder an beweglichen Elektronenfallen bzw. -löchern (p-Typ) versehen. Die Kopplung eines p- und n-Typ-Halbleiters wirkt als Gleichrichter (Diode). b) Ein Stromfluss ist nur in einer Richtung möglich. Bei Polung in Durchlassrichtung können die Ladungen die Grenzschicht zwischen dem p- und n-Typ-Halbleiter überwinden, bei Polung in Sperrrichtung nicht. Traditionsgemäß wird der Stromfluss vom Pluspol zum Minuspol gerichtet angenommen.

Halbleitergleichrichter (Diode)

Halbleiter werden in zwei Typen klassifiziert: in den n-Typ (Überschusshalbleiter) und den p-Typ (Mangelhalbleiter).

n-Typ-Halbleiter besitzen locker gebundene Elektronen, die sich relativ frei innerhalb des Materials bewegen.

p-Typ-Halbleiter sind mit sog. Elektronenfallen ausgestattet, die eine positive Ladung besitzen und Elektronen binden können. Diese Elektronenfallen bzw. Elektronenlöcher können sich ebenfalls innerhalb des Halbleiters bewegen.

Bindet man einen Halbleiter vom p-Typ mit einem vom n-Typ in der in Abbildung 9.21a dargestellten Weise, so nennt man dieses eine Diode. **Dioden** wirken als Gleichrichter.

Abbildung 9.21b veranschaulicht die Funktionsweise. Liegt der Pluspol an der p-Seite und der Minuspol an der n-Seite, so wandern Elektronen und Elektronenfallen aufeinander zu und können die Kontaktschicht überwinden, ein Strom fließt. Bei umgekehrter Polung werden die Elektronen und die Elektronenfallen innerhalb der Halbleitermaterialien voneinander getrennt, ein Stromfluss ist nicht möglich, die Diode ist in Sperrstellung.

Das allgemeine Zeichen für einen elektrischen Gleichrichter (eine Diode) ist in Abbildung 9.22 dargestellt.

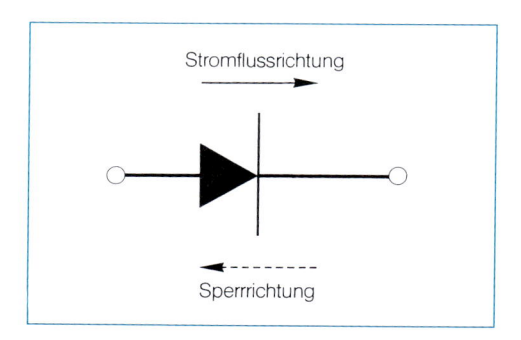

Abb. 9.22 Allgemeines Symbol für einen elektrischen Gleichrichter (Diode)

9.3.3 Generatortypen

Bei einer Einteilung der Generatortypen nach der elektrischen Schaltform werden vier Typen unterschieden, nämlich der 1-, 2-, 6- und 12-Puls-Generator.

1- und 2-Puls-Generatoren können mit normaler Wechselspannung (220 V) betrieben werden, 6- und 12-Puls-Generatoren benötigen eine dreiphasige Wechselspannung.

1-Puls-Generator

Wird die hochtransformierte Wechselspannung direkt an eine Röntgenröhre angelegt, so arbeitet die Röhre nur während einer Halbwelle der Wechselspannung. Die Röntgenröhre wirkt dem Prinzip nach wie ein Gleichrichter.

Liegt der Pluspol an der Kathode, so kann kein Röhrenstrom fließen und somit keine Röntgenstrahlung erzeugt werden (Abb. 9.23).

Bei hoher thermischer Belastung besteht bei dieser Schaltung die Gefahr der Rückzündung, wobei Elektronen von der Anode emittiert werden können und während der zweiten Halbwelle auf die Kathode aufprallen und dort das Material nachhaltig zerstören. Für eine Dauerbelastung ist eine so geschaltete Röntgenröhre nicht geeignet.

Zur Sicherung gegen die Rückzündung werden manchmal ein oder auch zwei Gleichrichter in die Schaltung eingebaut (Abb. 9.24). Gleichrichter werden hier auch zuweilen als Ventile bezeichnet. Da die Ausbeute an Röntgenstrahlung beim beschriebenen Halbwellengenerator relativ schlecht ist, wird diese Art der Hochspannungsversorgung nur noch bei speziellen Kleingeräten eingesetzt.

2-Puls-Generator

Durch eine spezielle Schaltung mit vier Gleichrichtern (Ventilen), die sog. **Graetzsche Schaltung**, ist es möglich, auch die zweite Halbwelle

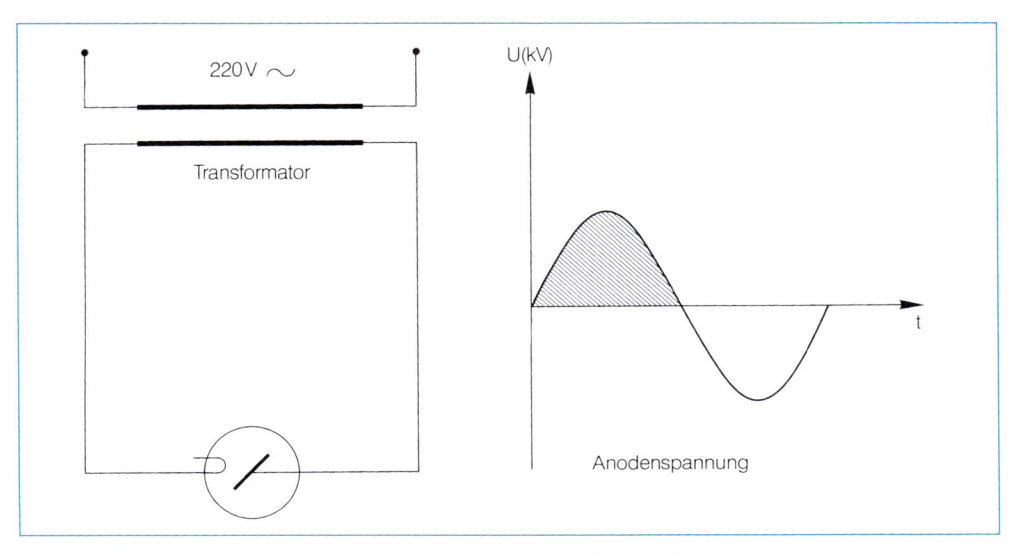

Abb. 9.23 Schaltschema eines einfachen 1-Puls-Generators: Die Röntgenröhre selbst wirkt hier als Gleichrichter. Nur jede zweite Halbwelle der Wechselspannung wird zur Strahlungserzeugung genutzt.

einer Wechselspannung zum Betrieb der Röntgenröhre zu nutzen. Abbildung 9.25 beschreibt die Funktionsweise dieser Schaltung.

6- und 12-Puls-Generator

Die beim 2-Puls-Generator noch deutlich ausgeprägte Welligkeit der gleichgerichteten Spannung und damit des Leistungsverlaufs lässt sich durch Verwendung von **Drehstrom** und speziellen Schaltungen deutlich glätten.

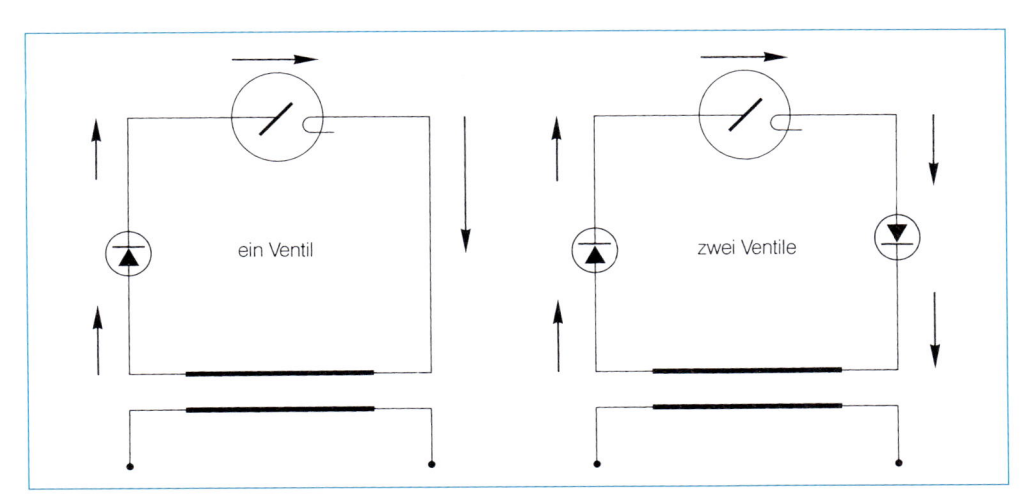

Abb. 9.24 1-Puls-Generator mit einem bzw. zwei zusätzlichen Gleichrichtern (in Reihe mit der Röntgenröhre) als Schutz gegen Rückzündung

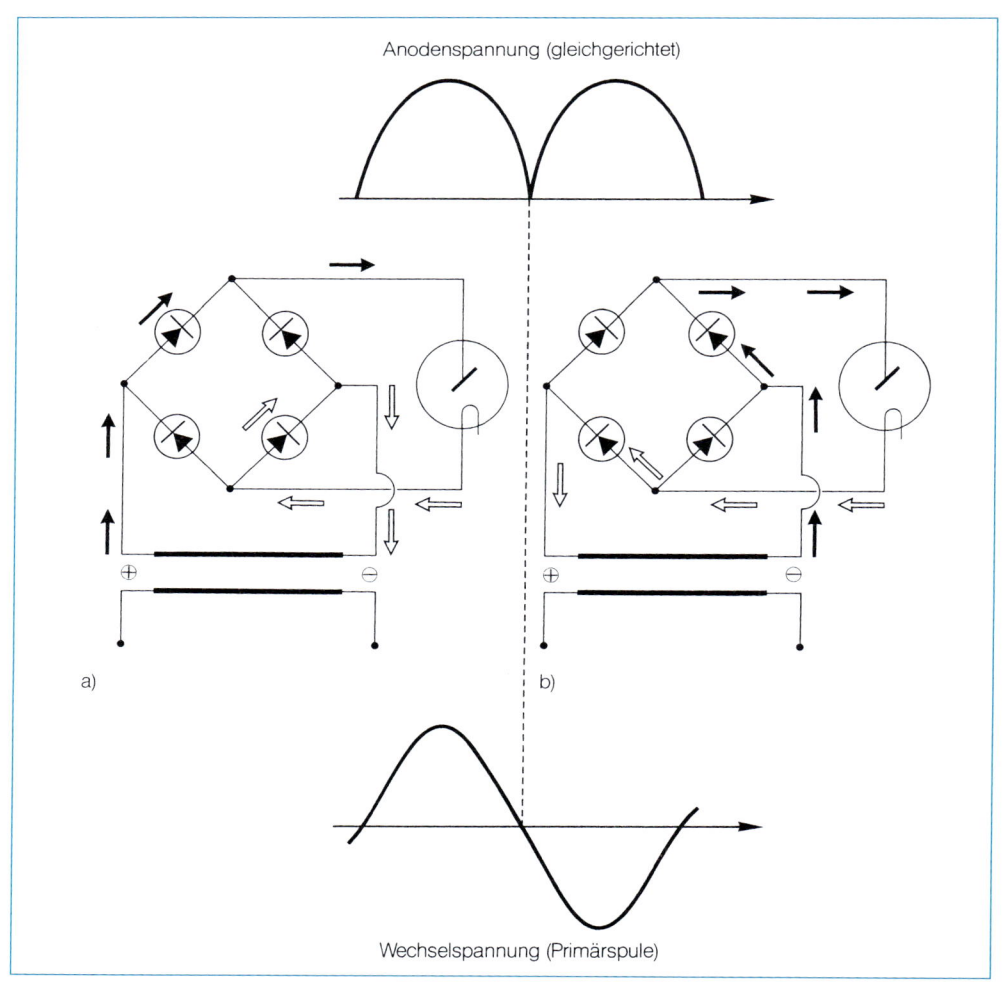

Abb. 9.25 Schaltschema eines 2-Puls-Generators mit vier Gleichrichtern (Ventilen) in Graetzscher Schaltung: Beide Halbwellen der Wechselspannung werden zur Strahlungserzeugung genutzt. Die Pfeile geben jeweils die Stromrichtung auf beiden Seiten der Röhre an (zur Erinnerung: Elektronenfluss entgegengesetzt Stromrichtung!).

Abbildung 9.26 und Abbildung 9.27 zeigen die Schaltbilder eines 6-Puls-Generators und eines 12-Puls-Generators mit dem dazugehörigen Verhalten der gleichgerichteten Wechselspannung.

Beim 12-Puls-Generator sind nur noch minimale Spannungsschwankungen vorhanden. Es ist nahezu ein geglätteter Gleichstrom, der mittlere Gleichspannungswert (Effektivspannungswert) erreicht hier 98 % des Scheitelspannungswertes.

Die **Vorteile** der weniger pulsierenden Hochspannung sind:
- höhere Röntgenstrahlenausbeute (Dosisleistung)
- kürzere Belichtungszeiten
- günstigere Energieverteilung des Bremsstrahlenspektrums.

Es sind weniger niederenergische Photonen vorhanden, was zu einer Reduzierung der Strahlendosis des Patienten führt.

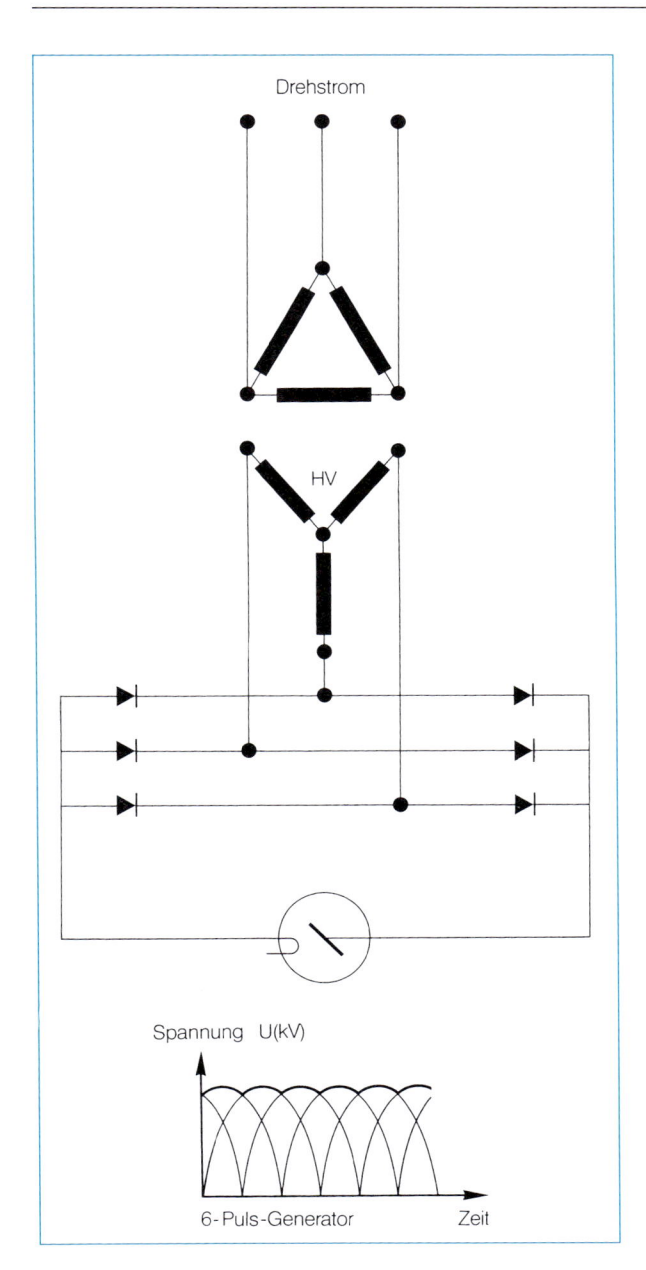

Abb. 9.26
Schaltschema eines 6-Puls-Generators: Zur Spannungsversorgung ist Drehstrom erforderlich. Während einer Periode werden sechs positive Halbwellen zur Strahlungserzeugung genutzt, deren Überlagerung nur noch eine geringe Welligkeit der Spannungskurve ergibt.

Konverter-Generatoren

Zunehmend wurden die oben beschriebenen Pulsgeneratoren durch einen anderen Generatortyp verdrängt, den Mittelfrequenz- bzw. **Konvertergenerator.** Der wesentliche technische Unterschied besteht in der Art der Hochspannungserzeugung. Bei den **Pulsgeneratoren** wird vom Drehstrom ausgehend zunächst eine Hochspannung gewünschter Höhe erzeugt, die dann in eine Gleichspannung umgewandelt wird. Diese weist je nach Generatortyp eine gewisse Restwelligkeit auf. Beim **Kon-**

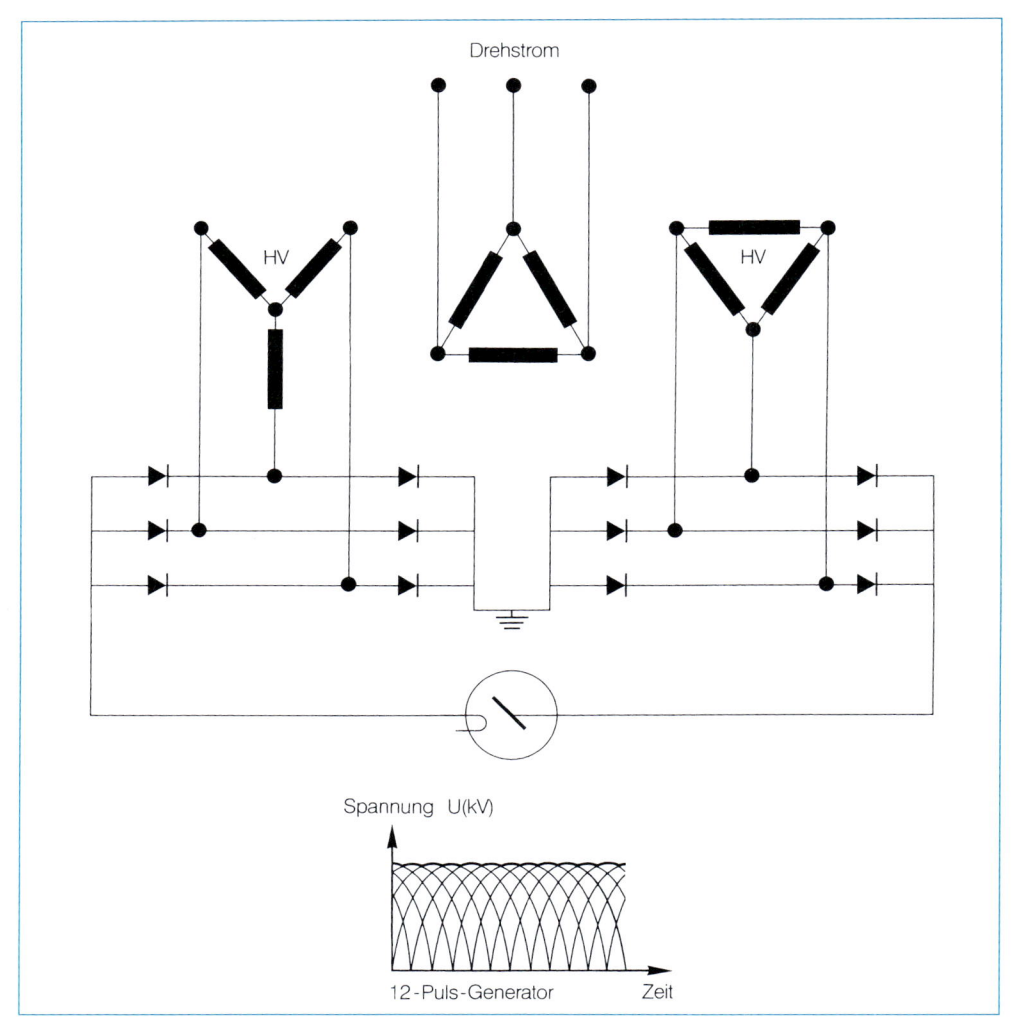

Abb. 9.27 Schaltschema eines 12-Puls-Generators: Es resultiert eine Spannungskurve mit sehr geringer Welligkeit, also eine nahezu konstante Hochspannung an der Röntgenröhre.

vertergenerator wird die niederfrequente Wechselspannung (Netzspannung von 50 Hz) zunächst gleichgerichet und dann in eine 200–2 000fach höherfrequente Wechselspannung (10–100 kHz) konvertiert (lat. convertere = umwandeln). Erst im nächsten Schritt wird die für die Röntgenröhre benötigte Hochspannung (regelbar) erzeugt und anschließend gleichgerichtet. Die so erzeugte gleichgerichtete Hochspannung weist eine nur **sehr geringe Restwelligkeit** auf.

Die **Vorteile** dieses Verfahrens sind neben der sehr geringen Welligkeit:
- eine hohe Konstanz der Spannung,
- eine um das Fünffache schnellere Schaltgeschwindigkeit,
- deutliche Einsparungen an Gewicht und Aufwand bei den verwendeten Bauteilen und somit bei den Herstellungskosten der Generatoren.

9.3.4 Schaltmöglichkeiten eines Röntgengenerators

Bei der Bedienung eines Röntgengenerators sind **drei Größen** je nach Situation grundsätzlich festzulegen:
- die **Hochspannung** (kV)
- der **Röhrenstrom** (mA)
- die **Einschaltzeit** (s).

Dabei ist einerseits das Ziel einer optimalen Belichtung des Röntgenfilmes anzustreben, andererseits darf die Röntgenröhre bei der Benutzung nur im Rahmen der vom **Röhrennomogramm** festgelegten Grenzen geschaltet werden.

Es gibt grundsätzlich drei Möglichkeiten, die Aufnahmedaten Röhrenspannung, Röhrenstromstärke und Belichtungszeit zu wählen:
- Dreiknopfeinstellung (freie Einstellung der Aufnahmedaten Röhrenspannung, Röhrenstromstärke und Belichtungszeit)
- Zweiknopfautomatik (freie Einstellung der Röhrenspannung und des Produktes Stromstärke × Zeit (mAs-Produkt))
- Einknopfautomatik (Einstellung der Röhrenspannung nur in Verbindung mit der Belichtungsautomatik).

Die **Dreiknopfeinstellung** setzt die umfangreichsten Kenntnisse voraus, um in möglichst kurzer Belichtungszeit mit maximal zulässiger Stromstärke sicher zu arbeiten, ohne eine Schädigung des Gerätes herbeizuführen.

Bei der **Zweiknopfautomatik** ist die Röhrenstromstärke automatisch unter Berücksichtigung des Röhrennomogrammes mit der Belichtungszeit gekoppelt (mAs-Produkt). Technisch wurden hier verschiedene Möglichkeiten realisiert, Feststromgeneratoren (weniger leistungsfähig) und Generatoren mit fallender Last. Hierbei wird die Röhrenstromstärke in Stufen oder kontinuierlich dem Belastungsnomogramm des verwendeten Fokus angepasst. Letztere sind flexibler und ermöglichen eine optimale Ausnutzung der Nomogrammkurve der Röhre bei kürzestmöglicher Aufnahmezeit.

Bei der **Einknopfautomatik** wird nur noch die Röhrenspannung gewählt, teils über mit den jeweiligen Organen gekennzeichnete

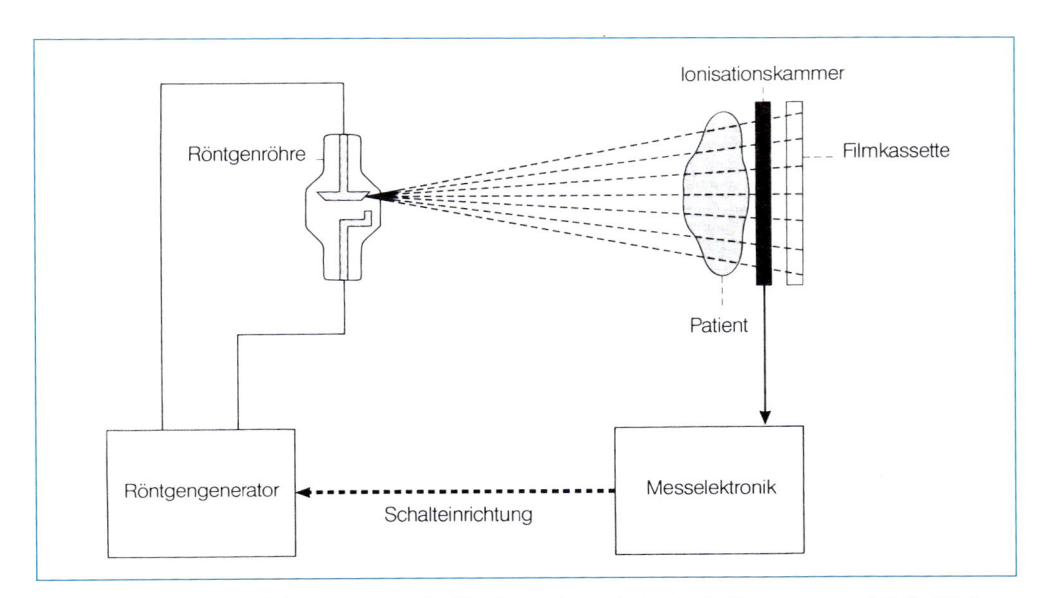

Abb. 9.28 Prinzip der Belichtungsautomatik: Mit einer schattenfreien Ionisationskammer wird die Röntgenstrahlung (zumeist) vor der Filmkassette gemessen. Wenn die zur optimalen Filmschwärzung erforderliche Dosis erreicht ist, wird die Strahlung abgeschaltet.

Knöpfe (**Organtasten**). Es werden Generatoren mit fallender Last und eine Belichtungsautomatik benutzt.

9.3.5 Belichtungsautomatik

Um einen **optimal** belichteten Film zu erstellen, muss eine genau bestimmte Menge Röntgenphotonen in der Filmkassette bzw. am Film zur Wirkung kommen. Mit Hilfe eines geeigneten Dosismessgeräts lässt sich vor bzw. hinter der Filmkassette die Ionendosis bestimmen und bildet so ein Maß für die zur Belichtung eintreffenden Röntgenphotonen. Ist eine vorher festgelegte Dosis erreicht, so schaltet die Belichtungsautomatik den Röntgengenerator ab (Abb. 9.28).

Da in der zu untersuchenden Körperregion deutliche Dichteunterschiede der Gewebe vorliegen können, ist es nicht gleichgültig, an welcher Stelle hinter dem Patienten die Ionendosis zur Ermittlung der optimalen Filmschwärzung gemessen wird.

Für verschiedene Untersuchungen haben sich entsprechend geeignete Messstellen herausgestellt. Diese sind die bildwichtigen Bereiche, wo die am meisten interessierenden Objektdetails liegen.

Angepasst an die jeweilige Untersuchungsart findet man verschiedene Anordnungen von Ionisationskammern am Röntgengerät vor, von denen eine oder zwei je nach zu untersuchender Körperregion als **Referenzionenkammer** ausgewählt werden (Abb. 9.29).

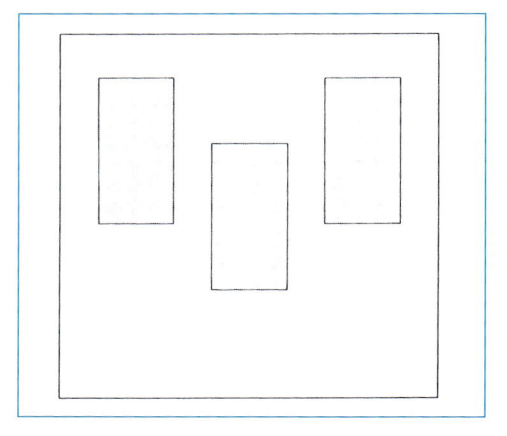

Abb. 9.29 Anordnung der möglichen Messfelder bei einer Dreifelderionisationskammer für die Röntgenbelichtungsautomatik. In jeweils wichtigen Bildbereichen können die Kammern einzeln oder gekoppelt zur Messung benutzt werden.

FRAGEN

9.1   Wodurch ist Röntgenbremsstrahlung charakterisiert?
9.2   Welche Eigenschaften besitzt charakteristische Röntgenstrahlung?
9.3   Wann tritt Röntgenbremsstrahlung und wann charakteristische Röntgenstrahlung auf?
9.4   Welche Stromkreise werden bei einer Röntgenröhre verwendet und wie wird der Röhrenstrom reguliert?
9.5   Was ist der Heeleffekt und wo wird er praktisch angewandt?
9.6   Welche Generatortypen kennen Sie?
9.7   Nennen Sie die Vorteile des 12-Puls-Generators.
9.8   Woraus besteht ein Röntgenstrahler?

10 Wechselwirkung von Röntgenstrahlung mit Materie und ihre Beeinflussung durch Zusatzgeräte

Für die Wechselwirkung von Röntgenstrahlung mit Materie gelten grundsätzlich die in ☞ Kapitel 4 besprochenen Gesetzmäßigkeiten für **Streuprozesse** und **Absorption**. Das Verhältnis von Absorptions- zu Streuprozessen ist u. a. von der Photonenenergie abhängig (☞ Abb. 4.2).

Mit zunehmender Photonenenergie nehmen die Absorptionsprozesse ab und die Streuprozesse zu, wobei gleichzeitig die Richtung der gestreuten Photonen vermehrt in Richtung der Primärstrahlung verläuft (Abb. 10.1).

Die Abhängigkeit der Absorption von
- der Photonenenergie
- der Ordnungszahl des verwendeten Materials
- der Dichte des verwendeten Materials und
- der durchstrahlten Dicke

ist schematisch in Abbildung 10.2 noch einmal zusammengefasst. Jeder Wechselwirkungsprozess trägt zur **Schwächung der Röntgenstrahlung** in Primärstrahlrichtung bei.

Die Abhängigkeit des **Schwächungskoeffizienten µ** für den Photo- und Compton-Effekt

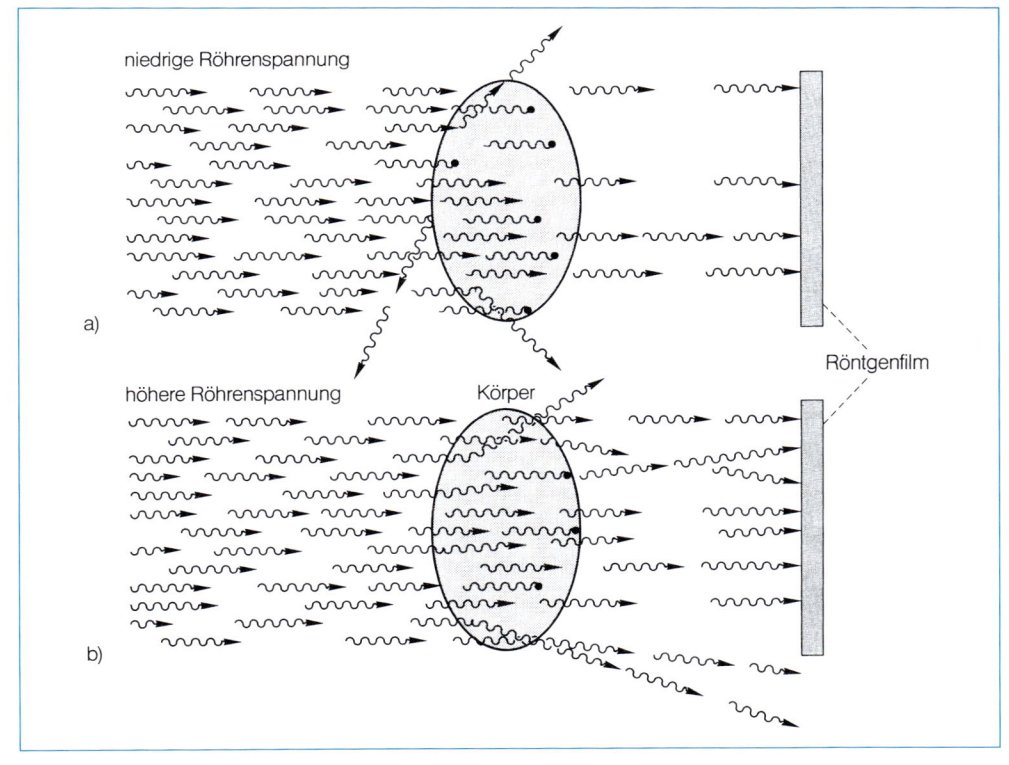

Abb. 10.1 Abhängigkeit der Streuung und Absorption von der Photonenenergie. a) Bei niedriger Photonenenergie überwiegt die Absorption. b) Bei hoher Photonenenergie überwiegt die Streuung, die nun zudem mehr in Richtung der Primärstrahlung erfolgt (Vorwärtsstreuung).

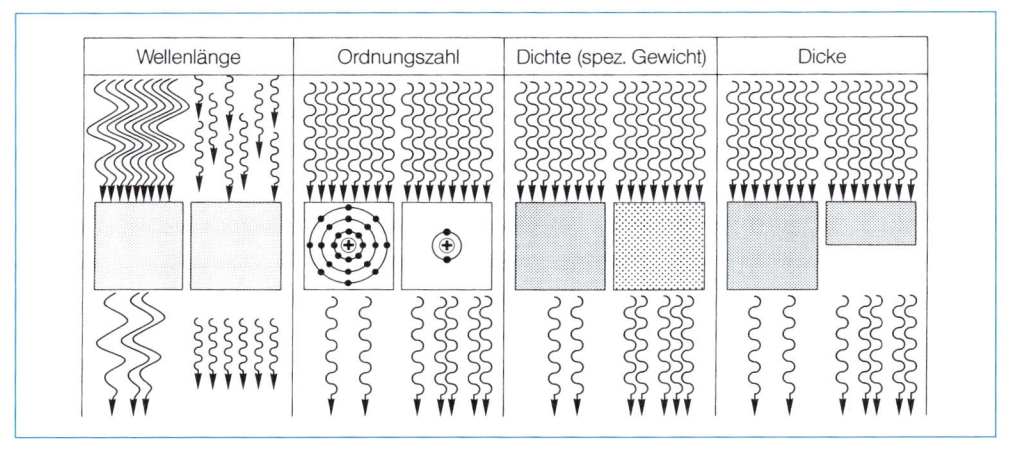

Abb. 10.2 Die Absorption vermindert sich mit zunehmender Photonenenergie sowie mit abnehmender Ordnungszahl, Dichte und Dicke des durchstrahlten Materials.

sowie für die Paarbildung und die Summe aus allen drei Effekten von der einfallenden Strahlenenergie ist prinzipiell in ☞ Kap. 4.1 dargestellt. Im Einzelnen variiert diese Kurvenschar in Abhängigkeit vom durchstrahlten Material.

Röntgenstrahlung setzt sich, wie bereits besprochen, aus Bremsstrahlung und charakteristischer Strahlung zusammen. Dabei hat das Bremsstrahlenspektrum – von speziellen Ausnahmen abgesehen – den wesentlich größeren Anteil an der Gesamtstrahlung.

Der Anteil der relativ niederenergetischen Photonen (weiche Strahlung) nimmt mit abnehmender Röhrenspannung zu (☞ Abb. 9.1). Die weiche Röntgenstrahlung wird zum größten Teil im Patienten absorbiert und trägt somit maßgeblich zur Strahlenbelastung bei.

Für die Bilderstellung ist sie bedeutungslos. Durch Verwendung geeigneter Hilfsmittel (Zusatzgeräte) wie **Filter, Tubusse, Blenden und Streustrahlenraster**, ist eine Verminderung der Strahlenbelastung bzw. eine Verbesserung der Bildqualität möglich.

10.1 Filter

Filter sind Vorrichtungen im Strahlengang zwischen Röhrenfokus und Objekt. Sie dienen der Verminderung des niederenergetischen (weichen) Anteils im Bremsstrahlspektrum. Dieser Vorgang wird auch Härtung der Strahlung genannt. **Härtungsfilter** vermindern die Strahlenexposition des Patienten.

Die Gesamtfilterung besteht aus der **Eigenfilterung** und möglicher **Zusatzfilterung.**

Zur **Eigenfilterung** der Röhre zählen die gesamte Wandung der Röntgenröhre, die Tiefenblende und das Röhrenfenster.

Bestimmte Mindest(eigen)filterungen sind für Röntgenröhren vorgeschrieben.

Darüber hinaus müssen an Röntgeneinrichtungen für Nennspannungen über 70 kV in der Regel Halterungen für Zusatzfilter vorhanden sein. **Zusatzfilter** sind auswechselbare Filter aus z. B. aus Kupfer oder Aluminium. Bei Aufnahmen von Kindern und Jugendlichen muss z. B. eine zusätzliche Filterung von 1 mm Al + 0,1 – 0,2 mm Cu verwendet werden.

Bei Aufnahmen von Körperteilen mit bereichsweise unterschiedlicher Dicke (z. B. das Bein) werden keilförmige **Ausgleichsfilter** ein-

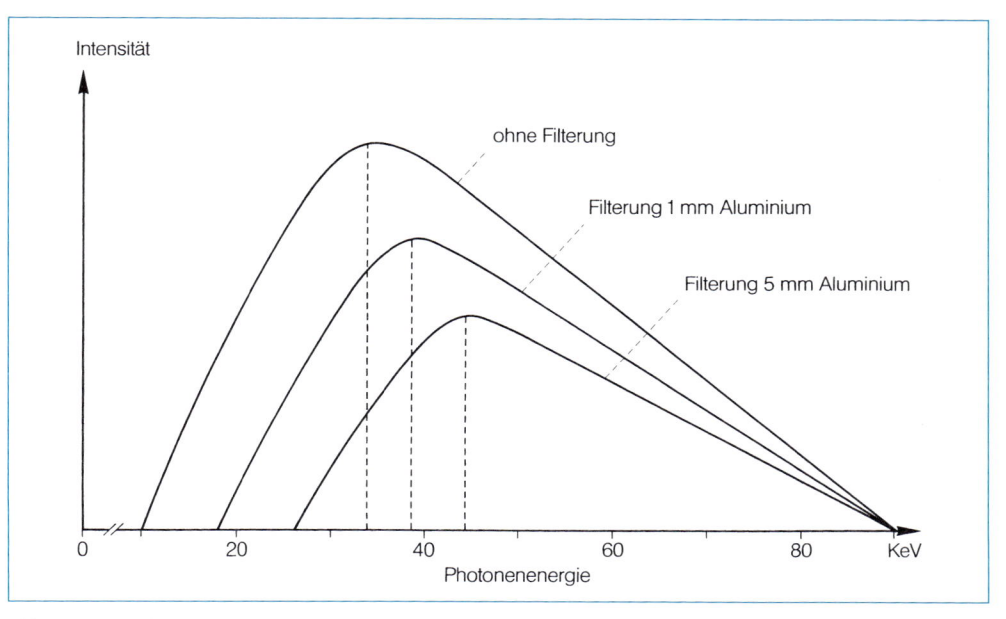

Abb. 10.3 Beeinflussung des Bremsstrahlspektrums durch Filterung: Niederenergetische Photonen (= weiche Strahlen) werden herausgefiltert, das Intensitätsmaximum verschiebt sich zu höheren Energien hin.

gesetzt, die den Dickenunterschied im Nutzstrahlenbündel ausgleichen und so eine gleichmäßige Filmbelichtung ermöglichen.

Abbildung 10.3 zeigt die Verschiebung des Intensitätsmaximums durch Härtungsfilter zu höheren Energien hin (Aufhärtung).

> **MERKE**
> Filter bewirken eine Aufhärtung des Bremsstrahlsspektrums und damit
> 1. eine verbesserte Bildqualität sowie
> 2. einen besseren Strahlenschutz für den Patienten.

10.2 Tubusse und Blenden

Die gesamte aus einem Röntgenstrahler austretende Strahlung heißt **Primärstrahlung**. Die **Nutzstrahlung** ist der Strahlenkegel, der durch Tubusse bzw. Blenden für den diagnostischen Verwendungszweck festgelegt wird (Einblendung). Das Nutzenstrahlbündel soll möglichst nur den interessierenden Objektbereich durchstrahlen.

> **MERKE**
> Jede unnötige Vergrößerung des Nutzstrahlenkegels führt zu einer zusätzlichen Strahlenexposition des Patienten und muss deshalb vermieden werden.

Man kennt einerseits feste Blenden mit unveränderlicher Öffnung für den Strahlendurchtritt. Dazu zählen **Lochblenden** und kegelförmige **Tubusse**. Verstellbare Blenden erlauben die Wahl einer beliebigen Feldgröße meist in rechteckiger Form.

Fokusnah angebrachte Blenden halten den nicht benötigten Anteil der Primärstrahlung am besten zurück, rufen jedoch in der Bildschichtebene eine unscharfe Feldbegrenzung hervor.

Eine scharfe Feldbegrenzung wird durch fokusferne bzw. objektnahe Blenden erreicht. Bei der **Tiefenblende** werden mehrere Blenden

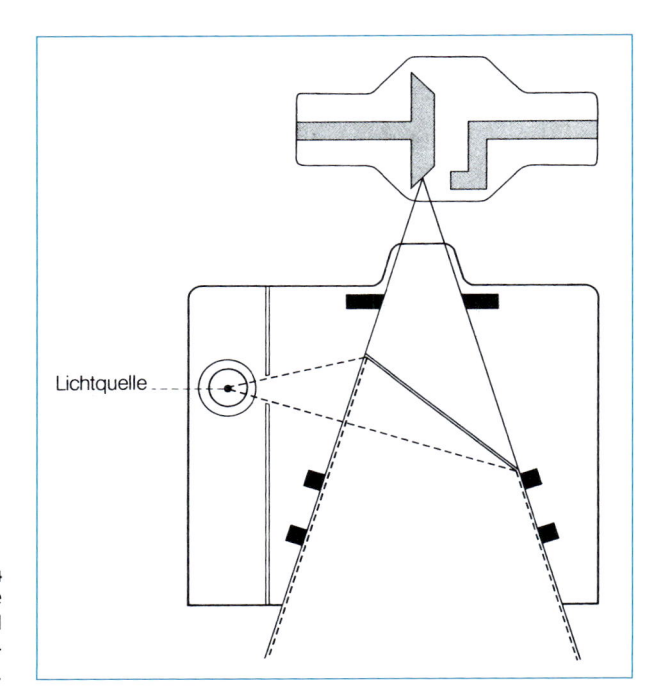

Abb. 10.4
Aufbau einer Tiefenblende. Mit Hilfe des eingeblendeten Lichtkegels wird die Geometrie des Röntgenstrahlenbündels simuliert.

in verschiedenen Abständen vom Fokus miteinander kombiniert und so die Vorteile der fokusnahen und der objektnahen Ausblendung verknüpft. Abbildung 10.4 gibt den Aufbau einer Tiefenblende wieder.

Eine spezielle Spiegelkonstruktion erlaubt, die Ausrichtung der Blenden auf den interessierenden Objektbereich vor Einschaltung der Röntgenstrahlung zu überprüfen. Der erzeugte Lichtstrahlkegel entspricht hierbei dem dann eingesetzten Nutzstrahlenbündel der Röntgenstrahlung.

Ein weiterer wesentlicher Vorteil der Einblendung der Primärstrahlung auf das nötige Nutzstrahlfeld besteht in der **Reduzierung der Streustrahlung.**

Abbildung 10.5 veranschaulicht, dass der größte Teil der Streustrahlung im Patientengewebe entsteht.

Streustrahlung bewirkt eine Verringerung der Bildkontraste; sie erzeugt einen Grauschleier im Film. Durch Einengung des Strahlenbündels wird die Entstehung dieser unerwünschten Streustrahlung vermindert. Um die Auswirkung der unvermeidlich entstehenden Streustrahlung auf die Bildqualität zu verringern, werden zwischen Objekt und Filmebene zudem spezielle Rasterblenden verwendet.

> **MERKE**
> Bei jeder Röntgenanwendung entsteht Streustrahlung. Sie mindert die Bildqualität und trägt zur Strahlenbelastung von Patient und Personal bei.

10.3 Streustrahlenraster

Streustrahlenraster sollen einen möglichst großen Anteil der im Objekt entstehenden und in Richtung Bildebene (Film bzw. Leuchtschirm) gerichteten Streustrahlenanteile absorbieren und somit die Bildqualität verbessern.

Für die Bildentstehung in der Film- bzw. Leuchtschirmebene ist nur der nicht im Objekt absorbierte Teil der Nutzstrahlung dienlich.

10.3 Streustrahlenraster

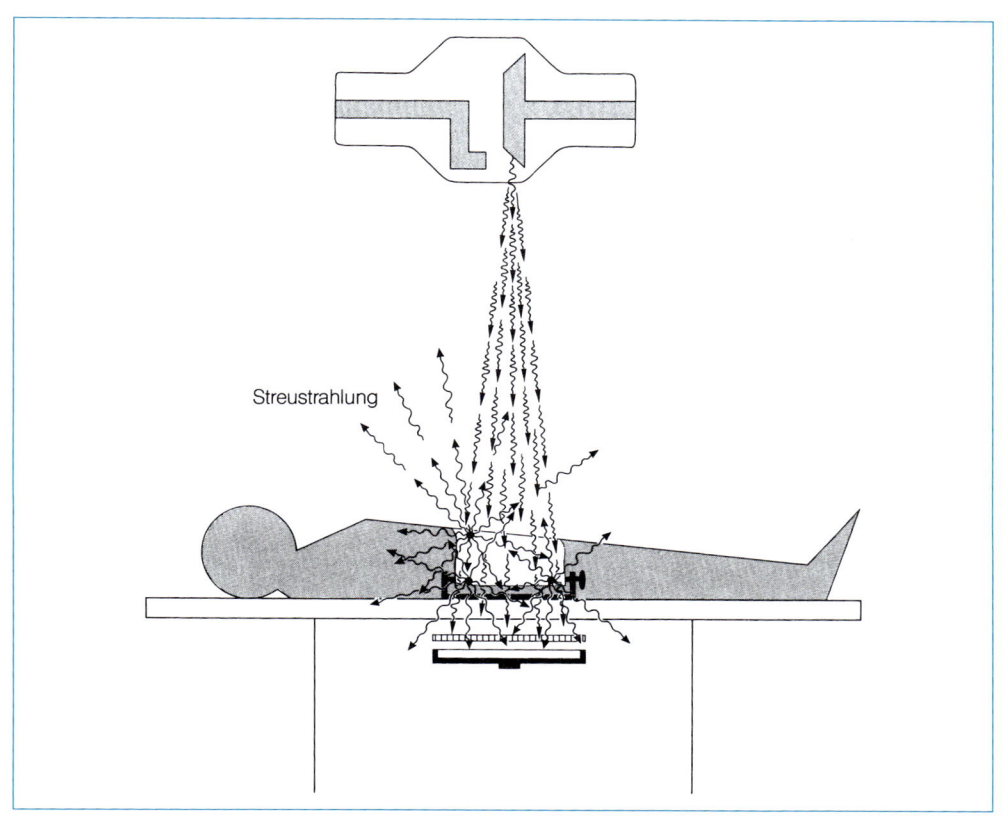

Abb. 10.5 Der größte Teil der Streustrahlung beim Röntgen entsteht im durchstrahlten Gewebsbereich.

Nur die vom Röntgenfokus aus geradlinig in die Bildebene gelangenden Photonen können nach den Gesetzen der Zentralprojektion zu einem unverfälschten Bild beitragen.

Jegliche von anderen Stellen (z. B. Streustellen innerhalb des Objektes) ausgehende Strahlung trägt zu einer Verschlechterung der Bildqualität bei!

Streustrahlenraster enthalten Lamellen aus einem die Strahlung stark schwächenden Material (z. B. Blei oder Wolfram), deren Stärke in der Größenordnung von 50 µm liegt. Die

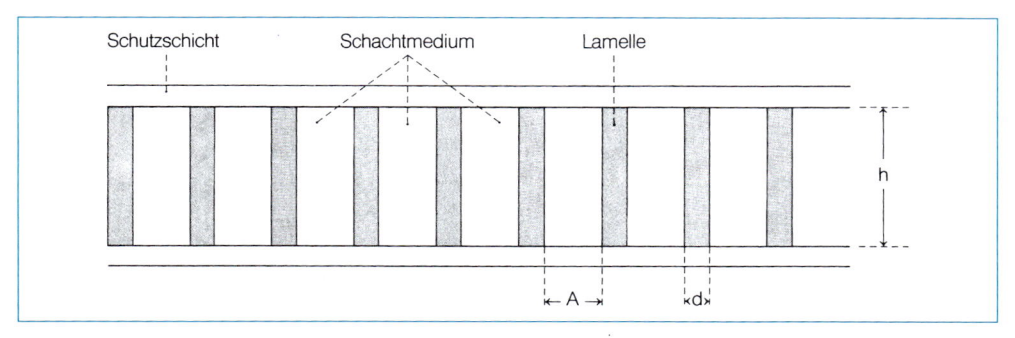

Abb. 10.6 Aufbau eines Streustrahlenrasters

Lamellenzwischenräume (Schächte) sind mit einem möglichst strahlendurchlässigen Material (z.B. Kunststoff) ausgefüllt. Eine dünne Aluminiumhülle dient zumeist als Schutzschicht (Abb. 10.6).

> **MERKE**
>
> Streustrahlenraster verbessern die Bildqualität, indem sie den Streustrahlenanteil in der Bildebene verringern.

10.3.1 Fokussierung

Bei dem am häufigsten verwendeten fokussierten Raster sind die Lamellen hochkant in Ausbreitungsrichtung der Nutzstrahlung gestellt und auf eine Linie hin fokussiert, in der sich der **Brennfleck** der Röhre befinden soll (Abb. 10.7).

Die **Fokussierung** weist zumeist einen gewissen Toleranzbereich des Abstandes zwischen Fokus und Raster auf, der von 70 cm bis 150 cm reichen kann. Der standardisierte optimale Fokusabstand für Rasteraufnahmen liegt bei 115 cm. Bei Fokusverschiebungen nach außerhalb des Toleranzbereiches spricht man von **Defokussierung** (Abb. 10.8).

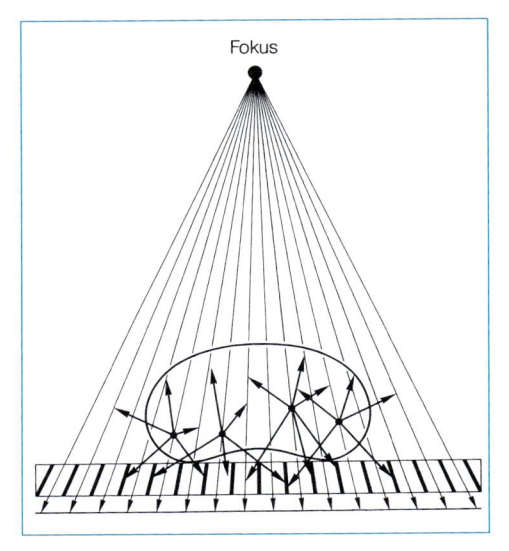

Abb. 10.7 Wirkungsweise eines Streustrahlenrasters. Strahlung wird nur in Richtung der Schächte durchgelassen, die auf den Röhrenfokus ausgerichtet sein sollen. Von dieser Richtung abweichende Streustrahlung wird in den Lamellen absorbiert.

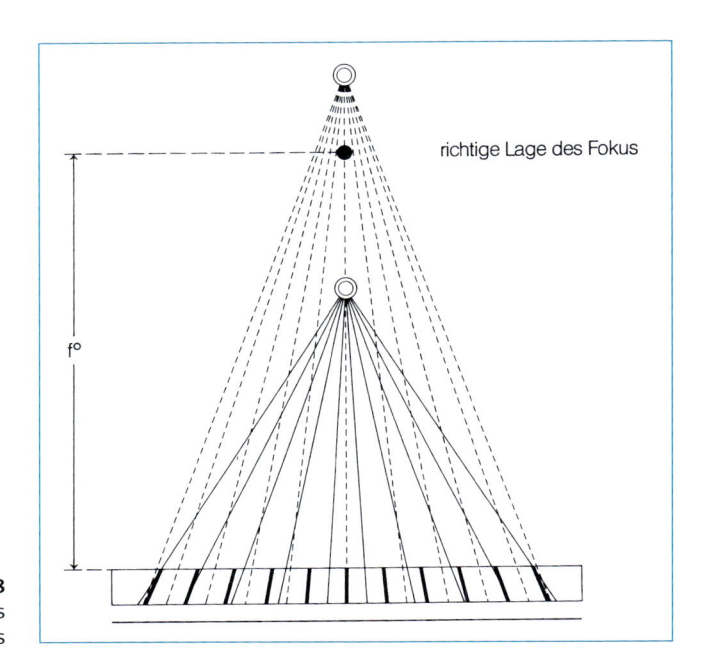

Abb. 10.8 Defokussierung eines Streustrahlenrasters

10.3 Streustrahlenraster

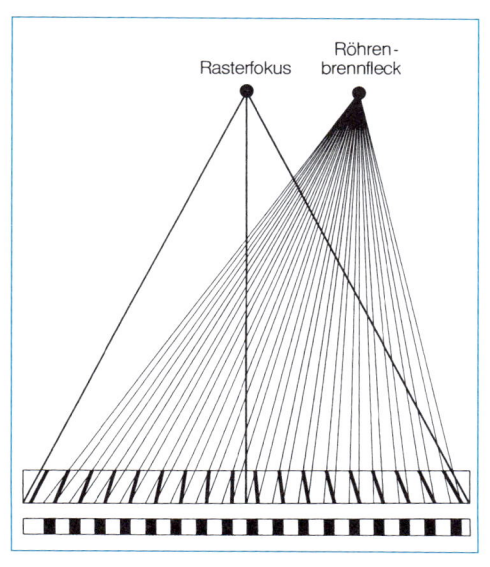

Abb. 10.9 Dezentrierung eines Streustrahlenrasters

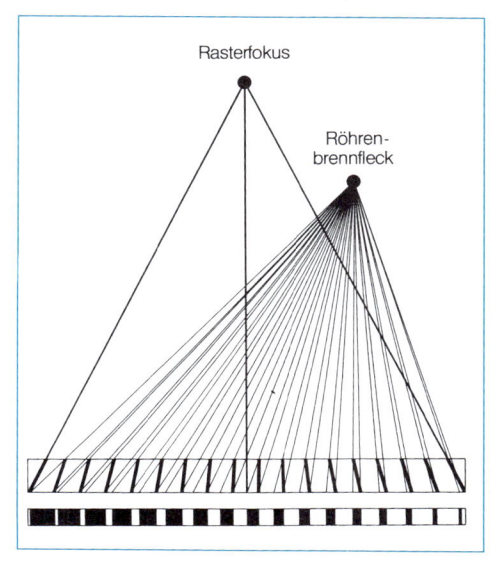

Abb. 10.10 Defokussiertes und zugleich dezentriertes Streustrahlenraster. Durch Defokussierung und Dezentrierung vermindert sich die Durchlässigkeit des Rasters für Primärstrahlung.

Bei seitlicher Verschiebung des Fokus aus der Fokuslinie spricht man von **Dezentrierung** (Abb. 10.9).

Auch die Kombination von Defokussierung und Dezentrierung ist möglich (Abb. 10.10).

Durch die **Defokussierung** und/oder **Dezentrierung** eines Streustrahlenrasters vermindert sich dessen Durchlässigkeit für Primärstrahlung. Dadurch kommt es entweder zu einer Unterbelichtung des Röntgenfilms oder bei Verwendung von Belichtungsautomaten zu einer Verlängerung der Einschaltzeit und somit zu einer Erhöhung der Strahlenexposition für den Patienten.

> **MERKE**
>
> Die Defokussierung und die Dezentrierung eines Streustrahlenrasters sind grobe Fehler, die zur Bildverschlechterung bzw. Erhöhung der Strahlenexposition des Patienten führen.

Um zu verhindern, dass sich die Rasterstreifen mit abbilden, wird ein **Streustrahlenraster** während der Aufnahme zumeist bewegt. Die Bewegung erfolgt senkrecht zum Rasterlinienverlauf, wodurch sich die Linien verwischen und keine Kontur auf dem Film hinterlassen.

Nur in den Fällen, wo die Anwendung bewegter Raster unnötig bzw. nicht möglich ist, wird mit feststehenden Rastern gearbeitet (z. B. Bettaufnahmen). Hierbei werden zudem in der Regel Parallelraster verwendet, bei de-

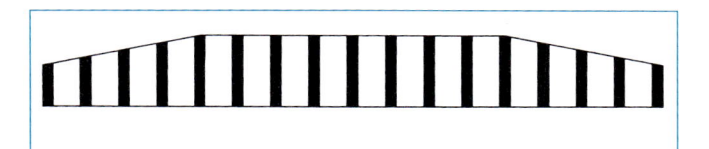

Abb. 10.11 Parallelraster für große Bildformate mit verändertem Schachtverhältnis in den Randgebieten, um auch hier eine ausreichende Schwärzung zu erreichen

nen die Lamellen in festem Abstand parallel zueinander stehen. Um eine ausreichende Schwärzung des Films in den Randbereichen zu erreichen, nimmt die Lamellenhöhe zu den Seiten hin ab (Abb. 10.11).

10.3.2 Kenngrößen von Streustrahlenrastern

Die **Abbildungseigenschaften** eines Rasters werden durch folgende Größen bestimmt:
- Lamellenzahl
- Schachtverhältnis
- Selektivität
- Blendenfaktor
- ggf. Fokussierungsabstand.

Die **Lamellenzahl** wird in Anzahl Lamellen/cm angegeben. Sie variiert zwischen 21 Lamellen/cm bei Feinrastern und 50 Lamellen/cm bei Wolfram-Viellinienrastern.

Das **Schachtverhältnis** ist das Verhältnis von Lamellenhöhe zu Lamellenabstand. Das Schachtverhältnis eines Feinrasters liegt z. B. bei 5, das eines Hartstrahlrasters mit Bleilamellen bei 12.

Die **Selektivität** bezeichnet das Verhältnis der Primärstrahlendurchlässigkeit zur Streustrahlendurchlässigkeit. Je mehr Primärstrahlen im Vergleich zu Streustrahlen das Raster passieren können, desto größer ist die Selektivität. Die Selektivität (Wirksamkeit) eines Rasters wird im Wesentlichen von der Lamellenzahl, dem Schachtverhältnis und den verwendeten Materialien bestimmt.

Der **Blendenfaktor** gibt die Beziehung zwischen den Belichtungszeiten für Röntgenaufnahmen mit Raster und ohne Raster bei gleicher Röhrenspannung für eine bestimmte Schwärzung an. Wegen der resultierenden Verlängerung der Belichtungszeit nennt man den Blendenfaktor zuweilen auch Belichtungszeitverlängerungsfaktor. Er ist durch die Verringerung der auf den Film auftreffenden Streustrahlung bedingt.

FRAGEN

10.1 Welche Wechselwirkungsprozesse bewirken eine Schwächung der Röntgenstrahlung im Primärstrahlenbündel?
10.2 Welche Wirkung haben Filter auf ein Bremsstrahlenspektrum?
10.3 Wozu werden Tubusse und Blenden eingesetzt?
10.4 Welchen Zweck verfolgen Sie durch das Einblenden des Nutzstrahlbündels?
10.5 Was bewirken Streustrahlenraster?
10.6 Benennen Sie die Kenngrößen eines Streustrahlenrasters.
10.7 Erklären Sie den Unterschied zwischen Defokussierung und Dezentrierung.
10.8 Welche Auswirkungen haben grobe Defokussierung bzw. Dezentrierung?
10.9 Was verstehen Sie unter Blendenfaktor?
10.10 Weshalb sind in der Röntgendiagnostik Mindestfilterungen vorgeschrieben?

11 Abbildungsprobleme und Bildqualität bei der Röntgendiagnostik

11.1 Projektionsgesetze

Grundsätzlich werden zwei Arten von Projektionen unterschieden:
- die **Parallelprojektion** und die
- **Zentralprojektion**.

Bei der Parallelprojektion wird mit parallelen Strahlen gearbeitet, die Bildgröße entspricht immer der Projektgröße.

Bei der Röntgendiagnostik kommen die Gesetze der **Zentralprojektion** zur Anwendung. Hierbei gehen die abbildenden Strahlen von einem im Idealfall punktförmigen Strahlenzentrum aus.

Der Mittelstrahl des divergierenden Strahlenbündels heißt **Zentralstrahl**. Der Zentralstrahl dient beim Einstellen einer Röntgenaufnahme als Zielstrahl. Er steht bei der senkrechten Zentralprojektion senkrecht zur Bildebene. Bei dieser Projektionsform werden weitgehend formgetreue, jedoch vergrößerte Bilder des Objektes erstellt. In Abbildung 11.1 wird der Vergrößerungseffekt bei der Zentral(strahl)projektion verdeutlicht.

> **Merke**
> Bei der Zentralprojektion wird das abgebildete Objekt im Bild vergrößert dargestellt. Jede Röntgenaufnahme ist somit immer eine Vergrößerungsaufnahme.

Die **Vergrößerung** V ist definiert als das Verhältnis von Bildgröße zu Objektgröße.

Nach dem Strahlensatz der Geometrie verhält sich die Bildgröße B zur Objektgröße O wie der Fokus-Bild-Abstand b zum Fokus-Objekt-Abstand o. Das Projektionsgesetz lautet demnach:

$$B/O = b/o$$

Dieses Gesetz gilt allerdings nur für lineare Abstände. Für die Vergrößerung von Flächen durch die Zentralprojektion gilt das Abstandsquadratgesetz (☞ Kap. 7.3). Nach diesem Gesetz nimmt die Flächengröße des Bildes mit dem Quadrat des Abstands Fokus-Bild-Ebene (b) zu und mit dem Quadrat des Abstands Fokus-Objekt-Ebene (o) ab (Abb. 11.2). Für die Flächenvergrößerung gilt das **Gesetz:**

$$\text{Bildfläche B/Objektfläche O} = b^2/o^2$$

In jedem Fall ergibt sich aus den **Projektionsgesetzen**, dass bei einem bestimmten Fokus-Bild-Abstand fokusnahe Gegenstände stärker vergrößert werden als fokusferne (Abb. 11.3).

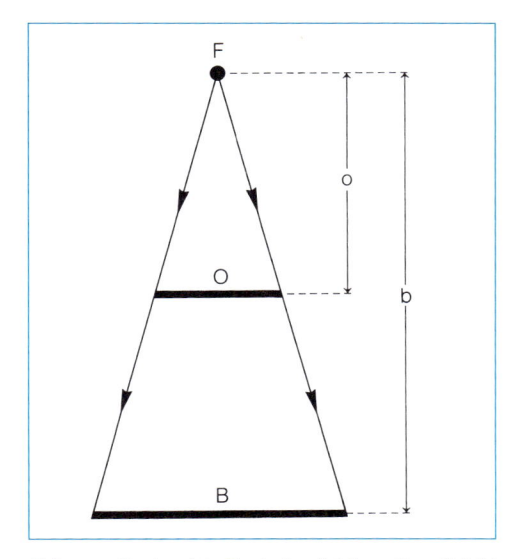

Abb. 11.1 Senkrechte Zentralprojektion. Das Objekt O wird im Verhältnis der Abstände *b/o* vergrößert als Bild B dargestellt.

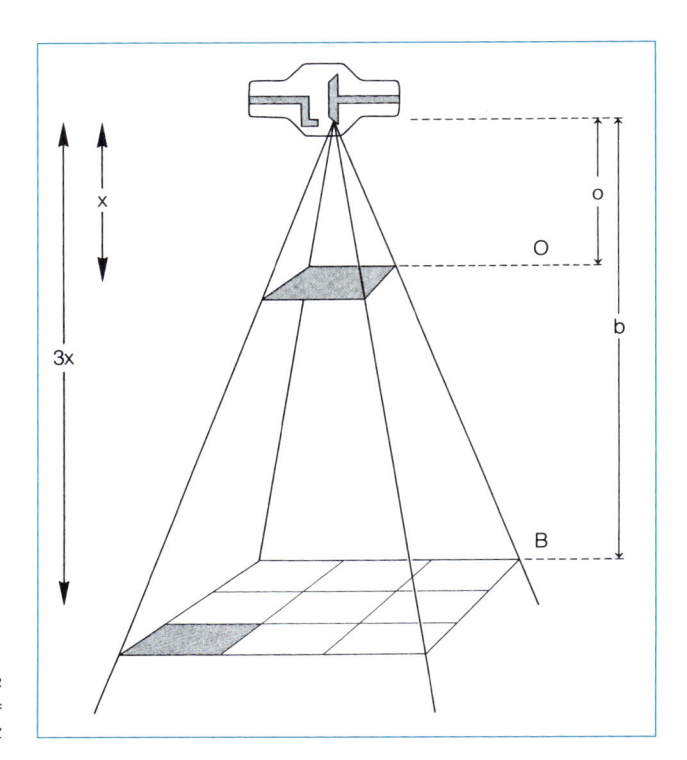

Abb. 11.2
Flächenprojektionsgesetz =
Abstandsquadratgesetz

> **MERKE**
>
> Fokusnahe Objekte werden stärker vergrößert als fokusferne.

Liegen zwei Objekte in Strahlenrichtung hintereinander (Summationsbild oder Superposition), so werden sie übereinander projiziert und sind oft nicht voneinander unterscheidbar (Abb. 11.4 und 11.5a).

Es bestehen **zwei Möglichkeiten**, dennoch eine räumlich getrennte Darstellung zu erreichen. Zum einen kann das **Objekt gedreht** werden, wodurch eine nebeneinander liegende Abbildung beider Objekte erfolgt (Abb. 11.5b). In der Praxis werden aus diesem Grund in vielen Fällen grundsätzlich zwei **Aufnahmen in zwei Ebenen** (im Winkel von 90° zueinander) erstellt, um so hintereinander liegende Objekte zu differenzieren (Abb. 11.4).

Die andere Möglichkeit besteht in einer Verlagerung des Fokus. Hierbei gelten nicht mehr die Projektionsgesetze in der besprochenen Form, vielmehr findet nunmehr zusätzlich eine **Gestaltverzerrung** statt (Abb. 11.5c).

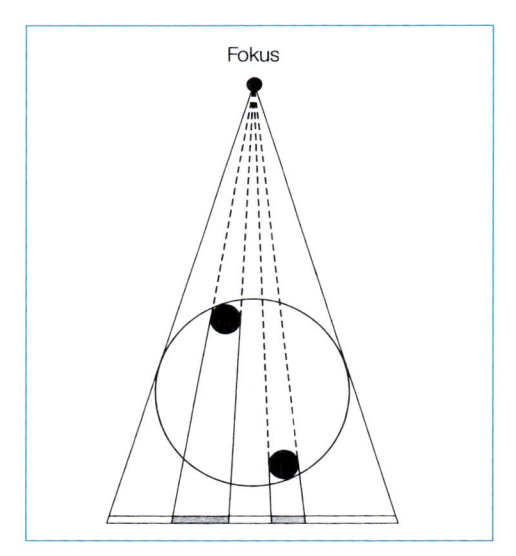

Abb. 11.3 Ein fokusnaher Gegenstand wird stärker vergrößert abgebildet als ein fokusferner.

11.1 Projektionsgesetze

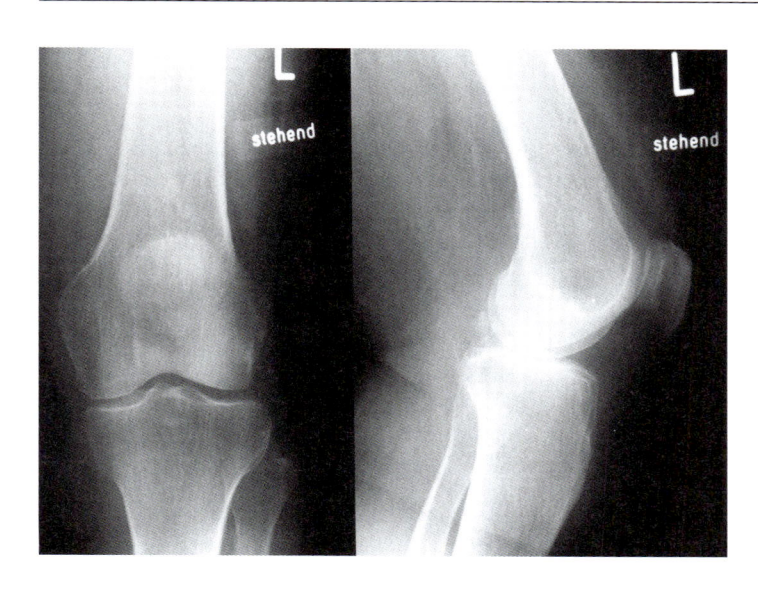

Abb. 11.4
Röntgenbild eines Kniegelenks in zwei Ebenen

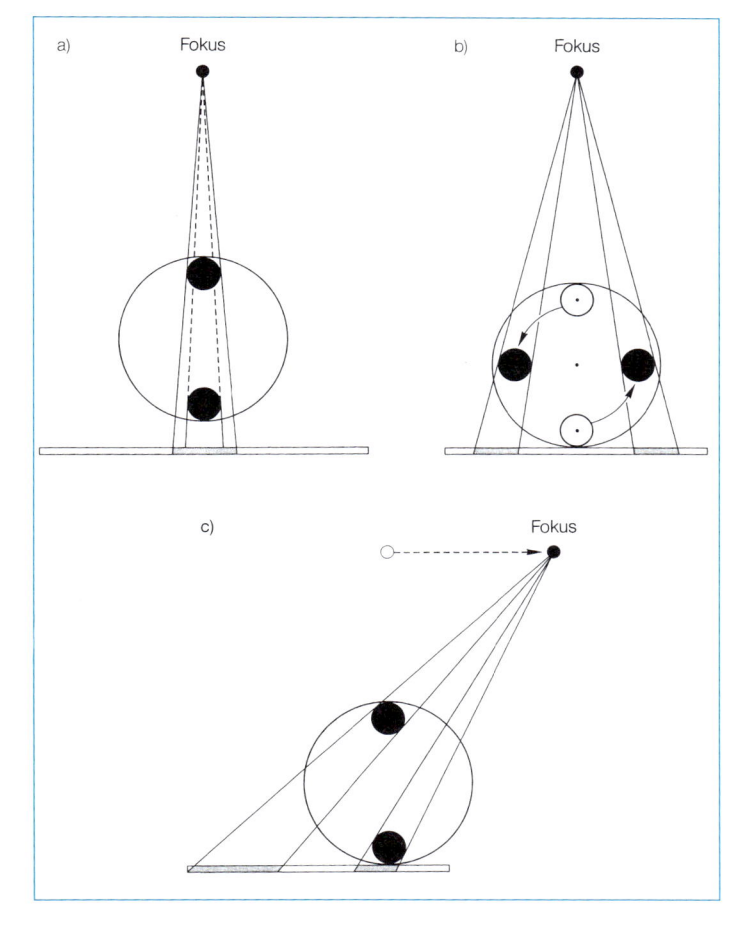

Abb. 11.5
a) Zwei in Strahlrichtung hintereinander liegende Teilobjekte werden übereinander projiziert b) Eine getrennte Darstellung lässt sich durch Drehung des Objekts oder c) durch schiefe Zentralprojektion erreichen.

Bei der Erstellung und Interpretation von Röntgenbildern müssen die **Auswirkungen der Projektionsgesetze** stets beachtet werden. Um einen geringen Vergrößerungseffekt zu erreichen, sollte das Objekt nahe an der Bildebene liegen und der Fokus-Objekt-Abstand möglichst groß sein.

Einer maximalen Berücksichtigung dieser beiden Forderungen stehen jedoch einige Aspekte entgegen. Bei großem Fokus-Objekt-Abstand kann nur ein relativ schmales Strahlenbündel der Primärstrahlung zur Abbildung genutzt werden. Wegen der begrenzten Belastbarkeit des Fokus mit hohen Intensitäten folgt hieraus eine Verlängerung der Belichtungszeit, was wiederum die Gefahr bzw. das Ausmaß von Bewegungsunschärfen erhöht.

11.2
Bildunschärfe

In einem Röntgenbild werden Konturen durch unterschiedliche Schwärzungen (optische Dichten) zwischen benachbarten Bereichen dargestellt. Die Randkontur eines scharf begrenzten Objektes führt jedoch im Röntgenbild nicht zu einem entsprechend sprunghaften Schwärzungsunterschied. Vielmehr spielt sich der Übergang zwischen den beiden Schwärzungsstufen mehr oder weniger kontinuierlich ab; es besteht eine **Randunschärfe** im Bereich der abzubildenden Kontur.

Dieses Phänomen wird durch die **Zeichenschärfe** einer Abbildung charakterisiert, während die Schwärzungsdifferenzen als **Kontrast** bezeichnet werden.

Beide Größen beeinflussen die **Detailerkennbarkeit** in einem Röntgenbild objektiv. Es besteht jedoch auch eine gegenseitige Beeinflussung beider Größen bei der subjektiven Betrachtung eines Röntgenbildes: Eine gute Zeichenschärfe täuscht einen schärferen Kontrast vor und umgekehrt vermittelt ein starker Kontrast den Eindruck einer besseren Zeichenschärfe.

Da es für den Begriff Zeichenschärfe kein quantifizierbares Maß gibt, wird ihr Einfluss auf die Bildqualität in der Praxis mit Hilfe des gegenteiligen Begriffes, der Unschärfe, charakterisiert. Bei der **Unschärfe** in einem Röntgenbild werden vier ursächliche Komponenten unterschieden:

> **MERKE**
>
> Man unterscheidet vier Ursachen für Unschärfen im Röntgenbild:
> - Absorptionsunschärfe
> - geometrische Unschärfe
> - Bewegungsunschärfe
> - Film-Folien-Unschärfe.

11.2.1
Absorptionsunschärfe

Im Bereich der Objektgrenze werden Röntgenstrahlen auch bei punktförmigem Brennfleck verschieden stark geschwächt. Die hierdurch entstehende Unschärfe der Randabbildung wird als Absorptionsunschärfe bezeichnet (Abb. 11.6).

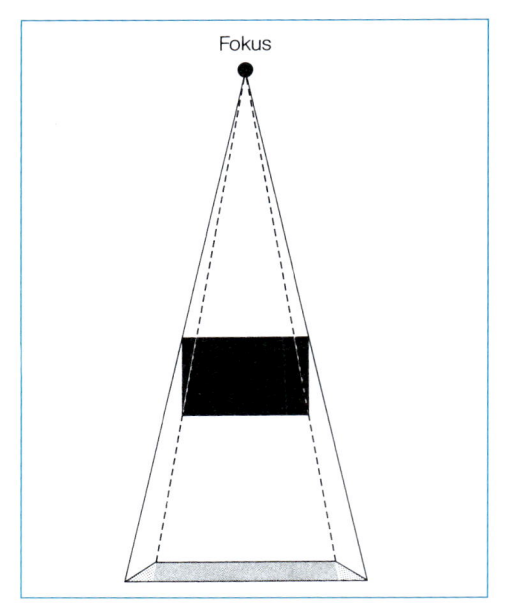

Abb. 11.6 Absorptionsunschärfe durch Teilabsorption in den Randgebieten des Objekts

11.2.2 Geometrische Unschärfe

Der **reale Brennfleck** einer Röntgenröhre ist nicht punktförmig, sondern besitzt eine **flächenhafte Ausdehnung**. Daher sind die Projektionsgesetze in ihrer Idealform für die realen Abbildungsvorgänge nicht anwendbar.

Durch die endliche Ausdehnung des Röhrenfokus bildet sich bei der Abbildung eines Gegenstandes ein Kernschatten und in den Randbereichen zusätzlich ein Halbschatten aus (Abb. 11.7a).

Dieser Halbschatten ergibt eine unscharfe Begrenzung des Bildes (**Unschärfe**). Die Größe dieses Unschärfegebietes hängt von mehreren Faktoren ab.

Je größer der Brennfleck ist, desto größer ist die Ausdehnung der durch ihn bedingten geometrischen Unschärfe (Abb. 11.7b).

Veränderungen des **Fokus-Film-Abstandes** und des **Objekt-Film-Abstandes** nehmen ebenfalls Einfluss auf die Ausdehnung der Unschärfe (Abb. 11.7c). So werden innerhalb eines ausgedehnten Objekts z. B. filmferne Details mit einer größeren geometrischen Unschärfe abgebildet als filmnahe Details (Abb. 11.8). Daraus folgt, dass die interessierenden Objektdetails immer möglichst nahe an der Filmebene liegen sollten, wenn eine scharfe Abbildung erwünscht ist.

> **MERKE**
>
> Filmnahe Objekte erzeugen eine nur geringe geometrische Unschärfe im Bild.

Die **geometrische Unschärfe (Ug)** lässt sich auch quantitativ in Abhängigkeit von den Abständen Fokus-Objekt (o), Objekt-Bild (d) und der (linearen) Ausdehnung des optisch wirksamen Röntgenfokus (F) angeben:

$$Ug = F \times d/o$$

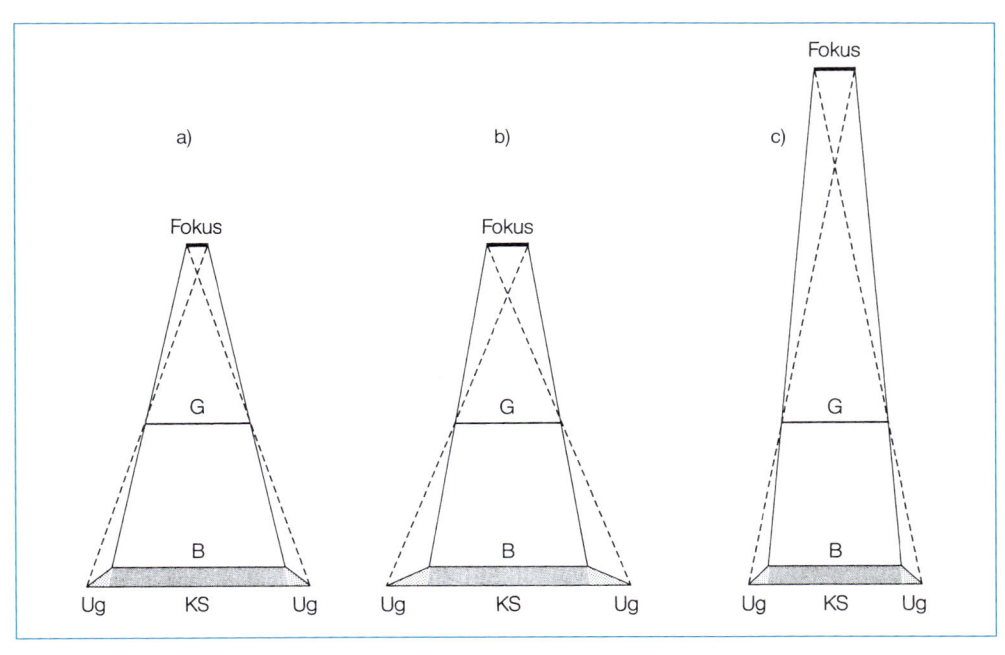

Abb. 11.7 a) Durch die endliche Ausdehnung des Fokus ergibt sich eine geometrische Unschärfe Ug am Rand des Kernschattens KS. b) Ug ist umso größer, je größer der Fokus ist. c) Mit zunehmendem Fokus-Film-Abstand verkleinert sich Ug.

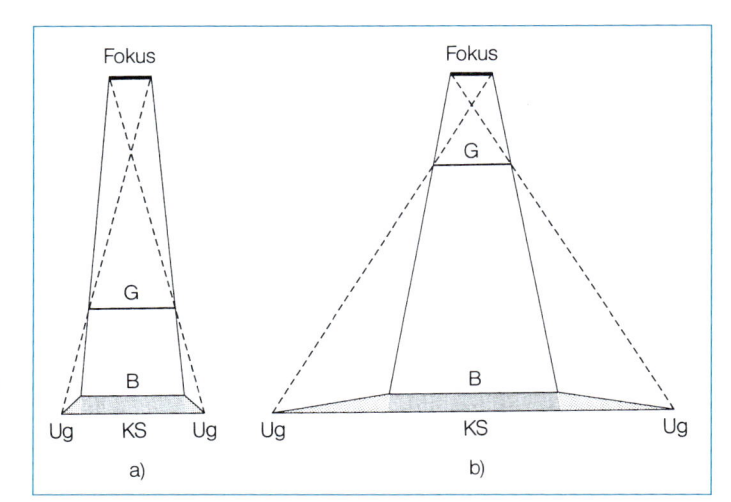

Abb. 11.8 Die geometrische Unschärfe Ug vergrößert bzw. verkleinert sich gleichsinnig mit dem Objekt-Film-Abstand.

Dieser Zusammenhang lässt sich einfach aus dem geometrischen Strahlensatz ableiten (☞ Abb. 11.1).

11.2.3 Bewegungsunschärfe

Ändert sich während der Aufnahme die Lage des Fokus, des Filmes oder des Objektes, so entsteht eine Bewegungsunschärfe im Bild. Das Ausmaß der Unschärfe hängt von der Belichtungszeit und der Bewegungsgeschwindigkeit ab. Aus geometrischen Gründen beeinflussen auch die Abstände zwischen Fokus, Objekt und Film das Ausmaß der Unschärfe (☞ Kap. 13.2 und Abb. 13.5).

Man unterscheidet zwischen gewollten und ungewollten Bewegungsunschärfen.

Gewollte Bewegungsunschärfen werden bei einigen speziellen Aufnahmetechniken angewandt. Die Wichtigste ist hierbei die **Schichtaufnahmetechnik**, bei der nur eine Ebene innerhalb des Objektes scharf abgebildet wird und die Details der darüber- und darunter liegenden Ebenen bewusst durch Bewegungsunschärfen verwischt werden.

Abgesehen von diesem speziellen Verfahren und einigen wenigen besonderen Aufnahmen ist die Bewegungsunschärfe bei Röntgenaufnahmen unerwünscht.

Da sich Fokus und Film in der Regel hinreichend gut fixieren lassen, ist die ungewollte Bewegungsunschärfe zumeist durch eine Bewegung des Objektes bedingt. Hauptsächlich handelt es sich hierbei um die Bewegung von Organen mit Eigenbewegung und deren Auswirkung auf das Umfeld.

So wird z. B. durch die Bewegung des Herzens auch bei angehaltenem Atem das umliegende Lungengewebe mitbewegt. Eine Verminderung dieser durch unwillkürliche Bewegungen hervorgerufenen Unschärfe ist nur durch Verkürzung der Aufnahmezeit zu erreichen.

11.2.4 Film-Folien-Unschärfe

Röntgenfilme werden in der Regel in Verbindung mit **Verstärkerfolien** verwendet. Verstärkerfolien bestehen aus fluoreszierenden Substanzen (z. B. Calcium-Wolframat-Kristalle oder Seltene Erden). Sie können durch Röntgenstrahlen angeregt werden, Licht auszusenden, mit welchem wiederum der Röntgenfilm geschwärzt wird.

Film und Verstärkerfolien befinden sich in engem Kontakt. Durch die Verwendung von Verstärkerfolien wird die für das Röntgenbild notwendige Filmschwärzung bereits nach

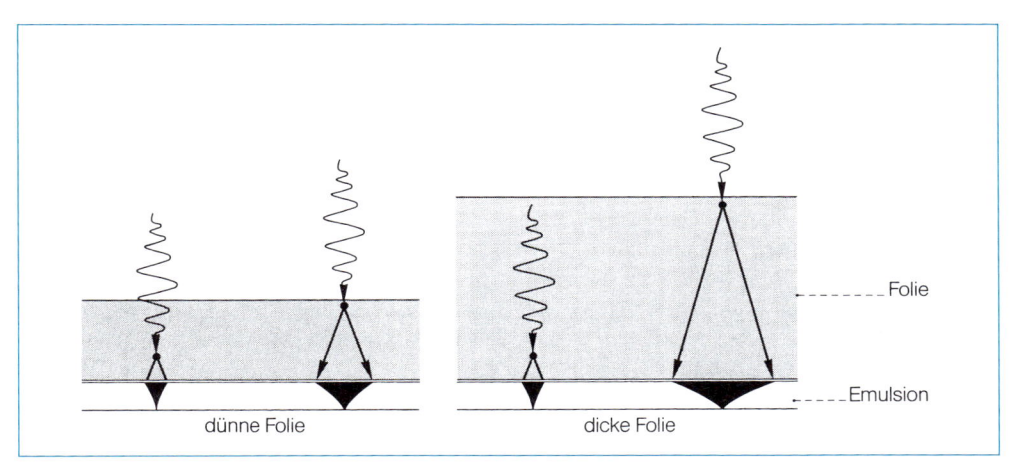

Abb. 11.9 Die Film-Folien-Unschärfe ist wesentlich von der Foliendicke abhängig.

deutlich kürzeren Belichtungszeiten erreicht. Dadurch reduziert sich die Strahlenbelastung des Patienten erheblich.

Das von einem absorbierten Röntgenphoton in der Folie erzeugte Fluoreszenzlicht breitet sich gleichmäßig nach allen Seiten aus. Je nach Entfernung von der Filmschicht ergibt sich im Film ein mehr oder weniger großer Schwärzungsfleck (Abb. 11.9).

Durch diese **Vergrößerung der Schwärzungspunkte** auf dem Röntgenfilm ergibt sich eine zusätzliche Unschärfe der Abbildung. Sie wächst mit der Dicke der Folienschicht. Die so erzeugten Unschärfewerte liegen ca. zwischen 0,05 und 0,2 mm. Dagegen spielt die Korngröße der Calcium-Wolframat-Kristalle mit 5 bis 10 µm keine Rolle. Liegen Film und Folie nicht dicht aufeinander, so wächst die Unschärfe durch den zusätzlichen Abstand. Man spricht von **Kontaktunschärfe**.

Die Körnigkeit der Filmemulsion ist im Vergleich zu den beschriebenen Unschärfen so klein, dass sie im Vergleich zur Gesamtgrößenordnung der auftretenden Unschärfe vernachlässigt werden kann.

11.2.5 Zusammenwirken der einzelnen Unschärfeanteile

Sind alle besprochenen Teilunschärfen bei der Bildentstehung beteiligt, so lässt sich nach einer empirischen Näherungsformel die **Gesamt-Unschärfe** (U_{ges}) berechnen:

$$U_{ges} = \sqrt{U_{geo}^2 + U_{bew}^2 + U_{fol}^2}$$

mit U_{geo} = geometrische Unschärfe, U_{bew} = Bewegungsunschärfe, U_{fol} = Film-Folien-Unschärfe.

Zwischen den einzelnen Unschärfeanteilen bestehen enge Beziehungen bzw. Wechselwirkungen. Die Reduzierung eines Unschärfeanteiles kann die Verstärkung eines anderen bewirken.

So kann zur Verkleinerung der geometrischen Unschärfe die Fokusgröße nicht beliebig verringert werden, da die thermische Belastbarkeit des Anodenmaterials hier Grenzen setzt.

Wird die geometrische Unschärfe durch Vergrößerung des Fokus-Objekt-Abstands vermindert, so sind bei gleich bleibender Röhrenspannung längere Belichtungszeiten nötig. Hierdurch wiederum kann die Bewegungsunschärfe vergrößert werden.

Versucht man, die Belichtungszeiten durch hochwirksame Verstärkerfolien zu verkürzen, so führt dieses wegen der Dickenzunahme der Folien zu einer Vergrößerung der Film-Folien-Unschärfe.

Für die Praxis gilt, dass ein etwa gleich großer Anteil aller beteiligten Unschärfefaktoren (U_{geo}, U_{bew}, U_{fol}) am günstigsten ist.

11.3 Kontrast

Durch unterschiedliche Intensitäten zweier benachbarter Bereiche eines Strahlenbildes ist ein bestimmter **Strahlenkontrast** gegeben. Das ursprünglich vom Fokus ausgehende, homogene Strahlenbündel der Röntgenstrahlung wird durch die Wechselwirkung mit den verschiedenen Gewebsarten und -verteilungen im Patientenkörper – durch Absorption und Streuung – zu einem inhomogenen Strahlenbündel, dem Strahlenbild (oder Strahlenrelief).

Der Strahlenkontrast ist durch die Beziehung der unterschiedlichen Strahlenintensitäten zweier benachbarter Strahlenbereiche bestimmt. Der Kontrast im Strahlenrelief vor dem Auffangsystem (Film, Folien, Leuchtschirm) ist durch das Objekt (Patient) und durch die Strahlenqualität (Röhrenspannung, Filterung, Streustrahlung) gegeben.

Durch Einwirkung des Strahlenbildes auf das Auffangsystem wird ein sichtbares Bild erzeugt, in dem der Strahlenkontrast K in einen **Bildkontrast C** übergeht. Der Bildkontrast C ist abhängig von dem verwendeten Material (Röntgenfilm, Folie) sowie von dessen Weiterverarbeitung (Filmverarbeitung).

Strahlenkontrast K und Bildkontrast C lassen sich im Falle eines Filmes als Auffangsystem mit der Gleichung C = γ × K verknüpfen. Eine **Kontrastverstärkung** tritt ein, wenn der Proportionalitätsfaktor γ größer als eins ist. Bei Film-Folien-Kombinationen kann γ durchaus Werte bis zu 3 annehmen, was einer entsprechenden Steigerung zwischen Objekt- und Bildkontrast entspricht.

Unter **Kontrastumfang** versteht man die größte Differenz der Intensitäten im Strahlenbild bzw. im sichtbaren Bild. Im ersten Fall spricht man vom **Objektumfang,** im zweiten Fall vom **Bildumfang.**

Für den Strahlenkontrast werden je nach Betrachtung verschiedene Definitionen benutzt. Für die Röntgendiagnostik sind die zwei bedeutendsten **Definitionen**:

DEFINITION
$$K_1 = \frac{J_1 - J_2}{J_1 + J_2}$$
$$K_2 = \log \frac{J_1}{J_2} = \log J_1 - \log J_2$$

J_1 und J_2 bedeuten hier je nach Anwendungsbereich den Maximal- bzw. Minimalwert der Strahlenintensität, Dosis, Schwärzung oder Leuchtdichte im untersuchten Bildbereich, wobei gilt: $J_1 \geq J_2$.

K_1 spielt bei der Betrachtung der Qualität einer Bildübertragung (z.B. Strahlenbild → sichtbares Bild) eine bedeutende Rolle (☞ Kap. 11.4.3).

Im Zusammenhang mit der Aufzeichnung des Strahlenbildes auf einem Film wird oft die logarithmische Kontrastdefinition K_2 verwendet. Für kleine Werte ($J_1, J_2 < 5$) sind K_1 und K_2 etwa gleich groß.

Der Kontrast ist also durch die Differenz von J_1 und J_2 allein nicht ausreichend bestimmt. Vielmehr ist die absolute Größe von J_1 und J_2 mit maßgeblich, was durch folgendes **Beispiel** beleuchtet wird:

Für J_1 und J_2 gelte einmal das Wertepaar 2 und 1 und dann 4 und 3, wobei für die Differenz in beiden Fällen gilt:
$J_1 - J_2 = 1$.
Dann ergibt sich für K_1:
$K_{11} = 2-1/2 +1 = 1/3 = 0{,}33$
$K_{12} = 4-3/4 +3 = 1/7 = 0{,}14$
und für K_2 entsprechend:
$K_{21} = \log 2/1 = 0{,}3$
$K_{22} = \log 4/3 = 0{,}125$

Mit höheren Absolutwerten für J_1 und J_2 verringert sich also bei gleich bleibendem Differenzbetrag der Kontrast!

11.3.1 Kontrastbeeinflussung durch das Objekt

Kontrast entsteht primär durch lokal unterschiedliche Schwächung der Röntgenstrahlung im durchstrahlten Objekt (z. B. Patienten). Als Einflussgrößen auf den resultierenden Kontrast wirken dabei u. a. die Unterschiede der Größe, der Dichte, der Ordnungszahlen und der Lage der Teilobjekte (z. B. Organe).

Einfluss der Objektgröße

Mit zunehmender Dicke des durchstrahlten Objekts wächst der Kontrast zur Umgebung (Abb. 11.10).

Das Ausmaß der Kontraständerung hängt allerdings auch von anderen **Einflussgrößen** ab. So tritt z. B. bei niederenergetischer Strahlung ein stärkerer Kontrastunterschied bei Dickendifferenz auf als bei höherenergetischer Strahlung. Auch die Breite eines Teilobjektes kann den Kontrast beeinflussen. Liegt die Breite in der Größenordnung bzw. unterhalb der Zeichenschärfe, so kommt es zu einer Kontrastverminderung (Abb. 11.11).

Diese Abhängigkeit der Kontrastverminderung von der Objektgröße wird als **Modulationsübertragungsfunktion** (☞ Kap. 11.4.3) zur Qualitätsbeurteilung insbesondere des Detailauflösungsvermögens eines Abbildungssystems herangezogen.

Einfluss von Dichte und Ordnungszahl auf den Kontrast

Mit zunehmender **Dichte** eines Teilobjektes nimmt der Kontrast zu. Je dichter das durchstrahlte Material ist, desto größer sind die Chancen für eine Wechselwirkung zwischen der Strahlung und der durchstrahlten Materie.

Dementsprechend nimmt die Strahlenintensität hinter einem dichten Teilobjekt ab,

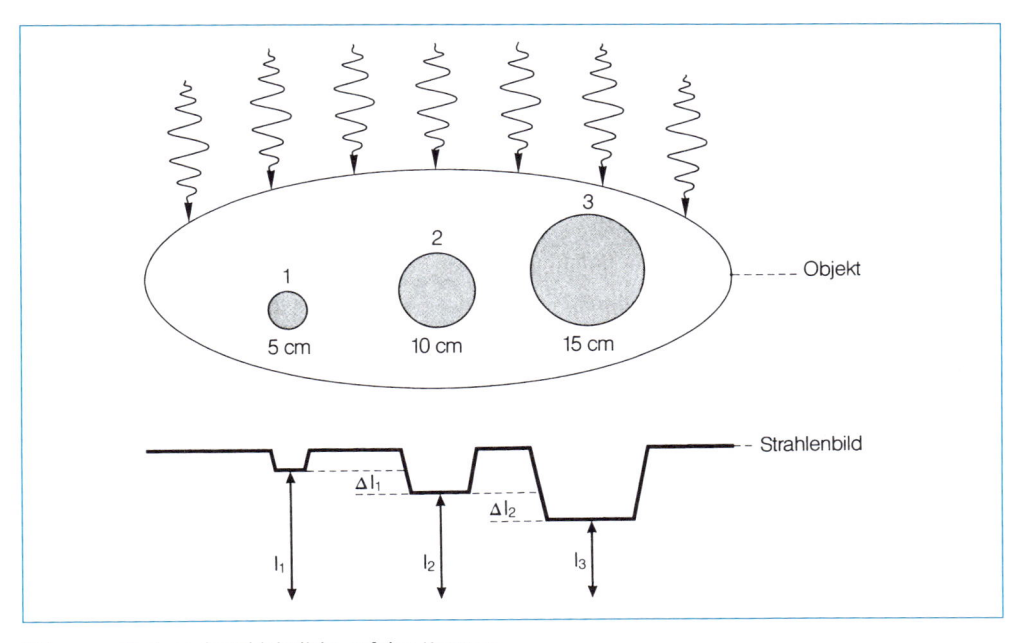

Abb. 11.10 Einfluss der Objektdicke auf den Kontrast

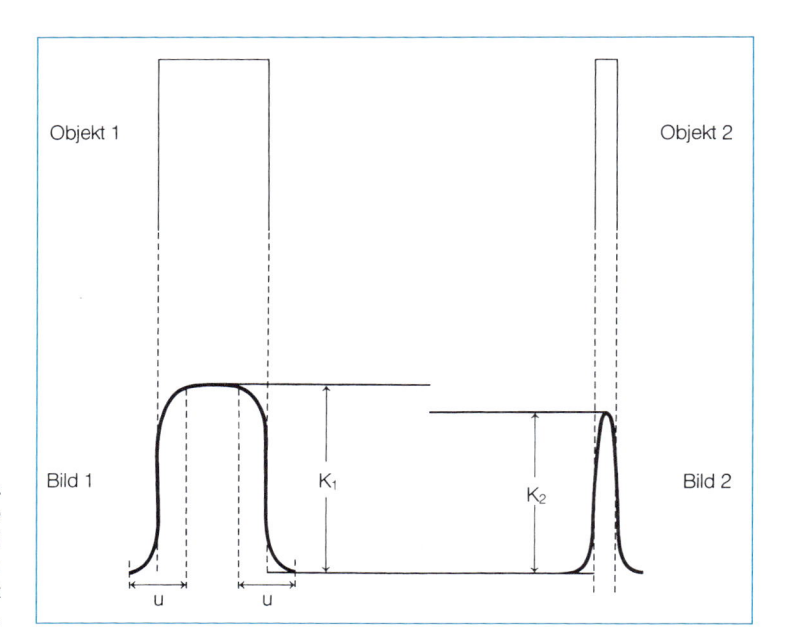

Abb. 11.11 Einfluss der Objektbreite auf den Kontrast. Bei sehr schmalen Objekten (kleiner als 2 u) nimmt der Kontrast ab.

was zur Kontrastverstärkung gegenüber dem Umfeld beiträgt. Wird z. B. Eis und Wasser gleicher Schichtdichte durchstrahlt, so ergibt sich trotz gleicher Ordnungszahl ein Strahlenkontrast, der nur auf den Dichteunterschied der beiden Aggregatzustände des Wassers zurückzuführen ist.

Je größer die **Ordnungszahl** des durchstrahlten Materials ist (☞ Tab. 1.3), desto größer ist die Wechselwirkungswahrscheinlichkeit mit der Strahlung. Die effektive Ordnungszahl des Knochengewebes liegt bei 10 bis 12, die der Weichteile bei 7,4. Dementsprechend ergeben sich zwischen beiden Gewebsarten gute Kontraste.

Die effektive Ordnungszahl der Luft liegt bei 7,65. Der Unterschied zum übrigen Weichteilgewebe ist zu gering, um den relativ großen Kontrast bei Lungenaufnahmen zu erklären. In diesem Fall ist die geringe Dichte der Luft im Lungengewebe für die gute Strahlentransparenz verantwortlich.

Kontrastmittel

Oft reichen die natürlichen Unterschiede der Dicken, Dichten und Ordnungszahlen zwischen den Weichteilbereichen (Organen) des Körpers nicht für einen befriedigenden Kontrast im Röntgenbild aus.

Durch den Einsatz so genannter Kontrastmittel lässt sich in vielen Fällen eine deutliche Kontrastverbesserung erreichen. Dabei handelt es sich entweder um Flüssigkeiten, die Elemente einer höheren Ordnungszahl enthalten (positive Kontrastmittel) oder um Gase, die schon aufgrund ihrer geringen Dichte strahlendurchlässiger sind als Gewebe (negative Kontrastmittel).

Kontrastmittel werden für eine kurze Zeit in Hohlorgane oder lumenhaltige Bereiche (Nieren, Gallenblase und -wege, Gefäße, Magen-Darm-Trakt u. a.) eingebracht und anschließend auf physiologischem Wege wieder ausgeschieden. Entsprechend dem Einsatzbereich unterscheidet man:
- **wasserlösliche Kontrastmittel** (zur Gefäßdarstellung, Nieren- und Gallengangs- und Gallenblasendarstellung, Fisteldarstellun-

11.3 Kontrast

Tab. 11.1: Vergleich der Ordnungszahlen von Kontrastmitteln (KM) und Weichteilgewebe

Stoff	eingesetzt als	Wirkung über	(effektive) Ordnungszahl
Weichteile	–	–	7,4
Luft	negatives KM	geringere Dichte	7,64
Kohlendioxyd	negatives KM	geringere Dichte	7,33
Jod	positives KM	höhere Ordnungszahl	53
Barium	positives KM	höhere Ordnungszahl	56

gen u. a.; kontrastwirksame Substanz: Jod), die über die Nieren ausgeschieden werden
- **ölhaltige Kontrastmittel** (z. B. zur Lymphographie = Darstellung der Lymphbahnen und -knoten, kontrastwirksame Substanz: Jod)
- **wasserunlösliche Kontrastmittel** (zur Darstellung des Magen-Darm-Traktes, kontrastwirksame Substanz: Barium, Bariumsulfat)

In Tabelle 11.1 sind die (effektiven) Ordnungszahlen der Kontrastmittel und des Weichteilgewebes zum Vergleich aufgeführt.

Einfluss der Streustrahlung auf den Kontrast

Streustrahlung wird – wie bereits erwähnt – vorwiegend im Patienten erzeugt (☞ Abb. 10.5). Sie breitet sich mehr oder weniger diffus aus und bewirkt im Röntgenbild einen störenden zusätzlichen Grauschleier. Die im Gewebe durch Schwächungsunterschiede erzeugten verschiedenen Strahlungsintensitäten erhalten durch die Streustrahlung jeweils einen Zusatzanteil J_s zur Intensität. Auf den Kontrast wirkt sich diese Zusatzstrahlung wie folgt aus (K_s = Kontrast mit Streuanteil):

$$K_s = (J_1 + J_{s1}) - (J_2 + J_{s2})/(J_1 + J_{s1}) + (J_2 + J_{s2}) = (J_1 - J_2) + (J_{s1} - J_{s2})/(J_1 + J_2) + (J_{s1} + J_{s2})$$

Da zum durch Streuung ungestörten Kontrast $K = J_1 - J_2/J_1 + J_2$ im Zähler eine kleinere Zahl ($J_{s1} - J_{s2}$) hinzukommt als im Nenner ($J_{s1} + J_{s2}$), wirkt sich der Streuanteil in jedem Fall kontrastmindernd aus. Setzt man näherungsweise $J_{s1} = J_{s2}$, so vereinfacht sich die **Kontrastformel** mit Streuanteil zu:

$$K_s = J_1 - J_2/J_1 + J_2 + 2\,J_s$$

> **MERKE**
> Je größer der Streuanteil der Strahlung im Bild ist, desto kleiner wird der Kontrast.

Die **Kontrastverschlechterung** hängt zudem entscheidend von der Entfernung des entsprechenden Teilobjektes von der Filmebene ab. Große Entfernungen bewirken eine große Kontrastminderung, wie sie Abbildung 11.12 verdeutlicht. Liegt das Teilobjekt filmnahe, so ist der Kontrast deutlich besser.

Die Ursache für diesen Effekt wird in Abbildung 11.13 veranschaulicht. Von der im Gesamtobjekt relativ gleich verteilt entstehenden Streustrahlung wird durch das filmnahe Teilobjekt 2 ein Großteil aus dem Streubereich II noch vor der Filmebene zusätzlich geschwächt. Der filmwirksame Streustrahlenanteil ist hier also kleiner als beim Teilobjekt 1, wo nur die Streustrahlung aus dem Bereich I eine zusätzliche Schwächung durch das Teilobjekt erfährt. Die im Streubereich III entstehende Streustrahlung trägt dagegen relativ ungehindert zur Kontrastverschlechterung des Teilbildes 1 bei.

Je größer der Streustrahlenanteil im Bildbereich (z. B. Filmebene) ist, desto schlechter ist der **Bildkontrast**. Durch Verwendung von Streustrahlenrastern wird der Anteil der Streustrahlung in der Bildebene deutlich vermindert und somit der Kontrast verbessert (☞ Kap. 10.3).

Auch eine maximal mögliche Einengung des Strahlenbündels durch Tubusse und Blen-

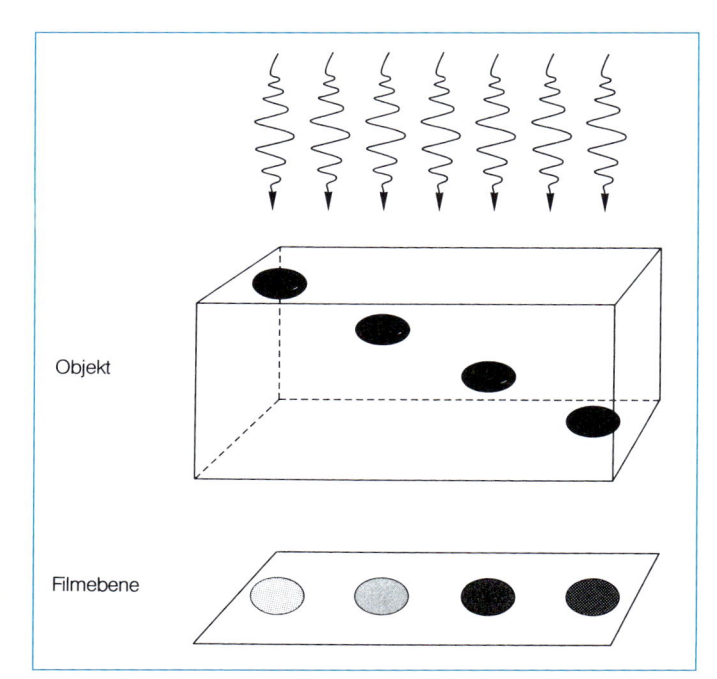

Abb. 11.12 Abhängigkeit des Kontrastes vom Objekt-Film-Abstand. Mit zunehmendem Abstand verschlechtert sich der Kontrast, bedingt durch Streustrahleneinfluss.

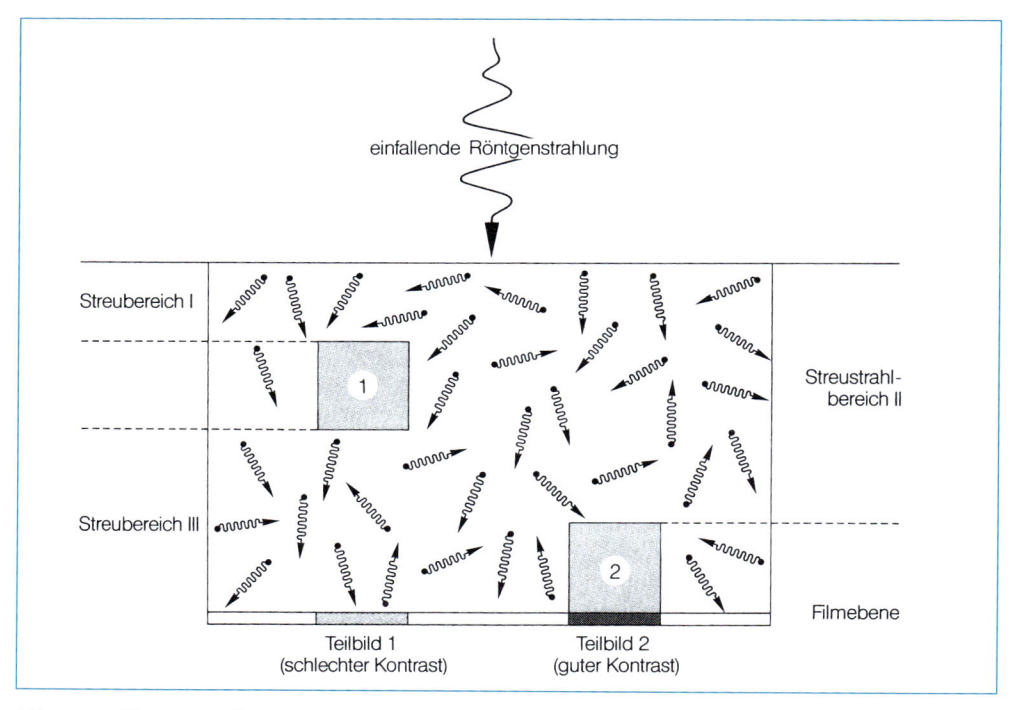

Abb. 11.13 Erläuterung der Kontrastverschlechterung mit zunehmendem Objekt-Film-Abstand: Der Kontrast des Strahlenreliefs direkt hinter dem Objekt 1 wird durch Streustrahlung im Streubereich III gemindert, während eine solche Zusatzstreuung für das filmnahe Objekt 2 nicht besteht.

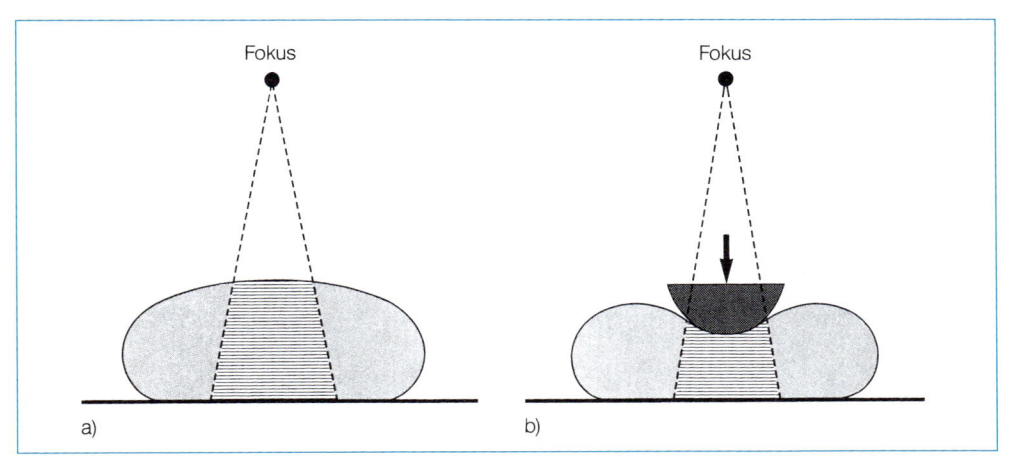

Abb. 11.14 Kompression vermindert Streustrahlung durch Verkleinerung des durchstrahlten Gewebevolumens.

den verringert die Streustrahlung (☞ Kap. 10.2), da das insgesamt durchstrahlte Gewebsvolumen verkleinert wird.

Dieser Effekt lässt sich in einigen Fällen (z. B. bei der Mammographie) auch durch Verdrängung von Gewebe aus dem Strahlenbündel erreichen. Man spricht dann von Kompression, da die Gewebsverdrängung durch äußeren Druck auf den entsprechenden Körperbereich bewirkt wird (Abb. 11.14).

Durch die Verkleinerung des durchstrahlten Gewebsvolumens bei der Verwendung von Tubussen, Blenden und Kompressoren wird die Entstehung von Streustrahlung vermindert und dadurch zugleich die Strahlenexposition des Patienten verringert.

> **MERKE**
> Eine optimale Einblendung vermindert die Streustrahlung und verbessert so den Bildkontrast.

Dagegen wird durch Verwendung von Rasterblenden nur die Mitwirkung der bereits entstandenen Streustrahlung bei der Bildentstehung vermindert. Wegen der notwendigen Verlängerung der Belichtungszeit beim Einsatz von Rasterblenden kommt es hier sogar zu einer Erhöhung der Strahlenbelastung des Patienten – zugunsten der Bildqualität.

11.3.2 Kontrastbeeinflussung durch die Strahlenenergie

Die Schwächungsunterschiede durch die verschiedenen Körpergewebe verringern sich mit zunehmender Strahlenenergie (☞ Abb. 6.3) – d. h. je niedriger die Strahlenenergie ist, desto größer sind die **Schwächungsdifferenzen** und damit die Kontraste. Andererseits ist durch die starke Strahlenschwächung eine hohe Strahlenbelastung des Patienten gegeben.

Nur bei relativ dünnen Objekten (kleines durchstrahltes Volumen) und der Notwendigkeit sehr hoher Strahlenkontraste wird mit niedrigen Strahlenenergien gearbeitet (25–40 kV, Mammographie, ☞ Kap. 13.4). Der Anteil niederenergetischer Röntgenphotonen im Bremsstrahlspektrum wird zur Verminderung der Strahlenbelastung sonst herausgefiltert (☞ Kap. 10.1).

> **MERKE**
> Ein Photon, das aufgrund seiner niedrigen Energie keine Chance hat, das Objekt zu durchdringen, sondern nahezu mit Sicherheit absorbiert wird, ist für die Bilderstellung unnötig und trägt nur zur Strahlenbelastung bei.

Der mit zunehmender Strahlenenergie abnehmende Kontrast ist in erster Linie dadurch bedingt, dass die Schwächungsdifferenzen, die durch unterschiedliche Ordnungszahlen bedingt sind, abnehmen.

Wenn jedoch ausreichende Dichtedifferenzen vorliegen (z. B. Luft-Gewebe), können auch höherenergetische Strahlen noch ausreichende Kontraste erzeugen (Hartstrahltechnik, z. B. bei Lungenaufnahmen, 120 bis 150 kV).

Für die meisten Anwendungen werden als **Kompromiss zwischen Bildqualität und Strahlenbelastung** mittlere Strahlenenergien bzw. Röhrenspannungen (50 bis 90 kV) verwendet.

11.3.3 Kontrastbeeinflussung durch das Auffangsystem

Der bisher besprochene Strahlenkontrast vor der Bildebene (= Strahlenrelief) wird durch ein geeignetes Bildauffangsystem in einen Bildkontrast umgesetzt. Als Auffangsystem dient entweder ein Röntgenfilm (mit oder ohne Verstärkerfolie) oder ein Leuchtschirm, der heute nur noch in Verbindung mit einem Bildverstärker verwendet wird. In aller Regel werden Röntgenfilme in Verbindung mit Verstärkerfolien verwendet, folienlose Filme nur noch (selten) bei Zahnaufnahmen.

Bei der photographischen Aufzeichnung entsteht der Bildkontrast als **Schwärzungskontrast**, der größer sein kann als der **Strahlungskontrast** vor der Filmebene. Die **Kontrastverstärkung** wird durch die Eigenschaften des Röntgenfilms und der Verstärkerfolien ermöglicht.

Erfolgt die Bildumwandlung mittels eines Leuchtschirms, so erscheint der Bildkontrast als Leuchtdichtekontrast der erzeugten Lumineszenzstrahlung. Er ist meistens kleiner als der Strahlungskontrast vor der Leuchtschirmebene, im günstigsten Fall gleich groß. Grundsätzlich wird heute zusätzlich ein **Bildverstärkersystem** mit Röntgenfernsehen verwendet, wodurch der Bildkontrast verbessert wird. Die Einzelheiten zur Beeinflussung der Bildqualität durch Bildauffangsysteme werden im Kapitel 12 ausführlicher behandelt.

11.3.4 Subjektives Kontrastempfinden

Die bisher besprochenen Zusammenhänge betrafen ausschließlich den objektiven, messbaren Kontrast der Bilder. Wie vorhandene Kontraste vom menschlichen Betrachter empfunden werden, hängt jedoch von einer Reihe zusätzlicher Faktoren ab.

Bei der Betrachtung klarer und bekannter Formen werden beispielsweise viel kleinere Kontraste wahrgenommen als bei unklaren Konturen. Werden dunkle Details auf hellem Untergrund betrachtet, so sind ebenfalls kleinere Kontraste wahrnehmbar als im umgekehrten Fall (helle Details auf dunklem Untergrund).

Weiterhin hängt die **subjektive Kontrastwahrnehmung** vom allgemeinen Helligkeitsniveau und vom Adaptationszustand des Auges an dieses Niveau ab. **Optische Täuschungen** können z. B. Kontraste vortäuschen, die nicht vorhanden sind (Abb. 11.15).

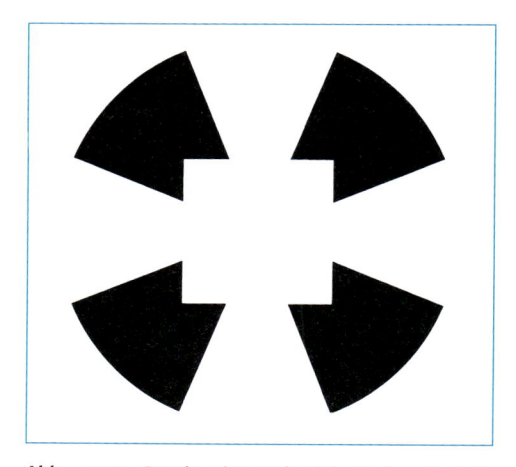

Abb. 11.15 Durch sinnesphysiologische Gestaltergänzung wird hier ein gegen den Hintergrund abgehobenes Quadrat gesehen (= Kontrastvortäuschung).

11.4 Abbildungsqualität in der Röntgendiagnostik

Die Bildgüte in der Röntgendiagnostik wird danach beurteilt, wie gut Details des abgebildeten Objektes im Bild wieder erkannt werden können. Bei der **Detailerkennbarkeit** spielen die Abbildungsschärfe (bzw. -unschärfe, ☞ Kap. 11.2) und der Kontrast (☞ Kap. 11.3) eine entscheidende Rolle.

Darüber hinaus wird die Abbildungsqualität durch die Empfindlichkeit des Abbildungssystems für den Informationsüberträger (z. B. Röntgenstrahlung) und durch die Überlagerung der Information durch ein statistisch bedingtes **Rauschen** als Störuntergrund beeinflusst. Für die Beurteilung der Bildgüte lassen sich verschiedene Methoden anwenden.

11.4.1 Subjektive Beurteilungsmethoden

Hierbei werden nach verschiedenen Verfahren hergestellte Röntgenbilder von vielen Betrachtern verglichen und hinsichtlich ihrer jeweils eingeschätzten Gütequalität geordnet. Das Ergebnis hängt sehr stark von persönlichen psychologischen Gesichtspunkten und physiologischen Gegebenheiten des jeweiligen Betrachters ab. Nur durch ein großes Kollektiv von Betrachtern lässt sich hierbei eine beschränkte Allgemeingültigkeit der Aussagen erreichen.

11.4.2 Halbobjektive Beurteilungsmethoden

Durch Abbildung geeigneter Testkörper mit den zu vergleichenden Verfahren wird zunächst eine objektive Grundlage für den Vergleich geschaffen. Die erzeugten Bilder werden dann der Begutachtung durch erfahrene Betrachter zugeführt.

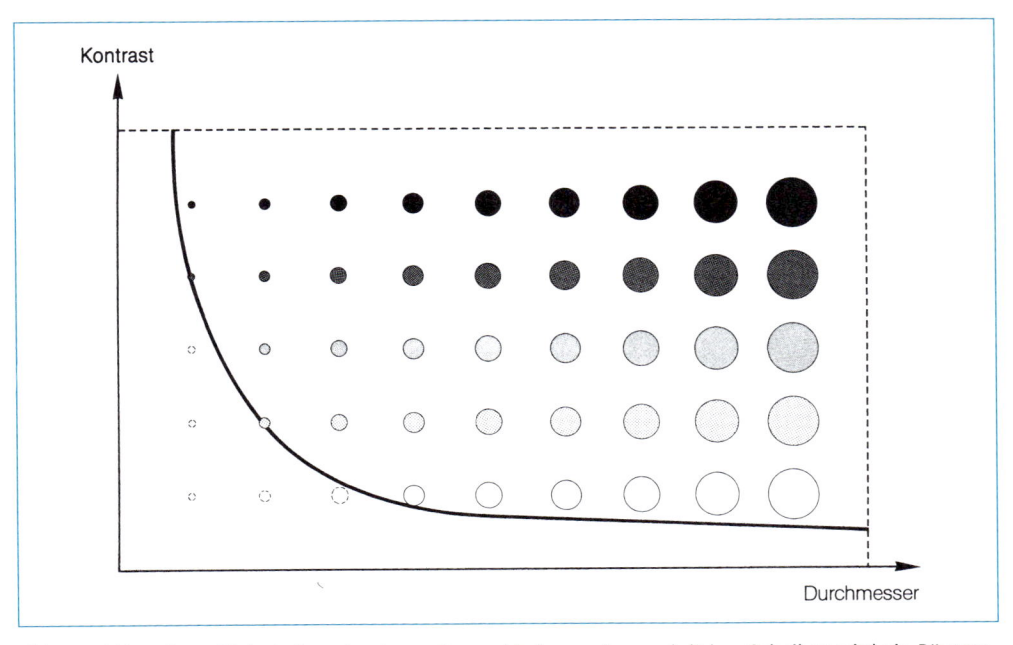

Abb. 11.16 Von einem Bleischeibenphantom mit verschieden großen und dicken Scheiben wird ein Röntgenbild erstellt. Das Kontrast-Detail-Diagramm kennzeichnet die Grenze der von einem Betrachter noch gerade wahrnehmbaren Scheibenbilder.

Als Testkörper werden Phantome verwendet, die eine Anzahl systematisch verkleinerter oder hinsichtlich ihrer Absorptionseigenschaften für Röntgenstrahlung variierter Details enthalten.

Ein **Kontrast-Detail-Diagramm** lässt sich z. B. durch Abbildung einer Anordnung von Bleischeiben verschiedener Größe und Dicke erstellen. Je größer der Kontrast ist, desto kleiner ist ein gerade noch erkennbarer Punkt im Bild. Mit schwächer werdendem Kontrast müssen die gerade noch erkennbaren Punkte größer sein.

Eine Grenzlinie entlang der gerade noch erkennbaren Punktabbildungen im Bild stellt ein Maß für die Qualität des Abbildungssystems dar (Abb. 11.16). Diese Kurve im Kontrast-Detail-Diagramm verläuft für jedes Abbildungssystem verschieden. Ihr Verlauf kann als Maß für die Abbildungsqualität des Systems herangezogen werden.

Bei einem anderen „halbobjektiven" Verfahren wird ein **Linienraster** aus Bleilamellen abnehmender Lamellenbreite und -abstände als Testobjekt abgebildet (Abb. 11.17). Als Bewertungskriterium gilt die minimale Linienbreite, die mit dem Auge noch getrennt von der Nachbarlinie wahrgenommen werden kann.

Das Raster enthält Gruppen von Linien jeweils gleicher Breite und Abstände. Die Zahl der Linien pro Längeneinheit (z. B. mm) wird auch als **Ortsfrequenz** bezeichnet in Anlehnung an die Definition der (Zeit-) Frequenz als Zahl der Wiederholungen (z. B. eines Schwingungsvorganges) pro Zeiteinheit (z. B. Sekunde).

Finden sich innerhalb eines Millimeters viele Linien gleicher Breite und Abstände, so ist die Ortsfrequenz hoch. Eine Linie wird zusammen mit einem Linienzwischenraum (= Linienabstand) auch als Linienpaar bezeichnet.

11.4.3
Objektive Messverfahren

Von den objektiven Verfahren zur Beurteilung der Abbildungsqualität eines Systems soll hier nur auf die zunehmend verwendete **Modulationsübertragungsfunktion** (MÜF) eingegangen werden. Sie verdeutlicht den schon erwähnten Zusammenhang zwischen Abbildungsunschärfe und Kontrastübertragung im Hinblick auf die Detailerkennbarkeit im Bild.

Bei der Abbildung eines Objektes ergibt sich aus verschiedenen Gründen immer eine gewisse **Randunschärfe** im Bild. Neben den bereits besprochenen Gründen (geometrische, Bewegungs- und Bildwandlerunschärfe, ☞ Kap. 11.2) kann in der Röntgendiagnostik auch noch eine vierte Unschärfe eine Rolle spielen, die **Absorptionsunschärfe** (☞ Abb. 11.6).

Diese entsteht auch bei punktförmigem Fokus durch Variation der Strahlenschwächung im Randbereich des Objektes.

Ein scharfer Objektrand wird im Röntgenbild in jedem Fall mehr oder weniger unscharf dargestellt. Überlagern sich die Unschärfebereiche zweier benachbarter Teilobjekte, so führt dieses zu einem Kontrastverlust.

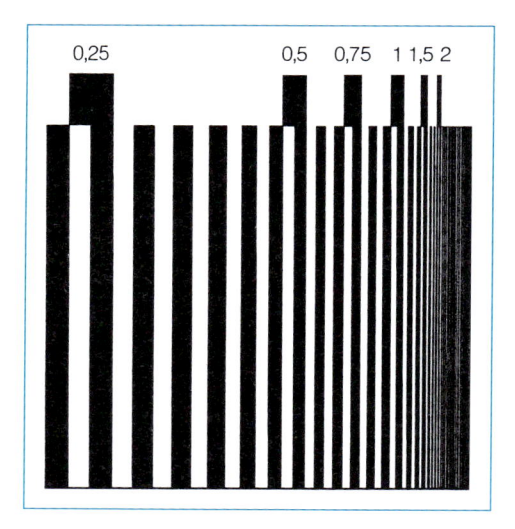

Abb. 11.17 Das Röntgenbild eines Bleirasters mit abnehmender Linienbreite (Linienraster) als Maßstab für die Abbildungsgüte. Entscheidend ist die gerade noch mit dem Auge auflösbare Liniengruppe. Angegeben wird deren Ortsfrequenz als „Linienpaare pro Millimeter".

11.4 Abbildungsqualität in der Röntgendiagnostik

Der Kontrastverlust im Bild ist umso größer, je stärker die Überlappung ist, also je näher die beiden Teilobjekte zusammen liegen. Er wächst mit zunehmender Unschärfe und mit Abnahme der Objektbreite. In Verbindung mit einem Bleilamellenlinienraster muss der Kontrast also mit zunehmender Ortsfrequenz abnehmen.

Bildet man für jede **Ortsfrequenz** nach der bereits bekannten Formel

$$K = J_1 - J_2 / J_1 + J_2$$

den Kontrast, der im Rahmen dieser Betrachtung als **Modulation** bezeichnet wird, sowohl für das Bild (K_B) wie für das Objekt (K_o), so nennt man den Quotienten

$m = K_B/K_o = $ Modulation (Kontrast) im Bild/Modulation (Kontrast im Objekt)

den Modulationsübertragungsfaktor m.

Solange die Unschärfe kleiner als ein Linienpaar ist, hat m hier den Wert 1. Mit zunehmender Ortsfrequenz z nimmt der Wert von m ab, sobald die Unschärfe größer als eine Linienpaarbreite ist.

Trägt man m als Funktion der Ortsfrequenz auf, so ergibt sich die **Modulationsübertragungsfunktion MÜF** (Abb. 11.18). Der Schnittpunkt der Kurve mit der Ortsfrequenzachse bestimmt objektiv einen Wert für die kleinste Detailerkennbarkeit (bzw. das Auflösungsvermögen) und damit für die Abbildungsqualität des Systems.

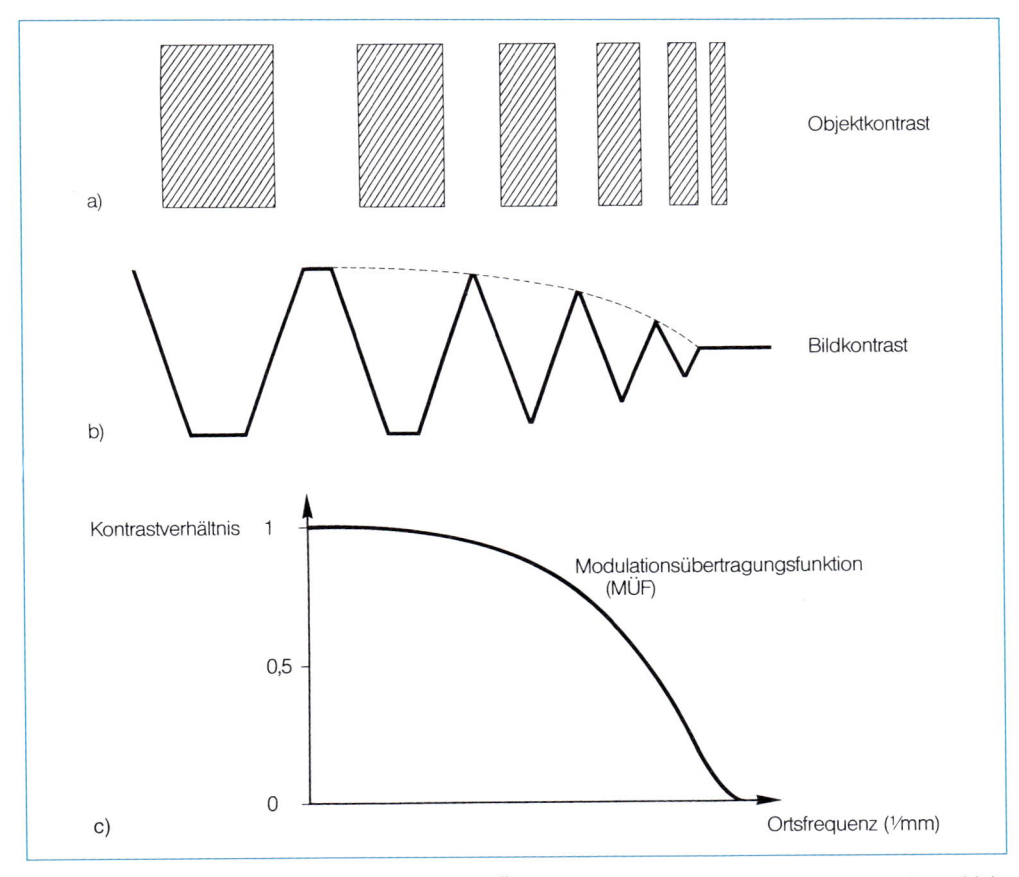

Abb. 11.18 Die Modulationsübertragungsfunktion (MÜF) beschreibt die Kontrastübertragung zwischen Objekt und Bild. Der Bildkontrast nimmt mit kleiner werdender Objektgröße ab. Der nicht mehr wahrnehmbare Bildkontrast begrenzt zugleich das Ortsauflösungsvermögen.

Diese Darlegung der Modulationsübertragungsfunktion ist eine vereinfachte Plausibilitätsbetrachtung. Im Rahmen der Informationsübertragungstheorie lässt sich die MÜF mathematisch exakt behandeln. Dabei werden jedoch jeweils sinusförmige „Objekte" abnehmender Frequenz als Übertragungsinhalt zugrunde gelegt.

Für praktische Anwendungszwecke ist die vereinfachte Form der MÜF ein durchaus wertvolles Hilfsmittel zur Begutachtung der Abbildungsqualität eines Systems.

Ein großer **Vorteil** der MÜF besteht darin, dass sie erlaubt, bei komplexen Übertragungssystemen mit hintereinandergeschalteten Komponenten zunächst die **MÜF der Einzelkomponenten** zu ermitteln und durch Multiplikation die **Gesamt-MÜF** des Systems zu erhalten.

11.4.4
Quantenrauschen und Empfindlichkeit

Ein störendes Zusatzsignal wird in der Informationstheorie als **Rauschen** bezeichnet. Das Verhältnis des Nutzsignals zum Rauschen, das **Signal-Rausch-Verhältnis**, kann die Abbildungsqualität entscheidend beeinflussen.

Als Rauschen wird auch eine statistisch bedingte Schwankung des Nutzsignals bezeichnet. Diese tritt auf, wenn für eine Röntgenabbildung nur relativ wenige Photonen (Quanten) verwendet werden. In Verbindung mit den ebenfalls statistisch verteilten „empfindlichen Stellen" (z. B. Filmkörnern) im Auffangsystem ergibt das Quantenrauschen Bilder mit fleckiger Struktur (**Mottle-Effekt**).

Je höher die Empfindlichkeit des Auffangsystems ist (z. B. Verstärkerfolien, Bildverstärker-Fernsehen), desto weniger Photonen werden prinzipiell für die Bilderstellung benötigt. Um die Bildqualität jedoch nicht durch Quantenrauschen zu verschlechtern, können diese hochempfindlichen Systeme nicht mit der kleinstmöglichen Dosis(leistung) betrieben werden.

Hier setzt die Forderung nach ausreichender Bildqualität der Forderung nach minimaler Strahlenexposition Grenzen.

FRAGEN

11.1 Welches Projektionsgesetz gilt bei der Röntgendiagnostik?
11.2 Warum werden in der Röntgendiagnostik oft Aufnahmen in 2 Ebenen erstellt?
11.3 Welche Ursachen für Unschärfe im Röntgenbild kennen Sie? Benennen Sie je ein Beispiel.
11.4 Zählen Sie mindestens 5 Faktoren auf, die den Kontrast beeinflussen!
11.5 Welche Gruppen von Kontrastmitteln kennen Sie?
11.6 Über welchen Zusammenhang gibt die Modulationsübertragungsfunktion (MÜF) Auskunft?

12 Auffangsysteme für das Strahlenrelief

Auffangsysteme für das Strahlenrelief (**Bildwandlersysteme**) dienen der Umwandlung des bei der Röntgendiagnostik erzeugten Strahlenbildes (= Röntgenstrahlenverteilung hinter dem Objekt) in ein sichtbares Bild.

Für die Umwandlung statischer Bilder (Röntgenaufnahmen) werden spezielle Filme (= Röntgenfilme) in der Regel in Verbindung mit empfindlichkeitsverstärkenden Folien (= **Verstärkerfolien**) benutzt.

In besonderen Fällen werden auch spezielle elektrisch geladene Platten (= **Xeroradiographie**) hinzugezogen.

Eine Alternative zum Film-Folien-System stellt die **digitale Fluoreszenzradiographie** dar. Dabei werden Festkörper-Detektoren eingesetzt, die Röntgenstrahlen in Licht umwandeln. Das Bild erscheint in Sekundenschnelle auf einem Monitor.

Für die Darstellung von Strahlenbildern bewegter Objekte bzw. zur orientierenden Betrachtung (= **Röntgendurchleuchtung**) dienen spezielle Leuchtschirme in Kombination mit elektronischen Bildverstärkern (BV). Die Bilder können prinzipiell vom Betrachter direkt über eine spezielle Optik angesehen werden. In der Regel werden sie jedoch mittels einer Fernsehkamera auf einen Monitor (Fernsehbildschirm) übertragen (Röntgenfernsehen).

Darüberhinaus besteht zumeist die Möglichkeit, von diesen Bildern photographische Einzelaufnahmen anzufertigen (Schirmbildphotographie, Bildverstärkerphotographie) oder gar mit einer Filmkamera Filmsequenzen aufzunehmen (Bildverstärkerkinematographie).

Im Folgenden werden Aufbau und Eigenschaften der Auffangsysteme ausführlich dargelegt.

12.1 Röntgenfilm

12.1.1 Aufbau des Röntgenfilms

Der übliche Röntgenfilm besteht aus **sieben Schichten**, von denen drei jeweils doppelt vorkommen (Abb. 12.1), so dass vier Schichtarten zu unterscheiden sind. In der Mitte befindet sich die **Trägerschicht**, auf der beidseitig jeweils die drei anderen Schichtarten aufgebracht sind. Die Trägerschicht, auch Schichtträger genannt, besteht aus nicht entflammbarem Polyester und ist je nach Filmsorte 0,15 bis 0,2 mm dick. Insbesondere für die maschinelle Filmverarbeitung (☞ Kap. 12.3.5) werden hohe Anforderungen an die mechanische Festigkeit und Flexibilität der Trägerschicht gestellt.

Beiderseits der Trägerschicht sind jeweils 0,001 mm dicke **Haftschichten** aufgebracht, die auch zuweilen Substrat oder Präparation genannt werden. Die Haftschicht verbindet die Emulsionsschichten mit der Trägerschicht.

Die **Emulsionsschichten** sind die strahlenempfindlichen und damit wesentlichen Bestandteile des Films. Sie bestehen aus Gelatineschichten, die je nach Verwendungszweck zwischen 0,005 und 0,05 mm dick sind und in denen kleine Silberhalogenid-Kristalle gleichmäßig verteilt sind (ca. 98% Silberbromid, AgBr, und ca. 2% Silberjodid, AgJ). Die Kristalle haben einen Durchmesser von 0,2 bis 2,5 μm.

Man unterscheidet zwischen Filmen, die ohne Verstärkerfolien (= folienlose Filme) und solchen, die mit Verstärkerfolien (= Folienfilme) eingesetzt werden. Folienlose Filme haben eine dicke Emulsionsschicht und einen hohen

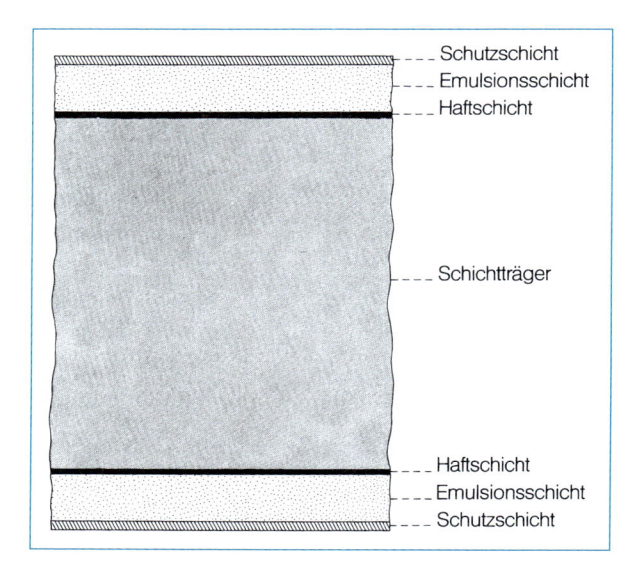

Abb. 12.1
Aufbau eines Röntgenfilms: Beiderseits des Schichtträgers (Polyester) bindet die Haftschicht die strahlenempfindliche Emulsionsschicht, die nach außen durch eine Schutzschicht aus gehärteter Gelatine vor mechanischen Schäden bewahrt wird.

Silbergehalt (ca. 25 g Ag/m^2). Der Silbergehalt von Folienfilmen liegt bei ca. 10 g Ag/m^2, die Emulsionsschichten sind relativ dünn.

Nach außen hin werden die Emulsionsschichten durch eine **Schutzschicht** aus gehärteter Gelatine vor mechanischer Beschädigung bewahrt.

12.1.2
Strahlenwirkung auf den Röntgenfilm (Entstehung des latenten Bildes)

Silberhalogenid-Kristalle sind empfindlich gegenüber ionisierenden Strahlen, UV-Strahlen und dem energiereichen Anteil des sichtbaren Lichtes (violett und blau). Bei der Wechselwirkung mit diesen Strahlen kommt es zu Veränderungen an Kristallen, die so gering sind, dass sie auch mikroskopisch nicht nachgewiesen werden können. Man nennt die Verteilung dieser primär veränderten Kristalle deshalb auch **latentes Bild**. Aus dem latenten (verborgenen, unsichtbaren) Bild wird erst durch die anschließende Filmbearbeitung und insbesondere durch die Filmentwicklung ein **sichtbares Bild**.

Dazu **im Einzelnen:** Die in der Emulsion verteilten Silberhalogenid-Kristalle haben eine Gitterstruktur, in der negative Brom-Ionen (bzw. Jod-Ionen) mit positiven Silber-Ionen abwechselnd nebeneinander angeordnet sind (Abb. 12.2).

Das Silberhalogenid-Gitter ist allerdings nicht ganz regelmäßig aufgebaut, vielmehr sind durch chemische Verunreinigungen so genannte Störstellen ins Gitter eingebaut worden, insbesondere nahe der Kristalloberfläche. Diese Störstellen werden auch **Reifekeime** genannt. Ein solcher Kristall ist nicht ganz starr; unter bestimmten Bedingungen können sich Ionen und Elektronen im Gitterverband fortbewegen. An der Kristalloberfläche findet man eine größere Konzentration an Halogenid-Ionen (Br$^-$ und J$^-$), was zu einer negativen Oberflächenladung führt.

Die Wechselwirkung der Photonenstrahlen mit dem Kristall geschieht in der bekannten Weise als **Photoeffekt oder Compton-Effekt**.

Paarbildung spielt in der Röntgendiagnostik keine Rolle! – Warum? (☞ Abb. 4.2 u. 4.6)

Bei beiden Wechselwirkungsprozessen entstehen Sekundärelektronen, die nun durch das Kristallgitter „fliegen" und weitere Elektronen loslösen, solange es ihre Energie zulässt. Die meisten freien Elektronen stammen von Brom- bzw. Jod-Ionen, die ja als negative Ionen ein Überschusselektron besitzen.

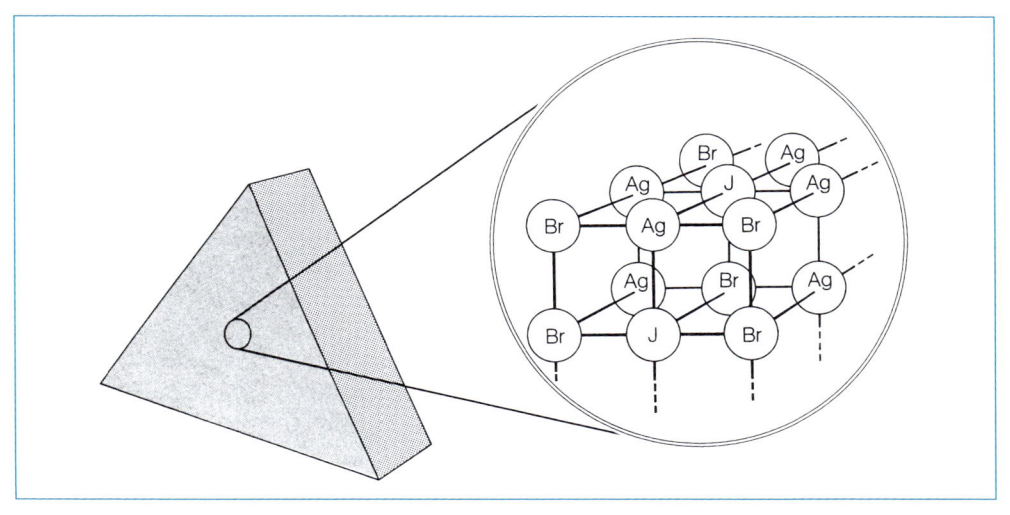

Abb. 12.2 Die Gitterstruktur der Silberhalogenid-Kristalle (AgJ, AgBr)

Gelangt ein Elektron in die Nähe einer Störstelle (Reifekeim), so wird es dort festgehalten; der Reifekeim wirkt als Elektronenfalle. Als Folge der beschriebenen Veränderungen spielen sich nun weitere **Vorgänge im Kristall** ab:

- Die durch Elektronenabgabe neutralisierten Brom- und Jod-Ionen sind nun nicht mehr an ihre Gitterplätze gebunden und können den Kristallverband verlassen, sie wandern in die umgebende Gelatine. Durch dieses Abwandern von Kristallbausteinen kommt es zu einer Auflockerung der Gitterstruktur.
- Durch das Fehlen von negativen Halogenid-Ionen sind auch die positiven Silber-Ionen nicht mehr so fest an ihren Gitterplatz gebunden. Von einer durch Elektronenhäufung negativ geladenen Störstelle (Reifekeim) angezogen, können sie leicht durch das aufgelockerte Gittersystem wandern.

Am Reifekeim angelangt, werden die Silber-Ionen durch Elektronen neutralisiert, **elementares Silber** lagert sich hier ab. In jedem belichteten Kristall werden jedoch nur weniger als 100 Silber-Atome an einem Reifekeim abgelagert, der nun **Entwicklungskeim** genannt wird. Dies ist nur ein verschwindend kleiner Bruchteil der vorhandenen Silber-Ionen. In einem Silberbromid-Kristall von 1 µm Ausdehnung befinden sich ca. 10^9 Silber-Ionen.

Das latente Bild ist wegen dieses nur geringen Anteiles an umgewandelten Silber-Ionen mit optischen Mitteln nicht sichtbar. Erst durch einen speziellen **Entwicklungsprozess** des Films (Abbildung 12.11) wird die Menge des elementaren Silbers pro belichtetem Kristall millionenfach vermehrt, so dass mikroskopisch erkennbare Silberkörnchen entstehen, die sich schwarz darstellen (**Filmschwärzung**).

- In **nicht bestrahlten Kristallen** entsteht bei ordnungsgemäßer Filmentwicklung kein elementares Silber. Durch die Filmentwicklung wird nur das latente Bild verstärkt und damit sichtbar; es wird im Idealfall jedoch nicht in seiner Schwärzungsverteilung verändert.

12.2 Verstärkerfolien

Bei der ausschließlichen Verwendung eines Röntgenfilms (ohne Verstärkerfolie) tragen nur etwa 1 % der in der Filmebene eintreffenden Röntgenphotonen zur Entstehung des latenten Bildes bei. Die übrigen 99 % durchdringen den Röntgenfilm ohne Wechselwirkung mit dem Silberhalogenid.

Wird der Röntgenfilm stattdessen mit kurzwelligem (blauviolettem) Licht bestrahlt, so erfolgt mit ca. 30 % der einfallenden Lichtphotonen eine Wechselwirkung, die zum latenten Bild beiträgt. Zur Umwandlung von Röntgenphotonen in geeignete Lichtphotonen werden Verstärkerfolien eingesetzt. Diese besitzen die Eigenschaft der **Lumineszenz**.

12.2.1 Lumineszenz

Unter Lumineszenz versteht man die Lichtemission eines Materials nach vorausgegangener Bestrahlung. Bei diesem Bestrahlungsvorgang werden äußere Elektronen angeregt, das heißt in einen höheren Energiezustand versetzt. Dieser Zustand ist nicht stabil. Beim nachfolgenden „Zurückfallen" des Elektrons in seinen ursprünglichen Zustand wird die Energiedifferenz beider Zustände in Form eines Lichtphotons emittiert (ausgesandt).

Es werden **zwei Arten** von Lumineszenz unterschieden und zwar abhängig von der Zeit, die zwischen der Anregung und dem Aussenden des Lumineszenzlichts verstreicht.

Erfolgt die Lichtemission sehr kurz nach der Anregung ($<10^{-8}$ s), so spricht man von **Fluoreszenz**. Hält die Anregung länger an ($>10^{-8}$ s), so nennt man den Vorgang **Phosphoreszenz**. Die Verzögerung kann bis in den Bereich von Stunden reichen. Man spricht auch von Nachleuchten.

Für Verstärkerfolien werden fluoreszierende Materialien (Leuchtstoffe) verwendet. Sie produzieren Fluoreszenzlicht, für das Röntgenfilme besonders empfindlich sind. Zumeist werden Verstärkerfolien unter Verwendung von Seltenen Erden (Gadolinium, Lanthan, Yttrium) eingesetzt. Ihr Licht liegt im Grün- oder Blaubereich des sichtbaren Spektrums (☞ Kap. 12.2.4).

> **MERKE**
> Seltene-Erden-Folien müssen mit speziellen Folienfilmen kombiniert werden.

12.2.2 Aufbau und Wirkungsweise von Verstärkerfolien

Der Aufbau einer Verstärkerfolie ist in Abbildung 12.3 wiedergegeben.

Als **Schichtträger** (Basis) dient eine ca. 1 mm dicke Papp- oder Kunststoffplatte. Zwischen der Basis und der wirksamen Leuchtschicht ist zumeist eine ca. 25 µm dicke **Reflexionsschicht** (aus Magnesiumoxyd oder Titandioxyd) aufgetragen. Die Wirkungsweise dieser Schicht wird in Abbildung 12.4 dargestellt.

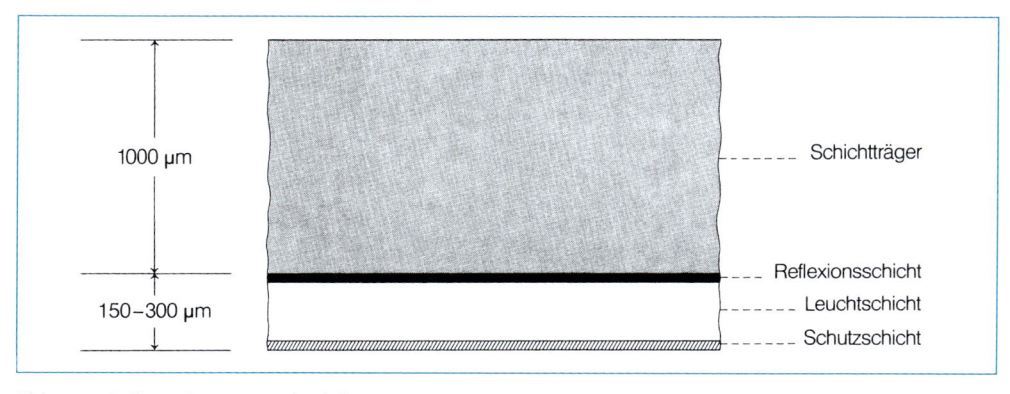

Abb. 12.3 Aufbau einer Verstärkerfolie

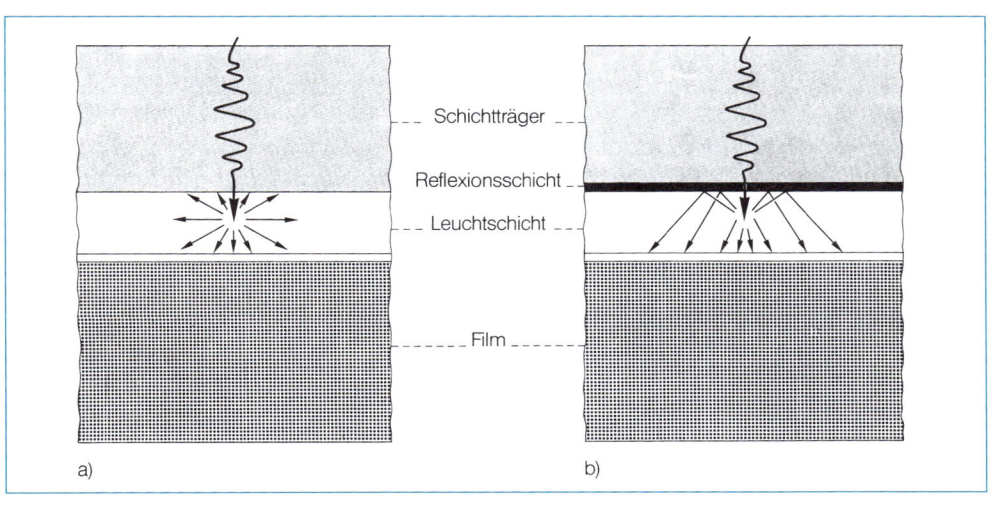

Abb. 12.4 Wirkungsweise der Reflexionsschicht einer Verstärkerfolie: Die auf den Film auftreffende Photonenzahl wird beinahe verdoppelt.

Das bei der Wechselwirkung mit Röntgenstrahlen in der Leuchtschicht erzeugte Fluoreszenzlicht breitet sich isotrop (nach allen Seiten gleich verteilt) aus. Nur weniger als die Hälfte der Lichtphotonen erreichen direkt die Filmschicht. Durch die Reflexionsschicht wird dieser Lichtanteil nahezu verdoppelt.

Die **Leuchtschicht** besteht aus einer fluoreszierenden Substanz (z. B. Calciumwolframat), die in kristalliner Form in einem Bindemittel verteilt (z. B. Gelatine oder Kunststofflack) aufgetragen ist. Die Schichtdicke variiert je nach Folienart zwischen 150 und 300 µm.

Es folgt eine lichtdurchlässige **Schutzschicht** aus Hartlack (15 bis 25 µm). Durch sie sollen mechanische Beschädigungen der Leuchtschicht verhindert werden.

In einer **Filmkassette** werden in der Regel zwei Verstärkerfolien verwendet. Zwischen ihnen befindet sich in jeweils engem Kontakt der Röntgenfilm (Abb. 12.5).

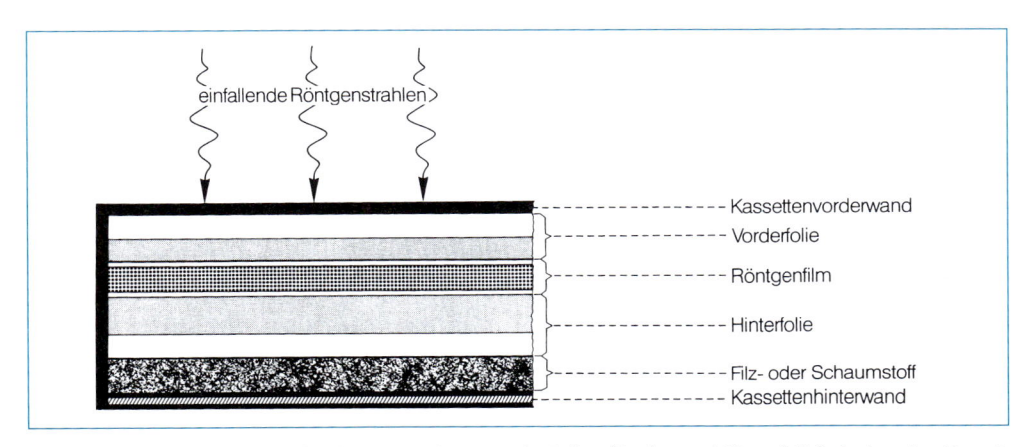

Abb. 12.5 Inhalt einer Röntgenfilmkassette: Die Verstärkerfolien (Vorder- und Hinterfolie) sind an den Kassettenwänden angebracht. Sie werden bei geschlossener Kassette durch die elastische Filz- oder Schaumstoffschicht eng an den eingelegten Film gedrückt.

Man unterscheidet eine (zumeist dünnere) **Vorderfolie** auf der Einstrahlseite und eine **Hinterfolie**. Die Kassettenwand besteht aus Aluminium oder Kunststoff. Hinter der Hinterfolie ist eine elastische Filz- oder Schaumstoffschicht angebracht, durch die bei geschlossener Kassette durch Druckwirkung ein enger Film-Folien-Kontakt gewährleistet ist. Der korrekte Andruck der Verstärkungsfolie an den Röntgenfilm muss einmal pro Jahr (nach DIN 6812) mit einem Testgitter geprüft werden (Qualitätsprüfung).

Bei der Verwendung von Verstärkerfolien erfolgt die Filmbelichtung zu ca. **95 %** durch das **Fluoreszenzlicht**. Nur ca. **5 %** der Schwärzung werden durch direkte Einwirkung der **Röntgenstrahlung** bewirkt.

12.2.3 Folienmerkmale

Charakteristische Merkmale einer Verstärkerfolie sind der **Verstärkungsfaktor** und das **Auflösungsvermögen**.

Der **effektive Verstärkungsfaktor** ist der Quotient der Strahlendosen, die für eine bestimmte Schwärzung mit und ohne Folienbenutzung benötigt werden. In der Tabelle 12.1 wird beispielhaft die Folienwirkung bei einem effektiven Verstärkungsfaktor von 20 anhand der zur Wirkung gelangenden Photonen demonstriert.

Im aufgeführten Beispiel wird also bei Verwendung der Verstärkerfolie nur 1/20 der Röntgenphotonen für eine bestimmte Schwärzung benötigt (im Vergleich zum folienlosen Film). In gleichem Ausmaß reduziert sich die Strahlenbelastung für den Patienten!

> **MERKE**
> Verstärkerfolien reduzieren die Strahlenexposition des Patienten!

Für praktische Zwecke wird zumeist ein **relativer Verstärkungsfaktor** verwendet. Das ist der Quotient der Strahlendosis (für eine definierte Schwärzung) bei Verwendung einer speziellen Folie im Vergleich zu einer sog. Universalfolie.

Tab. 12.1 Folienwirkung bei der Filmbelichtung

Photonenvorgang	Anzahl der Photonen auf		
	folienlosem Film	Verstärkerfolie + Folienfilm	
einfallende Röntgenphotonen	2 000	100	
absorbierte Röntgenphotonen	20	10	1
erzeugte Lumineszenzphotonen	–	10 000	–
auf den Film treffende Lumineszenzphotonen	–	6 000	–
vom Film absorbierte Lumineszenzphotonen	–	1 900	–
Zahl der belichteten Silberhalogenid-Kristalle	200	190	10

Tab. 12.2 Folientypen

Folientyp	Verstärkung		Anwendungsbereich
(CaWo$_4$)	relativ	effektiv	(beispielhaft)
hochverstärkende Folie	ca. 3	30–50	Angiographie Schwangerschaft
Universalfolie	1	ca. 10	Magen-Darm Lendenwirbelsäule, (Thorax)
feinzeichnende Folie	0,5	ca. 5	Schädel, Extremitäten
feinstzeichnende Folie	ca. 0,2	ca. 2	Extremitätenendglieder, Gelenkspalte

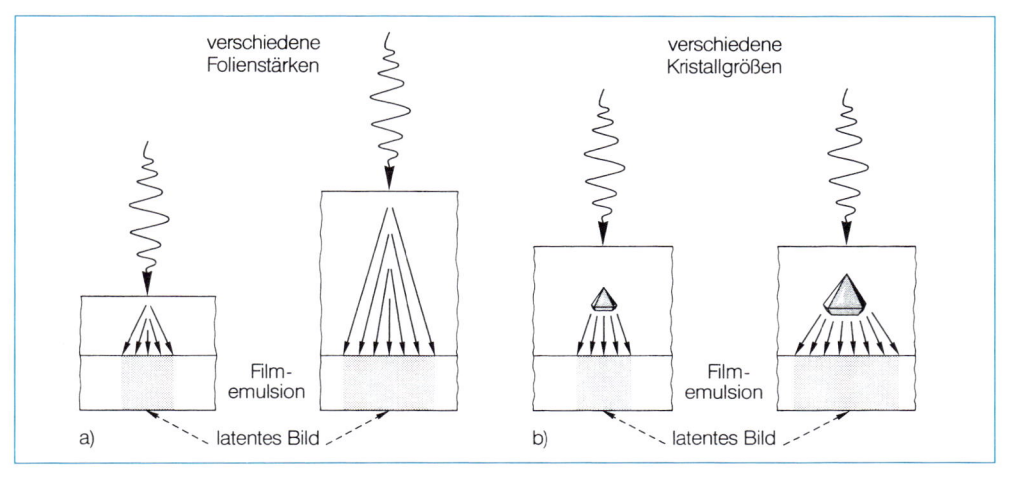

Abb. 12.6 Das Auflösungsvermögen einer Film-Folien-Kombination verschlechtert sich mit zunehmender Foliendicke (a) und Korngröße (b). Durch die zunehmbare Bildgröße eines „Punktes" vergrößert sich auch der kleinste nachweisbare Abstand zweier Punkte.

Das **Auflösungsvermögen** ist bei Verwendung von Verstärkerfolien im Vergleich zum folienlosen Film schlechter. Es verschlechtert sich in der Regel mit wachsendem Verstärkungsfaktor, so z. B. bei zunehmender Foliendicke (Abb. 12.6a) und bei zunehmender Kristallgröße des Lumineszenzstoffes (Abb. 12.6b).

Dies verdeutlicht, dass der Verstärkungsfaktor und das Auflösungsvermögen konträre Eigenschaften der Folie sind. Je nach Verwendungszweck muss ein bestimmter Kompromiss zwischen beiden Größen geschlossen werden. Man unterscheidet dementsprechend verschiedene **Folientypen** (Tab. 12.2).

Für spezielle Zwecke werden sog. **Ausgleichsfolien** verwendet. Sie haben eine örtlich unterschiedliche Verteilung des Verstärkungsfaktors bzw. Auflösungsvermögens (Abb. 12.7).

Der Effekt von Ausgleichsfolien auf das Röntgenbild kann auch durch den Einsatz von **Ausgleichsfiltern** im Nutzstrahlenbündel erreicht werden (Kap. 10.1).

12.2.4
Verstärkerfolien mit Seltenen Erden

Durch die Verwendung von Seltenen Erden ist es gelungen, Verstärkerfolien mit einem günstigeren Verhältnis von Verstärkungsfaktor und Auflösungsvermögen zu entwickeln, als es bei Calciumwolframat möglich ist.

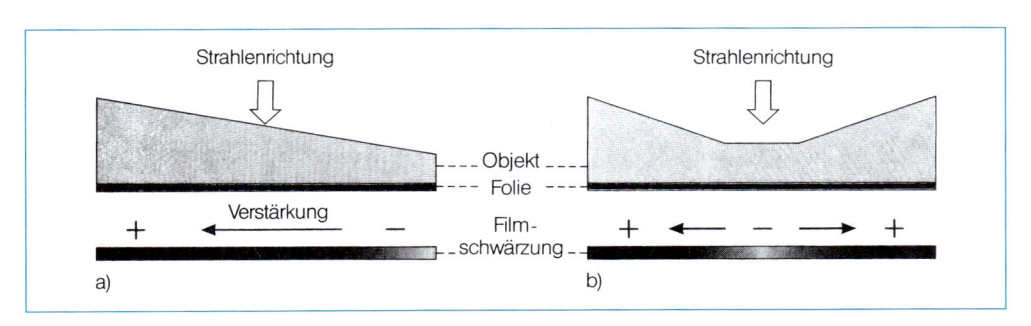

Abb. 12.7 Ausgleichsfolien kompensieren störende Absorptionsunterschiede im untersuchten Körperbereich.

Anmerkung: Seltene Erden sind Elemente aus der dritten Gruppe des Periodensystems (☞ Tab. 1.3).

Zwei Gründe sind für diese Verbesserungsmöglichkeit ausschlaggebend:
- ein **höherer Absorptionsgrad** für Röntgenstrahlen und
- ein **höherer Konversionsgrad** von Röntgenstrahlen in Lumineszenzlicht.

Der höhere **Absorptionsgrad** ist durch die niedrigere Bindungsenergie der K-Schalen-Elektronen der verwendeten Seltenen Erden im Vergleich zu Wolfram bedingt. Der Absorptionsgrad von Röntgenstrahlen steigt mit der Bindungsenergie der K-Schalen-Elektronen (bei Übereinstimmung der Röntgenphotonenenergie) sprunghaft an (sog. K-Kante) und fällt bei steigender Photonenenergie wieder kontinuierlich ab.

Abbildung 12.8 veranschaulicht den Vorgang für Wolfram und Seltene Erden.

In dem für die Röntgendiagnostik wichtigen Bereich von ca. 35 bis 70 keV liegt der Absorptionsgrad von Seltenen Erden teils bis zu 100 % über dem von Wolfram.

Der **Konversionsgrad** gibt Auskunft über das Verhältnis von absorbierter Röntgenstrahlung zu emittiertem Fluoreszenzlicht. Er beträgt bei Calciumwolframat nur etwa 4 %, bei Seltenen Erden dagegen zwischen 13 % und 20 %, also das Drei- bis Fünffache.

Bei der Verwendung von Seltene-Erden-Folien kann die Strahlenexposition im Mittel auf ca. 25 % des Wertes bei Verwendung von Calciumwolframat-Folien gesenkt werden, wenn eine vergleichbare Bildqualität erreicht werden soll. Dabei sind jedoch auch spezielle Filme zu verwenden. Das Lumineszenzlicht der Seltene-Erden-Folien liegt im Grünbereich des sicht-

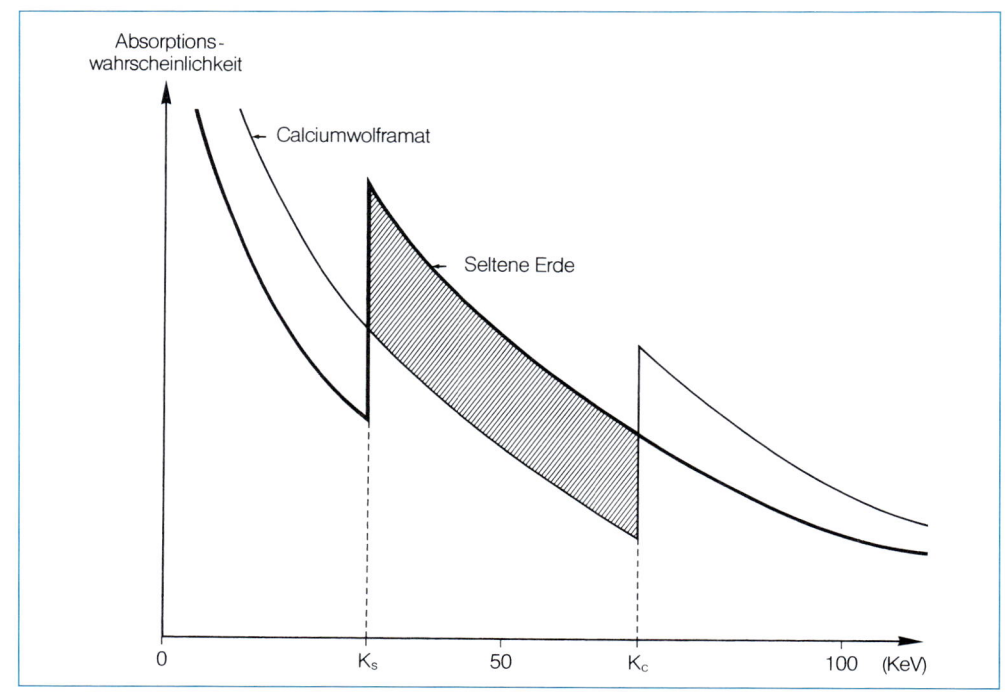

Abb. 12.8 Die Absorptionswahrscheinlichkeit für Röntgenstrahlen zwischen 35 und ca. 70 keV ist für eine Seltene-Erden-Folie bis zu fast 100 % größer als für eine vergleichbare Calciumwolframat-Folie. Der Grund liegt in der niedrigeren Bindungsenergie der K-Elektronen (K_s) bei den verwendeten Seltenen Erden im Vergleich zu Calciumwolframat (K_c).

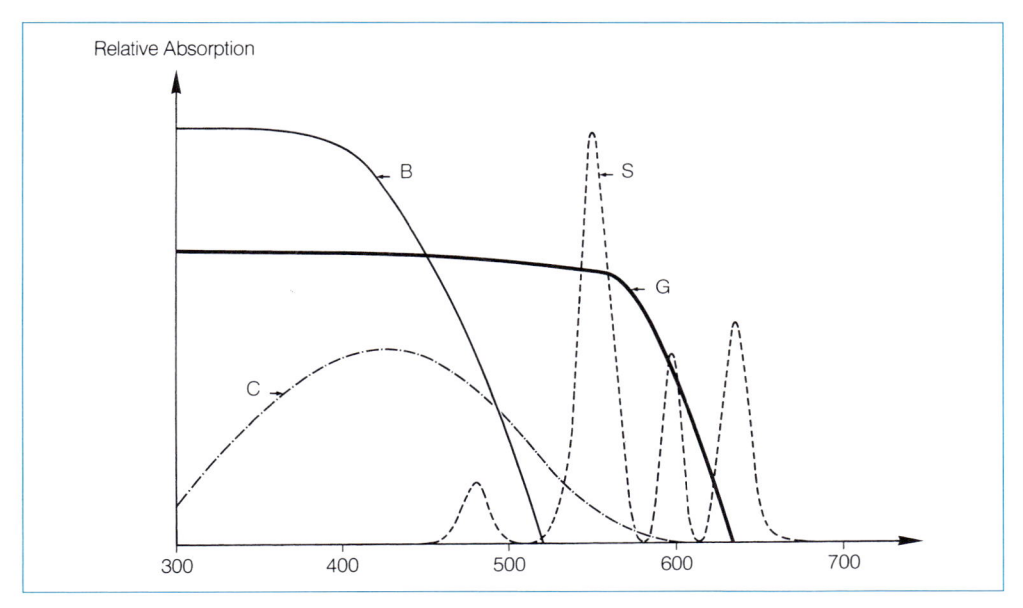

Abb. 12.9 Emissionsspektren der Verstärkerfolien (5 Seltene Erden, C = Calciumwolframat) und Absorptionsbereiche der Röntgenfilme (B = blauempfindlicher Film, G = grünempfindlicher Film). Das Emissionsspektrum von Calciumwolframat spricht beide Filme an, während für einige Seltene-Erden-Folien nur der grünempfindliche Film geeignet ist.

baren Spektrums. Für dieses Licht ist der normale Röntgenfilm nicht empfindlich (Abb. 12.9).

Anmerkung: Die Verwendung von grünempfindlichen Filmen für die Seltene-Erden-Folien macht in der Dunkelkammer die Benutzung von rotem Licht erforderlich!
Es sind Folien mit verschiedenen Verstärkungswirkungen entwickelt worden. Sie sind in **Empfindlichkeitsklassen** eingeteilt. Die höhere Zahl zeigt die höhere Verstärkungswirkung an. Bei höherer Verstärkung wird für die optimale Filmbelichtung eine geringere Dosis benötigt. Gebräuchlich sind Folien der EK (= Empfindlichkeitsklassen) 50, 100, 200, 400 und 800. Entsprechend diesen Zahlenwerten unterscheiden sich die Verstärkungsklassen jeweils um das Doppelte.

12.2.5
Folienfehler und Folienpflege

> **MERKE**
> Verstärkerfolien sind äußerst sorgsam zu behandeln und vor Beschädigung zu schützen!

Verschmutzungen der Oberfläche oder gar Beschädigungen müssen unbedingt vermieden werden, da sie zur Beeinträchtigung der Bildqualität führen. Schon ein kleiner Fremdkörper zwischen Film und Folie verhindert oder vermindert an dieser Stelle die Filmbelichtung.

Verstärkerfolien sollten deshalb möglichst regelmäßig gereinigt werden. Durch Verwendung spezieller Reinigungsmittel mit antistatischen Komponenten wird der statischen Aufladung der Folienoberfläche und damit der raschen Verstaubung entgegengewirkt.

12.3
Röntgenfilmverarbeitung

Die Röntgenfilmverarbeitung umfasst die Vorgänge, mit denen aus dem latenten Röntgenbild ein sichtbares und bleibendes Bild erzeugt wird. Man unterscheidet dabei mehrere **Arbeitsschritte:**

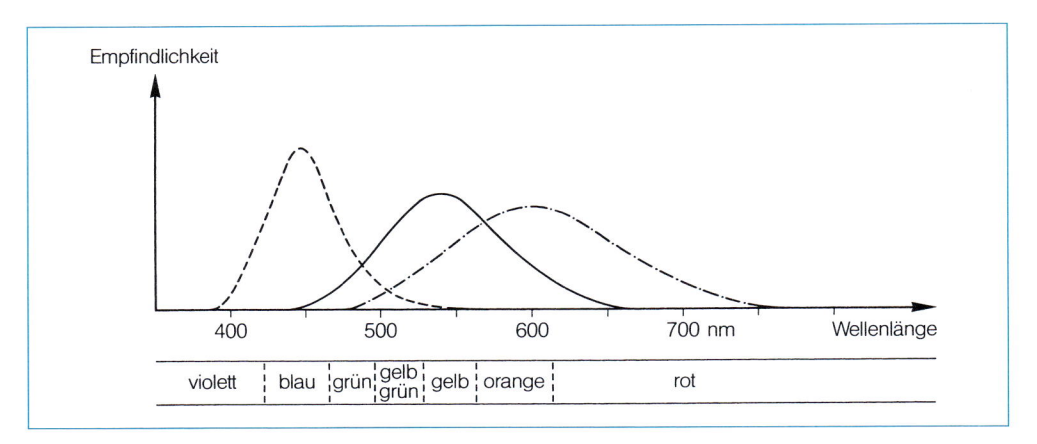

Abb. 12.10 Empfindlichkeit der Farbrezeptoren des menschlichen Auges: Das sichtbare Licht umfasst den Wellenlängenbereich von 400 bis 760 Nanometer (nm).

- Filmentwicklung
- Zwischenwässerung
- Fixierung
- Schlusswässerung
- Trocknung.

Die ersten drei Schritte müssen in einer **Dunkelkammer** erfolgen, in der eine zusätzliche Schwärzung des Films durch Lichteinwirkung vermieden wird. Eine Dunkelkammer muss für das menschliche Auge nicht absolut dunkel sein, es darf nur keine Lichtfarbe verwendet werden, für die der jeweilige Film empfindlich ist.

Sichtbares Licht reicht vom kurzwelligen Violett über Blau, Grün, Gelb bis zum langwelligen Rot (Abb. 12.10).

Da Röntgenfilme für violettes und blaues Licht empfindlich sind, muss die Dunkelkammerbeleuchtung gelb oder rot sein. Bei der Verarbeitung von Filmen der Schirmbildphotographie, die für grünes Licht empfindlich sind, ist nur eine rote Dunkelkammerbeleuchtung geeignet. Das gleiche gilt für Filme, die mit grün leuchtenden Seltene-Erden-Folien verwendet werden.

12.3.1
Filmentwicklung

Die Filmentwicklung ist der entscheidende Vorgang, bei dem aus dem latenten Bild durch Verstärkung ein sichtbares Bild erzeugt wird. Das Prinzip besteht darin, dass in den belichteten Silberbromid-Kristallen eine große Zahl von Silber-Ionen zusätzlich in elementares Silber verwandelt werden. Der **Entwickler** ist eine Substanz, die diese chemische Reduktion erzeugt.

Anmerkung: Unter chemischer Reduktion versteht man die Reduzierung (= Verkleinerung) der positiven Wertigkeit eines Ions, z. B. $Ag^+ \rightarrow Ag$ oder $Fe^{3+} \rightarrow Fe^{2+}$.

Die chemisch wirksamen Bestandteile der **Reduktionsmittel in der Entwicklerflüssigkeit** sind zumeist Hydroxyl-(OH^-)-Ionen oder Amino-(NH_2)-Gruppen von Hydrochinon, Aminophenolen oder Brenzcatechinen. Sie besitzen überschüssige Elektronen, mit deren Hilfe das positive Silber-Ion neutralisiert werden kann.

Wie bereits erwähnt, besitzen Silberhalogenid-Kristalle an ihrer Oberfläche eine negative Ladungsverteilung. Diese erschwert den ebenfalls negativ geladenen Reduktionsmittel-Ionen den Zugang zu den im Kristall verteilten Silber-Ionen. Nur an den Stellen, an denen bereits oberflächlich gelegene **Entwicklungs-**

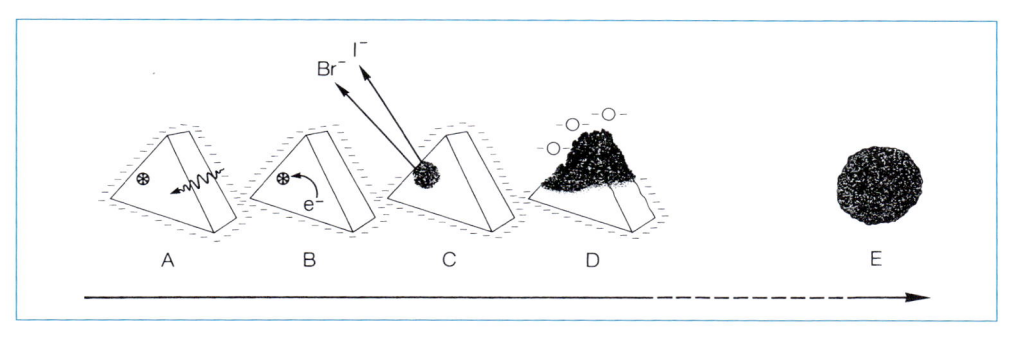

Abb. 12.11 Der Weg vom latenten Bild bis zur Entwicklung des Röntgenbildes: Durch Strahlung (A) werden im Kristall Elektronen frei, die zu Reifekeimen wandern (B). Brom- und Jod-Ionen können den Kristall verlassen, Silber-Ionen lagern sich am Reifekeim an (C) und werden zu neutralem Silber (Entwicklungskeim). Durch das Einwirken von Entwicklersubstanzen (D) wird der Prozess der Silberneutralisierung beschleunigt, bis schließlich das gesamte Silber des Kristalls als Metallkörnchen vorliegt (E).

keime vorliegen, besteht für sie ein neutraler Zugangsort in den Kristall. Somit sind die bereits belichteten Kristalle für eine Entwicklung offen; in ihnen kann weiteres Silber reduziert werden (Abb. 12.11).

Die nicht belichteten Kristalle besitzen durch ihre geschlossene negative Oberflächenladung eine Art Schutzschild gegen das Eindringen der Entwickler-Ionen (Abb. 12.12).

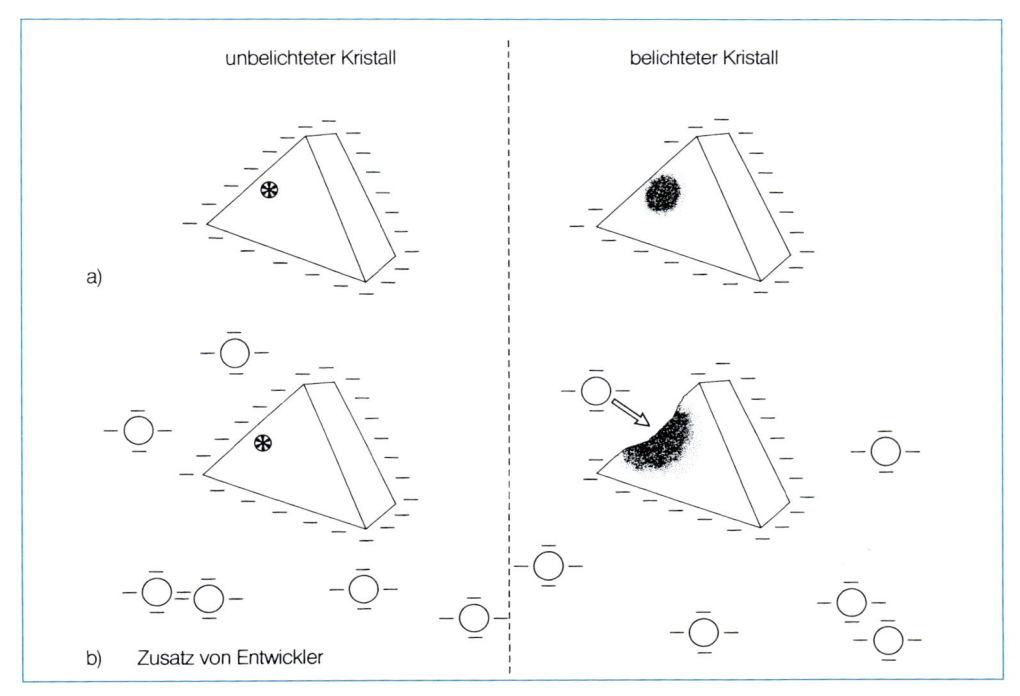

Abb. 12.12 Unbelichtete Kristalle sind durch eine geschlossene Oberflächenladung von den Entwickler-Ionen nicht angreifbar. Diese können jedoch über einen durch Belichtung erzeugten Entwicklungskeim in den Kristall eindringen und die vorhandenen Silber-Ionen zu metallischem Silber reduzieren.

Die **Entwicklungsdauer** hängt von einer Reihe Faktoren wie Kristallgröße, Entwicklerkonzentration und Temperatur ab. In einem komplett entwickelten Kristall ist schließlich alles Silber reduziert. Eine Bildstelle erscheint im Bild umso schwärzer, je mehr metallisches Silber dort vorliegt.

Eine optimale Entwicklung würde nur in den belichteten Kristallen Silber reduzieren, die unbelichteten jedoch unverändert lassen. Tatsächlich ist es jedoch nicht vermeidbar, dass auch einige nicht belichtete Kristalle mitentwickelt werden und so ein ungewollter Schwärzungsschleier, der sog. **Grundschleier**, im Bild entsteht. Durch exaktes Einhalten der jeweils vorgeschriebenen Entwicklungsbedingungen ist das Verhältnis von Nutzinformation zum Grundschleier günstig zu halten.

> **MERKE**
> Der Grundschleier verschlechtert den Bildkontrast.

In einem unterentwickelten Bild sind die belichteten Kristalle nicht voll entwickelt. In einem überentwickelten Film liegt der Grundschleier durch Mitentwicklung unbelichteter Kristalle zu hoch (Abb. 12.13).

12.3.2
Zwischenwässerung

Hierbei wird die in der Filmschicht vorhandene Entwicklerflüssigkeit stark verdünnt und ihre Wirksamkeit oft durch Zusatz einer ca. 3%-igen Essigsäure reduziert. Man bezeichnet die Zwischenwässerung zuweilen auch als Unterbrecherbad.

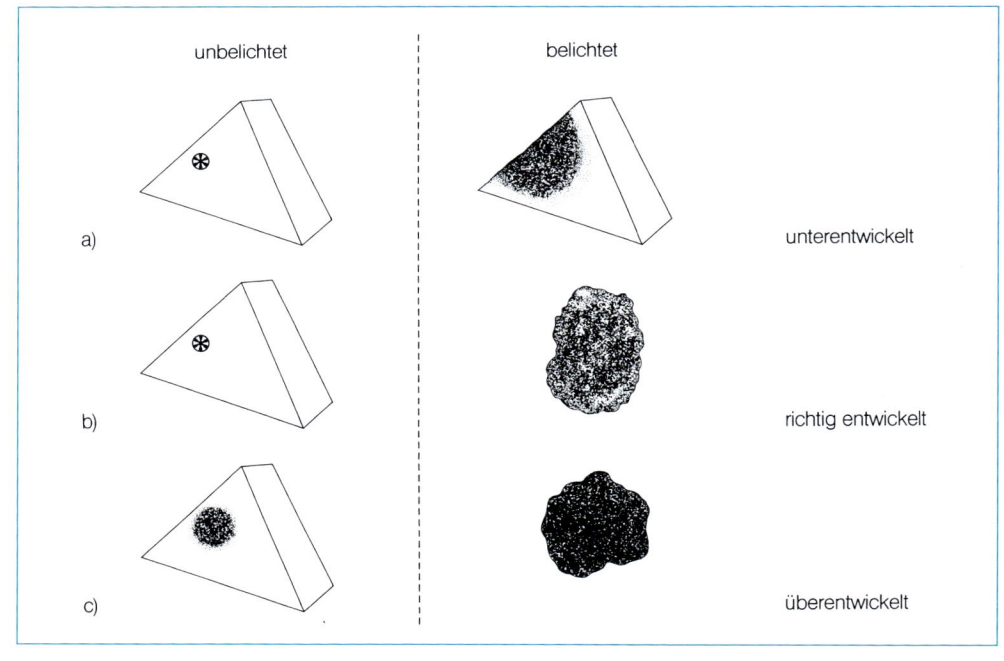

Abb. 12.13 Unterentwicklung und Überentwicklung eines Filmes verschlechtern den Kontrast. Bei der Unterentwicklung wird nicht das gesamte Silber eines Kristalls reduziert (a). In einem überentwickelten Film (c) wird auch in unbelichteten Kristallen teils Silber reduziert, was den Grauschleier verstärkt. Bei richtiger Entwicklung resultiert ein maximaler Kontrast, da das Silber der belichteten Kristalle vollständig reduziert wird, in unbelichteten Kristallen aber keine Silberreduktion stattfindet (b).

12.3.3 Fixierung

Durch diesen Vorgang wird eine nachträgliche weitere Belichtung des Filmes unmöglich gemacht. Das nicht belichtete und nicht entwickelte Silberhalogenid wird zu diesem Zweck mit Hilfe spezieller Mittel (Natriumthiosulfat, $Na_2S_2O_3$ bzw. Ammoniumthiosulfat, $(CNH_4)_2S_2O_3$) aus der Filmschicht entfernt. Das Fixierbad besitzt zusätzlich einen Härter (Aluminiumsalz), der die Gelatineschicht des Films thermisch und mechanisch haltbarer macht.

12.3.4 Schlusswässerung und Trocknung

Bei der Schlusswässerung werden die restlichen, von der Verarbeitung her noch in der Filmschicht verbliebenen Chemikalien entfernt. Hierzu wird Leitungswasser verwendet, das an der Filmoberfläche vorbeiströmt. Abschließend wird der Film mit Hilfe von warmer Luft getrocknet.

12.3.5 Automatische Filmverarbeitung (Maschinenentwicklung)

In der Regel werden die einzelnen Schritte der Filmverarbeitung nicht mehr von Hand, sondern in so genannten Entwicklungsmaschinen vollzogen. Mit Hilfe eines Systems von Transportrollen wird der Film hierbei durch die einzelnen Stationen der Filmverarbeitung geleitet. Durch das Rollensystem wird der Film teils so sehr gepresst, dass sich die Zwischenwässerung zur Entfernung des Entwicklers erübrigt. Abbildung 12.14 veranschaulicht den Vorgang schematisch.

Nach §16 RöV muss arbeitstäglich eine Konstanzprüfung der Filmverarbeitung durchgeführt und dokumentiert werden!

12.4 Schwärzung (Dichte) und Filmempfindlichkeit

Das fertige Röntgenbild wird im Durchlicht betrachtet. Es besteht aus einer örtlich variierenden Schwärzung (optische Dichte). Je weni-

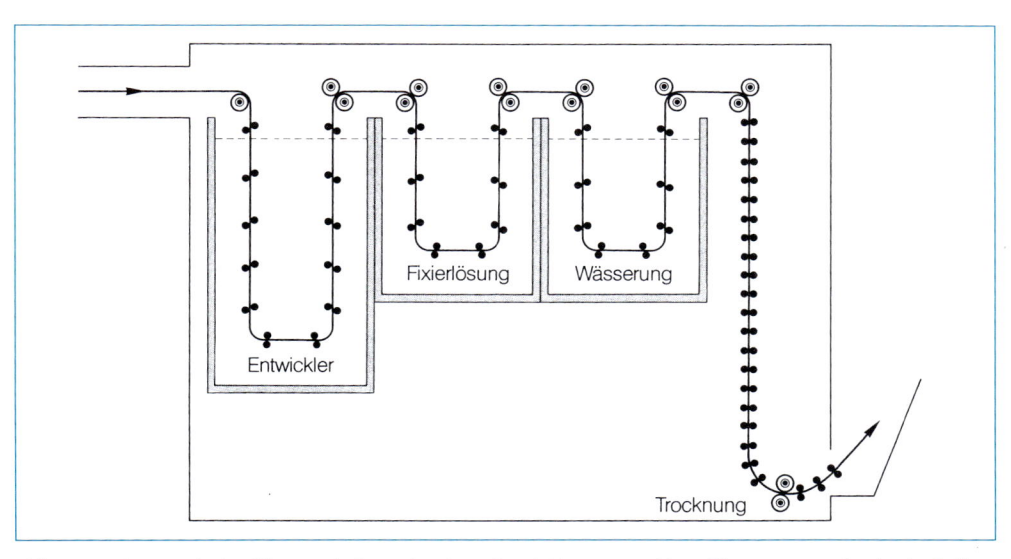

Abb. 12.14 Automatische Filmverarbeitung in einer Entwicklungsmaschine. Filmtransport durch ein Rollensystem

Tab. 12.3 Zusammenhang zwischen Opazität und Schwärzung (optischer Dichte)

Opazität	Schwärzung (optische Dichte)
2	0,3
5	0,7
10	1
100	2
1 000	3
10 000	4

ger Licht an einer Stelle den Film durchdringt, desto dunkler erscheint diese Stelle.

Das Verhältnis der einfallenden zur hindurch tretenden Lichtintensität wird **Opazität** genannt. Schon der unbelichtete entwickelte Röntgenfilm absorbiert etwa 40 % des einfallenden Lichts. Das entspricht einer Opazität von ≈ 1,7. Ein gewisser Grundschleier ist also in jedem Röntgenfilm unvermeidbar vorhanden. Bei starker Schwärzung werden 99,9 % bis 99,99 % des einfallenden Lichtes absorbiert, was Opazitätswerten von 1 000 bis 10 000 entspricht. Wegen dieser über mehrere Größenordnungen reichenden Opazitätswerte wird aus praktischen und mathematischen Gründen die Schwärzung (**optische Dichte, kurz: Dichte**) als dekadischer Logarithmus der Opazität definiert.

Damit ergeben sich für die Praxis Schwärzungswerte (Dichtewerte) zwischen 0,3 bis ca. 4 (Tab. 12.3).

Ein Röntgenfilm ist über einen sehr großen Bereich empfindlich für die Belichtung mit Röntgenstrahlen. Auch hier bietet es sich deshalb an, einen logarithmischen Maßstab zu wählen.

12.4.1 Schwärzungskurve (Dichtekurve)

Trägt man graphisch die Schwärzung (Dichte) gegen den jeweils zugehörigen Logarithmus der Belichtung auf, so erhält man die **Schwärzungskurve eines Röntgenfilmes** (Abb. 12.15).

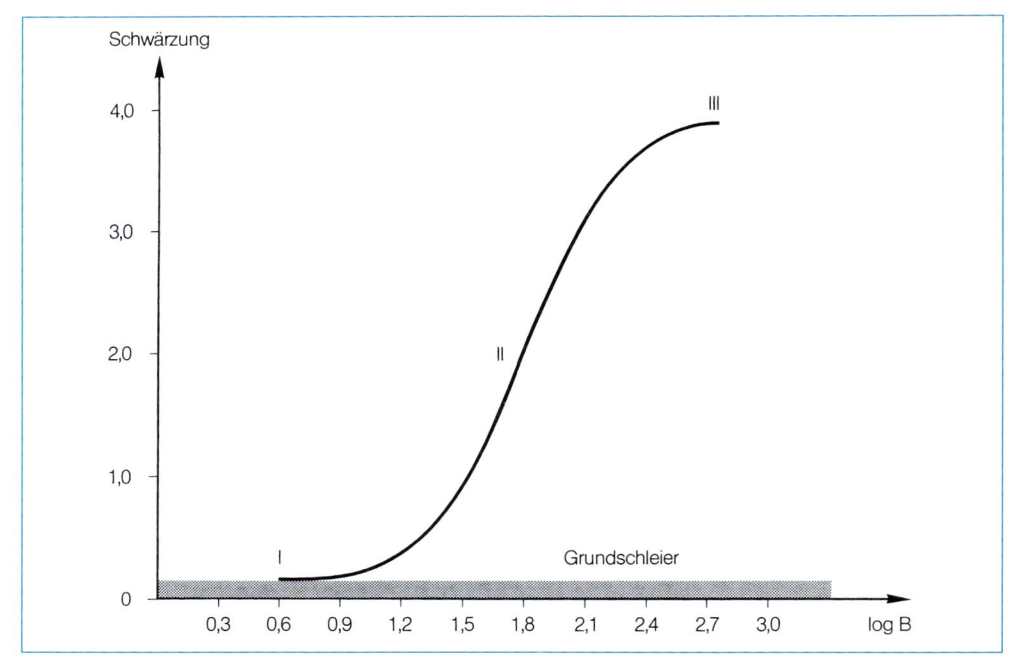

Abb. 12.15 Schwärzungskurve (Dichtekurve) eines Röntgenfilms. Aufgetragen wird die Schwärzung S gegen den Logarithmus der Belichtung B. Es werden die drei Kurvenbereiche 1 (Durchhang), II (linearer Teil) und III (Schulter) unterschieden.

Die Kurve läuft wegen des oben genannten Grundschleiers nicht durch den Koordinaten-Nullpunkt, sondern schneidet die Schwärzungsachse (Ordinate) etwa bei einer Schwärzung von 0,2 bis 0,3 (Grundschleierhöhe).

Im Kurvenverlauf werden drei Bereiche unterschieden. Der Bereich I wird **Durchhang** der Kurve genannt. Der Bereich III heißt **Schulter** der Kurve. Für die Bilderstellung ist nur der gerade Teil II der Kurve wichtig (**Proportionalbereich**).

Er umfasst den praktisch ausnutzbaren Schwärzungsumfang (**Dichteumfang**) der Kurve. Hier gilt folgende Proportionalität:

$$(S_1 - S_2) = G (\log B_1 - \log B_2)$$

mit S = Schwärzung (optische Dichte), B = Belichtung

G wird auch mittlere **Gradation** des Filmes genannt. Wie in Abbildung 12.16 dargestellt, entspricht G dem Tangens des Steigungswinkels α und damit der Steigung der Schwärzungskurve im geraden Teil:

$$G = \mathrm{tg}\,\alpha = S_1 - S_2 / \log B_1 - \log B_2$$

> **MERKE**
> Die Gradation der Schwärzungskurve (Dichtekurve) ist ein Maß für das Kontrastverhalten des Filmes.

Je steiler der gerade Kurvenanteil verläuft, desto größer ist der Kontrast. Einer kleineren Belichtungsdifferenz (bzw. Dosisdifferenz) entspricht dann eine große Schwärzungsdifferenz (Dichtedifferenz). Andererseits verkleinert sich dadurch der nutzbare Belichtungsumfang.

> **MERKE**
> Schwärzungsumfang (Dichteumfang) und Belichtungsumfang sind zueinander umgekehrt proportional.

Die **Empfindlichkeit** eines Röntgenfilmes bzw. einer Film-Folien-Kombination ist umgekehrt proportional zur Strahlendosis, die zur Erzielung der Schwärzung (Dichte) 1 über dem Grauschleier benötigt wird. Man unterscheidet praktischerweise Empfindlichkeitsklassen mit Werten zwischen 25 und 800. Empfindlichkeit und Gradation sind voneinander unabhängige Kenngrößen des Röntgenfilms.

In Abbildung 12.17 und 12.18 sind je zwei Schwärzungskurven unterschiedlicher Gradation bzw. verschiedener Empfindlichkeit dargestellt.

12.4.2 Gesetzmäßigkeiten bei der Filmbelichtung

Nach den bisherigen Ausführungen über die Filmentwicklung (☞ Kap. 12.1.2 und 12.2) wäre anzunehmen, dass zur Erzielung einer definierten Schwärzung (Dichte) bei einem bestimmten Film nur die tatsächlich absorbierte Strahlenenergie ausschlaggebend ist – und zwar unabhängig von der Zeitdauer, in der diese Absorption stattfindet.

Praktisch ausgedrückt: Bei einer bestimmten Röhrenspannung erzeugen z. B. 20 mAs bei

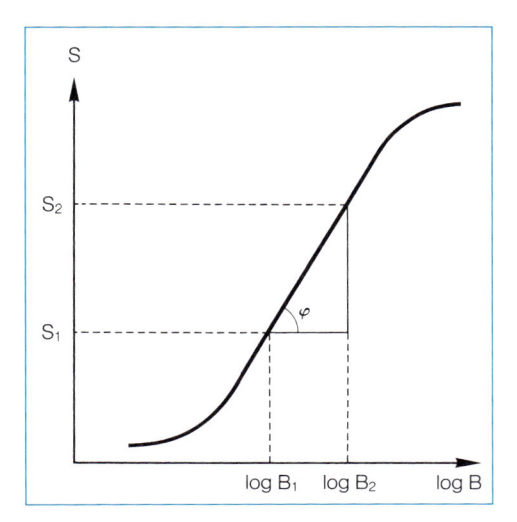

Abb. 12.16 Der gerade Teil der Schwärzungskurve (Dichtekurve) ist der praktisch genutzte Anteil. Seine Steigung wird als mittlere Gradation bezeichnet.

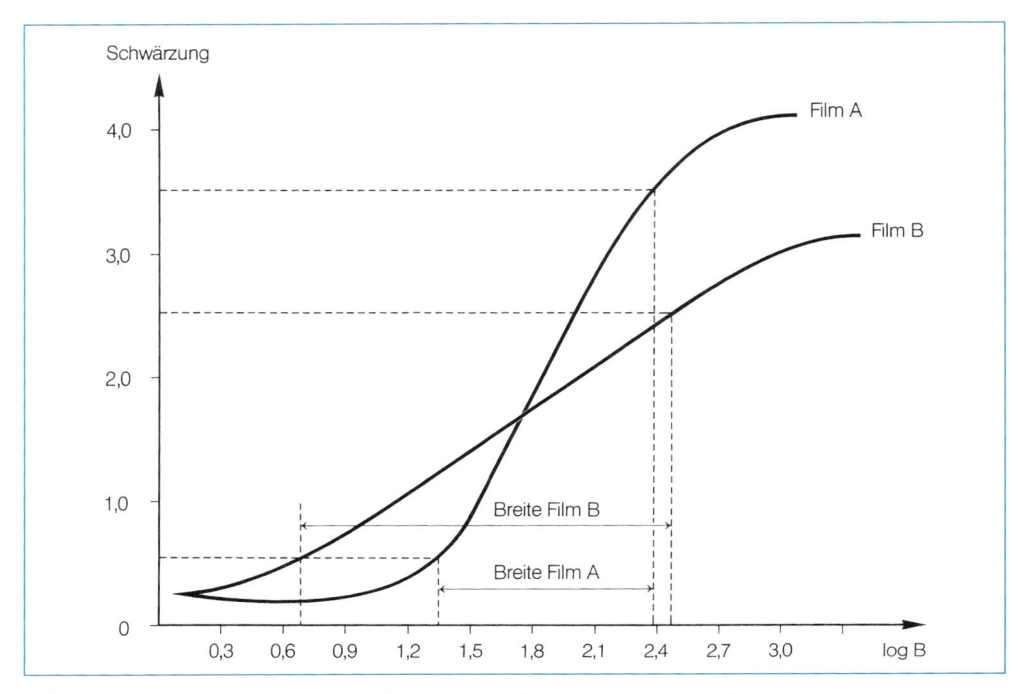

Abb. 12.17 Zwei Schwärzungskurven (Dichtekurven) mit verschiedener Gradation. Schwärzungsumfang und Belichtungsumfang eines Films sind zueinander umgekehrt proportional.

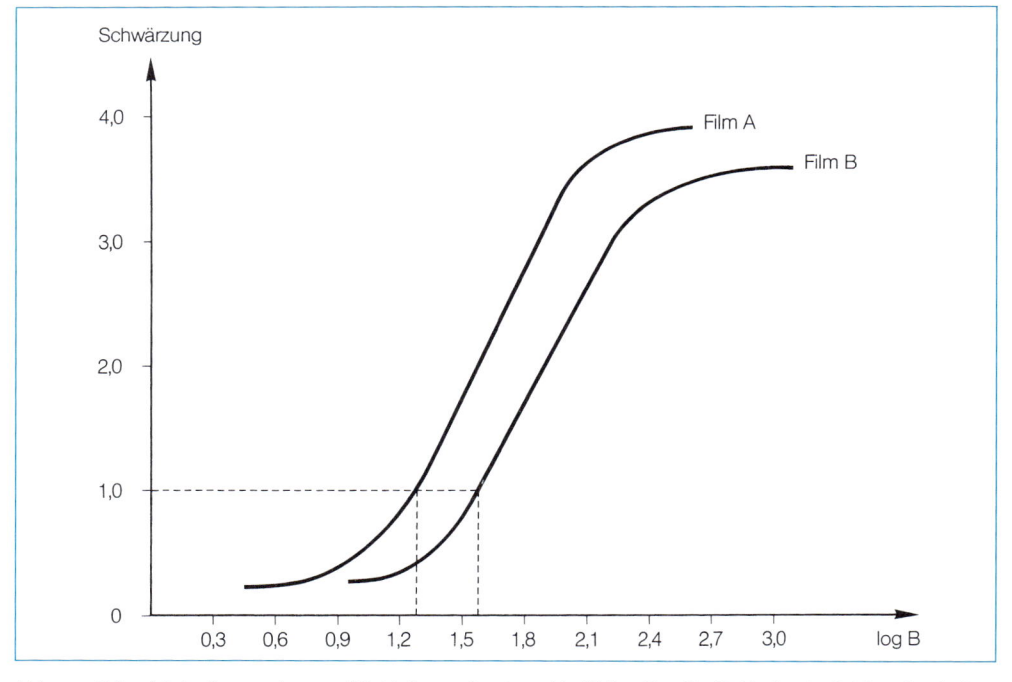

Abb. 12.18 Zwei Schwärzungskurven (Dichtekurven) unterschiedlicher Empfindlichkeit mit gleicher Gradation

einem bestimmten Film die gleiche Schwärzung bei der Einstellung 2 s und 10 mA wie bei 1 s und 20 mA. Dieser Zusammenhang heißt **Reziprozitätsgesetz** oder Bunsen-Roscoesches-Gesetz und gilt hinreichend exakt **für folienlose Filme**.

Bei der Verwendung von **Film-Folien-Kombinationen** gilt diese Gesetzmäßigkeit nicht mehr hinreichend, wenn die Belichtungszeiten 10 ms unter- oder 10 s überschreiten. Dann muss der nach seinem Entdecker benannte **Schwarzschild-Effekt** berücksichtigt werden, wonach der photographische Effekt S nicht dem Produkt I × t sondern I × t_p proportional ist.

Dabei sind I Röhrenstrom (mA), t = Belichtungszeit (s) und p = Schwarzschild-Exponent, eine Zahl <1.

Für folienlose Filme und für Belichtungszeiten zwischen 10 ms und 10 s bei Film-Folien-Kombinationen ist p nahezu gleich 1, so dass hier das einfachere Reziprozitätsgesetz S = k × I × t angewendet werden kann. In den wenigen Ausnahmesituationen t < 10 ms bzw. t > 10 s muss ein Korrekturfaktor zum mAs-Produkt benutzt werden.

12.5 Xeroradiographie

Die Xeroradiographie ist ein nur selten eingesetztes Verfahren der Bildaufzeichnung in der Röntgendiagnostik und soll hier deshalb auch nur kurz beschrieben werden.

Bei der Xeroradiographie erfolgt die **Umwandlung** des Röntgenstrahlenbildes nicht auf photochemische, sondern auf **photoelektrische** Weise. Anstelle des Filmes wird eine homogen elektrisch geladene Halbleiterplatte (Selenschicht) dem Strahlenbild ausgesetzt. Durch die Einwirkung der Röntgenstrahlen erfolgt eine der örtlichen Strahlenintensität entsprechende lokale Entladung der Platte (Abb. 12.19).

Das entstandene Ladungsverteilungsbild entspricht dem latenten Bild des Röntgenfilms.

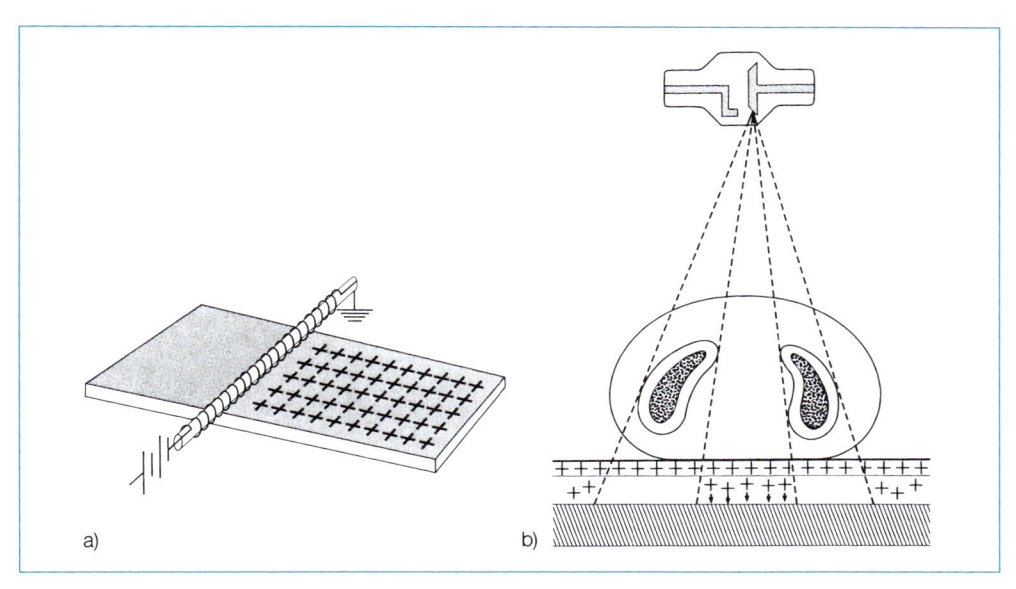

Abb. 12.19 Prinzip der Xeroradiographie: Eine mit Selen beschichtete Aluminiumplatte wird elektrisch aufgeladen (a). Durch Einwirkung der Röntgenstrahlen bei der Aufnahme wird die Platte entsprechend dem erzeugten Strahlenrelief lokal unterschiedlich entladen (b). Das Ladungsverteilungsbild entspricht dem latenten Bild eines Röntgenfilms und kann mit verschiedenen Verfahren in ein sichtbares Bild „entwickelt" werden.

Zur Entwicklung des Ladungsbilds wird die Platte zunächst mit einem elektrisch geladenen Pulver (Toner) bestäubt. Dieses verteilt sich gemäß der Ladungsverteilung auf der Platte. Das „Pulverbild" wird dann auf Papier übertragen und fixiert. Für die Bildentwicklung sind im Einzelnen unterschiedliche Verfahren gebräuchlich. Die Selenplatte wird anschließend vollständig entladen und vom Pulver befreit. Nach einer erneuten homogenen Aufladung ist sie für die nächste Belichtung bereit. Eine solche Platte kann mehrere tausend Male verwendet werden.

Die **Besonderheit** des xeroradiographischen Bildes liegt in einer ausgeprägten Kontrastbildung an Hell-Dunkel-Grenzen (Randeffekt). Der mögliche Schwärzungsumfang ist jedoch nur gering. Als Einsatzgebiete kommen daher insbesondere Weichteiluntersuchungen (Mammographie) und die Untersuchung der peripheren Knochen in Betracht. Als Nachteil der Xeroradiographie ist die relativ geringe Empfindlichkeit im Vergleich zu Film-Folien-Kombinationen zu nennen.

12.6 Durchleuchtungsschirme

Bei der Durchleuchtung wird das Röntgenstrahlenbild ähnlich wie bei Verstärkerfolien in ein **Fluoreszenzlichtbild** umgewandelt. Die Bildbetrachtung kann direkt oder mit Hilfe technischer Zusatzeinrichtungen (Bildverstärker, Fernseheinrichtung) erfolgen. Zur Umwandlung des Strahlenbildes werden Leuchtschirme eingesetzt. Ihr Aufbau ähnelt dem der Verstärkerfolien (Abb. 12.20).

Die **Trägerschicht** besteht aus Karton oder Kunststoff. Die **Leuchtschicht** besteht hier zumeist aus in einem Bindemittel (Gelatine) verteilten Zinkcadmiumsulfid-Kristallen (ZnCdS). Die spektrale Verteilung des Fluoreszenzlichts von ZnCdS-Kristallen ist der spektralen Empfindlichkeit des menschlichen Auges angepasst (Abb. 12.21).

Das Intensitätsmaximum des Fluoreszenzlichts liegt im Gelb-Grün-Bereich und stimmt recht gut mit dem Empfindlichkeitsmaximum des menschlichen Auges für das Farbensehen überein.

Die **Reflexionsschicht** hat die gleiche Aufgabe wie bei den Verstärkerfolien. Sie reflek-

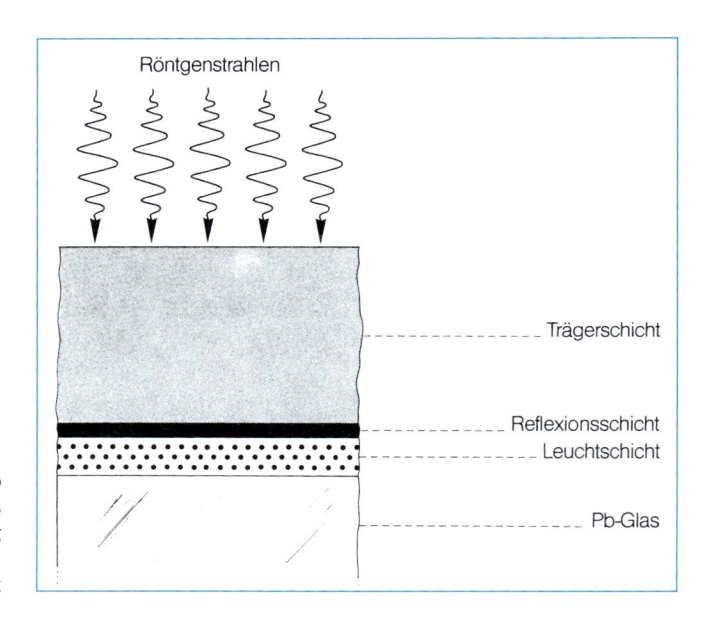

Abb. 12.20 Aufbau (Schichtenfolge) eines Leuchtschirms zur Umwandlung von Röntgenstrahlen in sichtbares Licht

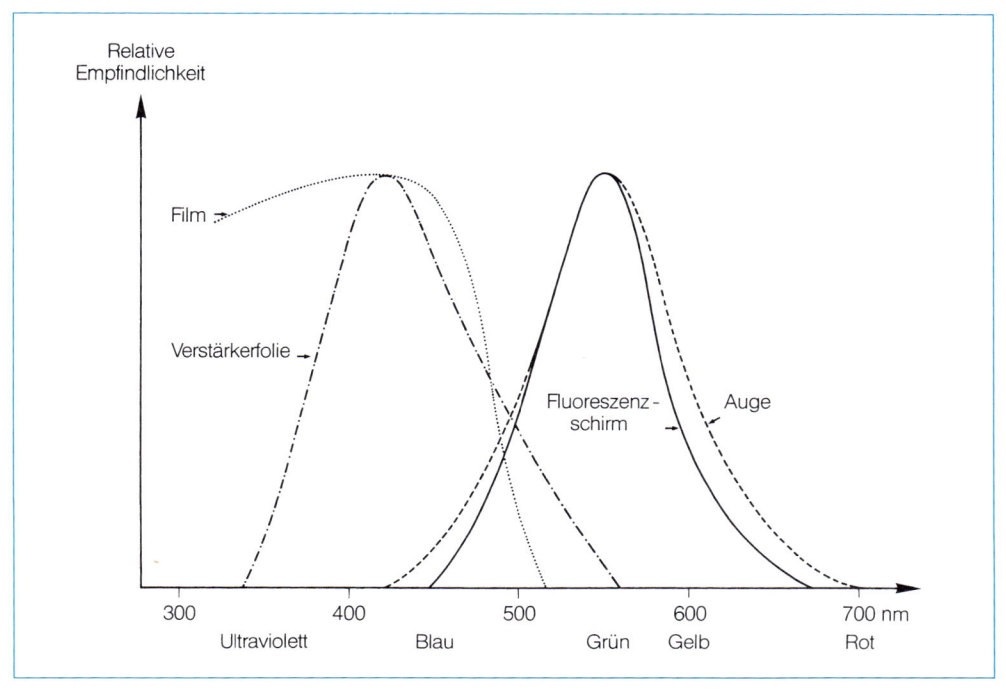

Abb. 12.21 Das Fluoreszenzlicht eines Leuchtschirms ist der spektralen Empfindlichkeit des menschlichen Auges angepasst, das Fluoreszenzlicht einer Verstärkerfolie passt zur Empfindlichkeit des Röntgenfilms.

tiert einen Großteil des isotrop ausgesandten Fluoreszenzlichts zusätzlich in Richtung des Betrachters.

Die den Schirm beiderseits begrenzenden **Schutzschichten** aus Zellulose- oder Kunstharzlack dienen dem Schutz gegen mechanische Beschädigung und gegen Feuchtigkeitseinflüsse. Bei der direkten Bildbetrachtung ist auf der Betrachterseite zum Strahlenschutz des Betrachters eine Bleiglasscheibe angebracht.

Zur Erzielung einer möglichst großen Leuchtdichte sind die Fluoreszenzkristalle mit im Mittel 30 bis 60 µm drei- bis sechsmal so groß wie bei der Verstärkerfolie. Da die **Bildunschärfe** u. a. von der Kristallgröße und der Schichtdicke abhängt, ist sie bei Leuchtschirmen zumeist größer als bei Verstärkerfolien.

Die **Leuchtdichte** ist zudem so niedrig, dass eine direkte Bildbetrachtung nur in abgedunkelten Räumen möglich ist. Der Betrachter muss hierzu eine Dunkeladaptation seiner Augen abwarten. Diese Dunkelgewöhnungszeit von ca. 30 min wird benötigt, um die Umstellung der Tageslichtsehnervenzellen des Auges (Zapfen) auf die lichtempfindlicheren Stäbchen zu ermöglichen. Das Sehen mit den Stäbchen hat jedoch Nachteile: Die Wahrnehmung von Helligkeitsdifferenzen ist gering, die Sehschärfe ist im Vergleich zum Zapfensehen herabgesetzt.

Leuchtschirme haben im Übrigen zumeist einen merklichen **Nachleuchteffekt**. Dadurch wird die Betrachtung beweglicher Bilder erschwert.

Bei der direkten Bildschirmbetrachtung ergibt sich ein nur geringer Informationsgewinn auf Kosten einer relativ hohen Strahlenexposition für den Patienten und den Betrachter. Mit einer geeigneten Optik und Kamera kann das Leuchtschirmbild auf Filmmaterial übertragen werden (Schirmbildfotografie).

12.6.1
Röntgenbildverstärker

Durch die Entwicklung von **Bildverstärkern** (**BV**) wurden die oben beschriebenen Nachteile der Durchleuchtungsuntersuchung ausgeräumt.

Der prinzipielle Aufbau eines Röntgenbildverstärkers ist in Abbildung 12.22 dargestellt. Er besteht aus einem hochevakuierten Glaskolben, an dessen Eingangsseite (= Eintrittspforte für die Röntgenstrahlen) sich ein gekrümmter Leuchtschirm (= Eingangsleuchtschirm, Fluoreszenzmaterial: Caesiumjodid) in engem Kontakt mit einer Photokathode befindet.

Das im **Eingangsleuchtschirm** durch die Wechselwirkung mit Röntgenstrahlen erzeugte Fluoreszenzlicht löst in der Photokathode Elektronen (Photoelektronen) aus, deren Flächenverteilungsmuster dem des Leuchtschirmbildes entspricht.

Dieses Elektronenbild wird dann mittels eines elektronischen Linsensystems (= Elektronenoptik) verkleinert auf einen zweiten kleineren Leuchtschirm (Ausgangsleuchtschirm) abgebildet. Die Beschleunigung der Photoelektronen erfolgt mit einer Hochspannung von ca. 25 kV.

Das am **Ausgangsleuchtschirm** erzeugte Fluoreszenzlichtbild ist im Vergleich zum Leuchtdichtebild des Eingangsleuchtschirms bedeutend heller. Der **Verstärkungsfaktor** der Leuchtdichte liegt zwischen 1 000 und 5 000. Diese hohe Verstärkung wird durch zwei Faktoren erreicht.

Zum einen wird unter dem Einfluss der Elektronenbeschleunigung eine zahlenmäßige Vermehrung der am Eingangsleuchtschirm erzeugten Lichtphotonen bewirkt; jedes Photoelektron, das den Ausgangsschirm erreicht, erzeugt hier 50- bis 75-mal so viele Lichtphotonen, wie zu seiner eigenen Erzeugung nötig waren (Abb. 12.23).

Zum anderen wird durch die Bildverkleinerung eine höhere Flächendichte der Photonen am Ausgangsschirm bewirkt, und zwar im Verhältnis der Flächen des Eingangs- und Ausgangsleuchtschirms.

Bei einem Flächenverhältnis von 40:1 und einem Verstärkungsfaktor des Fluoreszenz-

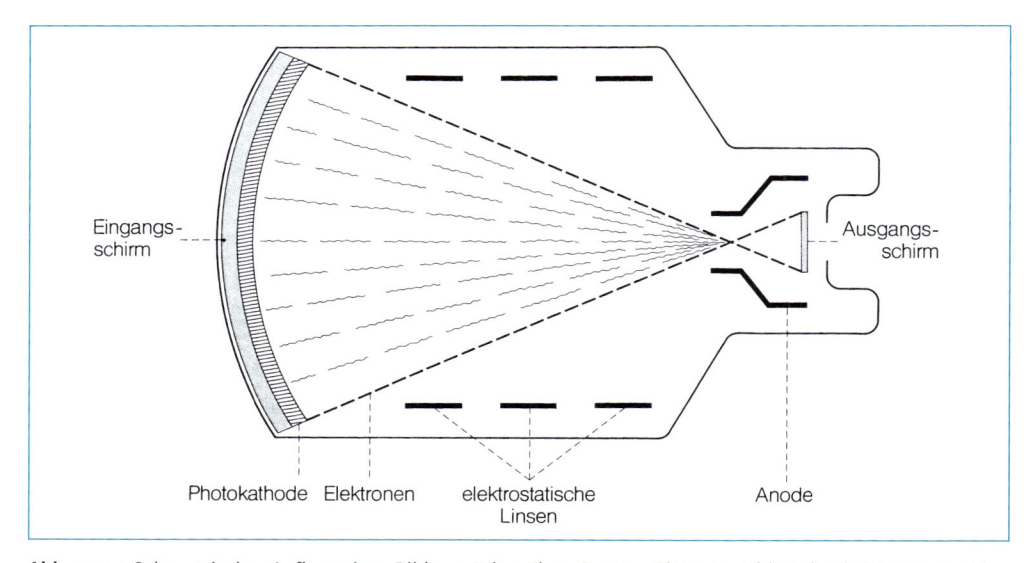

Abb. 12.22 Schematischer Aufbau einer Bildverstärkerröhre: Das am Eingangsschirm durch Röntgenstrahlen erzeugte Bild wird durch die Photokathode in ein Elektronenbild verwandelt, das dann verkleinert auf den Ausgangsschirm projiziert wird. Es resultiert eine Intensitätsverstärkung des Bildes um einen Faktor zwischen 1 000 und 5 000 (Abb. 12.23).

12.6 Durchleuchtungsschirme

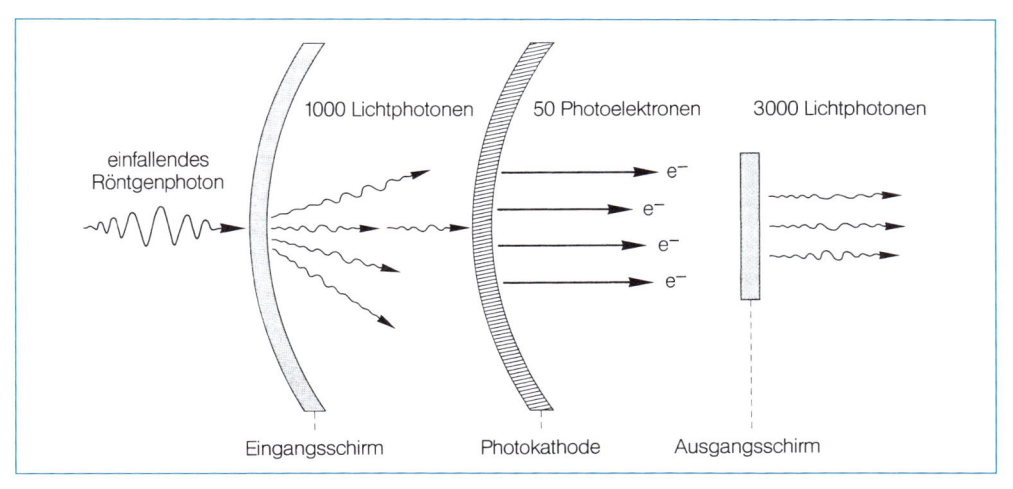

Abb. 12.23 Verstärkungseffekt des Bildverstärkers. Beispiel: Ein hochenergetisches Röntgenphoton erzeugt im Eingangsleuchtschirm ca. 1 000 niederenergetische Lichtphotonen. Durch diese werden in der benachbarten Photokathode ca. 50 Photoelektronen freigesetzt. Diese treffen beschleunigt und fokussiert auf den Ausgangsschirm, wo jedes von ihnen ca. 60 Lichtphotonen erzeugt.

lichts von 50 ergibt sich so z. B. ein Helligkeitsgewinn um den Faktor (40 × 50 =) 2 000. Wird nur ein Teilausschnitt des Eingangsfluoreszenzbildes auf den Ausgangsschirm projiziert, so resultiert hierdurch eine (elektronisch bewirkte) Ausschnittsvergrößerung des Röntgenbildes (Abb. 12.24).

Die **Betrachtung des Ausgangsbildes** erfolgt entweder direkt mit einem speziellen optischen Betrachtungssystem oder indirekt. Für den indirekten Weg stehen photographische Aufnahmeverfahren (Kamera oder Filmkamera) oder eine spezielle Fernsehkamera mit Fernsehbildschirm (Monitor) zur Verfügung.

Oft besteht zusätzlich die Möglichkeit einer magnetischen Bildaufzeichnung mittels Magnetband bzw. Magnetplatte oder nach Digitalisierung des Bildinhalts die Möglichkeit zur

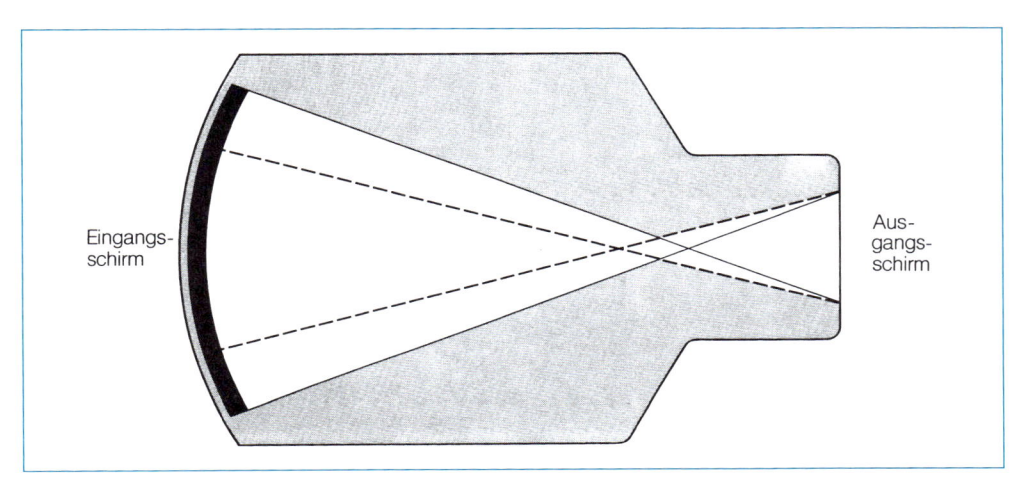

Abb. 12.24 Wird nur ein Teilausschnitt des Eingangsfluoreszenzbildes auf den gesamten Ausgangsschirm projiziert, so resultiert eine Ausschnittsvergrößerung des Eingangsbildes.

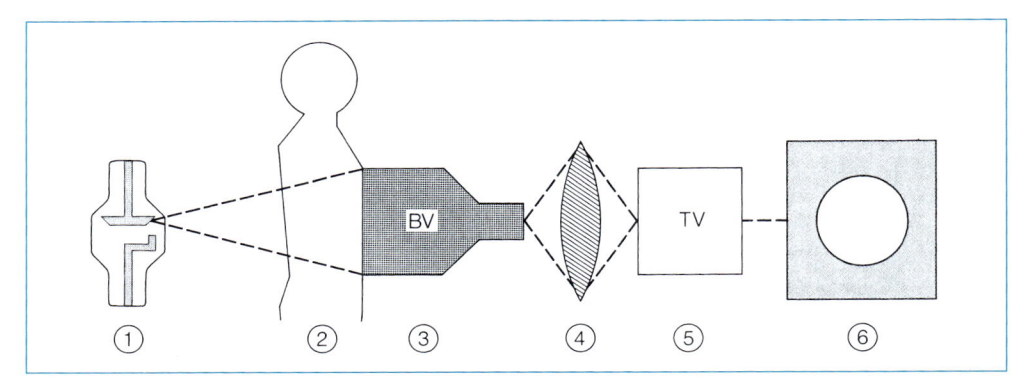

Abb. 12.25 Aufbau einer Röntgenfernsehkette: Röntgenröhre (1), Patient (2), Bildverstärker (3), optisches Übertragungssystem (4), Fernsehkamera (5) und Sichtgerät (Monitor) (6)

Speicherung und ggf. Nachbearbeitung mit modernen Datenverarbeitungstechniken.

12.6.2 Röntgenfernsehkette

Die Röntgenfernsehkette besteht aus einer Übertragungsoptik, der Fernsehkamera, einer Zentraleinheit und dem Monitor (Abb. 12.25).

Übertragungsoptik

Die Übertragungsoptik dient der Bildübertragung vom Ausgangsschirm des Bildverstärkers (BV) zur Fernsehkamera. Zwei Möglichkeiten werden benutzt:
- Die **Tandemoptik** (Abb. 12.26) besteht aus einem Doppellinsensystem mit einem einklappbaren, halbdurchlässigen Spiegel (in 45°-Position) in der Mitte. Der Brennpunkt der ersten Linse (Basisobjektiv) liegt in der Ebene des Ausgangsschirmes des Bildver-

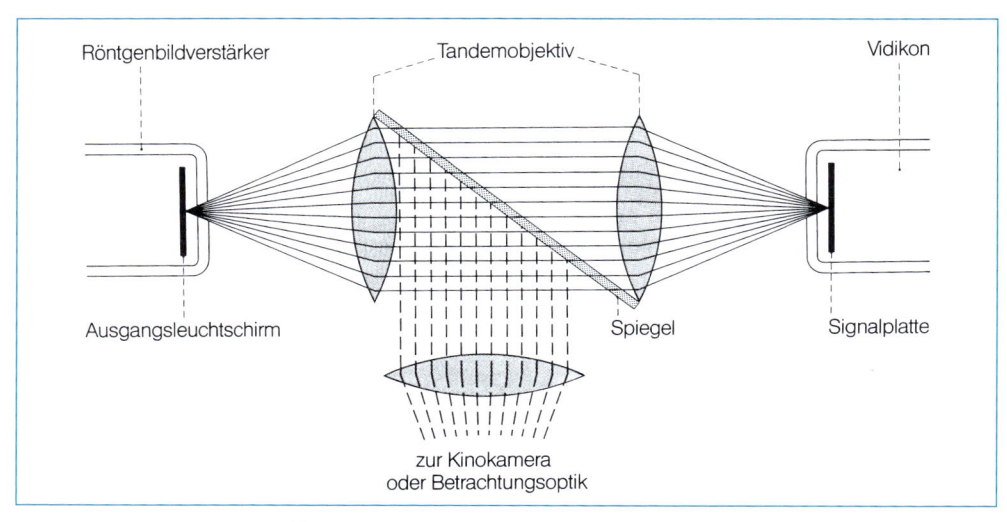

Abb. 12.26 Wird als optisches Übertragungssystem einer Röntgenfernsehkette eine Tandemoptik benutzt, so können die Durchleuchtungsbilder mittels eines teildurchlässigen Spiegels zugleich mit einer Filmkamera festgehalten werden.

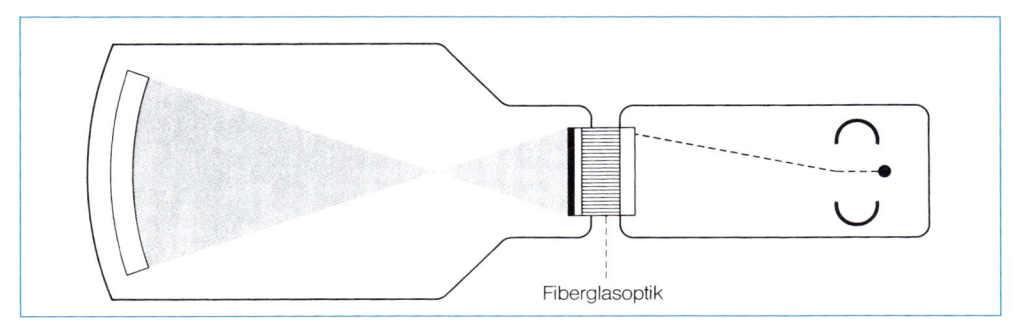

Abb. 12.27 Die Fiberglasoptik als optisches Übertragungssystem zwischen Bildverstärker und Fernsehkamera hat den Vorteil einer hohen Lichtübertragung von 80 bis 90 % im Vergleich zu 10–20 % bei der Tandemoptik.

stärkers (BV), der Brennpunkt der zweiten Linse (Kameraobjektiv) in der Ebene des Fernsehkameraeingangs. Das durch den einklappbaren (halbdurchlässigen) Spiegel ausgeblendete Licht kann auf eine 70 mm- bzw. 100 mm-Kamera oder auf eine Kinokamera gebracht werden, um so Einzelbilder oder eine Bildserie (Film) festzuhalten (BV-Photographie bzw. BV-Kinematographie).

- Die **Fiberglasoptik** (Abb. 12.27) bildet eine direkte Bildübertragungs-Verbindung zwischen Bildverstärkerausgang und Fernsehkameraeingang. Sie besteht aus vielen gebündelten Fiberglasfasern, innerhalb derer das Licht geleitet wird. Der Vorteil der Fiberglasoptik ist eine hohe Lichtübertragungsrate von 80 bis 90 % im Gegensatz zu nur 10 – 20 % bei der Tandemoptik. Der Nachteil liegt in der fehlenden Möglichkeit, einen Anschluss für eine Einzelbild- oder Filmkamera zu schaffen.

Röntgenfernsehkamera

Am häufigsten werden die nach dem sog. **Vidikon-Prinzip** arbeitenden Kameras eingesetzt (Abb. 12.28).

Eine Hochvakuumröhre ist am Eingang mit einem photoempfindlichen Halbleiter ausgestattet, der durch Lichteinwirkung lokal je nach Intensität der Strahlung seine elektrischen Eigenschaften ändert.

Durch Abtasten dieser belichteten Photoschicht mit einem Elektronenstrahl wird die Information dieses Ladungsbildes erfasst und in lokal variierende Spannungsimpulse ver-

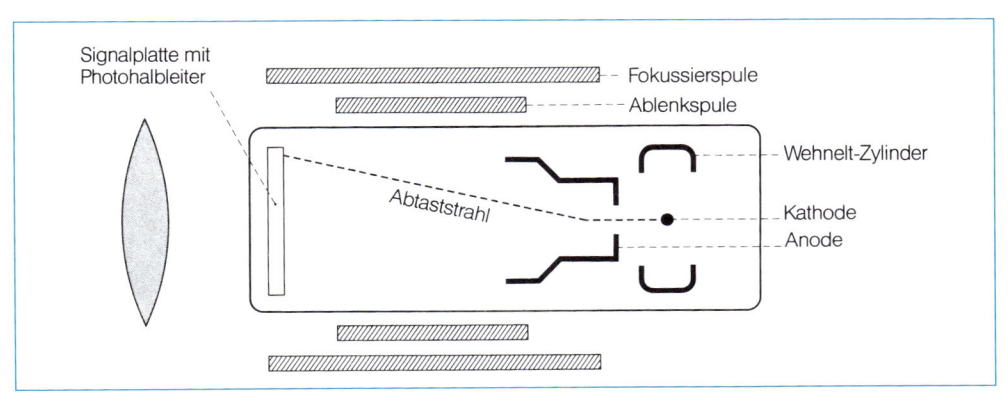

Abb. 12.28 Am häufigsten werden im Routinebetrieb Fernsehkameras eingesetzt, die nach dem Vidikon-Prinzip arbeiten (Erläuterung s. Text).

wandelt. Diese dienen beim Aufbau des Fernsehbildes auf dem Monitor der Helligkeitssteuerung der entsprechenden Monitorpunkte.

Beim Vidikon wird Antimonsulfid als Halbleiterschicht verwendet, beim ähnlich arbeitenden **Plumbikon** Bleioxyd. Der Vorteil des Plumbikons ist seine geringere Trägheit. Wegen seiner relativ großen Empfindlichkeit wirkt sich jedoch andererseits das Quantenrauschen nachteilig auf die Bildqualität aus.

Zentraleinheit und Monitor

Die Zentraleinheit steuert das Zusammenspiel von Kamera und Monitor. Der Monitor ist im Prinzip ein Fernsehgerät ohne Empfangsteil. Das in der Kamera erzeugte Bild wird auf den Monitorschirm übertragen. Der größte Vorteil bei der Benutzung der **Röntgenfernsehkette** liegt in der deutlichen **Reduzierung der Strahlenexposition** für Patient und Personal im Vergleich zur früheren einfachen Schirmbilddurchleuchtung, die heute nicht mehr gestattet ist.

FRAGEN

12.1 Was verstehen Sie unter einem latenten Röntgenbild?
12.2 Wie ist eine Verstärkerfolie aufgebaut?
12.3 Was bewirken Verstärkerfolien und welche besondere Eigenschaft besitzen diese?
12.4 Durch welche Merkmale wird eine Verstärkerfolie charakterisiert?
12.5 Was verstehen Sie unter Lumineszenz?
12.6 Zählen Sie die Arbeitsschritte der konventionellen Röntgenbild-Verarbeitung auf.
12.7 Welchen Zusammenhang beschreibt die Schwärzungskurve (Dichtekurve)?
12.8 Was besagt der Begriff Gradation?
12.9 Welche Vorteile hat das Arbeiten mit einem Röntgenbildverstärker?

13 Röntgengeräte und spezielle Verfahren

13.1 Apparative Grundausrüstung

Zur Grundausrüstung zählen neben den bereits beschriebenen Röntgeneinrichtungen zur Aufnahme bzw. Durchleuchtung sowie den Zusatzgeräten weitere Vorrichtungen wie:
- Stativ zur Befestigung der Röntgenröhre
- Lagerungstisch
- Vertikalkassettenhalter.

13.1.1 Stative

Für ortsgebundene Röntgeneinrichtungen werden heute zumeist **Deckenstative**, in seltenen Fällen auch **Bodenstative** (Säulenstative) benutzt. In beiden Fällen ist das Stativ entlang (an der Decke oder im Boden) verankerter Schienen beweglich sowie durch einen Teleskopmechanismus in der Höhe verstellbar. Deckenstative erlauben eine größere Beweglichkeit, erfordern jedoch ausreichend hohe Räume.

Im Krankenhaus werden insbesondere für Bettaufnahmen, z. B. auf der Intensivstation, fahrbare (nicht raumgebundene) Röntgeneinrichtungen eingesetzt. Die hierfür konstruierten Stative müssen zweckbedingt eine besondere Variabilität aufweisen (Abb. 13.1).

Einen speziellen Stativzusatz in Form eines C-förmigen Bogens findet man im operativen Bereich. Hier sind die Röntgenröhre und der Bildverstärker einer Durchleuchtungseinrichtung einander gegenüber an einem schwenkbaren **C-Bogen** befestigt (Abb. 13.2). Diese Anordnung erlaubt eine leichte Positionsänderung der Anlage für Durchleuchtungen (Aufnahmen) aus allen erforderlichen Winkelrichtungen.

13.1.2 Lagerungstisch

Für die Röntgenuntersuchung am liegenden Patienten werden spezielle Lagerungstische benutzt. Die Tischplatte besteht aus einem gut strahlendurchlässigen Material (Kunststoff, Holz) und ist in der Plattenebene frei beweglich (sog. schwimmende Tischplatte).

Unterhalb der Tischplatte sind
- das Streustrahlenraster,
- die Messkammer der Belichtungsautomatik und
- das Kassettenblech zur Halterung der Filmkassette

angebracht.

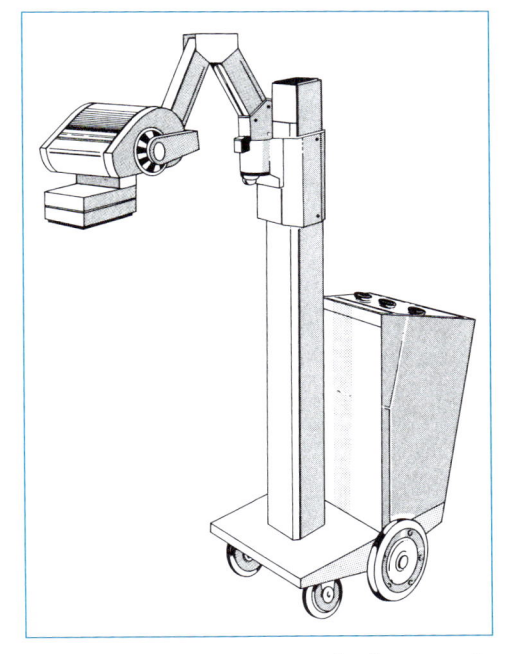

Abb. 13.1 Fahrbares Röntgengerät für den ortswechselnden Einsatz, insbesondere für Bettaufnahmen (= Röntgenaufnahmen von bettlägerigen Patienten)

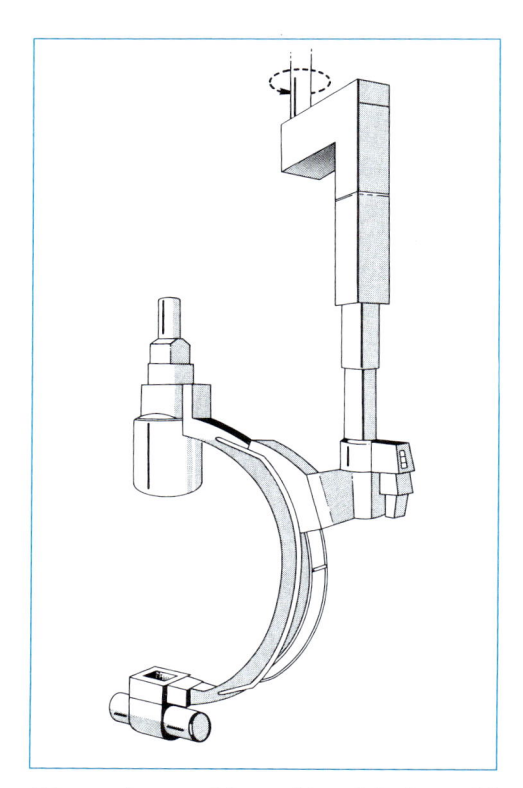

Abb. 13.2 Der sog. C-Bogen (hier mit Deckenstativ) ermöglicht durch seine vielseitige Richtungspositionierung einen flexiblen Einsatz bei Durchleuchtungen.

Bei Durchleuchtungseinrichtungen ist der Tisch mit der Röntgenröhre und dem Bildverstärker gekoppelt, so dass die Gesamteinrichtung nach Bedarf gekippt werden kann (Abb. 13.3).

13.1.3
Vertikalkassettenhalter

Für Aufnahmen am stehenden Patienten (z. B. Thoraxaufnahmen) werden vertikal angebrachte Kassettenhalterungen benutzt. Sie sind mit verschieblichen Streustrahlenrastern und **Drei-Felder-Ionisationskammern** ausgerüstet. Bei einem universellen Röntgen-Arbeitsplatz sind Aufnahmen am liegenden und stehenden Patienten mit einer schwenkbaren Röntgenröhre üblich (Abb. 13.4).

13.2
Schichtaufnahmetechnik (Tomographie)

Bei der normalen Röntgenaufnahme kann wegen des **überlagernden Projektionsprinzips** nicht unterschieden werden, in welcher Körpertiefe ein abgebildetes Detail tatsächlich liegt.

Morphologische Details können sich so überlagern, dass sie nicht deutlich zur Darstellung kommen.

Die Technik der Schichtaufnahme ermöglicht es, eine beliebige Ebene des Körpers allein scharf abzubilden. In Abbildung 13.5 ist das Prinzip des Verfahrens dargestellt.

Röntgenröhre und -film sind so miteinander gekoppelt, dass sie während der Aufnahme eine aufeinander abgestimmte Bewegung vollführen.

Dabei wird **eine wählbare Ebene** des Körpers scharf abgebildet, während die darüber- und darunter liegenden Körperpartien verwischt dargestellt werden. Die Verwischungsbewegung erfolgt zumeist linear (in einer Richtung). Bei hohen Anforderungen an die Detailerkennbarkeit werden auch flächenhafte Verwischungsbewegungen (Abb. 13.6) durchgeführt. Dabei ergeben sich homogenere Verwischungsschatten der nicht abzubildenden Körperpartien.

Mit speziellen Geräten können auch mehrere Aufnahmen aus bis zu sieben verschiedenen Körperebenen gleichzeitig aufgenommen werden (Simultanschichtverfahren). Hierdurch lässt sich die Strahlenbelastung für den Patienten (gegenüber mehreren Einzelschichtaufnahmen) vermindern. Als **Zonographie** wird die Schichtaufnahme (Tomographie) mit kleinen Winkeln (bis zu 8°) bezeichnet. Anwendungsbereiche für die Zonographie sind die Nieren- und Gallenblasendarstellung.

Die Auswahl der Methode (Tomographie mit großem Schichtwinkel oder Zonographie mit kleinem Schichtwinkel, ein- oder mehrdimendionale Verwischung, Verwischungsfigur) richtet sich nach den Eigenschaften des darzu-

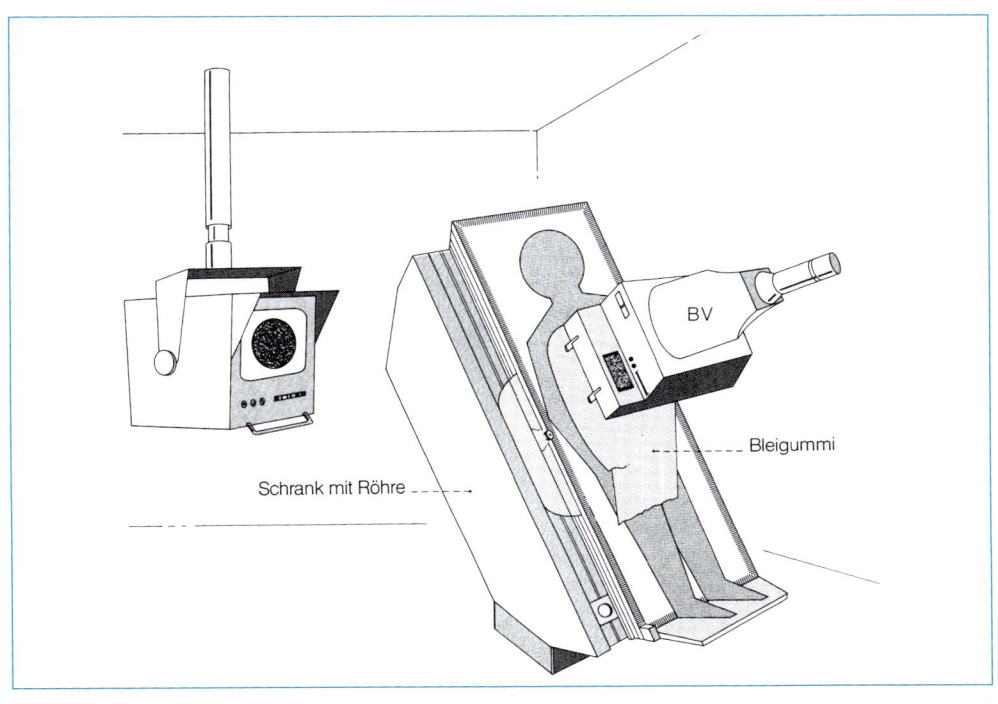

Abb. 13.3 Durchleuchtungsanlage mit schwenkbarem Lagerungstisch, Untertischanlage der Röntgenröhre und entsprechender Übertischpositionierung des Bildverstärkers

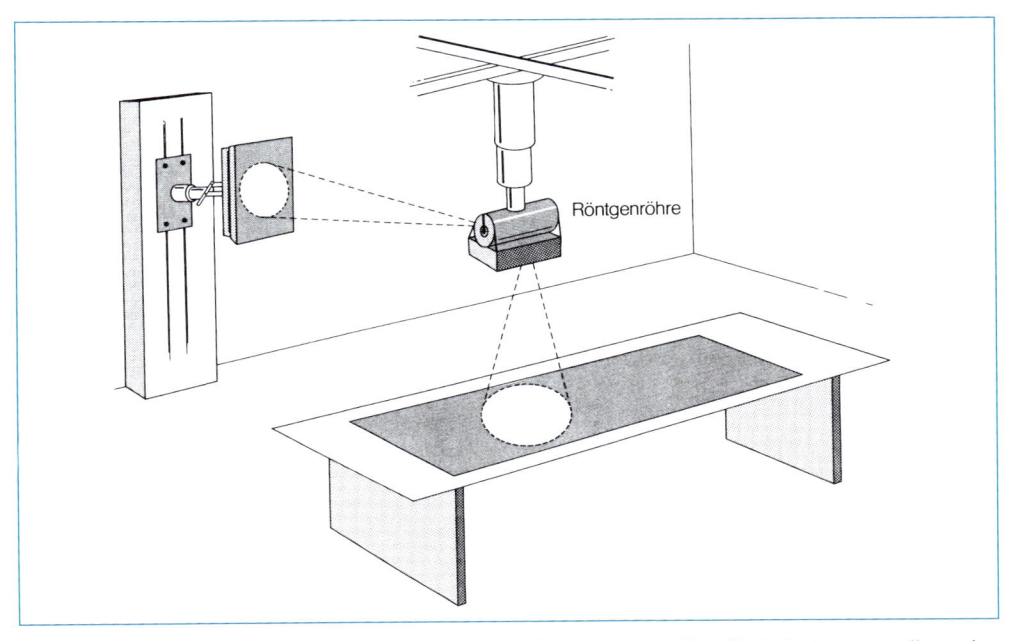

Abb. 13.4 Universeller Röntgenarbeitsplatz mit schwenkbarer Röntgenröhre für Aufnahmen am liegenden oder stehenden Patienten

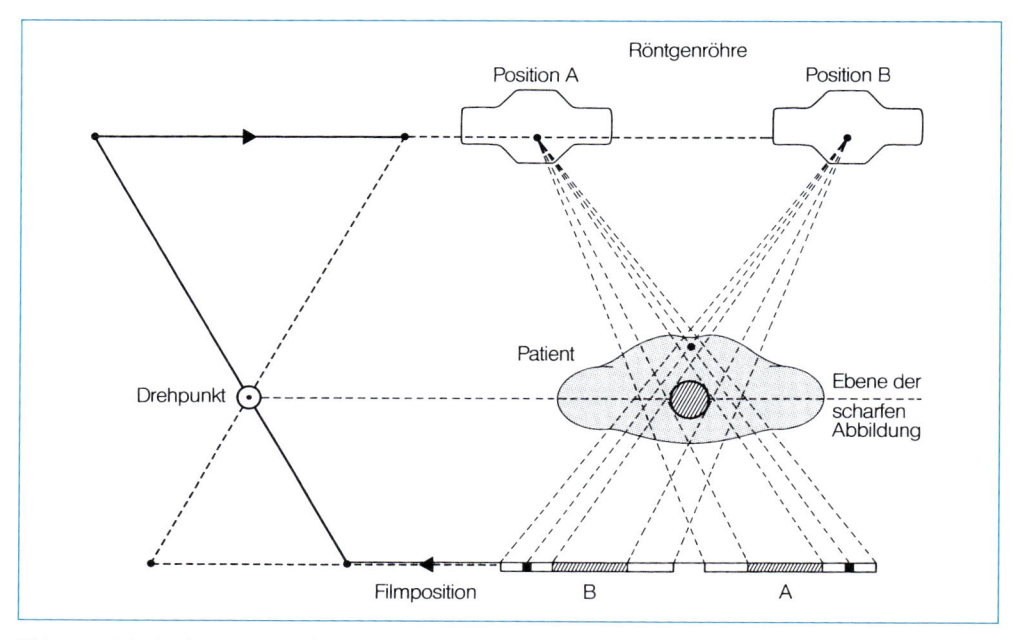

Abb. 13.5 Prinzip der Röntgenschichtaufnahme: Röntgenröhre und Röntgenfilm bewegen sich während der Aufnahme von Position A nach Position B. Dabei wird nur eine Ebene scharf abgebildet, während die Konturen in den darüber- und darunter liegenden Objektebenen auf dem Film verwischt werden. Beweis: Der schwarze Punkt oberhalb der scharf abgebildeten Ebene befindet sich in Filmposition A auf der rechten, in Position B auf der linken Filmseite. Er ist also während der Aufnahme gewandert und somit verwischt dargestellt.

stellenden Objekts. Grundsätzlich wird mit Belichtungsautomatik gearbeitet.

Bei der Schichtaufnahmetechnik (= konventionelle Tomographie) sind der Kontrast und die Schärfe gegenüber Normalaufnahmen verschlechtert.

13.3 Stereoradiographie

Eine weitere Möglichkeit, die räumliche (Tiefen-)Anordnung von Objektdetails bildlich festzuhalten, bietet die Stereoradiographie. Sie wird nur selten angewandt, soll aber der Vollständigkeit halber kurz beschrieben werden.

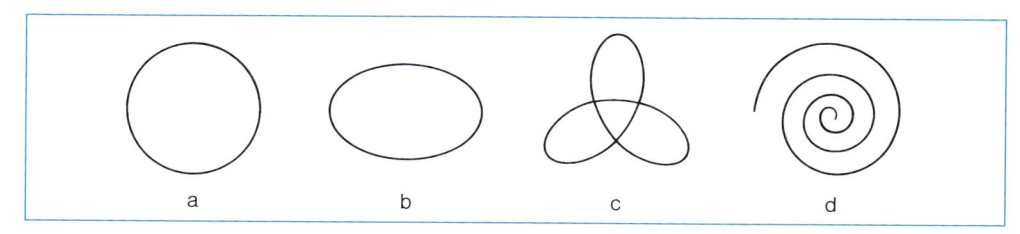

Abb. 13.6 Außer der linearen Verwischungsbewegung (Abb. 13.5) werden bei der Tomographie komplizierte Verwischungsfiguren (kreisförmig, elliptisch, hypozykloidal, spiralförmig) verwendet. Bei geeigneter Anwendung wird die Detailerkennbarkeit im Bild durch Verminderung von Artefakten erhöht.

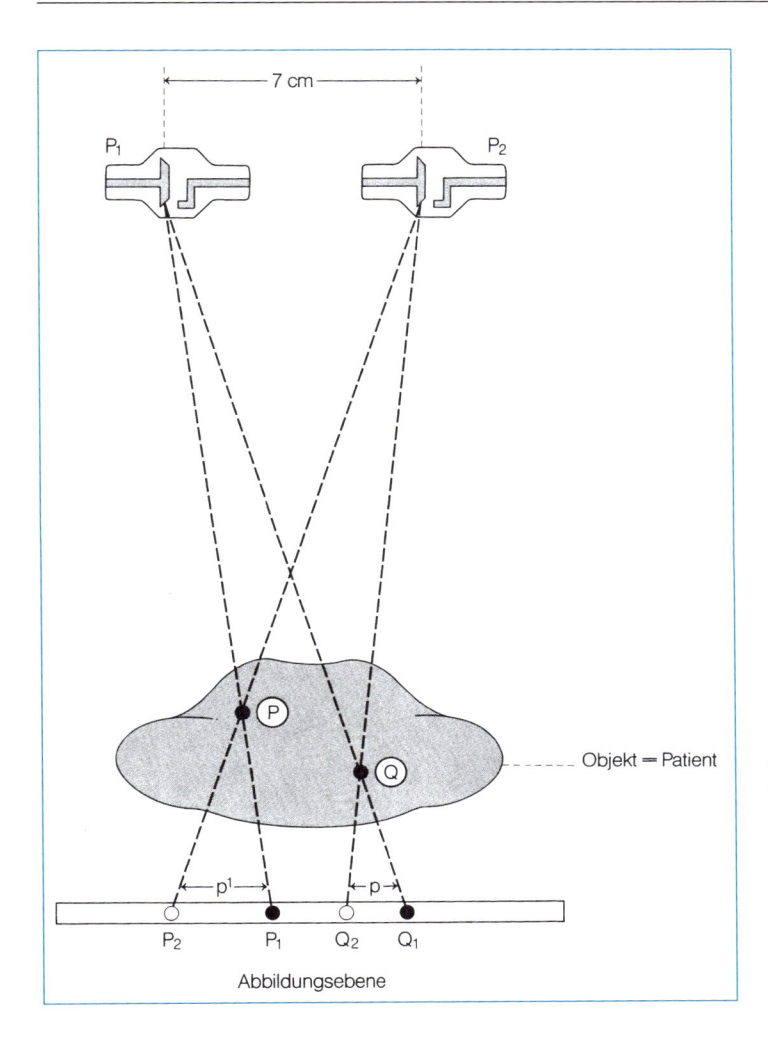

Abb. 13.7
Aufnahmesituation bei der Stereoradiographie: Die aus zwei Röhrenpositionen erstellten Aufnahmen erzeugen beim Betrachter einen räumlichen Eindruck, wenn sie mit einer speziellen optischen Einrichtung angesehen werden.

Von einem Objekt werden zwei Röntgenaufnahmen aus zwei **verschiedenen Blickwinkeln** erstellt (Abb. 13.7). Der Abstand der Röhrenposition für die beiden Aufnahmen entspricht mit ca. sieben Zentimetern dem mittleren Augenabstand. Werden die beiden so erstellten Bilder dann mittels einer speziellen Betrachtungsvorrichtung angesehen, so entsteht beim Betrachter der **Eindruck einer räumlichen Anordnung** der abgebildeten Objektdetails.

13.4 Mammographie

Für die Mammographie, die Röntgenuntersuchung der weiblichen Brust, werden spezielle Röntgengeräte eingesetzt. Mit der dabei verwendeten **niederenergetischen Röntgenstrahlung** können auch die geringen Absorptionsunterschiede zwischen dem Drüsen-, Fett-, Bindegewebe und der Haut dargestellt werden.

13.4.1
Röntgenstrahlung der Mammographieröhre

Der übliche Spannungsbereich liegt zwischen 25 und 40 kV. Als Anodenmaterial dient zumeist Molybdän, das eine **charakteristische Röntgenstrahlung** unter 20 keV aussendet. Diese wird von einem zusätzlich verwendeten **Molybdänfilter** weitgehend durchgelassen, während der Bremsstrahlenanteil der erzeugten Strahlung stark geschwächt wird.

Abbildung 13.8 veranschaulicht diese so genannte K-Filterung. Der Anteil der Kα-Strahlung mit 17,5 keV ist ca. dreimal so groß wie der der Kβ-Strahlung mit 19,65 keV.

Trifft ein in der Anode erzeugtes Röntgenquant von > 20 keV auf ein K-Elektron des Filtermaterials, so kann es seine gesamte Energie auf dieses übertragen. Das Elektron löst sich aus der Schale und verlässt das Atom, das somit ionisiert ist. Durch einen Elektronensprung von der L- bzw. M-Schale in die K-Schale entsteht dann die charakteristische Kα- bzw. Kβ-Strahlung.

Bei modernen Mammographieröhren kann zwischen Molybdän-/Rhodiumanode oder Molybdän-/Wolframanode sowie zwischen Molybdän- und Rhodiumfilter gewählt werden. Die Wahl der jeweiligen Anoden- und Filterkombination erfolgt in Abhängigkeit von der Brustdicke, Brustdichte.

13.4.2
Aufnahmetechnik

Bei der Mammographie müssen sehr kleine Veränderungen der Brust erkannt werden. Dies stellt besondere Ansprüche an das Auflösungsvermögen. Durch eine Reihe von Maßnahmen wird hier eine Optimierung angestrebt.

Dabei muss auf eine möglichst geringe Strahlenexposition geachtet werden. Denn durch die Mammographie kann Brustkrebs einerseits erkannt, andererseits aber auch seine Entstehung begünstigt werden.

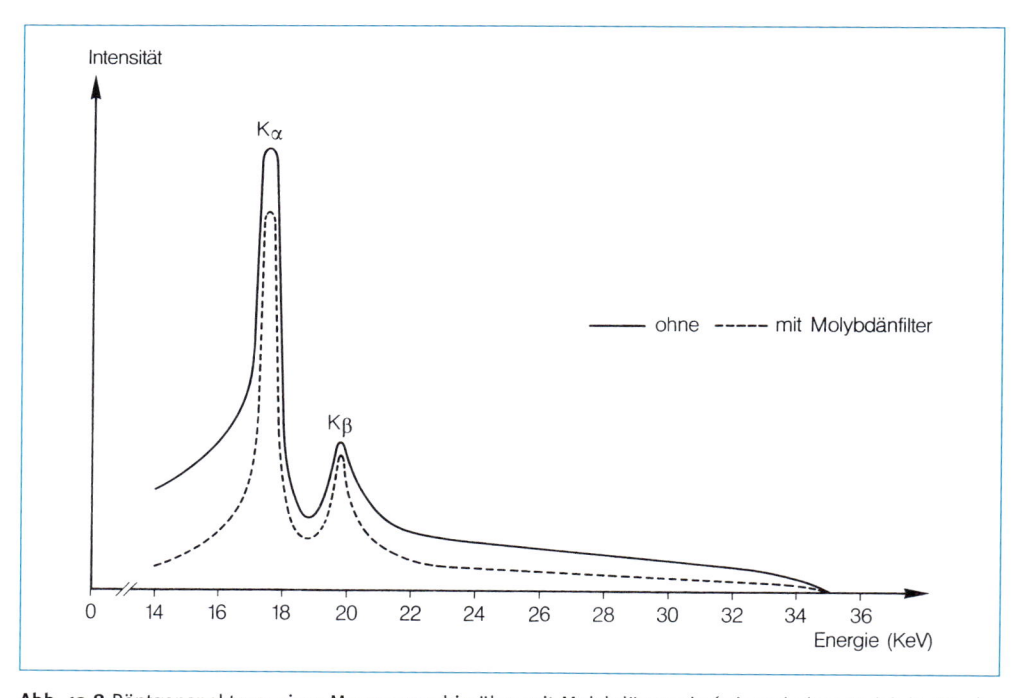

Abb. 13.8 Röntgenspektrum einer Mammographieröhre mit Molybdänanode (mit und ohne Molybdänfilter)

13.4 Mammographie

Zu den **Optimierungsmaßnahmen** zählen insbesondere die
- niederenergetische Röntgenstrahlung (☞ Kap. 13.4.1),
- Röhre (Anode) mit kleinem Brennfleck (0,3 mm Brennfleck-Nennwert, bei Ziel- und Vergrößerungsaufnahmen Mikrofokus 0,1 mm Brennfleck-Nennwert),
- die Ausnutzung des **Heeleffekts** (☞ Kap. 9.2.1),
- die **Kompression** der Mamma bei der Aufnahme
- sowie der Einsatz spezieller Röntgenfilme (in Verbindung mit einer Rückfolie, Rastermammographie, Verwendung von Weichstrahlrastern).

Durch die Ausnutzung des Heeleffekts werden die brustwandnahen und die mamillennahen Bereiche mit unterschiedlicher Intensität durchstrahlt, so dass trotz verschiedener Gewebsdicke ein homogenes Strahlenrelief entsteht (Abb. 13.9).

Durch die Kompression der Mamma wird die Streustrahlung im Gewebe vermindert und der Objekt-Film-Abstand für die oberen Mammaanteile verkleinert. Beides verbessert die Detailauflösung im Bild.

Bei der Film-Folienkombination für die Mammographie ist ein Kompromiss zwischen hoher Auflösung und niedriger Strahlenbelastung zu wählen. Bei allen Mammographien werden zur Reduzierung der Streustrahlung **Streustrahlenraster** (Weichstrahlraster) benutzt.

Die durch den Rastereinsatz verminderte Intensität des Strahlenreliefs in der Bildebene wird durch die Verwendung eines empfindlichen Film-Folien-Systems ausgeglichen. Dadurch wird die Strahlenbelastung in vertretbaren Grenzen gehalten und eine noch befriedigende Aufnahmequalität erzielt.

Um in jedem Fall eine optimale Filmbelichtung zu erreichen, sind bei der Mammographie Belichtungsautomaten vorgeschrieben. Abbildung 13.10 skizziert die Aufnahmesituation.

Eine spezielle Untersuchungsmethode der Mamma ist die **Galaktographie**. Dabei werden Milchgänge mit auffälliger Sekretentleerung mit Kontrastmittel gefüllt. Das Gangsystem wird anschließend in 2 Ebenen dargestellt.

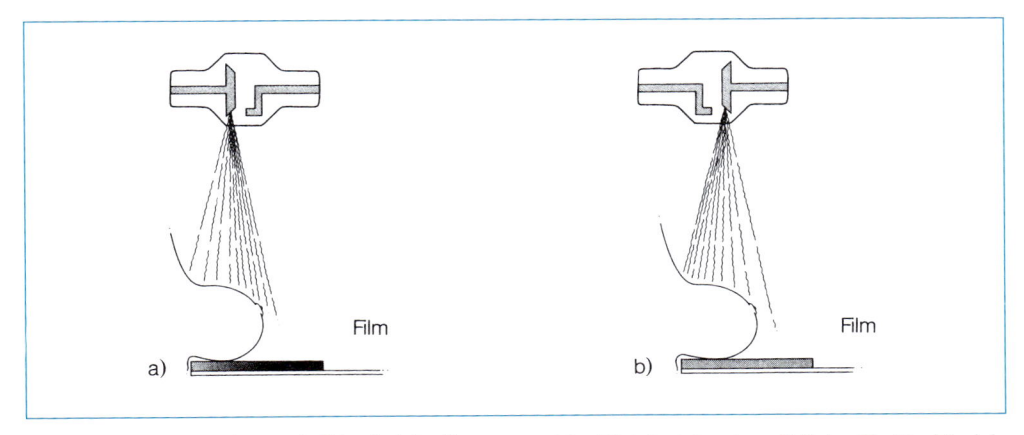

Abb. 13.9 Ausnutzung des Heeleffekts bei der Mammographie: Wird der intensivere Teil des Strahlenbündels brustwandnah eingesetzt, so resultiert eine homogene Filmbelichtung. Ein ähnlicher Effekt wird durch Ausgleichsfolien erreicht (☞ Abb. 12.7).

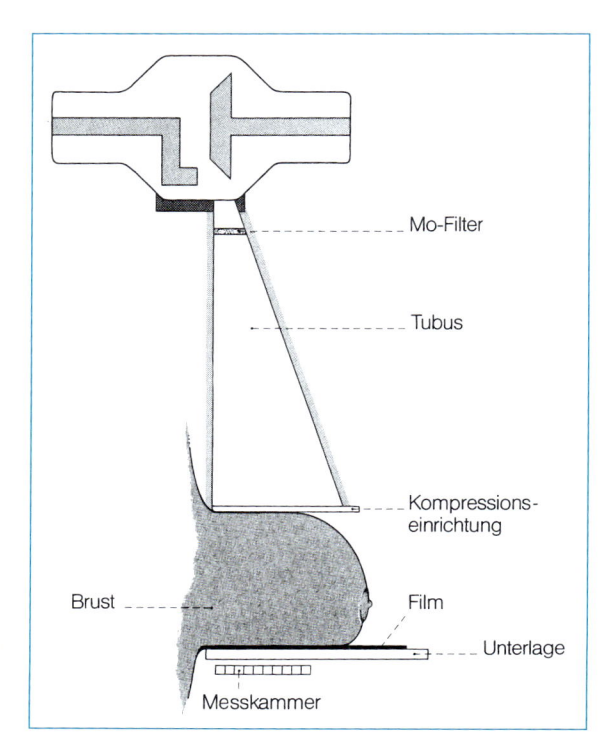

Abb. 13.10
Aufnahmesituation bei der Mammographie. Der Einsatz einer Belichtungsautomatik ist vorgeschrieben.

13.5 Angiographie

13.5.1 Allgemeines

Angiographie ist die Bezeichnung für die **radiologische Gefäßdarstellung**. Dabei wird unterschieden zwischen:
- Arteriographie
- Venographie (oder Phlebographie)
- Lymphographie.

Bei der Angiographie wird ein geeignetes **Kontrastmittel** in den zu untersuchenden Gefäßabschnitt injiziert, um anschließend dessen Verlauf in Flussrichtung des Blutes (bzw. der Lymphe) in Bilderserien zu erfassen. Das Verfahren wird zumeist zum Erkennen und Lokalisieren von Gefäßverengungen (Stenosen) oder -verschlüssen eingesetzt.

Für die Arterio- und Venographie werden **wasserlösliche** jodhaltige Kontrastmittel benutzt, für die Lymphographie **ölige** Kontrastmittel.

Ein klinisches Problem bei der Verwendung jodhaltiger Kontrastmittel stellen die sog. **Kontrastmittelzwischenfälle** dar. Es kann während und nach der Kontrastmittelinjektion zu Unverträglichkeitserscheinungen wie Übelkeit, Brechreiz, Schweißausbrüchen bis hin zum Kreislaufkollaps und Herzstillstand kommen. Die Reaktionen sind individuell unterschiedlich und auch von der Kontrastmittelmenge abhängig. Vor der Anwendung jodhaltiger Kontrastmittel ist stets für eventuell erforderliche ärztliche Notfallmaßnahmen Vorsorge zu treffen!

Anmerkung: Der Begriff Angiographie wird oft auch als Synonym für Arteriographie verwendet.

13.5.2 Geräteausstattung zur Angiographie

Die **Grundausstattung** besteht aus einem leistungsstarken Röntgengerät mit Bildverstärker, einer Einrichtung für schnelle Serienaufnahmen und einer geeigneten, verschieblichen Patientenliege (Angiographiegleitplatte).

Das leistungsstarke Röntgengerät ist erforderlich, da für die Einzelaufnahme der Bilderserie nur eine kurze Zeit zur Verfügung steht. Aus demselben Grund wird die Einrichtung für schnelle Serienaufnahmen benötigt; sie kann je nach Anwendungsgebiet ein großformatiger Blattfilmwechsler, eine 70- oder 100-mm-Kamera, eine 16- oder 35-mm-Kinokamera (zur Kinematographie) oder ein spezielles C-Bogen-Gerät sein.

Wichtige **spezielle Anwendungsgebiete** der Angiographie (Arteriographie) sind:
- Aortographie einschließlich der Becken- und Beinarterien
- renale Angiographie
- Kardio- und Koronarangiographie
- zerebrale Angiographie.

13.6 Digitale Radiographie

13.6.1 Grundprinzip

Der Fortschritt in der Computertechnik, insbesondere die rasante Entwicklung bei der Übertragung und Speicherung großer Datenmengen, hat auch im Bereich der Radiologie fundamentale Änderungen eingeleitet und die Entwicklung neuer Techniken angeregt.

Ein mittlerweile schon klassisches Bespiel hierfür ist die Computer-Tomographie (CT) im **Schnittbildbereich** (☞ Kap. 14).

Der Einzug digitaler Techniken auch in die „konventionelle" Röntgendiagnostik mit digitalen Aufnahmetechniken, digitaler Speicherung und Datenübertragung sowie Bildbearbeitung setzt sich zunehmend durch.

Dabei sind die grundlegenden Techniken und Gesetzmäßigkeiten auf der Seite der Erzeugung des Strahlenreliefs, also vor dem Auffangsystem, grundsätzlich erhalten geblieben.

Die Änderungen betreffen vorrangig das Auffangsystem des erzeugten Strahlenreliefs und die Weiterverarbeitung, Speicherung und Übertragung der so erfassten Bilddaten.

13.6.2 Digitale Subtraktionsangiographie (DSA)

Allgemeines

Bei der **konventionellen Angiographie** (Arteriographie) müssen relativ große Kontrastmittelmengen unter Druck (mittels eines Hochdruck-Injektors) in ein arterielles Gefäß injiziert werden. Nur so ist eine ausreichend kontrastreiche Gefäßdarstellung zu erreichen. Durch die Entwicklung eines computerunterstützten Verfahrens, der digitalen **Subtraktionsangiographie (DSA)** (auch: Digital Vascular Imaging, DVI), ist es möglich, vergleichbare Bildqualitäten mit geringeren Kontrastmittelmengen zu erreichen, die zudem oft intravenös verabreicht werden können. Bei intraarterieller Applikation lassen sich die erforderlichen Kontrastmittelmengen bei der DSA noch weiter verringern. Dementsprechend sinkt für den Patienten das Risiko eines Kontrastmittelzwischenfalls.

Prinzip der DSA

Das Prinzip der digitalen Subtraktionsangiographie (DSA) besteht darin, eine vor der Kontrastmittelgabe erzeugte **Leeraufnahme** von den nach Kontrastmittelgabe aufgenommenen Bildern zu subtrahieren. Das **Differenzbild** (Subtraktionsbild) stellt im Idealfall nur noch die kontrastmittelgefüllten Gefäße dar.

Für die Aufnahmen können die auch bei der konventionellen Angiographie verwendeten Geräte (Röntgenröhre, Generator, Bildverstärker) benutzt werden.

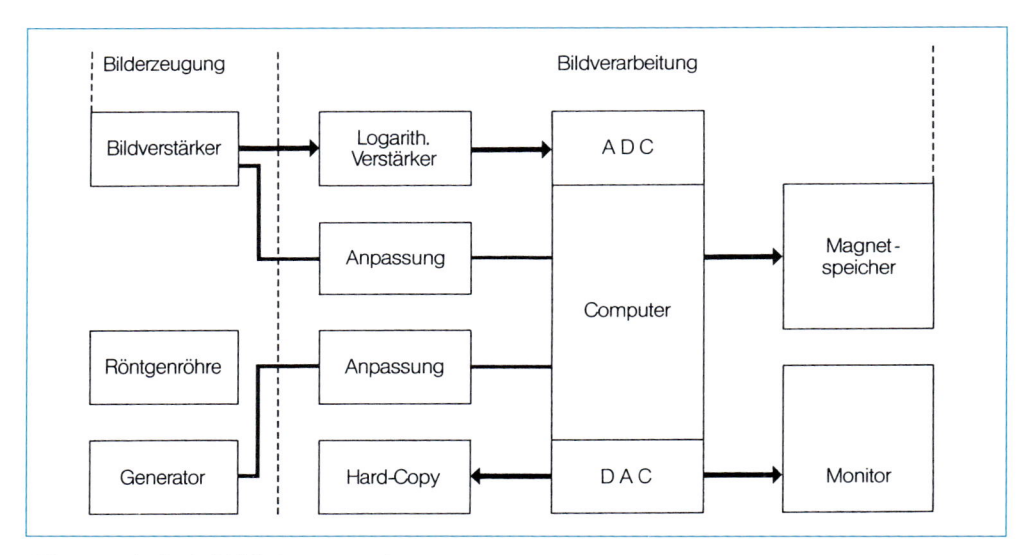

Abb. 13.11 Blockschaltbild einer DSA-Anlage

Zur Bildverarbeitung wird eine spezielle Computertechnik eingesetzt. Abbildung 13.11 zeigt das Blockschaltbild einer DSA-Anlage.

Die im Bildverstärker erzeugten Signale (Intensitätsverteilung im Bild) sind das Ausgangsmaterial für die Bildverarbeitung. Die Signale werden zunächst logarithmiert und anschließend digitalisiert. Ein Signal, das in einem bestimmten Bereich eine beliebige Höhe haben kann, nennt man ein Analogsignal. Wird diese Signalhöhe in ganzzahligen Einheiten ausgedrückt (durch Auf- bzw. Abrunden), so bezeichnet man dies als Digitalisieren des Signals (Abb. 13.12).

Dies geschieht mit Hilfe von **Analog-Digital-Convertern (ADC)**. Man unterteilt das Gesamtbild (schachbrettartig) in z. B. 512 × 512 (bzw. 1024 × 1024) kleine Quadrate (Bildpunkte) und digitalisiert die mittlere Intensität jedes Bildpunktes. Das entstandene Zahlenfeld

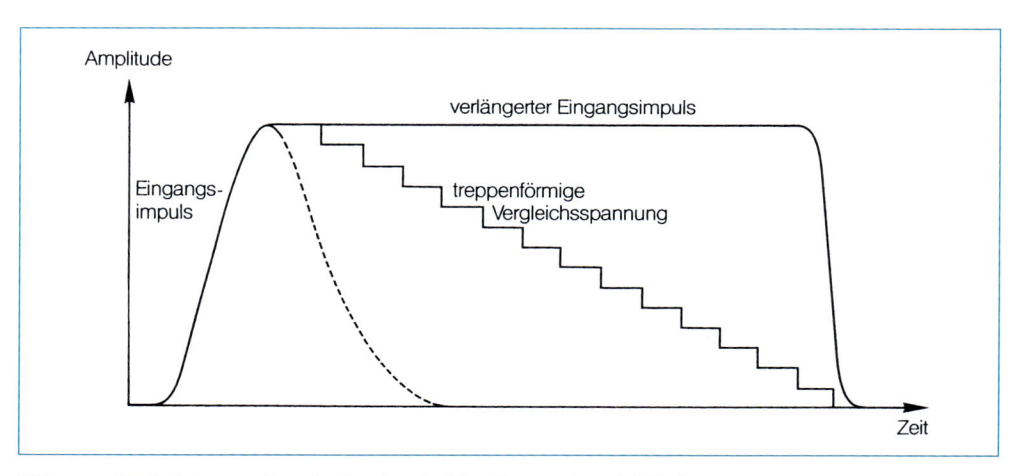

Abb. 13.12 Digitalisierung eines Analogsignals (hier Eingangsimpulshöhe)

heißt Matrix, der einzelne Bildpunkt Matrixelement oder **Pixel** (= **pi**cture-**x**-**el**ement).

Wird das digitalisierte Leerbild (Maske) mittels des Computers von einem entsprechenden Bild nach Kontrastmittelgabe (Bildpunkt für Bildpunkt) subtrahiert, so enthält das Ergebnisbild nur die kontrastmittelgefüllten Gefäße. Die Bildinformationen können auf Magnetspeichern (z. B. Magnetplatte) gespeichert und wieder abgerufen werden und erforderlichenfalls mit speziellen Programmen nachträglich in der Darstellung optimiert werden (Bild-Nachverarbeitung).

13.6.3
Digitale Bildverstärkerradiographie

Bei der digitalen Bildverstärkerradiographie wird das **analoge Bild** mittels einer Fernsehkamera (Videokamera) direkt vom Fluoreszenzschirm des Bildverstärkers zeilenweise aufgenommen und anschließend mit Hilfe von Analog-Digital-Convertern (ADCs) **digitalisiert**. Das so entstandene digitale Ausgangsbild kann dann gespeichert bzw. mit speziellen Bildbearbeitungs-Programmen verändert und optimiert werden.

Das ursprünglich erzeugte analoge Bild ist somit nur für kurze Zeit nach seiner Entstehung vorhanden, da das Fluoreszenzlicht „direkt" spontan nach der Anregung des Fluoreszenzschirms entsteht (Fluoreszenz ☞ Kap. 12.2.1).

13.6.4
Speicherfolienradiographie

Speicherfolien sind spezielle entwickelte Auffangsysteme für Röntgenstrahlen. Durch die Wechselwirkung mit der Strahlung werden (ähnlich wie in fluoreszierenden Materialien) lokal höhere Energiezustände der Elektronen angeregt. Im Gegensatz zur Fluoreszenz sind die angeregten Zustände jedoch relativ stabil und können über mehrere Stunden erhalten bleiben. Die **Folien speichern** auf diese Weise ein **latentes Röntgenbild**. Sie ersetzen somit den konventionell verwendeten Röntgenfilm.

> **MERKE**
>
> Bei der Speicherfolienradiographie ersetzen digitale Speicherfolien den konventionellen Röntgenfilm.

Erst durch eine **zweite Anregung** mit sichtbarem Licht werden die angeregten Zustände veranlasst, die aufgenommene (und gespeicherte) Energie wieder abzugeben und dabei Lichtphotonen auszusenden. Diese werden beim **Auslesen der Information** ortsgetreu erfasst und mittels Photomultiplier verstärkt. Damit ergibt sich ein Abbild der Intensitätsverteilung der ursprünglich anregenden Röntgenstrahlung. Aus dem latenten Bild wird so ein digitalisiertes Röntgenbild.

Die Anregung beim Auslesen des latenten Bildes erfolgt durch einen speziellen Laser.

Laser ist eine Abkürzung für „**l**ight **a**mplification by **s**timulated **e**mission of **r**adiation", was etwa heißt: Lichtverstärkung durch erzwungene Aussendung von Strahlung (☞ Lit. AG 3).

Erläuterung: **Laser ist eine besondere Lichtart**. Beim Normallicht kommen die Photonen völlig unkoordiniert aus der Lichtquelle. Beim Laser wird jeweils schubweise eine große Anzahl von Photonen genau gleichzeitig und mit gleicher Schwingungsrichtung der Photonen ausgesandt. Dadurch lassen sich **hohe Lichtintensitäten** und eine **starke Bündelung** des Lichtstrahls erzeugen. Die Lasertechnik hat in vielen Bereichen der modernen Technik Anwendung gefunden. Beim Auslesen von Speicherfolien ermöglicht sie die punktgenaue zweite Anregung, die beim zeilenweisen Abtasten der Folie erfolgt.

Nach dem Ausleseprozess wird eine evtl. in der Folie verbliebene Restinformation mit weißem Licht gelöscht, um die dann leere Folie erneut für eine Röntgenaufnahme verwenden zu können.

Wie bei konventionellen Film-Foliensystemen gibt es auch bei den Speicherfolien Sorten mit verschieden hoher Empfindlichkeit und Ortsauflösung.

Speicherfolien kommen bei der „Belichtung" (Exposition) wie normale Röntgenfilme in Kassetten zum Einsatz. Der Belichtungsvorgang entspricht im Prinzip dem der konventionellen Röntgentechnik.

Die **Vorteile der digitalen Speicherfolienradiographie** gegenüber der konventionellen analogen Technik sind u. a.:
- eine mögliche Reduktion der Strahlendosis für den Patienten
- das Erfassen und Darstellen eines größeren Bereichs an Dichteunterschieden in einem Bild
- eine höhere Unempfindlichkeit der Bildqualität gegenüber Fehlbelichtungen
- die Möglichkeit der digitalen Bildbearbeitung zur Optimierung der Darstellung
- die digitale Speichermöglichkeit der Bildinformation auf Massenspeichern und damit
- der spätere erneute schnelle Zugriff auf die Bilder im Bedarfsfall.

Mittel- bis langfristig wird die digitale Radiographie voraussichtlich die konventionelle analoge Radiographie verdrängen und ersetzen.

13.6.5 Festkörperdetektor-Technik

Das neueste Ergebnis der Weiterentwicklung von Bildauffangsystemen sind Festkörperdetektoren. Das Detektormaterial besteht hier u. a. aus einem Halbleiter.

Die Absorption von Röntgenphotonen kann dabei direkt in eine elektronische Bildinformation umgesetzt werden, die inhaltlich einem Röntgenbild entspricht.

Vorteile dieses Verfahrens sind
- die direkte **digitale Bildinformation**,
- eine **große Bildschärfe** und
- eine **hohe Empfindlichkeit**,

die zu einer **Dosisersparnis** für den Patienten führt.

13.6.6 Bilddokumentation mit der Laserkamera

Digitale Röntgenbilder können grundsätzlich an einem Bildschirm mit ausreichendem Auflösungsvermögen betrachtet und begutachtet werden. Zusätzlich muss jedoch die Möglichkeit bestehen, sie auch auf Film oder Papier als sog. Hardcopy zu dokumentieren.

Für die Filmdokumentation von Digitalbildern wurde die Laserkamera entwickelt. Der digitalisiert in Form einer Matrix vorliegende Bildinhalt wird **pixelweise** ausgelesen und mittels eines Lasers (☞ Kap. 13.6.4) in einer **Laserkamera** auf einen speziellen Film übertragen.

Die Lichtintensität des Lasers wird dabei entsprechend der jeweilig erforderlichen Schwärzung moduliert (Pixelinhalt). Die starke Bündelungsmöglichkeit des Laserstrahls ermöglicht die fokale Belichtung auch sehr kleiner Filmpunkte (Pixelgröße).

Grundsätzlich kann ein so belichteter Film konventionell entwickelt werden.

Zunehmend haben sich jedoch **Trockenfilmentwicklungen** durchgesetzt, wodurch die klassische Nassentwicklung des Films entfällt.

Anmerkung: Mit zunehmendem Einsatz der digitalen Radiographie und entsprechend zunehmender Verwendung von Laserkameras (Laser Imagern) wird die konventionelle Dunkelkammer für die Entwicklung der Filme mit den Methoden der Nasschemie überflüssig.

FRAGEN

- 13.1 Was verstehen Sie unter Tomographie?
- 13.2 Welche Strahlung wird bei der Mammographie eingesetzt und warum?
- 13.3 Was bewirkt die Kompression der Mamma bei der Mammographie?
- 13.4 Was ist das Besondere an der Mammographietechnik?
- 13.5 Was verstehen Sie unter Angiographie?
- 13.6 Wofür steht die Abkürzung DSA?
- 13.7 Was wird durch den Einsatz von digitalen Speicherfolien ersetzt?
- 13.8 Können Sie vier Vorteile der digitalen Speicherradiographie gegenüber der konventionellen Radiographie aufzählen?

14 Computertomographie (CT)

Bei der Computertomographie (CT) handelt es sich um ein spezielles Abbildungsverfahren mit Röntgenstrahlen, das sich von der konventionellen Röntgendiagnostik prinzipiell und technisch deutlich unterscheidet.

14.1 Grundprinzip

Mit einem dünnen Röntgenstrahl bzw. einem flachen Röntgenstrahlenbündel wird jeweils eine **Schicht** (Scheibe) des Patienten von ringsum durchstrahlt. Die Schwächung der Röntgenstrahlen durch die untersuchte Patientenschicht wird in allen Richtungen mit Detektoren gemessen.

Aus den Messwerten einer Schicht rekonstruiert ein Computer die Verteilung der Schwächungskoeffizienten in der durchstrahlten Schicht; sie ergibt ein Abbild der Gewebsverteilung in der Schicht (Abb. 14.1).

Bei der Untersuchung eines Organs bzw. einer Körperregion werden mehrere nebeneinander liegende **Schnittbilder** erzeugt (bis zu 30 und mehr im Abstand von ca. 1 mm bis zu mehr als 1 cm). Mit modernen CT-Geräten (Spiral-CT) können die nebeneinander liegenden Schichten des Untersuchungsgebietes quasi kontinuierlich untersucht werden. Die Schnittbilder werden anschließend im Zusammenhang interpretiert.

> **MERKE**
> Die Computertomographie (CT) ist ein radiologisches Schnittbildverfahren.

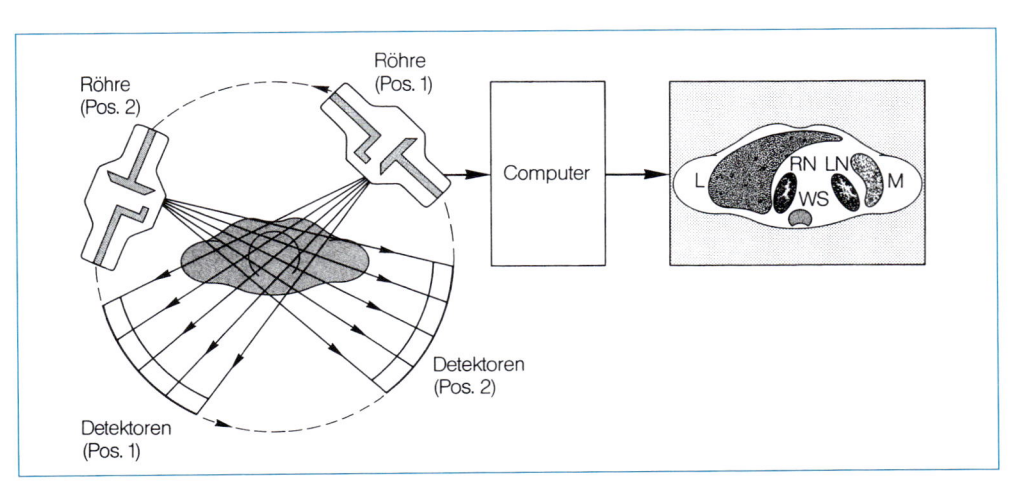

Abb. 14.1: Grundprinzip der Computertomographie: Die Röntgenröhre umkreist den Patienten in der Schnittebene. Dabei wird ein feiner Röntgenstrahl durch den Patienten geschickt. Die Strahlungsschwächung wird in jeder Position von den gegenüberliegenden Detektoren gemessen. Aus den insgesamt gemessenen Werten rekonstruiert der Computer die Gewebsdichteverteilung in der Schnittebene. Das Schnittbild wird auf einem Bildschirm dargestellt.

14.2 Technische Verfahren

Im Rahmen der Bemühungen, das CT-Verfahren zu verbessern, insbesondere die Aufnahmezeiten zu verkürzen, wurden nacheinander verschiedene Systeme entwickelt, die zuweilen auch als Generationen der **CT-Systeme** bezeichnet werden. Der Unterschied liegt vor allem in der Anordnung und Bewegung von Röhre und Detektorsystem während der Aufnahme. In Abbildung 14.2 sind die Abtastprinzipien einander gegenübergestellt.

Die letzte Entwicklungsstufe stellt der Spiral-CT dar. Eine weitere Steigerung der Einsatzmöglichkeiten ergab sich durch die anschließende Entwicklung der Mehrschicht-Technik (Multi-Slice-CT).

Die **erste Generation** verwendet ein bleistiftdünnes Röntgenstrahlenbündel. In jeder Winkelposition bewegen sich Röntgenröhre und Detektor linear über das Messfeld. Dann wird das System Röhre-Detektor um ein Grad um den Patienten gedreht und der lineare Abtastvorgang wiederholt sich – insgesamt 180-mal pro Schicht, wofür einige Minuten Messzeit benötigt werden. Hierdurch ist der Einsatz dieser Gerätegeneration auf Körperteile beschränkt, die nicht von der Atembewegung beeinflusst werden. Das Hauptanwendungsgebiet betrifft Schädeluntersuchungen.

Die Aufnahmegeschwindigkeit der **zweiten Generation** konnte durch Verwendung von mehreren (bis zu 30) unmittelbar nebeneinander liegenden Detektoren, die gleichzeitig von einem Röntgenstrahlenfächer getroffen werden, deutlich erhöht werden. Aufnahmezeiten von nur zehn Sekunden wurden möglich. Der Abtastvorgang ist durch die Kombination von Translations- und Rotationsbewegung jedoch weiterhin aufwändig.

Bei der **dritten Generation** erfolgt der Abtastvorgang nur mit einer Rotationsbewegung. Die in einem Kreisausschnitt angeordneten (bis über 500) Detektoren rotieren gemeinsam mit der Röntgenröhre um den Patienten. Der Öffnungswinkel des Strahlenfächers beträgt bis zu 48°, die Röhre arbeitet im Pulsbetrieb. Aufnahmezeiten von drei Sekunden pro Schicht sind möglich.

Die **vierte Generation** der CT-Geräte ist mit einem ringförmig angeordneten Detektorsystem (bis über 1 000 Detektoren) ausgestattet. Hier rotiert nur noch die Röhre um den Patienten. Aufnahmezeiten von nur einer Sekunde pro Schicht werden erreicht. Der Vorteil der kürzeren Aufnahmezeiten der dritten und vierten Generation wird allerdings durch einen erhöhten Streustrahlenanteil im Fächerstrahl erkauft.

Beim **Spiral-CT** rotiert das Aufnahmesystem bei kontinuierlicher Strahlung ohne Unterbrechung während der gesamten Untersuchung um den Patienten, wobei der Tischvorschub ebenfalls kontinuierlich erfolgt. Dabei ergibt sich ein spiralenförmiger Satz von Transmissionsdaten bei lückenloser Erfassung des Untersuchungsbereichs.

Die Daten werden vom Auswerterechner kontinuierlich verarbeitet und erlauben es, für jede Ebene im untersuchten Körperbereich Schnittbilder zu rekonstruieren (Abb. 14.3).

Im Rahmen der weiteren Entwicklung der CT-Technik resultierte 1999 das Mehrschicht-Verfahren (**Multislice-Verfahren**), bei dem mehrere, eng benachbart liegende Detektoren als Gruppe um das Untersuchungsgebiet rotieren und so mehrere Untersuchungsschichten bei einer Umdrehung erfassen.

Mit der derzeitig möglichen 16-Schicht-Technik (16-Zeiler) dürfte das Ende dieser Entwicklung noch nicht erreicht sein.

Die Kombination der Spiral-CT-Technik mit der Mehrschicht-Technik ermöglicht sehr hohe Erfassungsgeschwindigkeiten großer Datenmengen. Damit ist auch die Untersuchung des ganzen Körpers in einem Untersuchungsgang möglich (**Ganzkörper-CT**).

Auch die Untersuchung bewegter Organe wie des Herzens (**Cardio-CT**) und die Darstellung von Blutgefäßen (**Angio-CT**) sind mit deutlich verbesserter Qualität möglich. Größere Körperbereiche können weitgehend ohne Bewegungsartefakte (z. B. veratmungsfrei) untersucht werden.

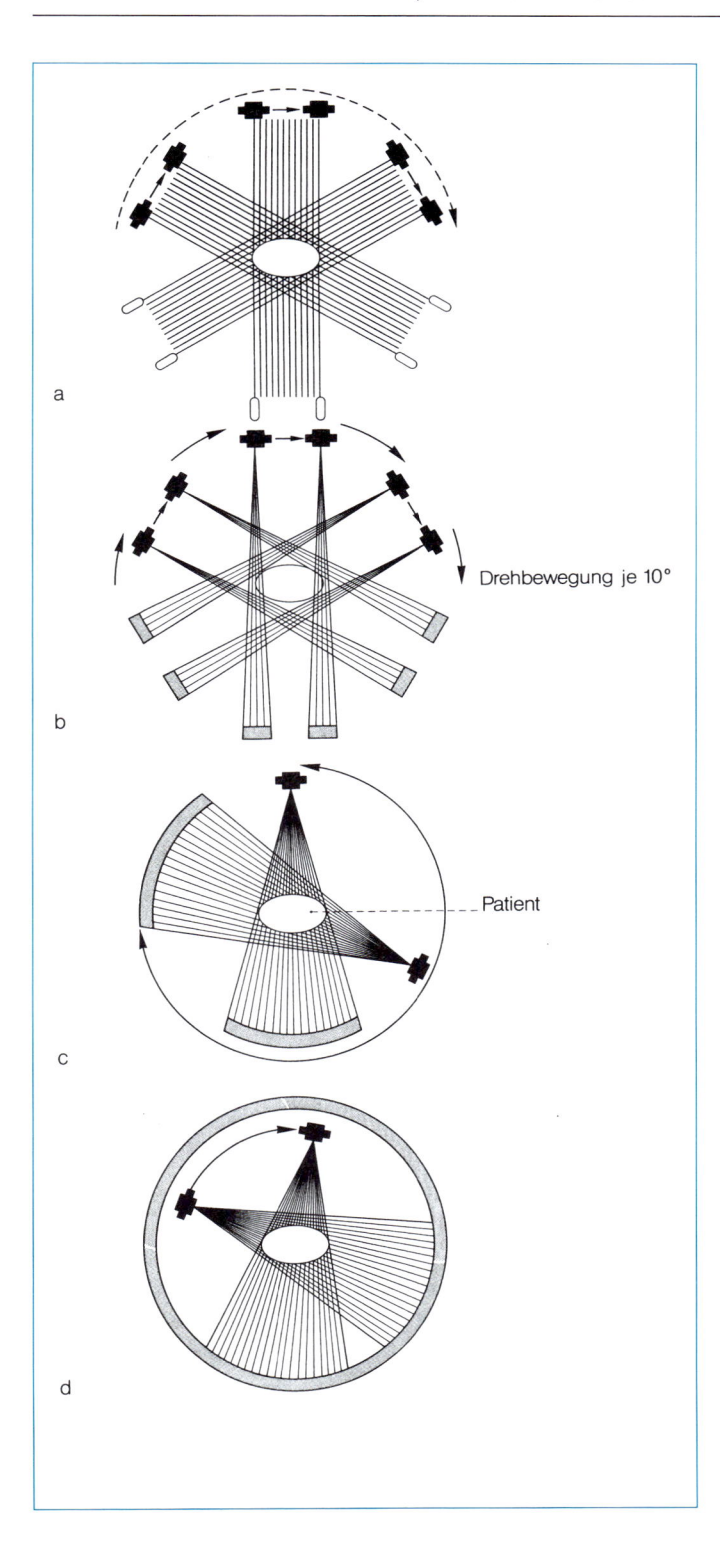

Abb. 14.2
Die Weiterentwicklung der Computertomographie führte zu vier verschiedenen Abtastprinzipien bezüglich der Röhren- bzw. Detektorbewegung. Man spricht auch von der ersten (a) bis vierten Generation (d) (s. Text).

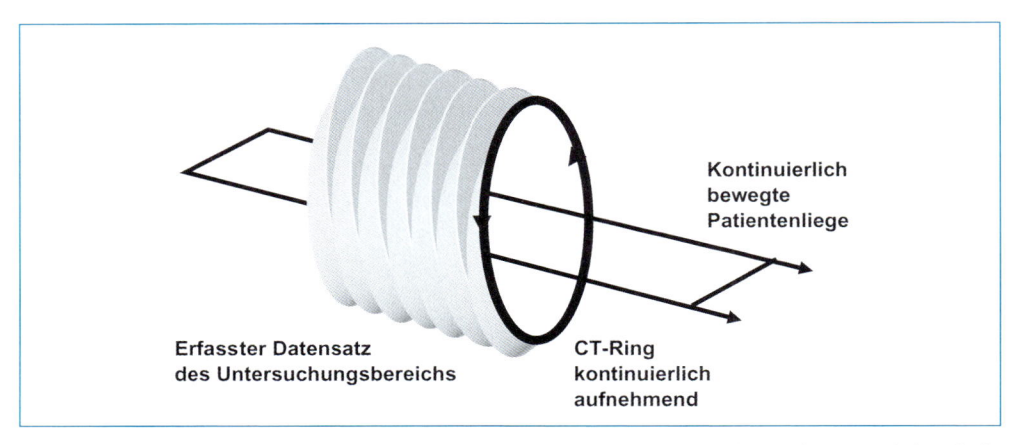

Abb. 14.3 Spiral-CT: Die Patientenliege wird kontinuierlich durch den währenddessen kontinuierlich aufnehmenden CT-Ring gefahren. Dabei ergibt sich ein Datensatz des Untersuchungsgebiets aus spiralförmig angeordneten Scheiben (Schnitten).

Eine weitere Verbesserung der Einsatzmöglichkeiten, insbesondere bei der Untersuchung des Herzens, brachte die Entwicklung des **Elektronenstrahl-CT** (**EBCT** = Electronic Beam CT, kürzer auch **EBT** genannt). Hierbei wurde zugunsten einer schnelleren Aufnahmetechnik völlig auf mechanisch bewegte Teile verzichtet. Anstelle der rotierenden Röntgenröhre wird nur der zur Erzeugung von Röntgenstrahlen notwendige Elektronenstrahl um den Patienten herum bewegt. Er rotiert dabei innerhalb einer evakuierten Anordnung in einem Teilkreis von 210 ° und trifft auf Anodenringe aus Wolfram, in denen die zur Untersuchung benutzte Röntgenstrahlung erzeugt wird. Sie wird dem CT-Prinzip entsprechend zur Erstellung von Schnittbildern eingesetzt. Die schnellen Abtastzeiten von 50–100 Millisekunden ermöglichen insbesondere eine präzise Darstellung eventuell vorhandenen auch geringen Koronarkalks in den Herzkranzgefäßen. Diese **spezielle Herzdiagnostik** ist die Domäne der EBCT. Das Auflösungsvermögen moderner Geräte liegt bei ca. 1 mm.

Weitere Einsatzmöglichkeiten des EBCT-Verfahrens in der klinischen Routine werden noch in entsprechenden Studien überprüft.

14.3 Bildrekonstruktion

Beim Durchgang durch Materie erfährt Röntgenstrahlung eine Schwächung, die bei monochromatischer Strahlung (= Strahlung einer bestimmten Wellenlänge bzw. Frequenz) und homogenem Material einem Exponentialgesetz folgt (☞ Kap. 4.1.6).

Der **Schwächungskoeffizient μ** hängt dabei sowohl von der Strahlenenergie wie von den Materialeigenschaften (der Dichte, der Ordnungszahl) ab. Für den Schwächungsvorgang von Röntgenstrahlung als heterochromatischer Strahlung (= Bremsstrahlenspektrum) im inhomogenen Körpergewebe gilt deshalb ein komplizierteres Gesetz. Dieses kann bei der Bildrekonstruktion der CT-Aufnahmen nur näherungsweise berücksichtigt werden.

Die **Bildrekonstruktion** erfolgt im Computer mit so genannten Faltungs- und Rückprojektionsverfahren. Um die Bilder möglichst bald nach der Aufnahme präsentieren zu können, müssen wegen der sehr aufwändigen Rechnungen schnellstarbeitende Computer eingesetzt werden.

Die Schnittebene wird zur Berechnung in eine Matrix von z. B. 256 × 256, 512 × 512 oder mehr Matrixelementen eingeteilt, die hier auch

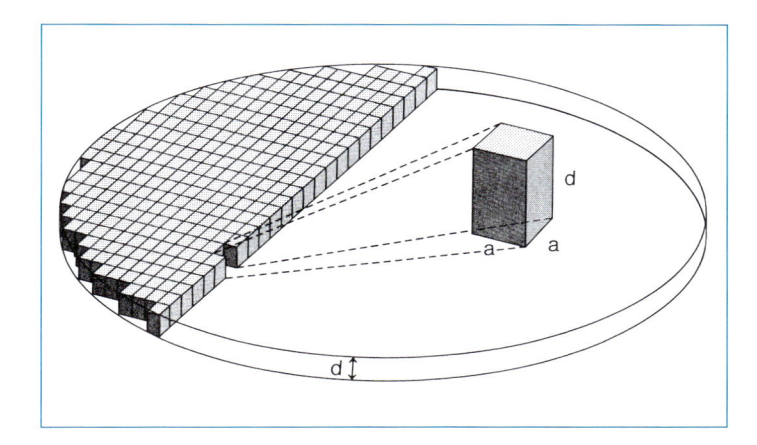

Abb. 14.4 Ein Schnittbild wird zur Berechnung der Gewebsdichteverteilung in kleine Bildelemente aufgeteilt. Man spricht von einer Matrix, das einzelne Flächenelement heißt Matrixelement oder auch Pixel (= Abkürzung für picture-x-element). Wegen der endlichen Dicke d einer Bildschicht liegen der Berechnung in Wirklichkeit Volumenelemente zugrunde, sog. Voxel (= Abkürzung für volume-x-element).

Pixel genannt werden (**Pi**cture-**x**-**el**ement). Wegen der endlichen Dicke einer Messschicht entspricht der für ein Pixel errechnete mittlere Schwächungskoeffizient μ_x dem eines kleinen Volumenelements im Objekt (= Patient); dieses wird auch **Voxel** (**vo**lume-**x**-**el**ement) genannt (Abb. 14.4).

Durch die willkürliche Aufteilung der Messschicht in eine Pixel- bzw. Voxel-Matrix befinden sich in einem Matrixelement oft verschiedene Gewebsdichten. In diesen Elementen muss zwangsläufig eine gewisse Verfälschung des errechneten Dichtewerts resultieren, wenn der reale Dichtewertunterschied groß ist (**Teilvolumeneffekt**) (Abb. 14.5).

Das örtliche Auflösungsvermögen ist umso größer, je kleiner die Matrixelemente (Voxel, Pixel) sind. Damit erhöht sich jedoch zugleich der Rechenaufwand bzw. die Rechenzeit. Das **Auflösungsvermögen** moderner CT-Geräte liegt im Submillimeter-Bereich.

Nachteilig beim Einsatz der modernen Computer-Technologie ist eine relativ hohe **Strahlenexposition** für den Patienten.

14.4 Bilddarstellung

Nach Abschluss der Rekonstruktionsberechnungen liegt für jedes Matrixelement ein mittlerer Schwächungswert vor. Es wird allerdings

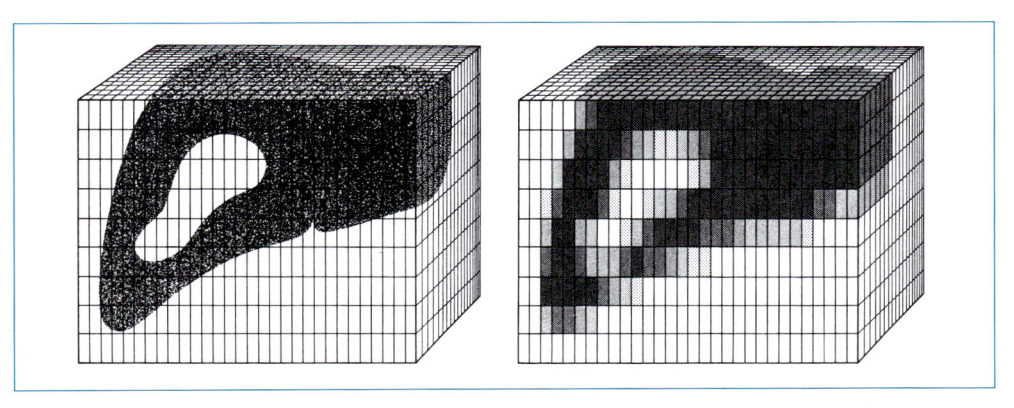

Abb. 14.5 Teilvolumeneffekt: An den Grenzflächen verschiedener Gewebsdichten kann ein Voxel Anteile unterschiedlicher Gewebe beinhalten. Im CT-Bild resultieren an diesen Stellen den Volumenanteilen entsprechend gemittelte Grauwerte.

nicht der absolute, sondern ein auf Wasser bezogener relativer Schwächungswert

$$\mu_{rel} = k \times \mu_g - \mu H_2O/\mu H_2O$$

angegeben – μ_g = Schwächungskoeffizient des Gewebes und μH_2O = Schwächungskoeffizient von Wasser.

Der Faktor k wird zumeist als 1 000 gewählt, so dass in dieser Skala H_2O den Wert 0 und Luft den Wert -1 000 erhält. Der Wert für dichtes Knochengewebe liegt bei +1 000. Somit ergibt sich ein Wertespektrum für µ von -1 000 bis +1 000, auch CT-Zahlen oder **Houndsfield-Einheiten** genannt.

Der Dichtebereich der einzelnen Gewebe bzw. Organe umfasst einen Teilbereich aus dieser Skala (Abb. 14.6).

Für die visuell wahrnehmbare Bilddarstellung werden die CT-Zahlen in Grauwerte (oder Farben) umgesetzt. Im Idealfall können vom Auge jedoch maximal 100 Grauwertstufen unterschieden werden, in der Regel nur weniger als 30.

Der gesamte CT-Werte-Bereich von 2 000 Einheiten überschreitet also erheblich die auf einmal mit dem Auge erfassbaren Grauwertstufen. Daher wird auf dem Sichtschirm nur ein wählbarer Grauwerteumfang von meistens 16 bis 64 Stufen dargestellt, der innerhalb der 2 000 möglichen Houndsfield-Werte beliebig gelegt werden kann.

Mit dieser **Fenstertechnik** kann der Informationsgehalt des Bildes wie mit einer Grauwertelupe betrachtet werden. Die Werte unterhalb des Fensters werden schwarz und CT-Werte oberhalb des Fensters weiß dargestellt.

Mit speziellen Auswerteprogrammen kann (unter Einbeziehung mehrerer nebeneinander liegender Schichten) auch eine räumliche (3D-) Abbildung des untersuchten Gebiets dargestellt werden.

Die Wahlmöglichkeiten der Darstellung der Untersuchungsergebnisse sind mittlerweile sehr vielfältig und können an den Auswertekonsolen interaktiv mit dem Rechnersystem erfolgen.

Abb. 14.7 zeigt beispielhaft ein computertomographisch aufgenommenes Kniegelenk in Schnittbilddarstellung und **3D-Darstellung** im Vergleich zu einem konventionellen Röntgenbild.

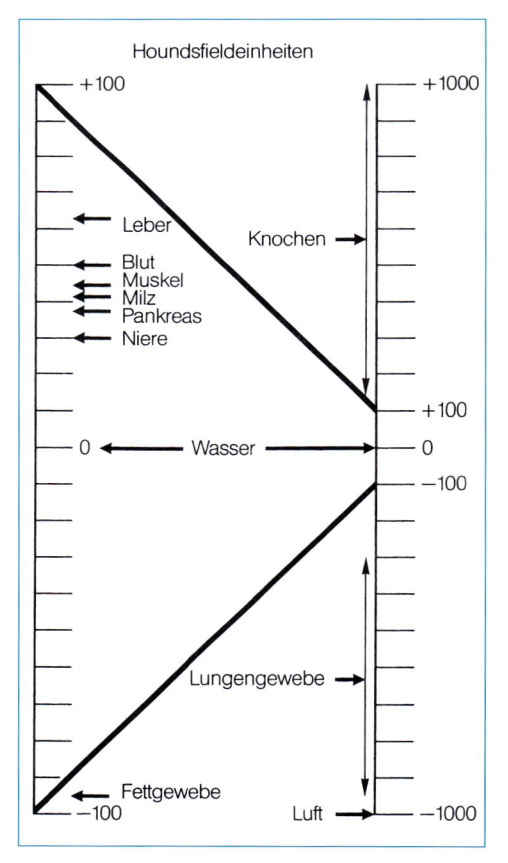

Abb. 14.6 Normierte Grauwertskala der Gewebsdichten bei CT-Untersuchungen (= Houndsfield-Skala nach dem Namen eines Pioniers der CT-Entwicklung)

14.5
Bilddokumentation

Das auf dem Fernsehmonitor betrachtete Bild wird zumeist auf zweierlei Weise dokumentarisch festgehalten, als fotografisches Bild und auf einem Speichermedium (z. B. Magnetspeicher, Optical Disc, CD).

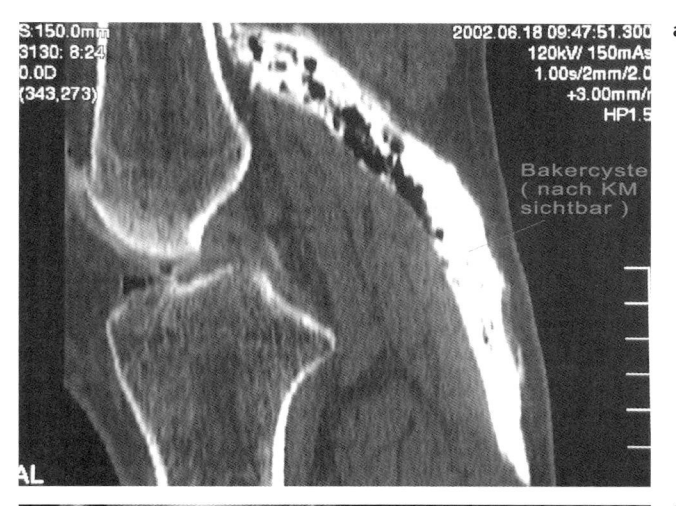

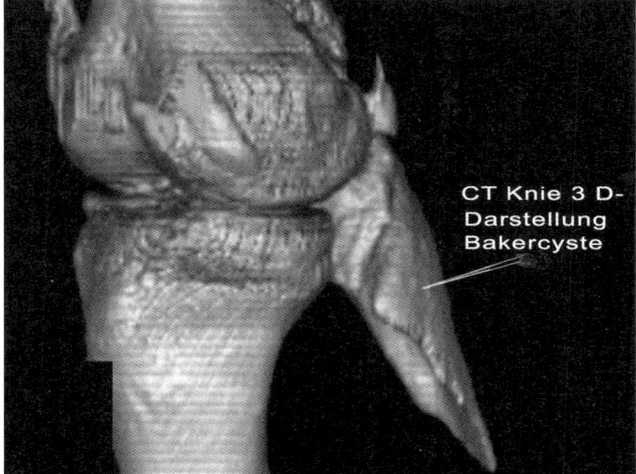

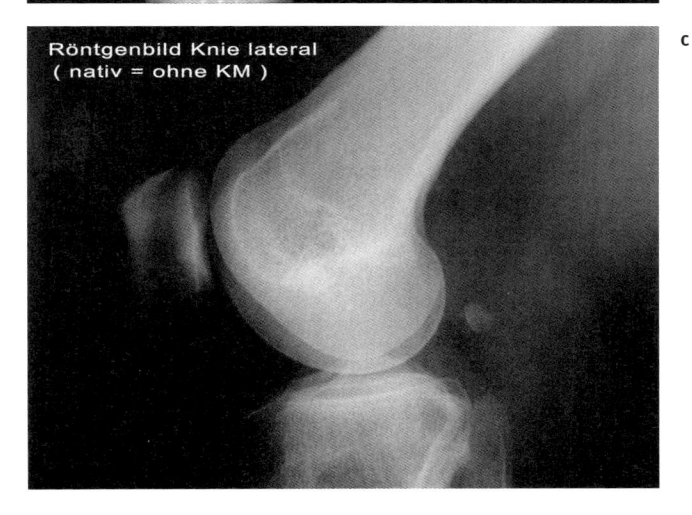

Abb. 14.7 Kniegelenk als computertomographisches Schnittbild (a) und 3D-Bild (b) im Vergleich zur Darstellung im konventionellen Röntgenbild (c)

Zur fotografischen Dokumentation werden oft Multiformatkameras eingesetzt. Hierbei können mehr als 20 benachbarte Schichtbilder auf einem Film dargestellt werden.

Als Magnetspeicher werden die heute üblichen Speichermedien der Computertechnik eingesetzt.

Die moderne Netzwerktechnik ermöglicht die schnelle Übermittlung der Bilder auch über größere Strecken (prinzipiell weltweit). Dies ermöglicht die örtliche Trennung von Bilderstellung und Bildinterpretation und somit eine Befundung auch durch ortsferne Ärzte.

Diese so genannte **Tele-Radiologie** wird bereits praktiziert. In der Neufassung der Röntgenverordnung wurden die rechtlichen Rahmenbedingungen hierfür geregelt.

14.6 Strahlenexposition und Strahlenschutz bei der Computertomographie

14.6.1 Strahlenexposition des Patienten

Bei der Computertomographie kommt es aufnahmetechnisch bedingt stets zu einer Strahlenexposition des gesamten Körperabschnitts im Untersuchungsbereich, da der Röntgenstrahl scheibenweise von ringsum durch den Körper des Patienten dringt (☞ Abb. 14.1).

Je nach angestrebtem Auflösungsvermögen werden die Dicke und der Abstand der einzelnen Untersuchungsschichten zwischen ca. 1 mm und 1 cm vorgewählt. Die Schichten können überlappend, lückenlos aneinander oder mit Lücken dazwischen gescannt werden. Das Verhältnis von Tischvorschub (T) zu Schichtdicke (d) wird als **Pitch-Faktor** (p) bezeichnet:

$$p = T/d$$

Ein Wert von **p = 1** bedeutet lückenloser Scan, **p < 1** Schnittebenenüberlappung und Werte **p > 1** Scan mit Lücken zwischen den Untersuchungsschichten.

Die Strahlenexposition des Patienten hängt in Verbindung mit der Kollimation des Röntgenstrahls direkt mit dem gewählten Pitch-Faktor zusammen. Bei kleinem p sind (bei einer bestimmten Kollimation) die Exposition und das Auflösungsvermögen groß, bei großem p entsprechen niedrig.

Bei der Computertomographie werden spezielle Dosisgrößen verwendet, die der besonderen Technik der CT Rechnung tragen.

Die Strahlendosis einer Einzelschicht wird mit dem **CT-Dosisindex** $CTDI_{Vol}$ angegeben. Die Einheit ist das Milligray (mGy).

Der **gewichtete CT-Dosisindex** $CTDI_W$ bezieht den Pitch-Faktor p mit ein. Es gilt:

$$CTDI_W = CTDI_{VOL} \times p$$

Für die Dosisangabe bei CT-Untersuchungen wird noch eine weitere Größe verwendet, das **Dosislängenprodukt DLP**. Es macht eine Aussage über die Gesamtdosis im untersuchten Körperabschnitt, indem es die Dosis der Einzelschicht **CTDI**, die Schichtdicke **d** und die Gesamtzahl der Schichten **n** im Untersuchungsgebiet verknüpft:

$$DLP = CTDI \times d \times n$$

Die Einheit des Dosislängenprodukts ist das **mGy × cm.**

> **MERKE**
> - Der Pitch-Faktor ist das Verhältnis von Tischvorschub zu Schichtdicke.
> - Der CT-Dosisindex ist ein Maß für die Strahlendosis der Einzelschicht.
> - Das Dosis-Längen-Produkt ist ein Maß für die Strahlendosis der Gesamtuntersuchung.

Die **Berechnung** der effektiven Dosis bzw. Organdosis aus den speziellen Dosisgrößen der Computertomographie kann im Einzelfall sehr kompliziert sein und soll deshalb hier nicht im Detail erörtert werden.

14.6.2 Strahlenschutz des Patienten

Der Strahlenschutz des Patienten wird zum einen durch den Zwang zu einer **rechtfertigenden Indikation** für die CT – Untersuchung gewährleistet. Zum anderen ist die Wahl der Aufnahmeparameter für eine bestimmte Untersuchung so zu optimieren, dass die angestrebte Aussage der Untersuchung mit einer hierfür vertretbaren Strahlenexposition erreicht wird.

Zur Orientierung hierfür wurden vom Bundesamt für Strahlenschutz **diagnostische Referenzwerte** für CT-Untersuchungen (bei Erwachsenen) bekannt gemacht. Sie geben für bestimmte Untersuchungen Werte für den CT-Dosisindex $CTDI_W$ und das Dosislängenprodukt DLP an (☞ Anlage).

Nach § 28 der Röntgenverordnung sind die Dosisangaben jeder Einzeluntersuchung für den Patienten zu dokumentieren und 10 Jahre aufzubewahren.

14.6.3 Strahlenexposition und Strahlenschutz des Personals

Bei der routinemäßigen CT-Diagnostik erfolgt die elektronische Geräteeinstellung und Steuerung des Untersuchungsablaufs in einem separaten Bedienungsraum, also außerhalb des CT-Raumes. Hierbei ist der Strahlenschutz des Personals durch die baulichen Strahlenschutzmaßnahmen gewährleistet.

Eine andere Situation ergibt sich bei der **interventionellen Computertomographie**, bei der Eingriffe am Patienten CT-gesteuert, also während des CT-Betriebs, durchgeführt werden.

Zum einen können sich hierbei erhebliche Strahlenexpositionen insbesondere der zwangsläufig in Nutzstrahlennähe eingesetzten **Hände** ergeben. Die Verwendung geeigneter Dosimeter (z. B. TLD-Ringdosimeter) ist bei diesen Tätigkeiten zu empfehlen.

Zum anderen kommt es zur Strahlenexposition des Körpers im Streustrahlenfeld des Computer-Tomographen. Wegen der bei der CT verwendeten Hartstrahltechnik ist die Durchdringungsfähigkeit auch der Streustrahlung hoch, so dass das Tragen von **Strahlenschutzschürzen** mit einem Bleiäquivalent von 0,35 mm, besser von 0,5 mm zu empfehlen ist.

Bei längeren bzw. häufigen Arbeiten im CT-Raum während des Gerätebetriebs ist zudem das Anlegen einer **Halsmanschette** zum Schutz der Schilddrüse zu empfehlen.

FRAGEN

14.1 Welcher Gruppe von Diagnoseverfahren wird die Computer-Tomographie zugeordnet?
14.2 Was verstehen Sie unter einem Teilvolumeneffekt und wie kann dieser reduziert werden?
14.3 Welche Vorteile hat das Spiral-CT gegenüber früheren CT-Generationen?
14.4 Welcher Nachteile bestehen beim Einsatz der modernen CT-Technik?
14.5 Was bedeutet Tele-Radiologie?
14.6 Was verstehen Sie unter dem Pitch-Faktor?
14.7 Erklären Sie, was man unter Houndsfield-Einheiten versteht.
14.8 Was bedeutet CTDI?
14.9 Was sagt das Dosislängenprodukt aus?

15 Strahlenexposition und Strahlenschutz bei der Röntgendiagnostik

15.1 Allgemeine Regelungen

Die beim Umgang mit Röntgenstrahlen zu beachtenden Strahlenschutzmaßnahmen sind in der Röntgenverordnung und den zugehörigen Ausführungsbestimmungen geregelt. Die letzte Aktualisierung der **Röntgenverordnung** (RöV) trat im Juni 2002 in Kraft.

Die Regelungen für die Benutzung von radioaktiven Substanzen (z.B. in der Nuklearmedizin) sowie die Bedingungen zum Betrieb von Beschleunigern (z.B. in der Strahlentherapie) sind in der **Strahlenschutzverordnung (StrlSchV)** vom Juli 2001 und in den zugehörigen Richtlinien vom Juni 2002 festgelegt.

Im Folgenden sollen nur die für die tägliche praktische Arbeit wichtigen Regelungen und Verhaltensweisen in der Röntgendiagnostik besprochen werden.

15.2 Strahlenschutzbereiche

Zur Kennzeichnung einer möglichen Strahlengefährdung von Personen werden **Strahlenschutzbereiche** festgelegt. In diesen Bereichen darf während einer definierten Aufenthaltsdauer eine bestimmte Strahlendosis nicht überschritten werden (können).

Die Überwachung der Strahlenexposition der hier beruflich tätigen Personen erfolgt durch **Messung der Personendosis**.

15.2.1 Kontrollbereich

Der Kontrollbereich umfasst Räume bzw. Orte, innerhalb derer eine Person eine effektive Dosis von **mehr als 6 mSv** pro Jahr erhalten kann (§ 19 RöV). Das hiervon betroffene Umfeld um eine Röntgenröhre gilt während der Einschaltzeit als Kontrollbereich und ist entsprechend zu kennzeichnen, zumindest mit den deutlich sichtbar angebrachten Worten: „**Kein Zutritt – Röntgen**". Diese Kennzeichnung muss auch während der Betriebsbereitschaftsstellung der Röntgenröhre vorhanden sein.

Beim Betrieb von ortsveränderlich verwendbaren Röntgenröhren gelten die gleichen Bestimmungen. Es entstehen jeweils **ortsveränderliche Kontrollbereiche.**

Im Kontrollbereich dürfen nur Personen anwesend sein, die mit der Röntgenuntersuchung unmittelbar befasst sind (§ 22 RöV). Bei dem im Kontrollbereich tätigen Personal muss die **Personendosis** kontrolliert werden (☞ Kap. 7.2). Als Personendosimeter werden in der Regel eingesetzt: die Filmplakette, ein Stabdosimeter sowie im speziellen Bedarfsfall ein Fingerringdosimeter.

15.2.2 Überwachungsbereich

Der an einen Kontrollbereich angrenzende betriebliche Bereich, in dem eine Person eine höhere effektive Dosis als **1 mSv** pro Kalenderjahr erhalten kann oder höhere Organdosen als 15 mSv für die Augenlinse bzw. 50 mSv für Haut, Hände, Unterarme, Füße und Knöchel möglich sind, gilt als Überwachungsbereich (☞ Abb. 7.3).

15.2.3 Bestrahlungsräume

Wird ein Röntgenraum als Bestrahlungsraum verwendet und können dort Ortsdosisleistungen von **mehr als 3 Millisievert (mSv) pro Stunde** vorkommen, so ist dieser Raum zudem gesondert zu sichern, damit Personen oder einzelne Körperteile nicht unkontrolliert bestrahlt werden können (☞ § 20 RöV).

Anmerkung: In der Strahlenschutzverordnung wird ein Bereich mit dieser Ortsdosisleistung **Sperrbereich** genannt (☞ Abb. 7.3). In der RöV wird der Begriff Sperrbereich nicht verwendet.

15.3 Strahlenexposition und Strahlenschutz des Patienten

15.3.1 Strahlenexposition des Patienten

Eine Strahlenexposition des Patienten ist bei der Röntgenuntersuchung prinzipiell unvermeidlich. Der Patient bzw. der zu untersuchende Körperbereich muss dem Nutzstrahlenbündel der Röntgenröhre ausgesetzt werden, woraus zwangsläufig eine Strahlenbelastung resultiert.

Die Auswirkung einer Strahlendosis hängt u. a. von den betroffenen Organen ab (Organdosis). So ist z. B. die Augenlinse besonders gefährdet und zählt zu den so genannten **kritischen Organen**. Eine Linsentrübung (Katarakt) kann schon ab 4 Sv entstehen, bzw. abhängig von der Fraktionierung der Strahlenexposition bis zu 10 Sv.

Von besonderer Bedeutung ist die **genetische Strahlengefährdung**, d.h. die Strahlenwirkung auf die Keimzellen. Kritische Organe sind hier die Gonaden, d.h. der Hoden beim Mann und die Ovarien (Eierstöcke) bei der Frau. In Tabelle 15.1 sind durchschnittliche Gonadenexpositionen bei Röntgenuntersuchungen aufgeführt.

Anmerkung: Die in der Tabelle aufgeführten gemittelten Werte sind nur zu Vergleichszwecken und nicht für den Einzelfall anzuwenden! Hier können deutliche Abweichungen auftreten.

> **MERKE**
>
> Die Strahlenexposition der Gonaden kann durch Verwendung eines geeigneten Gonadenschutzes (Bleigummidecke, Hodenkapsel) deutlich reduziert werden.

In Tabelle 15.2 ist die mittlere zu erwartende **effektive Dosis** bei häufigen Röntgenuntersuchungen (einschließlich CT-Untersuchungen) aufgeführt.

Tab. 15.1 Durchschnittliche Strahlenexposition der Gonaden einer Patientin/eines Patienten bei einigen häufigen Röntgenuntersuchungen

Untersuchungsart	Strahlenexposition der Gonaden (mSv)	
	weiblich	männlich
Thoraxaufnahmen (zwei Ebenen)	< 0,01	< 0,01
Mammographie	< 0,001	
Magen-Darm-Passage (MDP)	1,5	0,3
Kontrasteinlauf (KE)	8	3
Cholangio-Cholezystographie	1	0,2
Urogramm	6	6*
Beckenaufnahme	3	7*

*Hoden im Primärstrahl

Tab. 15.2 Mittlere zu erwartende effektive Dosis für Standardpatienten (70 +/- 5 kg) bei häufigen Röntgenuntersuchungen (einschließlich CT)

Untersuchungsart	Effektive Dosis (mSv)
Röntgenuntersuchung in 1 oder 2 Ebenen	
Extremitäten	0,01 – 0,1
Schädel	0,03 – 0,1
Halswirbelsäule (2E)	0,09 – 0,15
Thorax (1 Aufnahme)	0,02 – 0,05
Mammographie beidseits (2E)	0,4 – 0,6
Brustwirbelsäule (2E)	0,5 – 0,8
Lendenwirbelsäule (2E)	0,8 – 1,8
Beckenübersicht	0,5 – 1,0
Abdomenübersicht	0,6 – 1,1
Röntgenuntersuchung mit Durchleuchtung	
Magen	6 –12
Darm (Dünndarm bzw. Dickdarm)	10 –18
Galle	1–5
Harntrakt (Urogramm)	2,5–7
Bein-Becken-Phlebographie	0,5–2
Arteriographie und Intervention	10–20
CT-Untersuchungen	
Kopf	2–4
Wirbelsäule	3–10
Thorax	6–10
Abdomen	10–20

15.3.2 Strahlenschutz des Patienten

Die Strahlenexposition des Patienten beim Röntgen ist von vielen Faktoren abhängig, deren angemessene Beachtung **Strahlenschutzmaßnahmen** für den Patienten darstellen. Zu diesen Faktoren zählen u. a.:
- die Röhrenspannung
- die Filterung
- der Fokus-Haut-Abstand
- die Film-Folien-Wahl
- die Rasterverwendung
- die Feldgröße und
- die Objektdicke.

Der Einfluss der **Röhrenspannung** ist in Abbildung 15.1 in Bezug auf die relative Belastung prinzipiell dargestellt. Mit zunehmender Spannung sind mehr Röntgenphotonen in der Lage, das Untersuchungsobjekt zu durchdringen und zur Bildgebung beizutragen statt zur Strahlenbelastung. Dies ist einer der Vorteile der so genannten Hartstrahltechnik.

Eine ähnliche Auswirkung hat die **Filterung** der Röntgenstrahlung. Man spricht auch von Aufhärtung, da die weichen Photonen im Filter statt im Patientengewebe „hängen bleiben".

Der Einfluss des **Fokus-Haut-Abstands** (FHA) auf die relative Patientendosis ist in Abbildung 15.2 dargestellt; unterhalb von 30 cm FHA steigt die Strahlenbelastung steil an.

Die Möglichkeiten der Verminderung der Strahlenbelastung durch die Verwendung von Film-Folien-Kombinationen und Rastern wurde bereits ausführlich in vorausgegangenen Kapiteln besprochen.

Auch die Einengung des Strahlenfeldes (**Feldgröße**) auf das für die Abbildung gerade notwendige Maß stellt eine äußerst wirksame Strahlenschutzmaßnahme dar.

Wie bei der Reduzierung der Objektdicke durch **Kompression** (s. Mammographie) spielt hierbei die Reduzierung der Streustrahlung eine entscheidende Rolle.

15.3.3 Spezielle Dosisbegriffe

In Abbildung 15.3 ist ein Nomogramm zur Bestimmung der **Oberflächendosis** in Abhängigkeit von der Röhrenspannung, dem Fokus-Haut-Abstand (FHA) sowie der Filterung dargestellt.

Die Oberflächendosis wird in der Achse des Nutzstrahlenbündels an der Oberfläche des bestrahlten Körpers als Ionendosis gemessen. Sie setzt sich aus der Einfallsdosis und dem im Körper in Richtung Oberfläche rückstrahlenden Streustrahlenanteil zusammen. Sie entspricht also der tatsächlichen Dosis an der Oberfläche auf der Strahleneintrittsseite.

Dagegen wird die **Einfallsdosis** als Ionendosis (in freier Luft) an der Stelle gemessen, wo die Oberfläche des Körpers zu denken ist, also in der Entfernung des Fokus-Haut-Abstands, ohne dass der Körper zugegen ist. Die

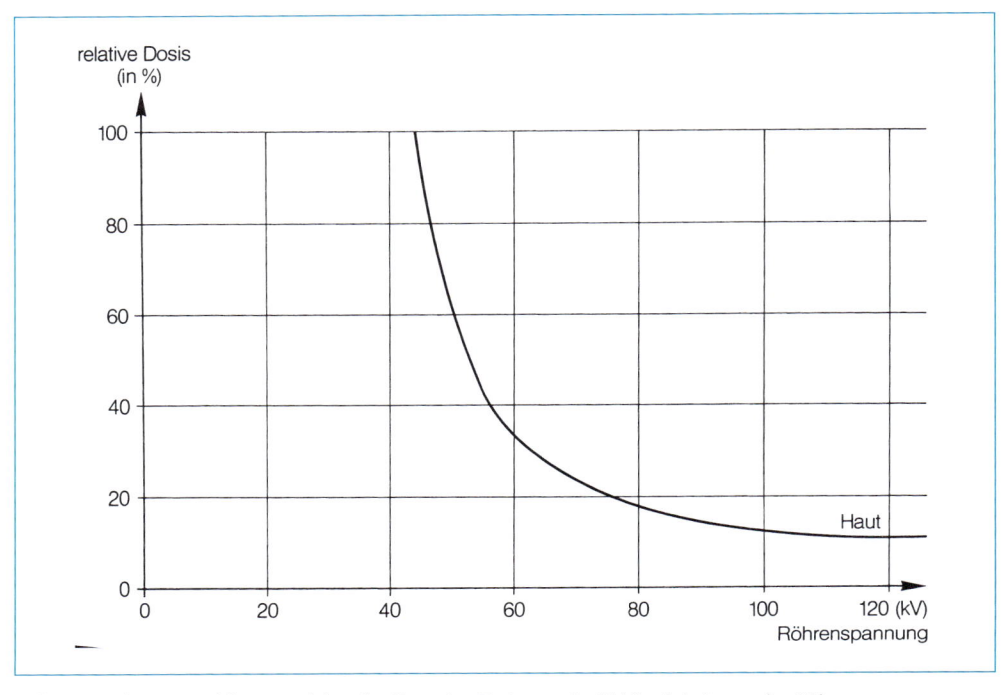

Abb. 15.1 Relative Strahlenexposition der Haut des Patienten in Abhängigkeit von der Röhrenspannung

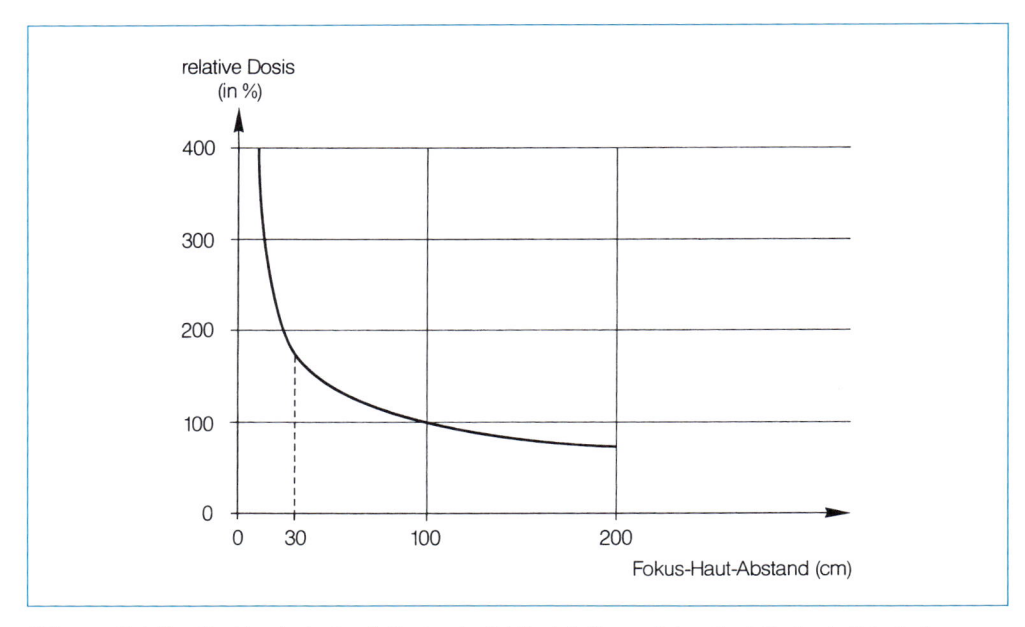

Abb. 15.2 Relative Strahlendosis des Patienten in Abhängigkeit vom Fokus-Haut-Abstand. Unterhalb von ca. 30 cm steigt die Strahlenbelastung steil an.

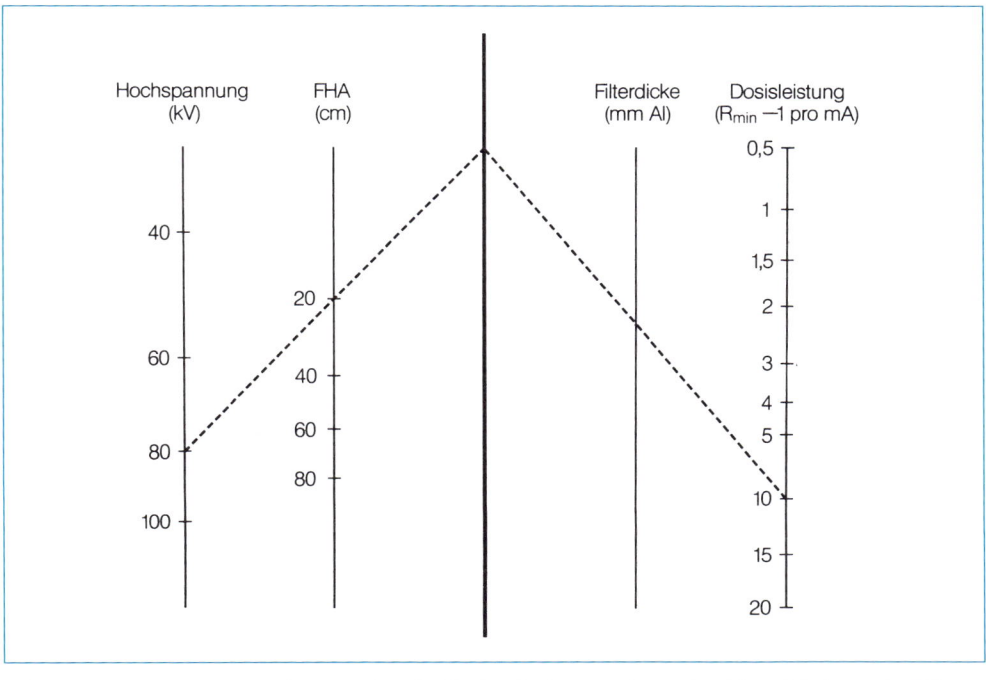

Abb. 15.3 Nomogramm zur Bestimmung der Oberflächendosis am Patienten in Abhängigkeit von der Röhrenspannung, vom Fokus-Haut-Abstand (FHA) und von der Filterung

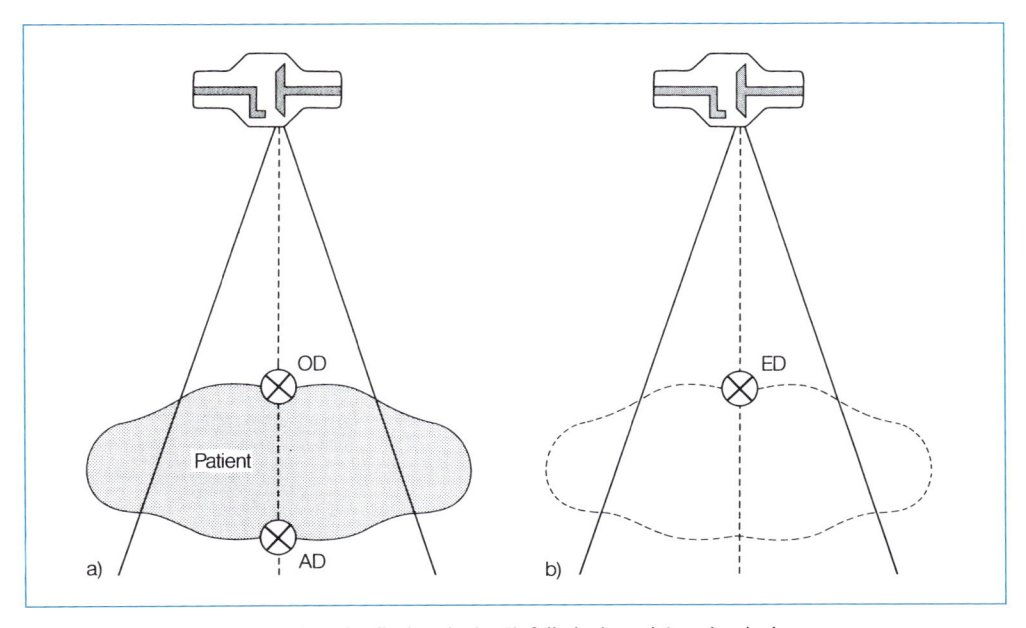

Abb. 15.4 Zur Begriffsklärung der Oberflächendosis, Einfallsdosis und Austrittsdosis

Austrittsdosis ist die an der Strahlenaustrittsseite in der Achse des Nutzstrahlenbündels gemessene Ionendosis (Abb. 15.4).

Als praktisches Maß für die Strahlenexposition wird in der Röntgendiagnostik oft auch das **Flächendosisprodukt** benutzt. Es ist definiert als das Integral der Gleichgewichts-Ionendosis über eine Schnittfläche durch das Nutzstrahlenbündel in einem Abstand vom Brennfleck, innerhalb dessen die Gleichgewichts-Ionendosis umgekehrt proportional zum Quadrat des Brennfleckabstands abnimmt (☞ Abstandsquadratgesetz Kap. 7.3).

Von Bedeutung ist bei dieser Definition, dass das Flächendosisprodukt vom Brennfleckabstand unabhängig ist. Die **Einheit** des Flächendosisprodukts ist das
„Coulomb × Quadratmeter pro Kilogramm".
Praktisch wird zumeist das
„**Gray mal Quadratzentimeter**" (Gy × cm^2)
benutzt.

15.3.4 Strahlenschutzvorschriften für den Patienten

Nach § 25 der RöV ist die **Strahlenexposition** des Patienten **so gering wie möglich** zu halten. Werden alle Maßnahmen zur Strahlenreduzierung optimal genutzt, so lässt sich die Patientenexposition auf weniger als 1 % dessen reduzieren, was ohne Schutzmaßnahmen als Expositionsbelastung auftritt.

> **MERKE**
> Die erste mögliche Strahlenschutzmaßnahme besteht in der **rechtfertigenden Indikation** zur Röntgenuntersuchung. Hierfür hat der Gesetzgeber strenge Maßstäbe gesetzt (☞ § 23 RöV). Denn: Die wirksamste Strahlenschutzmaßnahme ist die nicht erfolgte Untersuchung mit ionisierenden Strahlen, also auch mit Röntgenstrahlen!

Ist die Durchführung einer Röntgenuntersuchung indiziert, so ist ganz besondere Sorgfalt auf eine **minimale Gonadenexposition** zu legen, sofern Gebärfähigkeit oder Zeugungsfähigkeit nicht dauernd ausgeschlossen sind.

Jede Frau im gebärfähigen Alter ist vor einer Röntgenuntersuchung nach einer möglichen **Schwangerschaft** zu befragen. Besteht diese, so ist eine Röntgenuntersuchung nur unter zwingender ärztlicher Indikation unter Anwendung aller möglichen Schutzmaßnahmen gestattet.

Wegen der erhöhten Empfindlichkeit schnell wachsenden Gewebes gegenüber ionisierenden Strahlen ist eine besondere Sorgfaltspflicht zur Minimierung der Strahlenexposition auch bei **Säuglingen, Kindern und Jugendlichen** geboten.

Vom Bundesamt für Strahlenschutz wurden zur Orientierung für Strahlenexpositionen bei der Röntgendiagnostik **diagnostische Referenzwerte** bekannt gemacht (☞ Anhang). Diese beinhalten Referenzwerte für das Dosis-Flächen-Produkt, die Einfalldosis und die Oberflächendosis für typische Röntgenaufnahmen eines Standardmenschen. Für Durchleuchtungsuntersuchungen werden das Dosis-Flächen-Produkt und ggf. die Durchleuchtungszeit vorgegeben.

Für pädiatrische Röntgenuntersuchungen wird das Dosis-Flächen-Produkt altersbezogen angegeben.

Über jede medizinische Anwendung von Röntgenstrahlung sind **Aufzeichnungen** zu machen, aus denen die Größe der Strahlenexposition zu entnehmen ist (§ 28 RöV). Hierzu zählen z. B.
- die Zahl der Aufnahmen
- das Aufnahmeformat
- die untersuchte Körperregion
- die gerätetechnischen Schaltdaten
- das Flächendosisprodukt
- die Durchleuchtungsdauer.

Im Falle der Röntgendiagnostik sind diese Aufzeichnungen zehn Jahre lang (nach der letzten Untersuchung) aufzubewahren.

Für die Patienten sind **Röntgenpässe** bereitzuhalten und anzubieten, in die Zeitpunkt und Art der erfolgten Röntgenuntersuchung und die untersuchte Körperregion einzutragen sind.

15.4 Strahlenexposition und Strahlenschutz des Personals

15.4.1 Gesetzliche Grenzwerte der Strahlenexposition

Nach § 31 RöV darf die effektive Dosis für beruflich strahlenexponierte Personen der **Kategorie A** im Kalenderjahr **6 mSv**, der **Kategorie B 1 mSv** im Kalenderjahr nicht überschreiten.

Für die **Organdosis** gelten jeweils höhere zulässige Werte (☞ Tab. 7.5).

Die Zuordnung zur Kategorie A oder B erfolgt für eine beruflich strahlenexponierte Person entsprechend der Expositionsmöglichkeit an ihrem Arbeitsplatz.

In drei aufeinander folgenden Monaten darf die Hälfte der zulässigen Jahreswerte nicht überschritten werden. Bei **gebärfähigen Frauen** darf die Dosis am Uterus **2 mSv** monatlich nicht überschreiten.

Für ein **ungeborenes Kind** einer beruflich strahlenexponierten schwangeren Frau beträgt der Grenzwert **1 mSv** bis zum Ende der Schwangerschaft.

Für **Personen unter 18 Jahren** und für nicht beruflich strahlenexponierte Personen gilt ein Zehntel der zulässigen Grenzwerte der Kategorie B. Die natürliche Strahlenexposition und aus medizinischen Gründen erfolgte Strahlenexpositionen werden bei der Ermittlung der Körperdosis nicht mit einbezogen.

15.4.2 Strahlenschutzmaßnahmen

Für die Schaffung der Voraussetzungen zur Einhaltung der gesetzlich festgesetzten Grenzdosen ist der **Strahlenschutzverantwortliche** zuständig. Er kann für den gesamten Zuständigkeitsbereich oder für Teilbereiche **Strahlenschutzbeauftragte** bestimmen, die entsprechende Fachkenntnisse besitzen müssen.

Der Strahlenschutz ist durch **vorbeugende Maßnahmen** sicherzustellen, die eine Strahlenexposition nach Möglichkeit verhindern oder zumindest so niedrig wie möglich halten. Zu den Schutzmaßnahmen gehören
- geeignete Räume,
- Schutzeinrichtungen (z. B. Bleiwände),
- Schutzausrüstungen (z. B. Bleischürzen),
- Geräte (z. B. Dosimeter),
- geeignete Regelungen des Betriebsablaufs und
- die Bereitstellung von ausreichend geeignetem Personal.

Im Kontrollbereich ist eine ausreichende Schutzkleidung gegen Röntgenstrahlen (**Bleischürze**) zu tragen, soweit nicht durch andere Einrichtungen (z. B. **Schutzwände**) ein ausreichender Schutz gewährleistet ist. Eine Bleischürze reduziert die Strahlenbelastung bei der Röntgendiagnostik je nach Röhrenspannung bis zu ca. einem Zehntel. Hinter einer geeigneten Strahlenschutzwand besteht ein nahezu vollkommener Schutz gegen Röntgenstrahlen.

Bei Einhaltung eines möglichst großen Abstands von der Röhre während der Einschaltzeit wird durch das **Abstands-Quadrat-Gesetz** ein zusätzlicher Strahlenschutzfaktor wirksam.

Stets zu beachten ist darüber hinaus die **Richtung des Nutzstrahlenbündels!** Bei seitlichen Bettaufnahmen besteht eine besondere Strahlengefährdung für das Umfeld. Die bei einer Röntgenuntersuchung auftretende **Streustrahlung** ist hinsichtlich der Richtungsverteilung der Intensitäten von der Gerätekonfiguration abhängig. Der Standort des Bedienungspersonals ist, wenn möglich, in Richtung eines minimalen Streustrahlenpegels zu wählen. Dieser Aspekt ist insbesondere bei Durchleuchtungen zu beachten. Die jeweils auftretenden räumlichen Dosisverteilungen müssen durch Messungen bestimmt werden. Die **Standorte minimaler Strahlengefährdung** sollten dem Bedienungspersonal zumindest bei standardisierten Aufnahmetechniken bekannt sein.

Die praktische Erfahrung zeigt: Bei Kenntnis und Beachtung der Möglichkeiten zum Strahlenschutz an Röntgenarbeitsplätzen liegt die Strahlenexposition des Personals in der Regel weit unterhalb der vom Gesetzgeber zugelassenen Grenzwerte.

FRAGEN

15.1 Welche Strahlenschutzbereiche bei der Anwendung von Röntgenstrahlen kennen Sie?
15.2 Wie wird die Strahlenexposition der in Strahlenschutzbereichen tätigen Personen überwacht?
15.3 Nennen Sie besonders strahlengefährdete (kritische) Organe.
15.4 Zählen Sie mögliche Strahlenschutzmaßnahmen für Patienten auf.
15.5 Was sind diagnostische Referenzwerte für die Röntgendiagnostik und welche Bedeutung haben sie?
15.6 Was ist bei Frauen im gebärfähigen Alter besonders zu beachten?
15.7 Zählen Sie mindestens drei Maßnahmen auf, die Sie zu Ihrem eigenen Strahlenschutz im Röntgenbereich beachten sollten.

III Physikalisch-technische Grundlagen der Nuklearmedizin

16 Prinzipien der nuklearmedizinischen Diagnostik 193

17 Entstehung und Eigenschaften von Kernstrahlen 199

18 Radionuklide in der Nuklearmedizin 209

19 Radiopharmaka 217

20 Nachweis von Kernstrahlen (Kernstrahlungsmesstechnik) 223

21 Spezielle Messplätze für die nuklearmedizinische Diagnostik 243

22 Elektronische Datenverarbeitung (EDV) in der Nuklearmedizin 279

23 Strahlenexposition und Strahlenschutz bei nuklearmedizinischer Diagnostik 287

24 Therapie mit offenen Radionukliden 293

16 Prinzipien der nuklearmedizinischen Diagnostik

In der Nuklearmedizin werden **Kernstrahlen** (lateinisch: nucleus = Kern) zu diagnostischen und therapeutischen Zwecken eingesetzt. Zunächst werden die Grundlagen und Prinzipien der diagnostischen Anwendungen besprochen.

16.1 Was sind Kernstrahlen?

Im Kapitel 1 (Aufbau der Materie) wurde beschrieben, dass von jedem Element des Periodensystems verschiedene Kernvarianten existieren, die Isotope genannt werden.

Isotope eines Elements unterscheiden sich im Aufbau nur durch die Neutronenzahl. Sie besitzen die gleiche Ordnungszahl, also gleiche Protonenzahl und die gleichen chemischen Eigenschaften. Man unterscheidet zwischen stabilen und instabilen Isotopen.

Instabile Isotope werden radioaktiv genannt (Radioisotope), weil sie nach einer gewissen Zeit Strahlung aus ihrem Kern (Kernstrahlung) aussenden (lateinisch: radius = Strahl; radioaktiv = strahlenaktiv). Dabei können verschiedene Arten von Strahlen auftreten. Die für die Nuklearmedizin bedeutsamen drei Strahlenarten sind **Alpha-, Beta- und Gammastrahlen.**

Anmerkung: Alpha (α), Beta (β) und Gamma (γ) sind die ersten drei Buchstaben des griechischen Alphabets.

α- und β-Strahlen bestehen aus Elementarteilchen. Sie werden deshalb auch **Korpuskularstrahlen** genannt (Korpuskel = Teilchen).

α-**Strahlen** bestehen aus relativ großen Teilchen. Ein α-Teilchen setzt sich aus zwei Neutronen und zwei Protonen zusammen, ist also positiv geladen (Abb. 16.1).

β-**Strahlen** bestehen aus Elektronen. Der aufmerksame Leser fragt nun: Wie können Elektronen aus einem Atomkern kommen, der doch aus Protonen und Neutronen besteht?

Nun, es wurde bisher nicht erwähnt, dass Neutronen unstabile Elementarteilchen sind. Beim Zerfall eines Neutrons entstehen ein (positives) Proton und ein (negatives) Elektron. Das Elektron kann als β-Teilchen aus dem Kern herausgeschleudert werden. Da ein Elektron ca. 1/2 000 der Masse eines Neutrons oder Protons besitzt, ist ein α-Teilchen (2 p + 2 n) fast 8 000mal so schwer wie ein β-Teilchen!

γ-**Strahlen** sind elektromagnetische Strahlen, d.h. sie sind ihrem Wesen nach mit Licht-, UV- und Röntgenstrahlen verwandt. Wie diese bestehen sie aus einzelnen Wellenpaketen (**Photonen**), die man auch Gammaquanten nennt (Abb. 16.1).

Auch die Photonen im Licht-, UV- und Röntgenbereich werden als Quanten bezeich-

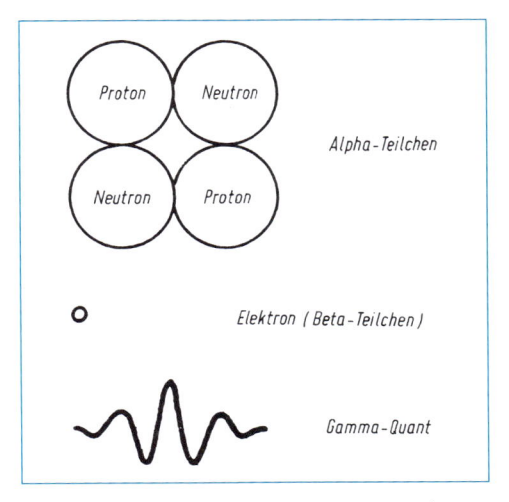

Abb. 16.1 Bestandteile der Alpha-, Beta- und Gammastrahlung

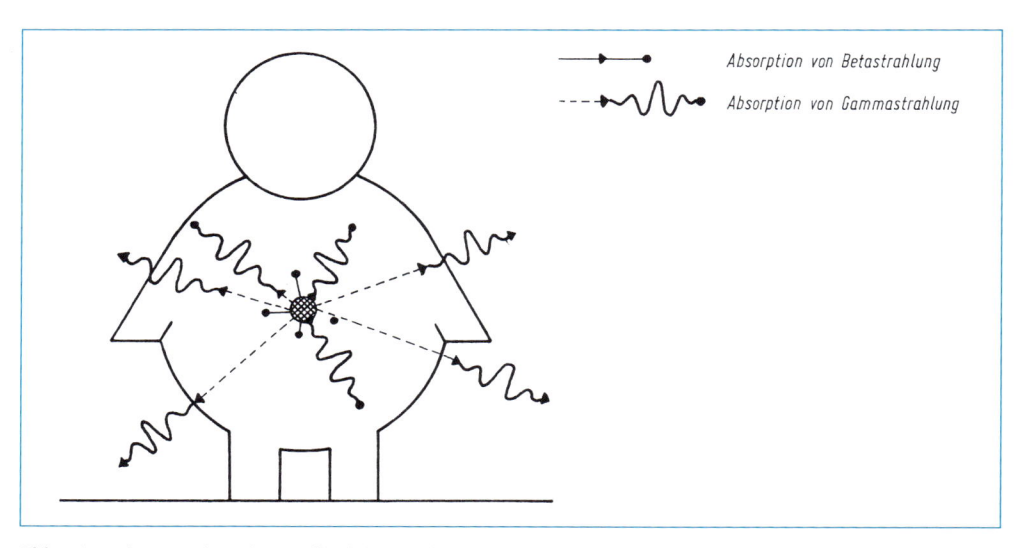

Abb. 16.2 Inkorporation einer radioaktiven Substanz: Die Elektronen der Betastrahlung werden bereits in der Nähe der Substanz absorbiert, während die Gammaquanten das Gewebe weiter durchdringen und den Körper zum Teil ungehindert verlassen.

net. Dies geschieht besonders dann, wenn man ihre Energie meint (Energiequanten).

Nach dem Zerfall eines radioaktiven Atoms kann entweder wiederum ein instabiles oder aber ein stabiles Atom vorliegen. Bei den meisten in der Medizin verwendeten Radioisotope liegt nach dem Zerfall ein stabiles Atom vor.

Alpha-, Beta- und Gammastrahlen unterscheiden sich u. a. hinsichtlich ihrer Durchdringungsfähigkeit im Gewebe. Während Alpha- und Betastrahlen eine relativ kurze Reichweite besitzen (Millimeter- bzw. Zentimeterbereich), ist die Durchdringungsfähigkeit der Gammastrahlen vergleichbar mit der von Röntgenstrahlen entsprechender Energie (Abb. 16.2). Insbesondere bei der bildgebenden nuklearmedizinischen Diagnostik wird diese Eigenschaft der Gammastrahlen genutzt.

16.2 Einsatz von Radioisotopen bei der nuklearmedizinischen Diagnostik

Von entscheidender Bedeutung für die Einsatzmöglichkeiten von Radioisotopen im Rahmen der Nuklearmedizin ist die Tatsache, dass alle Isotope eines Elements die gleichen chemischen Eigenschaften besitzen. Die chemischen Eigenschaften eines Atoms hängen von der Elektronenkonfiguration der äußeren Hüllenschale ab. Die radioaktiven Eigenschaften dagegen sind ausschließlich durch die spezielle Konstellation der Kernbausteine im Atomkern bedingt. Hierdurch werden die äußeren Hülleneigenschaften des Atoms nicht beeinflusst.

Einem Atom ist somit von außen (aus „chemischer Sicht") nicht anzumerken, ob es sich um ein radioaktives oder um ein stabiles Isotop handelt. Dieser Umstand macht es möglich, in einem Molekül wahlweise an geeigneten Stellen radioaktive Isotope einzubauen, ohne die chemischen bzw. pharmakologischen

Eigenschaften des Moleküls zu verändern. Man spricht hierbei auch von radioaktivem Markieren des Moleküls.

Markiert man in dieser Weise eine Substanz mit bestimmten pharmakokinetischen Eigenschaften, so spricht man auch von einem **Radiopharmakon.** Wird ein z. B. mit einem Gammastrahler markiertes Radiopharmakon einem Patienten verabreicht, so verhält es sich, ungeachtet der Markierung, seinen pharmakokinetischen Eigenschaften entsprechend.

Mit geeigneten Messinstrumenten lässt sich sein Verhalten (z. B. die Konzentrierung in einem Organ sowie sein Zeitverhalten in diesem Organ) über die ausgesandte Gammastrahlung von außerhalb des Körpers her verfolgen.

16.3 Nuklearmedizinische Untersuchungsprinzipien

Man unterscheidet grob zwei Gruppen von Untersuchungsprinzipien.

Messungen der verabreichten Radiopharmaka im Patientenkörper von der Oberfläche aus nennt man **In-vivo-Untersuchungen**. Hierzu zählt vor allem die große Gruppe der bildlichen Darstellung von Organen bzw., präziser ausgedrückt, die Abbildung der Radioaktivitätsverteilung innerhalb eines Organs. Das Bild, **Szintigramm** genannt, ist wie bei der Röntgendiagnostik die Projektion von räumlichen Gegebenheiten in eine Fläche.

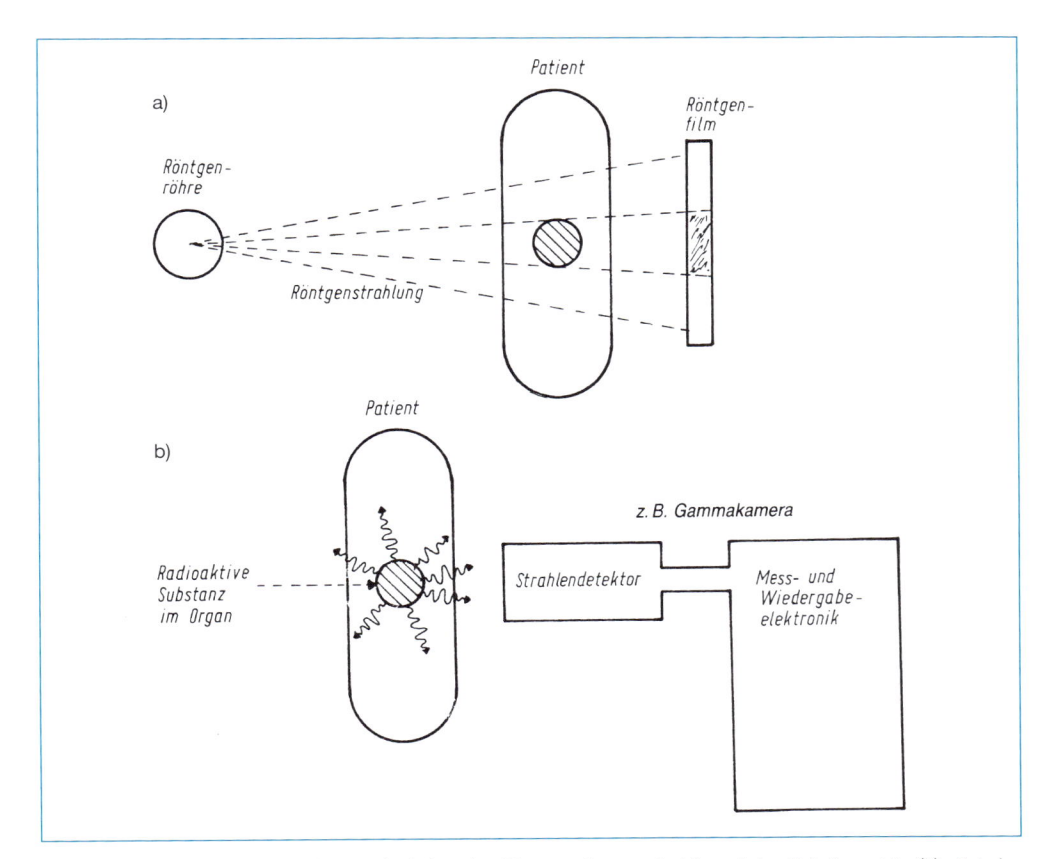

Abb. 16.3 Vergleich der Abbildungsprinzipien der Röntgendiagnostik (a) und der Szintigraphie (b). Bei der Röntgendiagnostik befindet sich die Strahlenquelle außerhalb, bei der Szintigraphie innerhalb des Patientenkörpers.

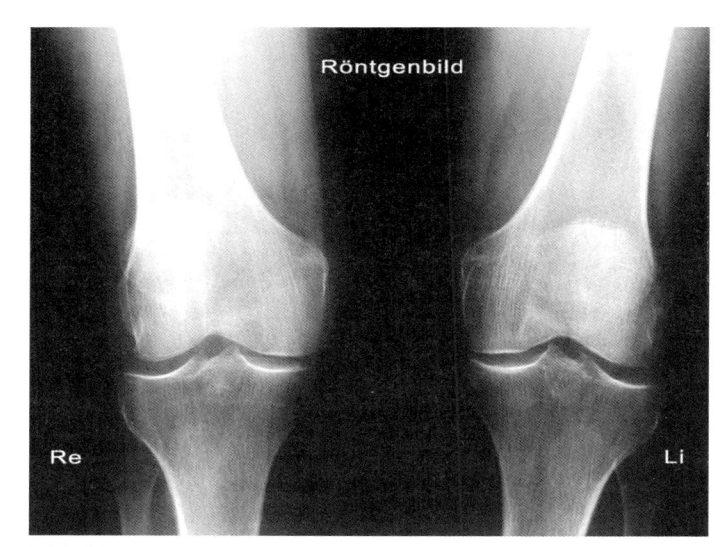

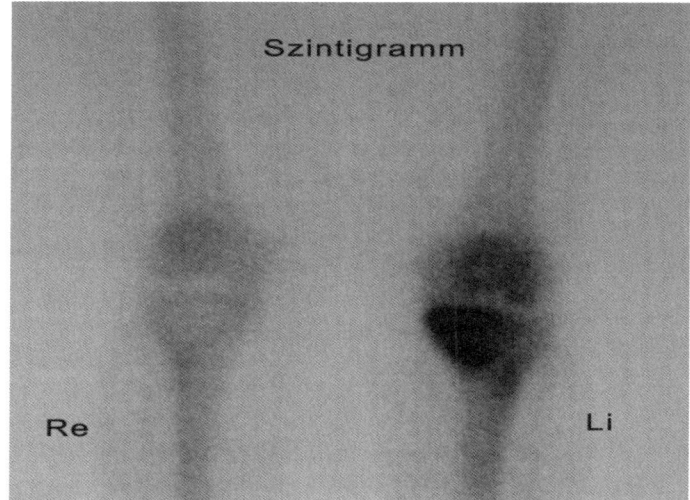

Abb. 16.4
Gegenüberstellung des Röntgenbildes eines Kniegelenks (a) und des Knochenszintigramms desselben Gelenks (b). Der im Szintigramm deutlich erkennbare erhöhte Knochenumbau im Tibiabereich ist im Röntgenbild nicht sichtbar.

Bei der Röntgendiagnostik ist die unterschiedliche Gewebedichte und damit die unterschiedliche Absorption der Röntgenstrahlung im Wesentlichen der Inhalt des Röntgenbildes.

Im Gegensatz hierzu ist das Szintigramm die ortsgerechte Darstellung einer Gewebefunktion (= funktionsorientierte Bildgebung). In Abbildung 16.3 ist das Prinzip der nuklearmedizinischen Szintigraphie dem der Röntgendiagnostik gegenübergestellt.

Die am häufigsten mit der **Szintigraphie** dargestellten Organe sind: Schilddrüse, Leber, Knochen, Hirn, Lungen, Nieren, Milz und Herz. Einige dieser Organe lassen sich auch in der Röntgendiagnostik darstellen. Die Aussage eines Röntgenbildes ist jedoch grundsätzlich eine andere als die eines Szintigramms. Im einen Fall werden unterschiedliche Gewebsdichten abgebildet (Röntgendiagnostik), im anderen Fall die Speicherfähigkeit der Organe für bestimmte Substanzen (Radiopharmaka), Abb. 16.4.

16.3 Nuklearmedizinische Untersuchungsprinzipien

> **MERKE**
> Röntgendiagnostik und Szintigraphie sind einander ergänzende Verfahren zur bildlichen Darstellung von Körperteilen (Organen).

Das für die Szintigraphie in der Routine hauptsächlich verwendete Abbildungsgerät ist die **Gammakamera**. Nur für spezielle Zwecke wird gelegentlich noch der Szintiscanner eingesetzt.

Die zweite Gruppe nuklearmedizinischer Untersuchungsprinzipien umfassen die In-vitro-Untersuchungen. Hierbei wird die Konzentration eines Radiopharmakons in einer Serum- oder Urinprobe des Patienten bestimmt. Man spricht auch von nuklearmedizinischen Labormethoden.

Auch hierbei erfolgt die Messung über die ausgesandte Kernstrahlung. Bei den meisten Untersuchungen wird ebenfalls die Gammastrahlung gemessen. Das hierfür eingesetzte Gerät heißt **Bohrlochmessplatz**. Die physikalisch-technischen Einzelheiten werden in den folgenden Kapiteln besprochen.

FRAGEN

- 16.1 Was versteht man unter Radioaktivität?
- 16.2 Welche radioaktiven Strahlenarten sind für die Anwendung in der Medizin von Bedeutung?
- 16.3 Was sind Alphastrahlen?
- 16.4 Was sind Betastrahlen?
- 16.5 Was sind Gammastrahlen?
- 16.6 Welche Gruppen nuklearmedizinischer Untersuchungsprinzipien sind Ihnen bekannt?
- 16.7 Wodurch unterscheidet sich das Abbildungsprinzip der Nuklearmedizin von dem der Röntgendiagnostik?

17 Entstehung und Eigenschaften von Kernstrahlen

17.1 Radioisotope

Bei stabilen Isotopen besteht ein relatives Gleichgewicht zwischen der Protonen- und Neutronenzahl. Abweichungen von diesem Gleichgewicht erzeugen einen instabilen Zustand des Atomkerns. Durch das Bestreben, einen stabilen Zustand einzunehmen, kommt es zu Veränderungen im Atomkern, in deren Verlauf Kernbestandteile bzw. überschüssige Energie „ausgesondert" werden.

Die austretenden Kernbestandteile bzw. die in elektromagnetischer Form ausgesandte Energie (Photon, Quant) werden als Kernstrahlung bezeichnet, die instabilen Isotope als Radioisotope. Es gibt natürliche und künstliche Radioisotope. Den **ca. 50 natürlichen** stehen **ca. 1 000 künstliche** Radioisotope gegenüber.

In der Medizin werden vorwiegend künstliche Radioisotope eingesetzt. Sie werden zumeist in kernphysikalischen Zentren aus stabilen Isotopen hergestellt.

17.2 Radioaktiver Zerfall

Die Umwandlung eines Radionuklids unter Aussendung von Kernstrahlung wird auch radioaktiver Zerfall genannt. Bei der Alpha- und Betastrahlung handelt es sich um Kernteilchen, weswegen hier von Korpuskularstrahlung gesprochen wird.

Die Gammastrahlung hingegen ist eine Photonenstrahlung. Sie tritt beim radioaktiven Zerfall meistens zusammen mit der α- bzw. β-Strahlung auf.

17.2.1 Alphazerfall

Das beim α-Zerfall ausgestoßene α-**Teilchen** besteht aus zwei Protonen und zwei Neutronen. Diese Konfiguration entspricht einem Heliumkern. Beim α-Zerfall verringert sich die Ordnungszahl (Kernladungszahl) Z um zwei Einheiten und die Massenzahl (Nukleonenzahl) A um vier Einheiten gegenüber dem Ausgangszustand. Formal:

$$^{A}_{Z}X \rightarrow {^{A-4}_{Z-2}}Y + \alpha$$

Z = Protonenzahl, **A** = Massenzahl (**A = Z+N**), **N** = Neutronenzahl

Merke:
Isotope besitzen die **gleiche Protonenzahl Z**.
Isotone besitzen die **gleiche Neutronenzahl N**.
Isobare besitzen die **gleiche Massenzahl A**.

So zerfällt z. B. das Radionuklid ^{226}Radium unter Aussendung eines α-Teilchens in das Nuklid ^{222}Radon:

$$^{226}_{88}\text{Ra} \rightarrow {^{222}_{86}}\text{Rn} + \alpha$$

Bei diesem Zerfall wird auch γ-Strahlung emittiert, was gesondert unter ☞ **γ-Zerfall** Kap. 17.2.3 beschrieben wird.

α-Strahlen haben in der nuklearmedizinischen Diagnostik aufgrund ihrer sehr kurzen Reichweite keine praktische Bedeutung, jedoch vereinzelt bei der ☞ nuklearmedizinischen Therapie Kap. 24.

17.2.2 Betazerfall

Beim β-Zerfall ändert sich die Ordnungszahl um eine Einheit, die Massenzahl bleibt unverändert. Es werden drei verschiedene Möglichkeiten unterschieden.

β⁻-Zerfall

Bei **Neutronenüberschuss** geht ein Neutron unter Abgabe eines Elektrons (!) in ein Proton über (Abb. 17.1a). Bei diesem β⁻-Zerfall erhöht sich die Ordnungszahl um eine Einheit, die Massenzahl bleibt unverändert.

β⁺-Zerfall

Bei **Protonenüberschuss** geht ein Proton in ein Neutron über, indem es ein Positron aussendet. Ein Positron ist ein Elementarteilchen mit gleicher Ruhemasse wie ein Elektron, jedoch mit positiver Ladung. Beim β⁺-Zerfall erniedrigt sich die Ordnungszahl um eine Einheit, die Massenzahl bleibt unverändert.

Das ausgesandte **Positron** hat nur eine sehr kurze Reichweite. Es vereinigt sich bald mit einem Hüllenelektron, wobei die gesamte Masse beider Teilchen in elektromagnetische Energie verwandelt wird. Bei diesem Vorgang entstehen zwei Photonen von je 511 keV Energie (Vernichtungsstrahlung), die sich in entgegengesetzter Richtung von ihrem Ursprungsort entfernen (Abb. 17.1b).

Diese Tatsache wird in Verbindung mit der zeitgleichen Entstehung der Quanten zum Positronennachweis benutzt und findet bei der Positronen-Emissions-Tomographie (☞ Kap. 21.6.8 **PET**) praktische Anwendung in der Nuklearmedizin.

Elektroneneinfang (K-Einfang)

Bei der dritten Form des β-Zerfalls wird kein Teilchen aus dem Kern ausgesandt, sondern von diesem eingefangen. Ein Hüllenelektron (in der Regel aus der K-Schale) wird bei diesem Prozess im eigenen Atomkern mit einem Proton zu einem Neutron vereint. Dabei wird Energie frei, die zumeist als Gammastrahlung

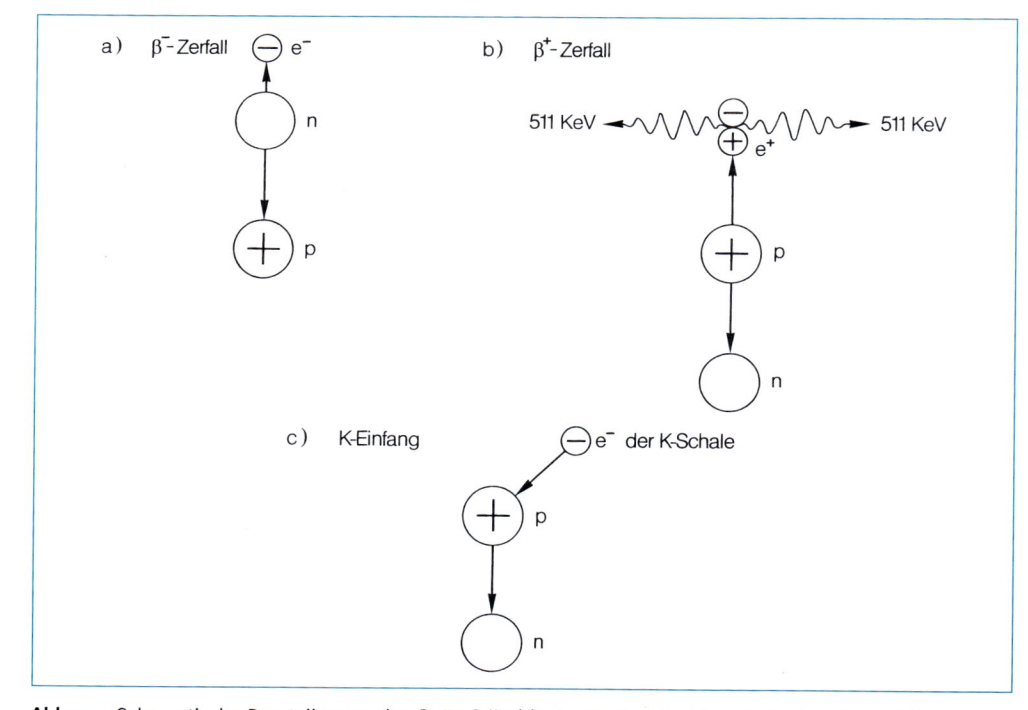

Abb. 17.1 Schematische Darstellungen des β⁻-Zerfalls (a), des β⁺-Zerfalls (b) und des K-Einfangs (c)

austritt. Diese Form des β-Zerfalls heißt Elektroneneinfang, zumeist **K-Einfang** genannt (Abb. 17.1c). Die Ordnungszahl erniedrigt sich um eine Einheit, die Massenzahl bleibt wiederum konstant.

Betaspektrum

Die beim β-Zerfall eines Radionuklids ausgesandten Elektronen bzw. Positronen besitzen nicht alle die gleiche Energie. Es liegt vielmehr eine kontinuierliche **Energieverteilung** in Form eines Spektrums vor (Abb. 17.2).

Für die Berechnung der Strahlendosis wird im Allgemeinen die mittlere β-Energie zugrunde gelegt, die bei ca. einem Drittel der Maximalenergie liegt. Die maximale Energie wird zur Kennzeichnung des β-Zerfalls angegeben.

17.2.3 Gammazerfall

γ-Strahlung tritt meistens in Verbindung mit einem α- bzw. β-Zerfall auf. Nach dem Aussenden des α- bzw. β-Teilchens besteht im Atomkern in der Regel noch ein angeregter (instabiler) Energiezustand.

Beim Übergang in einen energetisch niedrigeren Zustand wird ein γ-Quant freigesetzt, die Ordnungszahl ändert sich dabei nicht. Der energetische Grundzustand wird oft über verschiedene Zwischenenergieniveaus erreicht; dann werden mehrere γ-Quanten verschiedener Energie ausgesandt. Die Strahlenenergien sind charakteristisch für ein Radionuklid und lassen dessen eindeutige Identifizierung zu. Man spricht auch von einem **Gammaspektrum**.

Zumeist erfolgt der γ-Zerfall unmittelbar nach dem vorausgegangenen α- bzw. β-Zerfall (Verzögerung weniger als eine millionstel Sekunde). In einigen Fällen ist der zeitliche Abstand zwischen einem β-Zerfall und dem

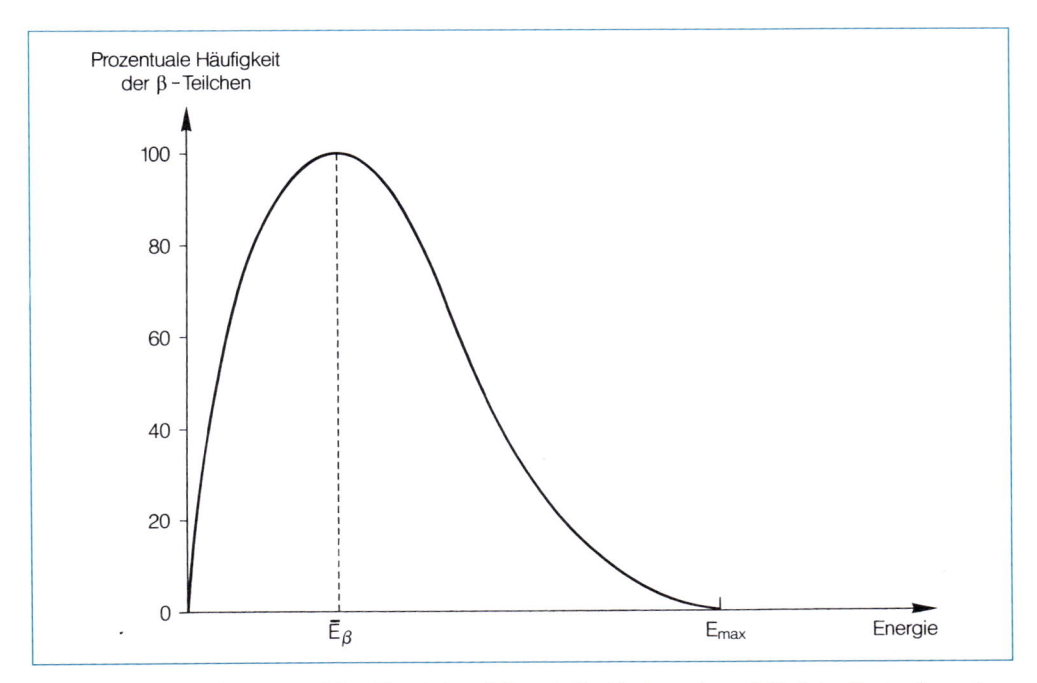

Abb. 17.2 Spektrum des Betazerfalls: Die mittlere β-Energie liegt bei ca. einem Drittel der Maximalenergie.

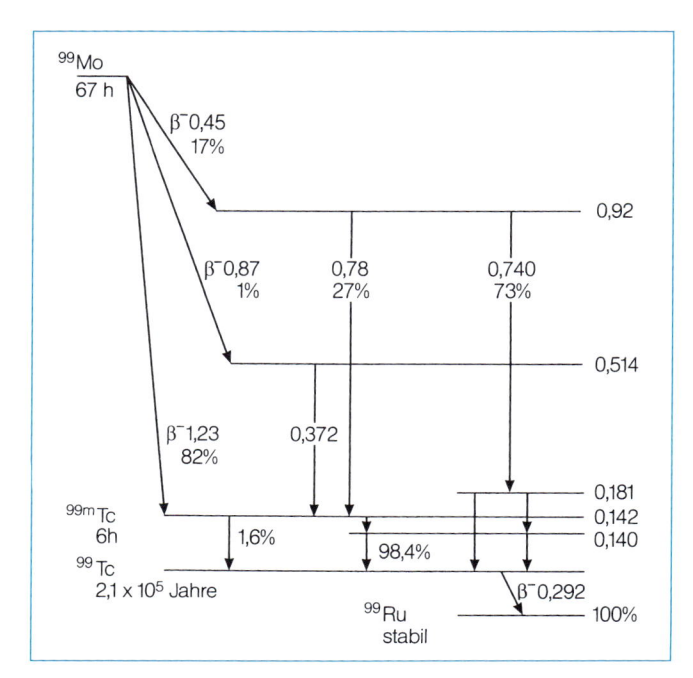

Abb. 17.3
Zerfallsschema des ^{99}Molybdän

γ-Zerfall jedoch erheblich länger. Man spricht dann von einem **metastabilen** Zustand.

Ein wichtiges Beispiel aus der Nuklearmedizin hierfür stellt ^{99m}**Technetium** dar, das aus ^{99}Molybdän entsteht.

In Abbildung 17.3 ist das entsprechende Zerfallsschema skizziert.

In einem solchen Zerfallsschema werden die Radionuklide, Art und Energie des Zerfalls sowie die Wahrscheinlichkeit für einen Zerfallsvorgang angegeben.

Die Energie von Kernstrahlung reicht immer zur Ablösung eines Elektrons aus einer Atomhülle aus. Deshalb gilt:

> **MERKE**
> α-, β- und γ-Strahlen sind ionisierende Strahlen.

17.2.4 Die Nuklidkarte

Materie aus Atomen mit identischen Kernbausteinen (Protonen und Neutronen) wird auch als ein (bestimmtes) **Nuklid** bezeichnet. Wir wissen bereits, dass es stabile und instabile Nuklide gibt. Letztere werden auch als **Radionuklide** bezeichnet.

Eine schematische Übersicht über die bekannten Nuklide finden Sie in der Nuklidkarte. In ihr sind die bekannten Nuklide, ähnlich einem Koordinatensystem, mit den Parametern Neutronenzahl N und Protonenzahl Z angeordnet.

Zu jedem Nuklid sind Angaben zum Kernaufbau sowie zu den Eigenschaften (stabil oder instabil) enthalten. Sie beinhaltet auch exakte Informationen zu den Zerfallsvorgängen instabiler Nuklide (Strahlenart, Halbwertszeit).

17.3 Gesetz des radioaktiven Zerfalls

Der Zerfall eines radioaktiven Atoms erfolgt **spontan.** Er unterliegt keinen äußeren Einflüssen. Weder Hitze oder Kälte noch Druck oder andere Wirkgrößen können den radioaktiven

Zerfall verlangsamen, verhindern oder beschleunigen.

> **MERKE**
> Eine radioaktive Substanz sendet so lange Strahlung aus, bis alle ihre instabilen Atome „zerfallen" sind.

Es lässt sich nicht genau voraussagen, wann ein bestimmtes radioaktives Atom seine Strahlung aussendet. Hierzu lässt sich nur eine Wahrscheinlichkeitsangabe machen (Zerfallswahrscheinlichkeit).

Betrachtet man eine sehr große Zahl solcher Atome von gleicher Art, so lässt sich recht exakt voraussagen, nach welcher Zeit z.B. die Hälfte der Atome zerfallen sein wird. Diese Zeit heißt **Halbwertszeit**.

Nach einer Halbwertszeit (HWZ) ist also die andere Hälfte der Atome noch radioaktiv. Nach einer weiteren HWZ wiederum ist die Hälfte von diesen restlichen Atomen zerfallen. Nun ist noch ein Viertel der Ausgangsmenge radioaktiv, nach einer weiteren HWZ noch ein Achtel, usw. (Abb. 17.4).

> **MERKE**
> Die Halbwertszeit (HWZ) ist die Zeit, nach der die Hälfte einer beliebigen radioaktiven Stoffmenge zerfallen ist. Die HWZ ist konstant und charakteristisch für jedes Radioisotop.

Jede Radioisotopenart besitzt also ihre bestimmte Halbwertszeit. Bei den bekannten radioaktiven Isotopen kommen Halbwertszeiten zwischen ca. 10^{-7} Sekunden und 10^{18} Jahren vor.

Die Halbwertszeiten der in der Medizin eingesetzten Radioisotope liegen mindestens im Minuten- bis Stundenbereich, viele im Bereich von Tagen und Wochen und in der Therapie gar bis zu einigen Jahren.

Anmerkung: Das früher vorwiegend in der Gynäkologie zu therapeutischen Zwecken eingesetzte ^{226}Radium besitzt gar eine HWZ von ca. 1600 Jahren!

Die mathematische Formulierung des **Zerfallsgesetzes** entspricht einem Exponentialgesetz:

$$N = N_0 \times e^{-\lambda \times t}$$

Dabei bedeuten im Einzelnen:
N_0 = Zahl der radioaktiven Atome zum (beliebigen) Ausgangszeitpunkt Null
N = Zahl der radioaktiven Atome nach der Zeit t
λ = Zerfallskonstante (griechischer Buchstabe, sprich: lambda)
t = Vom Zeitpunkt Null an gerechnete Zeit
e = 2,718... (Basis der Exponentialfunktion)

Zwischen der **Zerfallskonstanten λ und der Halbwertszeit (HWZ) besteht ein fester Zusammenhang:**

$$\lambda = \ln2/\text{HWZ} = 0{,}693/\text{HWZ}$$

(ln 2 = natürlicher Logarithmus von 2).

Damit lässt sich das Zerfallsgesetz in seiner vielleicht häufiger benutzten Form formulieren:

$$N = N_0 \cdot e^{\frac{-\ln 2}{\text{HWZ}} \cdot t}$$

Graphisch ergibt sich beim Auftragen auf halblogarithmischem Papier eine Gerade wie beim Absorptionsgesetz für monoenergetische Photonenstrahlung (Abb. 17.5).

17.4 Einheit der Radioaktivität

In der Praxis wird nicht die Zahl der radioaktiven Atome bestimmt, sondern als Maß dafür ihre Aktivität. Das ist die Strahlung, die von einer Radioisotopenmenge pro Zeiteinheit ausgesandt wird. Die Einheit dieser Strahlungsaktivität ist das Becquerel (Bq).

Ein **Becquerel** ist ein Zerfall pro Sekunde, was einer minimalen Radioaktivität entspricht, die in der Praxis der Nuklearmedizin keine Bedeutung hat. Die gebräuchlichen Aktivitäten liegen hier im Bereich von Kilobecque-

rel (KBq) bzw. Megabecquerel (MBq), im therapeutischen Bereich auch bis Gigabecquerel (GBq).
Es gilt:

1 Bq = 1 Zerfall/Sekunde
1 KBq = 10^3 Zerfälle/Sekunde
1 MBq = 10^6 Zerfälle/Sekunde
1 GBq = 10^9 Zerfälle/Sekunde

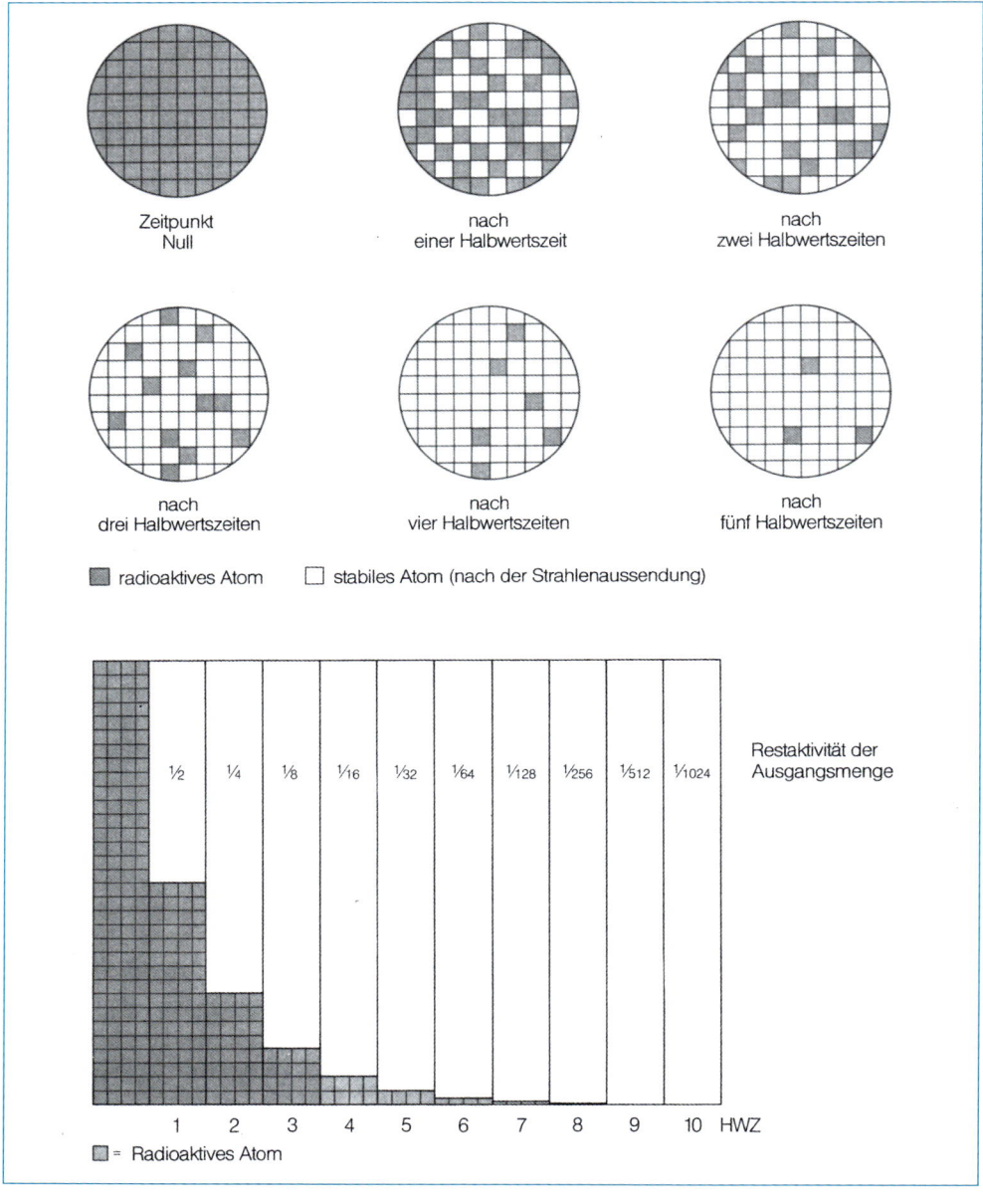

Abb. 17.4 Schematische Darstellungen zum Begriff Halbwertszeit. Im Verlauf einer Halbwertszeit zerfällt jeweils die Hälfte der vorhandenen radioaktiven Atome. Nach 10 Halbwertszeiten sind ca. 99,9 % der ursprünglich vorhandenen Atome zerfallen!

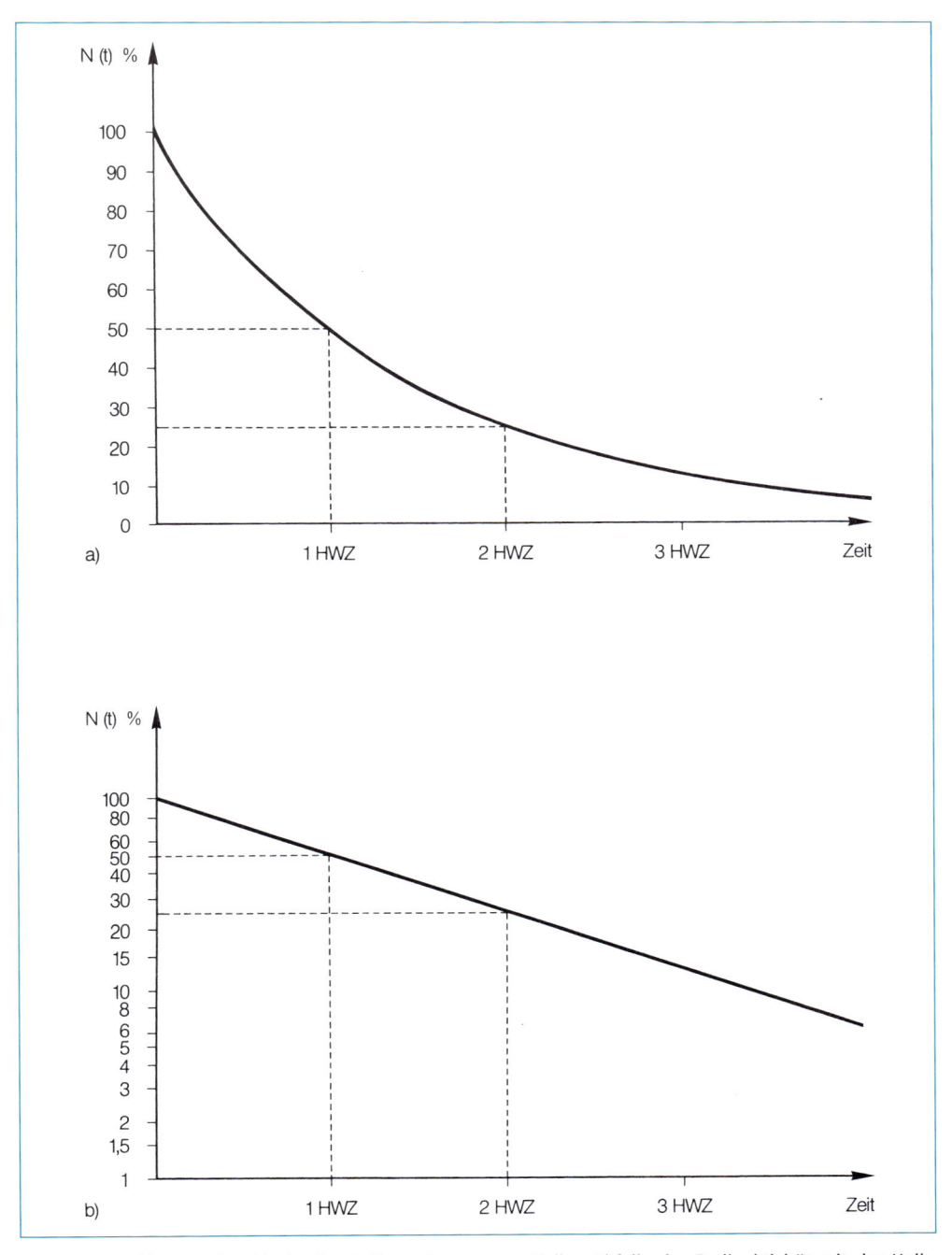

Abb. 17.5 Graphische Darstellung des exponentiellen Abfalls der Radioaktivität mit der Halbwertszeit (HWZ) (a) und die halblogarithmische Darstellung als Gerade (b).

Anmerkung: Bis zum 31.12.1985 war offiziell auch die Angabe der älteren Einheit für die Radioaktivität, Curie, erlaubt. 1 Curie (Ci) entspricht $3{,}7 \times 10^{10}$ Zerfällen pro Sekunde bzw. 37 GBq.

17.5 Halbwertszeiten

17.5.1 Physikalische Halbwertszeit

Die dem radioaktiven Zerfall eigene Halbwertszeit wurde bereits unter Abschnitt 17.3 besprochen. Man nennt sie auch die **physikalische** Halbwertszeit. Daneben werden noch die **biologische** und die **effektive** Halbwertszeit benutzt.

Für den praktischen Gebrauch ist es oft nützlich, grob das Abklingen einer radioaktiven Strahlung abschätzen zu können. Dafür ist es sinnvoll, sich zu merken, wie viel Aktivität nach welcher Anzahl von Halbwertszeiten noch vorhanden ist, nämlich:

50 %   nach   1   HWZ
25 %   nach   2   HWZ
10 %   nach   3,3 HWZ
1 %   nach   6,7 HWZ
0,1 % nach   10   HWZ

17.5.2 Biologische Halbwertszeit

Die biologische Halbwertszeit beschreibt das Zeitverhalten eines Stoffes im Körper, z. B. die Zeit, nach der die Hälfte eines vom Körper aufgenommenen Stoffes wieder ausgeschieden wird.

Handelt es sich um eine radioaktive Substanz, so verringert sich die Aktivität im Körper zum einen durch Abklingen (HWZ_{phys}), zum anderen durch Ausscheiden (HWZ_{biol}).

17.5.3 Effektive Halbwertszeit

Berücksichtigt man beide Vorgänge zusammen (HWZ_{phys} und HWZ_{biol}), so spricht man von der effektiven Halbwertszeit (HWZ_{eff}). Es gilt der Zusammenhang:

$$HWZ_{eff} = \frac{HWZ_{biol} \times HWZ_{phys}}{HWZ_{biol} + HWZ_{phys}}$$

Die effektive Halbwertszeit kann nie länger sein als eine der beiden anderen Halbwertszeiten allein. Ist die biologische HWZ sehr groß im Vergleich zur physikalischen HWZ, so gilt näherungsweise $HWZ_{eff} = HWZ_{phys}$.

Ein Rechenbeispiel mag dies veranschaulichen:
Bei $HWZ_{biol} = 2 \; HWZ_{phys}$ gilt:
$HWZ_{eff} = 0{,}67 \; HWZ_{phys}$
bei $HWZ_{biol} = 50 \; HWZ_{phys}$ gilt:
$HWZ_{eff} = 0{,}98 \; HWZ_{phys}$

Entsprechendes gilt für den umgekehrten Fall, dass HWZ_{phys} sehr groß im Vergleich zu HWZ_{biol} ist ($HWZ_{eff} = HWZ_{biol}$).

Bei **inkorporierten** Radionukliden ist für die Strahlenbelastung des Patienten die effektive HWZ entscheidend. Je größer diese ist, desto höher ist die Strahlenbelastung. Dieser Zusammenhang ist bei der Auswahl der für die Nuklearmedizin geeigneten Radionuklide bzw. Radiopharmaka zu beachten.

17.6 Natürliche und künstliche Radioaktivität

17.6.1 Natürliche Radioaktivität

In der Natur existieren **ca. 50** verschiedene **natürliche Radioisotope**, die meisten mit sehr langer Halbwertszeit. Zu den natürlichen Radionukliden zählen alle Atome mit einer Ordnungszahl größer als 82 (☞ Tab. 1.3).

Sie kommen als Glieder der drei natürlichen Zerfallsreihen vor, die je nach ihrer Ausgangssubstanz als
- **Thoriumreihe** ($^{232}_{90}$Th)
- oder unter Einbeziehung von Zwischenprodukten als **Uran-Radium-Reihe** ($^{238}_{92}$U, $^{226}_{88}$Ra)
- und **Uran-Actinium-Reihe** ($^{235}_{90}$U, $^{227}_{89}$Ac)

bezeichnet werden.

Alle drei Zerfallsreihen enden bei einem stabilen Bleiisotop ($^{232}_{90}$Th → $^{208}_{82}$Pb, $^{238}_{92}$U → $^{206}_{82}$Pb, $^{235}_{92}$U → $^{207}_{82}$Pb), also bei der höchsten stabilen Ordnungszahl 82.

Die Halbwertszeiten der Ausgangsisotope betragen
- 14 Milliarden Jahre bei $^{232}_{90}$Th,
- 4,5 Milliarden Jahre bei $^{238}_{92}$U
- und 710 Millionen Jahre bei $^{235}_{92}$U.

Zur medizinischen Anwendung kam in diesem Zusammenhang lange Zeit das Zwischenprodukt ^{226}Radium. Es wurde im Rahmen der Strahlentherapie gynäkologischer Malignome (= bösartige Tumore) eingesetzt. Die Halbwertszeit des ^{226}Radium beträgt ca. 1 600 Jahre! Zum Strahlentherapieeffekt trugen hier vorrangig die hochenergetischen Gammaquanten bei, da die α- und β-Strahlung durch eine Metallummantelung beim Einsatz des Radionuklids abgeschirmt wurden.

Außer den Radioisotopen der Zerfallsreihen kommen in der Natur noch ca. ein Dutzend weitere natürliche Radionuklide vor. Hiervon seien das ^{40}Kalium ($^{40}_{19}$K) und das Isotop ^{14}Kohlenstoff ($^{14}_{6}$C) erwähnt. $^{40}_{19}$K bildet die wichtigste Substanz der Körpereigenstrahlung der Lebewesen (HWZ = 1,28 Milliarden Jahre).

$^{14}_{6}$C wird beispielsweise zur Altersbestimmung von in vergangenen Zeiten verstorbenen Lebewesen benutzt (**Radiokarbonmethode**). Zu Lebzeiten ist das Verhältnis von ^{14}C zu den übrigen Kohlenstoffisotopen konstant. Nach dem Tod verändert sich dieses nur durch den Zerfall von ^{14}C. Durch Bestimmung des derzeitigen Verhältnisses der Kohlenstoffisotope lässt sich der Zeitpunkt des Absterbens relativ genau bestimmen. ^{14}C ist ein β⁻-Strahler mit einer Halbwertszeit von 5 730 Jahren.

17.6.2
Künstliche Radioaktivität

Die in der Nuklearmedizin verwendeten Radioisotope werden künstlich erzeugt.

Hierfür gibt es folgende zwei Möglichkeiten:

Zum einen können inaktive Elemente mit Hilfe von **Teilchenbeschleunigern** (Zyklotron, Linearbeschleuniger) mit beschleunigten geladenen Teilchen (z. B. Protonen (p⁺), Deuteronen (p⁺ + n), Alphateilchen (= Helium-Ionen, 2p⁺ + 2n)) beschossen werden, wobei die stabilen Nuklide in Radionuklide umgewandelt werden. Dieser Weg ist relativ aufwändig und zumeist teuer. Andererseits haben die so erzeugten Radionuklide oft günstige Eigenschaften für den Einsatz in der Nuklearmedizin.

Der zweite Weg besteht im Beschuss von stabilen Elementen mit Neutronen im **Kernreaktor**. Neutronen sind als ungeladene Teilchen hierfür besonders gut geeignet, da keine elektrostatische Abstoßung durch den positiv geladenen Atomkern erfolgt.

Der Vorteil der Isotopenproduktion durch Neutronenbeschuss liegt darin, dass die Ausgangssubstanz und das erzeugte Radionuklid das gleiche Element sind und somit eine anschließende Isotopentrennung nicht erforderlich ist. Dieses Verfahren wird am häufigsten eingesetzt. Es ist kostengünstiger als die Erzeugung von Radionukliden mit Beschleunigern.

FRAGEN

17.1 Was ist ein Alphazerfall und was ändert sich hierbei im Atomkern?
17.2 Was ist ein Betazerfall und wodurch unterscheiden sich der β^+- und der β^--Zerfall?
17.3 Was ist ein „Gammazerfall"?
17.4 Was bedeutet metastabiler Zustand?
17.5 Wie kann der radioaktive Zerfall schematisch dargestellt werden?
17.6 Was bedeutet ein Bequerel?
17.7 Wie ist die physikalische Halbwertszeit definiert?
17.8 Wie ist die biologische Halbwertszeit definiert?
17.9 Was sagt die effektive Halbwertszeit aus?
17.10 Nach welchem Gesetz erfolgt der zeitliche Ablauf des radioaktiven Zerfalls?
17.11 Wodurch unterscheiden sich Isotope, Isobare und Isotone?
17.12 Wodurch unterscheiden sich natürliche und künstliche Radionuklide?
17.13 Weshalb werden für nuklearmedizinische Untersuchungen ausschließlich künstlich hergestellte Radionuklide verwendet?

18 Radionuklide in der Nuklearmedizin

18.1 Radionuklidauswahl für die Nuklearmedizin

Die Auswahl eines Radionuklids für den Einsatz in der nuklearmedizinischen Diagnostik richtet sich nach den folgenden Kriterien:
- möglichst niedrige Strahlenbelastung für Patient und Personal
- **optimaler Energiebereich** der Strahlung für die gebräuchlichen Messgeräte
- geeignete chemische bzw. biochemische Eigenschaften zur Markierung von Pharmaka bzw. zum Einsatz im menschlichen Körper
- günstige **Kosten-Nutzen-Relation** bei der Herstellung.

18.1.1 Strahlenbelastung und Nachweisempfindlichkeit

Die Strahlenbelastung hängt von der Strahlenart und -energie sowie von der effektiven Halbwertszeit (HWZ_{eff}) ab.

Ein reiner Gammastrahler mit möglichst hoher γ-Energie wäre im Hinblick auf die Strahlenbelastung des Patienten grundsätzlich günstig. Mit zunehmender Energie wächst die **Durchdringungsfähigkeit** der Strahlung. Die im Gewebe absorbierten und so zur Strahlenbelastung beitragenden Anteile sinken entsprechend.

Das Gleiche gilt allerdings für das zur Strahlungsmessung benutzte Detektorsystem, wobei dessen **Ansprechwahrscheinlichkeit** auf γ-Quanten mit steigender Energie sinkt.

Mit Gammaenergien zwischen ca. 100 keV und 400 keV wurde zwischen einerseits der Strahlenbelastung des Patienten und andererseits der Ansprechwahrscheinlichkeit der Detektorsysteme ein Kompromissbereich gefunden.

Die effektive Halbwertszeit (HWZ_{eff}) kann durch Auswahl eines Radionuklids mit kurzer physikalischer Halbwertszeit grundsätzlich niedrig gehalten werden ☞ Kap. 17.5.3). Dabei ist jedoch zu beachten, dass die Radioaktivitätsmenge innerhalb der jeweiligen Untersuchungszeit nicht zu stark sinkt.

Als **Faustregel** gilt, dass eine Untersuchung in der Regel innerhalb einer Halbwertszeit abgeschlossen sein sollte.

18.1.2 Kosten-Nutzen-Relation

Einer sehr kurzen physikalischen Halbwertszeit der verwendeten Radionuklide werden auch hinsichtlich der Kosten-Nutzen-Relation Grenzen gesetzt. Bei kurzlebigen Radionukliden, die in speziellen kerntechnischen Instituten erzeugt werden müssen, können durch evtl. Transport- und Lagerzeiten große Aktivitätsverluste entstehen.

Einen Ausweg bieten hierfür einige Radioisotope mit kurzer Halbwertszeit, die so genannten **Radionuklidgeneratoren** (☞ Kap. 18.2). In diesen entstehen die Radionuklide vor Ort (in der jeweiligen nuklearmedizinischen Abteilung bzw. Praxis), wodurch Transport- und Lagerungszeitverluste auf ein Minimum reduziert werden können.

Die Möglichkeit, kurzlebige Radionuklide vor Ort mit einem Zyklotron herzustellen, bleibt aus Kostengründen nur großen nuklearmedizinischen Zentren vorbehalten.

Die Eignungsvoraussetzungen eines Radionuklids hinsichtlich seiner chemischen bzw. biochemischen Eigenschaften werden im ☞ Kapitel 19 (Radiopharmaka) behandelt.

18.2 Radionuklidgeneratoren

18.2.1 Prinzip der Radionuklidgeneratoren

Ein Radionuklidgenerator ist ein bleiabgeschirmtes Gefäß, das ein Radionuklid mittellanger Halbwertszeit als so genannte **Muttersubstanz** enthält, welches in ein für nuklearmedizinische Zwecke geeignetes Radionuklid mit kurzer Halbwertszeit zerfällt.

Weiterhin ist eine Vorrichtung zur Trennung der beiden Radionuklide (z. B. Chromatographiesäule) vorhanden, sowie eine Abzapfmöglichkeit für das entstandene kurzlebige Radionuklid (Abb. 18.1).

Die radioaktive Muttersubstanz muss ein hinreichend lange verwendbares Reservoir für die ständig neu entstehende kurzlebige Tochtersubstanz sein. Da das entstehende **Tochternuklid** (zumeist nach einer zusätzlichen Bindung an ein geeignetes Pharmakon) zur intravenösen Applikation verwendet wird, müssen zudem die

- **chemische Reinheit**,
- die **Sterilität** und
- die **Pyrogenfreiheit** gewährleistet sein.

Anmerkung: Pyrogene sind fiebererzeugende Stoffwechsel- bzw. Abbauprodukte von Bakterien.

Radionuklidgeneratoren werden auch als „Melksysteme" oder im Laborjargon als „Kühe" bezeichnet. Das am häufigsten verwendete Generatorsystem ist (bezeichnet nach der Mutter- und Tochtersubstanz):

^{99}**Molybdän**/^{99m}**Technetium**

Dem ^{99}Mo/^{99m}Tc-Generator kommt die weitaus größte Bedeutung zu. ^{99m}Technetium (^{99m}Tc) stellt zur Zeit das mit Abstand am häufigsten verwendete Radionuklid in der nuklearmedizinischen In-vivo-Diagnostik dar.

18.2.2 ^{99}Molybdän/^{99m}Technetium-Generator

^{99m}Technetium

^{99m}Tc ist ein reiner Gammastrahler. Die Quantenenergie von **140 keV** ist ausreichend hoch, um Weichteilgewebe ohne große Absorptionsverluste zu durchdringen. Zudem ist die Empfindlichkeit moderner Messgeräte (insbesondere von Gammakameras) für diese Energie hinreichend groß.

Die relativ kurze Halbwertszeit des ^{99m}Tc von **6 Stunden** entspricht den Anforderungen an ein Radionuklid hinsichtlich einer möglichst niedrigen Strahlenbelastung des Patienten (☞ Kap. 18.1.1).

Andererseits ist diese Zeit lange genug, um während einer nuklearmedizinischen Untersuchung keinen merklichen Aktivitätsverlust hinnehmen zu müssen.

Das **m** steht für **m**etastabil, eine Kennzeichnung von angeregten Kernzuständen mit einer längeren Lebensdauer als ca. einer millionstel Sekunde.

Ein nicht metastabiler Zustand zerfällt also quasi unverzüglich unter Aussendung eines Gammaquants in einen energetisch niedrigeren Zustand – bis der Grundzustand erreicht ist.

^{99m}Tc entsteht durch β-Zerfall des ^{99}Molybdäns (^{99}Mo). ☞Abbildung 17.3 zeigt das Zerfallsschema.

^{99}**Molybdän** geht mit einer Halbwertszeit von ca. 67 Stunden durch β-Zerfall zu 82 % direkt in das ^{99m}Technetium über. Zu ca. 4 % wird das ^{99m}Tc-Niveau indirekt über ein 514-keV-Niveau und über ein 922-keV-Niveau erreicht. Insgesamt wird also in 86 % der Zerfälle des ^{99}Molybdäns das ^{99m}Tc erzeugt.

Die übrigen Zerfälle führen über das 922-keV-Niveau unter Umgehung des metastabilen Zustands direkt in den Grundzustand (^{99}Tc).

Der **metastabile Zustand** des ^{99m}Tc zerfällt mit 6 Stunden Halbwertszeit zu 2 % unter Aussendung eines 142-keV-Quants direkt in den

18.2 Radionuklidgeneratoren

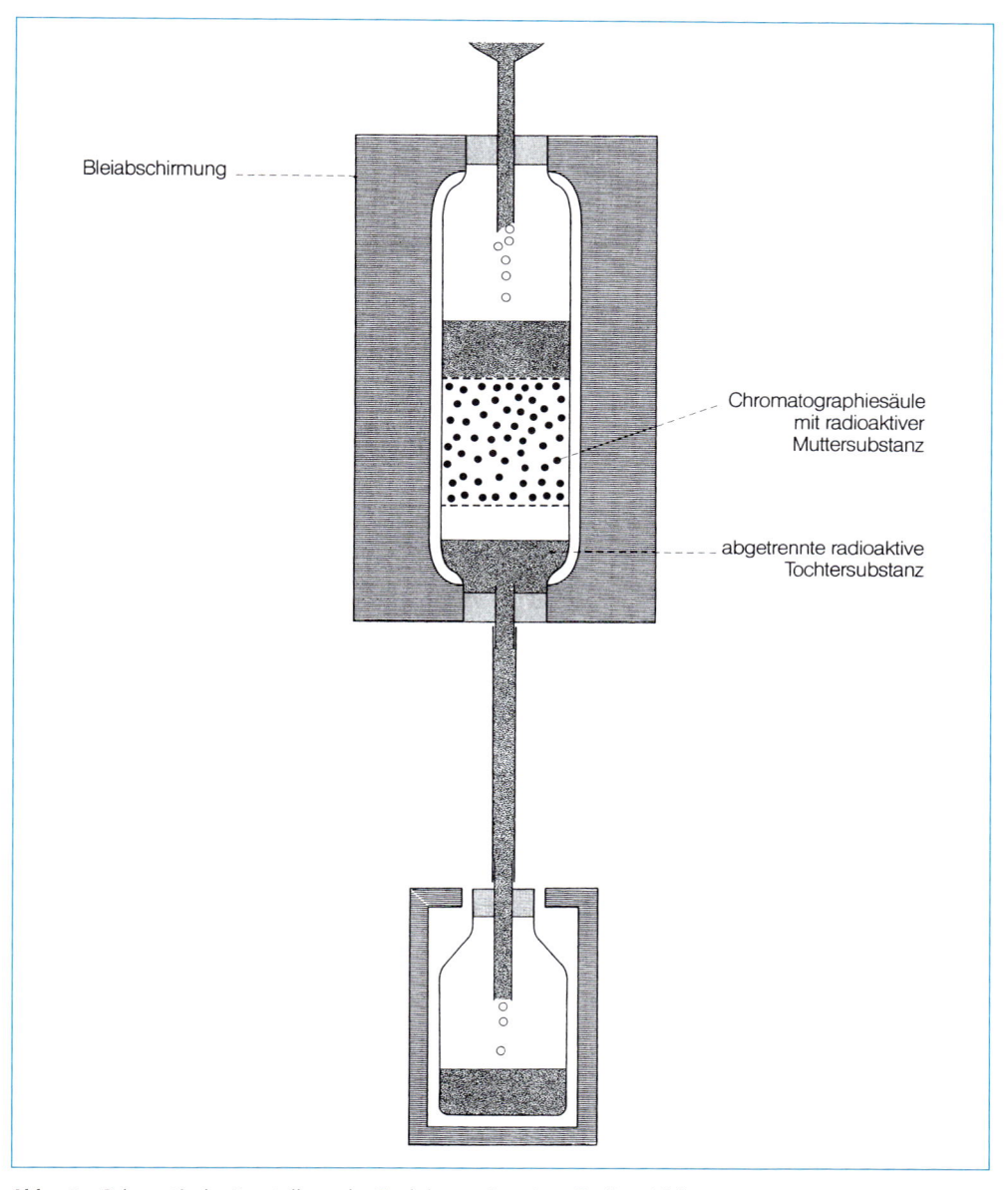

Abb. 18.1 Schematische Darstellung der Funktionsweise eines Radionuklidgenerators

(Bildbeschriftungen: Bleiabschirmung; Chromatographiesäule mit radioaktiver Muttersubstanz; abgetrennte radioaktive Tochtersubstanz)

Grundzustand und zu 98 % über ein Zwischenniveau von 140 keV; diese geringe Energiedifferenz ist bei der praktischen Messung der Gammastrahlung unbedeutend.

Das ^{99}Technetium zerfällt mit einer Halbwertszeit von 210 000 Jahren (β-Zerfall) in das stabile ^{99}Rubidium (^{99}Ru). Dieser Zerfall geschieht so langsam bzw. selten, dass ^{99}Tc praktisch als stabil (quasi-stabil) angesehen werden kann. Bei den praktisch sehr geringen eingesetzten Aktivitätsmengen spielt dieser Zerfall weder für die Diagnostik noch für die Strahlenbelastung des Patienten eine Rolle.

Technetium-Generator

Zur Herstellung der radioaktiven Muttersubstanz ^{99}Molybdän stehen zwei Wege zur Verfügung:
- die Bestrahlung von stabilem ^{98}Molybdän mit Neutronen (im Kernreaktor)
- oder die Isolierung von ^{99}Mo aus den Spaltprodukten des ^{235}Uran (^{235}U).

Wegen der wesentlich höheren erreichbaren spezifischen Aktivitäten wird das „**Spaltmolybdän**" zunehmend bevorzugt. Nach einem aufwändigen Aufbereitungs- und Trennverfahren wird das ^{99}Molybdän dann in bedarfsgerecht dosierten Ausgangsmengen in den Generator eingebracht, wo es nach dem auf Seite 210 beschriebenen Schema zerfällt.

Abbildung 18.2 fasst die Gewinnung und den Zerfall des ^{99}Molybdäns grob schematisch zusammen.

Im Generator liegt ^{99}Mo an Aluminiumoxid gebunden vor, wodurch seine Wanderung mit dem **Elutionsmittel** verhindert wird. Das bei der radioaktiven Umwandlung entstehende ^{99m}Tc liegt in der Generatorsäule als ungebundenes Pertechnetat (TcO$_4^-$) vor. Es lässt sich mit einer wässrigen Lösung – z.B. physiologischer Kochsalzlösung – aus der Säule herausspülen (eluieren). Nach dem Eluieren wird aus dem vorhandenen ^{99}Mo weiterhin neues ^{99m}Tc erzeugt. Die Menge des nachgebildeten ^{99m}Tc lässt sich nach folgender Formel berechnen:

$$A_{99mTc} = \frac{\delta_{Mo}}{\delta_{Mo} - \delta_{Tc}} (1 - e^{-(\delta Mo - \delta Tc) t}) \times 87$$

δ_{Mo} bzw. δ_{Tc} als **Zerfallskonstanten** für ^{99}Mo bzw. ^{99m}Tc (δ: sprich delta = griech. Buchstabe).

Durch Einsetzen der Zerfallskonstanten erhält man:

$$A_{99mTc} = 94{,}6 \, (1 - e^{-0{,}1045 \, t})$$

Dabei gibt A_{99mTc} die nach der letzten Elution in der Zeit t gebildete ^{99m}Tc-Aktivität an (prozentual auf die Molybdänaktivität bezogen [A für **Ausbeute**]).

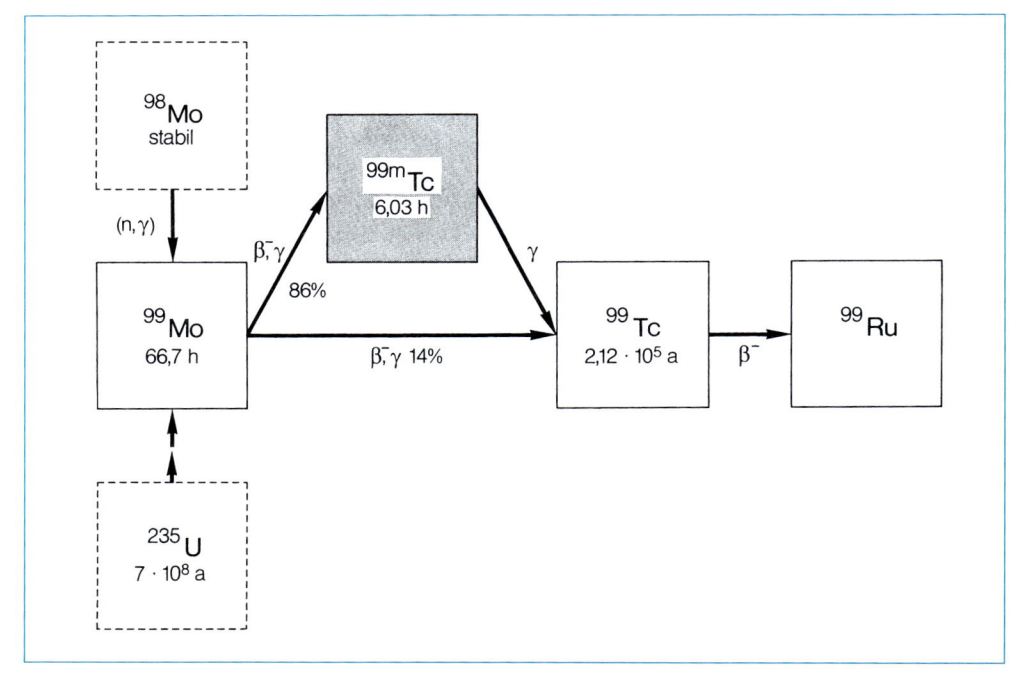

Abb. 18.2 Gewinnung und Zerfall des ^{99}Molybdäns (bzw. ^{99m}Technetiums)

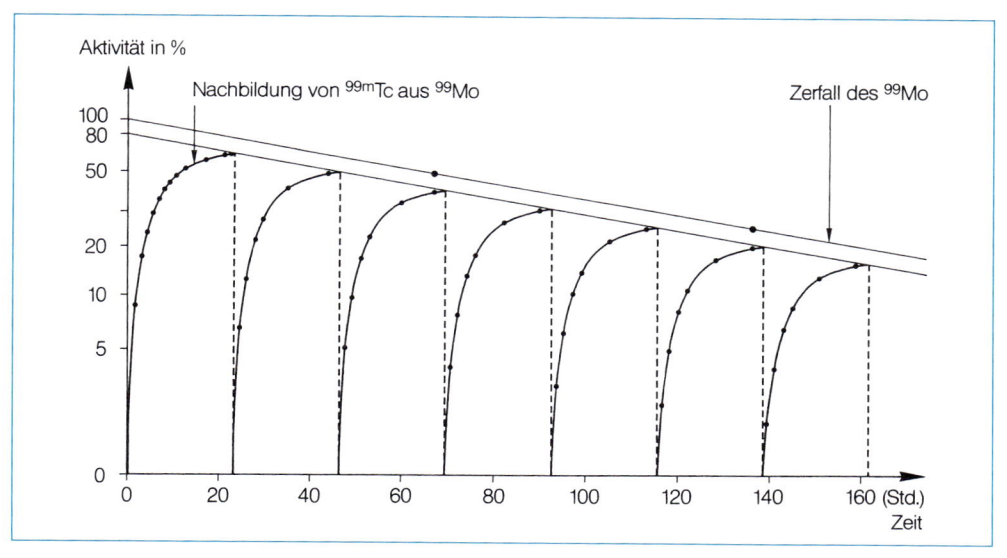

Abb. 18.3 Aktivitätsverlauf des ^{99m}Technetiums bei Elutionen des Generators im 24-Stunden-Abstand

Grundsätzlich kann schon nach wenigen Stunden erneut eluiert werden. Dabei nimmt die spezifische Aktivität des Eluats ebenso wie die eluierbare Gesamtaktivität mit jedem Elutionsvorgang ab.

In der Regel wird ein Technetium-Generator einmal pro Woche erneuert (geliefert). Üblich sind ein bis zwei Elutionen pro Tag. Abbildung 18.3 zeigt den Aktivitätsverlauf nach Elutionen im 24-Stunden-Abstand.

Die **spezifische Aktivität** des Eluats ist höher, wenn jeweils nur wenige Millimeter eluiert werden, da die gesamte zu einem Zeitpunkt eluierbare Technetiummenge mit den ersten 3 bis 4 ml aus der Generatorsäule gelöst wird.

Wird ein Technetium-Generator zu selten eluiert, z. B. nach drei bis vier Tagen, so entsteht eine größere Menge inaktives ^{99}Tc. Nach 72 Stunden Elutionspause beispielsweise ist die Menge an inaktivem Technetium (^{99}Tc) im Eluat bereits ca. zwölfmal so groß wie die des ^{99m}Tc. Hierdurch können im Einzelfall bereits störende Effekte bei der Markierung von Pharmaka (Kits) mit dem ^{99m}Tc entstehen.

Ein weiterer wichtiger Punkt der **Qualitätssicherung** bei der Verwendung von Technetium-Generatoren ist die regelmäßige Überprüfung des Eluats auf einen eventuellen **Molybdän-Durchbruch**. Die Anforderungen an die radiochemische Reinheit des Eluats erfordern, dass die ^{99}Mo-Aktivität im Eluat nicht größer als 0,1 % der ^{99m}Tc-Aktivität ist.

Zur Überprüfung eines eventuellen Durchbruchs wird die Aktivität des Eluats zunächst wie üblich im (kalibrierten) Aktivimeter gemessen. Dann wird das Eluatfläschchen ringsum mit 5-6 mm Blei abgeschirmt und in einer zweiten Messung erneut die Aktivität bestimmt. Der zweite Messwert darf 0,04 % des ersten (unabgeschirmt ermittelten) Messwerts nicht übersteigen. Dann ist ein unzulässiger Molybdän-Durchbruch ausgeschlossen.

Andernfalls darf das Eluat nicht für die Verwendung am Menschen eingesetzt (appliziert) werden.

Erläuterung: Durch die Bleiabschirmung wird die relativ niederenergetische Strahlung des ^{99m}Tc von 140 keV weitgehend absorbiert. Die höherenergetische Gammastrahlung des ^{99}Mo von 740 keV (☞ Abb. 17.3) wird durch die Bleiabschirmung dagegen nur geschwächt und ist noch in ausreichend hohem Anteil messbar, sofern sie vorhanden ist.

18.3 Weitere Radionuklide in der Nuklearmedizin

Das Spektrum der in der Nuklearmedizin verwendeten Radioisotope hat sich in den letzten Jahren grundlegend verändert. Dies ist nicht zuletzt durch die gewachsene Bedeutung des bereits ausführlich besprochenen ^{99m}Technetiums bedingt. Hier sollen einige weitere medizinisch wichtige Radionuklide besprochen werden.

18.3.1 Jodisotope

Jod eignet sich wegen seiner natürlichen Affinität zur Schilddrüse besonders gut zur Schilddrüsendiagnostik. Es wird als atomarer Baustein in die Schilddrüsenhormone eingebaut. Zudem haben sich Radioisotope des Jods als Marker jodhaltiger Verbindungen bewährt.

^{131}Jod

Das früher ausschließlich verwendete ^{131}Jod (^{131}J) wurde wegen seiner ungünstigen Strahleneigenschaften für die Diagnostik in vielen Bereichen durch andere Isotope verdrängt.

^{131}J sendet eine harte β-Strahlung von ca. 600 keV aus, die bei In-vivo-Untersuchungen ca. 90 % der Strahlenbelastung bewirkt, aber zur Diagnostik nicht beiträgt. Auch hinsichtlich der relativ hochenergetischen Gammastrahlung von 364 und 638 keV (Abb. 18.4) sowie mit seiner langen Halbwertszeit von 8,1 Tagen ist ^{131}J kein ideales Radionuklid für die In-vivo-Diagnostik.

Eine diagnostische Verwendung findet es fast nur noch bei einer speziellen Schilddrüsenstoffwechsel-Untersuchung (Radiojod-Zweiphasen-Test) als Voruntersuchung vor einer **Radiojod-Therapie**. Diese Therapie ist das Haupteinsatzgebiet des ^{131}J. Es ist eine spezielle Strahlentherapie bestimmter Schilddrüsenerkrankungen (☞ nuklearmedizinische Therapie Kap. 24).

Bei der Schilddrüsendiagnostik (Szintigraphie) wurde das ^{131}Jod durch ^{99m}Tc ersetzt.

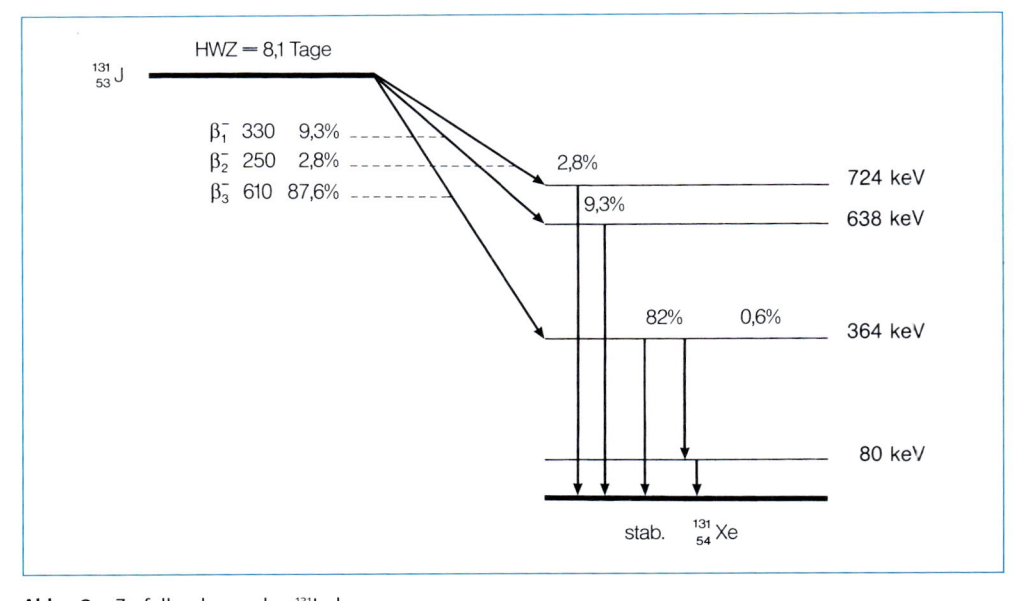

Abb. 18.4 Zerfallsschema des ^{131}Jods

¹²³Jod

Für die **In-vivo-Diagnostik** bei speziellen Fragestellungen, die ein Jod-Isotop erfordern, wird vorwiegend ^{123}Jod (^{123}J) verwendet, das nach Elektroneneinfang (☞ Kap. 17.2.2) nur Gammastrahlung emittiert. Die 159-keV-Linie ist für In-vivo-Untersuchungen ähnlich günstig wie die ^{99m}Tc-Strahlung. Mit 13,3 Stunden besitzt ^{123}Jod zudem eine ausreichend kurze Halbwertszeit. Die Strahlenbelastung beträgt nur einige Prozent derjenigen, die bei Verwendung von ^{131}Jod auftritt – vorausgesetzt, eine ausreichende Radionuklidreinheit ist gegeben. Zur Gewährleistung der Reinheit ist ein umfangreicher technischer Herstellungsaufwand erforderlich. Wegen des hierdurch bedingten hohen Preises sowie durch Aktivitätsverluste bei Transport und Lagerung (kurze HWZ!) wird der häufige routinemäßige Einsatz dieses ansonsten optimalen Radionuklids jedoch erschwert.

¹²⁵Jod

Ein drittes Radioisotop des Jods, das ^{125}Jod (^{125}J), wird in der **In-vitro-Diagnostik**, also bei nuklearmedizinischen Laboruntersuchungen eingesetzt. Mit einer niederenergetischen Gammastrahlung von 27 und 35 keV und einer relativ langen Halbwertszeit von 60 Tagen weist es für diesen Anwendungszweck günstige Eigenschaften auf (Abb. 18.5).

18.3.2 ²⁰¹Thallium

Ein insbesondere zur Herzdiagnostik (**Myokardszintigraphie**) eingesetztes Radionuklid ist das ^{201}Thallium (^{201}Tl). Es besitzt ähnliche pharmakokinetische Eigenschaften wie Kalium und wird als ^{201}Tl-Chlorid appliziert.

Thallium zerfällt durch K-Einfang (HWZ = 72 Stunden) in ^{201}Quecksilber (^{201}Hg). Dabei werden Gammaquanten der Energien 135 und 167 keV sowie eine charakteristische Röntgenstrahlung von 65 bis 82 keV ausgesandt; letztere wird wegen ihrer deutlich höheren Intensität (Quantenzahlrate) für die diagnostische Information genutzt.

^{201}Tl-Chlorid wird in der Herzdiagnostik zunehmend von ^{99m}**Tc-MIBI** (Methoxy-isobutyl-isonitril) verdrängt, u.a. wegen der deutlich höheren Strahlenbelastung für den Patienten bei Verwendung von ^{201}Tl im Vergleich zu ^{99m}Tc.

Weitere in der Nuklearmedizin verwendete Radionuklide sowie ihre Eigenschaften und Einsatzbereiche sind in der Tabelle 18.1 aufgeführt.

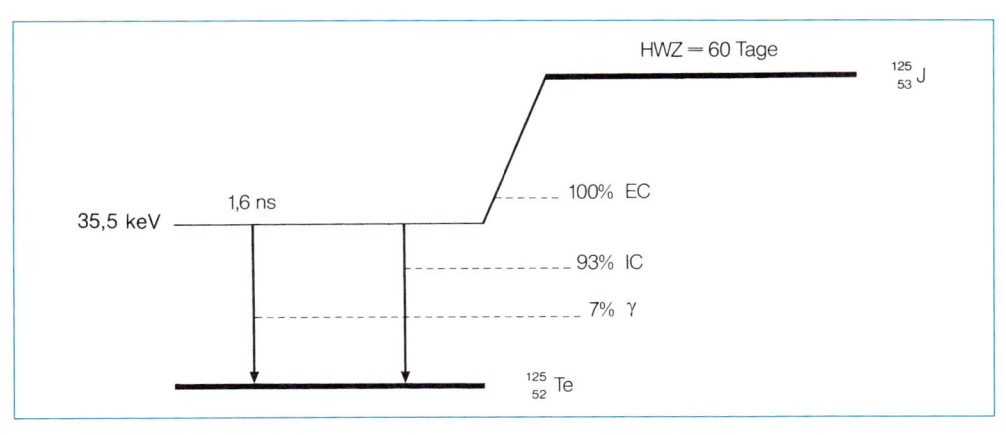

Abb. 18.5 Zerfallsschema des ^{125}Jods

Tab. 18.1: Medizinisch verwendete Radionuklide und ihre Eigenschaften (Auswahl)

Element	Radio-nuklid	Halbwerts-zeit	Betaenergie (keV)/K-Einfang (K)	Gamma- bzw. Photonen-energie (keV)	Spez. Gamma-konstante $c \cdot m^2 / kg$ ($\times 10^{-18}$)	$R \cdot m^2 / h \cdot Ci$	Bemerkungen Diagnostik (D) Therapie (T)
Kohlenstoff	^{11}C	20,4 min	970 (P)	511	–	–	D (Positron, P)
Stickstoff	^{13}N	10 min	1200 (P)	511	–	–	D (Positron, P)
Sauerstoff	^{15}O	125 s	1740 (P)	511	–	–	D (Positron, P)
Fluor	^{18}F	110 min	900 (P)	511	–	–	D (Positron, P)
Phosphor	^{32}P	14,4 Tage	1710	–	–	–	T
Chrom	^{51}Cr	27,6 Tage	K	320	0,37	0,019	D
Eisen	^{59}Fe	46 Tage	470	1100	1,26	0,65	D
Kobalt	^{57}Co	270 Tage	K	120	0,17	0,09	D
	^{55}Co	71,2 Tage	K	810	1,07	0,55	D
	^{60}Co	5,3 Jahre	310	1330	2,55	1,32	T
Galium	^{67}Ga	3,3 Tage	K	300	1,94	1,0	D
Strontium	^{89}Sr	52 Tage	1460	–	–	–	T
Yttrium	^{50}Y	2,5 Tage	2260	–	–	–	T
Technetium	^{99m}Tc	6 Std.	–	140	0,14	0,07	D
Indium	^{111}In	2,8 Tage	K	250	0,39	0,2	D
	^{113m}In	1,7 Std.	–	390	0,29	0,15	D
Jod	^{123}J	13,1 Std.	K	160	0,15	0,08	D
	^{125}J	60 Tage	K	35	0,08	0,04	D
	^{131}J	8,1 Tage	610	364	0,45	0,23	D/T
	^{132}J	2,3 Std.	2120	670	2,19	1,13	D/T
Xenon	^{133}Xe	5,3 Tage	350	80	0,02	0,01	D
Samarium	^{153}Sm	46,7 Std.	707	103	–	–	T
Erbium	^{169}Er	9,3 Tage	–	–	–	–	T
Ytterbium	^{169}Yb	31 Tage	K	60	0,19	0,1	D
Tantal	^{183}Ta	115 Tage	1710	70	1,32	0,68	T
Rhenium	^{186}Re	3,5 Tage	–	–	–	–	T
	^{188}Re	17 Std.	2119	–	–	–	T
Iridium	^{192}Ir	74,3 Tage	670	320	0,97	0,5	T
Gold	^{158}Au	2,7 Tage	960	410	0,45	0,23	D/T
Thallium	^{201}Tl	3 Tage	K	68–80/167	–	–	D

FRAGEN

18.1 Welchen Vorteil bietet ein Nuklidgenerator?

18.2 Welchen strahlenphysikalischen Zusammenhang nutzt man für das Prinzip des Radionuklidgenerators?

18.3 Wovon ist die Elutionsausbeute abhängig?

18.4 Welche Auswirkung hat eine Elutionspause von 72 h auf das Verhältnis von ^{99}Tc/^{99m}Tc/-Eluat?

18.5 Welche Qualitätskontrolle ist vor der routinemäßigen Verwendung eines Technetium-Generators regelmäßig durchzuführen?

19 Radiopharmaka

Radiopharmaka sind Radioisotope oder mit Radioisotopen markierte Moleküle, die unter Ausnutzung der von ihnen emittierten Strahlung zur Diagnostik oder Therapie eingesetzt werden.

Die physikalischen Auswahlkriterien für geeignete Radionuklide (Strahlenart, Strahlenenergie, Halbwertszeit) wurden bereits ausführlich erläutert (☞ Kap. 18.1).

Im Folgenden werden nun die chemischen, biologischen und pharmakokinetischen Eigenschaften der Radiopharmaka behandelt.

19.1 Chemische und biologische Eigenschaften von Radiopharmaka

Je nach Verwendungszweck werden unterschiedliche Anforderungen an die chemischen bzw. biochemischen Eigenschaften eines Radiopharmakons gestellt. Eignet sich ein Radionuklid selbst ohne spezielle Verbindung mit einem Molekül als Radiopharmakon, so stehen die chemische Reinheit und die physikalischen Eigenschaften im Vordergrund.

In der überwiegenden Zahl der Anwendungen besteht ein Radiopharmakon jedoch aus einem organischen Molekül, das durch ein Radioisotop markiert ist. Die Auswahl des organischen Moleküls richtet sich nach seinen biochemischen und pharmakokinetischen Eigenschaften in Bezug auf die zu untersuchende Fragestellung.

Dies kann sich beispielsweise
- auf das **Resorptionsverhalten** der Substanz beziehen (z. B. Vitamin B_{12})
- auf die **Verteilung** der Substanz in einem Teil des Kreislaufs (z. B. Lungenkapillaren)
- auf die **Teilnahme der Substanz an einem physiologischen Prozess** (z. B. Knochenumbau)
- oder auf das **Ausscheidungsverhalten** eines Organs (z. B. der Nieren).

In jedem Fall werden in der Nuklearmedizin so geringe Substanzmengen eingesetzt, dass keine quantitative oder qualitative Beeinflussung der untersuchten Körperfunktion stattfindet. Das Radiopharmakon dient lediglich der Aufklärung bzw. dem Erkennbarmachen von pathologischen Vorgängen, ohne dass diese selbst dabei beeinflusst werden.

19.2 Radioaktive Markierung

Bei der Markierung einer organischen Substanz mit einem geeigneten Radioisotop werden je nach Struktur der Moleküle verschiedene Verfahren angewandt. Man unterscheidet die Austauschmarkierung, die Fremdmarkierung, die chemische Synthese und die Biosynthese.

Bei der **Austauschmarkierung** wird ein im Molekül vorhandenes Element durch ein Radioisotop des gleichen Elements ersetzt. Die chemischen Eigenschaften des Moleküls sind vor und nach der Markierung völlig identisch. Als Beispiel für die Austauschmarkierung sei die Markierung der Ortho-Jod-Hippursäure mit ^{123}J genannt (Abb. 19.1).

Bei der **Fremdmarkierung** wird das Radioisotop an geeigneter Stelle in das organische Grundmolekül eingebaut. Hierbei ist darauf zu achten, dass sich die biologischen Eigenschaften durch die Markierung nicht ändern. Im Rahmen der nuklearmedizinischen In-vitro-

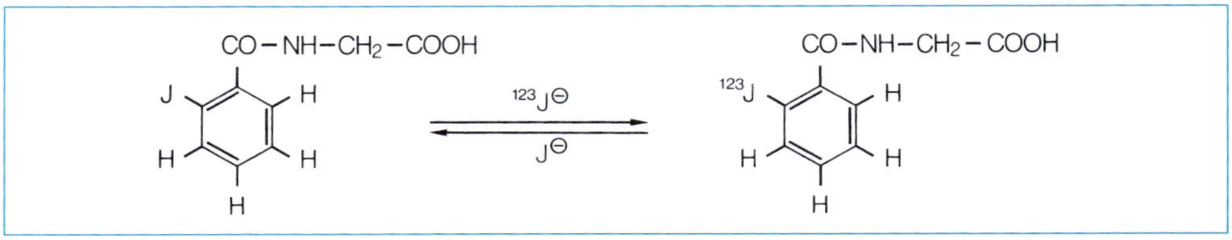

Abb. 19.1 Austauschmarkierung mit ^{123}Jod am Beispiel der Ortho-Jod-Hippursäure

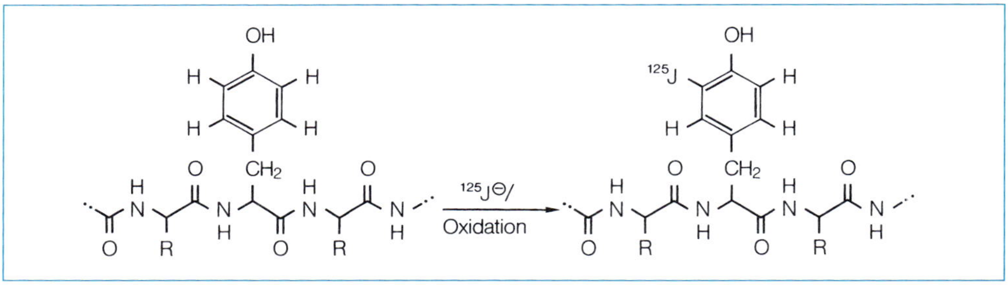

Abb. 19.2 Fremdmarkierung mit ^{125}Jod am Beispiel eines Proteins (Eiweißmoleküls)

Diagnostik haben Fremdmarkierungen mit ^{125}J eine besondere Bedeutung erlangt.

Als Beispiel sei die radioaktive Kennzeichnung von Proteinen genannt (Abb. 19.2). Hierbei wird ein Wasserstoffatom durch das Jodisotop substituiert (ersetzt).

Durch **Biosynthese** kann z. B. radioaktiv markiertes Vitamin B_{12} gewonnen werden, in das ein radioaktives Kobaltisotop (^{57}Co oder ^{58}Co) eingebaut wird.

Die aufgeführten Markierungsbeispiele werden in der Regel in radiopharmazeutisch tätigen Firmen hergestellt und an den Verbraucher in gebrauchsfertiger Form ausgeliefert.

19.3 Markierungsbestecke (Kits)

Durch die umfangreiche Verwendung von kurzlebigen Radionukliden, insbesondere des $^{99\,m}$Technetium, wurde es erforderlich, **radioaktive Markierungen** mit dem frisch eluierten Radionuklid vor Ort – in den nuklearmedizinischen Abteilungen – zu ermöglichen.

Von der Industrie werden die organspezifischen Trägerstoffe für verschiedene Untersuchungen in gebrauchsfertig zusammengestellten Markierungsbestecken (Kits) geliefert.

Durch Zugabe des radioaktiven Eluats eines $^{99\,m}$Technetium-Generators in dosierten Mengen erhält man das applikationsfertige Radiopharmakon. Dies sind z. B. Partikel oder Kolloide für Lungen- bzw. Leberuntersuchungen, Phosphatverbindungen für die Skelettszintigraphie oder Komplexverbindungen für die Nierendiagnostik (Abb. 19.3).

Das reaktionsträge Pertechnetat ($^{99\,m}$TcO$_4^-$) des Eluats muss für die Markierung zuvor in eine niedrigere Oxidationsstufe reduziert werden. Als Reduktionsmittel enthalten die Kits zumeist ein Zinn(II)-Salz (Sn(II)-Salz). Für die **Markierungsausbeute** ist ein optimales Verhältnis von Sn(II) zu $^{99\,m}$Tc von entscheidender Bedeutung. Dieses vorgegebene Verhältnis kann durch zweierlei Einflüsse nachteilig verändert werden:
- Sn(II) kann durch **Oxidation**, z. B. bei Zufuhr von Luftsauerstoff während der Präparation, in das nicht mehr reduzierende Sn(IV) verwandelt werden.

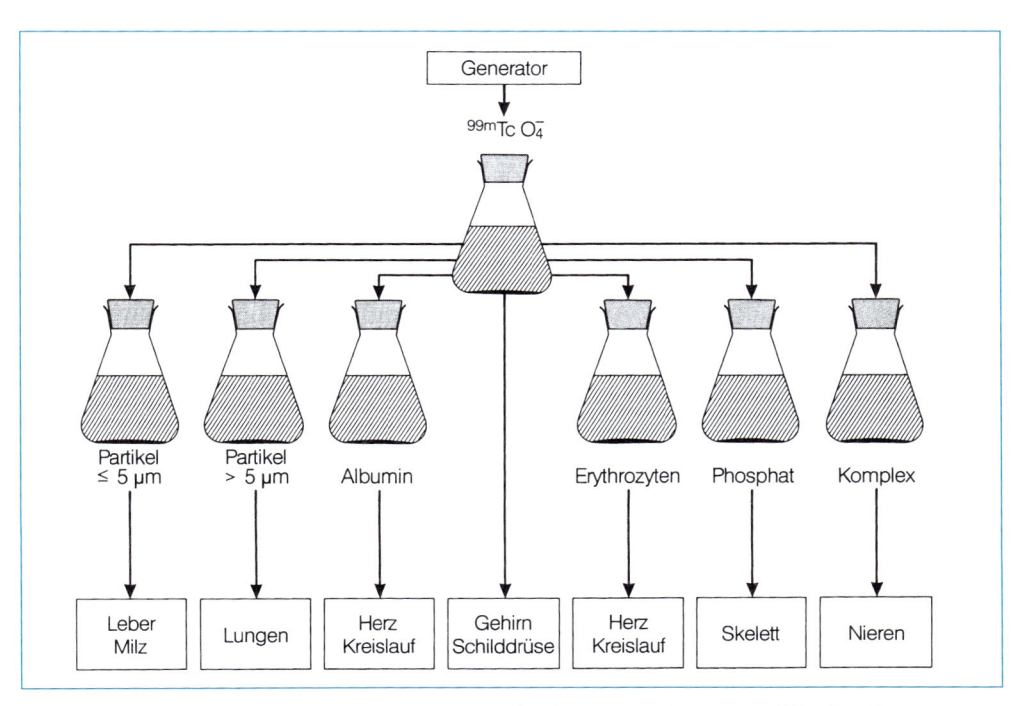

Abb. 19.3 Zusammenstellung gebräuchlicher Bestecke (Kits) für die Markierung mit ^{99m}Technetium

- Bei einem hohen **Anteil an inaktivem** ^{99}Tc im Eluat wird ein Großteil des Sn(II) für dessen Reduktion verbraucht. Mit dem restlichen Sn(II) kann das für die Untersuchung wichtige ^{99m}Pertechnetat eventuell nicht in ausreichenden Mengen reduziert werden.

> **MERKE**
>
> Das Verhältnis von ^{99m}Tc/^{99}Tc verschiebt sich durch lange Elutionspausen zugunsten des ^{99}Tc! Nach einer Pause von drei Tagen (Wochenende!) liegt beispielsweise zwölfmal soviel inaktives ^{99}Tc wie radioaktives ^{99m}Tc vor.

Um eine günstige Markierungsausbeute zu erreichen, sollten die beiden oben aufgeführten Punkte stets beachtet werden. Die Markierungsvorschriften der Kit-Hersteller beziehen diese Aspekte in der Regel ein. Sie sind deshalb unbedingt einzuhalten, um eine gute Markierungsqualität des Radiopharmakons zu gewährleisten.

19.4 Kinetik der Radiopharmaka

Das örtliche und zeitliche Verhalten von Pharmaka im Organismus wird als Pharmakokinetik bezeichnet. Hierzu zählen die Aufnahme, die Verteilung des Pharmakons in den verschiedenen Körperbereichen (z. B. Organe, Serum), die stoffliche Veränderung (Metabolismus) und gegebenenfalls die Ausscheidung.

Insbesondere für einige quantitative Untersuchungen der Radionuklidkinetik werden spezielle Begriffe benutzt, deren Kenntnis zum Verständnis der entsprechenden Untersuchungen nötig ist:

- Der **Verteilungsraum** bezeichnet ein fiktives Volumen, in dem eine Substanz in der gleichen Konzentration wie im Blutplasma bzw. -serum vorliegt.
- Ein **Kompartiment** ist ein Volumenbereich, in dem die Substanz eine homogene Konzentration aufweist.

- Unter dem **Pool** wird die Absolutmenge einer Substanz in einem Verteilungsraum oder einem Kompartiment verstanden.
- **Steady state** (= Fließgleichgewicht) kennzeichnet den Zustand einer räumlichen Substanzverlagerung oder eines Substanzumsatzes mit konstanter Geschwindigkeit.
- Die **Clearance** einer Substanz bezeichnet ein (fiktives) Plasmavolumen (in ml), das in einer Zeiteinheit (min) vollständig von dieser Substanz befreit wird (Abb. 19.4). Wird die Substanz dabei ausschließlich über die Nieren ausgeschieden, so spricht man von renaler Clearance (= Nierenclearance) der Substanz.

a) Ausgangskonzentration einer Substanz

b) Ausscheidung über die Niere

c) Konzentration nach 1 min.

d) Konzentration nach 1 min. auf die Ausgangskonzentration komprimiert

In einer Minute von der Substanz befreites Volumen = Clearance

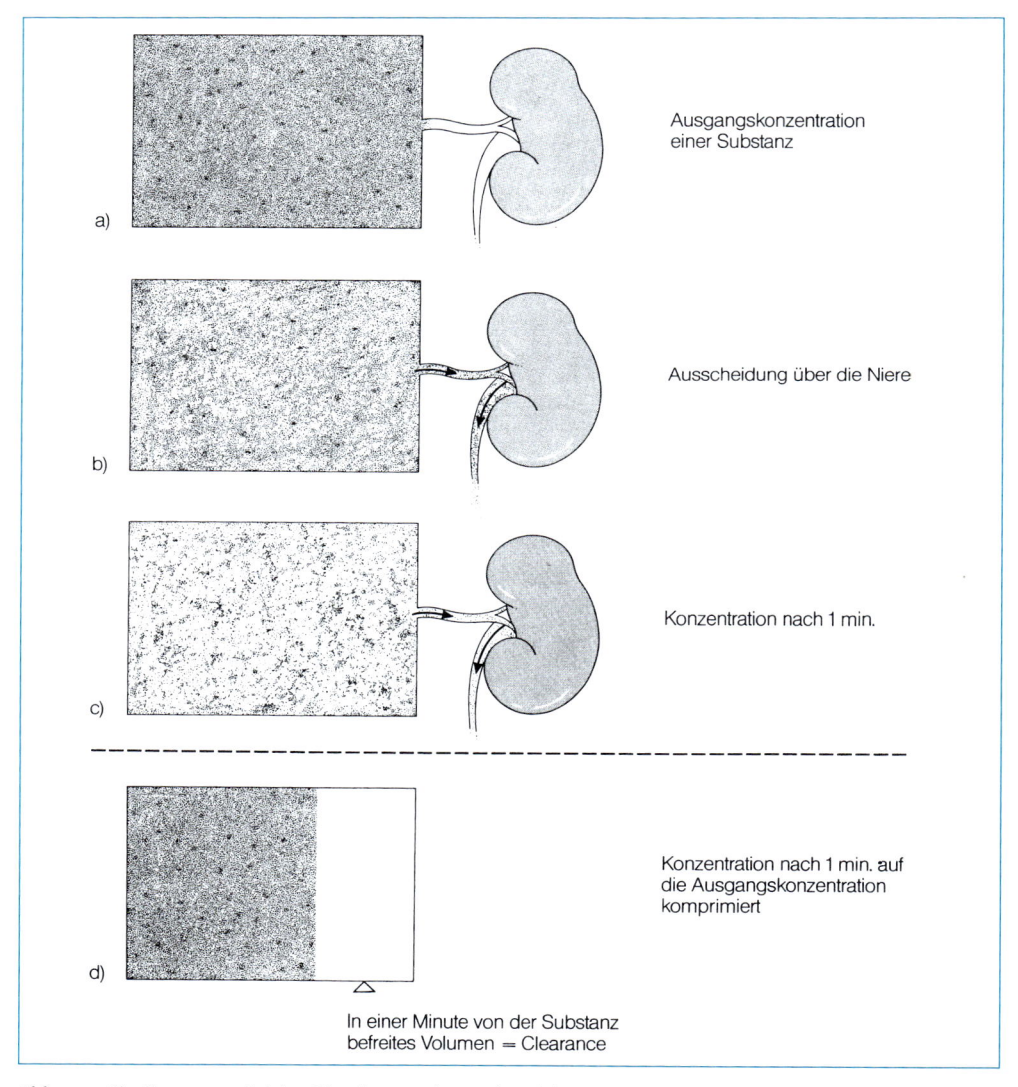

Abb. 19.4 Als Clearance wird das Blutplasmavolumen bezeichnet, das in einer Minute von einer Substanz (z. B. durch Ausscheidung über die Nieren) befreit wird. Stellt man die nach einer Minute im Plasma verbliebene Substanzmenge (c) in der anfänglich vorhandenen Konzentration dar, so wird das „befreite" Volumen offensichtlich (d).

FRAGEN

19.1 Welche Markierungsmöglichkeiten von Radiopharmaka gibt es?
19.2 Worin besteht der Unterschied zwischen Fertigpräparaten und Markierungsbestecken?
19.3 Was versteht man unter der Kinetik eines Radiopharmakons?

20 Nachweis von Kernstrahlen (Kernstrahlungsmesstechnik)

20.1 Wechselwirkung von Kernstrahlen mit Materie

Der Nachweis von Kernstrahlung erfolgt über die Wechselwirkung der Strahlen mit Materie. Die Grundlagen der Wechselwirkung ionisierender Strahlung mit Materie wurden bereits in ☞ Kapitel 4 ausgeführt.

Der entscheidende Effekt dieser Wechselwirkung ist die Erzeugung von Ionen durch Abtrennung von Hüllenelektronen in der durchstrahlten Materie (= Ionisation). Mittels der erzeugten Ionen wird letztlich der Nachweis der Kernstrahlung geführt.

Alpha- und Betateilchen können als schnell bewegte geladene Partikel selbst eine Serie von Ionisationen hervorrufen (= direkt ionisierende Strahlung) ☞ Kap. 4.2). Dabei wird die Gesamtenergie der Teilchen (= Bewegungsenergie) portionsweise für die Ionenerzeugung verwendet (☞ Abb. 4.8).

Gammastrahlen können als elektromagnetische Photonenstrahlung nur über die drei Wechselwirkungsmechanismen Photoeffekt, Compton-Effekt und Paarbildung eine Ionisation bewirken (☞ Kap. 4.1).

Ein auf diese Weise freigesetztes Elektron (= Sekundärelektron) verhält sich nun wie ein hochenergetisches Betateilchen und erzeugt weitere Ionisationen in der durchstrahlten Materie. Die Energie eines Gammaquants wird also hauptsächlich mittels des Sekundärelektrons zur Ionisation benutzt. Deshalb zählen Gammastrahlen (und Röntgenstrahlen) zu den **indirekt ionisierenden Strahlen**.

20.2 Nachweis von Kernstrahlen mit Ionisationskammern

Zum Nachweis von Kernstrahlen können z. B. die in einer mit Gas gefüllten Kammer erzeugten Ionen benutzt werden. Dieses Prinzip haben wir bereits bei der Ionisationskammer kennen gelernt ☞ Kap. 6.3.3). In den meisten Ionisationskammern wird Luft als Nachweisgas benutzt.

Alpha- und Betastrahlen erzeugen beim Flug durch eine Ionisationskammer mit großer Wahrscheinlichkeit Wechselwirkungen (= Ionisationen) im Nachweisgas. Um zu vermeiden, daß die Strahlen nicht bereits in der Kammerwand absorbiert werden, bevor sie in das Kammervolumen gelangen können, müssen besonders dünne und durchlässige Fenster aus Material mit niedriger Ordnungszahl vorgesehen werden.

Gammastrahlen erzeugen in der Ionisationskammer vorrangig auf indirektem Weg Ionisationen. Sie lösen Sekundärelektronen hauptsächlich im dichteren Kammerwandmaterial aus; erst diese erzeugen die dann nachzuweisenden Ionisationen im Gas (Abb. 20.1).

Luftgefüllte Ionisationskammern sind aufgrund ihrer geringen Ansprechwahrscheinlichkeit nicht zum Nachweis einzelner Alpha-, Betateilchen bzw. Gammaquanten geeignet. Sie werden deshalb zumeist zur Messung des Gesamteffekts der Strahlung als Dosis- oder Dosisleistungsmessgeräte eingesetzt.

Mit speziellen gasgefüllten Kammern (**Geiger-Müller-Zählrohr**), die im Auslösebereich betrieben werden ☞ Kap. 6.3.3), können Alpha- und Betateilchen sowie Gammaquanten auch einzeln nachgewiesen und gezählt werden.

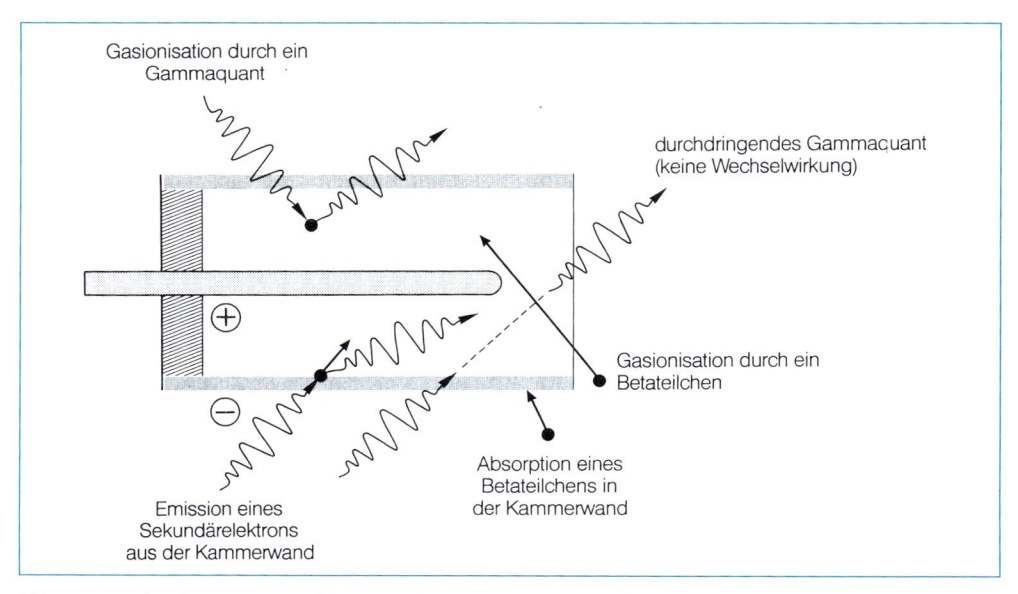

Abb. 20.1 Nachweis von Kernstrahlung mit der Ionisationskammer (Wechselwirkungsprozesse)

Auslösezählrohre haben eine relativ lange Totzeit. Dies ist die Zeitspanne, in der ein Zählrohr nach einem gemessenen Gammaquant für das nächste einfallende Quant nicht ansprechbar ist (☞ Kap. 6.3.3 und Abb. 6.10). Zum (zählenden) Messen mittlerer und größerer Aktivitätsmengen sind sie daher ungeeignet. Verwendung finden sie jedoch im Rahmen der Strahlenschutzüberwachung, z. B. zum Nachweis von Kontaminationen durch kleine Mengen radioaktiver Substanzen am Arbeitsplatz.

20.3 Szintillationszähler

Die zur nuklearmedizinischen Diagnostik verwendeten Strahlungsmessplätze (Szintiscanner, Gammakamera und Bohrlochmessplatz) arbeiten nach dem Prinzip des Szintillationszählers.

Dieser besitzt als Kernstück zumeist einen **Natriumjodidkristall,** der gleichmäßig verteilt geringe Mengen Thallium enthält (Tl-dotierter NaJ-Kristall). Durch Einwirkung ionisierender Strahlen entsteht – wie bei Leuchtschirmen und Verstärkerfolien in der Röntgendiagnostik – **Fluoreszenzlicht** (☞ Kap. 12.2.1).

Die von einem Gammaquant erzeugte Lichtmenge ist jedoch zu klein, um mit einer üblichen Photozelle nachgewiesen zu werden. Deshalb wird der Kristall mit einem speziellen Photovervielfacher (**Photomultiplier**) gekoppelt, dessen Ausgangssignal dann mit einer nachgeschalteten Messelektronik registriert wird. Das durch die Wechselwirkung mit einem ionisierenden Quant im Kristall ausgelöste Fluoreszenzlicht wird auch als Szintillation (lateinisch: Aufblitzen) bezeichnet. Mit der angeschlossenen Messelektronik werden die Szintillationen gezählt (= Szintillationszähler).

20.3.1 Natriumjodidkristall

Natriumjodid hat sich als **optimales Detektormaterial** zum Nachweis der am häufigsten benutzten Gammastrahlung in der Nuklearmedizin bewährt. Die Kristalle werden synthetisch als Einkristalle aus der Schmelze gezüchtet.

Durch die Zugabe von einer kleinen Menge Thallium wird die Nachweisempfindlichkeit deutlich erhöht. Abbildung 20.2 zeigt die relative Nachweiswahrscheinlichkeit in Abhängigkeit von der Quantenenergie.

Die Kristalldicke spielt hierbei ebenfalls eine entscheidende Rolle. Abbildung 20.3 zeigt diese Abhängigkeit für das häufig verwendete ^{99m}Technetium und das höherenergetische ^{131}Jod.

Die **Nachweisempfindlichkeit** von Gammastrahlen ist bei Verwendung eines üblichen NaJ(Tl)-Kristalls zehn- bis tausendfach höher als bei einem gasgefüllten Zählrohr. NaJ ist stark hygroskopisch (= wasseranziehend). Ein NaJ-Kristall kann daher nur mit einer wasserdichten Umhüllung betrieben werden. Die Umhüllung besteht meistens aus Aluminium, das kristallseitig mit einer Reflexionsschicht für Licht versehen ist. Ausgenommen hiervon ist selbstverständlich das Lichtaustrittsfenster in Richtung Photomultiplier.

20.3.2
Wechselwirkung zwischen Gammaquanten und einem Natriumjodidkristall

Grundsätzlich kann die Wechselwirkung nach den bekannten drei Prozessen **Photoeffekt, Compton-Effekt und Paarbildung** stattfinden. Die Paarbildung spielt jedoch aufgrund der verwendeten Gammaenergien in der Nuklearmedizin zumeist keine Rolle.

Abbildung 20.4 stellt die **Wechselwirkungswahrscheinlichkeit** für die drei Prozesse in einem NaJ(Tl)-Kristall dar. Es wird deutlich, dass bei den in der Nuklearmedizin hauptsächlich benutzten Energien zwischen 100 und 400 keV der Photoeffekt dominiert. Auch dies spielt für die besondere Eignung des NaJ(Tl) als Detektormaterial in der Nuklearmedizin eine bedeutende Rolle.

Beschränkt man sich im Weiteren auf den Photoeffekt und den Compton-Effekt, so bestehen grundsätzlich **drei Möglichkeiten** zur Umwandlung der Gammaenergie in Lichtblitze (Szintillationen):
1. Die gesamte Quantenenergie wird per Photoeffekt absorbiert und umgewandelt (Abb. 20.5a).
2. Ein Teil der Quantenenergie wird zunächst per Compton-Effekt absorbiert, der Rest über den Photoeffekt (Mehrstufenabsorption, Abb. 20.5b).
3. Ein Teil wird per Compton-Effekt absorbiert, und die Restenergie verlässt den NaJ-Kristall ohne weitere Wechselwirkung als Compton-Quant (Abb. 20.5c).

Die entstehende Szintillationslichtmenge ist der absorbierten Energie proportional. Die beiden ersten Fälle liefern demnach die gleiche Lichtmenge und somit die gleiche Messimpulshöhe, während der Messimpuls im letzten Fall kleiner ausfällt.

Das im NaJ(Tl)-Kristall erzeugte Szintillationslicht liegt im ultravioletten bis blauen Bereich des elektromagnetischen Spektrums (Maximum bei 410 Nanometer, ☞ Abb. 2.15). Die Abklingzeit der Lichtblitze liegt zwischen 10^{-6} und 10^{-10} s. Damit ist die **Totzeit** des NaJ-Kristalls um Größenordnungen kleiner als die eines Zählrohres.

20.3.3
Photomultiplier

Ein Photomultiplier besteht aus einer Photozelle, die mit einem **Sekundärelektronenvervielfacher (SEV)** gekoppelt ist. Das Szintillationslicht des NaJ(Tl)-Kristalls fällt durch das Austrittsfenster auf die mit Silikonöl optisch angekoppelte Photozelle. In dieser werden proportional zur Zahl der einfallenden Lichtquanten Elektronen ausgelöst. Die Photozelle ist zugleich die Kathode einer Elektronenröhre mit einem gestaffelten System von ca. zehn Elektroden, den so genannten **Dynoden**, die unter Hochspannung stehen. Jede Dynode liegt dabei auf einem höheren Potential als die Folgende mit jeweils ca. 100 V Potentialdifferenz (Spannung).

Die aus der Photokathode (Photozelle) austretenden Elektronen werden fokussiert auf die erste Dynode zu beschleunigt. Der hierbei gewonnene Energiezuwachs (Bewegungsenergie) versetzt die Elektronen in die Lage, beim Auftreffen auf das Dynodenmaterial eine grö-

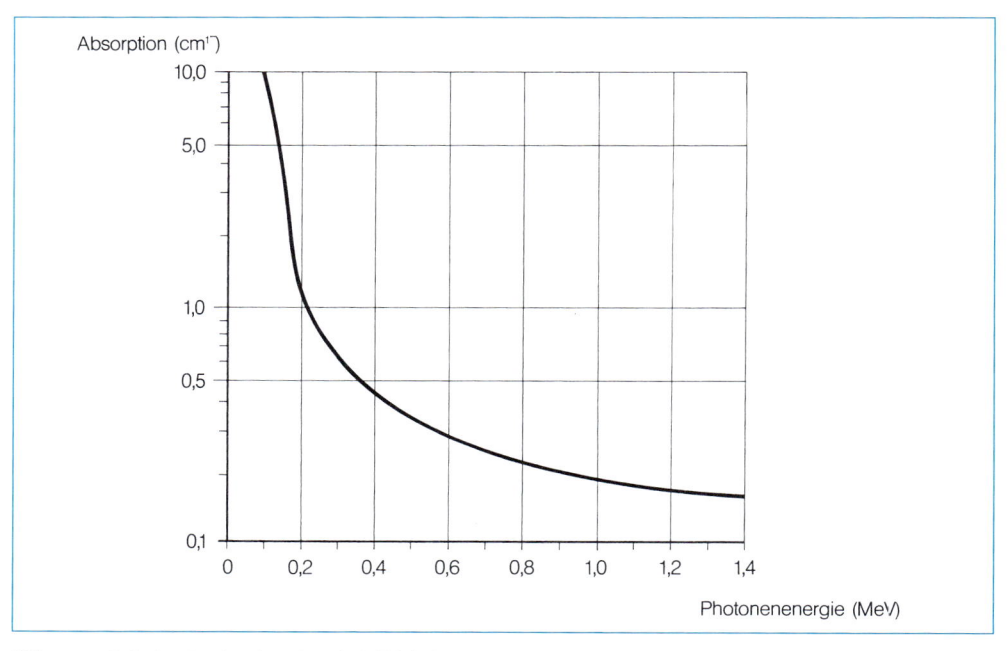

Abb. 20.2 Relative Nachweiswahrscheinlichkeit von Gammastrahlung mittels Natriumjodid in Abhängigkeit von der Photonenenergie

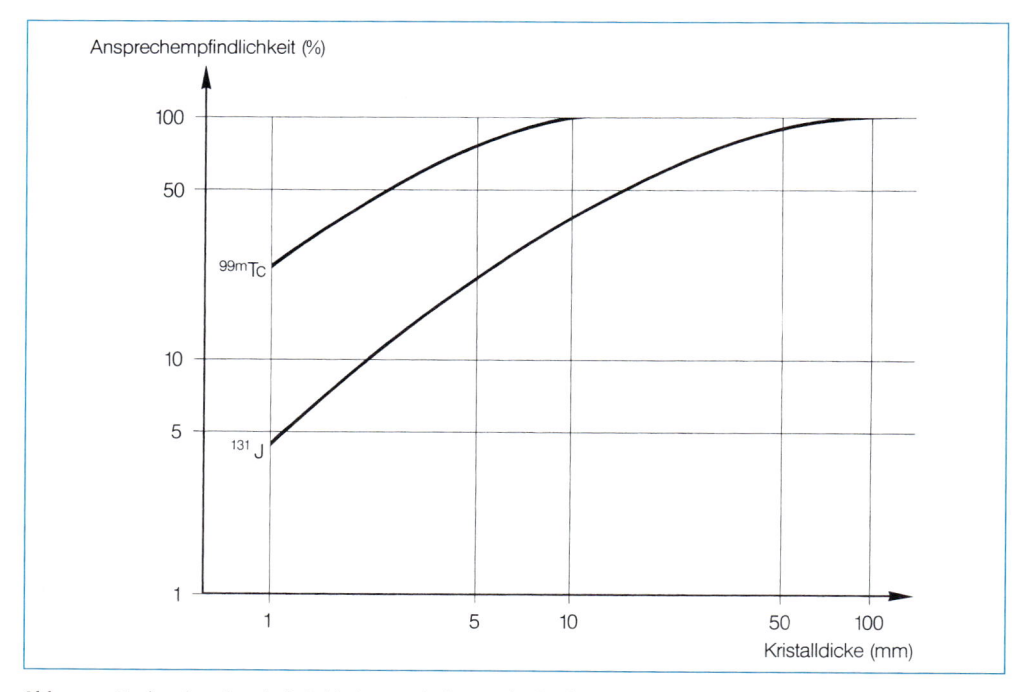

Abb. 20.3 Nachweiswahrscheinlichkeit von nieder- und mittelenergetischer Gammastrahlung am Beispiel des ^{99m}Tc (140 keV) und ^{131}Jod (364 keV) in Abhängigkeit von der Kristalldicke des NaJ(Tl)

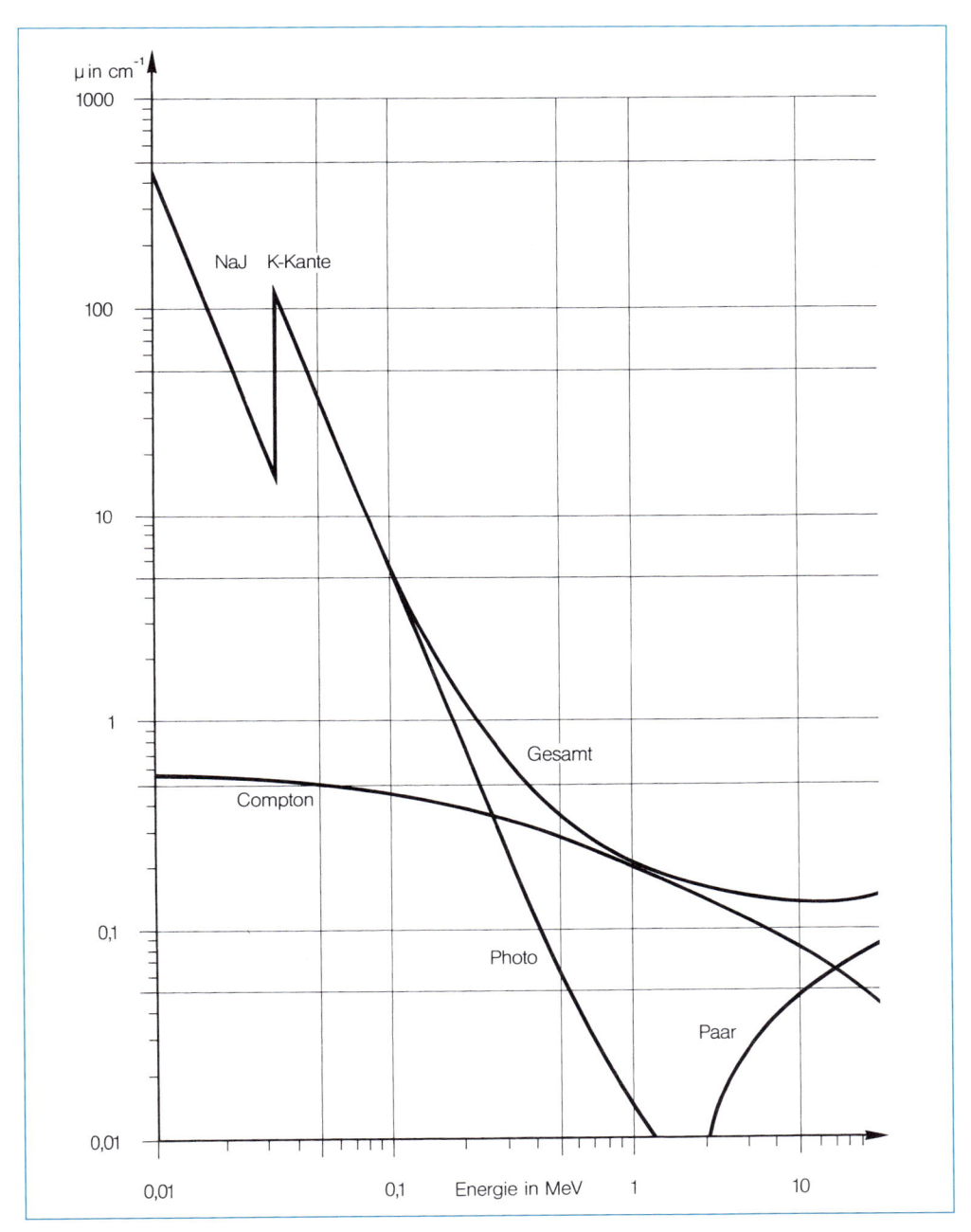

Abb. 20.4 Der Schwächungskoeffizient μ als Maß der Wahrscheinlichkeit für die Wechselwirkungsprozesse Photoeffekt, Compton-Effekt und Paarbildung in einem NaJ(Tl)-Kristall in Abhängigkeit von der Photonenenergie

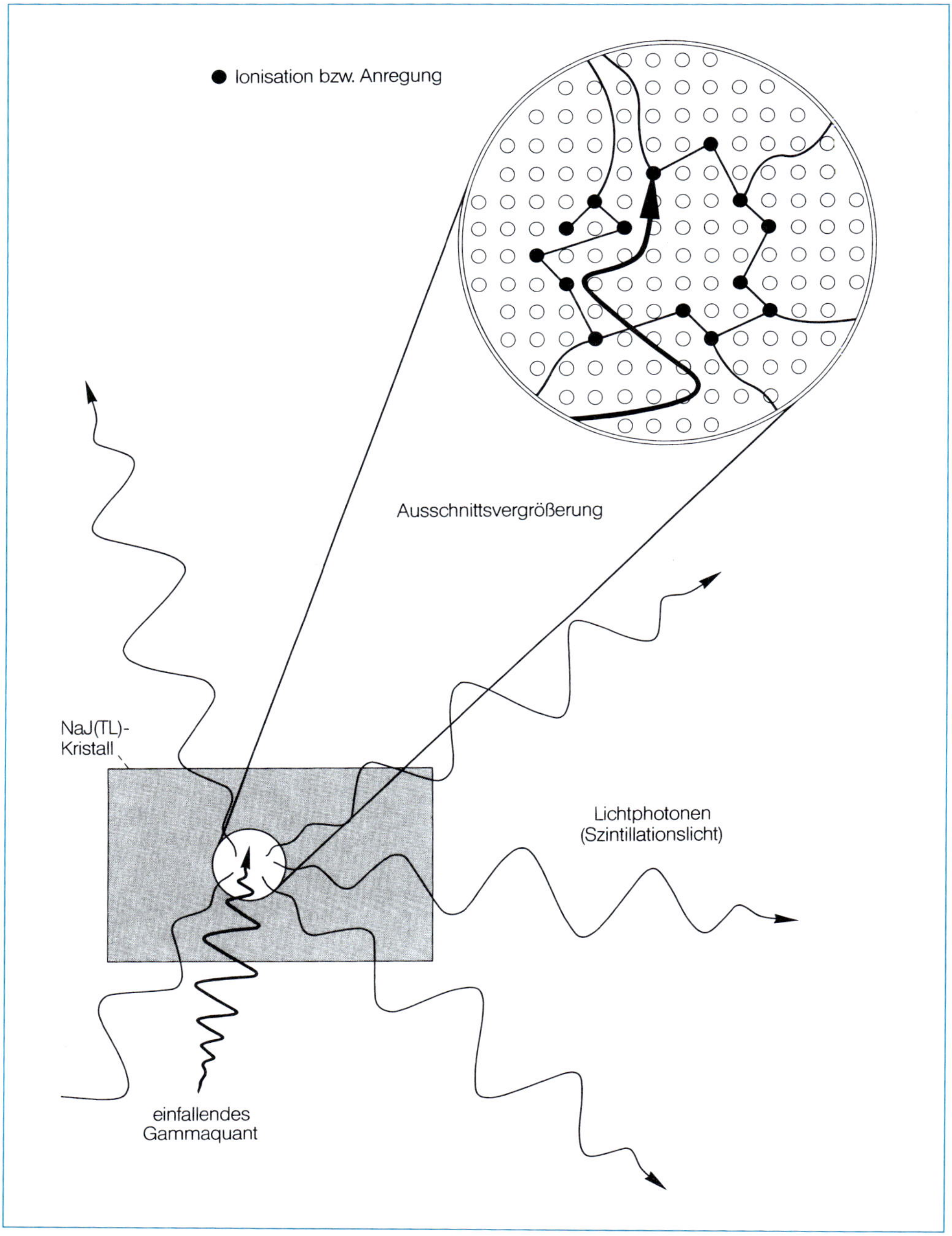

Abb. 20.5 Umsetzung der Energie eines Gammaquants in Lichtblitze (Szintillationen).
a) Nur über den Photoeffekt

20.3 Szintillationszähler

Bildbeschriftungen:
- Lichtphotonen (Szintillationslicht)
- NaJ(TL)-Kristall
- einfallendes Gammaquant

b) Über einen Compton-Effekt und anschließenden Photoeffekt

ßere Zahl von Elektronen (Sekundärelektronen) auszulösen. Diese Sekundärelektronen werden nun ihrerseits in Richtung der zweiten Dynode beschleunigt, wo sie dann wiederum Elektronen aus dem Elektrodenmaterial lösen, usw. (Abb. 20.6).

Diese jeweilige Elektronenvermehrung an den Dynoden durch Auslösen von Sekundärelektronen wird Sekundärelektronenvervielfachung genannt. Es resultieren dabei Verstärkungsfaktoren bis zu einer Million.

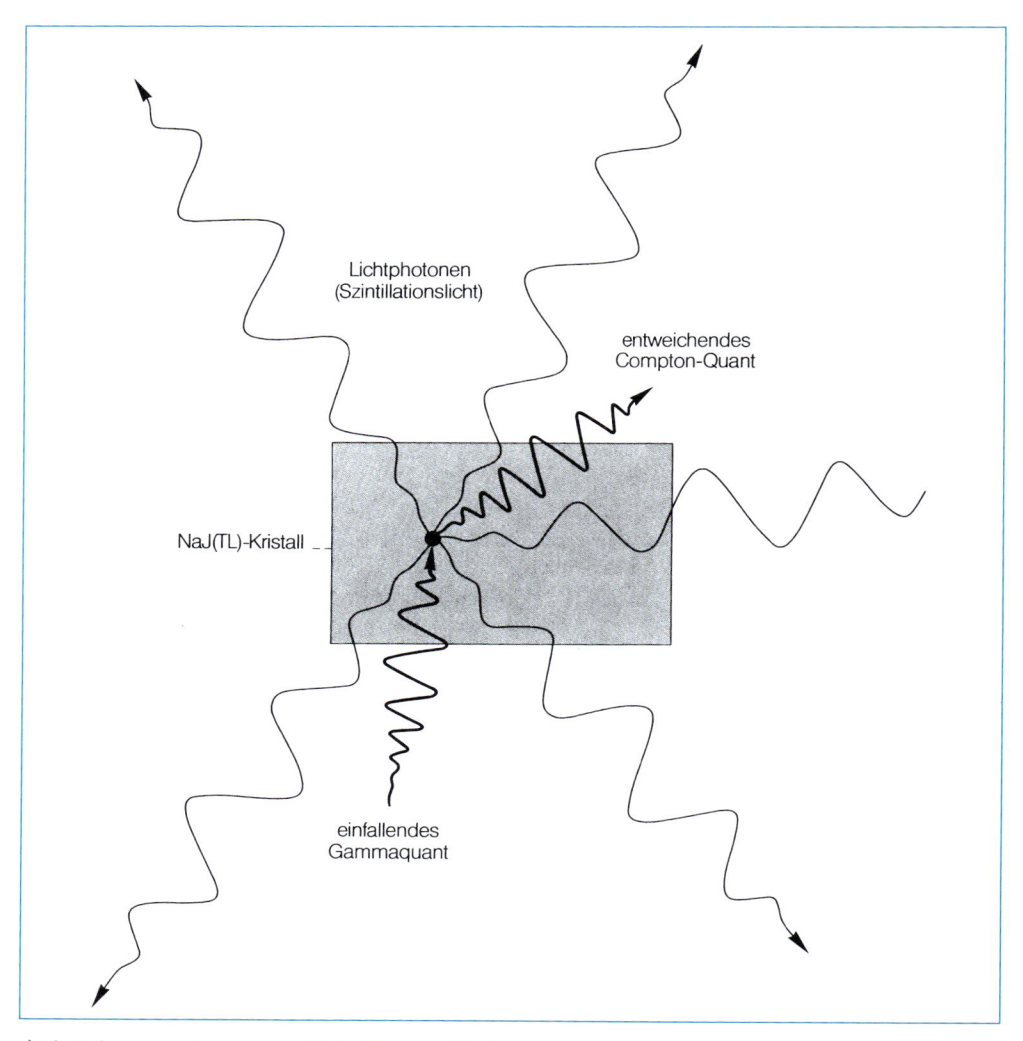

c) Als Teilungsumsetzung nur mittels Compton-Effekt

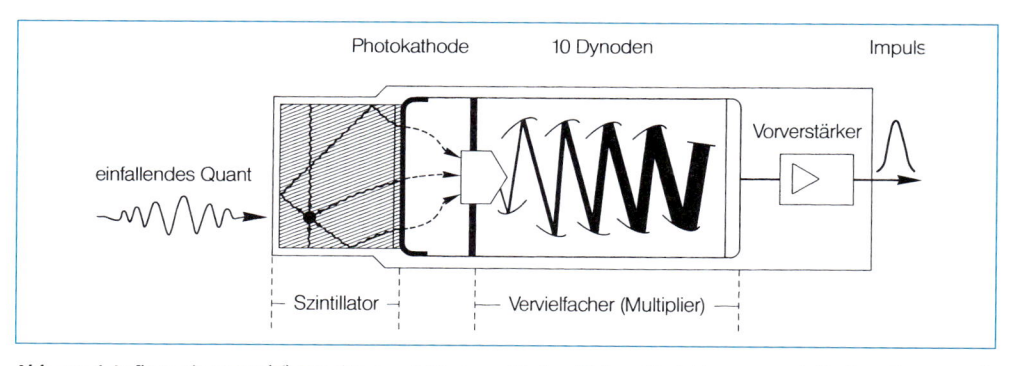

Abb. 20.6 Aufbau eines NaJ(Tl)-Detektors mit Photomultiplier (Sekundärelektronenvervielfacher, Text 20.3.3)

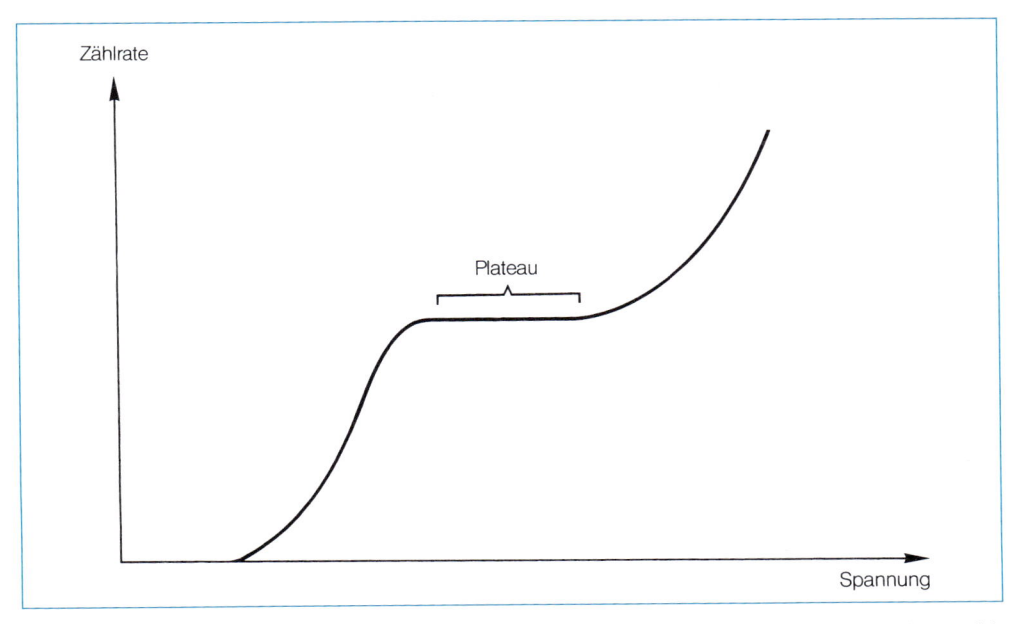

Abb. 20.7 Spannungscharakteristik eines NaJ(Tl)-Szintillationszählers. Die Arbeitsspannung liegt im Bereich des Plateaus, da hier die größte Messstabilität gegenüber Spannungsschwankungen besteht.

Die insgesamt angelegte **Hochspannung** liegt in der Regel **zwischen 1 000 und 1 200 Volt**. Misst man die von einer bestimmten radioaktiven Quelle ausgesandten Quanten pro Zeit in definierter geometrischer Anordnung in Abhängigkeit von der angelegten Hochspannung, so resultiert eine Kurve wie in Abbildung 20.7 dargestellt. Nur in einem bestimmten Spannungsbereich (Plateau) ist die Verstärkung relativ unempfindlich gegen Spannungsschwankungen. Dieser Umstand erfordert eine gut stabilisierte Hochspannung für Photomultiplier.

Ein weiterer empfindlicher Aspekt der **Photomultiplier** ist, dass von der Photokathode auch spontan Elektronen ausgesandt werden können. Ihre Emissionsrate steigt mit zunehmender Temperatur (thermische Elektronen). Wenn auch nur relativ wenige solcher „unechten" Elektronen emittiert werden, so werden sie doch wie die „echten" vervielfältigt und führen zu einem Signal, das dem einer niederenergetischen Gammastrahlung gleicht.

Wegen dieser Störimpulse sind Szintillationszähler nicht zur Messung von Gammastrahlung unterhalb von ca. 20 keV geeignet.

Ungeachtet dieser Randeffekte stellt der Szintillationszähler das z.Zt. geeignetste Instrument zum Nachweis von Gammastrahlung im Bereich der nuklearmedizinischen Diagnostik dar. Seine **Vorteile** sind:
- **hohe Nachweisempfindlichkeit** für Gammastrahlung im diagnostisch interessanten Bereich
- **geringe Totzeit**, d.h. zuverlässige Messbarkeit hoher Impulsraten bis zu ca. 100 000 pro Minute
- **Proportionalität** zwischen Impulshöhe und Energie des auslösenden Gammaquants.

20.4 Kernstrahlungsmessplatz

Ein Kernstrahlungsmessplatz ist prinzipiell aus **vier Gerätegruppen** aufgebaut. Dazu zählen (Abb. 20.8):
1. **Detektoren** zur Messung der Wechselwirkung der Strahlung mit Materie
2. **elektronische Signalverstärker**

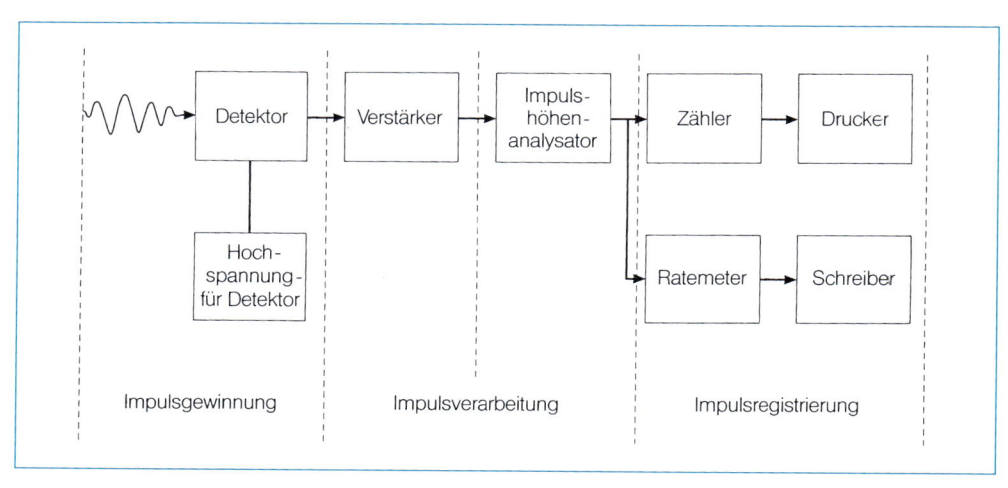

Abb. 20.8 Blockschaltbild eines Kernstrahlungsmessplatzes

3. **Analysatoren** bzw. **Diskriminatoren** zur Ausblendung unerwünschter Signalanteile
4. **Registriergeräte** zum Zählen, Anzeigen und Speichern der Messsignale.

Die Detektoren (Ionisationskammern und insbesondere der Szintillationsdetektor) wurden bereits besprochen. Beim Szintillationsdetektor kommt dem Photomultiplier die Funktion eines Zwischenverstärkers zu.

20.4.1
Elektronische Signalverstärker

Die Messsignale des Detektors müssen verstärkt werden, bevor sie analysiert bzw. registriert werden können. Hierzu werden zumeist so genannte **Linearverstärker** benutzt, die alle Signalimpulse mit einem definierten Faktor verstärken. Dadurch bleiben die Impulshöhenverhältnisse erhalten (Abb. 20.9).

Auch nach der Verstärkung besteht also eine Proportionalität zwischen ursprünglich erfasster Gammaenergie und Impulshöhe.

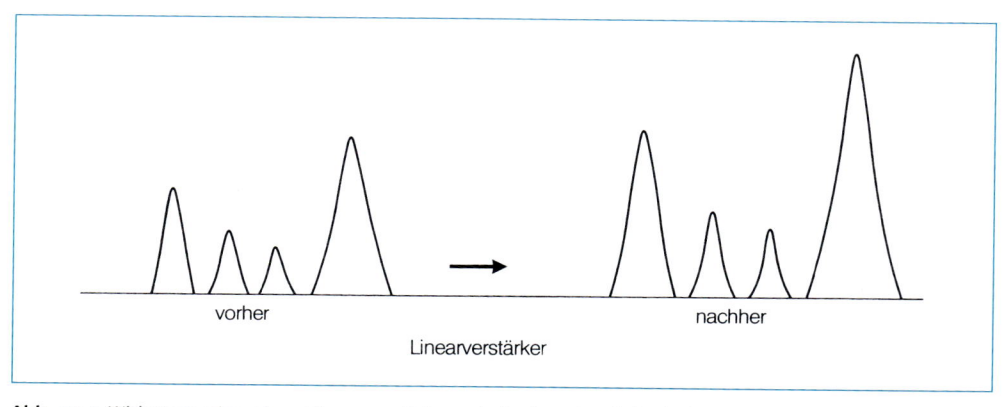

Abb. 20.9 Wirkungsweise eines Linearverstärkers: Jeder Impuls wird mit dem gleichen Faktor verstärkt, so dass das Verhältnis der Impulshöhen zueinander bestehen bleibt.

20.4.2 Gammaspektrum

Ein Gammastrahler sendet Gammaquanten mit ganz bestimmten Energien aus, die für das Radionuklid charakteristisch sind. Das **Spektrum eines Gammastrahlers** besteht aus einer oder mehreren Linien.

Würden Gammaquanten einer bestimmten Energie in einem idealen Szintillationskristall per Photoeffekt in Licht umgewandelt, welches anschließend in einem idealen Photomultiplier jeweils zu Messimpulsen umgewandelt würde, die dann wiederum mit einem idealen Linearverstärker vergrößert würden, so müsste jeder Messimpuls exakt die gleiche Höhe wie die anderen haben.

Tatsächlich arbeitet ein realer Szintillationsmessplatz aber nicht so perfekt. Es treten immer gewisse Störungen auf, die auch bei gleicher Gammaenergie Schwankungen in den resultierenden Impulshöhen ergeben.

Schon wenn zwei Gammaquanten an verschiedenen Orten im Szintillationskristall per Photoeffekt umgewandelt werden, kann sich eine leichte Differenz in den Impulshöhen ergeben.

Weitere Impulshöhendifferenzen sind beispielsweise durch **Inhomogenitäten im Kristall** oder durch **Spannungsschwankungen** der beteiligten Elektronik bedingt. Entsteht eine Szintillation auf der Basis eines Compton-Effekts im Kristall, so resultiert ein niedriger Messimpuls als beim Photoeffekt, wenn das Compton-Quant den Kristall verlässt (☞ Abb. 20.5c).

Die gleiche niedrige Impulshöhe wird erreicht, wenn das ursprüngliche Gammaquant in einer Materie außerhalb des Detektors einen entsprechenden Compton-Effekt erfährt und das Compton-Quant anschließend im Szintillationskristall durch einen Photoeffekt absorbiert wird. Beide Fälle sind mit der üblichen Messanordnung nicht zu unterscheiden.

Nehmen wir einen Gammastrahler mit einer einzigen bestimmten Gammaenergie und messen die durch die Gammaquanten in einem realen Szintillationsdetektor erzeugten Impulshöhen, so ergibt sich die in Abbildung 20.10 dargestellte Impulshöhenverteilung.

Dabei bilden die über den Photoeffekt nachgewiesenen Quanten einen so genannten Peak (**Photopeak**). Davon abgesetzt ergibt sich eine Verteilung niedriger Impulshöhen, die durch Teilumsatz der ursprünglichen Gammaenergie (Compton-Effekt) erzeugt wird. Dieser Streustrahlenanteil des Spektrums wird auch **Compton-Kontinuum** genannt. Eine radioaktive Quelle erzeugt im Patienten einen größeren Compton-Anteil als eine „freie" Quelle außerhalb (Abb. 20.11).

Emittiert ein Radionuklid verschiedene Gammaenergien, so hat jeder Photopeak sein Compton-Kontinuum (Abb. 20.12).

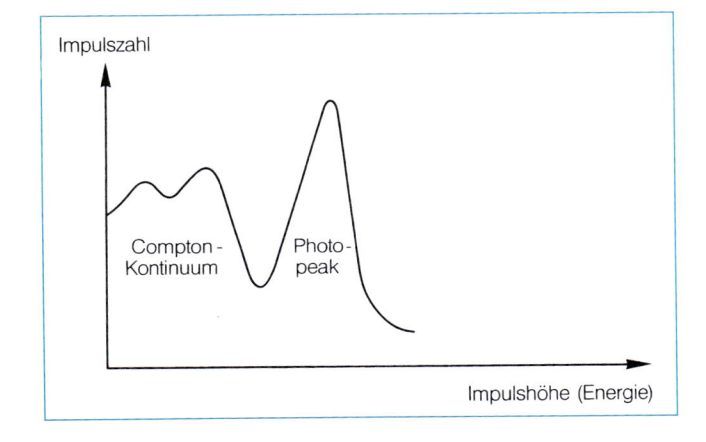

Abb. 20.10 Gemessenes Impulshöhenspektrum eines monoenergetischen Gammastrahlers

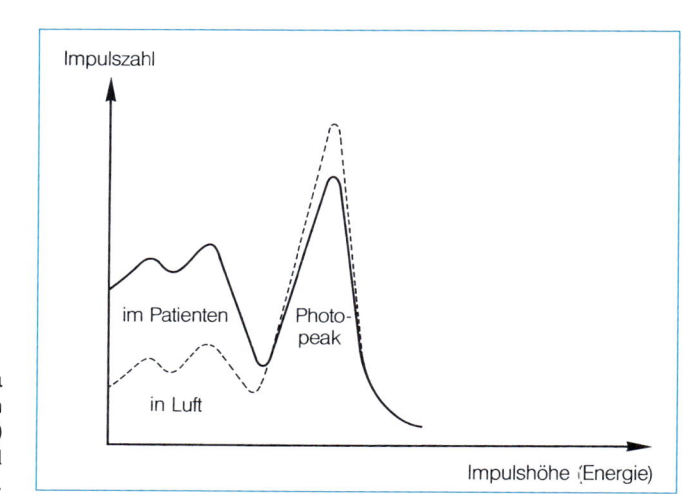

Abb. 20.11
Eine Gammaquelle in einem dichten Streumedium (Patient) erzeugt einen größeren Anteil Compton-Strahlung als in Luft.

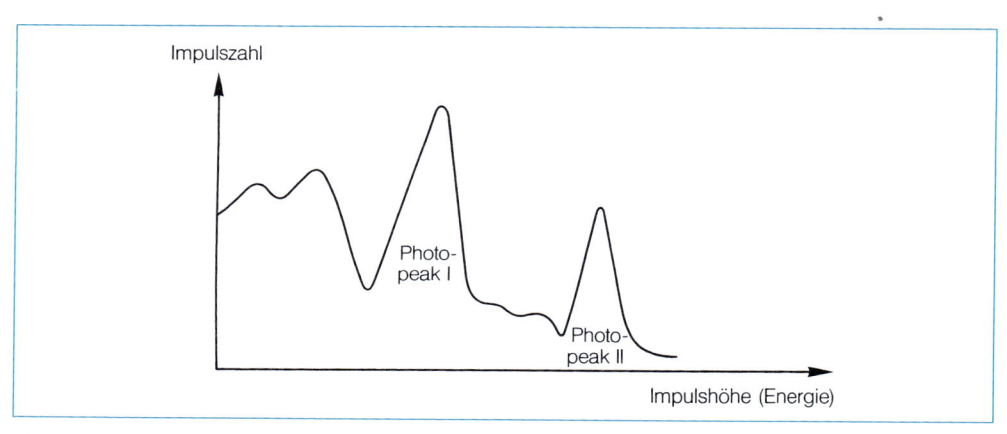

Abb. 20.12 Impulshöhenspektrum eines Gammastrahlers mit zwei Gammaenergien: Vom Compton-Anteil des höherenergetischen Quants werden Teile im Photopeak des niederenergetischen Quants mitgemessen.

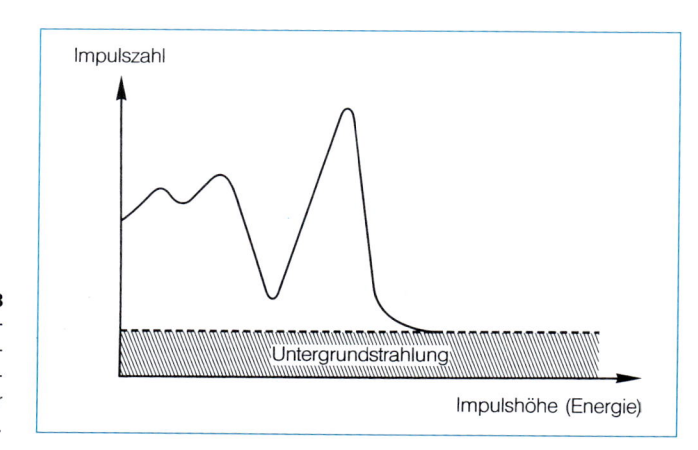

Abb. 20.13
Die bei jeder Kernstrahlungsmessung miterfasste Untergrundstrahlung stammt aus der Umwelt (Höhenstrahlen oder radioaktives Umfeld).

Jedem gemessenen Gammaspektrum ist zudem die unvermeidlich mitgemessene **Untergrundstrahlung (Background)** überlagert. Sie stammt teils aus der Höhenstrahlung, teils aus der Strahlung natürlicher Radionuklide im Umfeld und ist teils apparativ bedingt (Abb. 20.13 und ☞ Kap. 20.3.3).

Bei den meisten nuklearmedizinischen Messungen ist es von Bedeutung, nur die in den **Photopeak** fallenden Impulse zu registrieren. Dies gilt insbesondere für Messungen, bei denen die örtliche Verteilung einer radioaktiven Substanz – z. B. in einem Organ – festgestellt werden soll (Szintigraphie).

Nur bei den im Photopeak erfassten Quanten ist sichergestellt, dass sie aus der Richtung stammen, aus der sie in den Detektor gelangen.

Für ein Compton-Quant gilt dies nicht (!), da es naturgemäß eine Richtungsänderung erfahren hat (☞ Kap. 4.1.2). Mit einem **Impulshöhenanalysator** gelingt es, Impulse bestimmter Höhen (z. B. des Photopeaks) aus dem Messspektrum zu separieren und gesondert zu registrieren.

20.4.3
Impulshöhenanalysator

Ein Impulshöhenanalysator besteht im Prinzip aus zwei so genannten Diskriminatoren, die in Antikoinzidenz geschaltet sind.

Ein **Diskriminator** ist ein elektronischer Schaltkreis, der nur Impulse ab einer bestimmten einstellbaren Höhe (Schwelle) passieren lässt (Abb. 20.14a).

Die beiden Diskriminatoren werden auf verschiedene Schwellenhöhen eingestellt (untere und obere Schwelle). Die Schwellendifferenz heißt Kanalbreite oder **Fensterbreite**. Als Maß für die (Kanal- oder) **Fensterlage** wird die Mitte zwischen beiden Schwellen angesehen. Fensterbreite und Fensterlage sind zumeist getrennt verstellbar.

Durch die **Antikoinzidenzschaltung** wird erreicht, dass ein Impuls nur weitergeleitet wird, wenn er die untere Schwelle überschreitet, die obere jedoch nicht (Abb. 20.14b). Werden auf diese Weise die in den Photopeak fallenden Impulshöhen herausgefiltert, so wird u. a. auch das Verhältnis von Nutzimpulsen zu Untergrundimpulsen verbessert (Abb. 20.15), wodurch der wahrscheinliche Messfehler verkleinert wird (☞ Kap. 20.5).

Der Impulshöhenanalysator kann auch dazu benutzt werden, das gesamte Gammaspektrum eines bestimmten Radionuklids aufzunehmen. Durch schrittweises Verschieben der Fensterlage und Messung der Impulsrate in jeder Position ergibt sich schließlich das Spektrum (Abb. 20.16).

20.4.4
Registriergeräte

Grundsätzlich lässt sich zwischen digitalen und analogen Registriergeräten unterscheiden.

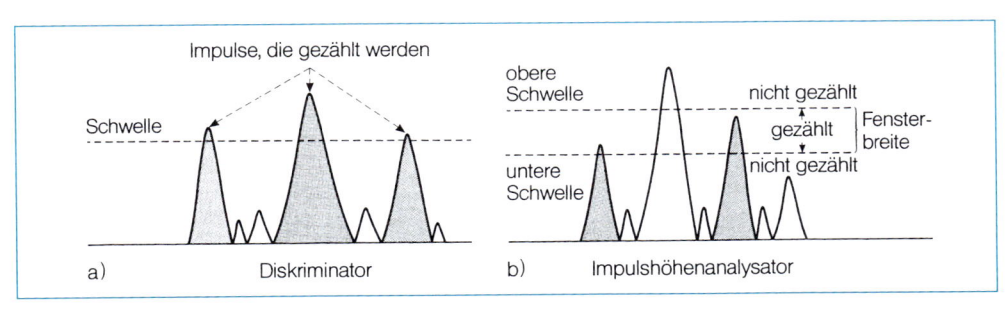

Abb. 20.14 a) Wirkungsweise eines Diskriminators: Nur Impulse mit einer Höhe oberhalb einer festsetzbaren Schwelle werden zum Zählen weitergeleitet. **b) Wirkungsweise eines Impulshöhenanalysators**: Nur Impulse, deren Höhe zwischen zwei festgesetzte Schwellen fällt, werden zum Zählen weitergeleitet.

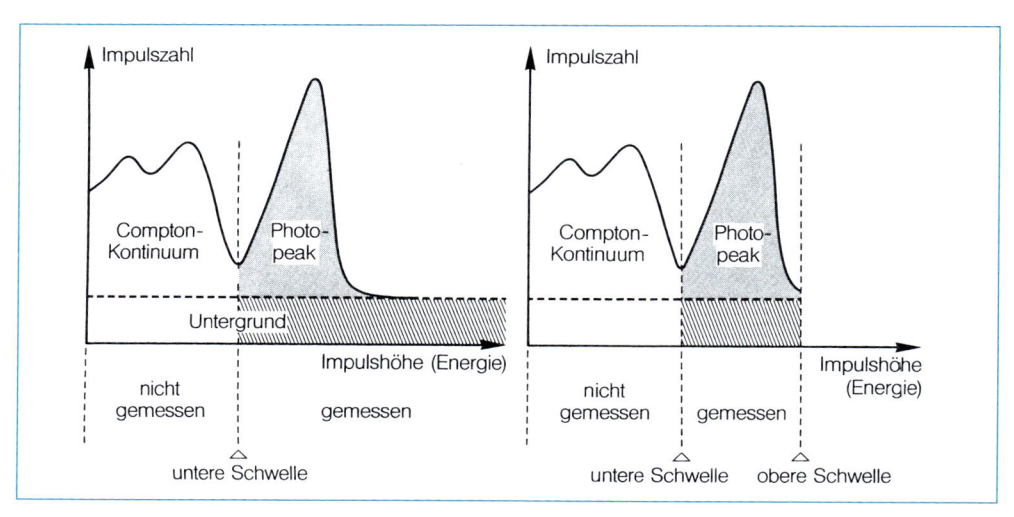

Abb. 20.15 Erfolgt eine Impulszählung mit Hilfe eines Impulshöhenanalysators nur im Photopeakbereich, so ist das Verhältnis von Nutz- zu Untergrundimpulsen günstiger als bei einer Schwellenmessung mit nur einem Diskriminator.

Rein analoge Registriergeräte werden allerdings im Rahmen der fortschreitenden Digitalisierungstendenz nur noch selten eingesetzt. Sie sollen hier jedoch wegen der zahlreichen, noch im Einsatz befindlichen älteren Geräte dennoch besprochen werden.

Digitale Registriergeräte

Digitale Registriergeräte geben als Messergebnis eine Zahl, z.B. die Zahl der – innerhalb einer bestimmten Messzeit erfassten – Messimpulse an. Umgekehrt lässt sich auch die zur Messung einer bestimmten vorwählbaren Impulszahl benötigte Zeit bestimmen.

Man spricht im ersten Fall von **Scalern,** im zweiten Fall von **Timern,** wobei es sich elektronisch in beiden Fällen um digital anzeigende Zähler handelt (im einen Fall für Mess-, im anderen für Zeittaktimpulse).

Moderne digitale Registriergeräte nutzen die digitalen Eigenschaften der **EDV** zur Speicherung, Auswertung und Darstellung der Messergebnisse.

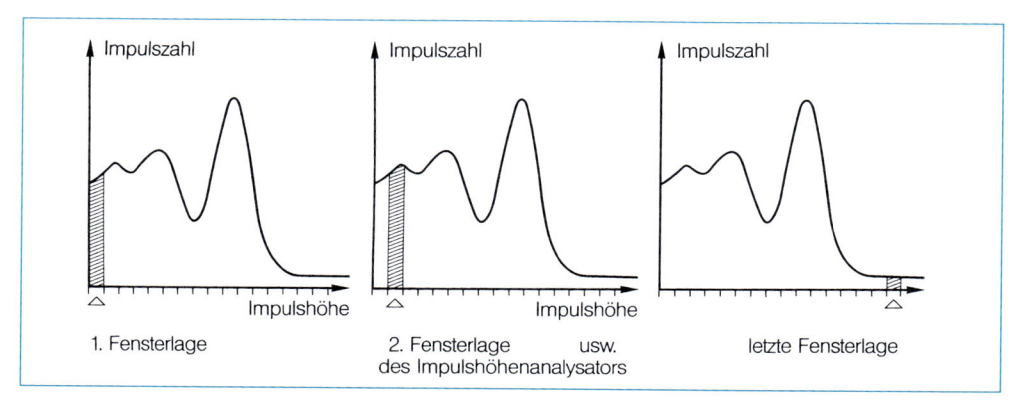

Abb. 20.16 Aufnahme eines Gammaspektrums mit schmal eingestelltem Fenster eines Impulshöhenanalysators. Durch Verschieben der Fensterlage ergibt sich die Spektrumsform.

Analoge Registriergeräte

Als wichtigstes analoges Registriergerät ist das **Ratemeter** (= Impulsdichtemesser) zu nennen. Es gibt mittels eines Zeigers vor einer Messskala Auskunft über die aktuellen Zählraten eines Messgerätes. Es zeigt die mittlere Impulszahl während eines Zeitraums an. Diese Zeitspanne wird mit der am Gerät einstellbaren Zeitkonstanten festgelegt.

Eine große Zeitkonstante bedeutet eine Zählratenmittelung über eine längere Messzeit. Die wahre Impulsmittelung des Geräts erstreckt sich etwa über die doppelte Zeit der Zeitkonstanten.

Die **Wahl der Zeitkonstante** richtet sich nach der Geschwindigkeit der zu erwartenden Zählratenänderung und nach der absoluten Zählratenhöhe. Schnelle Zählratenänderungen können bei guter Zählstatistik mit einer kleinen Zeitkonstante erfasst werden. Bei schlechter Zählstatistik (= niedrigen Zählraten mit großen statistischen Schwankungen) muß eine größere Zeitkonstante gewählt werden, um einen repräsentativen Mittelwert ablesen zu können.

Das Ratemeter kann mit einem Linienschreiber gekoppelt werden um die Zählratenänderungen mit der Zeit direkt graphisch darzustellen. Abbildung 20.17 zeigt den Effekt einer kurzen und langen Zeitkonstanten beim Aufzeichnen rascher Zählratenänderungen.

Ratemeter sind mit umschaltbaren Messbereichen ausgestattet. Die Wahl ist so zu treffen, dass die höchste zu erwartende Zählrate möglichst einen Maximalausschlag ergibt.

Zur bildlichen Darstellung räumlicher Aktivitätsverteilungen werden in der Szintigraphie spezielle Registriergeräte verwendet.

20.5 Zählstatistik und Messfehler bei Kernstrahlungsmessungen

Bei Kernstrahlungsmessungen in der Nuklearmedizin werden in der Regel Impulsraten unter definierten geometrischen Messbedingungen bestimmt:

$$\text{Impulsrate I} = \text{Zahl der Messimpulse N/Messzeit t}$$

Betrachten wir zunächst digitale Messungen mit Zähleinrichtungen. Die üblichen Messzeiten t in Minutengrößenordnung lassen sich mit sehr großer Genauigkeit feststellen, so dass der hierdurch bedingte Messfehler vernachlässigbar ist.

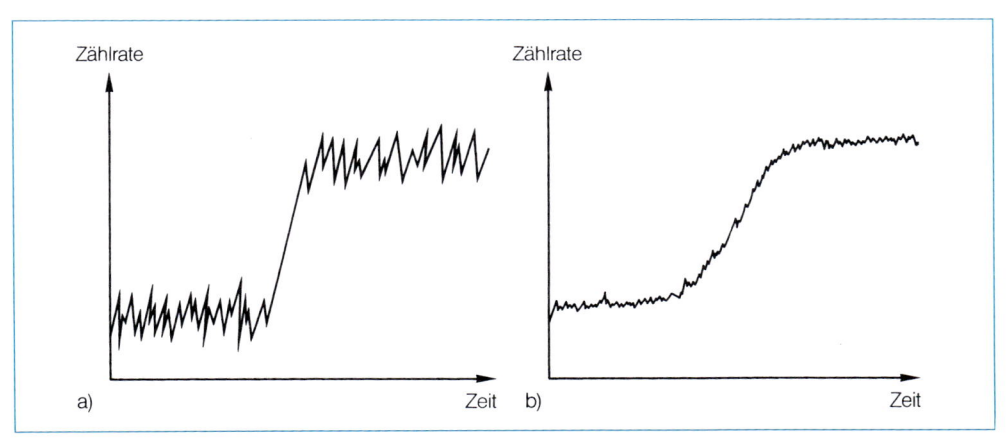

Abb. 20.17 Auswirkung einer kleinen (a) und großen Zeitkonstante (b) eines Ratemeters auf eine aufzuzeichnende Kurve mit sprunghaftem Anstieg

Bei der Bestimmung der **Impulszahl N** (innerhalb der Messzeit t) ist die statistische Natur des radioaktiven Zerfalls zu berücksichtigen. Wird in einer bestimmten Messanordnung viele Male die gleiche Aktivität gemessen, so schwanken die Messwerte um einen Mittelwert, der den eigentlich repräsentativen Messwert darstellt.

Bei einer einzigen Messung wird dieser Wert nur mit einer geringen Wahrscheinlichkeit genau getroffen. Um den Aussagewert einer Einzelmessung einschätzen zu können, muss man die statistische Schwankungsbreite bei Kernstrahlungsmessungen kennen. Diese wird durch die **Poissonverteilung** beschrieben, die für Mittelwerte größer 20 mit der Gaußverteilung identisch ist.

Die **Gaußverteilung** stellt eine Glockenkurve dar, die mathematisch beschrieben werden kann. Die Gleichung gibt die Wahrscheinlichkeit W_N an, die Impulszahl N bei einer Einzelmessung zu messen, wenn M der repräsentative Mittelwert ist:

$$W_N = 1/\sqrt{2\pi N} \cdot e^{-(N-M)/2N}$$

Als mittleren Fehler oder auch **Standardabweichung s** bezeichnet man die Quadratwurzel aus N:

$$s = \sqrt{N}$$

> **MERKE**
>
> Die Standardabweichung s bedeutet, dass der wahre (= repräsentative) Messwert M mit einer Wahrscheinlichkeit von 68,3 % im Intervall $N \pm \sqrt{N} = N \pm s$ liegt.

Für das Intervall $N \pm 2s$ beträgt diese Wahrscheinlichkeit bereits 95,5 % und für $N \pm 3s$ 99,7 %, also beinahe 100 % (Abb. 20.18).

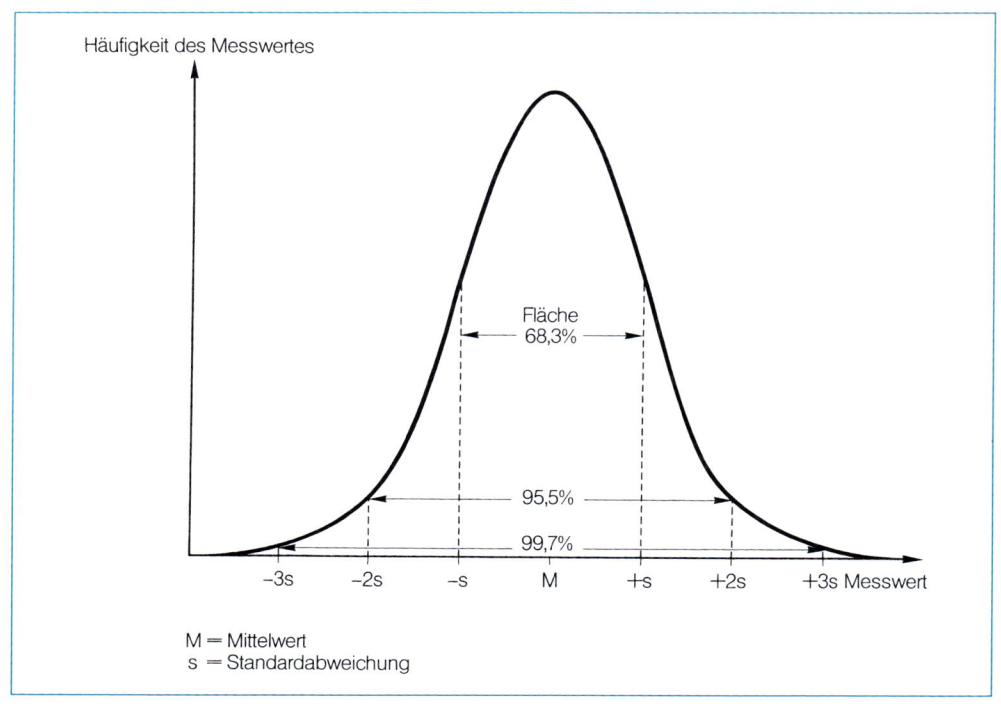

Abb. 20.18 Gaußsche Glockenkurve. Sie beschreibt die theoretische Häufigkeitsverteilung von statistisch schwankenden Einzelmesswerten um den (für die Strahlenquelle) repräsentativen Mittelwert M.

s wird auch als **absoluter Fehler** bezeichnet. In der Praxis ist oft der **relative Fehler** (= prozentuale Standardabweichung) von Interesse. Es gilt:

$$s_{rel}\,(\%) = 100 \times \frac{\sqrt{N}}{N} = 100/\sqrt{N}$$

Damit ergibt sich z. B. bei einer gemessenen

Impulszahl N	ein **relativer Fehler** von
10	33 %
100	10 %
1 000	3 %
10 000	1 %

Der relative statistische Messfehler sinkt also deutlich mit steigender Impulszahl. Als Maß für eine zu messende Radioaktivitätsmenge ist die **Nettoimpulsrate** zu bestimmen. Sie ergibt sich als Differenz zwischen der Bruttoimpulsrate B und der Impulsrate der Untergrundstrahlung U. Die Untergrundstrahlung kann in der Nuklearmedizin durch Strahlenquellen aus dem Umfeld bedingt sein.

Da die Nettoimpulsrate nicht direkt gemessen werden kann, sondern sich als Differenz rechnerisch aus der Bruttoimpulsrate B und der Untergrundrate U ergibt, ist sie mit den statistischen Messfehlern von B und U behaftet.

Der Gesamtfehler errechnet sich aus den Einzelfehlern nach dem **Gaußschen Fehlerfortpflanzungsgesetz**:

$$s_N = \sqrt{s_B^2 + s_U^2}$$

(S_N = Standardabweichung der Nettoimpulsrate und s_B bzw. s_U entsprechend der Brutto- bzw. Untergrundimpulsrate).
Der Gesamtfehler entspricht der (Quadrat-) Wurzel aus der Summe der Quadrate der Einzelfehler!

In Abbildung 20.19 ist die Abhängigkeit des wahrscheinlichen Fehlers der Nettoimpulsrate vom Anteil der Untergrund- im Vergleich zur Bruttoimpulsrate aufgetragen.

Es lässt sich ablesen, dass der Untergrundanteil im Hinblick auf einen tolerablen statisti-

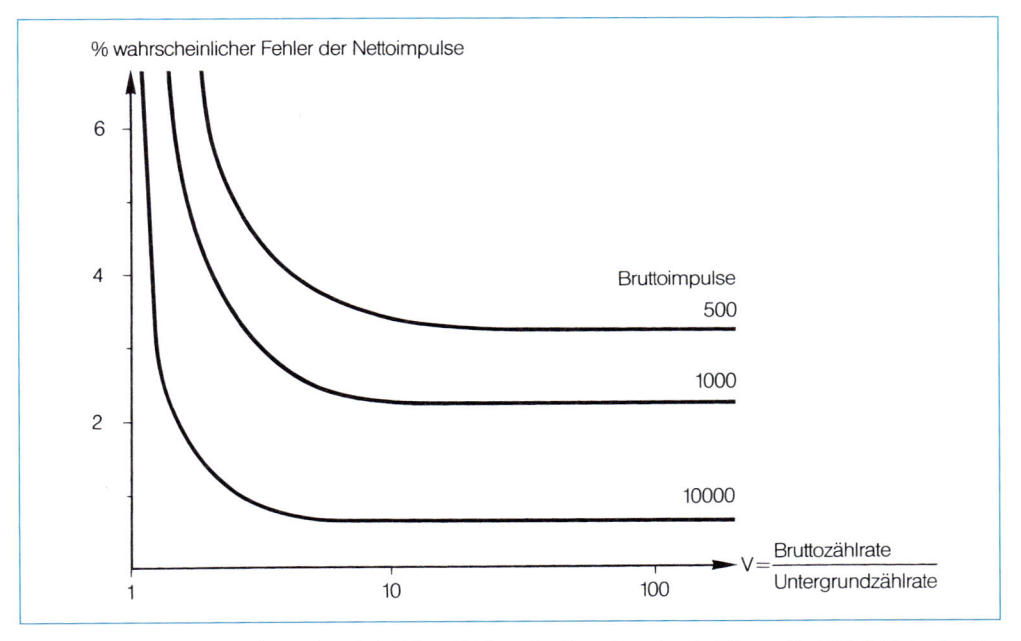

Abb. 20.19 Abhängigkeit des wahrscheinlichen Fehlers der Nettoimpulsrate (N) vom Verhältnis V der Brutto- zur Untergrundzählrate (V = B:U). Beim wahrscheinlichen Fehler liegen jeweils 50 % der Messwerte innerhalb bzw. außerhalb der (als Prozent des repräsentativen Mittelwerts) angegebenen Fehlergrenze.

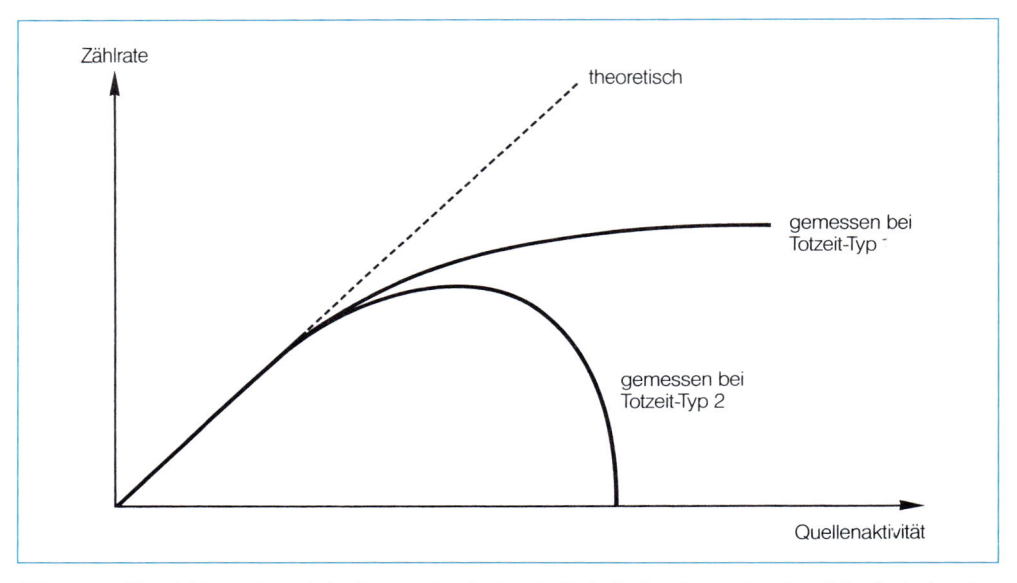

Abb. 20.20 Messfehler aufgrund der Totzeit des Geräts: Außerhalb des Proportionalbereichs (zwischen Anzeige und Aktivität) strebt die Anzeige entweder einen Maximalwert an (Typ 1) oder sie sinkt mit zunehmender Aktivität nach einem Maximum wieder ab (Typ 2).

schen Messfehler nicht wesentlich über 10% liegen sollte. Dies lässt sich in der Regel durch eine angemessene Abschirmung des Detektors erreichen.

> **Merke**
> Bei hohen Messimpulszahlen und geringer Untergrundstrahlung ist der statistische Messfehler klein.

Bei hohen Messimpulsraten (= Impulse/Zeit), z. B. bei der Messung einer großen Aktivität, kann ein anderer **Messfehler** das Ergebnis verfälschen. Durch die **Totzeit** des Messgeräts bedingt, ist von einer bestimmten Zählrate (Messimpulsrate) an keine Proportionalität mehr zur gemessenen Aktivität gegeben (Abb. 20.20).

Je nach Gerätetyp strebt die Zählrate außerhalb des Proportionalitätsbereichs eine konstante Größe an (**Totzeit Typ 1**) oder sie sinkt nach einem Maximalwert wieder ab (**Totzeit Typ 2**). In beiden Fällen wird eine zu geringe Zählrate gemessen. Dieser Messfehler lässt sich z. B. durch einen größeren Quellen-Detektor-Abstand (Abstandsquadratgesetz!) vermeiden. Im Falle einer Bohrlochmessung kann eine definierte Verdünnung der Probe helfen, die dann rechnerisch berücksichtigt wird.

Fragen

20.1 Weshalb können Ionisationskammern zum Nachweis von Kernstrahlung verwendet werden?
20.2 Weshalb können mit einem Szintillationszähler Gammastrahlen nachgewiesen werden?
20.3 Aus welchem Material besteht der am häufigsten verwendete Szintillationskristall und durch welches Element wird die Lichtausbeute des Kristalls erhöht?
20.4 Wie ist die Arbeitsweise eines Photomultipliers?
20.5 Wie entsteht der Photoeffekt?
20.6 Wie entsteht der Comptoneffekt?
20.7 Was versteht man unter der Totzeit eines Detektors?
20.8 Aus welchen Gerätegruppen ist ein Kernstrahlungsmessplatz aufgebaut?
20.9 Aus welchen Anteilen setzt sich ein Gammaspektrum zusammen, das mit einem Natriumjodid-Kristall gemessen wurde?
20.10 Welche Aufgabe hat der Impulshöhenanalysator?
20.11 Weshalb kann es bei der Messung sehr hoher Aktivitäten zu einer Verfälschung des Messergebnisses kommen?
20.12 Weshalb kann es bei der Messung einer sehr niedrigen Aktivität zu einem unkorrekten Messergebnis kommen?

21 Spezielle Messplätze für die nuklearmedizinische Diagnostik

21.1 Überblick

Die meisten nuklearmedizinischen Messplätze sind nach dem Prinzip des Szintillationszählers aufgebaut. Für jeden Anwendungsbereich wurden jedoch spezielle Ausführungen entwickelt, die sich hinsichtlich der Messgeometrie sowie der Impulsverarbeitung und -registrierung unterscheiden.

Für **Probenmessungen** (= Messung der Aktivitätskonzentration in Flüssigkeiten wie Urin und Blutserum) wird zumeist ein Bohrlochmessplatz (Abb. 21.1) verwendet. Hierbei befindet sich die Messprobe in einem Loch im NaJ(Tl)-Kristall. Sie ist fast allseitig vom Szintillationskristall umgeben, wodurch sich eine günstige Messgeometrie mit hoher Impulsausbeute ergibt.

Bei **Funktionsmessungen** wird das Zeitverhalten eines Radiopharmakons in Organen (z. B. Schilddrüse) erfasst. Der Detektor befindet sich nahe der Körperoberfläche über dem interessierenden Organ. Durch eine geeignete Bleiblende (Kollimator) wird die Messgeometrie auf das jeweilige Organ beschränkt. Die aus benachbarten Körperteilen emittierte Gammastrahlung wird ausgeblendet bzw. der Detektor wird gegen sie abgeschirmt.

Die über dem Organ gemessenen Impulsraten werden bei langsamen Funktionsverläufen (z. B. Schilddrüse, Abb. 21.2) als Einzelmessungen im Abstand von Stunden bzw. Tagen durchgeführt.

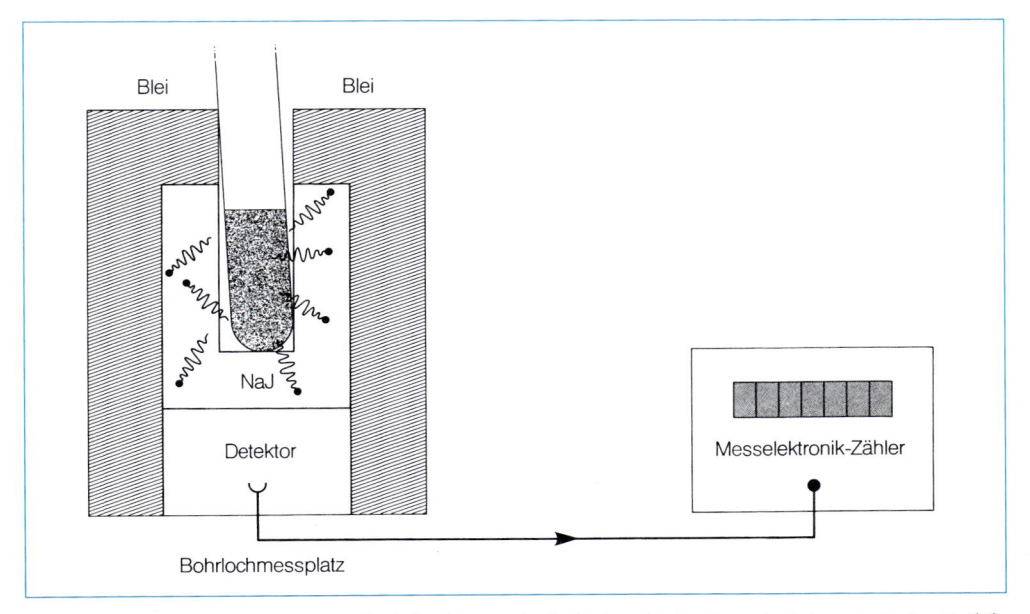

Abb. 21.1 Bohrlochmessplatz: Die radioaktive Messprobe befindet sich in einem Loch innerhalb des NaJ(Tl)-Kristalls. Da sie fast allseitig vom Kristall umgeben wird, ist die Messausbeute relativ hoch. Die erzeugten Impulse werden in der angeschlossenen Elektronik gezählt. Sie sind ein Maß für die Radioaktivität in der Probe.

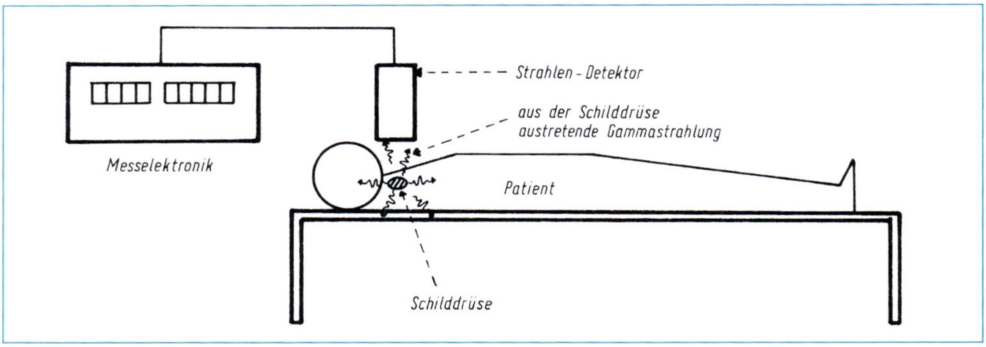

Abb. 21.2 Funktionsmessplatz: Die Zählrate ist ein Maß für die im Organ vorhandene Aktivität. Ihr zeitlicher Verlauf beschreibt bei organspezifisch verarbeiteten Radiopharmaka das Funktionsverhalten des Organs. Bei langsamen Funktionsverläufen (z. B. Schilddrüse) erfolgen in gewissen Abständen Einzelmessungen, bei schnellen Funktionsverläufen kontinuierliche Messungen in Kurvenform.

Bei schnellen Funktionsverläufen (z. B. Nieren) können die Impulsratenveränderungen direkt mit einem Linearschreiber als Funktionskurve registriert werden (z. B. ☞ Isotopen-Nephrogramm Abb. 21.6) bzw. zunächst in einer EDV-Anlage registriert und dann als Kurvenverlauf dargestellt werden.

Funktionsmessungen werden zumeist mit einer Gammakamera mit angeschlossener Datenverarbeitungsanlage durchgeführt. Bei Funktionsmessungen interessiert das Zeitverhalten des Radiopharmakons im Gesamtorgan.

Bei **Lokalisationsmessungen** wird dagegen die Aktivitätsverteilung innerhalb eines Organs erfasst. Hierzu wird routinemäßig in der Regel die Szintillationskamera (= **Gammakamera**) verwendet. Nur noch selten und vereinzelt wird für spezielle Zwecke ein **Szintiscanner** (mit bewegtem Detektor) eingesetzt.

Dabei wird die räumliche Aktivitätsverteilung als ebenes Projektionsbild dargestellt (Abb. 21.3).

Spezielle tomographische Szintigraphiegeräte (☞ **SPECT**-Kamera, Kap. 21.6.7 und Abb. 21.31 bzw. ☞ **PET**-Gerät, Kap. 21.6.8 und Abb. 21.34) gestatten auch das Erfassen und Darstellen der räumlichen Verteilung der Radioaktivität.

Die Darstellung erfolgt hier – wie bei der Computertomographie im Röntgen – in Form von Schnittbildern, die (oft beliebig) durch das jeweilige Organ gelegt werden können, bzw. als 3-dimensionales Bild.

Ganzkörpermessungen werden zur Identifizierung und Quantifizierung inkorporierter Radionuklide durchgeführt. Bei bestimmten nuklearmedizinischen Untersuchungsmethoden erfolgen die Messungen nur zur Quantifizierung bekannter Radionuklide im Patientenkörper. Das Ziel ist hierbei, die Resorption bzw. Ausscheidung bestimmter Stoffe quantitativ zu verfolgen.

Im Rahmen der Strahlenschutzüberwachung werden Ganzkörpermessungen zur Identifizierung und Quantifizierung eventuell inkorporierter Radioisotope vorgenommen. Sie erfolgen mit so genannten Ganzkörperzählern. Dabei handelt es sich um Gammastrahlungsmessplätze mit besonders messempfindlichen Detektoren und einer sehr wirksamen Abschirmung gegen Umgebungsstrahlung (Untergrundstrahlung). Mit dieser Ausstattung können auch sehr geringe Aktivitätsmengen registriert werden.

Der Aufbau von **Ganzkörperzählern** kann sehr verschieden sein. Insbesondere sind die Konstruktion und das Material der Abschirmeinrichtung in vielfältigen Varianten anzutreffen. Je nach gegebenen Möglichkeiten werden hierfür Eisen, Blei, Beton, Wasser, Sand u. a. benutzt. Als Strahlungsdetektoren kommen NaJ(Tl)-Kristalle, Flüssigkeits- oder Plastikszintillatoren zur Anwendung.

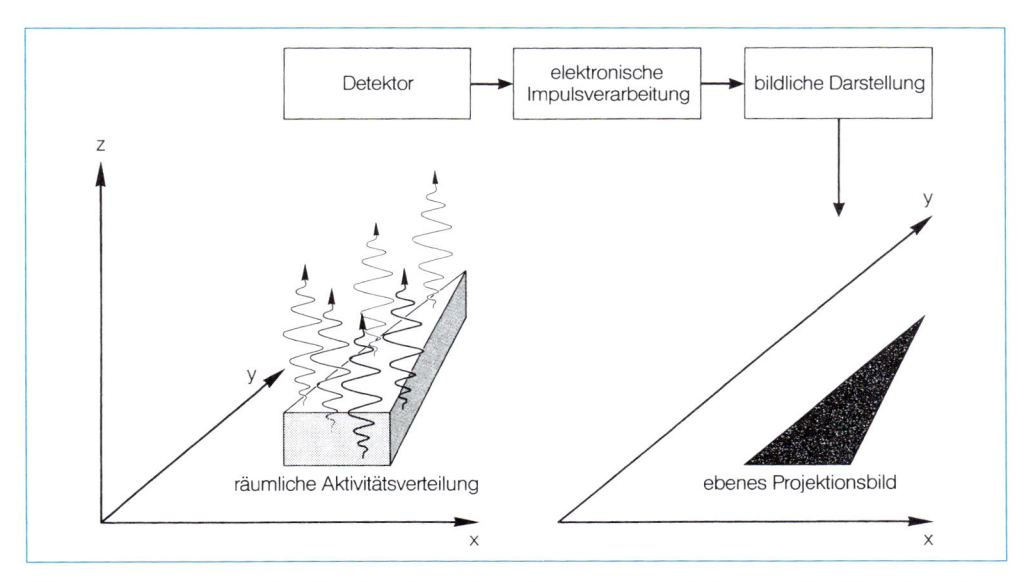

Abb. 21.3 Grundprinzip der Szintigraphie: Die in einem Organ räumlich verteilte Radioaktivität wird von einem Detektor in einer Richtung erfasst und als ebenes Projektionsbild wiedergegeben. Bezirke unterschiedlicher Aktivität werden mit verschiedenen Grauwerten oder Farben dargestellt.

Zur Auswertung der Messergebnisse, insbesondere zur Radionuklididentifizierung anhand der gemessenen Gammaspektren, ist zumeist eine EDV-Anlage angeschlossen. Ganzkörperzähler werden vorwiegend in großen Instituten betrieben.

Da in der Labordiagnostik oft sehr kleine Aktivitätsmengen gemessen werden, muss der Detektor besonders gut gegen Störstrahlung abgeschirmt sein. Die Elektronik des Bohrlochmessplatzes entspricht der eines üblichen Szintillationsmessplatzes mit Impulszähler und Zeiteinheit (Timer).

21.2 Probenmessplätze

21.2.1 Bohrlochmessplatz

Beim Bohrlochmessplatz (☞ Abb. 21.1) hat der Szintillationskristall eine zentrale Bohrung, in welche die Messprobe (z. B. Reagenzglas mit radioaktiver Flüssigkeit, Urin, Serum) eingebracht wird. Bei genügend kleinem Messvolumen ist die Probe nahezu allseitig vom Detektor umgeben (= 4-π-Geometrie). Mit zunehmender Füllhöhe des Messröhrchens vermindert sich die relative Zählausbeute (Abb. 21.4). Bei Vergleichsmessungen ist daher auf gleiche Messgeometrie (Füllhöhe) zu achten.

21.2.2 Bohrlochprobenwechsler

Die Messprobe wird beim einfachen Bohrlochmessplatz per Hand eingeführt und entfernt. Der hierfür erforderliche Zeitaufwand wird durch Verwendung eines **Bohrlochprobenwechslers** (= Gammaprobenwechslers) deutlich reduziert. Insbesondere bei umfangreichen Messreihen mit vielen Proben ist ein automatischer Probenwechsler vorteilhaft. Das Gerät wird vor Beginn der Messreihe mit den Röhrchen bestückt.

Nach der Einstellung des Geräts (u. a. Messzeit pro Probe) erfolgt das Wechseln der Röhrchen im Kristall automatisch. Die Messwerte werden zumeist direkt in einen angeschlos-

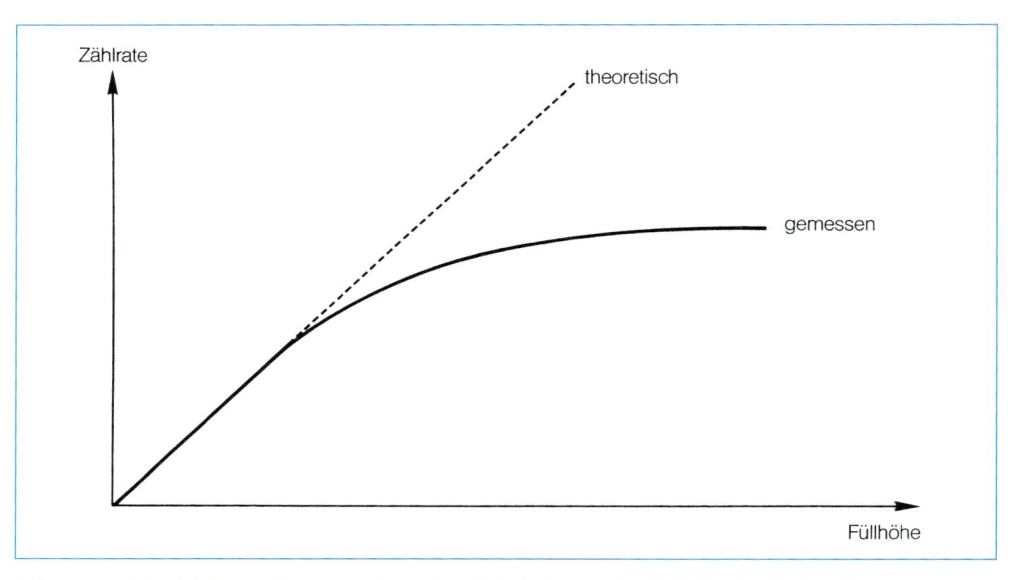

Abb. 21.4 Abhängigkeit der Messergebnisse eines Bohrlochs von der Füllhöhe des Probenröhrchens

senen Rechner übertragen, der die Messwertverarbeitung (Auswertung) durchführt.

Bei EDV-unterstützter Patientendaten-Verwaltung können die Ergebnisse direkt in der Patientenakte vermerkt oder gar in den evtl. zu erstellenden Arztbrief geschrieben werden.

Einem Bohrlochprobenwechsler kann auch eine automatische Probenaufbereitung („Pipettier- und Waschstraße") vorgeschaltet werden, deren Einzelschritte für jede Untersuchungsart programmiert werden. Damit steht ein programmierbarer Automat zur Untersuchung von Serumproben zur Verfügung.

21.2.3
Vielkristallbohrlochmessplätze

An Stelle der mit einem Bohrloch verbundenen mechanischen Probenwechsler werden auch so genannte Vielkristallszintillationsdetektoren eingesetzt. Diese besitzen in zwei Reihen angeordnet 12 bis 16 Messlöcher.

Die Proben werden in angepassten Halterungen als 12er- bzw. 16er-Set hier synchron (gleichzeitig) gemessen. Durch den Wegfall der Einzelwechselzeiten pro Probe in Verbindung mit der Synchronmessung eines ganzen Probensatzes reduziert sich die Gesamtmesszeit einer Proben-Serie erheblich (Abb. 21.5).

Vielkristallszintillatoren sind wegen der dünnen Kristallwand nur zur Messung sehr niederenergetischer Gammastrahler (z. B. ^{125}Jod) geeignet. Bei höheren Gammaenergien sinkt die Ansprechempfindlichkeit des Detektors so stark, dass die beschriebenen Zeitvorteile durch die notwendige Messzeitverlängerung entfallen.

Bohrlochmessplätze müssen sehr sorgfältig hinsichtlich einer Kontamination überwacht werden. Schon kleinste Mengen einer Verunreinigung mit einem Radionuklid können die Messergebnisse wegen der zumeist niedrigen Probenkonzentrationen erheblich verfälschen.

21.2.4
Flüssigkeitsszintillationszähler

Für die Messung von mit **Betastrahlern** markierten Proben werden spezielle Flüssigkeitsszintillationszähler (= liquid scintillation counter) verwendet. Die zumeist mit ^{3}H oder ^{14}C markierte Messprobe ist in einem flüssigen Szintillator (spezielle organische Verbindungen) gelöst. Zählverluste durch Absorption

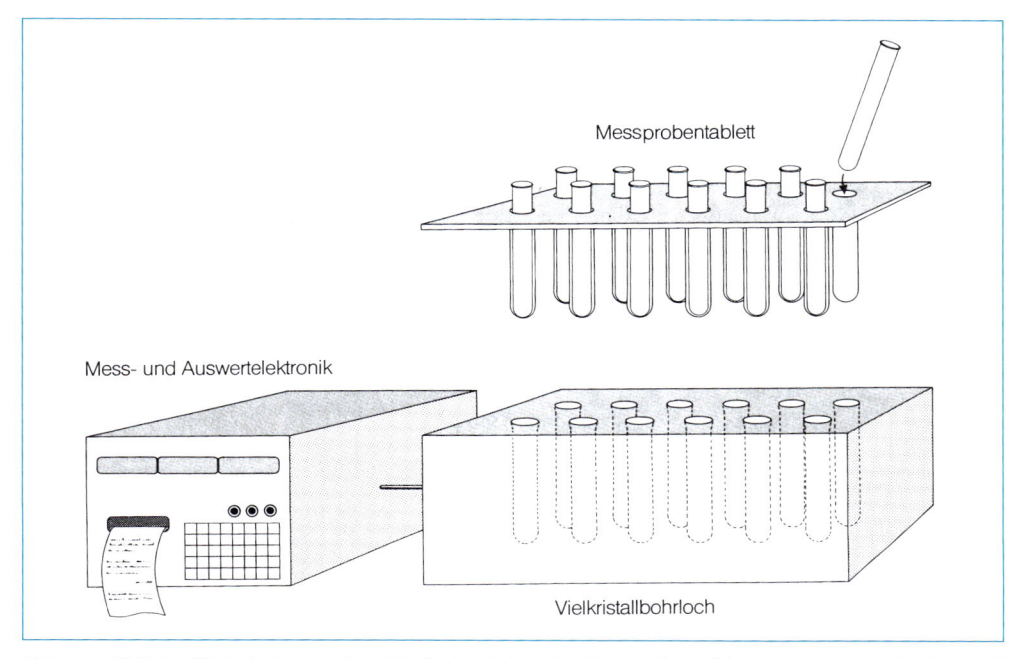

Abb. 21.5 Vielkristallbohrlochmessplatz: Die Probenhalter des Messprobentabletts passen genau in die zwölf Bohrlöcher des Detektors. Alle zwölf Proben werden gleichzeitig gemessen! Von der angeschlossenen Mess- und Auswerteeinheit werden die Werte erfasst, verarbeitet und dokumentiert.

und Selbstabsorption der Betastrahlung werden so vermieden.

Anmerkung: Selbstabsorption ist die Absorption von Strahlung im Material der radioaktiven Quelle selbst. Sie muss insbesondere bei α- und β-Strahlern berücksichtigt werden.

Die von ionisierenden Teilchen im Szintillator ausgelösten Lichtblitze werden durch zwei in Koinzidenz geschaltete Sekundärelektronenvervielfacher (SEV) verstärkt. Durch die Koinzidenzschaltung werden Störimpulse unterdrückt.

Der Messimpuls ist der Energie des Teilchens proportional, wodurch **Elektronenspektrometrie** ermöglicht wird. Diese erlaubt auch die gleichzeitige Messung mehrerer Strahler (Doppelmarkierung), falls die Betaenergien sich ausreichend unterscheiden.

Die Messimpulse werden analysiert und in einer angeschlossenen EDV-Anlage ausgewertet. Flüssigkeitsszintillationszähler sind in der Regel mit einem automatischen Probenwechsler ausgestattet.

21.3 Funktionsmessplätze

Eine der häufigsten Funktionsuntersuchungen in der Nuklearmedizin ist die Nierenuntersuchung als **Isotopennephrogramm (ING)** bzw. auch als Radioisotopennephrogramm (RIN) bezeichnet.

Nach intravenöser Applikation einer nierenpflichtigen radioaktiv markierten Substanz (z. B. ^{123}Jod-Hippursäure) wird durch kontinuierliche Messung und Registrierung der aus jeder Niere austretenden Gammaquanten je eine Funktionsverlaufskurve erstellt. Abweichungen vom Normverlauf der Kurven geben Hinweise auf Störungen der Nierenfunktion bzw. des Harnabflusses (z. B. Stau bei Vorliegen eines Harnleitersteins).

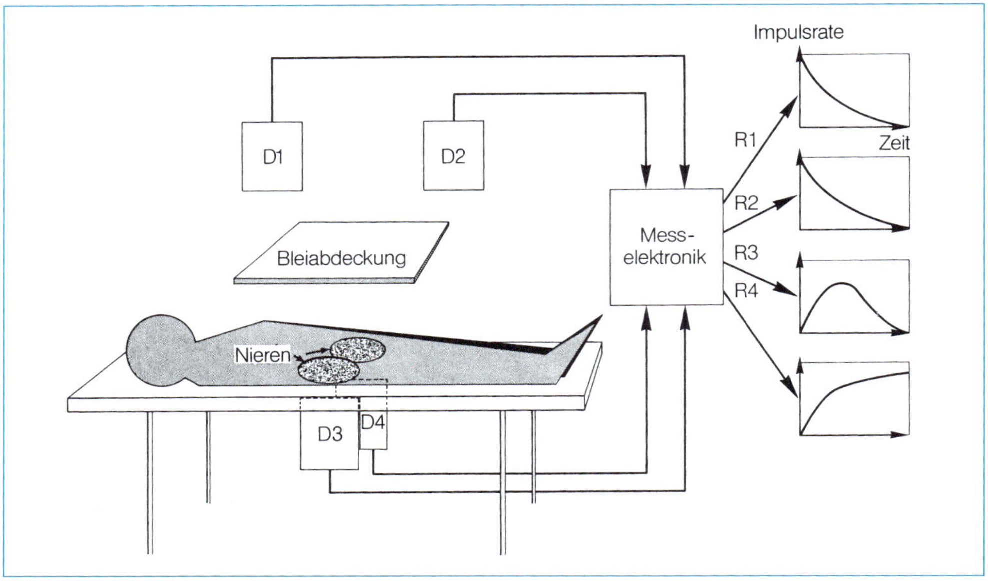

Abb. 21.6 Funktionsmessplatz für die seitengetrennte quantitative Nierenclearance: Die Sonden D1 und D2 registrieren – außerhalb der Nierenregion – den Abfall der Radioaktivität im Körper (Kurven R1 und R2). Die Sonden D3 und D4 zeichnen für jede Niere einzeln die Passage des Radiopharmakons auf (Kurven R3 und R4; Isotopennephrogramm).

Ein Funktionsmessplatz besteht aus einem oder mehreren zweckentsprechend angeordneten Szintillationsmessplätzen mit den Bausteinen Szintillationssonde, Hochspannung, Verstärker, Impulshöhenanalysator und Registriereinheit (Zähler und Timer bzw. Ratemeter und Linienschreiber).

Für die Schilddrüsenfunktion z. B. reicht ein Messplatz (Up-take-Messplatz), für das oben beschriebene Isotopennephrogramm werden zwei Messplätze benötigt und für die Messung der seitengetrennten quantitativen **Nierenclearance** sind gleichzeitig vier Messplätze im Einsatz (Abb. 21.6).

Typisch für den Funktionsmessplatz ist der Funktionskollimator, der das Sichtfeld des Szintillationskristalls auf das zu messende Organ beschränken soll (Abb. 21.7).

Mit einem **Funktionsmessplatz** wird die in Richtung Detektor aus dem Organ austretende Strahlung insgesamt erfasst. Für die Messung der örtlichen Verteilung der radioaktiven Substanz innerhalb eines Organs ist der Funktionsmessplatz nicht geeignet. Hierfür werden **Lokalisationsmessplätze** (z. B. Szintiscanner, Gammakamera) eingesetzt.

21.4 Szintigraphie

Die Aufgabe der Szintigraphie besteht darin, die örtliche Konzentrationsverteilung eines Radiopharmakons in einem Körpergebiet – zumeist in einem Organ – mittels der emittierten Gammastrahlung zu erfassen und bildlich wiederzugeben (☞ Abb. 21.3).

Zumeist stellt das Bild eine Projektion der räumlichen Aktivitätsverteilung im Organ in eine Bildfläche dar (= Szintigramm). Beurteilt werden Größe, Form, Lage und lokale Abweichungen des Radionuklidspeichermusters von der Norm (Speicherdefekte bzw. örtliche Mehranreicherungen), die letztlich Ausdruck lokaler Funktionsstörungen sind.

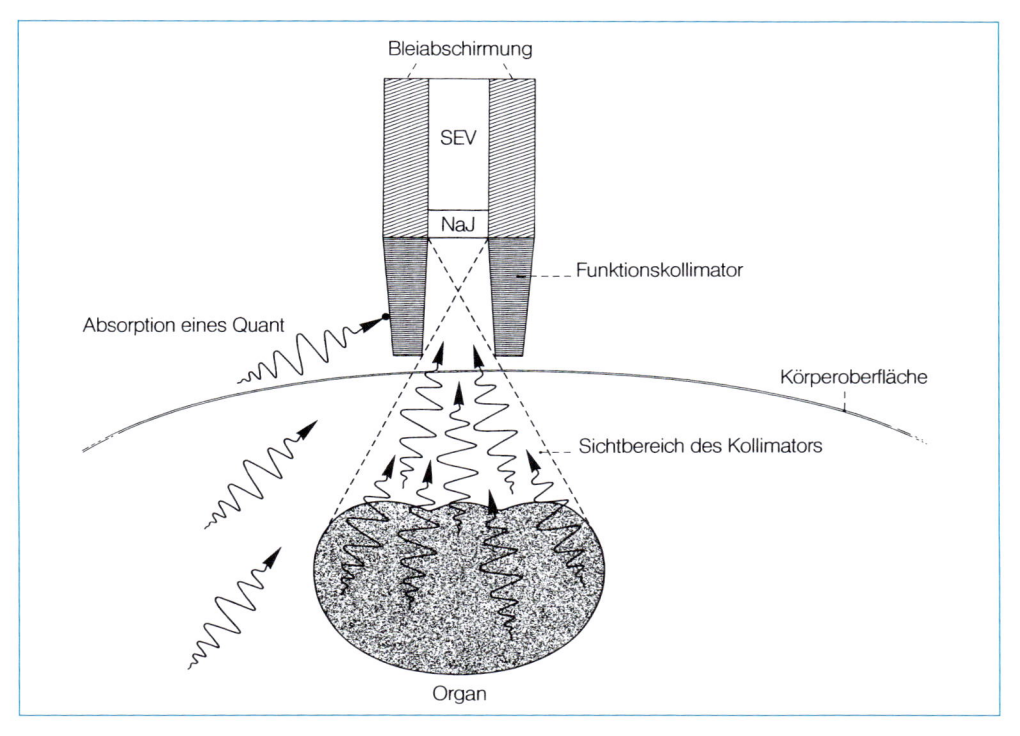

Abb. 21.7 Der Kollimator einer Funktionsmesssonde schränkt das Sichtfeld des Detektors auf das zu untersuchende Organ ein. Aus dem seitlichen Körperumfeld austretende Strahlung wird in der Bleiabschirmung des Kollimators absorbiert.

Zur szintigraphischen Abbildung werden zwei Arten von Messsystemen benutzt, seltener der Szintiscanner, **zumeist** die **Szintillationskamera** (= **Gammakamera**).

Beim Szintiscanner wird ein beweglicher Detektor zeilenförmig über dem Gebiet des abzubildenden Organs bewegt. Ein spezieller Kollimator lässt jeweils nur die in einem kleinen Sichtfeld austretende Gammastrahlung in den Detektor einfallen. Mit dem Detektor ist – meist starr – ein Wiedergabesystem, z. B. ein Farbdrucker, gekoppelt. Damit werden ortsgetreu entsprechend den gemessenen Impulsraten verschiedene Farbmarken auf ein Papier gedruckt. Einer bestimmten Farbreihenfolge entspricht dabei eine Impulsratensteigerung (Abb. 21.8). **Szintiscanner** werden nur noch selten und für spezielle Zwecke eingesetzt.

Der Detektor einer klassischen Gammakamera befindet sich während der Messung fest über dem Aufnahmegebiet. Die Ortszuordnung der in die Kamera einfallenden Gammaquanten geschieht mit Hilfe spezieller **Kollimatoren** und auf elektronischem Wege. Das entstehende Bild wird auf einem Oszillographenschirm dargestellt, von dem ein photographisches Abbild erstellt werden kann (Abb. 21.9).

In der Regel ist eine Gammakamera heute mit einem elektronischen Prozessrechner (EDV-System) gekoppelt, der die Bildinformation aufnimmt und speichert. Hierdurch ist eine nachträgliche Bildverarbeitung möglich (Kap. 22.4).

Mit einer langsam um den Patienten rotierenden Gammakamera können Aufnahmen des Organs aus vielen Winkelpositionen gemacht werden. Die Auswertung dieser Aufnahmen mit z. B. speziellen Rückprojektionsprogrammen erlaubt anschließend die Wieder-

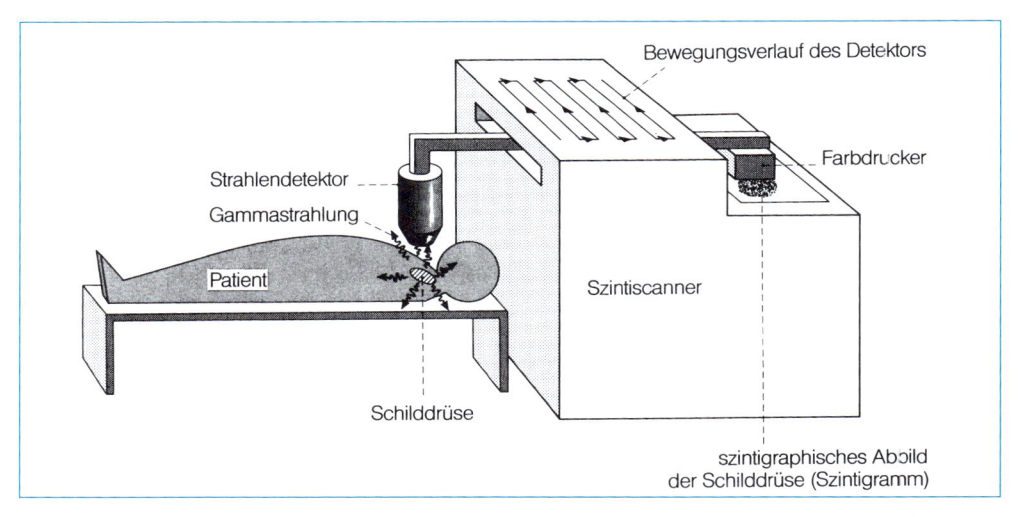

Abb. 21.8 Szintiscanner: Ein beweglicher Detektor registriert in einem Feld über dem abzubildenden Organ (hier Schilddrüse) zeilenförmig die austretende Strahlung. Ein synchron mitbewegter Farbdrucker zeichnet die gemessenen Strahlenintensitäten farbcodiert und ortsgerecht auf (= Szintigramm).

gabe von Schnittbildern durch das Organ, ähnlich wie bei der Computertomographie mit Röntgenstrahlen. Dieses Verfahren wird **Emissions-Computertomographie (ECT)** genannt, da die Strahlung aus dem Patienten emittiert (ausgesandt) wird. Geläufiger ist die Bezeichnung **SPECT** (= Abkürzung für Single-Photon-Emissions-Computer-Tomographie).

Anmerkung: Das röntgenologische CT-Verfahren, bei dem die Strahlung durch den Patienten hindurchgeschickt (transmittiert) wird, wird auch als **T**ransmissions-**C**omputer-**T**omographie (**TCT**) bezeichnet.

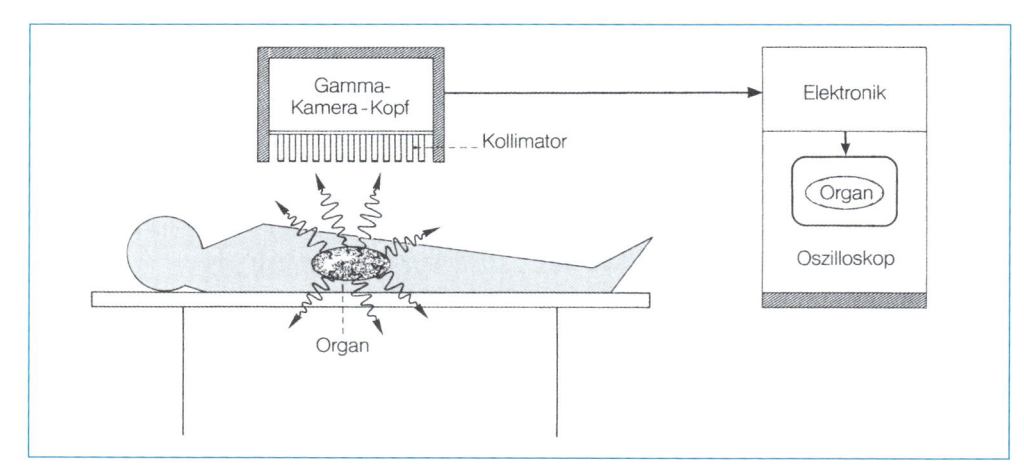

Abb. 21.9 Die Gammakamera erfasst als ortsfester Detektor die aus verschiedenen Organgebieten in Richtung der Kollimatoröffnungen austretende Strahlung gleichzeitig. Die registrierten Messimpulse werden ortsgetreu auf einem Oszilloskop wiedergegeben.

21.5 Szintiscanner

Das Funktionsprinzip wurde bereits unter Abschnitt 21.4 beschrieben. Der Aufbau des Impulserfassungs- und des Impulsverarbeitungsteils eines Scanners entspricht dem eines Szintillationsmessplatzes. Charakteristisch für den Scanner sind die benutzten Kollimatoren und die Art der Messwertregistrierung.

Die **szintigraphische Diagnostik** wird heute vorrangig mit der Gammakamera durchgeführt. Nur für spezielle Zwecke werden gelegentlich noch Szintiscanner eingesetzt. Deshalb sollen die Eigenschaften des Szintiscanners hier nur in gekürzter Form dargestellt werden.

21.5.1 Scannerkollimatoren

Der **ideale Scannerkollimator** müsste einen etwa bleistiftförmigen Sichtbereich für den Kristall ermöglichen. Dies lässt sich technisch nicht realisieren. Durch fokussierend ausgerichtete Bohrungen im Kollimator wird diese Idealform nur grob angenähert erreicht.

Misst man die relative Empfindlichkeitsverteilung im Sichtfeld eines Kollimators mit einer Punktquelle, so ergibt sich das in Abbildung 21.10 dargestellte Isoimpulslinienbild.

Eine **Isoimpulslinie** ist eine Linie gleicher Messempfindlichkeit. Die engste Einschnürung der Isoimpulslinien kennzeichnet die Fokusebene des Kollimators. Hier besteht die größte Trennschärfe für zwei benachbarte Aktivitätsverteilungen. Die Fokusebene sollte sich bei der Aufnahme im untersuchten Organ befinden (Abb. 21.11).

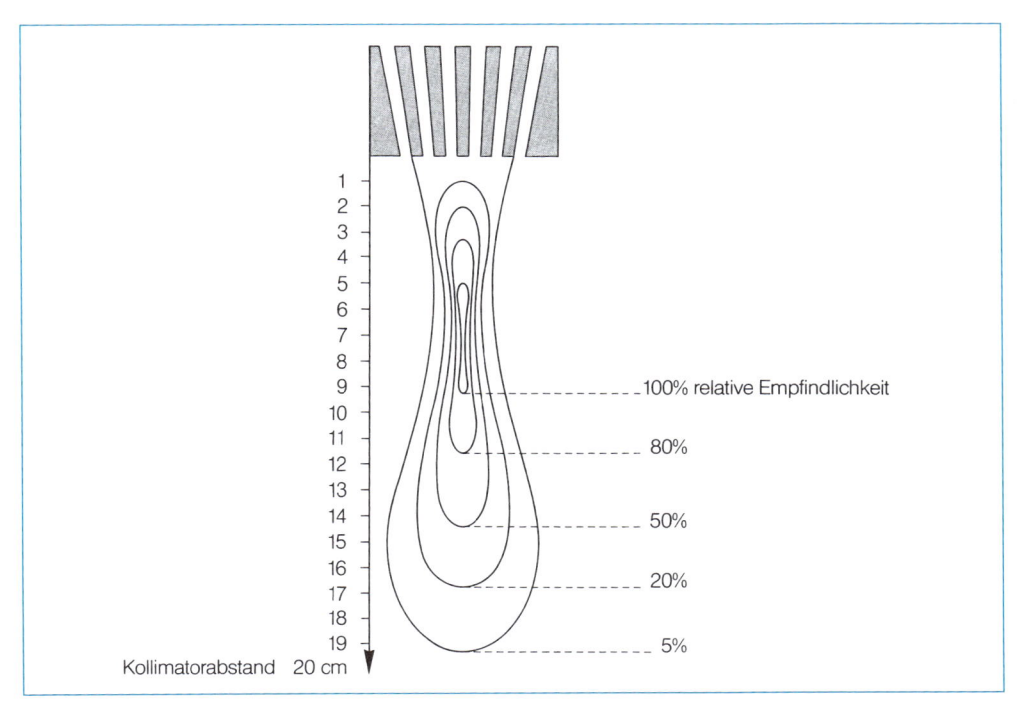

Abb. 21.10 Isoimpulslinienverteilung eines Scannerkollimators. Diese kollimatorcharakteristische räumliche Empfindlichkeitsverteilung des Detektors überlagert sich bei der Messung der Aktivitätsverteilung im Messgebiet. Das jeweilige Messergebnis resultiert aus der (integralen) Verknüpfung von Aktivitäts- und Empfindlichkeitsverteilung.

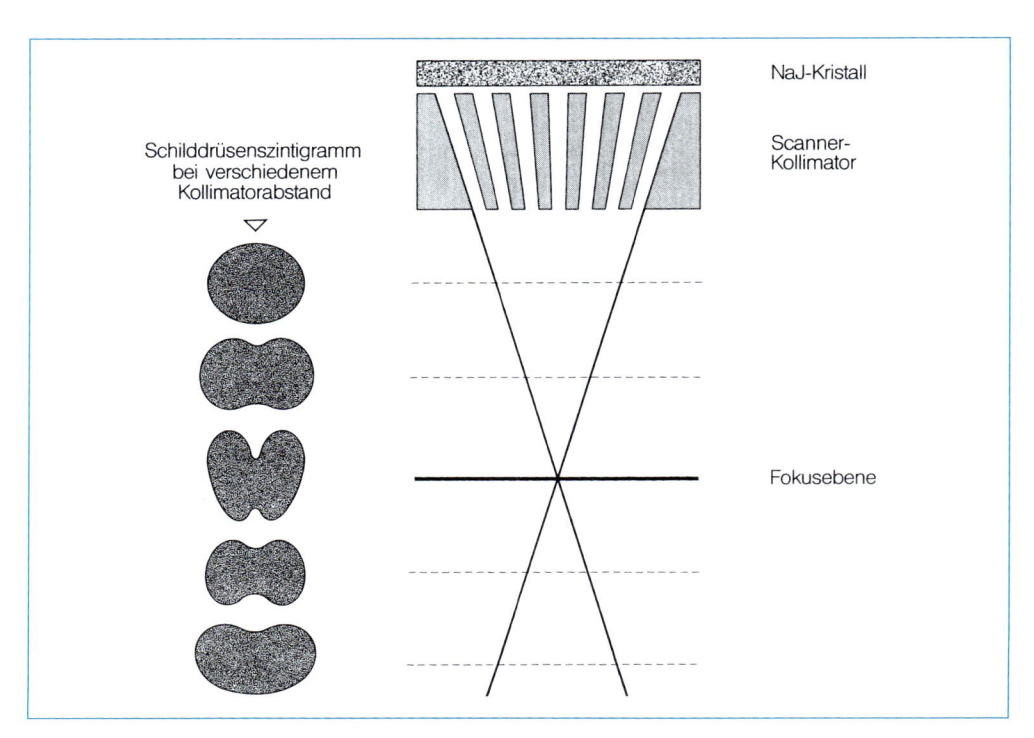

Abb. 21.11 Das zu untersuchende Organ muss in der Fokusebene des Scannerkollimators liegen, um ein optimales Szintigramm zu erhalten. Außerhalb der Fokusebene verschlechtert sich die Bildqualität erheblich.

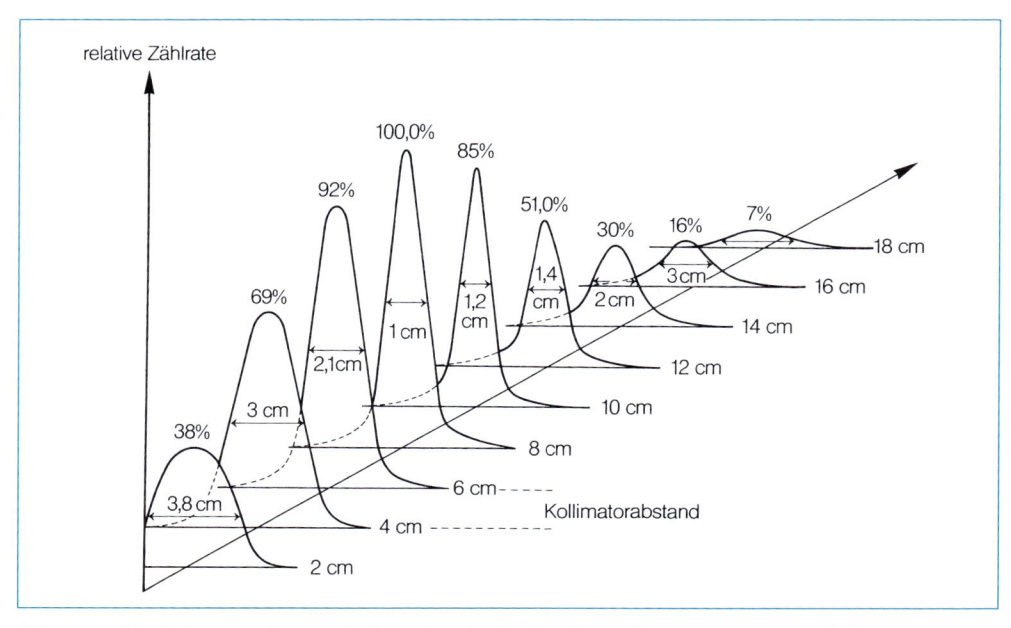

Abb. 21.12 Die Linienverbreiterungsfunktion beschreibt das Ortsauflösungsvermögen und die relative Empfindlichkeit eines Kollimators in verschiedenen Messabständen von der Kollimatoroberfläche.

Für die Beurteilung der Kollimatoreigenschaften wird die **Linienverbreiterungsfunktion** herangezogen. Sie gibt Auskunft über das Auflösungsvermögen und die relative Empfindlichkeit in verschiedenen Abständen von der Kollimatoroberfläche (Abb. 21.12).

Als Maß für die örtliche Auflösung wird die Breite der Glockenkurve in halber Höhe vom Maximum (= Halbwertsbreite) angesehen.

21.5.2
Impulserfassung und -verarbeitung

Abbildung 21.13 gibt als Blockschaltbild die elektronischen Bausteine einschließlich des Detektors eines Szintiscanners wieder. Die Nachweisempfindlichkeit des Detektorkristalls, NaJ(Tl), ist bei Scannern wegen der großen Kristallabmessungen relativ hoch.

Die elektronischen Bausteine entsprechen, abgesehen von der Registriereinheit, denen eines typischen Szintillationszählers. Die **Registriereinheit** besteht aus einem Strichdrucker mit schwenkbarem Farbbandkopf. Farbbandausschlag und Stichelfrequenz sind der jeweiligen örtlichen Zählrate proportional.

Die Bewegung des Detektors (to **scan** = **abtasten**) erfolgt während der Aufnahme entweder zeilenförmig jeweils in der gleichen Richtung (one way scanning) oder mäanderförmig über dem Untersuchungsgebiet (Abb. 21.14).

Beim mäanderförmigen Scannen erfolgt in jeder Zeile jeweils ein gegenläufiger Zeilenversatz (Scalloping). Beim One-way-Scanning liegt der Versatz immer in der gleichen Richtung und ergibt deshalb keine störende Bildverzerrung.

21.5.3
Geräteeinstellung des Scanners

Die Einstellung eines Szintiscanners für ein möglichst optimales Szintigramm erfordert die sorgfältige Beachtung einer Reihe von Punkten.

Hierzu zählen:
- die korrekte **Energieeinstellung**
- die Auswahl eines geeigneten **Kollimators**

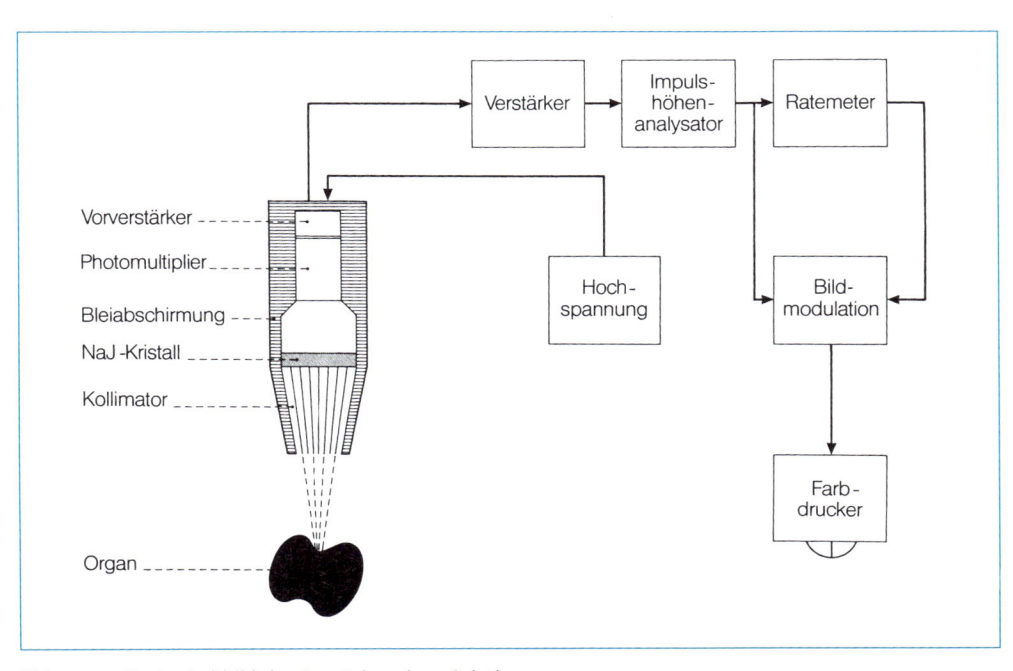

Abb. 21.13 Blockschaltbild der Bausteine eines Szintiscanners

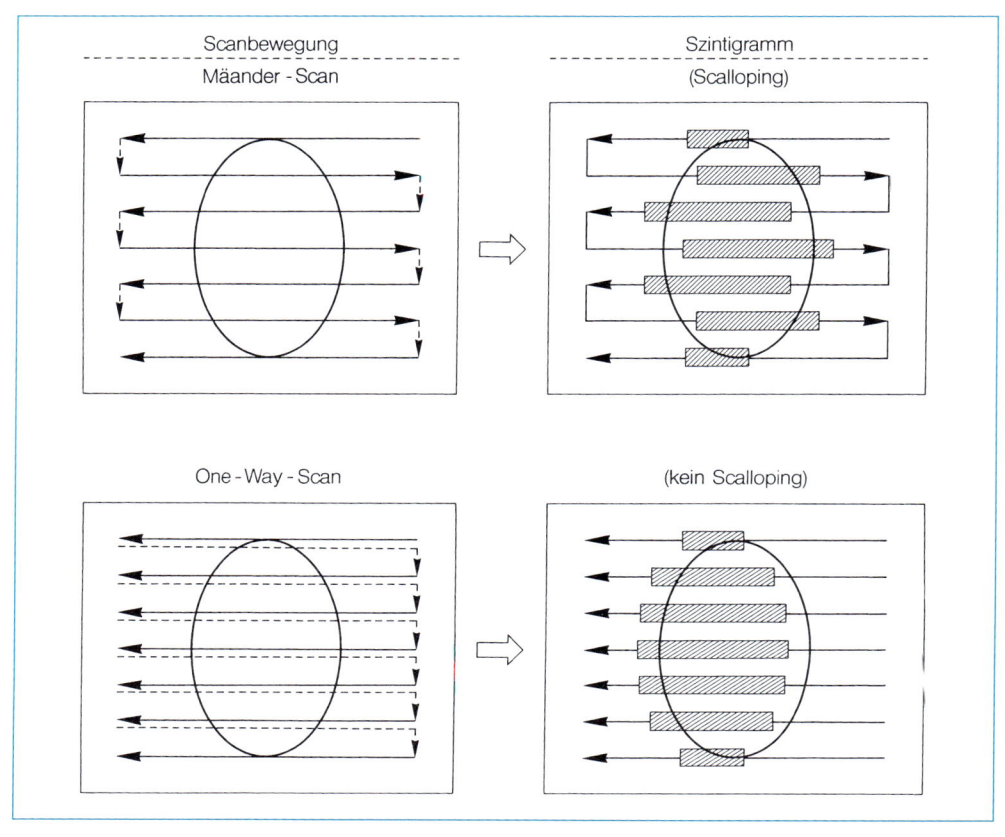

Abb. 21.14 Abtastbewegungen und Bildverschleppung beim Scanner. Mäanderförmiges Abtasten erzeugt einen gegenläufigen Zeilenversatz (Scalloping), der bei hohen Abtastgeschwindigkeiten zu Qualitätseinbußen des Szintigramms führt. Das zeilenförmige (One-way-) Scannen führt zu einem Gesamtversatz des Szintigramms, wodurch die Bildqualität nicht beeinträchtigt wird.

- das Einstellen des **Kollimatorfokus** in die Scanebene
- das Aufsuchen des **Speichermaximums** im Organ
- das Einstellen einer optimalen **Scangeschwindigkeit**
- das Festlegen der **Grenzen** des Untersuchungsbereichs
- das Einstellen einer prozentualen **Untergrundsubtraktion** (background-cut-off, Abb. 21.15).

Nur bei optimal aufeinander abgestimmten Berücksichtigung aller angesprochenen Einstellkriterien lassen sich qualitativ gute Szintigramme aufzeichnen.

21.5.4 Fluoreszenzszintigraphie

Bei der klassischen nuklearmedizinischen Szintigraphie wird ein Radiopharmakon verabreicht, dessen lokale Verteilung anschließend mit einem Szintiscanner oder einer Gammakamera aufgezeichnet wird.

Die Fluoreszenzszintigraphie arbeitet ohne Radiopharmaka. Sie benutzt zur bildlichen Darstellung die in einem inaktiven Nuklid des Organs durch externe Strahlungsanregung erzeugte **Röntgenfluoreszenzstrahlung**.

Praktische Bedeutung hat die Fluoreszenzszintigraphie bislang nur bei der Schilddrüsendiagnostik erlangt: Das in der Schild-

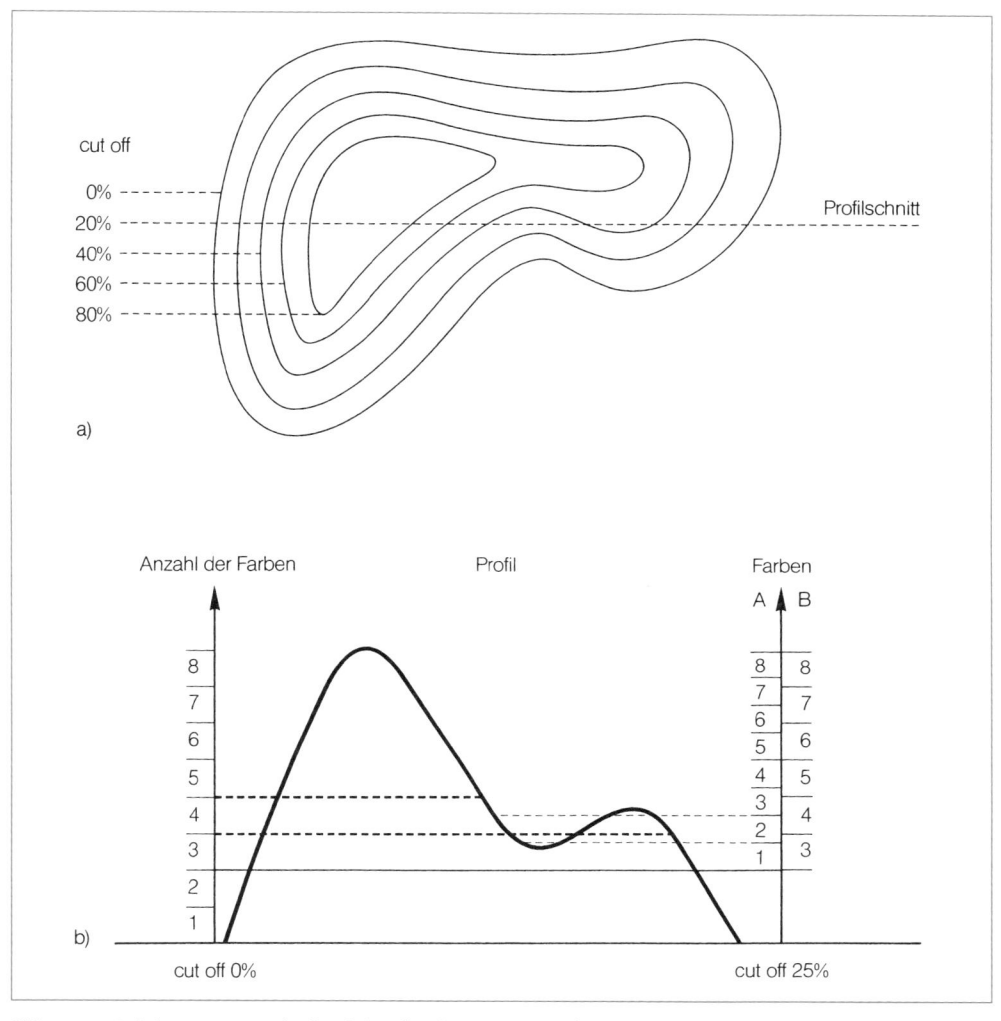

Abb. 21.15 Bei der Untergrundsubtraktion (background-cut-off) werden Impulsraten unterhalb eines in Prozent einstellbaren Niveaus bei der Bilddarstellung nicht berücksichtigt. Werden für die Darstellung der höheren Impulsraten alle acht vorhandenen Farben eingesetzt, so verkleinert sich der Impulsratenbereich pro Farbe. Bei einer zweiten Form des cut-off wird der ursprüngliche Impulsratenbereich pro Farbe beibehalten, wobei dann entsprechend weniger Farben für die Bilddarstellung benutzt werden. (B)

drüse physiologischerweise vorhandene inaktive ^{127}Jod wird von extern durch die 59,6 keV-Gammaquanten einer ^{241}Americium-Quelle angeregt. Dabei wird mit einer ausreichenden Häufigkeit ein Elektron aus der K-Schale des ^{127}Jods bevorzugt durch Photoeffekt entfernt (☞ Kap. 4.1.3).

Das so erzeugte Elektronenloch in der K-Schale wird durch Elektronensprung aus der L-Schale wieder aufgefüllt. Bei diesem Vorgang entsteht **charakteristische Röntgenstrahlung von 28,5 keV** (☞ Kap. 9.1.2).

Die örtliche Verteilung der entstehenden Röntgenfluoreszenzstrahlung entspricht der Mengenverteilung des ^{127}Jods in der Schilddrüse. Die Strahlung wird mit dem **Scannerprinzip** punktweise mit einem bewegten Detektor mit fokussierendem Kollimator nachge-

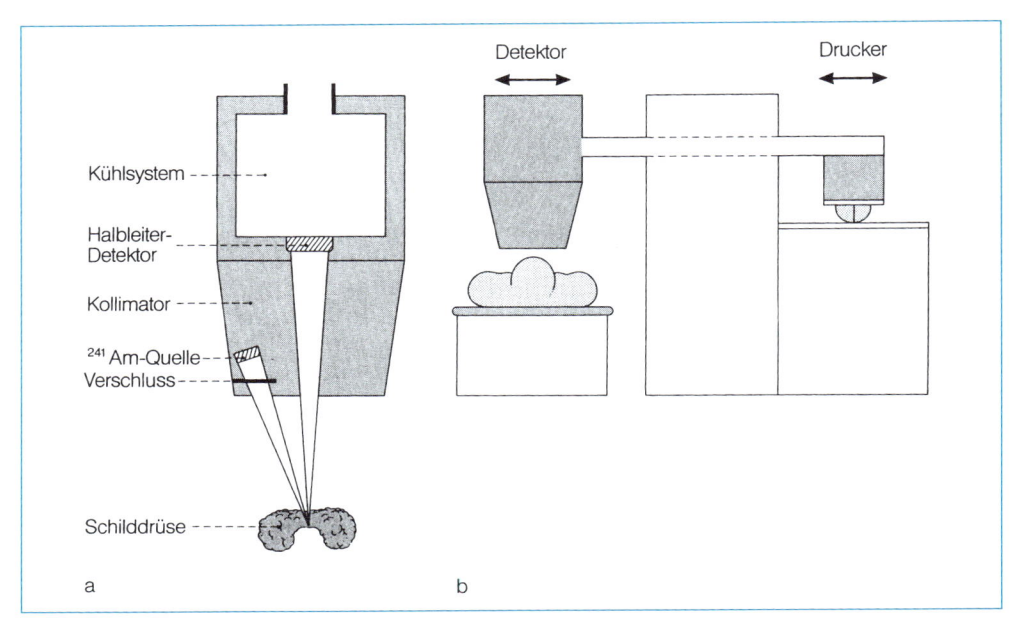

Abb. 21.16 Aufbau eines Fluoreszenzscannerkopfes mit eingebauter ^{241}Americium-Quelle (a). Die Messanordnung (b) entspricht im Übrigen derjenigen beim normalen Szintiscanner.

wiesen und ihre Verteilung ortsgerecht aufgezeichnet.

Abbildung 21.16 zeigt einen Fluoreszenzscannerkopf mit der eingebauten ^{241}Americium-Quelle. Als Detektormaterial wird hier jedoch nicht NaJ(Tl) verwendet, sondern ein Halbleiterdetektor (Silizium/Lithium) mit deutlich höherer Nachweisempfindlichkeit für niederenergetische Photonenstrahlung.

Ein mit einem Fluoreszenzscanner angefertigtes Schilddrüsenszintigramm unterscheidet sich hinsichtlich der bildlichen Darstellungsart nicht von einem mit ^{99m}Technetium oder radioaktivem Jod erstellten Bild.

Inhaltlich können sich jedoch im Einzelfall Unterschiede ergeben, da bei der Fluoreszenzszintigraphie nur die natürlicherweise vorgegebene Jodverteilung und -menge dargestellt wird, unabhängig von der aktuellen Aufnahmefähigkeit des Organs für Technetium bzw. Jod.

Ein Vorteil der Fluoreszenzszintigraphie liegt in der fehlenden Ganzkörperstrahlenbelastung. Auch die **Strahlenbelastung** der Schilddrüse ist bei vergleichbarer Aufnahmequalität geringer als bei einem ^{99m}Technetium-Szintigramm.

21.6 Gammakamera

21.6.1 Grundprinzip

Die Gammakamera arbeitet im Gegensatz zum Scanner in der Grundversion mit einem ortsfest über dem Untersuchungsgebiet positionierten Detektor. Das Blickfeld der Gammakamera, die auch **Szintikamera** genannt wird, erfasst dabei gleichzeitig den gesamten Untersuchungsbereich. Das Prinzip der Gammastrahlenmessung entspricht im Grundsatz wieder dem des Szintillationszählers.

Durch die Kombination eines großflächigen Szintillationskristalls mit vielen regelmäßig darauf verteilten Sekundärelektronenvervielfachern und einer speziellen Impulsverarbeitungselektronik gelingt eine Ortszuordnung der einfallenden Gammaquanten auf der Kristallfläche.

Damit lässt sich ein szintigraphisches Bild erstellen, wenn zusätzlich ein **Kollimator** eingesetzt wird, der nur bestimmte Flugrichtungen der einfallenden Gammastrahlen zulässt. Die gemessenen Ortssignale werden synchron auf einem Oszillographenschirm abgebildet (☞ Abb. 21.9).

Zudem werden die Ortsinformationen von einer angeschlossenen EDV-Anlage erfasst und gespeichert, um dann mit speziellen Programmen weiter bearbeitet werden zu können. Mit dieser Geräte-Konstellation können auch Bildsequenzen (mit sehr kurzen Zeitabständen von Bild zu Bild) aufgenommen und als Funktionsstudien eines Organs ausgewertet und dargestellt werden.

Die Aufnahmezeiten für statische Szintigramme mit der Gammakamera sind insbesondere bei größeren Organen deutlich kürzer als mit einem Szintiscanner.

Der Gammakamerakopf ist an einem stabilen **Stativ** befestigt. Er kann um zwei Achsen geschwenkt und in der Höhe verstellt werden.

Spezialstative gestatten auch die Rotation der Gammakamera um die Längsachse des Patienten. Hierbei kann das Untersuchungsgebiet von ringsum in vielen Positionen abgebildet werden. Bei der Auswertung dieser tomographischen Aufnahmen mittels geeigneter Computerprogramme können Schnittbilder durch das untersuchte Organ rekonstruiert werden (☞ Kap. 21.6.7, **SPECT**).

Für Notfalluntersuchungen z. B. – auf Intensivstationen, – gibt es die **mobile Gammakamera** leichterer Bauart auf einem fahrbaren Gestell. Sie besitzt einen vergleichsweise kleinen Detektordurchmesser und dünnen Szintillationskristall und ist somit nur für die Untersuchung kleinerer Organe (Herz) bzw. bei größeren Organen (z. B. Lunge) nur für eine Ausschnittsdarstellung unter Verwendung niederenergetischer Gammastrahlen (^{99m}Tc, ^{201}Tl) geeignet.

Wegen der insgesamt größeren Einsatzflexibilität wurde der Gammakamera zunehmend der Vorzug vor dem Szintillationsscanner gegeben, den sie in den klinischen Bereichen zumeist bereits verdrängt hat.

21.6.2 Gammakamerakollimatoren

Überblick

Ein Kollimator dient dazu, eine **Richtungsanalyse** der auf den Szintillationskristall einfallenden Gammaquanten vorzunehmen, d. h. es werden nur Gammaquanten bestimmter Flugrichtungen bis zum Kristall durchgelassen; alle übrigen Quanten werden im Idealfall vom Kollimatormaterial (in der Regel Blei) absorbiert.

Für diese Aufgabe stehen unterschiedliche Kollimatortypen zur Verfügung. Hauptsächlich werden Viellochkollimatoren eingesetzt, am häufigsten **Parallellochkollimatoren**. Gelegentlich werden auch **divergierende** Kollimatoren und **konvergierende** Kollimatoren verwendet.

Weitere, seltener und nur für Spezialzwecke eingesetzte, Kollimatortypen sind der Pinhole-Kollimator und der Seven-Pinhole-Kollimator sowie andere Kollimatoren zu Spezialzwecken.

Um für die Bildgebung störende Gammaquanten absorbieren zu können, müssen die Dicke und die Wandstärke der Lochsepten des Kollimators der jeweiligen Gammaenergie angepasst sein. Man unterscheidet entsprechend üblicherweise Kollimatoren für drei Energiebereiche: zwischen 140 und 200 keV (low energy), bis 400 keV (medium energy) und größer als 400 keV (high energy).

Die wichtigsten **Qualitätskriterien** für Kollimatoren sind das Ortsauflösungsvermögen und die Empfindlichkeit. Als Maß für das Ortsauflösungsvermögen wird zumeist die Halbwertsbreite der Linienverbreiterungsfunktion verwendet. Das **Ortsauflösungsvermögen** von Viellochkollimatoren ist umso besser, je kleiner die Lochdurchmesser und je größer die Lochlängen sind.

Die **Empfindlichkeit** ist das Verhältnis der nachgewiesenen Gammaquanten zu den von einer Quelle emittierten Quanten.

Empfindlichkeit und Ortsauflösungsvermögen eines Kollimators sind konkurrierende Eigenschaften. Je größer die Empfindlichkeit ist, desto schlechter ist das Ortsauflösungsvermögen, und umgekehrt. Je nach den Untersuchungsbedingungen muss ein geeigneter Kompromiss zwischen beiden Größen gewählt werden. Bei der Aufnahme schneller Bildserien muss die Empfindlichkeit groß sein, bei statischen Aufnahmen wird einem guten Ortsauflösungsvermögen der Vorrang gegeben.

Parallellochkollimatoren

Sie sind die am häufigsten verwendeten Gammakamerakollimatoren. Senkrecht zur Detektorebene befinden sich bis zu zigtausend parallele Längslöcher, die durch **Septen** voneinander getrennt sind (Abb. 21.17).

Durch den Lochdurchmesser und die Septenlänge wird der charakterisierende Divergenzwinkel α festgelegt (Abb. 21.18). Je kleiner α ist, desto besser ist das Ortsauflösungsvermögen des Kollimators.

Dieses wird auch durch die **Septenpenetration** der Gammaquanten beeinflusst (Abb. 21.19). Die Penetration soll bei der für den Kollimator maximal zulässigen Energie 5% nicht überschreiten.

Beim **Ortsauflösungsvermögen** einer Gammakamera wird zwischen dem inneren Auflösungsvermögen (Eigenauflösung, intrinsic resolution) und der Gesamtauflösung unterschieden.

Die Eigenauflösung (R_i) ist durch die Genauigkeit der elektronischen Ortsbestimmung eines im Szintillationskristall nachgewiesenen Gammaquants gegeben. Sie ist als Geräteeigenschaft vom Benutzer nicht zu beeinflussen.

Die Gesamtauflösung (R_G) ist die Kombination von Eigenauflösung (R_i) und Kollimatorauflösung (R_K). Nur über letztere kann der Benutzer durch die Kollimatorwahl Einfluss auf die Gesamtauflösung nehmen.

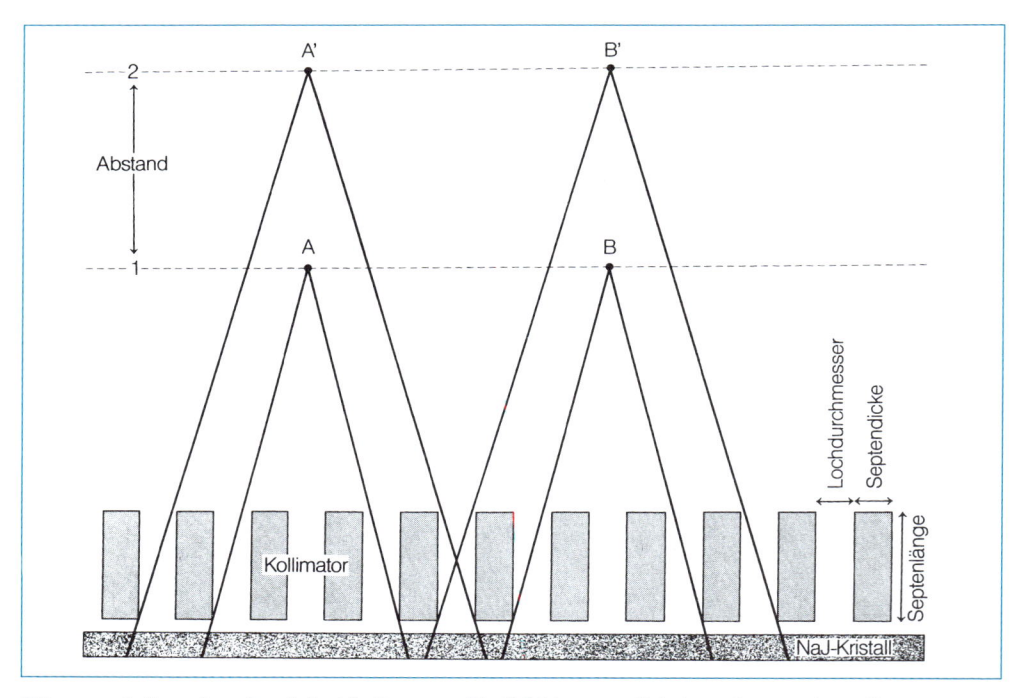

Abb. 21.17 Aufbau eines Parallellochkollimators: Die Abbildungsqualität ist außer von der Kollimatorgeometrie auch vom Quellen-Kollimator-Abstand abhängig. Zwei Punkte A und B sind in der Entfernung 1 örtlich voneinander zu trennen, während sich die Punktbilder in der Entfernung 2 bereits überlagern.

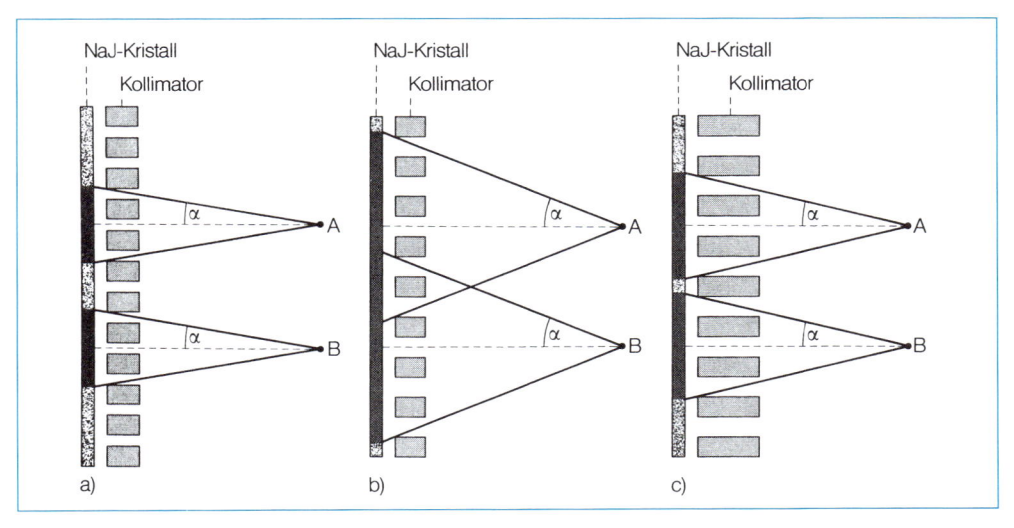

Abb. 21.18 Die durch die Kollimatorgeometrie bestimmten Abbildungseigenschaften lassen sich durch den Divergenzwinkel α charakterisieren. Je kleiner α ist, desto besser ist das örtliche Auflösungsvermögen. α wird durch den Septenabstand und die Septenlänge festgelegt.

Es stehen, grob eingeteilt, drei **Kollimatortypen** für einen Energiebereich zur Auswahl: hochauflösend (high resolution), hochempfindlich (high sensitivity) und mittelauflösend und mittelempfindlich (all purpose, als ein Kompromiss zwischen für viele Zwecke ausreichender Auflösung und Empfindlichkeit).

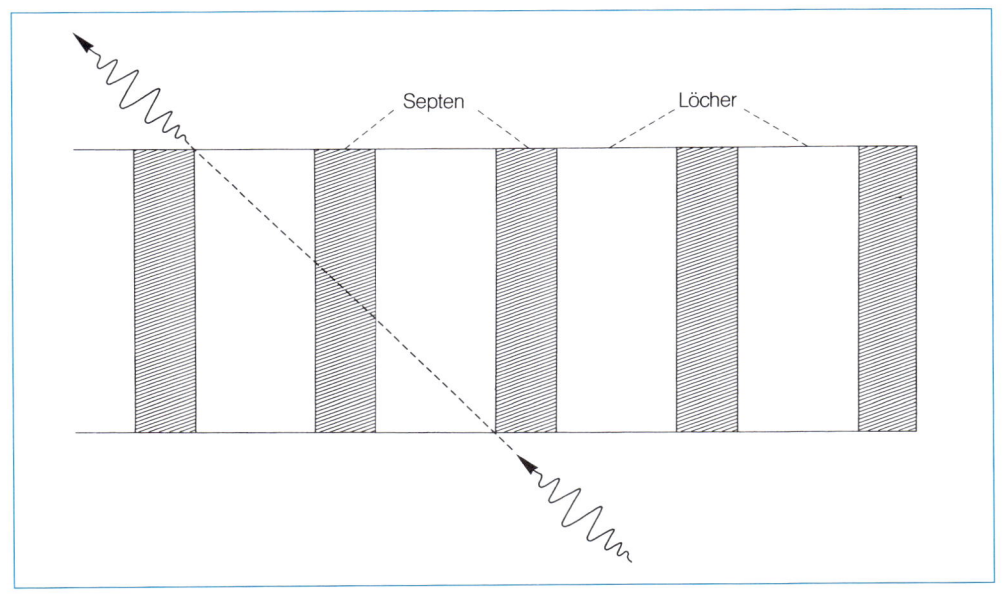

Abb. 21.19 Durchdringen Gammaquanten die Septen (= Septenpenetration), so verschlechtert sich die Bildqualität. Die Septendicke eines Kollimators muss der verwendeten Gammaenergie angepasst sein.

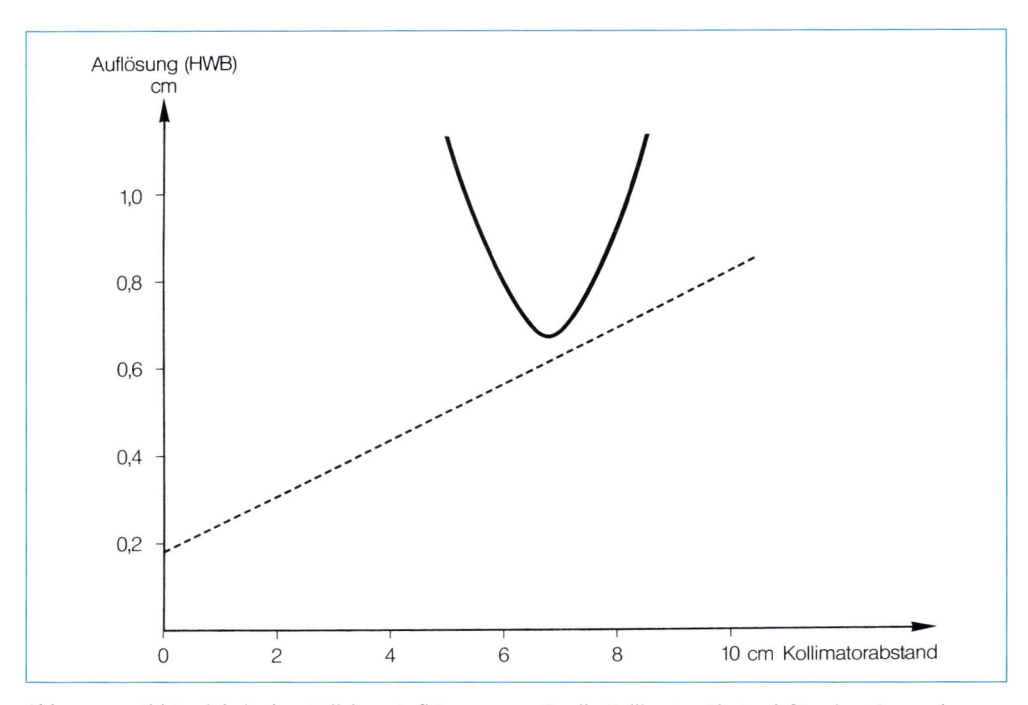

Abb. 21.20 Abhängigkeit der örtlichen Auflösung vom Quelle-Kollimator-Abstand für eine Gammakamera (- - - -) und für einen Scanner (———) mit jeweils hohem Auflösungsvermögen.

Das Ortsauflösungsvermögen eines Kollimators ist auch vom Objekt-Kollimator-Abstand abhängig. Die beste Auflösung wird kollimatornah erreicht. Abbildung 21.20 zeigt die Abhängigkeit der Ortsauflösung als Funktion des Kollimatorabstands für eine Gammakamera und einen Szintiscanner mit hochauflösendem bzw. feinfokussierendem Kollimator.

Für die praktische Beurteilung des Auflösungsvermögens sollten die Messungen der Linienverbreiterungsfunktion in einem absorbierenden und streuenden Medium (z. B. Wasser) erfolgen. Die hier erzielten Halbwertsbreiten (HWB) differieren gerade bei niedrigen Gammaenergien deutlich von den in Luft gemessenen (Abb. 21.21).

Konvergierende und divergierende Kollimatoren

Ein **konvergierender Kollimator** (Abb. 21.22a) dient der vergrößerten Darstellung kleiner Organe – z. B. Schilddrüse – bei zugleich verbesserter Ortsauflösung.

Ein **divergierender Kollimator** (Abb. 21.22b) führt zu einer Sichtfeldvergrößerung. Er wird oft zur Darstellung größerer Organe – z. B. Lungen – bei relativ kleinem Detektorkristall eingesetzt. Divergierende Kollimatoren haben im Vergleich zu Parallellochkollimatoren ein schlechteres Ortsauflösungsvermögen.

Pinhole-Kollimator

Dieser Kollimator funktioniert nach dem **Prinzip der Lochkamera** (Abb. 21.23). Das Objekt wird **immer vergrößert** abgebildet. Der Ver-

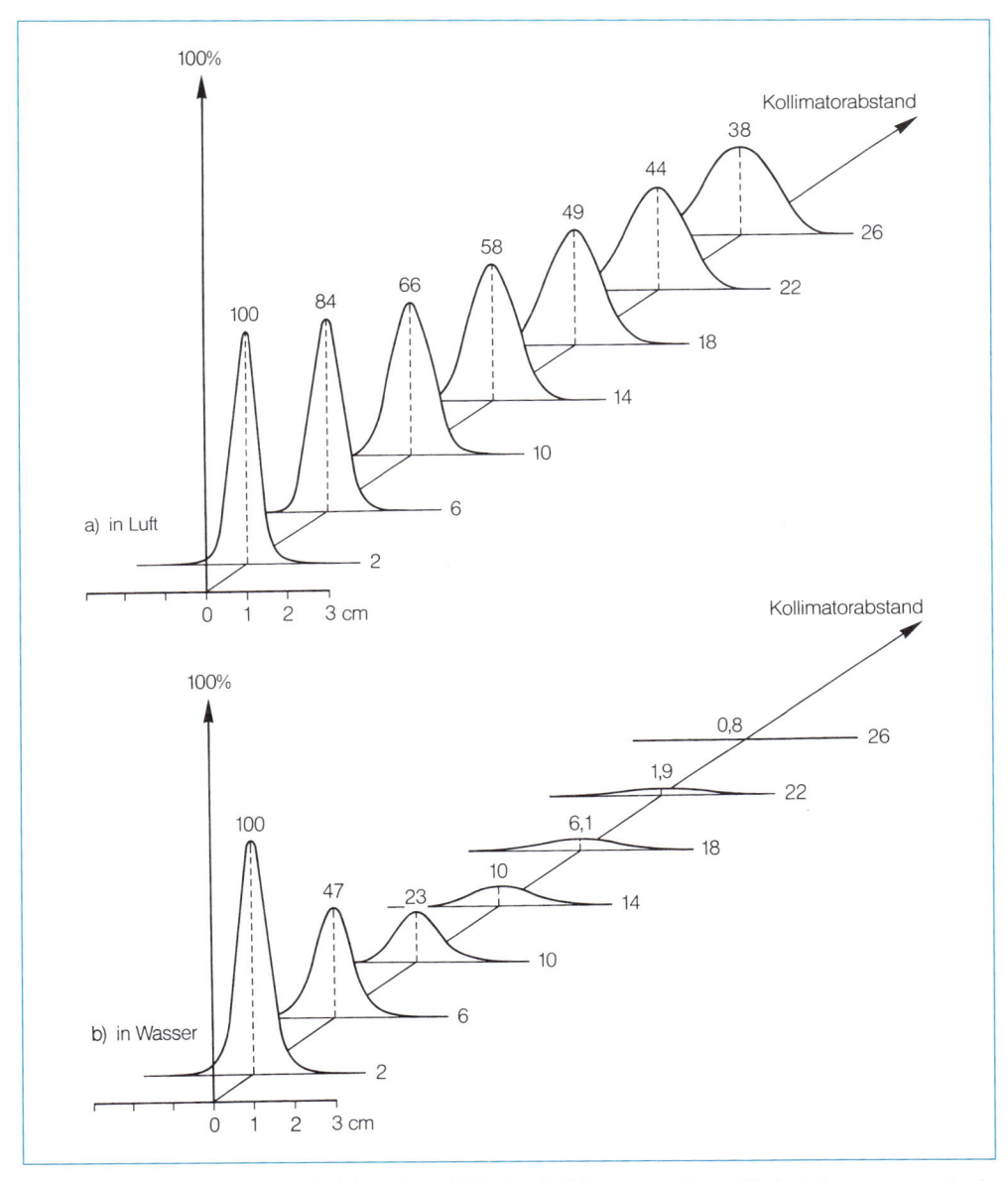

Abb. 21.21 Linienverbreiterungsfunktion als Maß für das Auflösungsvermögen. Die in Luft gemessene Funktion zeigt bessere Abbildungseigenschaften als die bei realen Patientenmessungen anzuwendende Funktion in Wasser!

größerungsfaktor hängt vom Objekt-Kollimator-Abstand ab.

Das Ortsauflösungsvermögen des Pinhole-Kollimators ist besser als beim Parallellochkollimator und nur relativ wenig vom Kollimatorabstand abhängig. Dagegen nimmt die Empfindlichkeit mit dem Quadrat des Kollimatorabstands ab.

Auflösung und Empfindlichkeit können zudem über die auswechselbare Lochblende be-

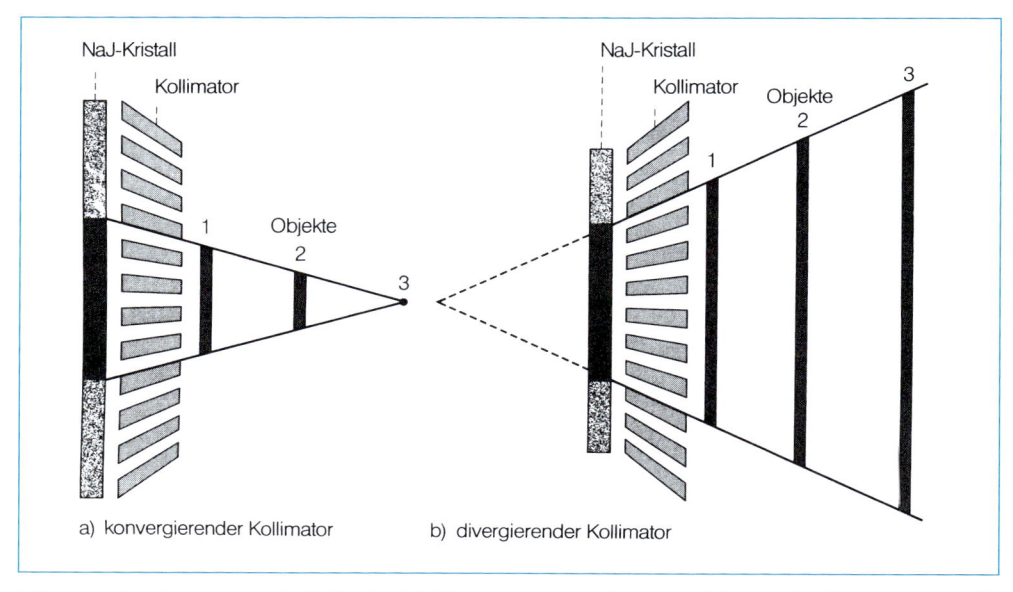

Abb. 21.22 Der konvergierende Kollimator (a) führt zu einer vergrößerten Abbildung, der divergierende Kollimator (b) zu einer verkleinerten Abbildung der Objekte. In beiden Fällen entstehen zudem Bildverzerrungen.

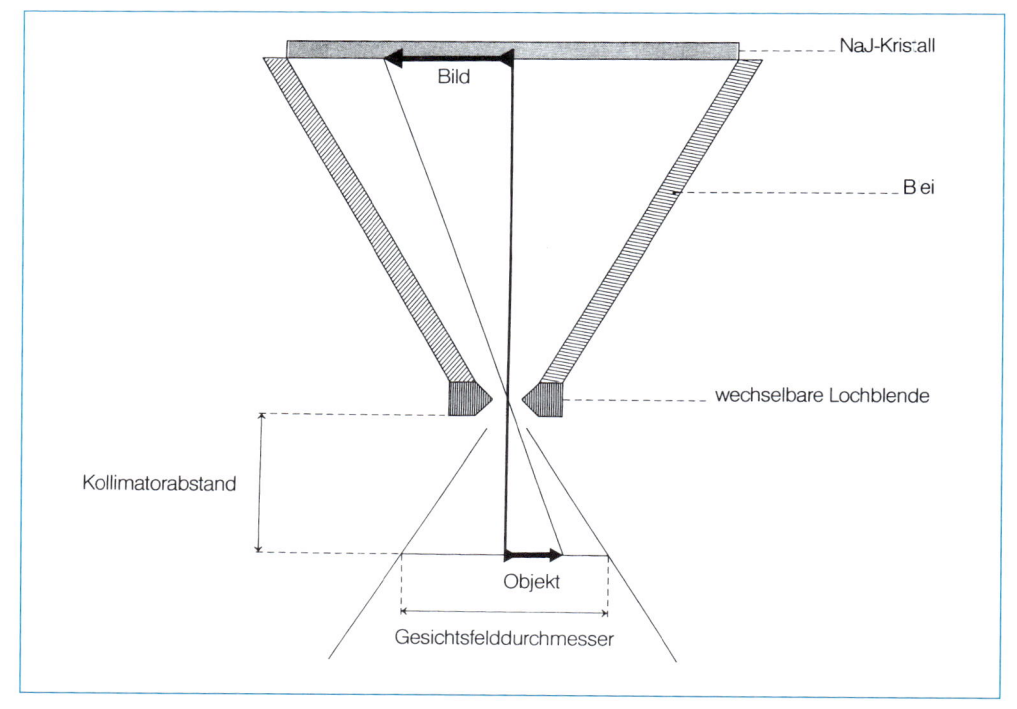

Abb. 21.23 Der Pinhole-Kollimator arbeitet nach dem Prinzip der Lochkamera: Die Objekte werden vergrößert und seitenverkehrt abgebildet.

einflusst werden. Ein kleiner Blendendurchmesser vermindert die Empfindlichkeit, erhöht jedoch das Auflösungsvermögen.

Seven-Pinhole-Kollimator

Es handelt sich um einen **Spezialkollimator**, der aus sieben nebeneinanderliegenden Pinhole-Kollimatoren besteht. Jeder dieser sieben Kollimatoren bildet das Objekt aus einem anderen Winkel auf einem Siebentel des Szintillationskristalls ab. Abbildung 21.24 erläutert das Prinzip.

Die aus sieben verschiedenen Blickwinkeln erstellten Bilder werden mit Hilfe eines angeschlossenen Computers und spezieller Programme ausgewertet. Damit werden Informationen über die räumliche Verteilung der Radioaktivität im Objekt gewonnen. Es lassen sich so Schnittbilder des untersuchten Organs erstellen (Tomographie). Der Seven-Pinhole-Kollimator kann ggf. eingesetzt werden, wenn eine SPECT-fähige Gammakamera nicht zur Verfügung steht.

21.6.3 Szintillationskristall

Bei den meisten Gammakameras wird ein großer flacher **NaJ(Tl)-Szintillationskristall** als Detektormaterial verwendet. Die Kristalldicke liegt zumeist zwischen 1/4" (6,3 mm) und 1/2" (12,6 mm). Der Kristalldurchmesser schwankt je nach Kameratyp zwischen 13" (33 cm) und ca. 20" (50 cm).

Entsprechend dem Funktionsprinzip der Gammakamera soll die Wechselwirkung eines einfallenden Quants mit dem Kristall möglichst als Photoeffekt stattfinden, um eine eindeutige Ortszuordnung zu ermöglichen.

Mehrfachprozesse mit Compton- und Photoeffekt verschlechtern die Bildqualität. Bei dem relativ dünnen Kristall werden sie weitgehend vermieden. Für hohe Gammaenergien (>200 keV) sinkt die Nachweiswahrscheinlichkeit im Vergleich zum Szintiscanner durch den dünnen Kristall allerdings deutlich ab.

Die Kristallfläche ist mit regelmäßig angeordneten Photomultipliern bestückt. Je nach Kristallgröße reicht die Zahl der Multiplier bis zu ca. 90 Stück. Die Photomultiplier bedecken den Kristall bis über den Rand hinaus. Da je-

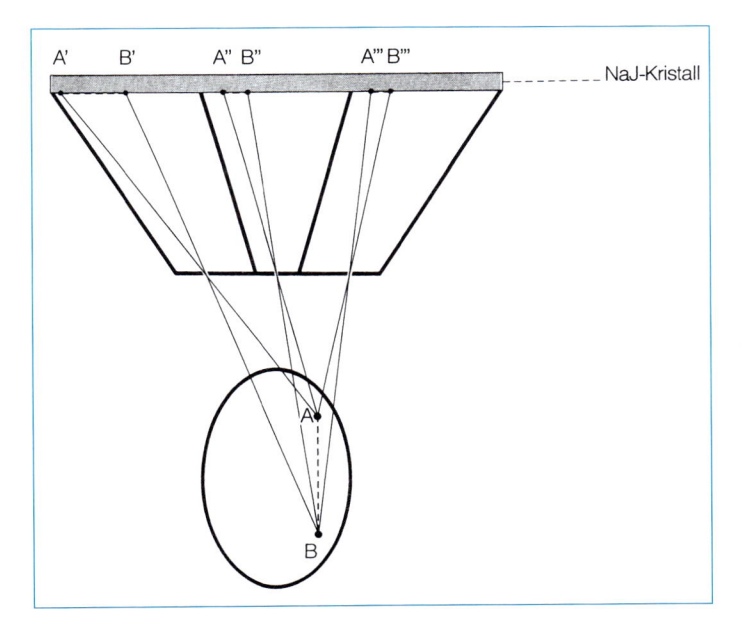

Abb. 21.24 Der Seven-Pinhole-Kollimator (Sieben-Loch-Kollimator) funktioniert wie sieben nebeneinander angebrachte Ein-Loch-Kollimatoren, die das Objekt aus unterschiedlichen Blickwinkeln abbilden. Rechnerisch lässt sich hieraus die räumliche Aktivitätsverteilung bestimmen.

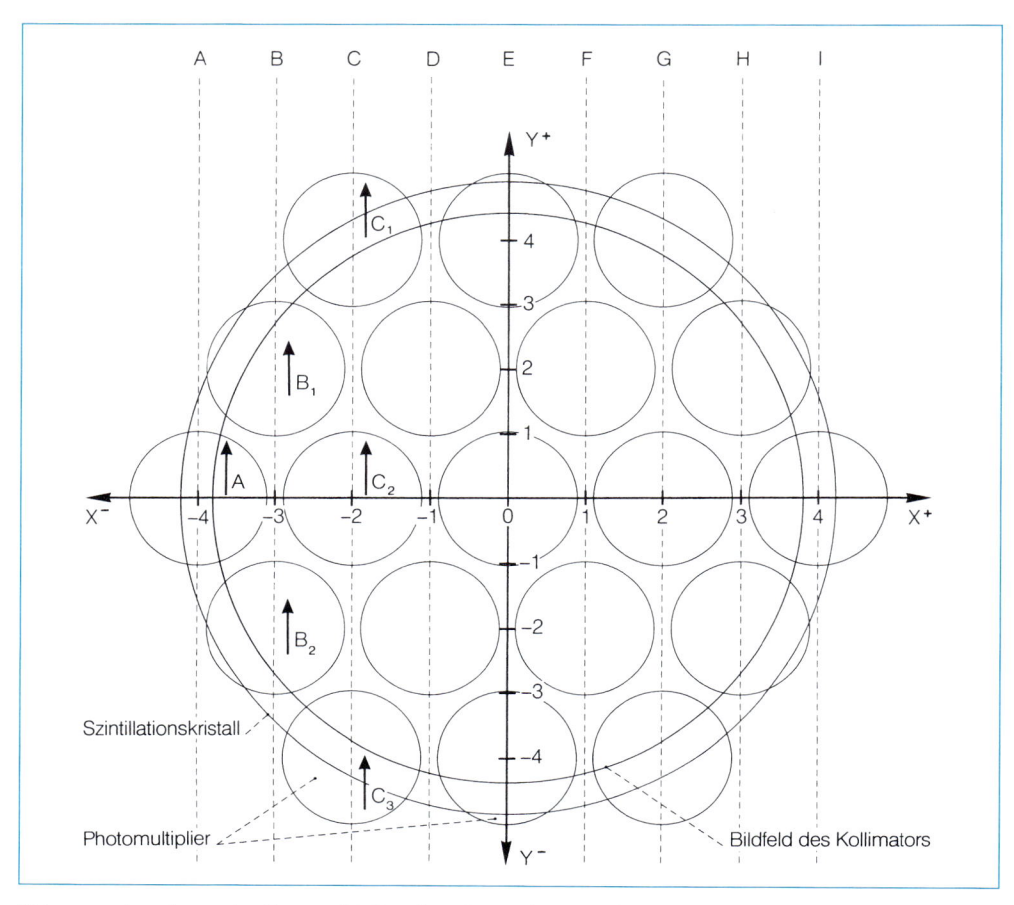

Abb. 21.25 Anordnung der Photomultiplier einer Gammakamera über der Kristallfläche

doch in den Randgebieten keine Homogenität der Empfindlichkeit des Detektors erreicht werden kann, ist das effektiv zur Bildgebung benutzte Kristallfeld kleiner als die Kristallfläche (Abb. 21.25).

Zwischen dem Kristall und den Photomultipliern befindet sich ein lichtleitendes Material (**Lichtleiter**). Die Ankopplung des Lichtleiters bzw. Kristalls an den Photomultiplier erfolgt durch eine Silikonpaste mit hoher Lichtdurchlässigkeit. Nach langjährigem Gebrauch kann hier allerdings eine zunehmende Trübung eintreten, die die Bildqualität verschlechtert. Die Silikonpaste verliert bei sehr hoher Raumtemperatur an Zähigkeit.

> **MERKE**
> Bei gekippter Kameraposition über längere Zeit (z. B. Wochenenden) kann die Silikonpaste verlaufen und somit die Ankopplung der Photomultiplier und damit die Abbildungsqualität beeinträchtigen. Die Kristallfläche der Kamera sollte deshalb bei längerer Einsatzunterbrechung möglichst in eine waagerechte Position gebracht werden.

Der Kristall ist gegenüber Temperaturschwankungen empfindlich. Übersteigt die Temperaturänderung innerhalb einer Stunde ca. 5° C, so besteht die Gefahr, dass der Kristall „springt". Es entstehen Risse, die sich im Bildfeld als impulsfrei mit darstellen.

> **MERKE**
> Zum Schutz des empfindlichen NaJ(Tl)-Kristalls sollte eine Gammakamera nie längere Zeit ohne Kollimator stehen.

21.6.4 Kameraelektronik

Ein durch Photoeffekt absorbiertes Gammaquant erzeugt im Detektorkristall einen Lichtblitz (= Szintillation), der von den umgebenden **Photomultipliern** registriert wird. Der von einem Multiplier erfasste Lichtanteil ist von dessen Entfernung vom Szintillationsort abhängig (Abb. 21.26).

Aus der **Impulshöhenverteilung** aller „ansprechenden" Multiplier lässt sich der Ort des Szintillationsereignisses im Kristall ermitteln. Für die elektronische Ortsermittlung hat sich das am häufigsten verwendete Prinzip der **Widerstandsmatrix** von Anger bewährt. Bei modernen Gammakameras wurde es durch den integrierten Einsatz einer EDV modifiziert (☞ Kap. 21.6.5 „Die digitale Gammakamera").

Anger-Prinzip der Widerstandsmatrix

Die meisten Gammakameras arbeiten nach diesem Prinzip. Sie werden zuweilen auch als **Angerkameras** bezeichnet.

Wird über den Szintillationskristall der Gammakamera ein Koordinatensystem mit dem Nullpunkt im Kristallzentrum gelegt, so ist jeder Kristallort durch ein Koordinatenpaar x, y gekennzeichnet (☞ Abb. 21.25).

Jeder Photomultiplier ist mit vier Widerstandspaaren verknüpft, deren Widerstandsverhältnisse charakteristisch für seine Koordinaten auf dem Kristall sind (Abb. 21.27). Je zwei Widerstandspaare sind für die Bestimmung der x-Koordinate, die anderen zwei für die y-Koordinate notwendig.

Für alle Multiplier mit gleicher x-Koordinate sind z.B. die Widerstandsverhältnisse $R^+_{1x}/(R^+_{1x} + R^+_{2x})$ und $R^-_{1x}/(R^-_{1x} + R^-_{2x})$ gleich. Diese Verhältnisse variieren mit der x-Koordinate derart, dass die Differenz $(x^+ - x^-)$ die x-Koordinate festlegt (Abb. 21.28).

Beispielhafte **Erläuterung:** Ein direkt vor dem Photomultiplier C_2 (☞ Abb. 21.25) erzeugter Lichtblitz ergibt für x^+ den Wert 1 und

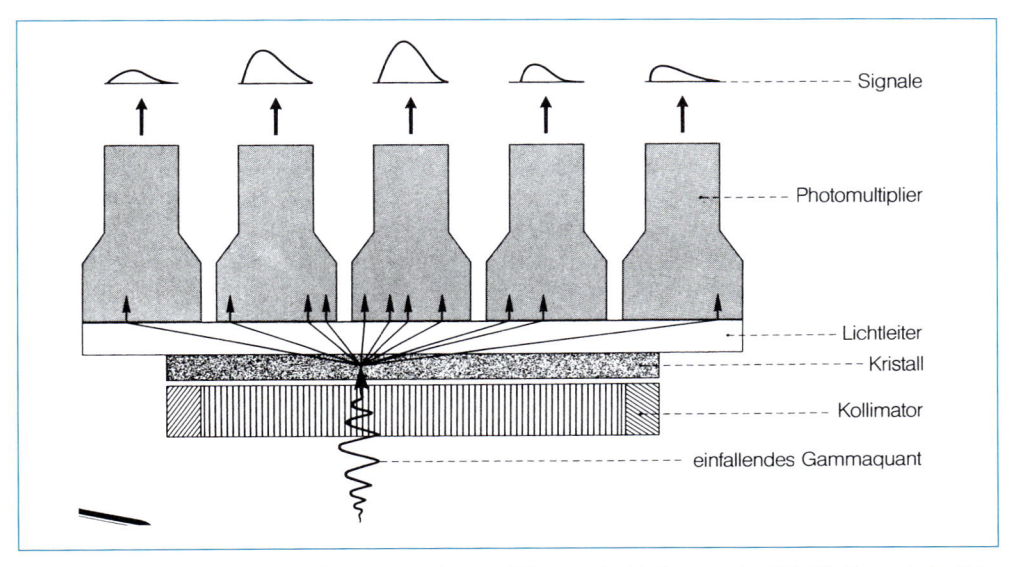

Abb. 21.26 Der von einem Multiplier erfasste Lichtanteil ist von der Entfernung des Szintillationsorts im Kristall abhängig.

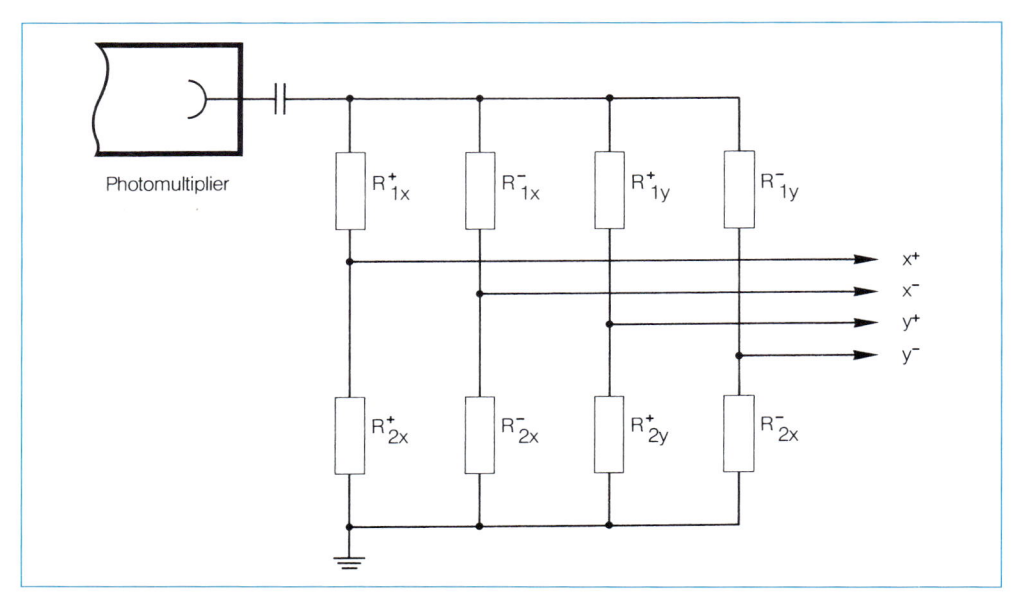

Abb. 21.27 Widerstandsmatrix eines Photomultipliers zur Kennzeichnung seiner Ortskoordinaten auf dem Kristall

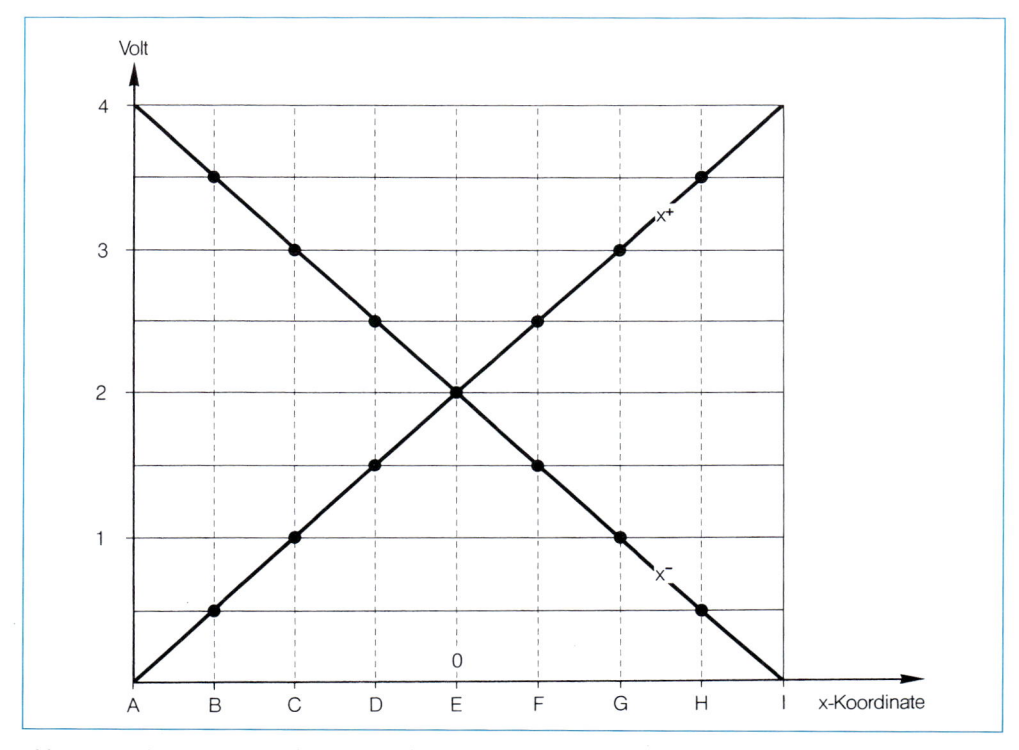

Abb. 21.28 Schema der Impulsamplituden (für x^+- und x^--Signale) als Funktion der Ortskoordinaten der angesprochenen Photomultiplier (☞ Text und Abb. 21.25)

für x⁻ den Wert 3. Aus der Differenz (x⁺ − x⁻ = 1−3) resultiert die x-Koordinate −2. Für den Photomultiplier G$_2$ ergibt sich entsprechend die x-Koordinate +2. Die Summe (x⁺ − x⁻) ist bei gleich hohem Ausgangsimpuls des Photomultipliers stets gleich groß (hier z. B. = 4). Für die Verhältnisse der Widerstände R$_y$ und die y-Koordinaten gelten die beschriebenen Zusammenhänge entsprechend.

Von einem im Kristall erzeugten Lichtblitz erfassen die benachbarten Photomultiplier entfernungsabhängig einen bestimmten Lichtanteil. Die hierdurch erzeugten x⁺- und x⁻- sowie y⁺ und y⁻-Signale werden verstärkt und – jeweils zusammengefasst – **Differenzverstärkern** zugeführt. Diese erzeugen die den Lichtblitzkoordinaten entsprechenden x- bzw. y-Signale (Abb. 21.29). Sie werden dann zur Ablenkung des Elektronenstrahls eines Oszilloskops eingesetzt.

Auf dem Schirm des Oszilloskops entsteht gemäß den Ortskoordinaten des im Kristall registrierten Gammaquants ein Lichtpunkt – vorausgesetzt, die folgende Bedingung ist erfüllt: Das Summensignal aller x⁺/⁻- und y⁺/⁻-Signale ist ortsunabhängig und ein Maß für die Energie des registrierten Gammaquants.

Um nur die durch Photoeffekt umgewandelten Quanten der ausgesuchten Energie zum Bild beitragen zu lassen, muss zusätzlich zur oben beschriebenen **Ortsanalyse** eine **Energieanalyse** durchgeführt werden. Dazu werden alle Impulse der Photomultiplier einem Summenverstärker zugeführt. Dessen Ausgangssignal wird einer Impulshöhenanalyse unterworfen.

Nur Impulse der richtigen Höhe (Energie) werden weitergeleitet. Sie dienen am Oszilloskop als so genanntes **Triggersignal**, d. h. ein Koordinatenpaar x, y führt nur dann zu einem Lichtpunkt auf dem Oszilloskop, wenn gleichzeitig ihr Summensignal die „Energieprüfung" bestanden hat.

Auf dem Oszilloskop kann das Bild „life" betrachtet und für die Optimierung der Patienteneinstellung (Lokalisation) verwendet werden.

Die Signale werden zudem in eine (an die Gammakamera angeschlossene) elektronische Datenverarbeitungsanlage übertragen, wo sie für eine spätere Auswertung gespeichert werden (☞ Kap. 22).

21.6.5
Die digitale Gammakamera

Bei modernen Gammakameras wird das Prinzip der Widerstandsmatrix nach Anger modifiziert eingesetzt. Hier wird das Signal jedes Photomultipliers (PM) direkt in die EDV weitergeleitet, wo das Angerkameraprinzip programmtechnisch simuliert wird (Abb. 21.30).

Die **Vorteile** der digitalen Gammakamera gegenüber der Anger-Gammakamera liegen in

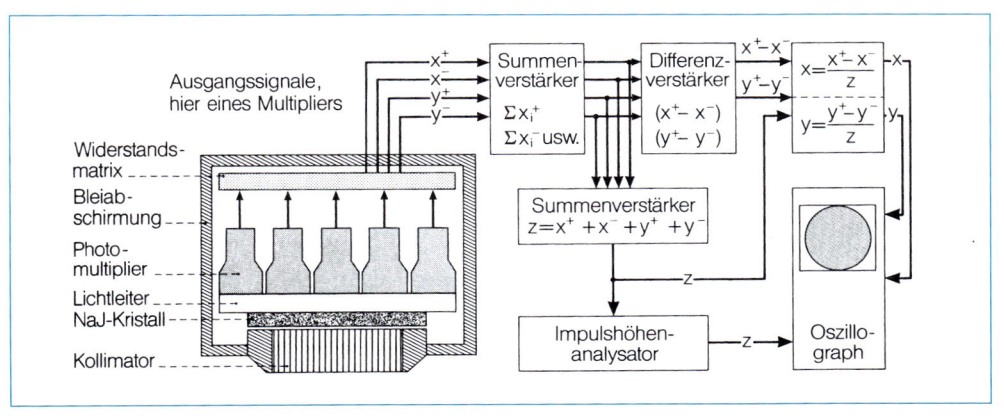

Abb. 21.29 Blockschaltbild zur Signalverarbeitung bei der Gammakamera (nach Anger)

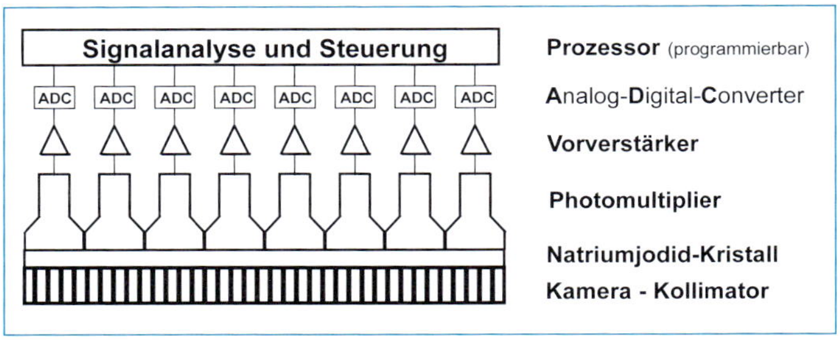

Abb. 21.30 Schematische Darstellung der Signalleitung bei der digitalen Gammakamera

Signalanalyse und Steuerung
Prozessor (programmierbar)
Analog-**D**igital-**C**onverter
Vorverstärker
Photomultiplier
Natriumjodid-Kristall
Kamera - Kollimator

einem höheren Auflösungsvermögen (Energie- und Ortsauflösung), einer verbesserten Homogenität und Linearität und der größeren Stabilität gegenüber Umwelteinflüssen (z. B. Temperatur).

Weiterhin besteht über die Programmsteuerung die Möglichkeit zu automatischen Selbsttests, was die Einsatzsicherheit in der täglichen Routine erleichtert. Die Einstellung der Gammakameraparameter wie Energie, Fensterbreite, u. a. erfolgt bei der integrierten Lösung mit einer EDV nicht mehr separat an einer Kamerakonsole, sondern über Tastatur und Bildschirm.

21.6.6
Ganzkörperkamera

Zur Herstellung eines **Ganzkörperszintigramms** des Skeletts in einem Bild werden Gammakameras mit Hybridfunktion eingesetzt (Hybrid = Mischling). Dabei werden die Abbildungseigenschaften der Gammakamera mit einem Bewegungsvorgang (Scanning) verknüpft.

Entweder wird der Detektor der Gammakamera entlang der Längsachse des liegenden Patienten bewegt oder der Patient wird auf einer fahrbaren Liege am Detektor vorbei bewegt. Die bei der Verschiebung wechselnden Teilbilder werden elektronisch zu einem Gesamtbild zusammengesetzt. Je nach Gesichtsfeld der Kamera werden ein bis drei Längsabtastungen durchgeführt.

Der **Nachteil** der Ganzkörperknochenszintigraphie mit der Hybridkamera besteht in einer oft etwas schlechteren Ortsauflösung im Vergleich zu mehreren Einzelaufnahmen des Skeletts. Im Zweifelsfall müssen zusätzlich vergrößerte Zielaufnahmen erstellt werden. **Vorteile** liegen in der kürzeren Einstell- und Betreuungszeit pro Ganzkörperszintigramm.

21.6.7
Szintigraphische Tomographie

Mit einer besonderen Aufnahmetechnik und Datenauswertung lassen sich auch bei der Szintigraphie räumliche Strukturen erfassen und bildlich darstellen.

Diese szintigraphische Tomographie wird auch als **Emissions-Computer-Tomographie (ECT**) bezeichnet, da die Strahlung aus dem dargestellten Gebiet ausgesandt wird (lateinisch emittere = aussenden).

Im Gegensatz hierzu durchstrahlen die Photonen das Untersuchungsgebiet bei der Computertomographie mit Röntgenstrahlen. Zur Unterscheidung spricht man deshalb von Transmissions-Computer-Tomographie (**TCT**).

Zwei Verfahren sind bei der ECT prinzipiell zu unterscheiden. Bei der Verwendung üblicher Gammastrahler als Strahlenquelle spricht man von **S**ingle-**P**hoton-**ECT** (**SPECT**), d. h. die Photonen werden wie bei der normalen Szintigraphie einzeln gemessen.

Werden Positronenstrahler als Strahlenquelle eingesetzt (z. B. ^{18}F, ^{11}C, ^{13}N, ^{15}O), so entstehen im Gewebe zwei Photonen zu je 511 keV, die ihren Entstehungsort in entgegengesetzter Richtung (180°) verlassen (☞ Kap. 17.2.2, β^+-Zerfall und Abb. 17.1).

Der Nachweis beider Photonen erfolgt durch mindestens zwei gegenseitig vom Objekt positionierte Detektorsysteme (z. B. Gammakameras) oder mit speziell entwickelten Vollringsystemen. Hierbei werden auch andere Detektormaterialien als NaJ eingesetzt. Für die Positronen-Emissions-Computer-Tomographie hat sich die Abkürzung **PET** durchgesetzt.

Single-Photon-Emissions-Computertomographie (SPECT)

Es soll hier nur auf die SPECT-Verfahren unter Verwendung von Gammakameras eingegangen werden, die sich in der Praxis durchgesetzt haben.

Bei der Datenaufnahme rotiert bei der einfachsten Version eine an einem speziellen Stativ befestigte Gammakamera schrittweise um die Längsachse des Patienten, wobei aus jeder Standposition ein Szintigramm des interessierenden Organs aufgenommen wird (Abb. 21.31).

Die Winkelschritte und Aufnahmezeiten sind vorwählbar. Die Szintigrammdaten werden in einem angeschlossenen EDV-System gespeichert, durch das auch der Abtastvorgang (die Rotation) gesteuert wird.

Besondere Auswertungsprogramme nach dem Verfahren der **gefilterten Rückprojektion** (backprojection) oder der **iterativen Rekonstruktion** gestatten es, anschließend die räumliche Verteilung der gemessenen Radioaktivität im untersuchten Organ in Form von Schnittbildern oder auch dreidimensional darzustellen. Die Richtung der Schnittebenen kann dabei beliebig gewählt werden.

Durch das SPECT-Verfahren wird die im normalen Szintigramm vorhandene Überlagerung aller Organebenen eliminiert. Damit werden insbesondere innerhalb eines Organs vorhandene (Speicher-) Defekte besser erkennbar.

SPECT-Anlagen mit zwei einander gegenüber positionierten Gammakameras (**Zweikopf- bzw. Doppelkopf-Systeme**) oder gar drei im Winkel von jeweils 120° zueinander angebrachten Gammakameraköpfen (**Dreikopf-Systeme**) ermöglichen kürzere Aufnahmezeiten als ein Einkopf-System. Zudem ist die Bildqualität oft besser.

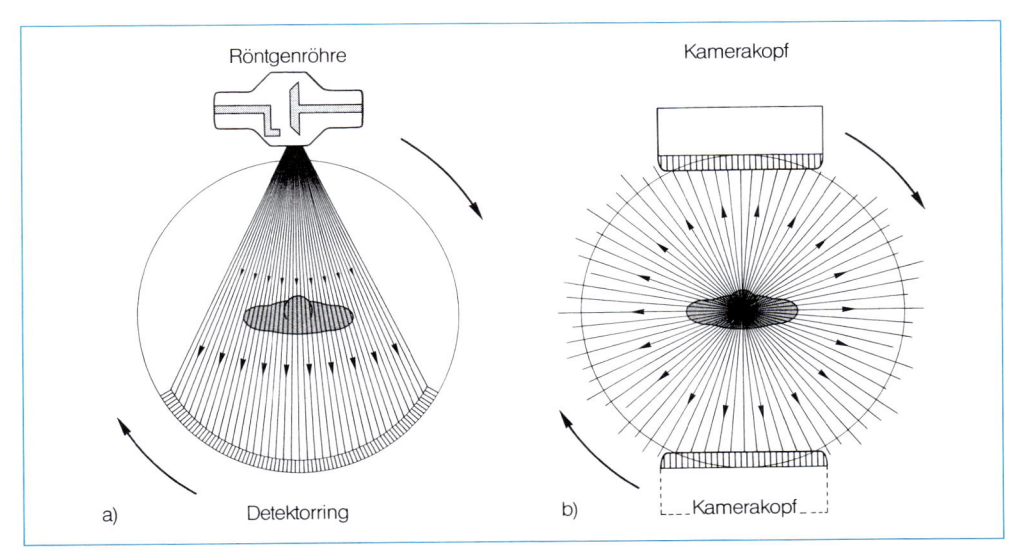

Abb. 21.31 Prinzip der Emissions-Computertomographie (ECT). Von der schrittweise um den Patienten rotierenden Gammakamera werden aus vielen Winkelpositionen mit gleichem Abstand szintigraphische Aufnahmen eines Organs erfasst. Die kombinierte Verarbeitung der Daten ermöglicht eine Rückrechnung auf die räumliche Aktivitätsverteilung im Organ. Dieses kann dann in Form von beliebig gelegten Schnittflächen dargestellt werden.

21.6.8 Qualitätskriterien für Gammakameras

Eine Gammakamera soll die abzubildende Radioaktivitätsverteilung möglichst detailliert, ortsgetreu und intensitätsentsprechend wiedergeben. Voraussetzung hierfür sind ein gutes Ortsauflösungsvermögen sowie eine ausreichend gute Homogenität und Linearität des Detektors. Für schnelle Szintigrammsequenzen sind zudem eine hohe Empfindlichkeit sowie ein gutes Zeitauflösungsvermögen wichtig.

Ortsauflösungsvermögen

Das Ortsauflösungsvermögen ist eine Angabe über die örtliche Trennbarkeit zweier benachbarter Objektstrukturen im Szintigramm. Als Maß wird zumeist die Halbwertsbreite der **Linienverbreiterungsfunktion** herangezogen (☞ Abb. 21.12 und 21.21).

Zu unterscheiden ist zwischen der inneren Auflösung (**intrinsic resolution**) und der Systemauflösung. Die **intrinsic resolution** bezieht sich auf die Gammakamera ohne Kollimator, während bei der Systemauflösung die Richtungsanalyse des Kollimators mit berücksichtigt wird.

Die Systemauflösung variiert stark mit dem Kollimatortyp. Die intrinsic resolution moderner Gammakameras liegt bei wenigen Millimetern.

Eine präzisere Information über die Abbildungseigenschaften liefert die **Modulationsübertragungsfunktion** (☞ Kap. 11.4.3). Sie beschreibt die Ortsauflösung in Abhängigkeit vom Kontrast im Objekt und Bild.

Homogenität

Die Homogenität bezeichnet die **örtliche Empfindlichkeitsverteilung** der Gammakamera. Eine gute **Homogenität** liegt vor, wenn die Nachweisempfindlichkeit an jedem Ort der Detektorfläche gleich ist.

Praktisch wird die Homogenität mit einer homogenen Flächenquelle überprüft. Dabei ist zu beachten, dass die Homogenität der Gammakamera energieabhängig ist. Es ist also zweckmäßig, die Flächenquelle mit demjenigen Radionuklid zu füllen, das dann in der Routine eingesetzt wird.

Beim Einsatz eines **Flächenphantoms** erfolgt die Messung der Homogenität der Gammakamera mit Kollimator (= System-Homogenität).

Für die routinemäßige Überprüfung der Homogenität einer Gammakamera wird die Flächenquelle zumeist durch eine ausreichend entfernt angebrachte **Punktquelle** simuliert. Der Abstand der Punktquelle sollte dabei möglichst den 3-fachen Durchmesser des Kamerafeldes betragen, um den rein geometrisch bedingten **Messfehler p** bei dieser Simulation nicht größer als 3 % werden zu lassen (Abb. 21.32). Dieser errechnet sich nach der Formel:

$$p = 100/(4\,n^2 + 1)$$

n = Vielfaches des Durchmessers des Kameramessfeldes.

Bei der Verwendung einer Punktquelle erfolgt die Messung stets ohne Kollimator (= **inhärente Homogenität**).

Die maximale prozentuale Abweichung einer Impulsrate vom Mittelwert der Fläche stellt ein **Maß für die Inhomogenität** dar. Sie sollte für planare Gammakameras 8 % nicht überschreiten, in der Regel möglichst kleiner als 5 % sein. Kleine Schwankungen der Homogenität können mit Hilfe geeigneter Programme der EDV-Anlage korrigiert werden.

Dazu wird eine Matrix von Korrekturfaktoren verwendet, die aus dem Bild einer Flächenquelle gewonnen wurde und im Rechner gespeichert vorliegt. Eine andere Möglichkeit der Inhomogenitätskorrektur bieten einige Gammakameras mit speziellen Mikroprozessoren. Diese korrigieren kleine Inhomogenitäten (dynamisch) bereits während der Datenaufnahme.

Die Homogenität einer Gammakamera ist **wöchentlich** zu überprüfen.

21.6 Gammakamera

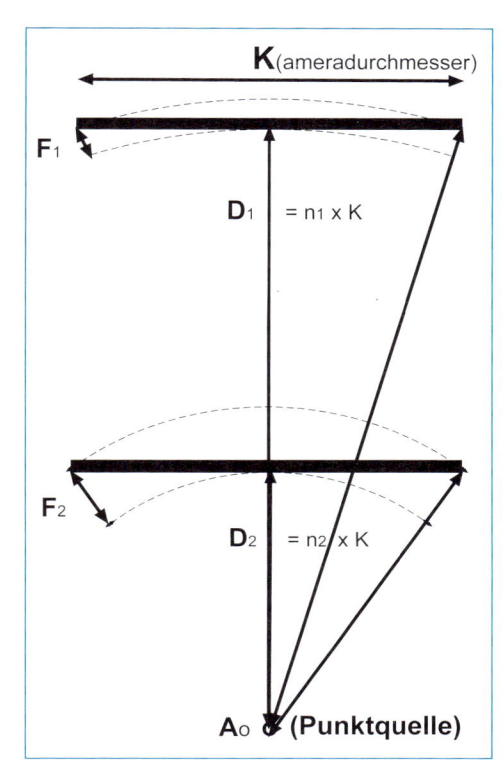

Abb. 21.32 Geometrisch bedingter Fehler bei der Simulation einer Flächenquelle durch eine Punktquelle im Abstand n × K (K = Kameradurchmesser), 20% bei n = 1; 10% bei n = 1,5; 3% bei n = 2,8; 2% bei n = 3,5; 1% bei n = 5

Linearität

Die Linearität beschreibt die **Ortstreue** der szintigraphischen Abbildung. Sie wird mit speziellen Linearitätsphantomen überprüft Zur Überprüfung der Linearität (und der Ortsauflösung) muß **halbjährlich** erfolgen. Die Bedeutung der Linearität liegt in der Vergleichbarkeit von Gammakameras untereinander. Für die klinische Praxis ist sie mit üblichen Werten um 1% zumeist ohne Bedeutung.

Empfindlichkeit

Die Empfindlichkeit bezeichnet den Anteil der nachgewiesenen im Verhältnis zu den insgesamt von der Quelle emittierten Gammaquanten. Der Quotient G aus der mit der Gammakamera gemessenen Impulsrate N/t (N = gemessene Impulse, t = Messzeit in s) und der Aktivität einer radioaktiven Quelle A (Bq) wird **Ausbeute** der Gammakamera genannt:

$$G = N / t \cdot A$$

Die Empfindlichkeit wird durch drei Faktoren beeinflusst, und zwar durch den Kollimator, die Kristalldicke und die Breite und Lage des eingestellten Energiefensters.

In der Praxis stehen zumeist verschiedene Kollimatoren unterschiedlicher Empfindlichkeit zur Verfügung. Sie werden dem jeweiligen Verwendungszweck entsprechend eingesetzt.

Dabei ist zu beachten, dass Empfindlichkeit und Ortsauflösungsvermögen eines Kollimators miteinander konkurrierende Größen sind.

Die Kristalldicke ist kameraseitig vorgegeben und nicht veränderbar. Für den Routinebetrieb sind die Kristalle moderner Gammakameras zumeist für Energien <200 keV ausgelegt. Bei der Verwendung höherenergetischer Gammastrahler an diesen Kameras, z.B. von ^{131}J, können beträchtliche Empfindlichkeitsverluste eintreten.

Die **Einstellung des Energiefensters** (Diskriminatorschwellen) muss besonders bei niederenergetischen Gammastrahlern sehr sorgfältig erfolgen. Der Abstand zwischen dem Compton-Anteil und dem Photopeak ist hier relativ klein. Durch die Wahl eines sehr breiten Fensters zur Erhöhung der Empfindlichkeit besteht die Gefahr, hochenergetische Compton-Quanten mitzuregistrieren und so die Bildqualität zu verschlechtern. Bei den meisten Kameras erfolgt die (voreingestellte) Fensterwahl in der Alltagsroutine per Tastendruck auf sog. Nuklidtasten. Durch Temperatur- oder Spannungsschwankungen kann es zu Verschiebungen des voreingestellten Fensters kommen. Deshalb sind die Einstellungen der verwendeten Energiefenster **arbeitstäglich** zu überprüfen.

Zeitliches Auflösungsvermögen

Während der Verarbeitungszeit eines durch ein Gammaquant ausgelösten Impulses ist die Kameraelektronik eine gewisse Zeit gesperrt, bevor sie den nächsten Impuls verarbeiten kann. Die Zeit, die bis zum nächsten, wieder voll registrierbaren Impuls verstreicht, wird **Totzeit** der Gammakamera genannt (☞ Kap. 6.3.3).

Bei größeren Aktivitäten der radioaktiven Quellen ist die Proportionalität zwischen nachgewiesenen Impulsen und der Radioaktivität der Quelle nicht mehr gegeben, es kommt zu Zählverlusten. Die Totzeit bedingt zudem eine maximal erreichbare Zählrate der Gammakamera. Abbildung 21.33 zeigt den beschriebenen Zusammenhang für vier verschiedene Gammakameras.

Qualitätskontrollen der Gammakamera

Um im Routinebetrieb stets eine gute Qualität der Abbildungseigenschaften einer Gammakamera zu gewährleisten, sind regelmäßige Kontrollen der Kameraeigenschaften erforderlich.

Als **arbeitstägliche** Kontrollen vorgeschrieben sind:
- Messen der Untergrundzählrate (Nulleffekt)
- Überprüfen des Energiefensters (Peak-Kontrolle).

Wöchentlich durchzuführende Kontrollen sind:
- Messung der Ausbeute
- Kontrolle der Kamerahomogenität.

Ausbeute ist der Quotient der von der Gammakamera registrierten γ-Quanten zur Aktivität einer gemessenen radioaktiven Quelle.

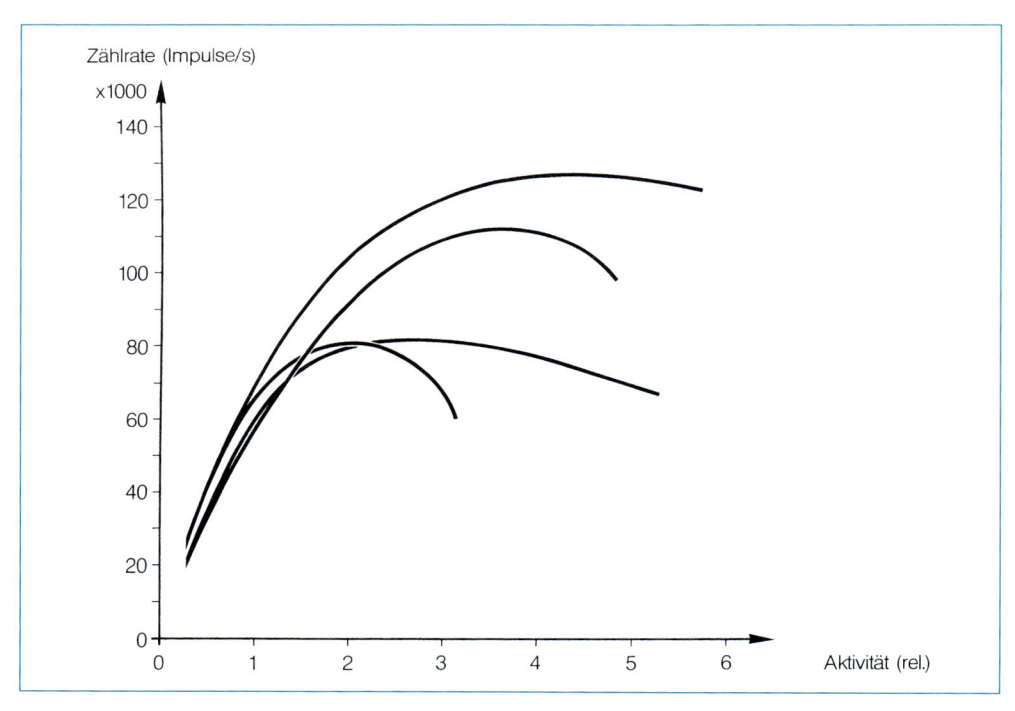

Abb. 21.33 Totzeitverhalten verschiedener Gammakameras im Vergleich

Weitere im monatlichen bzw. halbjährlichen Abstand auszuführende Kontrollen betreffen das Rotationszentrum bei SPECT-Kameras, den Abbildungsmaßstab, Ortsauflösung und Linearität, die Dokumentationseinheit, u. a.

Das Ergebnis der Qualitätskontrollen ist schriftlich zu dokumentieren und 10 Jahre aufzubewahren.

Positronen-Emissions-Tomographie (PET)

Bei der PET ist die Verwendung von mindestens zwei gegenseitig vom untersuchten Organ positionierten Bilddetektoren erforderlich. Abbildung 21.34 erläutert das Grundprinzip der **Positronenkamera**.

Die Detektoren werden ohne Kollimator benutzt. Ein zum Bild beitragendes Ortssignal wird nur registriert, wenn in beiden Detektoren gleichzeitig ein Gammaquant von 511 keV (= Vernichtungsstrahlung des Positrons) nachgewiesen wird (☞ Abb. 17.1). Die Bildkonstruktion erfolgt mittels spezieller Programme, wobei sehr häufig ein **iteratives Rekonstruktionsverfahren** (☞ Abb. 22.4) benutzt wird. Der Grundgedanke einer einfachen Rekonstruktion ist in Abb. 21.35 skizziert.

Für die PET wurden verschiedene Systeme entwickelt. Zur Verbesserung der Nachweiswahrscheinlichkeit der relativ hohen Photonenenergie von 511 keV werden bei Verwendung von Gammakameras zur PET dickere Kristalle als bei der normalen Szintikamera eingesetzt.

Die als mögliche Bausteine organischer Moleküle interessanten **Positronenstrahler** ^{11}C, ^{13}N und ^{15}O sind sehr **kurzlebig** mit Halbwertszeiten zwischen zwei und zwanzig Minuten. Sie müssen deshalb in der Nähe des Einsatzortes mit einem Zyklotron erzeugt werden. Die Verwendung dieser Nuklide ist somit aus Kos-

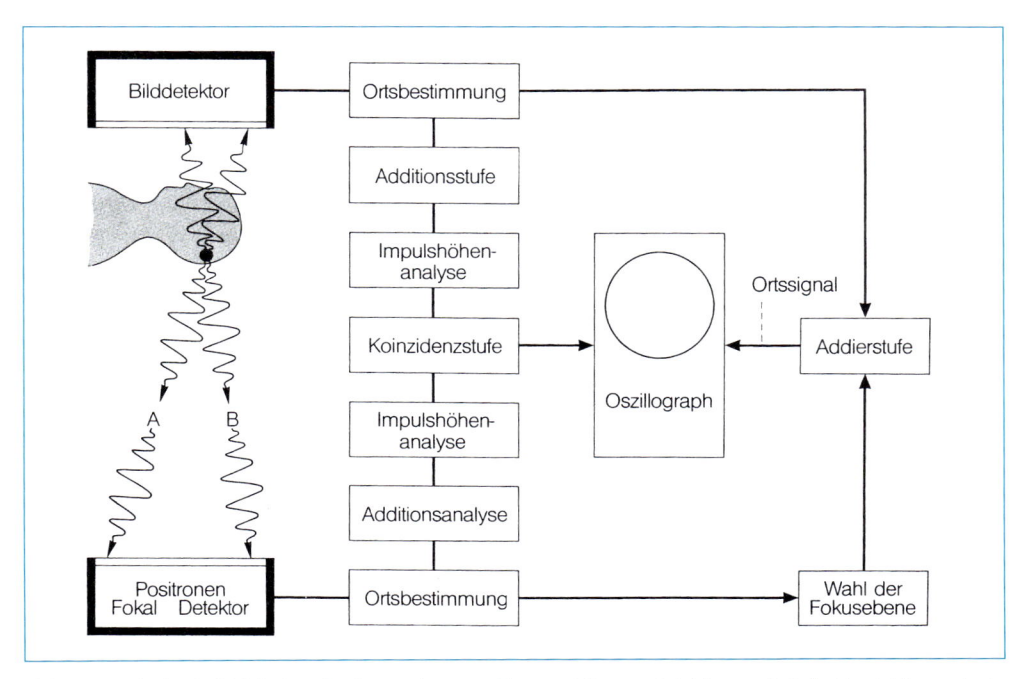

Abb. 21.34 Blockschaltbild einer Positronenkamera. Von zwei Kameradetektoren wird die Vernichtungsstrahlung der Positronen registriert. Die Auswerteelektronik ermittelt den Entstehungsort der Strahlung (Abb. 21.35).

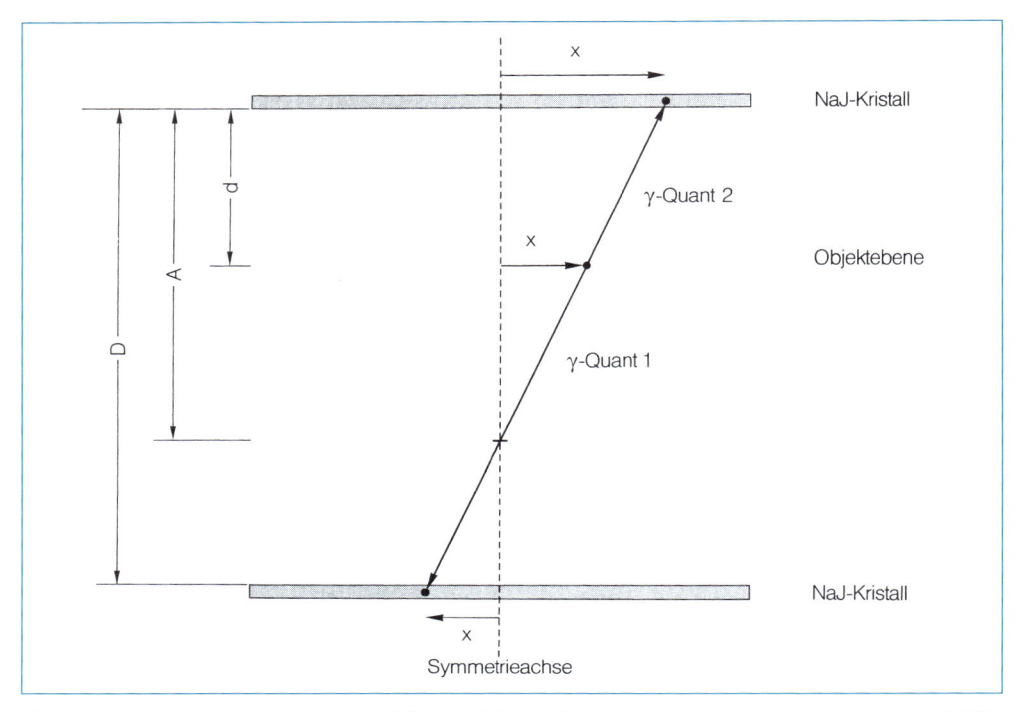

Abb. 21.35 Vereinfachtes Schema einer Bildkonstruktion in der Fokusebene einer Positronenkamera mit Hilfe ähnlicher Dreiecke

tengründen auf größere nuklearmedizinische Institutionen mit eigenem Zyklotron vor Ort beschränkt.

Das z.Zt. am häufigsten für PET-Untersuchungen eingesetzte Radionuklid ist ^{18}**Fluor** (^{18}**F**). Es wird an eine Glucose gekoppelt als ^{18}**FDG** (**F**luoro-2-**D**esoxy-**G**lucose) appliziert.

Die Halbwertszeit des ^{18}F beträgt fast 2 Stunden (110 min), so dass auch ein Transport der Substanz über größere Entfernungen innerhalb von Stunden wirtschaftlich vertretbar ist. Damit eröffnete sich auch für nuklearmedizinische Institutionen ohne eigenes Zyklotron (z.B. Praxen) prinzipiell die Möglichkeit, PET-Untersuchungen durchzuführen.

Die heute zumeist eingesetzten **PET-Systeme** lassen sich in drei Gruppen einteilen:
1. rotierende Gammakamera-Systeme wie bei SPECT-Systemen, jedoch mit dickerem Kristall (Koinzidenz-Gammakamera)
2. Systeme mit 6 ringförmig angeordneten NaJ-Kristall-Köpfen, die statisch angebracht sind, also nicht rotieren und einen Ring simulieren
3. Systeme mit multiplen ringförmig angeordneten Detektoren aus BGO-Kristallen, so genannte Vollringsysteme.

Rotierende Gammakameras als PET-System (**PET-Kameras**) haben den **Vorteil** hoher Einsatzflexibilität, da sie auch als normale Gammakamera bzw. als SPECT-System eingesetzt werden können. Sie haben den **Nachteil** einer geringeren Ortsauflösung gegenüber Voll-PET-Systemen und wegen des dickeren Kristalls auch bei der Verwendung als Gammakamera beim Einsatz niederenergetischer Nuklide wie ^{99m}Technetium.

Für die spezielle Messtechnik bei 511-keV-Photonen der Positronenstrahler werden die beiden Kameraköpfe in Koinzidenz betrieben. Es werden also nur die Photonen gemessen, die an beiden Köpfen (nahezu) gleichzeitig eintreffen (**Koinzidenz-Gammakamera**).

Die Systeme mit **6 ringförmig angeordneten NaJ-Kristallen** stellen ein Ringsystem dar, das prinzipiell ohne rotierende Teile auskommt. **Vorteile** gegenüber der PET-Kamera sind eine höhere Ortsauflösung, gegenüber den so genannten Vollringsystemen mit BGO-Kristallen eine höhere Lichtausbeute. Damit wird für eine vergleichbare Bildqualität weniger ^{18}FDG benötigt, was wiederum die Untersuchungskosten reduziert.

Nachteilig gegenüber den mit anderen Detektorkristallen (z. B. LSO) bestückten Vollringsystemen sind die oben beschriebene Totzeit und die lange Abklingzeit der NaJ-Kristalle. Sie begrenzen die bei einer Untersuchung einsetzbare Aktivitätsmenge nach oben. Somit können dynamische Flussuntersuchungen (z.B. bei einigen Herz- und Hirnuntersuchungen) mit relativ großer Aktivität und kurzlebigen Positronenstrahlern (^{11}C, ^{13}N, ^{15}O) nicht mit NaJ-Systemen durchgeführt werden.

Die so genannten **Vollringsysteme** benutzen als Detektoren eine Vielzahl ringförmig positionierter kleiner Kristalle in verschiedenen Einzelanordnungen. Als Detektormaterial wird zumeist **BGO** (Wismutgermanat) verwendet. Ein Vorteil des BGO gegenüber NaJ sind die hohe Nachweiswahrscheinlichkeit der 511 keV-Quanten und die technische Lösung einer engen Anordnung einer Vielzahl kleiner Subkristalle in je einem Kristallblock, die von jeweils 4 Photomultipliern ausgelesen werden. Dadurch ergibt sich eine deutlich **geringere Totzeit** für das Gesamtsystem. Abb. 21.36 zeigt schematisch das 6-Kristall-Ringsystem im Vergleich zum Vollringsystem.

Neuere Kristallentwicklungen mit teils optimalen Eigenschaften sind LSO (Lutetium-Oxyorthosilikat) und GSO (Gadolinium-Oxyorthosilikat), durch die der Nachweis der 511 keV-Strahlung beim PET-Verfahren weiter verbessert wurden.

Die derzeit letzte Entwicklungsstufe der PET-Technologie ist das **PET-CT**. Hier können die Vorteile der Positronen-Emissions-Tomographie und die der Computer-Tomographie in einem Gerät vereint eingesetzt werden.

Bei der **PET**-Untersuchung handelt es sich um eine **funktionelle** Bildgebung. Hierbei führt der erhöhte Stoffwechsel z.B. eines malignen Tumors bei positivem Befund zu einer lokalen Anreicherung des Radiotracers (z.B. 18-FDG) und lässt ihn so identifizieren bzw. von benignen Tumoren differenzieren.

Das übrige Körpergewebe reichert die 18-FDG nicht spezifisch an. Im Bild fehlt somit ein präzises anatomisches Umfeld. Eine exakte Zuordnung bzw. Lokalisation des Herdbefundes ist somit erheblich erschwert.

Bei der **CT**-Untersuchung handelt es sich um eine **morphologische** Bildgebung (☞ Kap. 14.1). Die Schnittbilder zeigen anatomisch exakt die Lage und Begrenzung der Körperorgane und Gewebe. Sie geben allerdings keine direkte Auskunft über deren Funktion.

Der kombinierte und „gleichzeitige" Einsatz beider Verfahren im PET-CT stellt somit ein optimales Untersuchungsverfahren insbesondere bei Fragestellungen der Onkologie dar.

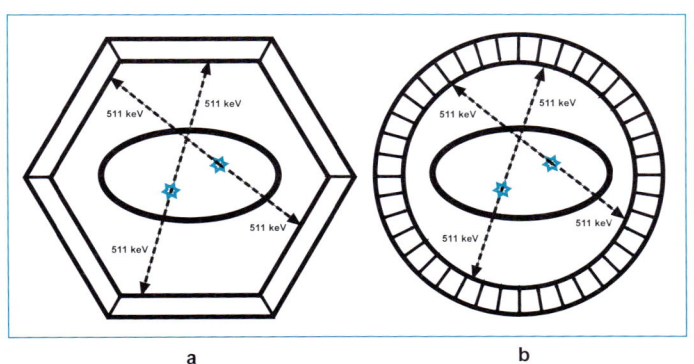

Abb. 21.36 Schematische Darstellung eines 6-Kristall-PET-Ringsystems (a) und eines Vollringsystems (b)

Durch Überlagerung des PET- und CT-Bildes (Bildüberlagerung, **Image-Fusion**) sind die funktionellen und morphologischen Information in anatomisch präziser Zuordnung in einer Bilddarstellung kombiniert.

Ca. 80–90 % aller PET-Untersuchungen beziehen sich auf onkologische Fragestellungen mit 18-FDG (Tumorsuche bzw. -identifikation, Metastasensuche, Verlaufskontrolle nach Therapie; Stichwort: **ONKO-PET**).

Die restlichen PET-Untersuchungen betreffen Fragestellungen aus der Neurologie (Hirnfunktionsstörungen, Epilepsie, u. a., Stichwort: **NEURO-PET**) und aus der Kardiologie (Perfusionsstörungen, Stoffwechselstörungen, Stichwort: **KARDIO-PET**).

21.7 Ganzkörperzähler

21.7.1 Prinzip

Jede Strahlungsmessung eines strahlenden Objekts findet in einem ebenfalls strahlenden Umfeld statt. Die Umgebungsstrahlung (Höhenstrahlen, Bodenstrahlen, zivilisatorisches Strahlenumfeld) wird stets mit gemessen. Ist die Aktivität einer zu messenden Quelle kleiner als die Umfeldstrahlung, so hebt sie sich von dieser nicht ausreichend ab, um präzise bestimmt zu werden.

Ganzkörperzähler dienen der **Messung kleinster Radioaktivitätsmengen**, die in einem großen Volumen, z. B. im menschlichen Körper, verteilt sind.

Man verwendet dabei möglichst empfindliche Detektorsysteme. Die Einwirkung der Umgebungsstrahlung auf den Detektor wird mit Abschirmungsmaßnahmen minimiert.

21.7.2 Aufbau eines Ganzkörperzählers

Die wesentlichen Bauteile eines Ganzkörperzählers sind der Strahlungsdetektor, die elektronische Registrier- und Auswerteeinrichtung und die Abschirmung.

Strahlungsdetektoren

Zum Nachweis der emittierten Gammastrahlung werden NaJ(Tl)-Kristalle, Halbleiterdetektoren, Plastik- oder Flüssigkeitsszintillatoren eingesetzt.

Halbleiterdetektoren (zumeist Ge [Germanium]- Detektoren) besitzen im Vergleich zu anderen Szintillatoren ein deutlich besseres energetisches Auflösungsvermögen. Dies ist insbesondere für den getrennten Nachweis verschiedener, gleichzeitig vorliegender Radionuklide von Bedeutung. Das Energieauflösungsvermögen der NaJ-Kristalle ist wiederum besser als das der Plastik- und Flüssigkeitsdetektoren.

Wegen der relativ geringen Größe kann ein NaJ(Tl)-Kristall bzw. ein Ge-Detektor nur einen kleinen Anteil der aus einem großen Volumen austretenden Gammastrahlung erfassen. Durch den Einsatz mehrerer Detektoren (z. B. 2 oder 4) lässt sich dieser Nachteil z. T. ausgleichen.

Mit **Flüssigkeits- bzw. Plastikszintillatoren** können großflächige Detektoren gestaltet werden, die nahezu die gesamte austretende Gammastrahlung messen ($4\text{-}\pi$-Geometrie).

Die meisten Ganzkörperzähler sind dennoch mit NaJ(Tl)-Detektoren und/oder mit Ge-Detektoren ausgestattet, da sie für die verschiedenen Anwendungsgebiete eine größere Einsatzflexibilität erlauben.

Registrier- und Auswerteeinheit

Der grundsätzliche Aufbau eines Kernstrahlungsmessplatzes ist in ☞ Kap. 20.4 beschrieben (☞ Abb. 20.8).

Bei den mit NaJ(Tl)-Kristallen bzw. Ge-Detektoren betriebenen Ganzkörperzählern wird anstelle des einfachen Impulshöhenanalysators häufig ein **Vielkanalanalysator** verwendet. Dieser gestattet die gleichzeitige Aufnahme auch mehrerer Impulshöhenspektren (☞ Abb. 20.12 und 20.16).

Dabei werden die vom Detektor „gelieferten" Impulse nach ihrer Höhe sortiert in 256 bis 1024 Energiekanälen registriert und dargestellt. Während der Messung erfolgt eine automatische Nulleffektsubtraktion.

Zur weiteren Auswertung, z. B. Identifizierung unbekannter Gammaspektren, kann die Impulshöhenverteilung in eine angeschlossene EDV-Anlage eingelesen und analysiert werden (Gammaspektrometer).

Eine andere Anwendungsmöglichkeit des Vielkanalanalysators ist die Aufnahme des **Aktivitätsprofils** eines Radionuklids im menschlichen Körper.

Dabei wird der Detektor mit Hilfe eines Schrittmotors entlang der Längsachse des Körpers bewegt. Die gemessenen Impulszahlen werden ortsgerecht in den Kanälen des Vielkanalanalysators registriert.

Abschirmung

Die Abschirmung der **Umgebungsstrahlung** ist besonders bei sehr kleinen nachzuweisenden Radioaktivitätsmengen von entscheidender Bedeutung. Die Strahlung einer Quelle lässt sich nur sicher messen, wenn die vom Detektor erfasste Umgebungsstrahlung nicht größer als die Quellenstrahlung ist.

Mit geeigneten Materialien wird die Einwirkung dieser Strahlung auf den Detektor minimiert.

Als **Abschirmmaterialien** haben sich insbesondere Eisen und Blei bewährt, die auch zusammen mit radioaktivitätsarmem Beton oder Quarzsand verwendet werden (Abb. 21.37).

Um die **Eigenstrahlung** der Abschirmung möglichst gering zu halten, werden z. B. Stahlplatten von eigens zu diesem Zweck gehobenen Kriegsschiffen eingesetzt, deren Bauzeit vor den Atombombenversuchen in der Atmosphäre liegt.

Abhängig von der Wirksamkeit der Abschirmung und von der Empfindlichkeit des Detektors werden Ganzkörperzähler in 5 Ty-

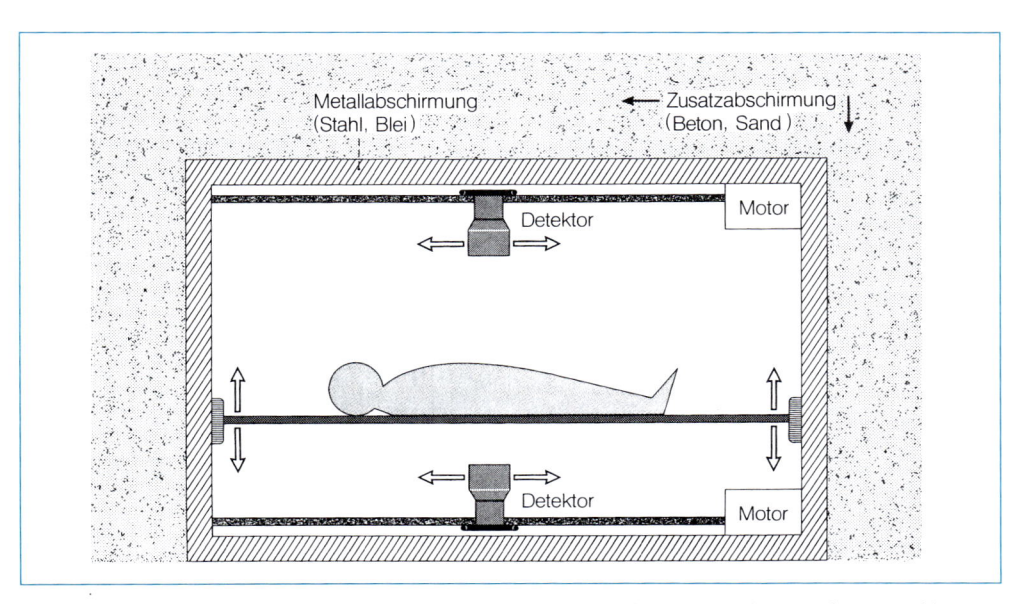

Abb. 21.37 Beispielhafte Darstellung eines Ganzkörperzählers. Die Abschirmung der Umgebungsstrahlung erfolgt mit Blei- oder Stahlplatten, hier in Verbindung mit einer Zusatzabschirmung durch Beton oder Quarzsand.

pen klassifiziert. Die minimal nachweisbare Aktivität des Typs 1 beträgt 18,5 kBq (0,5 µCi), die des 5. Typs 37 Bq (0,001 µCi = 1 nCi).

21.7.3 Anwendungsgebiete des Ganzkörperzählers

Mit ihrer speziellen Eigenschaft, sehr geringe Mengen Radioaktivität nachweisen zu können, eignen sich Ganzkörperzähler besonders für den Einsatz beim Strahlenschutz und bei der Erforschung des Verhaltens radioaktiver Substanzen im Körper.

Beim **praktischen Strahlenschutz** dienen sie der routinemäßigen Überwachung des beruflich mit Radionukliden arbeitenden Personals. Bereits geringe inkorporierte Mengen können quantitativ bestimmt und damit hinsichtlich ihrer Strahlenbelastung beurteilt werden.

Derartige Messungen werden auch nach Strahlenunfällen mit Inkorporations- und Kontaminationsfolgen durchgeführt.

Im Rahmen der **Strahlenschutzforschung** konnte der natürliche Gehalt des menschlichen Körpers an Radionukliden, insbesondere des Kalium-40, mit einer Genauigkeit von ±5 % bestimmt werden.

Mit kleinsten Probemengen lassen sich die Resorption, Verteilung und Retention von Radionukliden im menschlichen Körper erforschen, um dann in der praktischen Nuklearmedizin und bei Strahlenschutzberechnungen Anwendung zu finden.

In der **nuklearmedizinischen Diagnostik** werden mit dem Ganzkörperzähler vorrangig Resorptions- bzw. Retentionsbestimmungen von verabreichten, radioaktiv markierten Verbindungen durchgeführt.

Die intestinale Resorption eines Stoffes lässt sich z. B. mit 2 Ganzkörpermessungen des Patienten bestimmen, deren erste eine gewisse Zeit nach der oralen Applikation erfolgt. Die zweite Messung wird nach ausreichender Exkretion der Faeces (Stuhlgang) durchgeführt. Aus der Differenz der Messergebnisse kann auf den resorbierten Anteil des Stoffes geschlossen werden.

In der Regel sind Ganzkörperzähler wegen ihres relativ großen technischen und Bedienungsaufwandes nur in großen nuklearmedizinischen Instituten, in entsprechenden Forschungseinrichtungen und bei den Strahlenschutzüberwachungsinstitutionen anzutreffen.

FRAGEN

- 21.1 Welche Proben werden bevorzugt in einem Bohrloch gemessen?
- 21.2 Weshalb hat das Bohrloch einen hohen Wirkungsgrad bezüglich der Impulsausbeute?
- 21.3 Welche Messungen werden mit einem Ganzkörperzähler durchgeführt?
- 21.4 Wodurch unterscheiden sich Szintigraphie und Röntgen?
- 21.5 Weshalb werden für die szintigraphische Abbildung Kollimatoren verwendet?
- 21.6 Wovon hängt die Empfindlichkeit eines Kollimators ab?
- 21.7 Wie erreicht man eine gute Ortsauflösung bei einem Kollimator?
- 21.8 Weshalb sind eine gute Empfindlichkeit und eine gute Auflösung konkurrierende Größen?
- 21.9 Was unterscheidet eine SPECT-Aufnahme von einer planaren Szintigraphie?
- 21.10 Was bedeutet die Abkürzung PET?
- 21.11 Was ist charakteristisch für einen Positronenstrahler?
- 21.12 Was bedeutet Koinzidenzschaltung beim PET-Scanner?
- 21.13 Was versteht man unter der Homogenität einer Gammakamera?
- 21.14 Welchen Einfluss hat eine Verschiebung des Energiefensters auf die Bildqualität?

22 Elektronische Datenverarbeitung (EDV) in der Nuklearmedizin

22.1 Überblick

In der Nuklearmedizin bietet sich der Einsatz der EDV geradezu an, da die Untersuchungsinformationen primär als Zahlen anfallen (Impulszahlen bzw. Impulsraten) und oft eine mathematische Weiterverarbeitung erforderlich ist, bevor die medizinische Interpretation (Befundung) stattfinden kann. Der Umfang des EDV-Einsatzes in der Nuklearmedizin umfasst ein großes Spektrum.

Am häufigsten werden **arbeitsplatzbezogene** EDV-Anlagen verwendet, die ausschließlich für die Datenerfassung und -verarbeitung am Messplatz benutzt werden. Dies betrifft vorrangig die Gammakamera und den Bohrlochprobenwechsler. Aber auch Funktionsmessplätze und Ganzkörperzähler sind oft mit elektronischen Rechnern gekoppelt.

In **abteilungsbezogenen** EDV-Systemen wird auch die Patientendurchlauforganisation, die Befundung und Arztbrieferstellung, die Brief- und Bild-Archivierung und die Abrechnung unterstützt. Derartige radiologische Informations-Systeme (**RIS** = **R**adiological **I**nformation **S**ystem) sind bereits umfangreich im Einsatz.

Auch **Bildarchivierungssysteme** (**PACS** = **P**icture **A**rchiving and **C**ommunication **S**ystem) werden zunehmend mit der Digitalisierung in radiologisch-nuklearmedizinischen Bereichen eingesetzt und mit RIS-Systemen zu einem integrierten Verbundsystem verknüpft.

22.2 Prinzipieller Aufbau und Arbeitsweise einer EDV-Anlage

Das Kernstück einer EDV-Anlage bildet die **Zentraleinheit** (**CPU** = **C**entral **P**rocessor **U**nit). Sie besteht aus dem Rechenwerk, dem Steuerwerk und einem zentralen Speicherwerk.

Die Zentraleinheit ist mit peripheren (äußeren) Zusatzgeräten verbunden. Hierzu zählen Eingabegeräte für Daten bzw. Programme, Ausgabegeräte für die Ergebnisse sowie zumeist zusätzliche Externspeicher (Massenspeicher) (Abb. 22.1).

Im **Speicherwerk** (Hauptspeicher) werden die eingegebenen Zahlen und Programmbefehle sowie Zwischenergebnisse während des Verarbeitungsvorgangs aufbewahrt. Die Programmbefehle werden vom Speicher in das **Steuerwerk** übernommen, von wo aus der Ablauf der Bearbeitung (Datenverarbeitung) gesteuert wird.

Die im Programm vorgesehenen arithmetischen und logischen Grundoperationen werden im **Rechenwerk** ausgeführt. Hier erfolgt z. B. die Subtraktion, Addition, Multiplikation und Division von Zahlen mit Hilfe fester elektronischer Schaltungen.

Als **Eingabegeräte** dienen zumeist spezielle Eingabetastaturen, zumeist in Verbindung mit einem Bildschirm. Im erweiterten Sinn kann auch ein direkt (online) angeschlossenes Messgerät als Eingabegerät betrachtet werden. Andere Möglichkeiten zur Dateneingabe wie Belegleser u. a. kommen in der Nuklearmedizin kaum zur Anwendung.

Die hier zumeist benutzten **Ausgabegeräte** sind angeschlossene Bildschirme und Drucker.

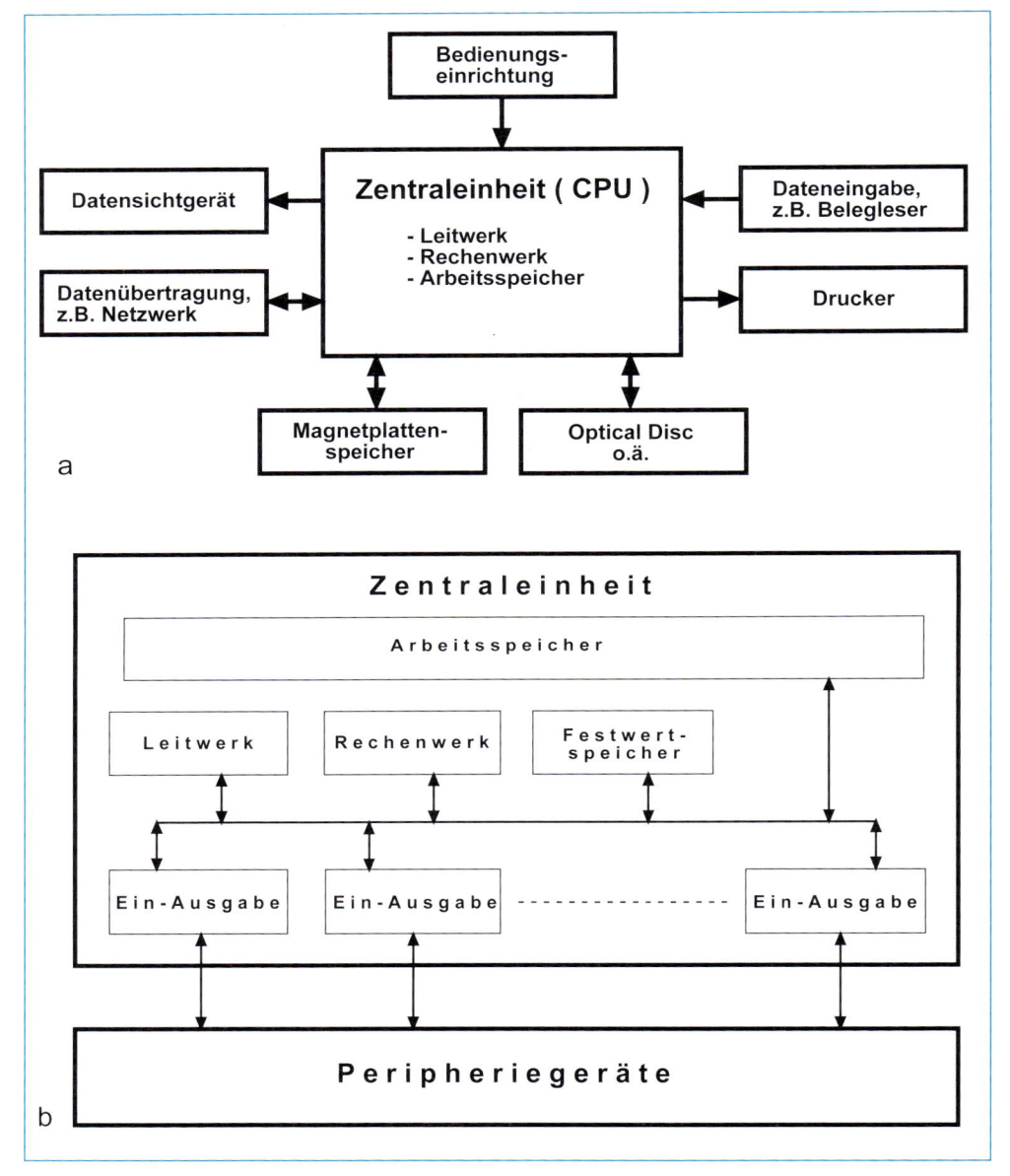

[Abbildung: Schema einer EDVA mit Zentraleinheit (CPU) – Leitwerk, Rechenwerk, Arbeitsspeicher – und Peripheriegeräten: Bedienungseinrichtung, Datensichtgerät, Datenübertragung z.B. Netzwerk, Dateneingabe z.B. Belegleser, Drucker, Magnetplattenspeicher, Optical Disc o.ä. (a); Gliederung der Zentraleinheit mit Arbeitsspeicher, Leitwerk, Rechenwerk, Festwertspeicher, Ein-Ausgabe und Peripheriegeräten (b).]

Abb. 22.1 a) Aufbau einer elektronischen Datenverarbeitungsanlage (EDVA): Zentraleinheit und Peripherie (Anschlussgeräte). b) Gliederung der Zentraleinheit einer EDVA

Als **Externspeicher** werden zumeist Magnetplattenspeicher, Magnetbandspeicher, die CD-ROM bzw. OD (Optical Disk) verwendet.

Rechner, die steuernd bzw. regelnd auf die Prozesse einwirken können, für die sie eingesetzt sind, werden als **Prozessrechner** bezeichnet.

Die Zentraleinheit und die peripheren Geräte werden insgesamt als **Hardware** (englisch hard = hart) bezeichnet. Im Gegensatz dazu stellen die Programme die so genannte **Software** dar (englisch soft = weich).

Es wird zwischen Systemsoftware und Anwendersoftware unterschieden. Letztere sind die vom Benutzer der EDV-Anlage zu bedienenden, auf die jeweilige spezielle Aufgabe bezogenen Programme.

22.3 Programme und Daten

Ein Programm stellt eine Reihenfolge von Einzelanweisungen (Befehlen) dar, durch die ein gewollter Ablauf einzelner Operationen (Dateneingabe, -ausgabe, Rechenoperationen u.a.) eindeutig beschrieben wird.

Die zu bearbeitenden Informationen (Zahlen, Texte) werden als **Daten** bezeichnet. Reine Zahlen heißen **numerische** Daten, reine Buchstaben alphabethische und gemischte Zahlen- und Textinformationen **alphanumerische** Daten.

Daten setzen sich aus Zeichen (= kleinste Einheit) zusammen. Diese sind in unserer Sprache das Alphabet für die alphabetischen und die Ziffern 0 bis 9 für die numerischen Daten (= Zahlen). In diesem **Dezimalsystem** ist eine Zahl als Summe einer bestimmten Anzahl verschiedener Zehnerpotenzen anzusehen, z.B.:

$$\begin{aligned} 209 &= 2 \times 10^2 &+ 0 \times 10^1 &+ 9 \times 10^0 \\ &= 2 \times 100 &+ 0 \times 10 &+ 9 \times 1 \\ &= 2 &0 &9 \end{aligned}$$

Eine EDV-Anlage arbeitet aus technischen Gründen nach dem **Dualsystem** (mit zwei Schaltzuständen = Ja bzw. Nein). Hierbei wird eine Zahl als Summe einer bestimmten Anzahl von Zweierpotenzen beschrieben, z.B.:

$$\begin{aligned} 209 &= 1 \times 2^7 + 1 \times 2^6 + 0 \times 2^5 + 1 \times 2^4 + 0 \times 2^3 + 0 \times 2^2 + 0 \times 2^1 + 1 \times 2^0 \\ &= 1 \times 128 + 1 \times 64 + 0 \times 32 + 1 \times 16 + 0 \times 8 + 0 \times 4 + 0 \times 2 + 1 \times 1 \\ &= 1 \quad\quad 1 \quad\quad 0 \quad\quad 1 \quad\quad 0 \quad\quad 0 \quad\quad 0 \quad\quad 1 \end{aligned}$$

Die beiden Dualsystemziffern werden zumeist als 0 und 1 bezeichnet. Damit lautet die Zahl 209 = 11010001. Hier wird die Reihenfolge der Nullen (0) und Einsen (1) angegeben, die bei einer Summe von kontinuierlichen Zweierpotenzen (hier 2^0 bis 2^7) als Faktoren vor diesen Potenzen eingesetzt werden.

Die kleinste Information (Ziffer) des Dualsystems kann also nur einen von zwei Werten annehmen: 0 oder 1. Dieser Informationsgehalt wird auch als ein Bit bezeichnet (**Bit** = Abkürzung für **Bi**nary Dig**it**). Der Informationsgehalt von 8 Bit heißt ein **Byte** (sprich: bait).

Der Speicherplatz von EDV-Speichern ist entweder nach Byte oder **Word** (2 Byte = 1 Word) strukturiert.

Beim Dualsystem sind 2^{10} Byte = 1 024 Byte = ungefähr 1 000 Byte, weswegen man hier von einem Kilobyte (1 KByte) spricht. Entsprechend sind 2^{12} Byte = 4 096 Byte = 4 KByte und 2^{14} Byte = 16 384 Byte = 16 KByte. Man spricht z.B. von einem 4 K- bzw. 16 K-Speicher usw. Je nach Ausbaustufe findet man bei nuklearmedizinisch eingesetzten Rechnern Kernspeicherkapazitäten bis 512 KByte oder auch mehr.

22.4 EDV an der Gammakamera

Die Gammakamera ist als wichtigster Messplatz der Nuklearmedizin zugleich der häufigste Einsatzort für die EDV. So genannte **Gammakamera-Auswertesysteme** werden von verschiedenen Firmen angeboten. Es handelt sich um Prozessrechner, die direkt (**online**) mit einer oder auch mehreren Gammakameras verbunden werden können.

Sie arbeiten zumeist im Foreground-Background-Betrieb, der eine für den Benutzer scheinbar gleichzeitige Datenauswertung im

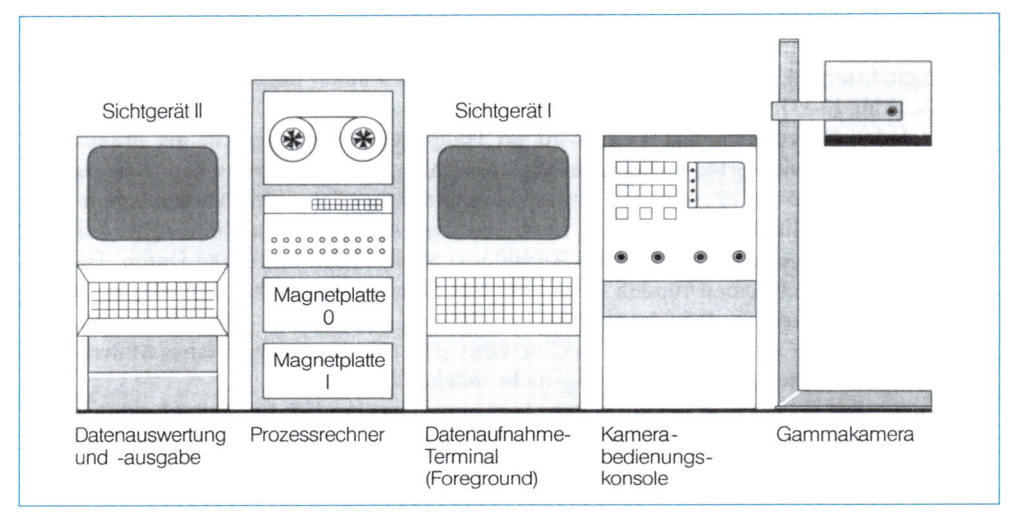

Abb. 22.2 Beispiel einer Gammakamera mit angeschlossenem Prozessrechnersystem: Die Einstellung einiger kameraspezifischer Parameter (Energie, Fensterbreite) erfolgt am Bedienungspult der Kamera, bei modernen Geräten an Rechnertastatur. Weitere Aufnahmeparameter (Matrixwahl, Einzel- oder Serienaufnahmen, Aufnahmeende nach vorgewählter Zeit oder nach Erreichen einer bestimmten Impulszahl u. a.) werden am Foreground-Terminal eingegeben. Die aufgenommenen Daten werden auf der Magnetplatte gespeichert. Am Sichtgerät kann im Background – auch während einer Aufnahme – die Auswertung bereits gespeicherter Daten erfolgen. Die Ausgabe der bearbeiteten Daten (Bilder, Kurven, u. a.) geschieht über Drucker bzw. spezielle Kamerasysteme (z. B. Laser-Kamera).

Background erlaubt, während im Foreground neue Daten (= Szintigramme) von der Gammakamera übernommen werden (= Datenaufnahme). Abbildung 22.2 zeigt schematisch die typische Konfiguration eines Gammakamera-Auswertesystems.

22.4.1
Datenaufnahme

Jedes mit der Gammakamera gemessene Quant erzeugt zwei **Ortskoordinaten** (x, y). Erst die Gesamtheit der ortsgerecht dargestellten Impulse ergibt das Szintigramm. Die Ortskoordinaten fallen als Analogsignale an und müssen vor der Übernahme in die EDV-Anlage mit einem Analog-Digital-Converter (**ADC**) digitalisiert, d.h. entsprechend der Impulshöhe in Zahlen umgewandelt werden (☞ Abb. 13.12).

Jedes Koordinatenpaar (x, y) wird im Hauptspeicher ortsgerecht als Impuls registriert. Die Ortszuordnung erfolgt innerhalb eines quadratischen Rasters (**Matrix**) aus 64×64, 128×128, 256×256 oder seltener 512×512 Matrixelementen.

Die Wahl des Matrixrasters findet vor der Aufnahme statt und führt zur Reservierung der entsprechenden Anzahl von Speicherplätzen für die Daten. Ist das Kamerafeld rund, so wird nur ein runder Ausschnitt aus dem Matrixquadrat dargestellt; wird nur der Anteil $\pi/4$ der Matrixelemente genutzt (Abb. 22.3).

Bei den zunehmend verwendeten rechteckigen Kamerafeldern besteht dieses Problem nicht.

Die Matrixwahl begrenzt die **Ortsauflösung** des Szintigramms, da innerhalb eines Matrixelements keine Ortsdifferenzierung mehr möglich ist.

Je nach maximal in einem Matrixelement zu erwartender Impulszahl werden ihm ein oder zwei byte Speicherkapazität zugeordnet; ein byte bzw. zwei byte erlauben die Summierung von bis zu 256 bzw. 65 536 Impulsen.

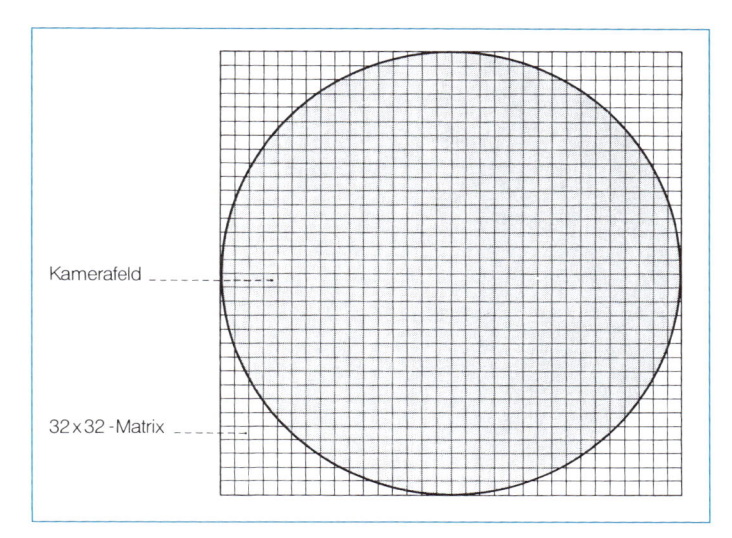

Abb. 22.3
Nutzbares Kristallfeld einer **Rundfeld-Gammakamera** mit überlagerter Bildmatrix. Die Matrixwahl begrenzt die Ortsauflösung, da innerhalb eines Matrixelements keine Ortsdifferenzierung möglich ist. Bei einem nutzbaren Kristalldurchmesser von z. B. 40 cm sind die Abmessungen eines Matrixelements 6,25 mm × 6,25 mm (64er Matrix) bzw. 3,125 mm × 3,125 mm (128er Matrix). Bei modernen **Rechteck-Gammakameras** ist der nutzbare Anteil der Matrix erheblich größer.

Anmerkung: 1 byte = Zahlendarstellung von 0 bis 255 = 256 Möglichkeiten.

Auch diese Entscheidung ist vor der Datenaufnahme vom Benutzer zu fällen. Eine zu großzügige Speicherplatzreservierung (Matrixgröße und Speichertiefe) beschränkt unter Umständen die sinnvoller nutzbare Speicherkapazität des Massenspeichers (z. B. Magnetplatte).

Die Beendigung einer Szintigrammaufnahme erfolgt wahlweise nach Erreichen einer vorgegebenen Gesamtpulszahl oder nach einer vorgewählten Zeit. Das Szintigramm wird dann aus dem Hauptspeicher in den peripheren Massenspeicher übertragen. Der Hauptspeicherplatz wird für das nächste Szintigramm gelöscht. Um hierbei auftretende Zeitverluste zu verringern, arbeiten viele Systeme mit zwei Speichern im Wechselpufferbetrieb.

Für sehr schnelle Szintigrammsequenzen wird anstelle des beschriebenen Rasteraufnahmebetriebs (**frame mode**) eine sequentielle Speicherung der x, y-Koordinaten ohne sofortige Rasterzuordnung bevorzugt. Anhand regelmäßig gesetzter Zeitmarken (z. B. im Zehn-Millisekunden-Takt) wird die zeitliche Zuordnung der Impulse ermöglicht. Mit diesem **list mode** lassen sich die Bildfrequenzen im Vergleich zum frame mode auf das ca. Fünffache steigern.

List-mode-Studien benötigen aber einen größeren Speicherplatz und erfordern eine längere nachträgliche Auswertezeit. Sie werden deshalb nur im Bedarfsfall sehr schneller Szintigrammsequenzen (z. B. Herzstudien) durchgeführt.

22.4.2 Datenbearbeitung und -auswertung

Für die nachträgliche Bearbeitung der aufgenommenen Szintigramme stehen spezielle **Auswerteprogramme** zur Verfügung. Sie erlauben Maßnahmen

- zur korrigierenden Bildverbesserung der Einzelszintigramme
- die Verknüpfung von Bildfolgen
- und die quantitative Auswertung von Szintigrammserien (= Funktionsszintigraphie).

Zu den Maßnahmen der **Einzelbildbearbeitung** zählen u. a.

- die Untergrundsubtraktion (cut-off)
- die Korrektur der statistischen Bildunruhe durch Glättungsfilter
- die Bildung bzw. Darstellung von Aktivitätsprofilen

- und der quantitative Vergleich von Impulszahlen aus verschiedenen Bildbereichen mit der **Region-of-interest-Technik** (**ROI**-Technik).

Als **Glättungsfilter** wird am häufigsten die Neun-Punkte-Glättung benutzt. Der Inhalt jedes Matrixelements wird dabei unter gewichteter Berücksichtigung des Inhalts der benachbarten acht Matrixelemente korrigiert.

Als Wichtungsfaktoren werden häufig die Folgenden verwendet, wobei der zu korrigierende Wert mit 4 gewichtet wird und die Nachbarwerte entsprechend ihrem Abstand mit dem Faktor 2 bzw. 1.

1	2	1
2	4	2
1	2	1

Die Impulsinhalte der Matrixelemente werden mit den **Wichtungsfaktoren** multipliziert. Die Summe der 9 Produkte wird dann durch 16 (= 4 + 4x2 + 4x1) dividiert und das Ergebnis als gewichtete Impulszahl in das mittlere Matrixelement (**4**) eingesetzt. Dieser Vorgang wird schrittweise für alle Pixel der Matrix wiederholt und ergibt schließlich ein geglättetes Szintigramm.

Durch die Glättung (**smoothing**) wird insbesondere das statistische Bildrauschen bei niedrigen Impulszahlen reduziert.

> **MERKE**
> Die mehrfache Anwendung eines Glättungsfilters kann die Ortsauflösung und den Kontrast verschlechtern.

Die ROI-Technik hat bei der Auswertung von Funktionsstudien (Nierenfunktion, Leberfunktion, Herzfunktion) eine zentrale Bedeutung. Es erfolgt eine Markierung von interessierenden Bildbereichen (z. B. rechte und linke Niere), wobei vom Benutzer ein geschlossener Kurvenzug um diese Bereiche – rechtwinklig oder beliebig – gelegt wird (= Region of interest).

Dadurch sind für den Rechner Bereiche von Matrixelementen markiert, deren Impulsinhalte er z. B. für jedes Szintigramm der Serie addieren kann. Der zeitliche Verlauf dieser Impulssummen lässt sich als Funktionskurve darstellen. Auch die quantitative Auswertung dieser Funktionskurven ist in vielen Fällen mit speziellen Programmen möglich (seitengetrennte Nierenleistung, Auswurffraktion des linken Herzventrikels u. a.).

Im Rahmen dieser **Funktionsszintigraphie** hat der EDV-Einsatz an der Gammakamera seine besondere Bedeutung erlangt. Die Nutzungsmöglichkeiten der Gammakamera wurden hierdurch entscheidend erweitert.

Besonders aufwändig sind die Programme für die Rekonstruktion räumlicher Aktivitätsverteilungen, die bei der Single-Photon-Emissions-Computer-Tomographie (**SPECT**) und der Positronen-Emissions-Tomographie (**PET**) eingesetzt werden (☞ Kap. 21.6.7 und 21.6.8).

Anstelle der hier früher allgemein verwendeten gefilterten Rückprojektion (**Backprojection**) (☞ Kap. 14.3) wird oft das iterative Rekonstruktionsverfahren eingesetzt, wodurch zumeist eine bessere Bildqualität erreicht wird.

Begünstigt wurde diese Entwicklung durch zunehmend schnellere Rechner mit wachsender Speicherkapazität, die die Anwendung komplizierterer Rechenverfahren in vertretbarer Zeit ermöglichen.

Bei der **gefilterten Rückprojektion** werden die aus jeder Richtung empfangenen Messdaten rechnerisch in das Messvolumen zurückprojiziert und überlagert. Aus dem sich hierbei ergebenden Datenprofil werden Rückschlüsse auf die räumliche Verteilung der Radioaktivität gezogen (Abb. 22.4). Beim Vorgang der einfachen Rückprojektion ergeben sich auch zusätzliche fiktive Daten, die durch geeignete mathematische Filter wieder herausgefiltert werden (= gefilterte Rückprojektion).

Bei der **iterativen Rekonstruktion** wird zunächst ein einfaches Grundmodell der Aktivitätsverteilung angenommen (z. B. eine homo-

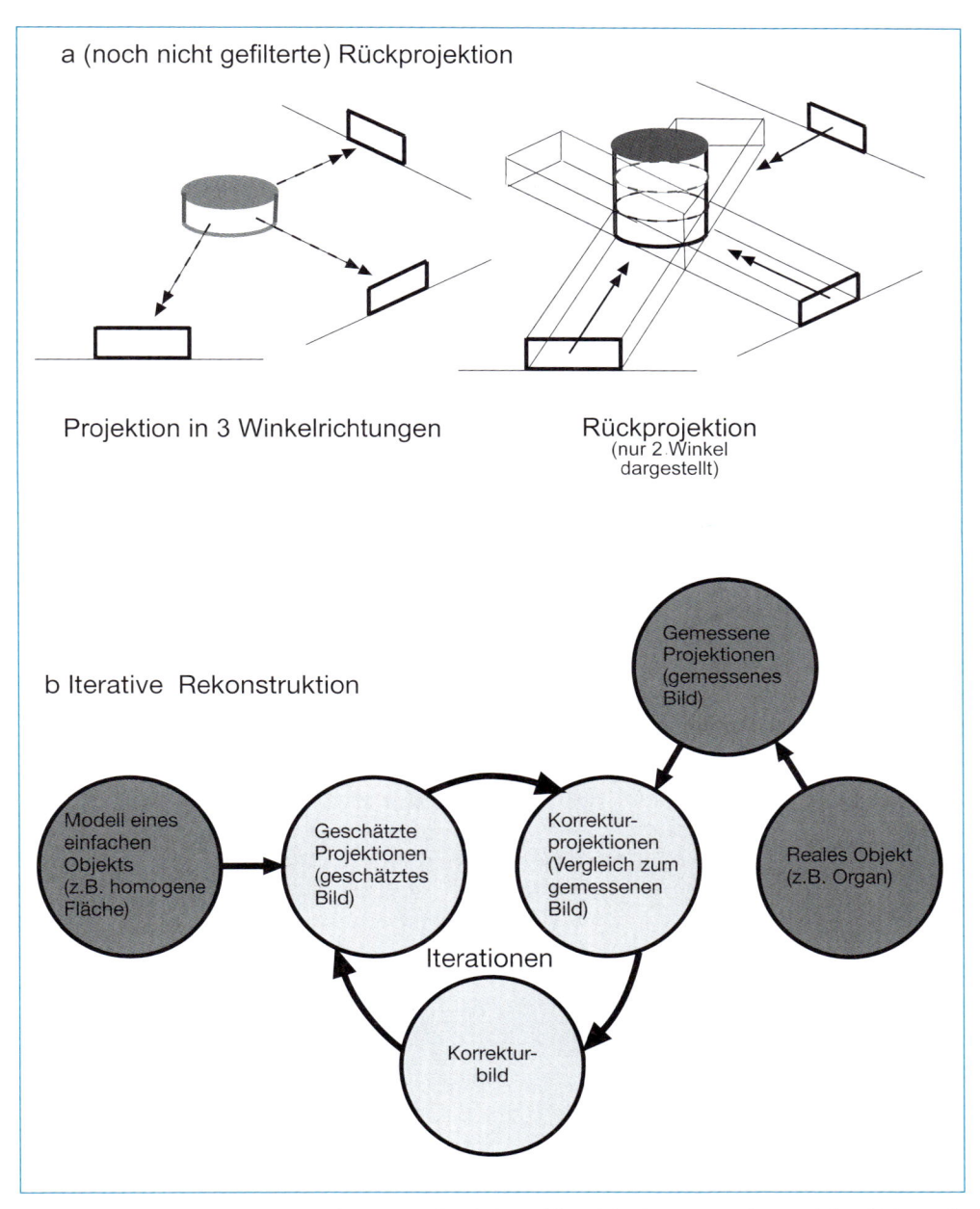

Abb. 22.4 Gegenüberstellung der gefilterten Rückprojektion (a) und der iterativen Rekonstruktion (b) (s. Text)

gene Fläche) und das hierbei zu erwartende Messprofil mit dem tatsächlichen gemessenen Profil verglichen.

Die Differenzen der beiden Profile werden für Korrekturen an dem ersten einfachen Grundmodell herangezogen und ein zweites „verbessertes" Grundmodell (geschätztes Bild) wird aufgestellt.

Mit dem nunmehr verbesserten Grundmodell wird der Vorgang wiederholt und ein neues wiederum realistischeres Aktivitätsmodell ermittelt. Die Wiederholung des Vorgangs mit dem jeweils verbesserten Aktivitätsmodell wird fortgeführt, bis zwischen dem jeweils bei einer Wiederholung zugrunde gelegten Modell und der tatsächlichen Messung nur noch vernachlässigbare Differenzen auftreten.

Die Rekonstruktion des Aktivitätsprofils erfolgt somit durch mehrfache Wiederholungen (= **Iterationen**) des Vergleichs der Messdaten mit einem jeweils schrittweise verbesserten Modell (= iterative Rekonstruktion).

Bei beiden Rekonstruktionsverfahren sind Rahmenbedingungen für einen optimalen Einsatz zu beachten. So ist die Wahl des geeigneten Filterprogramms bei der gefilterten Rückprojektion von der statistischen Qualität der gemessenen Rohdaten abhängig zu machen. Bei „schlechter" Statistik ist eher ein **glättender** Filter zu wählen, während bei „guter" statistischer Qualität ein **kontrastverstärkender** Filter günstiger sein kann. Bei schlechter Statistik können durch einen kontrastverstärkenden Filter dagegen Artefakte im Bild erzeugt werden!

Auch bei iterativen Rekonstruktionsprogrammen können Parameter variiert werden. Besonders zu beachten ist dabei eine geeignete Anzahl von Iterationen.

22.5 EDV-Einsatz am Bohrlochprobenwechsler und am Funktionsmessplatz

Bohrlochprobenwechsler sind heute zumeist mit einem elektronischen Rechner gekoppelt, der die Messdaten der Proben online übernimmt und die anschließende Auswertung durchführt. Dies ist insbesondere bei Messserien, wie z. B. beim Radio-Immuno-Assay (RIA), zur Regel geworden. Die Auswertung erfolgt hier über so genannte Standardkurven, die teils mit sehr aufwändigen mathematischen Mitteln (z. B. **Spline-function**) berechnet werden.

Die Messergebnisse werden abschließend über einen Drucker ausgedruckt oder einem Rechner zugeführt, der die Ablauforganisation der Abteilung unterstützt. Hier können die Untersuchungsergebnisse eventuell direkt der (elektronischen) Patientenakte zugeführt oder gar direkt in den zu erstellenden Befundbericht bzw. Arztbrief einfließen.

Zumeist sind auch **Funktionsmessplätze** mit einer EDV-Anlage verbunden. Dabei werden zumeist aus einer Serie von Einzelmesswerten Kurven (Funktionskurven) erstellt und mit mathematischen Mitteln befundungsgerecht ausgewertet.

Fragen

- 22.1 Wie nennt man das Kernstück einer EDV-Anlage?
- 22.2 Was bedeuten die Abkürzungen RIS und PACS?
- 22.3 Welches Zahlensystem wird bei der elektronischen Datenverarbeitung verwendet?
- 22.4 Was bezeichnet man als Frame-Mode und was als List-Mode?
- 22.5 Welche Wirkung hat ein Glättungsfilter auf ein Szintigramm?
- 22.6 Wozu wird die Region of Interest- (ROI-) Technik eingesetzt?
- 22.7 Welche Auswerteverfahren werden zur Rekonstruktion der Aktivitätsverteilung bei der SPECT verwendet?

23 Strahlenexposition und Strahlenschutz bei nuklearmedizinischer Diagnostik

23.1 Allgemeines

Für den Strahlenschutz in der Nuklearmedizin (und in der Strahlentherapie) sind die Bestimmungen der **Strahlenschutzverordnung (StrlSchV)** vom 20.07.2001 und die **Richtlinie Strahlenschutz in der Medizin** vom 24.06.2002 maßgebend.

Hierin sind die Bedingungen für den Umgang mit radioaktiven Stoffen – Genehmigung sowie Zuständigkeiten, Überwachungsvorschriften, zulässige Grenzwerte und spezielle Vorschriften für die Lagerung und den Umgang – festgelegt (s. auch Kapitel 7).

Im Folgenden werden für die praktische tägliche Arbeit in der nuklearmedizinischen Diagnostik wichtige Gesichtspunkte besprochen.

23.2 Strahlenschutzbereiche

Zur Kennzeichnung der örtlichen Strahlenschutzgefährdung von Personen wurden verschiedene Strahlenschutzbereiche festgelegt (§ 36 StrlSchV). Es wird unterschieden zwischen Sperrbereichen, Kontrollbereichen und Überwachungsbereichen. Die Grenzen der Bereiche sind durch maximal zulässige Strahlenexpositionen festgelegt.

☞ Abbildung 7.3 gibt eine vereinfachte Übersicht.

23.2.1 Kennzeichnungspflicht

Für **Sperrbereiche und Kontrollbereiche** besteht nach § 68 StrlSchV Kennzeichnungspflicht. Sie sind deutlich sichtbar und dauerhaft zu kennzeichnen:
a) durch das allgemeine Strahlenzeichen (Anlage IX StrlSchV, Abb. 23.1)
b) durch Verwendung der Worte „VORSICHT – STRAHLUNG", „RADIOAKTIV" oder „KONTAMINATION" (je nach Sachlage).

Kennzeichnungspflicht besteht auch für Bereiche mit erhöhter Kontaminationsgefahr.

Sperrbereich

Ein Bereich, in dem die **Ortsdosisleistung größer als 3 mSv/Std.** sein kann, ist als Sperrbereich abzugrenzen und nach § 36 StrlSchV

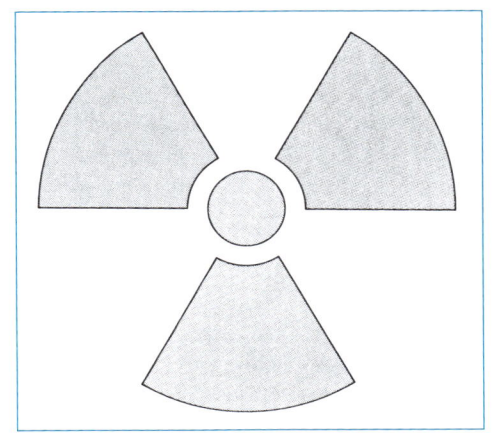

Abb. 23.1 Internationales Zeichen für ionisierende Strahlung

deutlich sichtbar und dauerhaft zu kennzeichnen, zudem mit folgendem Zusatz:

„SPERRBEREICH – KEIN ZUTRITT"

Der Sperrbereich ist ein besonderer Teil des Kontrollbereichs. Sperrbereiche sind so abzusichern, dass Personen, auch mit einzelnen Körperteilen, nicht unkontrolliert hineingelangen können. Der Zutritt darf Personen nur gewährt werden, wenn sie zur Durchführung der Betriebsvorgänge oder aus zwingenden Gründen tätig werden müssen und sie unter der Kontrolle eines Strahlenschutzbeauftragten stehen (§ 37 StrlSchV).

Kontrollbereich

Ein Bereich ist nach § 36 StrlSchV als Kontrollbereich abzugrenzen, wenn infolge der Anwendung ionisierender Strahlen die Möglichkeit besteht, dass eine Person bei 40-stündigem Aufenthalt in der Woche und 50 Wochen im Kalenderjahr eine **höhere effektive Dosis als 6 Millisievert (mSv)** oder höhere Organdosen als 45 mSv für die Augenlinse oder 150 mSv für die Haut, die Hände, die Unterarme, die Füße und Knöchel erhalten kann.

Es gelten die in diesem Abschnitt 23.2.1 beschriebenen Kennzeichnungsvorschriften.

Zudem ist der besondere Zusatz

„KONTROLLBEREICH"

deutlich sichtbar und dauerhaft anzubringen.

Der **Zutritt zum Kontrollbereich** darf Personen nur gewährt werden, wenn sie zur Durchführung oder Aufrechterhaltung der darin vorgesehenen Betriebsvorgänge tätig werden müssen, des weiteren, wenn ihr Aufenthalt als Patient, Proband oder helfende Person erforderlich ist oder als Auszubildende zur Erreichung des Ausbildungsziels.

Der Strahlenschutzverantwortliche bzw. -beauftragte kann **schwangeren Frauen** den Zutritt zum Kontrollbereich gestatten, wenn durch geeignete Überwachungsmaßnahmen sichergestellt ist, dass der besondere Dosisgrenzwert für Schwangere eingehalten wird (Dokumentationspflicht) (§ 37 StrlSchV).

An Personen, die sich im Kontrollbereich aufhalten, ist die Körperdosis zu ermitteln (§ 40 StrlSchV).

Zur Ermittlung der Körperdosis wird die **Personendosis** gemessen (§ 41 StrlSchV). Dies geschieht mit Dosimetern, die an einer für die Strahlenexposition als repräsentativ geltenden Stelle der Körperoberfläche zu tragen sind, in der Regel an der Vorderseite des Rumpfes.

Überwachungsbereich

Der **Überwachungsbereich** ist ein nicht zum Kontrollbereich gehörender betrieblicher Bereich, in dem eine Person bei 40-stündigem Aufenthalt in der Woche und 50 Wochen im Kalenderjahr eine effektive Dosis von **mehr als 1 Millisievert (mSv)** – jedoch maximal 6 mSv – erhalten kann oder eine höhere Organdosis als 15 mSv für die Augenlinse (maximal 45 mSv) oder 50 mSv für die Haut, die Hände, die Unterarme, die Füße und Knöchel (maximal 150 mSv) erhalten kann. (§ 36 StrlSchV).

Überwachungsbereiche werden **nicht besonders gekennzeichnet**. Die Einhaltung der Strahlenschutzvorschriften obliegt dem Strahlenschutzverantwortlichen bzw. -beauftragten.

☞ Tab. 7.6 gibt einen Überblick über die für Kontroll- und Überwachungsbereiche geltenden Grenzwerte.

23.3 Strahlenexposition und Strahlenschutz des Patienten

23.3.1 Strahlenexposition des Patienten

Die Strahlenexposition des Patienten resultiert bei nuklearmedizinischen In-vivo-Untersuchungen aus der Inkorporation des für die Untersuchung verwendeten Radionuklids. Die

Höhe der Belastung hängt ab von mehreren Faktoren wie:
- **Menge der applizierten Radioaktivität**
- **Zerfallsart und Energie** der radioaktiven Strahlung
- **effektive Halbwertszeit** des Radionuklids im Körper bzw. in den Organen
- **biochemische und pharmakokinetische Eigenschaften** des Radionuklids.

Bei der Strahlenexposition des Patienten werden u. a. unterschieden:
- Ganzkörperexposition (effektive Dosis)
- Exposition des so genannten kritischen Organs
- Gonadenexposition.

Das kritische Organ ist dasjenige, welches das Radiopharmakon am stärksten anreichert, wodurch sich also die höchste Organbelastung ergibt.

Die **Gonadenexposition** betrifft die Strahleneinwirkung auf die fortpflanzungsfähigen Zellen. Sie wird u. a. stark durch das Ausscheidungsverhalten des Radiopharmakons beeinflusst. Eine über längere Zeit mit dem Radionuklid angereicherte Harnblasenfüllung erhöht auch die Gonadenexposition.

Tabelle 23.1 gibt einen Überblick über die Strahlenexpositionen des Patienten bei einigen häufig durchgeführten nuklearmedizinischen Untersuchungen.

23.3.2 Strahlenschutz des Patienten

Aus den Ausführungen im vorigen Abschnitt lassen sich Möglichkeiten zur **Minimierung der Strahlenexposition** des Patienten ableiten.

Durch die Wahl eines geeigneten Radionuklids – z. B. reiner Gammastrahler mit kurzer Halbwertszeit – kann die Strahlenexposition niedrig gehalten werden. In gleicher Weise wirkt eine möglichst niedrige, für die Untersuchung gerade ausreichende Dosierung der Applikationsaktivität des Radiopharmakons.

Bei Untersuchungen mit ^{99m}Technetium-Verbindungen wird durch vorherige Gabe von z. B. Irenat eine **Blockierung der Schilddrüse** erreicht und damit eine unnötige Exposition des Organs durch freies ^{99m}Technetium vermieden; dies ist insbesondere z. B. bei Skelettuntersuchungen wegen der relativ hohen Applikationsdosis zu beachten.

Weiterhin bewirkt eine **forcierte Diurese** (viel Trinken) mit häufigen **Blasenentleerun-**

Tab. 23.1 Durchschnittliche Strahlenbelastung des Patienten bei einigen häufig durchgeführten szintigraphischen Untersuchungen (Lit.: SFP Bd 45, S. 99 u. 102, ** Bd 41, S. 168 u. 169)

Organ	Untersuchung/ Verfahren	Radiopharmakon	Applizierte Aktivität (MBq)	Effektive Dosis (mSv)
Schilddrüse	Szintigramm	Tc-99 m-O$_4$	50	0,6
Skelett	Szintigramm	Tc-99 m-MDP	750	4,4
Myokard	Szintigramm	Tc-99 m-MIBI	950	8,0
Myokard	Szintigramm	Tl-201-Chlorid	74	17,0**
Herz	Funktion	Tc-99 m-Ery	850	5,6
Niere	Funktion	Tc-99 m-MAG3	100	0,7
Niere	Szintigramm	Tc-99 m-DMSA	70	0,6
Lunge	Perfusion	Tc-99 m-MAA	100	1,1
Lunge	Ventilation	Tc-99 m-Aerosol	100*	0,3
Gehirn	Durchblutung	Tc-99 m-HMPAO	850	6,9
Leber	Gallefluss	Tc-99 m-HIDA	125	2,0
Entzündung	Leukozyten	Tc-99 m-HMPAO	750	7,0
Tumore, Myokard	PET	Fluor-18-FDG	350	7,4**

* 10 % der applizierten Aktivität inhaliert

gen eine erhebliche Reduzierung der Strahlenexposition von Harnblase und Gonaden.

Bei Beachtung aller möglichen Maßnahmen kann die Strahlenexposition des Patienten bei den meisten heute üblichen nuklearmedizinischen Untersuchungsmethoden relativ niedrig gehalten werden.

Die Forderung zur Minimierung der Strahlenexposition des Patienten ist in der Strahlenschutzverordnung ausdrücklich aufgeführt.

Radioaktive Stoffe oder ionisierende Strahlen dürfen unmittelbar am Menschen in Ausübung der Heilkunde nur angewendet werden, wenn eine **rechtfertigende Indikation** nach §80 StrlSchV besteht.

Die Beschränkung der Strahlenexposition (§81 StrlSchV) ist gefordert, indem die durch ärztliche Untersuchungen bedingte Strahlenexposition so weit einzuschränken ist, wie dies mit den Erfordernissen der medizinischen Wissenschaft zu vereinbaren ist.

Bei der Untersuchung von Menschen sind **diagnostische Referenzwerte** zugrunde zu legen. Das Bundesamt für Strahlenschutz erstellt und veröffentlicht diese diagnostischen Referenzwerte ☞ Anhang. Hierbei handelt es sich um empfohlene Werte für die Art und Menge der zu applizierenden Radiopharmaka bei nuklearmedizinischen Untersuchungen.

Eine Überschreitung der diagnostischen Referenzwerte muss schriftlich begründet werden.

23.4 Strahlenexposition und Strahlenschutz des Personals

23.4.1 Strahlenexposition des Personals

Beim Umgang mit offenen radioaktiven Stoffen, wie sie bei der nuklearmedizinischen Diagnostik eingesetzt werden, kann man drei Arten der Strahlenexposition des Personals unterscheiden:

- externe Bestrahlung (durch eine äußere Strahlenquelle, z.B. eine mit radioaktiver Substanz gefüllte Spritze)
- Kontaktbestrahlung durch äußere Kontamination
- Inkorporation eines Radionuklids (= innere Kontamination).

Eine **externe Strahlenexposition** tritt z.B. beim Umgang mit dem zu untersuchenden Patienten auf, dem ein radioaktives Pharmakon appliziert wurde.

Beispielhaft sei hier die durchaus häufige Situation einer Skelettszintigraphie nach Applikation von z.B. 750 MBq Tc-99 m-MDP beschrieben.

Die Höhe der Strahlenexposition ist u.a. von der Stärke der Quelle, von der Expositionsdauer und vom Abstand zur Quelle abhängig.

Die Quellenstärke ist hier direkt nach der Applikation am größten und kann bei der Aufnahme des Szintigramms 2,5–3 Std. p.i. durch Abklingen und Ausscheiden des Radiopharmakons (☞ Kap. 17.5.3 effektive Halbwertszeit) bereits nur noch die Hälfte betragen.

Die Expositionsdauer variiert von Fall zu Fall und hängt u.a. von der Hilfsbedürftigkeit des Patienten bei der Lagerung ab, der mittlere Abstand hängt auch von den räumlichen Gegebenheiten im Untersuchungsraum ab (Entfernung der Bedienungskonsole von der Gammakamera).

Das Beispiel verdeutlicht die komplexe Abhängigkeit der tatsächlichen Strahlenexposition von der Beachtung der 3 großen A des Strahlenschutzes.

Für punktförmige Quellen gilt das **Abstands-Quadrat-Gesetz** (☞ Kap. 7.3). Die Entfernung von der Quelle kann insbesondere beim hantierenden Umgang mit radioaktiven Stoffen sehr kurz sein, z.B. beim Abfüllen, Markieren, Transportieren oder Applizieren eines Radiopharmakons. Solche Arbeiten sind deshalb unter Beachtung besonderer Schutzmaßnahmen durchzuführen (☞ Kap. 23.4.2).

Diese gelten zugleich zur Vermeidung von **Kontaminationen**, wobei insbesondere die Hände zu schützen sind.

Zur **Inkorporation** eines Radionuklids kann es bei unsachgemäßem Verhalten (Essen, Trinken am Laborarbeitsplatz) kommen oder durch Inhalation (= Einatmen) von Dämpfen mit radioaktiven Anteilen.

23.4.2 Strahlenschutz des Personals

Gesetzlicher Strahlenschutz

Je nach Gefährdungsgrad werden beruflich strahlenexponierte Personen der Kategorie A oder B zugeordnet. Nach StrlSchV dürfen die in den ☞ Tabellen 7.4 und 7.5 aufgeführten **Jahresgrenzwerte** durch berufliche Strahlenexposition nicht überschritten werden.

Bei der Feststellung, ob die jeweils festgelegten Dosisgrenzwerte eingehalten werden, ist eine anderweitige berufliche Strahlenexposition durch ionisierende Strahlen einzubeziehen.

Die **natürliche** Strahlenexposition und **medizinisch** bedingte **Strahlenexpositionen** einer beruflich strahlenexponierten Person als Patient sind bei der Feststellung der Grenzwerteinhaltung **nicht** mit zu berücksichtigen.

Für **schwangere beruflich strahlenexponierte Frauen** besteht die Pflicht, eine Schwangerschaft **unverzüglich** dem zuständigen Strahlenschutzverantwortlichen bzw. -beauftragten mitzuteilen. Diese sind für die Einhaltung der Vorschriften der Strahlenschutzverordnung (StrlSchV) zuständig und müssen in diesem Fall geeignete Regelungen veranlassen.

Praktischer Strahlenschutz

Beim praktischen Umgang mit offenen radioaktiven Substanzen in der Nuklearmedizin steht die Gefahr der Kontamination und der Strahlenbelastung der Hände bzw. Finger im Vordergrund.

Einige wichtige **Arbeitsregeln** gilt es deshalb zu beachten.

Zum Kontaminationsschutz der Hände sind geeignete **Handschuhe** zu tragen, die im Falle einer Kontamination sofort zu wechseln sind.

Das Hantieren mit radioaktiven Substanzen hat überlegt und zügig zu geschehen, um die Expositionszeit kurz zu halten.

Wenn möglich, sind beim Hantieren **Greifwerkzeuge** (spezielle Zangen) zu benutzen, um einen möglichst großen Abstand zur Quelle zu erhalten.

Für die mit radioaktiven Substanzen gefüllten Spritzen sind **Bleiabschirmungen** zu verwenden. Durch 1,1 mm Bleiabschirmung wird die Strahlenexposition durch ^{99m}Technetium auf ein Zehntel des Werts ohne Abschirmung reduziert.

Radioaktive Stoffe sind grundsätzlich in geeigneten Tresoren aufzubewahren. Nur die zur unmittelbaren Arbeit benötigten Mengen dürfen sich auf dem Arbeitstisch hinter einer Bleiabschirmung befinden.

Die Arbeitstische (Packtische) für radioaktive Stoffe sind möglichst mit einer flüssigkeitsdichten Kunststofffolie abzudecken, auf der eine weitere saugfähige Auflage (z. B. Zellstoff, Fließpapier) liegt.

Die Arbeitsflächen sind von unnötigen Gegenständen freizuhalten. Die **Arbeitsflächen** sind regelmäßig mit einem geeigneten Messinstrument auf Kontamination hin zu **kontrollieren**.

Als Grenzwert für eine Oberflächenkontamination gelten für häufig eingesetzte Radionuklide der nuklearmedizinischen Diagnostik:

(^{99m}Tc, ^{111}In, ^{123}J, ^{125}J, ^{201}Tl): 10 Bq/cm^2

Anmerkung: Bei Nukliden (β- und γ-Strahler) mit unbekannten Grenzwerten ist von 1 Bq/cm^2 auszugehen (☞ StrlSchV Anlage III).

Werden diese Werte überschritten, so sind **Dekontaminationsmaßnahmen** einzuleiten bzw. die Gegenstände zum Abklingen gesondert aufzubewahren.

Zur Dekontamination stehen besondere Reinigungsmittel zur Verfügung. Bei Hautkontaminationen hat sich zur Dekontamination das Abkleben der betroffenen Stelle mit einer Klebefolie (z. B. Tesafilm) und anschließendes

Abreißen der Folie bewährt. Der Vorgang ist gegebenenfalls mehrfach zu wiederholen. Anschließendes Waschen ist zusätzlich erforderlich.

> **MERKE**
>
> Essen, Trinken und Rauchen sind in Kontrollbereichen untersagt.

Vor dem Verlassen eines Kontrollbereichs sind **Hände und Schuhe** mit einem Hand-Fuß-Monitor auf Kontaminationen hin zu **überprüfen**.

Jeder, der mit radioaktiven Stoffen umgeht, ist verpflichtet, die Strahlenexposition für sich und die Mitarbeiter unter Einhaltung der Strahlenschutzregeln und Verwendung der vorhandenen Schutz- und Sicherheitseinrichtungen so niedrig wie möglich zu halten.

Zu diesen **Schutzmaßnahmen** zählen stets die drei großen A des Strahlenschutzes:
- größtmöglicher Abstand
- kürzestmögliche Aufenthaltszeit
- geeignete Abschirmung.

Die praktische Erfahrung zeigt, dass bei umsichtigem Verhalten und Beachtung der Schutzregeln die Strahlenexposition des Personals in der Nuklearmedizin in der Regel weit unterhalb der gesetzlich zulässigen Grenzen liegt.

23.5 Strahlenbelastung und Strahlenschutz der Umwelt

Der Gesetzgeber hat für die Bundesrepublik Deutschland sehr strenge Vorschriften zum Schutz der Umwelt vor radioaktiven Substanzen erlassen. Im Rahmen der nuklearmedizinischen Diagnostik ist hier die **Entsorgung radioaktiver Abfälle** angesprochen.

Diese Abfälle sind gesondert zu sammeln und entsprechend den Auflagen der Strahlenschutzverordnung und der Richtlinie für Strahlenschutz in der Medizin abklingen zu lassen bzw. einer genehmigten Sammelstelle zuzuführen.

> **MERKE**
>
> Eine unkontrollierte Abgabe flüssiger oder fester radioaktiver Abfälle in die Kanalisation und auf allgemeine Mülldeponien ist grundsätzlich nicht statthaft.

FRAGEN

23.1 Welche Strahlenschutzbereiche sind gemäß der Strahlenschutzverordnung zu unterscheiden?
23.2 Welche Strahlenschutzbereiche sind wie zu kennzeichnen?
23.3 Welche Faktoren beeinflussen die Strahlenexposition des Patienten bei nuklearmedizinischen Untersuchungen?
23.4 Welche Arten der Strahlenexposition bestehen grundsätzlich für das in der Nuklearmedizin tätige Personal?
23.5 Welche Maßnahmen zur Minimierung einer externen Strahlenexposition sind in der Nuklearmedizin stets zu beachten?
23.6 Was ist zur Vermeidung von Kontaminationen des Personals zu beachten?
23.7 Welche Maßnahmen sind im Falle einer Kontamination durchzuführen?
23.8 Was ist zur Vermeidung einer internen Bestrahlung durch Inkorporation von Radionukliden zu beachten?
23.9 Wie behandelt man radioaktive Abfälle?

24 Therapie mit offenen Radionukliden

24.1 Überblick

Therapeutisch eingesetzte offene Radionuklide[1] liegen als echte Lösung oder in kolloidaler Form vor. Sie werden peroral, intravenös oder intrakavitär[2] appliziert. Die Anwendung erfolgt je nach Fall unter **stationären** Bedingungen oder **ambulant**.

Der Umgang mit offenen Radionukliden erfordert wegen der Kontaminations- und Inkorporationsgefahr eine besonders umsichtige Verhaltensweise von Patient und Personal.

Die Berechnung bzw. Abschätzung der Strahlendosen im Körper können im Einzelfall sehr kompliziert sein, da eindeutige geometrische Verhältnisse nicht immer vorliegen und zudem das Zeitverhalten der Substanzen in den Organen eine wesentliche Rolle spielt.

Therapeutisch wirksam sind vorrangig die **Betastrahlen** der applizierten Radionuklide, nur vereinzelt Alphastrahlen. Gammastrahlung (sofern zusätzlich vorhanden) bedingt in einigen Fällen Strahlenschutzmaßnahmen gegenüber dem Patientenumfeld.

Die Radiojodtherapie von Schilddrüsenerkrankungen mit ^{131}Jod ist die am häufigsten durchgeführte systemische Therapie mit offenen Radionukliden. Die Behandlung muss in Deutschland stationär durchgeführt werden. Bei der Entlassung der Patienten (-innen) aus dem stationären Bereich muss ein festgelegter Grenzwert der Strahlenexposition für ihr häusliches Umfeld beachtet werden (☞ Kap. 24.2.5).

Weitere nuklearmedizinische Therapien mit offenen Radionukliden sind:

Als systemische Behandlungen
- die Therapie der Polycythaemia vera mit ^{32}Phosphor (^{32}P)
- die palliative Schmerztherapie von Skelettmetastasen mit ^{153}Samarium-Phosphonat, ^{89}Strontium-Chlorid, u. a.
- die Therapie der Bechterew-Erkrankung mit ^{224}Radium-Chlorid (Alpha-Strahler).

Als intrakavitäre Therapien
- die Radiosynoviorthese mit ^{90}Yttrium-, ^{186}Rhenium-, bzw. ^{169}Erbium-Kolloid
- die peritoneale und pleurale Therapie des rezidivierenden malignitätsbedingten Pleuraergusses bzw. Ascites mit ^{90}Yttrium-Silikat, u. a.

Tabelle 24.1 gibt einen Überblick über eine Auswahl häufig zu therapeutischen Zwecken eingesetzter offener Radionuklide.

Anmerkungen:
[1]**Offene Radionuklide** sind alle Radionuklide mit Ausnahme der umschlossenen radioaktiven Stoffe. Sie werden vorrangig im Fachgebiet Nuklearmedizin eingesetzt.
Umschlossene Radionuklide dagegen zeichnen sich dadurch aus, dass sie ständig von einer allseitig dichten, festen, inaktiven Hülle umschlossen sind und ihre Abmessung mindestens 0,2 cm beträgt. Sie werden vorrangig im Fachgebiet Strahlentherapie eingesetzt.
Die Umgangsbedingungen für radioaktive Stoffe werden durch die Strahlenschutzverordnung geregelt.
[2]**Intrakavitär** = in Körperhöhlen (z. B. Gelenke) (lat. cavum = Höhle)

Im Folgenden werden die **Radiojodtherapie** als die am häufigsten durchgeführte systemische Radionuklidtherapie und die inzwischen noch häufiger praktizierte **Radiosynoviorthese** beispielhaft für die intrakavitäre Therapie beschrieben.

24

Tab. 24.1: Therapeutische Anwendung offener Radionuklide (Auswahl)

Zielgewebe bzw. bereich	Indikation/ Erkrankung	Betastrahler	Betaenergie bis	Halbwertszeit
Schilddrüsengewebe	Schilddrüsen -autonomie -vergrößerung -metastasen	^{131}Jod	0,61 MeV	8,02 Tage
blutbildendes Knochenmark	Polycythaemia vera	^{32}Phosphor	1,71 MeV	14,3 Tage
Knochenmetastasen	Schmerzlinderung	^{89}Strontium ^{153}Samarium	1,46 MeV 0,7 MeV	50 Tage 1,95 Tage
Skelettsystem	Bechterew-Erkrankung	^{224}Radium **CAVE: Alphastrahler!**		3,64 Tage
Pleurahöhle Bauchhöhle	Pleuraerguss Aszites	^{90}Yttrium	2,2 MeV	2,7 Tage
periphere Gelenke – Kniegelenk – mittlere Gelenke (Schulter-, Ellenbogen-, Hand-, Hüft-, Sprunggelenke) – kleine Gelenke (Finger- und Zehengelenke)	Entzündung der Gelenke (bei Arthritis, aktivierter Arthrose	^{90}Yttrium ^{186}Rhenium ^{169}Erbium	2,26 MeV 0,98 MeV 0,34 MeV	2,7 Tage 3,7 Tage 9,5 Tage

24.2 Systemische Therapie mit offenen Radionukliden

24.2.1 Indikationen und Therapieziel

Am Beispiel der am häufigsten praktizierten systemischen Therapie mit offenen Radionukliden, der Radiojodtherapie der Schilddrüse, soll das Prinzip dieser Behandlung erläutert werden.

Eine **Radiojodtherapie** kann z.B. bei folgenden Erkrankungen der Schilddrüse indiziert sein:

- Struma mit Hyperthyreose bzw. mit Parenchymautonomie
- autonomes Adenom der Schilddrüse
- große Struma bei Euthyreose
- nach Strumektomie wegen eines Schilddrüsenkarzinoms.

Ziel der Therapie ist die Ausschaltung des gesteigert funktionstüchtigen oder vermehrten Gewebes bzw. von jodspeichernden Tumorresten oder Metastasen.

Jod wird physiologischerweise von funktionierendem Schilddrüsengewebe aus dem Blut

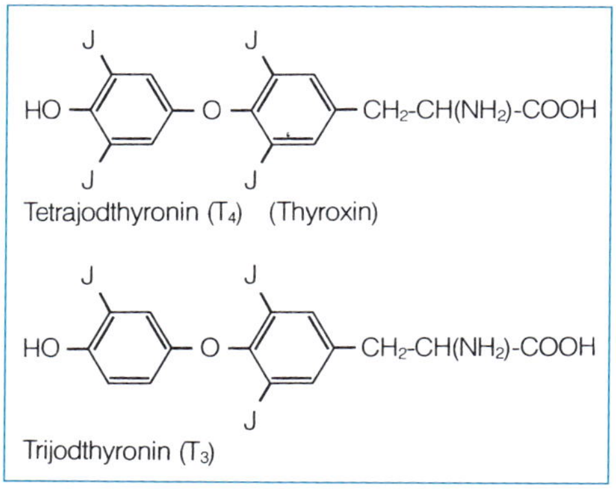
J
J
HO
O
CH2-CH(NH2)-COOH
J
J
Tetrajodthyronin (T4) (Thyroxin)
J
J
HO
O
CH2-CH(NH2)-COOH
J
Trijodthyronin (T3)

Abb. 24.1 Aufbau der Schilddrüsenhormone T_3 und T_4

extrahiert, da es als atomarer Baustein für die Schilddrüsenhormone (Trijodthyronin = T_3 und Thyroxin = T_4) benötigt wird (Abb. 24.1). Die Schilddrüse ist das einzige Organ des Körpers, das Jod verwertet.

24.2.2
^{131}Jod als therapeutisch eingesetzter Strahler

^{131}Jod zerfällt mit einer Halbwertszeit von 8,1 Tagen in das stabile ^{131}Xenon (Zerfallsschema ☞ Abb. 18.4). Die strahlentherapeutische Wirkung ist überwiegend (> 90 %) auf die **Betastrahlen** zurückzuführen, deren maximale Reichweite im Gewebe bei ca. 2 mm liegt (mittlere Reichweite: 0,5 mm).

Die **Gammastrahlung** bewirkt weniger als zehn Prozent (< 10 %) des Therapieeffekts. Eine größere Rolle spielt sie jedoch bei den Strahlenschutzmaßnahmen im Umfeld des Patienten. Besonders die Gammaquanten mit 364 keV und zum Teil mit 638 keV Energie sind hierbei zu berücksichtigen.

Da ein mehr oder weniger großer Anteil des applizierten Jods wieder aus dem Körper ausgeschieden wird, sind spezielle Strahlenschutzvorkehrungen gegenüber Kontaminationen und einer allgemeinen Umweltbelastung erforderlich (Kap. 24.2.5).

24.2.3
Dosierung und Applikationsmenge

Die in der Schilddrüse pro MBq erzielte Energiedosis hängt von mehreren individuellen Faktoren ab. Hierzu zählen die Masse des Parenchyms, die Aufnahmefähigkeit für Jod und die effektive Halbwertszeit des ^{131}Jods in der Schilddrüse.

Bei der Berechnung der für eine bestimmte Dosis notwendigen **Applikationsaktivität A** werden diese Größen berücksichtigt:

$$A = \frac{D \times V \times 25}{HWZ_{eff} \times S_{max}}$$

A = applizierte Aktivität (**MBq**)
HWZ_{eff} = effektive Halbwertszeit (**Tage**)
D = Herddosis (**Gy**)
S_{max} = maximale Jodspeicherung (**%**)
V = Volumen der Schilddrüse bzw. des zu behandelnden Teils (z. B. autonomes Adenom) (**ml**)

Die angestrebte Energiedosis (Herddosis) liegt bei benignen SD-Erkrankungen je nach Fall zwischen ca. 100 und 400 Gy. Dabei ergeben sich Applikationsaktivitäten bis zu mehreren hundert MBq ^{131}Jod. Bei der Behandlung von Tumoren bzw. Metastasen werden erheblich größere Mengen appliziert (bis 3,7 GBq). Man spricht hier deshalb auch von großer oder hochdosierter Jodtherapie.

24.2.4
Durchführung der Therapie

Aufgrund der Strahlenschutzbestimmungen in Deutschland darf die ^{131}Jod-Therapie nur unter besonderen **stationären** Bedingungen durchgeführt werden. Hierzu zählen vor allem spezielle bauliche und organisatorische Strahlenschutzmaßnahmen (☞Kap. 24.2.5).

Die Applikation des Radiojods erfolgt in der Regel peroral (flüssig oder als Kapsel). Insbesondere bei der Trunkapplikation ist umsichtiges Verhalten erforderlich, um Kontaminationen zu vermeiden.

Die seltener durchgeführte intravenöse Applikation setzt die Sterilität und Pyrogenfreiheit des Radiojods voraus. Es wird sowohl die einmalige Applikation der Gesamtdosis als auch die fraktionierte Verabreichung der Therapiedosis in Einzeldosen im Abstand mehrerer Tage praktiziert.

Die **Entlassung des Patienten** aus dem stationären Aufenthalt ist (in der Regel) erst gestattet, wenn die Restaktivität in der Schilddrüse unter 250 MBq beträgt. Dann ist gewährleistet, dass der gesetzlich festgesetzte Grenzwert von 1 mSv für die Strahlenbelastung anderer Personen im Abstand von 2 m (Daueraufenthalt) nicht überschritten wird (☞ Kap. 24.2.5).

24.2.5 Strahlenexposition und Strahlenschutz bei der Radiojodtherapie

Allgemeine Gesichtspunkte

Die für den **praktischen Strahlenschutz** relevanten Gesichtspunkte unterscheiden sich bei den verschiedenen Therapieverfahren teils so sehr, dass sie für jeden Bereich gesondert zu besprechen sind. Grundsätzlich sind auch für den Strahlenschutz in der nuklearmedizinischen Therapie die Bestimmungen der Strahlenschutzverordnung (☞ StrlSchV im Anhang) sowie die Richtlinie Strahlenschutz in der Medizin maßgebend.

Entsprechend gelten die Bestimmungen zur Abgrenzung von Strahlenschutzbereichen (☞ Abb. 7.3).

Der Strahlenschutz des Menschen umfasst alle Maßnahmen zum Schutz des Menschen vor ionisierender Strahlung.

Die praktischen Strahlenschutzmaßnahmen lassen sich einteilen in **bauliche** Maßnahmen, **technische** Maßnahmen, **organisatorische** Maßnahmen und **informative** Maßnahmen (z. B. Ausbildung des Personals zu angemessenem Verhalten beim Umgang mit Strahlenquellen).

tion von seinen pharmakokinetischen Eigenschaften ab. So reichert sich z. B. verabreichtes ^{131}Jod vorrangig in aktivem Schilddrüsengewebe an.

Die **Strahlenbelastung** einzelner Organe hängt einerseits von der räumlichen Verteilung, andererseits vom Zeitverhalten des Radionuklids in den Organen ab. Da diese Faktoren individuell stark differieren können, ist die Bestimmung der jeweiligen Organdosis sehr aufwändig; sie wird in der Regel anhand tabellarischer Mittelwerte abgeschätzt.

Als sehr grober Anhalt für das Abschätzen der Strahlenexposition durch inkorporiertes ^{131}Jod gilt (bei normaler Schilddrüsengröße und -funktion): 1 MBq ^{131}Jod erzeugt eine Schilddrüsenexposition von ca. 0,01 Gy und eine Ganzkörperbelastung von ca. 0,01 mGy.

Die wichtigste **Strahlenschutzmaßnahme** für den Patienten ist eine optimale Dosierung des verabreichten radioaktiven Strahlers. Es gilt, die Dosis nach dem Grundsatz abzuwägen: „So hoch wie nötig, so gering wie möglich".

Neben bekannten Dosierungsformeln (☞ Kap. 24.2.3) spielt hierbei die Erfahrung des Therapeuten eine entscheidende Rolle. In einigen Fällen lässt sich die Strahlenexposition auch durch zusätzliche medikamentöse Behandlung vermindern (z. B. Lithiumbehandlung bei der Strahlentherapie der Hyperthyreose).

Strahlenexposition und Strahlenschutz des Patienten

Wie bei allen Formen der Strahlentherapie ist auch bei der systemischen Behandlung mit offenen Radionukliden eine unvermeidbare Strahlenexposition von gesundem Gewebe in Kauf zu nehmen, um das Therapieziel zu erreichen.

Eine Besonderheit besteht darin, dass der Strahler nicht ortsgebunden, sondern mehr oder weniger verteilt im Körper des Patienten vorliegt. Damit entfallen zum Teil die Vorteile des Abstands-Quadrat-Gesetzes.

Die Verteilung des Radionuklids im Körper hängt bei peroraler und intravenöser Applika-

Strahlenexposition und Strahlenschutz des Personals

Die Strahlenexposition, der das Personal bei der systemischen Therapie mit offenen Radionukliden ausgesetzt ist, hängt u. a. von den verabreichten Strahlern und Aktivitätsmengen ab. Hierbei lassen sich grob drei Gruppen unterscheiden:
- hochdosierte ^{131}Jod-Therapie beim Schilddrüsenkarzinom
- funktionelle ^{131}Jod-Therapie (Hyperthyreose, autonomes Adenom, euthyreote Struma)
- Therapie mit Betastrahlern wie ^{32}P, ^{89}Sr und ^{90}Y.

In dieser Reihenfolge nimmt die durchschnittliche Strahlenexposition des Personals ab.

Sie ist bei der **hochdosierten** ^{131}Jod-Therapie am größten, da hier neben der vom Patienten ausgehenden direkten Gammastrahlung auch die über die Schweißausscheidung kontaminierte Bettwäsche und die durch Atemluft jodangereicherte Raumluft zur Strahlenexposition des Personals beitragen können. Die Strahlenbelastung liegt im Mittel dennoch weit unterhalb der vom Gesetzgeber zugelassenen Grenzwerte (☞ Tab. 7.4).

Bei der **funktionellen** ^{131}Jod-Behandlung liegen die applizierten Dosen durchschnittlich um den Faktor zehn niedriger als bei der hochdosierten Therapie. Damit ist auch die Personalexposition im Mittel niedriger. Sie liegt nach eigenen Erfahrungen in der Regel in der Größenordnung der natürlichen jährlichen Strahlenbelastung, sofern angemessene bauliche und organisatorische Strahlenschutzmaßnahmen vorhanden sind.

Durch die therapeutisch eingesetzten reinen Betastrahler wird die Personendosis des Personals nur wenig beeinflusst, da hier lediglich die im Patienten erzeugte Bremsstrahlung niedriger Intensität eine Rolle spielt. Größere Strahlendosen können sich allerdings bei der Applikation der relativ hochdosierten Betastrahler an den Händen ergeben. Zudem besteht hierbei **Kontaminationsgefahr!**

Für den **Strahlenschutz** des Personals sind geeignete bauliche und organisatorische Maßnahmen vorzusehen. Zu den baulichen Maßnahmen zählen Strahlenschutz-Patientenzimmer mit entsprechend strahlensicheren Wänden und Türen (Abb. 24.2).

Durch die Ausstattung sind eventuell notwendige Dekontaminationen zu erleichtern (seitlich hochgezogener, verschweißter Fußbodenbelag, glatter Wandanstrich und glatte Heizkörper usw.).

Eine **durchdachte Organisation** und umsichtiges Handeln des Einzelnen machen unnötige Wege in die Patientenzimmer überflüssig. Weiterhin sind regelmäßige Strahlenschutzunterweisungen vorgeschrieben, bei denen typische, für den Strahlenschutz bedeut-

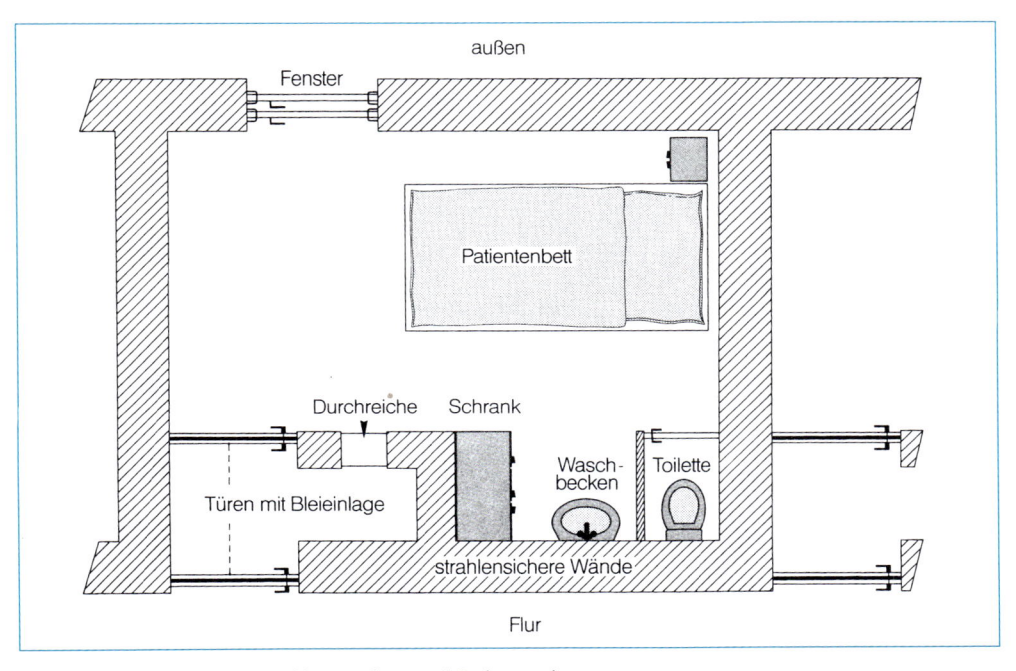

Abb. 24.2 Beispiel eines „strahlengeschützten" Patientenzimmers

same Situationen besprochen werden (Patientenerbrechen, Einnässen, Kontaminationen erkennen und beseitigen u. a.).

Durch installierte Strahlenschutzmonitore (Hand-Fuß-Monitor) muss jederzeit eine Kontaminationskontrolle gewährleistet sein. Das Personal sollte im Interesse des eigenen Strahlenschutzes fachlich gut über den Umgang mit offenen radioaktiven Strahlern informiert sein.

Zum eigenen Strahlenschutz und somit zur Verminderung der beruflich bedingten Strahlenexposition kann das Personal durch sachgerechtes und umsichtiges Verhalten maßgeblich beitragen.

Das **Hantieren** mit Strahlern sollte, wenn immer möglich, hinter einer schützenden Bleiwand am Packtisch stattfinden (= Abschirmung der Strahlen).

Das Benutzen von Greifwerkzeugen schafft eine strahlenschützende Distanz, die aufgrund des starken Dosisabfalls im Nahbereich wesentlich zur Reduzierung der Strahlenbelastung, insbesondere der Hände, beiträgt (= Abstands-Quadrat-Gesetz).

Zielsicheres und zügiges Handeln beim Umgang mit den Strahlern verringert die Expositionszeit (= Aufenthaltszeit im Strahlungsbereich); um dieses zu erlernen, ist die vorausgehende Übung an nichtstrahlenden Attrappen zu empfehlen.

Die aufgeführten Punkte unterstreichen noch einmal die grundsätzliche Bedeutung der drei großen A des Strahlenschutzes: **Abschirmung, Abstand, Aufenthalt.**

Der Strahlenschutz im Umgang mit Patienten, die aufgrund der applizierten Strahler über längere Zeit (im Tagebereich) eine hohe Dosisleistung in ihrem Umfeld erzeugen, wird durch bauliche Maßnahmen bei der Gestaltung des Patientenzimmers entscheidend berücksichtigt. Abbildung 24.2 zeigt ein Beispiel für diesen baulichen Strahlenschutz.

Der Umgang mit offenen Radionukliden erfordert wegen der Gefahren der Kontamination, Verschleppung und Inkorporation besonders umsichtiges und fachkundiges Verhalten.

Strahlenexposition und Strahlenschutz der Umwelt

Dem Schutz der Umwelt vor schädigenden Einflüssen kommt eine zunehmende Bedeutung zu. Ausführliche Schutzvorschriften mit teils detaillierten Angaben sind in der gültigen Strahlenschutzverordnung (StrlSchV) aufgeführt. Sie beinhaltet u. a.

- die Genehmigungsvorausetzungen zum Umgang mit radioaktiven Stoffen
- die Strahlenschutzgrundsätze
- die Verantwortlichkeiten für den Strahlenschutz
- die Festlegung der höchstzulässigen Immissions- und Emissionsgrenzwerte zum Schutz der Bevölkerung und der beruflich strahlenexponierten Personen
- sowie die Regelung der Überwachung dieser Personen.

Eine Belastungsgefahr für die Umwelt besteht grundsätzlich auch bei der systemischen Therapie mit offenen Radionukliden. Da eine gewisse Menge der intravenös oder peroral applizierten Radionuklide wieder natürlich ausgeschieden wird, ergibt sich eine Umweltbelastung, wenn die Ausscheidungen direkt in die Kanalisation gelangen.

Tabelle 24.2 gibt einen Überblick über die **Ausscheidungsquoten** einiger systemisch therapeutisch eingesetzter offener Radionuklide. Durch geeignete Schutzmaßnahmen wird der Gefahr der Umweltbelastung entgegengewirkt.

Hierzu zählen so genannte Abklinganlagen mit direktem Anschluss an die Therapiestationen für systemische Behandlung mit offenen Radionukliden sowie die Festlegung der Entlassungsdosis für behandelte Patienten.

Um die zulässigen Grenzwerte bei der Einleitung der radioaktiven Ausscheidungen von Therapiepatienten in die Kanalisation einhalten zu können, werden **Abklinganlagen** installiert. Dabei handelt es sich um mindestens zwei große Behälter, an welche die Toiletten und evtl. weitere sanitäre Anlagen der Therapiestation angeschlossen sind.

Tab. 24.2 Ausscheidungsquoten offener Radionuklide bei der systemischen Therapie

Therapie	Radionuklid	Ausscheidung
Schilddrüsenkarzinom	^{131}Jod	80–90 %
Hyperthyreose	^{131}Jod	bis 70 %
Schilddrüsenadenom	^{131}Jod	35–60 %
Struma	^{131}Jod	40–65 %
Polycythaemia vera	^{32}Phosphor	ca. 20 %
Schmerztherapie	^{89}Strontium	ca. 20 %
	^{153}Samarium	30–35 %
Radiosynoviorthese	^{90}Yttrium	0 %
	^{186}Rhenium	0 %
	^{169}Erbium	0 %

Während ein Behälter gefüllt wird, klingt die Radioaktivität in dem (den) anderen Behälter(n) entsprechend der jeweiligen physikalischen Halbwertszeit ab. Bei angemessener Dimensionierung der Behälter ist die Füllzeit eines Behälters lang genug, um einen zweiten Behälter derweilen „abklingen" zu lassen (Abb. 24.3).

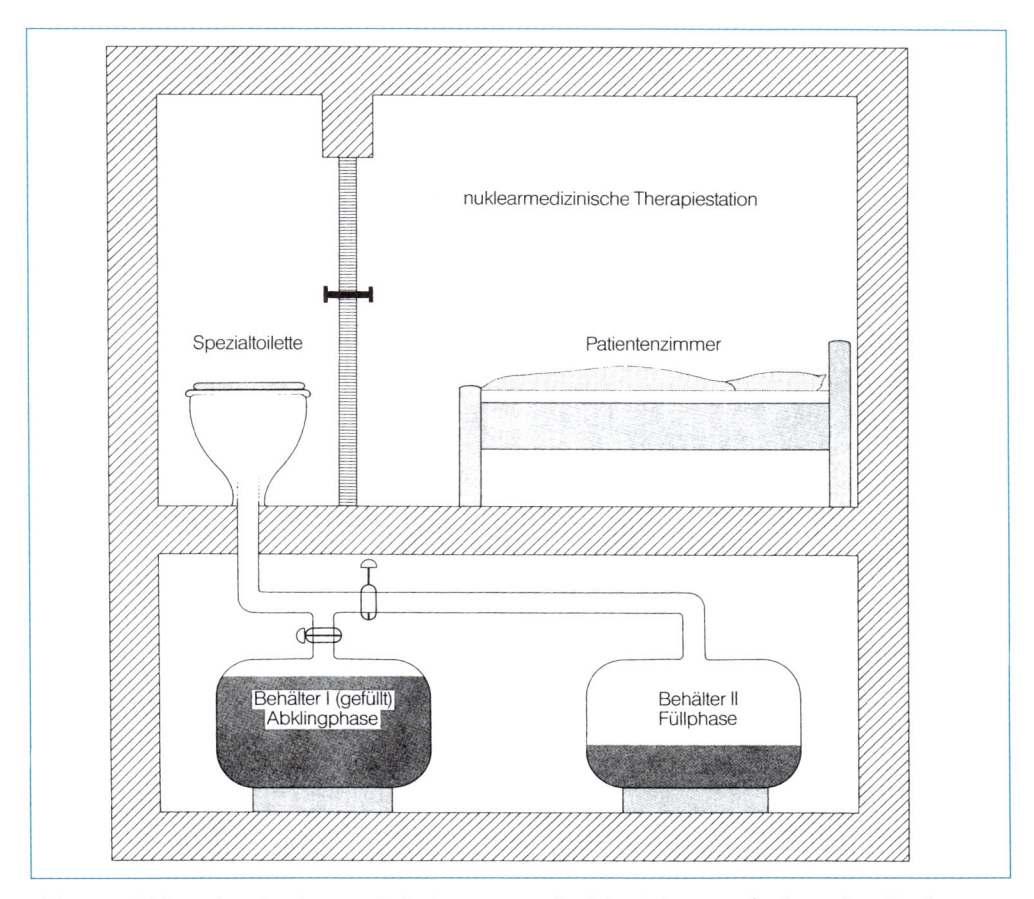

Abb. 24.3 Abklinganlage für therapeutisch eingesetzte radioaktive Substanzen (insbesondere ^{131}Jod)

So können die abzuleitenden Radioaktivitätsmengen auf weniger als ein Promille reduziert und die in der Strahlenschutzverordnung vorgegebenen niedrigen Grenzwerte zumeist noch deutlich unterschritten werden.

Zum Schutz der Umwelt hat der Gesetzgeber für die **Entlassung von Patienten**, die mit radioaktiven Stoffen behandelt wurden, sinngemäß folgende Bestimmung erlassen: Von einem mit radioaktiven Stoffen behandelten Patienten darf nach seiner Entlassung auf eine andere Person in 2 m Abstand keine höhere Strahlenbelastung als 1 mSv/Jahr ausgehen. Hiervon wird bei einer am Entlassungstag gemessenen Ortsdosisleistung von 3,5 µSv/Stunde in 2 m Entfernung vom Patienten ausgegangen.

Strahlenschutz der Bevölkerung

Der gesetzlich maximal zulässige **Dosisgrenzwert** durch radioaktive Stoffe in der Luft, dem Wasser wurde für Einzelpersonen der Bevölkerung außerhalb von Strahlenschutzbereichen auf einen Wert von 0,3 mSv/Jahr festgelegt.

Nach § 46 StrlSchV müssen **unkontrollierte** Ableitungen radioaktiver Stoffe vermieden und die kontrolliert abgeleiteten Aktivitäten so gering wie möglich gehalten werden. In umfangreichen Tabellen sind in der Strahlenschutzverordnung für jedes Radionuklid Grenzwerte für die Ableitung in die Luft und das Wasser festgelegt worden, deren Einhaltung behördlich überwacht wird.

24.3 Intrakavitäre Therapie mit offenen Radionukliden

24.3.1 Grundsätzliches

Am Beispiel der **Radiosynoviorthese** soll im Folgenden das Prinzip der intrakavitären Radionuklid-Therapie erläutert werden. Im Gegensatz zur systemischen Radionuklid-Therapie, bei der die Applikation des Radiopharmakons zumeist intravenös oder peroral erfolgt, wird das Radionuklid bei der intrakavitären Behandlung gezielt in eine vorhandene Körperhöhle appliziert (lat. cavum = Höhle).

24.3.2 Prinzip der Radiosynoviorthese

Die **R**adio-**S**ynovi-**O**rthese (**RSO**) wird bei zumeist schmerzhaften entzündlichen Gelenkerkrankungen durchgeführt, ursprünglich nur bei rheumatisch entzündlichen Erkrankungen mit Gelenkbeteiligung (**rheumatoide Arthritis**), zunehmend auch bei degenerativen Gelenkerkrankungen (= Arthrosen) mit Begleitentzündung (= **aktivierte Arthrosen**).

Charakteristisch für beide Krankheitsgruppen ist eine entzündlich verdickte Gelenkschleimhaut (= Synovia). Ziel der Radiosynoviorthese-Behandlung ist die Wiederherstellung der ursprünglich nicht entzündeten Synovia (Orthese = Wiederherstellung) durch die Bestrahlung (Radiosynoviorthese).

Die Radiosynoviorthese-Behandlung wird zumeist ambulant durchgeführt.

24.3.3 Voruntersuchungen

Nach der Stellung der Indikation zu einer Radiosynoviorthese-Behandlung wird eine gezielte szintigraphische und evtl. sonographische Voruntersuchung der betroffenen Gelenke vorgenommen. Hierbei wird das Ausmaß der entzündlichen Aktivität bzw. der Synovialveränderungen als Ausgangsbefund erfasst. Dieser wird u. a. zur Festlegung der Dosierung des Radionuklids für die vorgesehene Behandlung herangezogen.

In der Regel wird eine Zwei- oder Dreiphasenszintigraphie durchgeführt (Sequenz-, Weichteil-, Knochenszintigraphie). Für die Einschätzung der entzündlichen Aktivität kommt der **Weichteilszintigraphie** (10 min p.i.) der Gelenke dabei die entscheidende Bedeutung zu (Abb. 24.4).

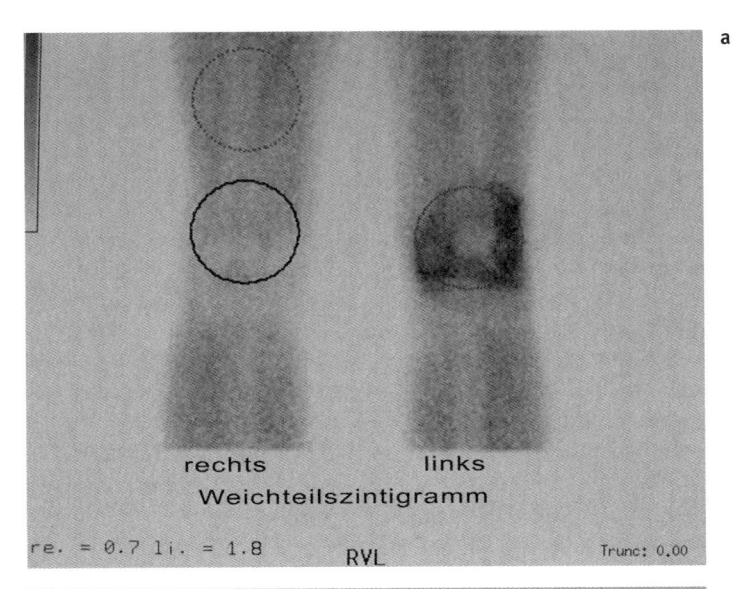

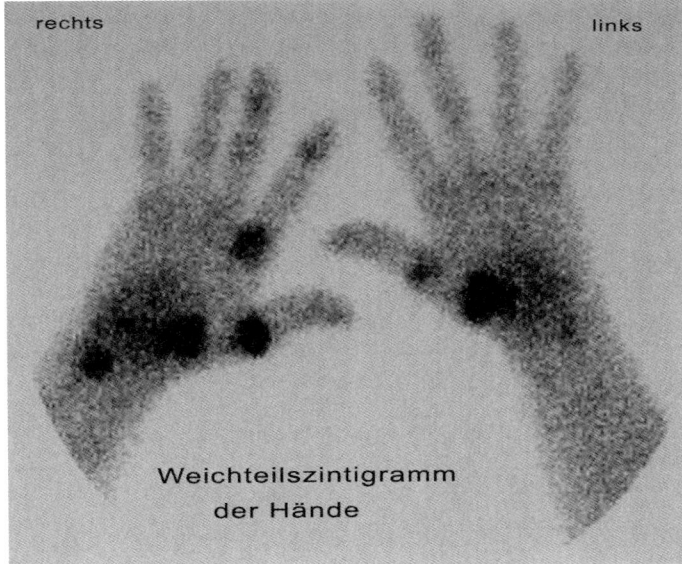

Abb. 24.4 Beispiele für Weichteilszintigramme, Kniegelenk (a), Hände (b). Die entzündlichen Veränderungen sind an der betonten Schwärzung erkennbar.

Eine zusätzliche **sonographische Untersuchung** ist bei einer geplanten Behandlung des Kniegelenks obligat, um eine evtl. vorhandene Knieanhangszyste in der Kniekehle (Bakerzyste) nicht zu übersehen und hinsichtlich Größe, Ausdehnung und Unversehrtheit einzuschätzen. Eine rupturierte (geplatzte) Bakerzyste stellt u. a. eine Kontraindikation zur Durchführung einer Radiosynoviorthese des Kniegelenks dar.

24.3.4 Durchführung der Radiosynoviorthese

Verwendete Radionuklide

Für die Radiosynoviorthese werden je nach Gelenkgröße Betastrahler mit unterschiedlicher Betaenergie eingesetzt. Für das Knie als größtes Gelenk verwendet man ^{90}**Yttrium** mit einer maximalen Betaenergie von 2,26 MeV und Reichweite in Gewebe von 11 mm (im Mittel 3,6 mm). Dies ist den in einem Kniegelenk vorkommenden Verdickungen der Synovia angemessen.

Bei mittelgroßen Gelenken (Schulter-, Ellenbogen-, Hand-, Hüft- und Sprunggelenken) wird ^{186}**Rhenium** als Betastrahler eingesetzt. Dessen maximale Betaenergie beträgt 0,98 MeV mit einer Reichweite bis 3,7 mm (im Mittel 1,2 mm). Auch hier entsprechen die Werte den zu erwartenden Synovialverdickungen. ^{186}Rhenium sendet zudem Gammastrahlen von 137 keV aus, deren therapeutische Wirkung vernachlässigt werden kann.

Für kleine Gelenke (Finger- und Zehengelenke) wird ^{169}**Erbium** verwendet. Die maximale Betaenergie beträgt hier 0,34 MeV, die maximale Reichweite der emittierten Elektronen 1 mm (im Mittel 0,3 mm) passend zu den in kleinen Gelenken anzutreffenden entzündlich bedingten Veränderungen.

Gelenkinjektion

Die Injektion des Radionuklids in das zu behandelnde Gelenk muss unter streng sterilen Bedingungen erfolgen. Die Punktionstechnik muss sicher beherrscht werden, da eine Applikation des Betastrahlers außerhalb des Gelenks zu durchaus ausgedehnten Radionekrosen des betroffenen Gewebes führen kann.

Außer beim Kniegelenk schreiben die Richtlinien deshalb eine Gelenkpunktion unter Bildwandlerkontrolle vor, ggf. mit Überprüfung der Nadellage durch ein probehalber injiziertes Röntgen-Kontrastmittel (Abb. 24.5).

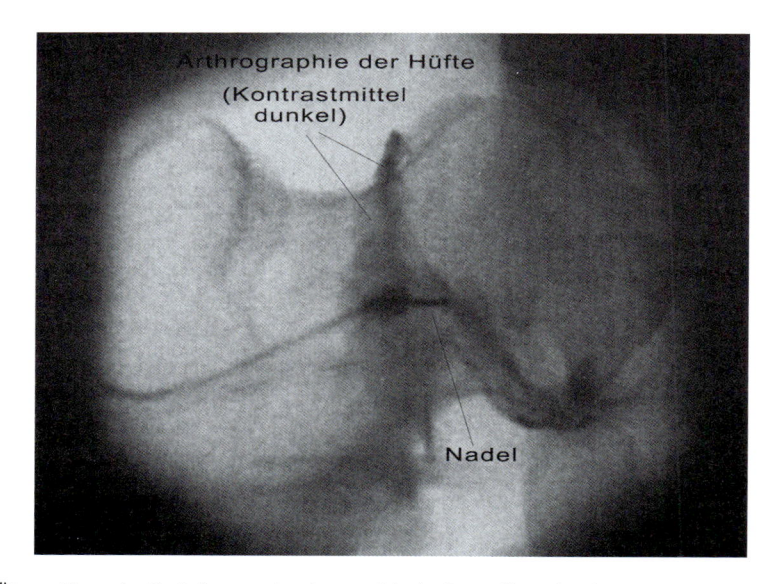

Abb. 24.5 Überprüfung der Nadellage und arthrographische Darstellung durch KM-Injektion in ein Hüftgelenk

Dokumentation

Nach der Gelenkinjektion von ^{186}Rhenium bzw. ^{90}Yttrium wird zur Dokumentation einer korrekten Injektion mit einer Gammakamera ein **Verteilungsszintigramm** des behandelten Gelenks aufgenommen. Dies erfolgt im bei der Kamera in der Regel bereits voreingestellten Energiefenster von 140 keV für ^{99m}Technetium.

Beim ^{186}Rhenium wird für das Verteilungsszintigramm die ebenfalls vorhandene Gammastrahlung von 137 keV benutzt, beim ^{90}Yttrium die durch Wechselwirkung des injizierten Betastrahlers mit dem Gewebe erzeugte Röntgen-Bremsstrahlung (Abb. 24.6).

Ein Verteilungsszintigramm ist bei der Anwendung von ^{169}Erbium wegen der niedrigen Betaenergie und des sehr kleinen Verteilungsraumes in den Finger- und Zehengelenken nicht zweckmäßig.

Strahlenschutz

Bei der Durchführung der Therapie muss dem Strahlenschutz insbesondere der Hände bzw. der Finger besondere Beachtung zukommen (☞Kap. 24.3.5). Es sind spezielle Spritzenabschirmungen und bei bestimmten Handgriffen ggf. Abstandshalter zu verwenden. Zudem besteht eine nennenswerte Kontaminationsgefahr beim Umgang mit den radioaktiven Spritzen und den hierbei benutzten Handschuhen! (☞Kap. 24.3.5)

24.3.4 Wirkungsweise und Erfolg der Radiosynoviorthese

Das für eine Radiosynoviorthese verwendete Radionuklid wird der Gelenkgröße entsprechend gewählt, die Menge der Radioaktivität nach Ausmaß und Intensität der entzündlichen Veränderungen bemessen. Die Werte liegen für ^{90}Yttrium von 110 bis 250 MBq, für ^{186}Rhenium von 37 bis 185 MBq und für ^{169}Erbium von 15 bis 37 MBq.

Die Betaenergie soll die entzündete Synovia durchdringen können, den Gelenkknorpel, den Knochen und andere Gewebe jedoch möglichst nicht schädigen. Dieser Vorgang wird dadurch unterstützt, dass die Betanuklide an

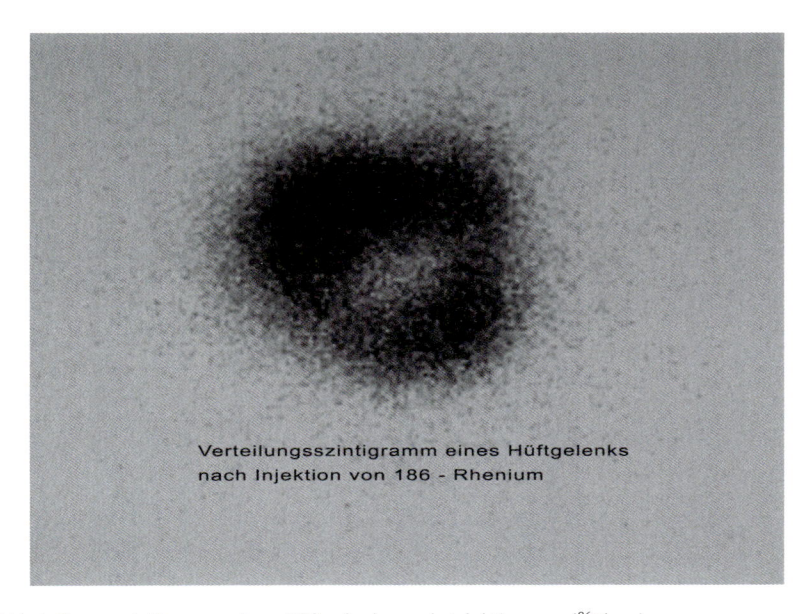

Abb. 24.6 Verteilungsszintigramm eines Hüftgelenks nach Injektion von ^{186}Rhenium

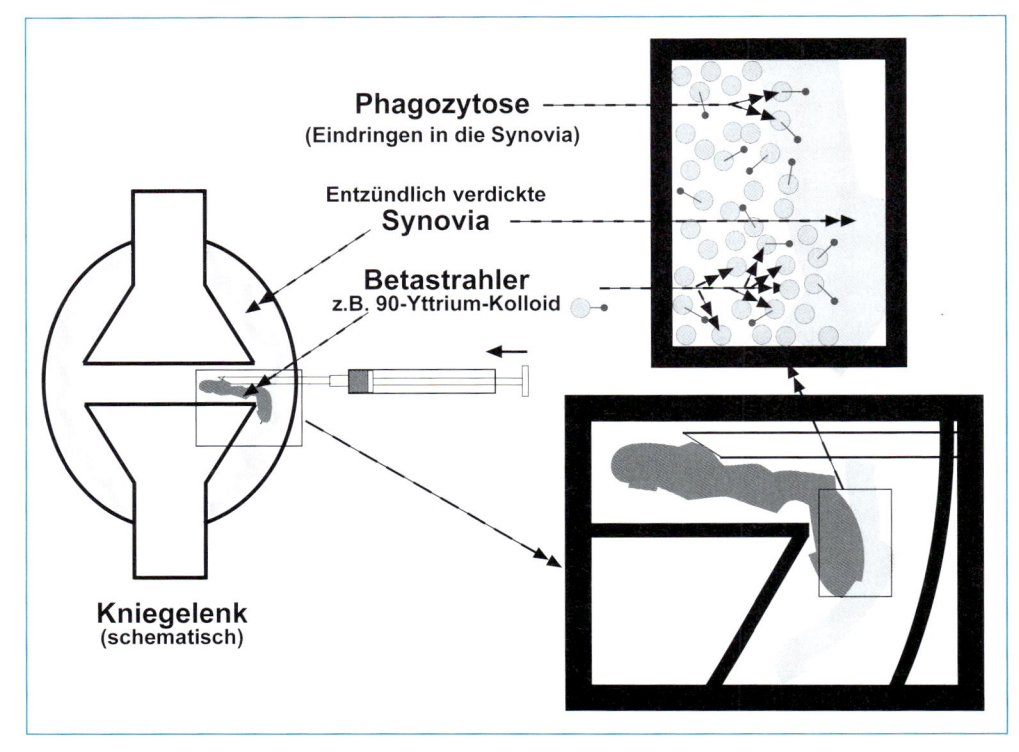

Abb. 24.7 Wirkungsmechanismus der Radiosynoviorthese durch Betastrahlung und Phagozytose

Partikel in Kolloidgröße von 2–5 Mikrometer gebunden sind und diese zudem durch **Phagozytose** in die Schleimhaut (Synovia) aufgenommen werden (Abb. 24.7).

Die Strahlenwirkung erzeugt eine Rückbildung der entzündlich verdickten Synovia und Inaktivierung der entzündlichen Zellvorgänge.

Statistische Untersuchungen der **Erfolgsquoten** zeigen nach einmaliger Anwendung der Behandlung für aktivierte Arthrosen Werte von **ca. 50–70 %**, für primär entzündliche rheumatische Gelenkveränderungen von **ca. 60–80 %.** Der Erfolg wird nach klinischen Kriterien der Besserung gemessen und lässt sich in der Regel szintigraphisch belegen (Abb. 24.8).

Wiederholte Radiosynoviorthese – Behandlungen an bereits therapierten Gelenken (Re-Radiosynoviorthesen) – sind bei unzureichendem Erfolg der Erstbehandlung möglich.

24.3.5 Strahlenexposition und Strahlenschutz bei der Radiosynoviorthese

Der Umgang mit therapeutisch eingesetzten Radionukliden erfordert – über die bereits besprochenen Strahlenschutzmaßnahmen bei diagnostischer Anwendung von Radionukliden hinaus – zusätzliche Vorsichtsmaßnahmen.

Dies liegt insbesondere an der im Vergleich zu Photonenstrahlen deutlich größeren Strahlenwirkung der eingesetzten **Korpuskularstrahlen** (☞ Kap. 17) auf das Gewebe, die ja gerade für therapeutische Zwecke genutzt wird.

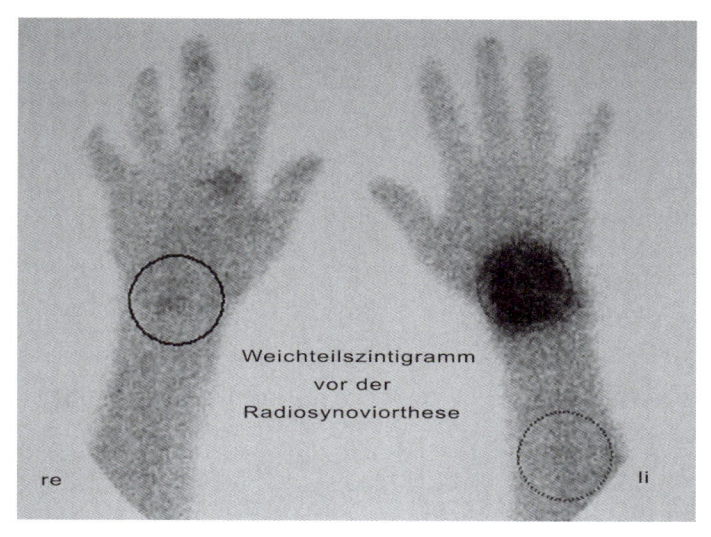

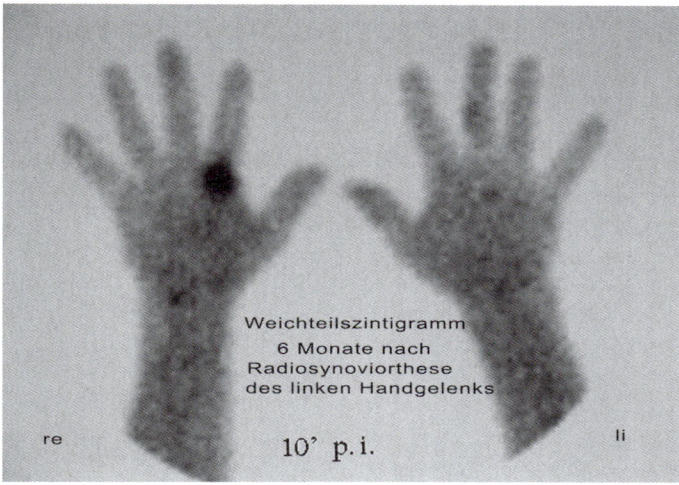

Abb. 24.8
Weichteilszintigramm vor und 6 Monate nach Radiosynoviorthese-Behandlung

Strahlenexposition und Strahlenschutz des Patienten

Die Strahlenexposition des Patienten betrifft bei ordnungsgemäßer Durchführung der Radiosynoviorthese fast ausschließlich das behandelte Gelenk. Hierbei wurden Strahlendosen auf die Synovia von ca. 70–130 Gy bei ^{90}Y, von ca. 50–150 Gy bei ^{186}Re und von ca. 100–165 Gy bei ^{169}Er ermittelt (☞ Literatur NM9).

Der Strahlenschutz des Patienten ist durch eine rechtfertigende Indikation zur Behandlung, durch die richtige Auswahl und optimale Dosierung des Radionuklids, sowie durch eine sachgerechte Durchführung der Behandlung durch einen erfahrenen Therapeuten zu gewährleisten.

Entscheidend ist zudem ein angemessenes Verhalten des Patienten nach der Behandlung (Ruhigstellung und Schonung des behandelten Gelenks), um ein Austreten des applizierten Radionuklids aus dem Gelenk zu vermeiden. Dies erfordert eine eindringliche und verständliche Aufklärung durch den Arzt und die bei der Behandlung beteiligten Mitarbeiter (innen).

Strahlenexposition und Strahlenschutz des Personals

Möglichkeiten zur Strahlenexposition bestehen für das Personal zum einen bei der Vorbereitung der Radiosynoviorthese (**Spritzen aufziehen**), zum anderen während der Durchführung.

In beiden Fällen sind – wie immer – die drei großen A des Strahlenschutzes (Abstand, Abschirmung, Aufenthalt) zu beachten (☞ Kap. 7.3).

Besondere Aufmerksamkeit muss hierbei den Händen gewidmet werden, die zwangsläufig auch im Nahbereich der (therapeutisch wirksamen) Betastrahlen eingesetzt werden. Untersuchungen haben gezeigt, dass bei häufiger Durchführung der Therapie durchaus Strahlenexpositionen der Hände im Grenzbereich der rechtlich zulässigen Werte auftreten können, wenn die erforderlichen Strahlenschutzmaßnahmen nicht besonders aufmerksam beachtet werden.

Beim Beachten des **Abstands** (der Hände von der Strahlenquelle) können Distanzen im Zentimeterbereich bereits eine Rolle für die Reduktion der Strahlenexposition spielen. So reduziert sich die Exposition der Finger um mehr als den Faktor 10, wenn eine Spritze statt im radioaktivitätsnahen Spitzenbereich am Ende des Kolbenaustritts angefasst wird. Weitere effektive Maßnahmen sind das Verwenden von geeigneten Zangen oder anderem Greifwerkzeug als Abstandshalter.

Der größte Effekt der Strahlenreduktion wird bei Betastrahlern durch Verwenden einer geeigneten **Abschirmung** erreicht. Dies gilt besonders für ^{90}Yttrium, aber auch für ^{186}Rhenium. Geeignet sind hierbei Spritzenabschirmungen aus Kunststoff (z. B. Acrylglas) mit ca. 10 mm Wandstärke. Hierdurch können Reduzierungen der Dosisleistung an den Fingern um mehr als den Faktor 100 erreicht werden.

> **MERKE**
>
> Bei der Spritzenabschirmung gilt: Blei oder Wolfram für Gammastrahler (z. B. ^{99m}Tc), Kunststoff für Betastrahler (z. B. ^{90}Y, ^{186}Re)

Die Aufenthaltszeit der Finger im Nahbereich der Strahler sollte im Interesse einer niedrigen Strahlenexposition möglichst kurz gehalten werden. Dies ist u. a. durch zügiges und zielgerichtetes Handeln beim Umgang mit dem Strahler zu erreichen.

Eine organisatorische Maßnahme zur Reduzierung der Aufenthaltszeit ist die **Verteilung** der Strahlenexposition auf möglichst viele Mitarbeiter. Ein regelmäßiger Wechsel der Personen bei der Handhabung von Strahlern ist zu empfehlen.

Kontaminationen der Haut mit Betastrahlern sind mit allen Mitteln zu vermeiden, da hierdurch erhebliche lokale Dosisleistungen erzeugt werden können. Beim Hantieren mit Radionukliden müssen daher stets Handschuhe getragen werden (Vinyl- oder Nitril-Handschuhe mit hohem Schutzfaktor). Sollte es dennoch einmal zu einer **Hautkontamination** kommen, sind unverzüglich Dekontaminations-Maßnahmen durchzuführen. Hierzu empfiehlt sich:

1. mechanisches Entfernen der Kontamination durch Abreißen oberflächlicher Hornhautschichten mit Hilfe eines klebenden Streifens (z. B. Tesafilm),
2. mildes Waschen der Haut mit Wasser und Dekontaminationslotion bis die Kontamination nicht mehr nachweisbar ist.

Im Kontrollbereich sind auch regelmäßig Kontaminationskontrollen der Arbeitsplätze und beim Verlassen des Kontrollbereichs der Kleidung, der Hände und der Schuhe durchzuführen.

Strahlenbelastung und Strahlenschutz der Umwelt

Nach einer Radiosynoviorthesebehandlung verbleibt das applizierte Radionuklid im behandelten Gelenk, wo es seine Strahlung abgibt und die therapeutisch beabsichtigte Wirkung erzielt. Somit geht vom Patienten **keine Strahlengefährdung** auf die Umwelt aus. Deshalb kann die Therapie auch ambulant durchgeführt werden.

Zum Schutz der Umwelt wurde die Entsorgung der Restaktivitäten und der bei der Behandlung benutzten und kontaminierten Gegenstände (Spritzen, Handschuhe, Tupfer, u.a.) in der Strahlenschutzverordnung (☞ Literatur SS5) besonders geregelt. Die hier festgelegten Auflagen sind streng zu beachten und ihre Durchführung ist in jedem Fall zu dokumentieren.

FRAGEN

24.1 Welche kernphysikalischen Eigenschaften sind für den therapeutischen Einsatz von offenen Radionukliden bedeutsam?
24.2 Welche zwei Gruppen werden bei der Radionuklidtherapie grundsätzlich unterschieden?
24.3 Welche systemische Radionuklidtherapie wird am häufigsten angewandt?
24.4 Welche intrakavitäre Radionuklidtherapie wird am häufigsten angewandt?
24.5 Warum ist der Strahlenschutz bei der Radionuklidtherapie besonders wichtig?
24.6 Welche Strahlenschutzmaßnahme ist bei der Abschirmung therapeutisch eingesetzter Betastrahler speziell geeignet und zu beachten?

IV Physikalisch-technische Grundlagen der Strahlentherapie

25 Prinzipien der Therapie mit ionisierenden Strahlen 311

26 Wirkung ionisierender Strahlung auf Materie 319

27 Strahlenquellen für den therapeutischen Einsatz 327

28 Bestrahlungstechniken 335

29 Vorbereitung der Bestrahlung 341

30 Durchführung der Bestrahlung 349

31 Strahlentherapie mit umschlossenen Radionukliden 353

32 Strahlenexposition und Strahlenschutz bei der Strahlentherapie 359

25 Prinzipien der Therapie mit ionisierenden Strahlen

25.1 Grundsätzliches

Die **Strahlentherapie** ist das Gebiet der Medizin, in dem ionisierende Strahlen zu therapeutischen Zwecken beim kranken Menschen eingesetzt werden. Das Hauptanwendungsgebiet ist die Behandlung **maligner Tumoren**. Weitere Indikationen liegen in der Behandlung **entzündlicher Prozesse** sowie funktioneller Störungen.

Der wichtigste Grundsatz der Strahlentherapie besteht in dem Ziel, eine ausreichende Schädigung des krankhaften bei weitgehender Schonung des umgebenden gesunden Gewebes zu erreichen.

> **MERKE**
> Ziel jeder Strahlentherapie ist es, eine ausreichende Schädigung des krankhaften Gewebes bei weitgehender Schonung des umgebenden gesunden Gewebes zu erreichen.

Die schädigende Wirkung wird durch die im Gewebe absorbierte Strahlung hervorgerufen. Dieser Strahlungsanteil spielt also im Gegensatz zur diagnostischen Anwendung ionisierender Strahlen (Röntgendiagnostik, nuklearmedizinische Diagnostik) bei der Strahlentherapie die entscheidende Rolle. Was dort ein unerwünschter Nebeneffekt ist, steht hier im Vordergrund der Anwendung.

Im Vergleich zur Häufigkeit der diagnostischen Anwendung ionisierender Strahlung im Röntgen- und nuklearmedizinischen Bereich wird die strahlentherapeutische Anwendung in einem deutlich kleineren Umfang bei zumeist schwer erkrankten Patienten eingesetzt.

25.2 Einteilung der Strahlentherapie

Das Gebiet der Strahlentherapie lässt sich sachlich nach verschiedenen Gesichtspunkten gliedern. Eine Möglichkeit ist in Abbildung 25.1 dargestellt. Dabei umfassen die Verfahren der **perkutanen Strahlenbehandlung** (Teletherapie) das Gebiet der Strahlentherapie nach der üblichen klinischen Einteilung, während viele Methoden der **Kontakttherapie** auch in anderen klinischen Fachgebieten angewandt werden (z. B. Nuklearmedizin, Gynäkologie, Dermatologie). Die folgenden Kapitel beziehen sich auf die perkutane Strahlentherapie. Die Kontakttherapie wird im ☞ Kapitel 31.2 gesondert behandelt.

25.3 Strahlenarten und -energien

Die Verteilung der Strahlendosis hängt u. a. von der verwendeten Strahlenart und -energie ab. Grundsätzlich wird zwischen Korpuskularstrahlung und Photonenstrahlung unterschieden.

Als **Korpuskularstrahlung** kommen vorrangig Elektronen zur Anwendung. Sie werden mit Hilfe von Teilchenbeschleunigern (zumeist Linearbeschleunigern) auf hohe Geschwindigkeiten gebracht und als so genannte schnelle Elektronen eingesetzt. Schnelle Elektronen werden mit Energien bis 25 MeV benutzt. Andere Korpuskularstrahlen wie schwere Teilchen, Neutronen oder Protonen finden seltener Verwendung.

Bei den **Photonenstrahlen** unterscheidet man je nach Erzeugungsmodus zwischen

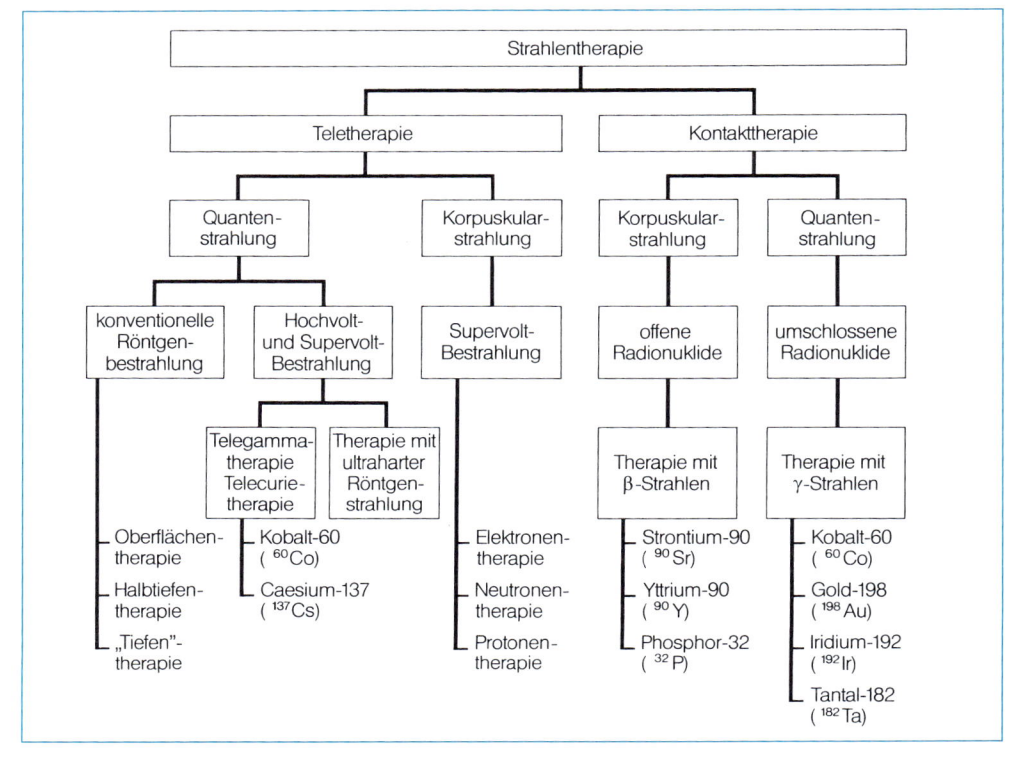

```
                          Strahlentherapie
                                │
              ┌─────────────────┴─────────────────┐
          Teletherapie                      Kontakttherapie
              │                                   │
       ┌──────┴──────┐                     ┌──────┴──────┐
    Quanten-    Korpuskular-           Korpuskular-    Quanten-
   strahlung     strahlung              strahlung     strahlung
       │            │                       │             │
   ┌───┴───┐        │                       │             │
konventionelle Hochvolt-  Supervolt-      offene       umschlossene
Röntgen-     und Supervolt- Bestrahlung   Radionuklide  Radionuklide
bestrahlung  Bestrahlung
                │
         ┌──────┴──────┐
      Telegamma-   Therapie mit      Therapie mit   Therapie mit
      therapie     ultraharter       β-Strahlen     γ-Strahlen
      Telecurie-   Röntgen-
      therapie     strahlung

 ─ Oberflächen-   ─ Kobalt-60       ─ Elektronen-   ─ Strontium-90   ─ Kobalt-60
   therapie         ($^{60}$Co)        therapie        ($^{90}$Sr)      ($^{60}$Co)
 ─ Halbtiefen-    ─ Caesium-137     ─ Neutronen-    ─ Yttrium-90     ─ Gold-198
   therapie         ($^{137}$Cs)       therapie        ($^{90}$Y)       ($^{198}$Au)
 ─ „Tiefen"-                        ─ Protonen-     ─ Phosphor-32    ─ Iridium-192
   therapie                            therapie        ($^{32}$P)       ($^{192}$Ir)
                                                                    ─ Tantal-182
                                                                      ($^{182}$Ta)
```

Abb. 25.1 Gliederung des Gebiets Strahlentherapie

Röntgenstrahlen, Gammastrahlen und ultraharter Bremsstrahlung (UHB). Diese Reihenfolge entspricht zugleich den verwendeten Energiebereichen (Röntgenstrahlen zwischen 5 und 400 keV, Gammastrahlen bis ca. 2 MeV und UHB bis 25 MeV).

25.4 Durchdringungsfähigkeit und Reichweite

Von der Strahlenart und -energie ist die Durchdringungsfähigkeit bzw. Reichweite der Strahlung im Gewebe abhängig.

Die **Photonenstrahlung** folgt hierbei einem Exponentialgesetz (☞ Kap. 4.1.6). Für sie kann deshalb keine exakte Reichweite, sondern nur ein relatives Maß der Strahlenschwächung im Gewebe angegeben werden (☞ z. B. Halbwertsschicht, Abb. 4.5).

Im Gegensatz dazu kann für **Korpuskularstrahlen** der Begriff Reichweite benutzt werden. Er beschreibt die Weglänge, die ein Teilchen unter Energieabgabe im Körper zurücklegt, bis es keine Bewegungsenergie mehr hat. Der tatsächliche Weg ist, durch die Wechselwirkungsprozesse mit den Atomen der Materie bedingt, nicht geradlinig.

Für den praktischen Gebrauch wird statt dieser wahren Reichweite die Eindringungstiefe des Teilchens (in einer Richtung) als **praktische Reichweite** bezeichnet. Als grobe **Faustregel** gilt für schnelle Elektronen:

> **MERKE**
> Die praktische Reichweite schneller Elektronen im Weichteilgewebe (in cm) entspricht etwa der Hälfte der Elektronenenergie (in MeV).

25.5 Kontakttherapie – Teletherapie

Die geometrischen Bedingungen beim Einsatz einer Strahlenquelle spielen für die Dosisverteilung im Bestrahlungsgebiet eine entscheidende Rolle.

Für die von einer Punktquelle Q an einem Ort X erzeugte Dosisleistung gilt das **Abstand-Quadrat-Gesetz** (☞ Abb. 7.4). Die von einem Strahlenkegel getroffene Fläche wächst mit dem Quadrat des Abstands. Dadurch verkleinert sich entsprechend die Dosisleistung mit dem Abstand. Graphisch ergibt sich dabei der in Abbildung 25.2 dargestellte Zusammenhang.

Es lassen sich zwei Bereiche deutlich voneinander unterscheiden: Im **Nahbereich** findet man eine relativ hohe Dosisleistung, die in einem schmalen Bereich sehr steil abfällt. In größerer Entfernung von der Quelle (im **Fernbereich**) erfolgt der Abfall der Dosisleistung dagegen sehr flach. Die Dosisleistung ist hier nicht mehr so empfindlich entfernungsabhängig wie im Nahbereich.

Zwei **Beispiele** für 1 cm Abstandsdifferenz sollen diesen Zusammenhang verdeutlichen. Nach dem Abstands-Quadrat-Gesetz gilt:

- Beträgt der Abstand zur Quelle im Nahbereich 2 cm statt 1 cm, so resultiert ein Abfall der Dosisleistung auf ein Viertel ($1/2^2$), also um 75 %.
  $1^2 = 1$
  $(1/2)^2 = 1/4 = 0{,}25$
  Differenz $= 0{,}75$ (entsprechend 75 % von 1)
- Beträgt der Abstand zur Quelle im Fernbereich 101 cm statt 100 cm, so ergibt sich ein Dosisabfall von nur 2 %:
  $1/100^2 = 0{,}0001$
  $1/101^2 = 0{,}000098$
  Differenz $= 0{,}000002$
  (entsprechend 2 % von 0,0001)

Hierdurch ist die Basis für zwei verschiedene **Bestrahlungsmethoden** gegeben:

- die **Kontakttherapie (Brachytherapie, Nahbestrahlung)**, wobei die Strahlenquelle in

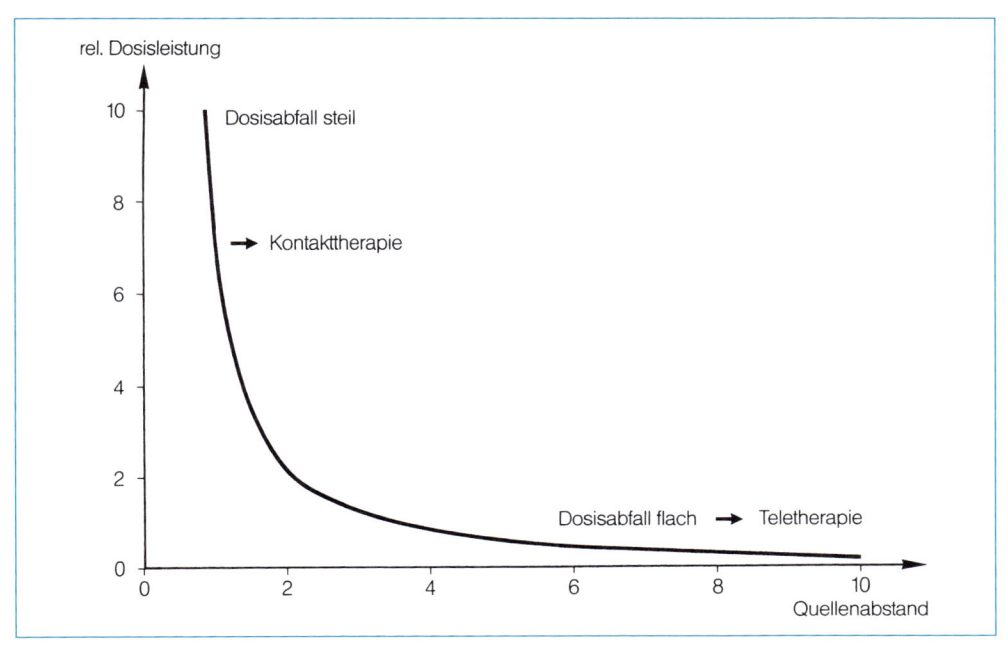

Abb. 25.2 Die relative Dosisleistung einer Strahlenquelle fällt im Nahbereich steil ab (Bereich der Kontakttherapie) und zeigt im Fernbereich einen nur flachen Abfall (= Bereich der Teletherapie).

unmittelbare Nähe des zu bestrahlenden kranken Gewebes gebracht wird; sie erzeugt hier eine hohe Dosisleistung, die in Richtung des dahinter liegenden gesunden Gewebes sehr steil auf niedrige Werte abfällt.
- die **Teletherapie (Fernbestrahlung)**, bei der eine relativ homogene Bestrahlung mit geringem Doisabfall auch ausgedehnter Gebiete erreicht werden kann (☞ Abb. 25.2).

Das Abstands-Quadrat-Gesetz gilt streng nur für eine punktförmige Quelle. Praktisch muss die Quelle kleiner als ein Drittel des Bestrahlungsabstands sein, um das Gesetz noch mit vertretbarer Genauigkeit anzuwenden.

25.6 Dosisbegriffe

25.6.1 Allgemeine Dosisbegriffe

Grundsätzlich gelten auch für die Strahlentherapie die Definitionen der Dosisbegriffe **Energiedosis, Äquivalenzdosis, Ionendosis** in der im ☞ Kap. 6 beschriebenen Form.

Auch die im ☞ Kap. 15.3.3 im Rahmen der Röntgendiagnostik besprochenen Dosisbegriffe **Einfallsdosis, Oberflächendosis, Austrittsdosis** behalten in der Strahlentherapie ihre Bedeutung.

25.6.2 Spezielle Dosisbegriffe

Zusätzlich zu den im ☞ Kap. 24.6.1 genannten Dosisbegriffen werden speziell in der Strahlentherapie die folgenden Dosisbezeichnungen angewandt:

Die **Tiefendosis** ist die Dosis in einer bestimmten Körpertiefe, von der Einstrahloberfläche aus gemessen.

Die **relative Tiefendosis** gibt das Verhältnis einer Tiefendosis zum Dosismaximum in Prozent an. Sie ist abhängig von der Gewebstiefe, von der Art und Energie der Strahlung, vom Quellenabstand und von der Größe des Strahlenfeldes (Abb. 25.3).

Der Verlauf der relativen Tiefendosis im Zentralstrahl des Strahlenbündels wird als relative **Tiefendosiskurve** beschrieben. Der spezielle Verlauf ergibt sich entsprechend der Strahlenschwächung durch Absorption und Streuung, weiterhin aufgrund der Divergenz des Strahlenbündels und bei hochenergetischer Strahlung durch den so genannten **Aufbaueffekt**. Dieser verlagert das Dosismaximum von der Oberfläche in das bestrahlte Medium hinein (Abb. 25.4).

Einen besonders günstigen Kurvenverlauf für die Bestrahlung begrenzter tief liegender Herde bietet die Protonenstrahlung. Der technische Aufwand zur Erzeugung dieser Strahlung ist jedoch im Vergleich zu den anderen Strahlenarten sehr hoch.

Weitere **Dosisbegriffe** der Strahlentherapie sind die Herddosis, die Raumdosis (= Volumendosis), die Integraldosis (= Massendosis), die Herdraumdosis und die relative Herdraumdosis.

Als **Herddosis** wird die Energiedosis an einer repräsentativen Stelle im Bestrahlungs-Herdgebiet bezeichnet. Anstelle der bisher üblichen Angaben minimale bzw. maximale Herddosis sollen die Bezeichnungen minimale bzw. maximale **Dosis im Zielgebiet** verwendet werden, um die Dosisverteilung im Zielvolumen zu charakterisieren.

Die **Referenzdosis** im Zielgebiet ist die Energiedosis im Referenzpunkt bzw. -bereich im Zielvolumen, die für den Dosierungsplan ausschlaggebend ist. Der Begriff Referenzdosis soll den bisher üblichen Begriff Herddosis ablösen.

Unter der **Raumdosis** (D_R) oder Volumendosis wird das Produkt aus Volumen (V) und Dosis (D) in diesem Volumen verstanden. Bei inhomogener Dosisverteilung im Volumen gilt: $D_R = \int D \times dV$. Die Einheit der Raumdosis ist $Gy \times cm^3$.

In ähnlicher Weise ist die **Integraldosis** (D_I) oder Massendosis definiert als Produkt aus bestrahlter Masse m und der hierin applizierten

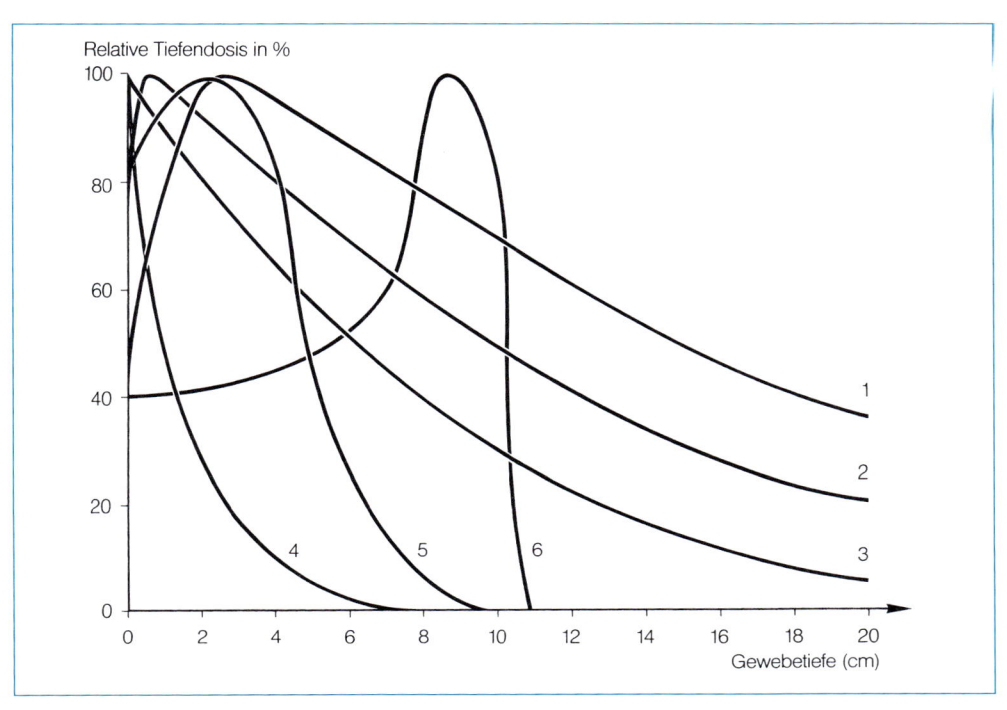

Abb. 25.3 Relativer Tiefendosisverlauf verschiedener Strahlenarten bzw. -energien im Vergleich. Erläuterung: 1 = 10 MeV Bremsstrahlung, 2 = ^{60}Co-Strahlung, 3 = 200 kV Röntgenstrahlung, 4 = 35 kV Röntgenstrahlung, 5 = 15 MeV Elektronen, 6 = 100 MeV Protonen

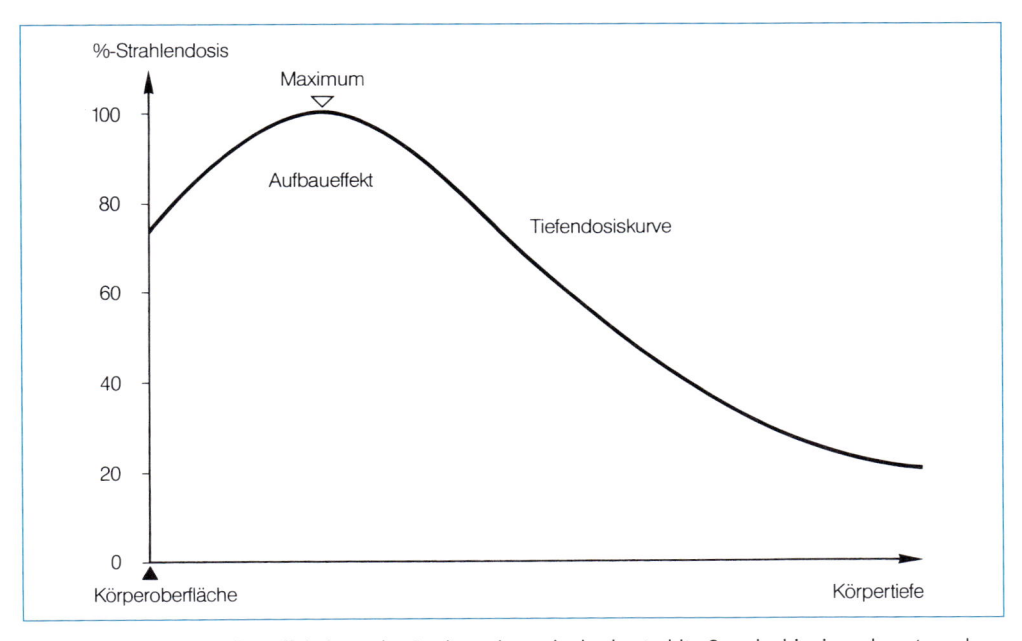

Abb. 25.4 Durch den Aufbaueffekt kann das Dosismaximum in das bestrahlte Gewebe hinein verlagert werden.

Dosis D. Bei inhomogener Dosisverteilung gilt wiederum:

$D_I = \int D \times dm$. Die Einheit der Integral- oder Massendosis ist $Gy \times kg = Joule$, also eine Energieeinheit.

> **MERKE**
> Die Integraldosis gibt die in einer Masse m applizierte Strahlenenergie an.

Anmerkung: Das Integral ($\int$) kann als Summe kleinster Produkte aufgefasst werden, z. B. aus einem sehr kleinen Volumenelement dV oder Massenelement dm und der darin applizierten Dosis D.

Die **Herdraumdosis** (H) ist das Produkt aus der Energiedosis im Herdgebiet und dem Herdvolumen. Sie gibt die Raumdosis im Herdgebiet an. Die **relative Herdraumdosis** gibt das Verhältnis der Herdraumdosis zur Raumdosis des gesamten bestrahlten Gewebes in Prozent an. Sie ist ein Maß für den Anteil der gesamten applizierten Strahlenenergie, die im Herdgebiet absorbiert wurde.

> **MERKE**
> Eine große relative Herdraumdosis bedeutet eine hohe Strahlenbelastung des Herdgebietes bei niedriger Belastung des umgebenden gesunden Gewebes.

Dies entspricht dem in ☞ Kap. 25.1 aufgestellten Grundsatz der Strahlentherapie.

25.7 Prinzipieller Verlauf einer Strahlenbehandlung

Die **Strahlenbehandlung eines Patienten** gliedert sich **funktionell und zeitlich** in **mehrere Abschnitte**. Nachdem die Diagnose einer strahlentherapeutisch zu behandelnden Krankheit gestellt und die Entscheidung zur Strahlentherapie gefällt wurde, gliedert sich der Ablauf wie folgt:

25.7.1 Lokalisation

Zunächst muss die **Lage, Form und Ausdehnung** des Bestrahlungsherdes sehr exakt festgestellt werden. Bei tief liegenden Tumoren werden hierbei Röntgengeräte (oft spezielle Lokalisationsgeräte) oder auch geeignete Ultraschallgeräte und in zunehmendem Maß die Computertomographie (CT) oder auch die Magnet-Resonanz-Tomographie (MRT) benutzt.

25.7.2 Bestrahlungsplan

Für jeden Patienten wird ein spezieller Plan über Art und Verlauf der Strahlenbehandlung aufgestellt. In diesem Bestrahlungsplan werden die folgenden Angaben festgelegt:
- **Strahlenart und -energie** (Elektronen, Röntgen usw.)
- **Strahlendosis** (abhängig von Größe und Art des Tumors), Gesamtdosis
- **Fraktionsdosis**
- **Einstrahlart** (Stehfeld-, Pendel-, Kreuzfeuerbestrahlung, IMRT [= **I**ntensity **M**odulated **R**adiation **T**herapie = Intensitätsmodulierte Strahlentherapie])
- **Bestrahlungsrhythmus** (die zur Vernichtung des Tumors nötige Strahlendosis wird in der Regel nicht auf einmal, sondern durch mehrere Bestrahlungen verabreicht).

Die Verteilung der Strahlendosis im Bestrahlungsgebiet (Tumorbereich) kann mit Hilfe von Bestrahlungsplanungsprogrammen vorausberechnet werden.

25.7.3 Durchführung

Die Strahlenbehandlung des Patienten erfolgt entsprechend den Festlegungen im **Bestrahlungsplan**. Die Dauer einer einzelnen Bestrahlung liegt im Minutenbereich. Die Dauer der gesamten Behandlung kann sich über mehrere Wochen hinziehen.

25.7.4 Kontrollen

Sowohl im Verlauf wie am Schluss der gesamten Behandlung wird der Bestrahlungserfolg – z. B. die Tumorvernichtung – kontrolliert. Dabei werden wieder die bei der Lokalisation eingesetzten Geräte benutzt. Später folgen weitere Kontrolluntersuchungen im Rahmen der **Tumornachsorge**.

FRAGEN

- 25.1 Was ist das Ziel jeder Strahlentherapie?
- 25.2 Welche Strahlenarten werden bei der Strahlentherapie vorrangig eingesetzt?
- 25.3 Wodurch ergibt sich die Einteilung der Strahlentherapie in die Bereiche Kontakttherapie und Teletherapie?
- 25.4 Nennen und beschreiben Sie drei typische Dosisbegriffe der Strahlentherapie!
- 25.5 Welche Stadien kennzeichnen den typischen Verlauf einer Strahlenbehandlung?

26 Wirkung ionisierender Strahlung auf Materie

26.1 Grundsätzliche Wirkungsprozesse

Beim Durchgang ionisierender Strahlung durch Materie wird Strahlungsenergie auf die Materie übertragen, wodurch Veränderungen in der Struktur der Materie hervorgerufen werden können. Die grundsätzlichen Wechselwirkungsprozesse wurden bereits im ☞ Kap. 4 besprochen; sie gelten auch für die Strahlentherapie.

26.1.1 Paarbildung

Aufgrund der üblicherweise verwendeten Strahlenenergien (im Megavoltbereich) spielt die Paarbildung bei Photonenstrahlung eine **vorrangige Rolle** (☞ Abb. 4.2).

26.1.2 Compton-Effekt

Der Compton-Streuung kommt ebenfalls eine wesentliche Bedeutung in der Strahlentherapie zu. Die Verteilung der Streustrahlrichtungen ist stark **energieabhängig**. Mit zunehmender Energie wird als Streurichtung die Primärstrahlrichtung bevorzugt (Vorwärtsstreuung). Abbildung 26.1 stellt diesen Zusammenhang dar.

Hierdurch kommt es zum so genannten **Aufbaueffekt**. Dieser bewirkt, dass die Dosis zunächst ansteigt, wenn hochenergetische Strahlung aus einem Medium geringer in eines mit höherer Strahlenschwächung eintritt. Das Dosismaximum liegt dann nicht an der Oberfläche, sondern tiefer im Gewebe (etwa entsprechend der mittleren Reichweite der an der Oberfläche ausgelösten Elektronen, ☞ Abb. 25.4).

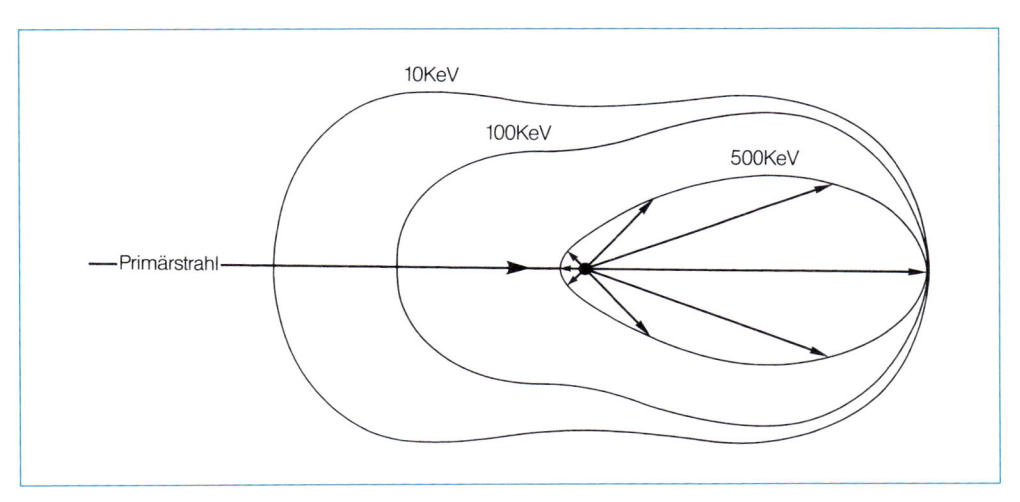

Abb. 26.1 Energieabhängigkeit der Streustrahlrichtung: Mit steigender Strahlenenergie wird die Vorwärtsstreuung (in Primärstrahlrichtung) bevorzugt.

> **MERKE**
> Bei Strahlenenergien oberhalb von 1 MeV besitzt der Aufbaueffekt praktische Bedeutung für die Hautschonung.

26.1.3 Photoeffekt

Der Photoeffekt hat bei der Strahlentherapie eine nachrangige Bedeutung.

26.1.4 Teilchenstreuung

Beim Durchgang von Elektronen durch Materie hat die **unelastische Streuung** besonderes Gewicht. Hierbei kommt es zur Energieübertragung durch Stöße längs des Elektronenweges. Das Elektron wird dabei ständig langsamer. Unter Stoß ist hier eine Wechselwirkung zwischen den elektrischen Feldern der Hüllenelektronen und den „vorbeifliegenden" Elektronen (bzw. geladenen Teilchen) zu verstehen. Die Intensität der Wirkung hängt von der Ladung und der Geschwindigkeit des Teilchens ab.

> **MERKE**
> Die Wirkung eines geladenen Strahlenteilchens steigt mit dem Quadrat der Ladung und mit abnehmender Geschwindigkeit.

26.1.5 Ionisation und Anregung

Die am häufigsten ausgelösten Prozesse der Strahlenwirkung sind die Ionisation und Anregung der betroffenen Materieatome bzw. -moleküle.

> **MERKE**
> Die Wirkung ionisierender Strahlen auf Materie entsteht vorrangig durch den Einfluss geladener Teilchen.

26.1.6 Direkt ionisierende Strahlung

Für ionisierende Strahlung, die aus geladenen Teilchen besteht, ist der oben genannte Merksatz selbstverständlich. Man nennt diese Strahlung (z. B. **Alpha-, Beta-, Protonenstrahlen**) deshalb auch direkt ionisierende Strahlung.

26.1.7 Indirekt ionisierende Strahlung

Auch bei ionisierender Photonenstrahlung (Röntgen- und Gammastrahlen) und Strahlung ungeladener Teilchen (Neutronenstrahlen) erfolgt die Wirkung auf die Materie hauptsächlich durch geladene Teilchen. Diese werden in einem primären Wechselwirkungsprozess mit der Materie zunächst erzeugt bzw. freigesetzt. Die Primärwechselwirkung der Photonenstrahlung erfolgt durch die bereits besprochenen Prozesse **Photoeffekt, Compton-Effekt und Paarbildung** (☞ Kap. 4.1), wobei Elektronen abgespalten werden. Neutronen setzen beim Zusammenstoß mit den Atomkernen geladene Teilchen frei.

25.1.8 Lineares Energietransfervermögen (LET) und relative biologische Wirksamkeit (RBW)

Das lineare Energietransfervermögen (LET) und die relative biologische Wirksamkeit (RBW) einer Strahlung sind Messgrößen für die spezifische Wirksamkeit einer ionisierenden Strahlung. Sie sind in ☞ Kap. 5.3 beschrieben. Strahlen mit hohem LET bzw. hoher RBW weisen eine große biologische Wirkung auf und umgekehrt.

26.2 Biologische Strahlenwirkung

Bei der Anwendung ionisierender Strahlen auf lebende Materie sind neben den beschriebenen allgemeinen Wechselwirkungen noch weitere Faktoren von Bedeutung. Dabei spielt die **Zelle** mit ihren komplexen internen Strukturen und den Vorgängen bei Austauschreaktionen mit dem Zellumfeld (Informationsstrukturen) eine entscheidende Rolle.

26.2.1 Zelle

Die Zelle ist zugleich die **kleinste Funktionseinheit** und der charakteristische Baustein eines Organismus. Sie ist in der Lage, alle typischen Funktionen eines Organismus zu erfüllen, nämlich Stoffwechsel, Wachstum, Bewegung und Vermehrung unter Vererbung ihrer Eigenschaften. Je nach Aufgabe innerhalb des Organismus ist sie in diesen Eigenschaften mehr oder weniger spezialisiert.

Die Zelle ist ein **offenes System** und steht in ständigem Stoffaustausch mit ihrer Umgebung. Dieser Austausch geschieht durch die Zellmembran hindurch, die einerseits als Abgrenzung, andererseits als Verbindungsglied zum Umfeld dient. Art und Menge der ausgetauschten Stoffe müssen wohldosiert geregelt sein, um die Funktionsfähigkeit der Zelle zu gewährleisten.

26.2.2 Zellaufbau und -bestandteile

Innerhalb der von der Zellmembran begrenzten Zelle wird zwischen dem **Zellkern** und dem **Zellplasma** (= Zytoplasma) unterschieden, in dem u. a. verschiedene spezialisierte Organellen zu finden sind (☞ Abb. 1.12).

Zellmembran

Die Zellmembran besteht im Wesentlichen aus Lipoiden und Proteinen. Der molekulare Aufbau der Membran ist äußerst komplex und nur teilweise bekannt. Funktionen der Zellmembran sind der **Stofftransport** zwischen Zelle und Umfeld, das Erkennen von Hormonen mittels spezieller Rezeptoren und der Zusammenhalt (Austausch) mit den Nachbarzellen.

Der Stofftransport kann als **Diffusion, Osmose** oder als **aktiver Transport** gegen ein Konzentrationsgefälle stattfinden, weiterhin als **Phagozytose oder Pinozytose**. Das Erkennen von Hormonen dient der bedarfsgerechten Steuerung der Zellfunktionen innerhalb des Organismus.

Zellplasma

Das Zellplasma beinhaltet neben Wasser als Lösungsmittel bzw. Trägersubstanz anorganische und organische Moleküle sowie Organellen. Zu den **Zellorganellen** (☞ Abb. 1.12) zählen u. a.:
- Mitochondrien (Energiestoffwechsel)
- Ribosomen (Proteinsynthese)
- Endoplasmatisches Retikulum (ER; Proteintransport)
- Golgiapparat (Produktion von Polysacchariden)
- Zentrosom (Beteiligung bei der Zellteilung).

Zellkern

Der Zellkern ist Träger der Erbanlagen, die in den **Chromosomen** verschlüsselt sind. Sie werden bei jeder Zellteilung an beide Tochterzellen weitergegeben (☞ Kap. 5.2).

> **MERKE**
> Der Zellkern ist besonders strahlenempfindlich.

26.2.3 Zellteilung

Die Zellteilung findet im Rahmen eines funktionell und zeitlich gegliederten **Zyklus** statt (Abb. 26.2). Die Strahlenempfindlichkeit ist in den einzelnen Phasen des Zyklus verschieden.

In der **M-Phase** (= Mitosephase) spielt sich die eigentliche Teilung der Zelle in zwei Tochterzellen ab. Während dieser Phase besteht die größte Strahlenempfindlichkeit.

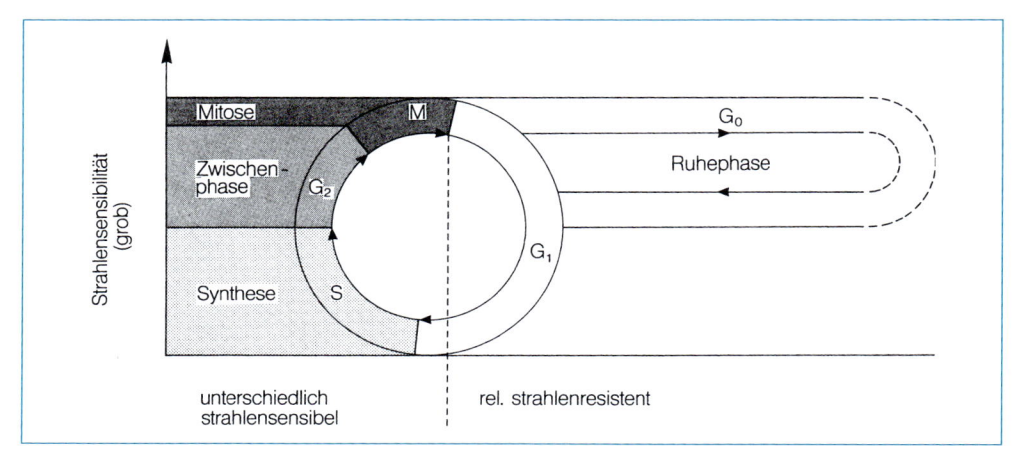

Abb. 26.2 Die Phasen des Zellteilungszyklus und ihre Strahlenempfindlichkeit (schematisch)

In der **Zwischenphase** G_1 wachsen die neuen Zellen. Die S-Phase wird vorbereitet.

In der **S-Phase** (Synthesephase) findet die Verdopplung der Chromosomen (Träger der Erbinformationen) statt.

In der **Zwischenphase** G_2 wird die nächste Zellteilung (Mitose) vorbereitet.

Die G_0-**Phase** ist eine Wartephase, in der die Zellen nicht aktiv am Zellteilungszyklus teilnehmen. Diese Phase ist relativ strahlenresistent.

> **Merke**
>
> Zellen mit hoher Zellteilungsrate reagieren eher empfindlich auf ionisierende Strahlung.
> Maligne Tumoren sind im Allgemeinen schnell wachsende Gewebe, also Gewebe mit hoher Teilungsrate!

26.3 Direkte und indirekte Strahlenwirkung

Für die biologische Strahlenwirkung ist die Wirkung der Strahlung auf Biomoleküle entscheidend. Diese kann direkt oder indirekt erfolgen.

26.3.1 Direkte Strahlenwirkung

Findet die Energieübertragung durch ionisierende Strahlung direkt auf ein biologisches Molekül (z. B. DNS, RNS, Protein) statt, so spricht man von direkter Wirkung der Strahlung. Zur Auslösung eines biologischen Effektes kann ein einzelner Vorgang ausreichen (**Eintrefferprozess**) oder es sind mehrere Treffer notwendig (**Mehrtrefferprozess**).

26.3.2 Indirekte Strahlenwirkung

Die Masse einer organischen Zelle besteht zu einem großen Anteil aus Wasser. Entsprechend hoch ist die Wahrscheinlichkeit, dass ionisierende Strahlung durch Wassermoleküle absorbiert wird (bis zu ca. 80 %).

Dabei entstehen **Ionen** und **chemische Radikale** (Abb. 26.3), die im Zellmilieu nicht vorgesehen sind. Sie gehen chemische Reaktionen mit Biomolekülen ein und erzeugen so eine indirekte Strahlenwirkung.

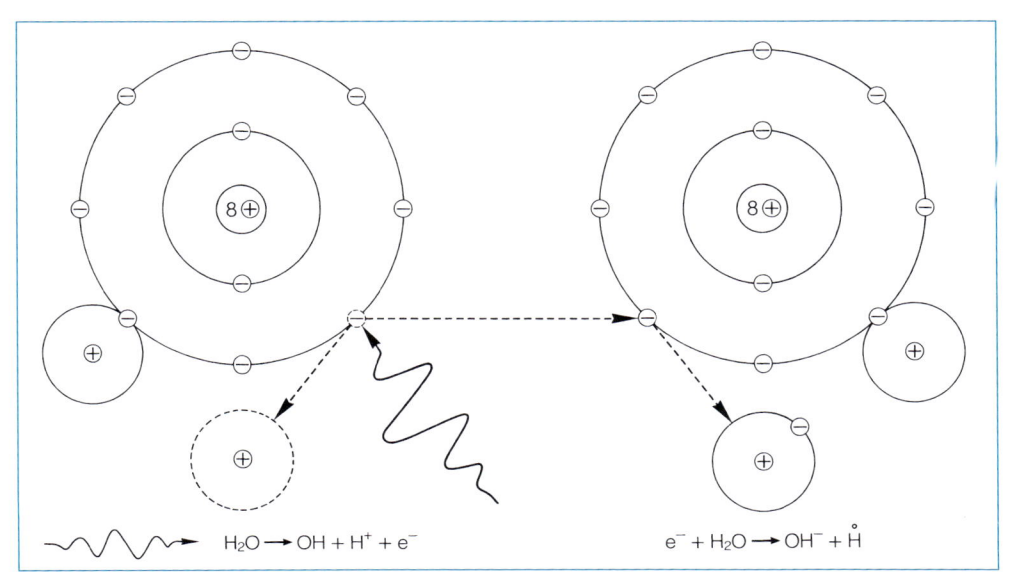

Abb. 26.3 Radiolyse: Ionen- und Radikalbildung durch Strahleneinwirkung (am Beispiel des Wassermoleküls)

26.4 Auswirkung von Strahlenschäden an der Zelle

Die in einer Zelle erzeugten Strahlenschäden können zu unterschiedlich starken Beeinträchtigungen der **Zellfunktionen** bis hin zum Zelltod führen.

Leichtere Beeinträchtigungen können durch zelleigene Regelmechanismen kompensiert werden; manche Strahlenschäden können gar repariert werden.

Die Wirkung hängt letztlich nicht nur von der absorbierten Energie, sondern auch von der Art und vom Ausmaß spezieller Schäden ab.

26.4.1 Strahlenwirkungen an der Zellmembran

Hier stehen Veränderungen der **Permeabilität** (Durchlässigkeit) im Vordergrund. Sie werden durch Schäden an den Membranbausteinen (Lipoide, Proteine) und durch Änderung der Membranpotentiale hervorgerufen. Die gestörten Stoffaustauschvorgänge durch die Zellmembran beeinträchtigen den Stoffwechsel der gesamten Zelle, stören den Wasserhaushalt und die Funktion der Organellen im Zytoplasma.

26.4.2 Strahlenwirkung auf das Zytoplasma und den Zellstoffwechsel

Im Zytoplasma findet man eine Änderung der **Viskosität**, die in erster Linie durch Eiweißdenaturierung aufgrund der Strahlenwirkung eintritt, weiterhin durch Fettablagerungen und durch Bildung von Vakuolen.

Die Strahlenschädigung der Enzyme der Atmungskette in den Mitochondrien beeinträchtigt den **Energiestoffwechsel** direkt.

Strahlenschäden der Ribosomen und des endoplasmatischen Retikulums führen zu Störungen der **Proteinsynthese**.

Die **Fettsäuresynthese** wird durch Strahlenbeeinflussung teilweise erhöht, was im Weiteren zu Organverfettungen führen kann.

Die Schritte des Kohlenhydratstoffwechsels sind dagegen relativ strahlenresistent.

26.4.3 Strahlenwirkungen auf den Zellkern

Der Zellkern ist etwa hundertfach **strahlenempfindlicher** als das Plasma! Hierfür ist u.a. der folgende Grund anzuführen: Während die Strukturen des Plasmas zumeist in großer Vielfalt existieren, ist die genetische Information in der DNS-Doppelstrang-Helix im Kern nur einfach komplementär angelegt. Eine Zerstörung dieser Informationen kann letale Folgen für die Zelle haben. Zum Schutz gegen leichtere Schäden der DNS (z.B. Einzelstrangbrüche) bestehen Kontroll- und Reparaturmechanismen zur Erhaltung der Erbsubstanz (☞ Abb. 5.1).

> **MERKE**
> Schäden am DNS-Molekül stellen die bedeutendste Wirkung ionisierender Strahlen auf Biomaterie dar. Mit Hilfe spezieller Reparatursysteme sind die Zellen in der Lage, bestimmte Schäden an diesen Molekülen zu beheben.

26.5 Einflussfaktoren auf die Strahlenwirkung

Die Strahlenwirkung auf Biomaterie ist nach den vorausgegangenen Ausführungen nicht nur als physikalischer Vorgang zu verstehen. Insbesondere wegen der Reaktionsmöglichkeit lebender Zellen auf Strahlenschäden muss die biologische Strahlenwirkung als **komplexer biophysikalischer Prozess** aufgefasst werden, der von einer Vielzahl von Faktoren abhängt. Deshalb sind bei der Strahlentherapie neben der Strahlenart und -dosis die folgenden Punkte zu berücksichtigen.

26.5.1 Strahlenempfindlichkeit des Gewebes

Die Strahlenempfindlichkeit der einzelnen Gewebe ist sehr verschieden. Als Grundsatz gilt: Gewebe mit hoher **Zellteilungsrate** ist strahlenempfindlicher als solches mit niedriger Teilungsrate.

26.5.2 Gewebemilieu

Die Strahlenempfindlichkeit eines Gewebes hängt zudem vom jeweiligen Milieu ab. So erhöht z.B. ein hoher **Sauerstoffgehalt** die Empfindlichkeit der Zellen gegenüber ionisierenden Strahlen. Abbildung 26.4 veranschaulicht den Effekt.

26.5.3 Räumliche Dosisverteilung

Die räumliche Dosisverteilung spielt bei der Strahlentherapie eine **vorrangige Rolle**, da insbesondere bei tief liegenden Herden zwangs-

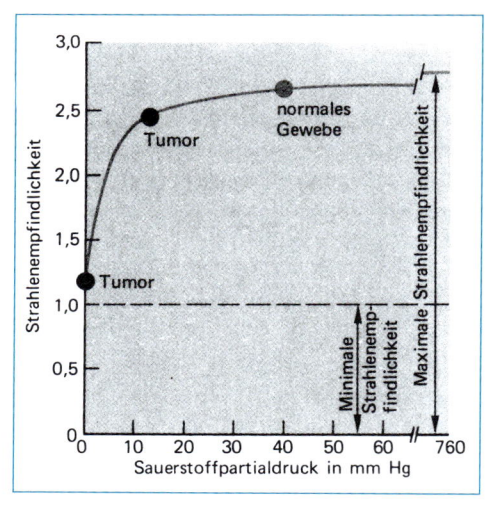

Abb. 26.4 a Normalerweise ist das gesunde Gewebe mit Sauerstoff nahezu gesättigt. Eine weitere Steigerung der Sauerstoffzufuhr erhöht seine Strahlenempfindlichkeit nicht wesentlich, im Gegensatz zu der des Tumors.

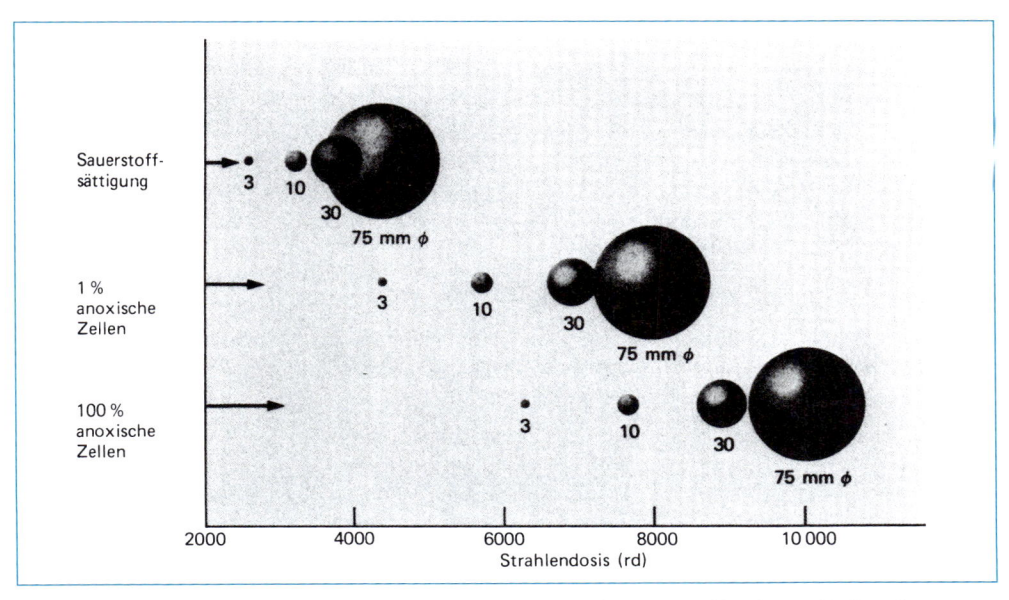

Abb. 26.4 b Auswirkung des Sauerstoffeffektes: Mit abnehmender Sauerstoffsättigung (Ordinate) muss zur Abtötung desselben Tumorvolumens eine wesentlich höhere Dosis (Abszisse) aufgewendet werden. Durch Erhöhung des Sauerstoffgehalts der Tumorzellen lässt sich die erforderliche Tumordosis verringern.

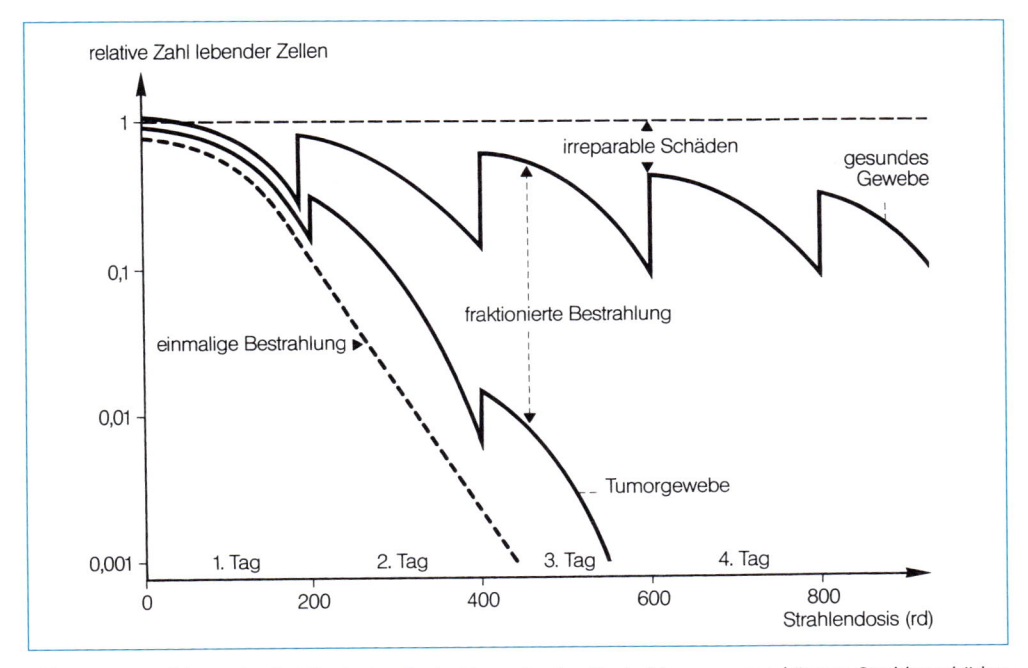

Abb. 26.5 Auswirkung der fraktionierten Bestrahlung: In den Bestrahlungspausen können Strahlenschäden im gesunden Gewebe bei angemessener Dosierung und Fraktionierung weitgehend repariert werden. Die Schäden im Tumorgewebe summieren sich dagegen deutlich auf.

läufig gesundes Gewebe mit durchstrahlt werden muss.

26.5.4 Zeitliche Dosisverteilung

Auch die zeitliche Dosisverteilung ist für den Effekt einer Strahlenbehandlung von Bedeutung.

Nach einer Strahleneinwirkung laufen in der Zelle **Reparaturvorgänge** ab (☞ Kap. 26.4.3 und Abb. 5.1). Die Geschwindigkeit dieser Erholungsvorgänge unterscheidet sich im gesunden Gewebe und im Tumorgewebe. Um diesen Gegebenheiten Rechnung zu tragen, hat sich für die Strahlenbehandlung von Tumoren die **fraktionierte Bestrahlung** durchgesetzt, d.h. die Gesamtdosis wird nicht auf einmal verabreicht, sondern portioniert mit angemessenen Pausen zwischen den Einzelbestrahlungen. Abbildung 26.5 veranschaulicht den Effekt der fraktionierten Bestrahlung.

Einen zusammenfassenden Überblick über die Einflussfaktoren bei der Strahlentherapie gibt ☞ Abb. 7.1.

FRAGEN

26.1 Welche Wechselwirkungsprozesse zwischen ionisierender Strahlung und Materie sind Ihnen bekannt?
26.2 Welche Strahlung wirkt direkt und welche indirekt ionisierend?
26.3 Was bedeutet indirekte Ionisierung?
26.4 Welcher Zellbestandteil ist besonders strahlenempfindlich?
26.5 Welcher Zusammenhang besteht zwischen der Zellteilung und der Strahlenempfindlichkeit?
26.6 Welche Faktoren beeinflussen die Strahlenwirkung auf das Gewebe?
26.7 Was versteht man unter Sauerstoffeffekt?
26.8 Was versteht man unter einer „fraktionierten Bestrahlung" und aus welchen Gründen führt man sie durch?

27 Strahlenquellen für den therapeutischen Einsatz

27.1 Überblick

Die für therapeutische Zwecke eingesetzten Strahlenquellen lassen sich hinsichtlich ihres pysikalisch-technischen Konzepts in verschiedene Gruppen gliedern (Abb. 27.1). Grob unterschieden wird zwischen **gerätetechnisch** erzeugter Strahlung und **radioaktiven** Strahlenquellen.

27.1.1 Gerätetechnisch erzeugte Strahlung

Die gerätetechnische Strahlenerzeugung erfolgt zumeist mittels Beschleunigung von Elektronen. Lässt man die beschleunigten Elektronen auf Materie aufprallen, so entsteht Röntgenstrahlung. Das Prinzip wurde bereits im ☞ Kap. 9 „Röntgendiagnostik" behandelt. Bei Röntgentherapiegeräten erreicht die Beschleunigungsspannung Werte bis zu 400 keV.

Bei **Beschleunigern** kann die Energie der Elektronen im Megavoltbereich bis zu 45 MeV liegen. Entsprechend hochenergetisch ist auch die erzeugte Röntgenstrahlung, die oft als ultraharte Bremsstrahlung (UHB) bezeichnet wird. Wahlweise können bei Beschleunigern die **Elektronen** selbst (= Elektronentherapie) oder die **ultraharte Bremsstrahlung** als Therapiestrahlung eingesetzt werden.

27.1.2 Radioaktive Strahlenquellen

Entstehung und Eigenschaften radioaktiver Strahlen wurden bereits ausführlich besprochen (☞ Kap. 16.1 und 17). Im Rahmen der Strahlentherapie ist zusätzlich noch die Unterscheidung offener und umschlossener radioaktiver Strahlenquellen von Bedeutung.

Umschlossene Strahlenquellen sind von einer dichten, inaktiven Hülle (zumeist Metall) umgeben. Sie besitzen die Form einer Kugel, eines Zylinders, kurzer Stäbchen oder Stifte

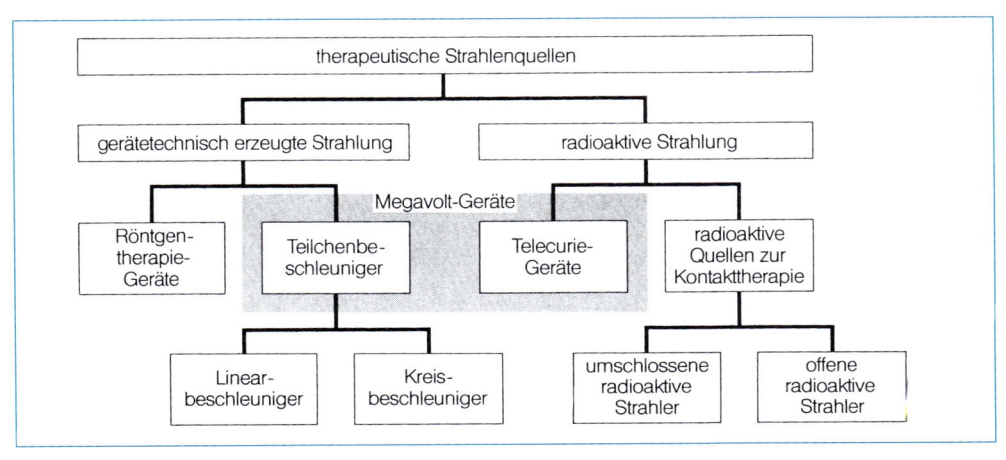

Abb. 27.1 Gliederung der therapeutisch eingesetzten Strahlenquellen
Anmerkung: Der Kreisbeschleuniger wurde nahezu vollständig durch den Linearbeschleuniger ersetzt.

(wenn spitz auslaufend auch als Nadel bezeichnet).

Durch die Metallumhüllung kann vorhandene Betastrahlung absorbiert werden, so dass nur die Gammastrahlung therapeutisch wirksam wird. Wenn die Betastrahlung zur Wirkung kommen soll (z. B. Dermaplatte), darf die Umhüllung nur sehr dünn sein.

Offene Strahlenquellen liegen zumeist in flüssiger Lösung vor. Sie werden ausschließlich in der Nuklearmedizin eingesetzt.

Radioaktive Strahler können im Nahbereich des Zielvolumens verwendet werden (= Kontakttherapie) oder in einem gewissen Abstand (= Teletherapie). Die speziellen Vorteile beider Therapieformen wurden bereits in ☞ Kap. 25.5 erläutert.

Für die **Telegammatherapie** wird fast ausschließlich ^{60}**Kobalt** eingesetzt. Die Energie der ausgestrahlten Gammaquanten liegt mit **1,17 und 1,33 MeV** im Megavoltbereich.

Telegammageräte (auch Telecuriegeräte genannt) und Beschleuniger (Betatron, Linearbeschleuniger) werden auch als Megavoltgeräte bezeichnet. Als Megavoltanlagen werden in Deutschland vorrangig Linearbeschleuniger eingesetzt, die das früher ebenfalls eingesetzte Betatron praktisch verdrängt haben. Vereinzelt werden auch noch Telegammageräte benutzt.

27.2
Therapeutisch eingesetzte Röntgengeräte

Bei der konventionellen **Röntgentherapie** wird traditionsgemäß zwischen **Oberflächentherapie** (Nahbestrahlung), **Halbtiefentherapie und Tiefentherapie** unterschieden. Die bei der Halbtiefen- und Tiefentherapie erreichbaren Dosisverteilungen sind jedoch im Vergleich zur Megavolttherapie als oberflächlich einzustufen.

Das Prinzip der Erzeugung von Röntgenstrahlen wurde bereits im ☞ Kap. 9 ausführlich besprochen. Es gilt sowohl für den diagnostischen wie für den therapeutischen Bereich.

Aufgrund der anderen Einsatzbedingungen weist der Aufbau einer Therapieröhre jedoch im Einzelnen Unterschiede im Vergleich zu einer Diagnostikröhre auf.

Eine **Diagnostikröhre** soll bei kurzen Aufnahmezeiten möglichst scharfe Bilder erzeugen. Dies erfordert eine hohe Kurzzeitleistung bei kleinem Brennfleck, was zur Entwicklung der **Drehanode** führte (☞ Kap. 9.2.1).

Die therapeutisch eingesetzte Röntgenröhre soll dagegen hohe Dauerleistungen aushalten, wobei an die Größe des Brennflecks keine besonderen Anforderungen gestellt werden. Bei **Therapieröhren** haben sich **Festanoden** bewährt.

Die konventionelle Röntgentherapie kann zur Behandlung nur oberflächlicher, entzündlicher oder tumoröser Veränderungen eingesetzt werden. Ein weiteres Anwendungsgebiet ist die Bestrahlung schmerzhafter degenerativer Skelettveränderungen.

27.2.1
Nahbestrahlungsröhren

Bei der Nahbestrahlung soll durch einen kurzen **Fokus-Haut-Abstand** (1,5 bis 5 cm) eine hohe Dosis im oberflächlich gelegenen Herd erzielt werden und entsprechend dem Abstands-Quadrat-Gesetz ein steiler Dosisabfall im dahinter liegenden Gewebe (= Quasi-Kontaktbestrahlung). Abbildung 27.2 zeigt eine solche Röhre (nach Chaoul).

Weichstrahlröhren werden ebenfalls zur Behandlung oberflächlicher Tumoren eingesetzt. Hier wird statt des hautnahen Fokus eine energiearme Strahlqualität verwendet (Abb. 27.3).

27.2.2
Tiefentherapieröhren

Für die konventionelle Tiefentherapie werden **Festanodenröhren** verwendet, die den diagnostisch eingesetzten Festanodenröhren im

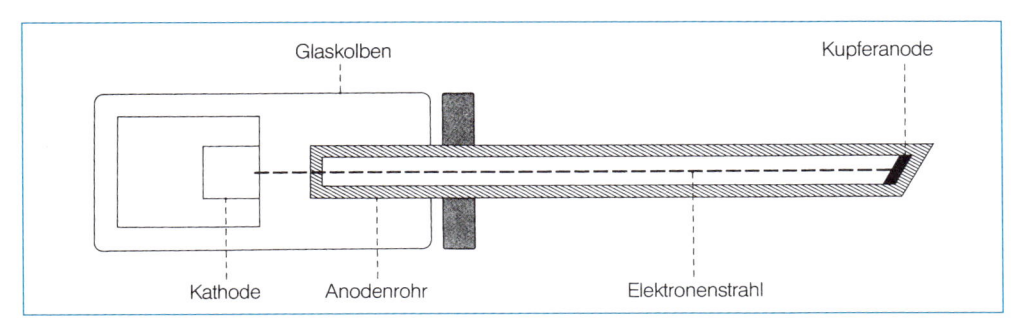

Abb. 27.2 Nahbestrahlungsröhre mit Schräganode (nach Chaoul, schematisch)

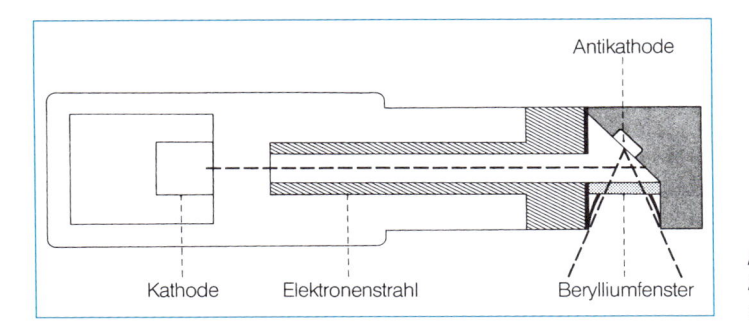

Abb. 27.3 Aufbau einer Weichstrahlröhre (schematisch)

Aufbau ähneln. Wegen der starken Dauerbelastung werden hohe Ansprüche an die Röhrenkühlung gestellt.

27.2.3 Zubehör

Zur Anpassung der Strahlenqualität und Dosisverteilung an die jeweilige Situation stehen für Therapieröhren im Allgemeinen eine Vielzahl von **Filtern und Tubussen** zur Verfügung.

Bei Röhrenspannungen zwischen 10 kV und 120 kV werden Aluminiumfilter verwendet, bei höheren Spannungen zumeist Kupferfilter.

Tubusse dienen der Feldbegrenzung und der Festlegung des Fokus-Haut-Abstands bei der Bestrahlung.

27.3 Linearbeschleuniger

In einem Linearbeschleuniger werden **Elektronen** in einer Vakuumröhre geradlinig durch elektrische Felder beschleunigt. Das Prinzip wurde bereits 1928 von R. Wideroe erprobt.

Zentrisch zur Achse der **Vakuumröhre** werden röhrenförmige Metallelektroden angebracht, die mit einer hochfrequenten Wechselspannung verbunden sind. Die Umpolung der Metallelektroden ist der Laufzeit der Elektronen in den Zylindern angepasst, so dass zwischen zwei Zylindern jeweils bei Ankunft eines Elektronenpulks eine in gleicher Richtung wirkende Beschleunigungsspannung vorliegt.

Bei modernen Linearbeschleunigern verwendet man einen einzigen Hohlleiter, der durch Lochblenden unterteilt ist (Abb. 27.4). Dieser wirkt wie eine Folge schwingender Resonatoren, wenn eine geeignete Hochfrequenz eingespeist wird.

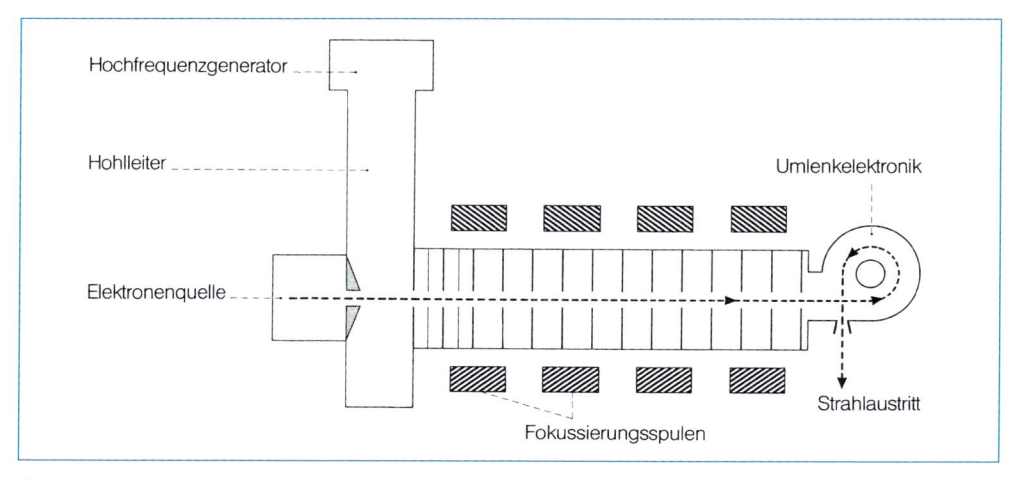

Abb. 27.4 Funktionsprinzip eines Linearbeschleunigers

Die Beschleunigung der Elektronen erfolgt entweder durch Einwirkung einer **stehenden Welle** oder durch **Wanderwellen**. Eine stehende Welle kann man sich als Überlagerung einer in Beschleunigungsrichtung und einer entgegengesetzt laufenden Welle vorstellen.

Die Beschleunigung nach dem Prinzip der Wanderwelle ist möglich, weil eine Komponente der elektrischen Feldstärke in Ausbreitungsrichtung weist. Um die Energie optimal auf die Elektronen zu übertragen, muss die Phasengeschwindigkeit der Welle der wachsenden Elektronengeschwindigkeit angepasst werden. Dann bewegen sich die Elektronen im Idealfall am Ort maximaler Feldstärke durch das Rohr.

Die Elektronen werden vorbeschleunigt in das Rohr injiziert. Während ihres Weges sorgen außen um das Rohr angebrachte Fokussierungsspulen für die Bündelung zu einem

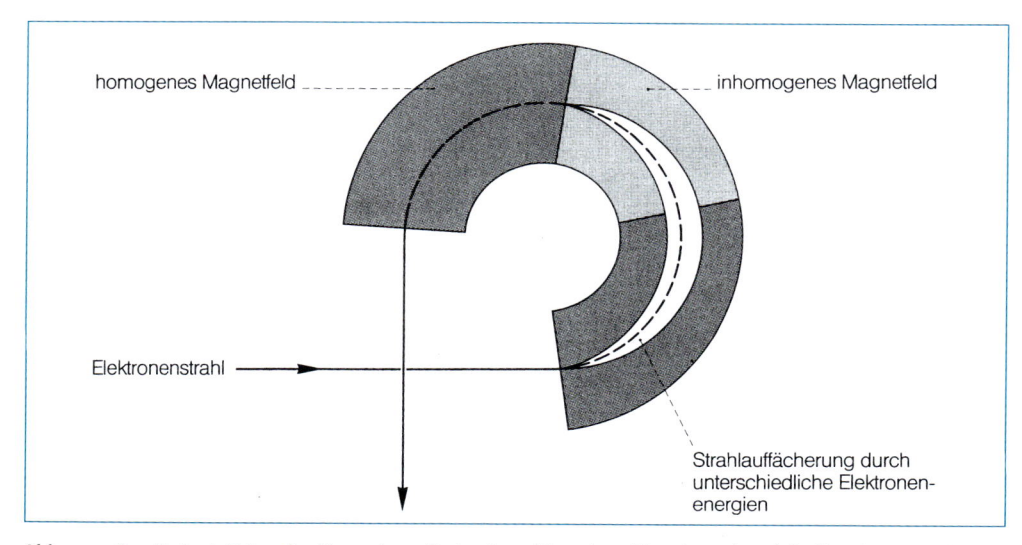

Abb. 27.5 Der Umlenk-Fokussier-Magnet am Ende eines Linearbeschleunigers bündelt die mit unterschiedlicher Energie und Richtung ankommenden Elektronen zu einem nahezu monoenergetischen Zentralstrahl.

Strahl. Am Rohrende werden die Elektronen durch eine spezielle **Umlenkelektronik** um 270° zum Patienten hin umgelenkt. Diese so genannte achromatische Umlenk-Elektronenoptik bewirkt, dass auch Elektronen unterschiedlicher Energie am gleichen Ort und unter der gleichen Richtung am Ziel eintreffen (Abb. 27.5).

Die Elektronen können bei größeren Geräten wahlweise durch ein Austrittsfenster mit Streufolien geschickt werden, die den Strahl zu einem Feld auffächern, um dann als **Elektronenstrahlung** eingesetzt zu werden, oder man lässt sie auf eine Antikathode auftreffen, in der **ultraharte Bremsstrahlung (UHB)** für die Strahlentherapie entsteht.

Größere Linearbeschleuniger erreichen Energien bis zu 25 MeV (Betatrons bis 45 MeV). Die Vorteile des Linearbeschleunigers gegenüber dem Betatron liegen u. a. in einer bis zu fünffach höheren Dosisleistung.

27.4 Kreisbeschleuniger

Hauptvertreter dieses Gerätetyps im medizinischen Einsatz für die Strahlentherapie war das **Betatron**.

Praktisch wurde das Betatron durch den zunehmenden Einsatz der Linearbeschleuniger verdrängt. Das Prinzip soll hier deshalb nur kurz erläutert werden.

Das Funktionsprinzip ist mit dem eines Transformators vergleichbar (☞ Kap. 9.3.1), bei dem die Sekundärspule durch eine ringförmige, mit Elektronen gespeiste Vakuumröhre ersetzt wurde.

Die an der Primärspule (= Erregerspule) angelegte Wechselspannung erzeugt in der Sekundärspule (hier Vakuumröhre) ein elektrisches Wechselfeld von gleicher Frequenz. Werden zum richtigen Zeitpunkt vorbeschleunigte Elektronen in die Röhre eingeschossen, so werden sie in dem induzierten Feld beschleunigt.

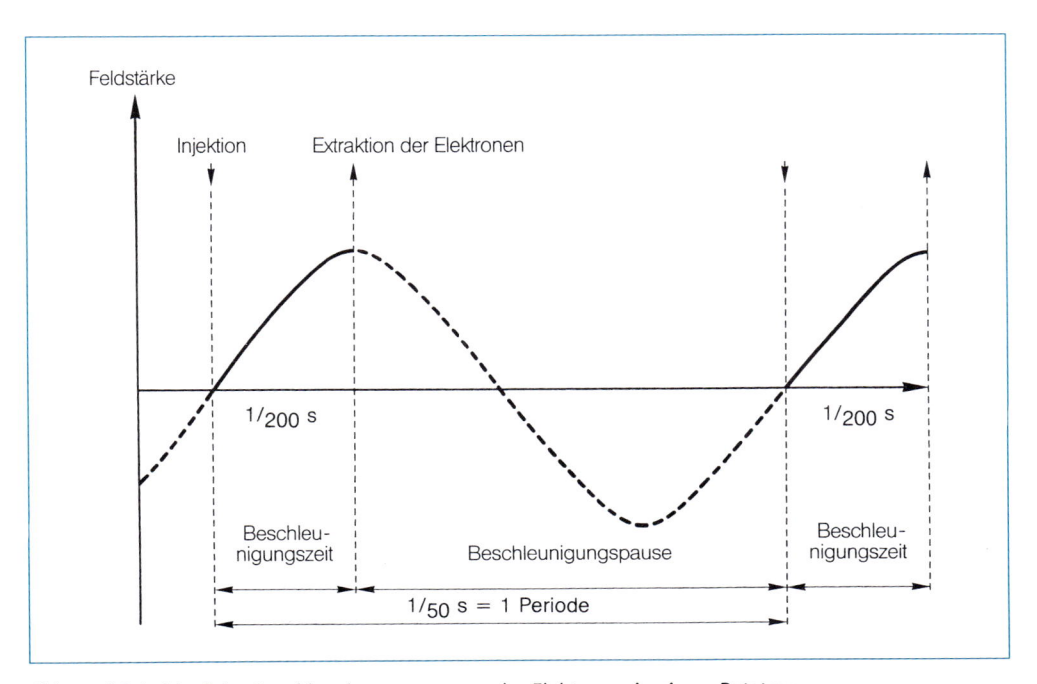

Abb. 27.6 Zeitablauf des Beschleunigungsvorgangs der Elektronen in einem Betatron

Bei einer Wechselfrequenz von 50 Hz steht für die Beschleunigung in einer Richtung allerdings nur 1/200 Sekunde zur Verfügung (Abb. 27.6). In dieser Zeit muss die Endgeschwindigkeit (= Endenergie von z. B. 45 MeV) erreicht sein. Ab ca. 2 MeV haben die Elektronen nahezu **Lichtgeschwindigkeit!**

Um die Elektronen auf der Kreisbahn zu halten, wird mittels ringförmiger Polschuhe ein magnetisches Führungsfeld erzeugt. Beim Erreichen der gewünschten Energie verlassen sie die Röhre tangential als Elektronenstrahl, oder sie werden zuvor auf eine Antikathode gelenkt, in der ultraharte Bremsstrahlung (UHB) entsteht (Abb. 27.7).

Nachteile des Betatrons gegenüber dem Linearbeschleuniger waren:
- geringere und instabile Dosisleistung
- relativ kleine Feldgröße
- schlechte Feldhomogenität
- großes Gewicht der Anlage.

27.5
Telegammageräte

Telegammageräte, auch **Telecuriegeräte** genannt, verwenden die Gammastrahlung eines geeigneten Radioisotops als Strahlquelle. Die Vorsilbe tele- (= fern) besagt, dass die Quelle in einem gewissen Abstand (mehrere dm) vom Bestrahlungsherd positioniert wird.

Im **Prinzip** besteht ein Telegammagerät aus einem abgeschirmten Behälter, der einige hundert Billionen Becquerel (= einige tausend Curie) einer radioaktiven Substanz enthält. Der Behälter ist beweglich (schwenkbar) befestigt und kann an einer Stelle geöffnet werden. Durch diese Öffnung tritt die zur Therapie genutzte Gammastrahlung aus (Abb. 27.8).

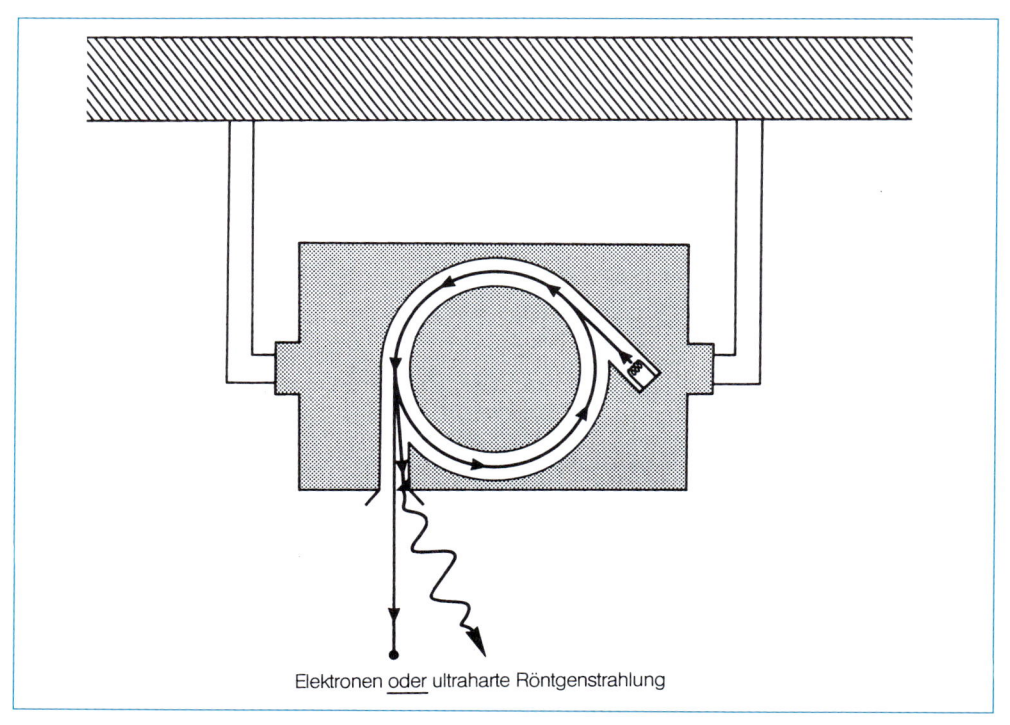

Abb. 27.7 Die im Betatron beschleunigten Elektronen werden entweder direkt zur Bestrahlung genutzt oder zuvor auf eine Antikathode gelenkt, in der ultraharte (Röntgen-) Bremsstrahlung (UHR, UHB) für die Strahlentherapie erzeugt wird.

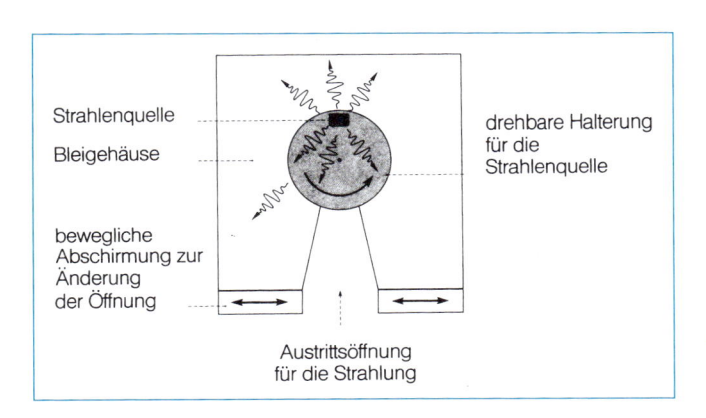

Abb. 27.8 Aufbau eines Telegammageräts (schematisch)

27.5.1 Strahlenquelle

Die in einer Telegammaanlage verwendete Strahlenquelle soll folgende Bedingungen erfüllen: hohe Gammaenergie, lange Halbwertszeit und sehr hohe spezifische Aktivität.

Die **hohe Gammaenergie** soll eine relativ große Tiefendosis ermöglichen.

Die **lange Halbwertszeit** soll einen häufigen Wechsel der Quelle ausschließen.

Bei hoher spezifischer Aktivität können große Aktivitäten auf kleinem Raum untergebracht werden; große Aktivitäten erzeugen eine hohe Dosisleistung und ermöglichen kurze Bestrahlungszeiten.

Je kleiner die Quelle ist, desto geringer sind die Abmessungen des **Halbschattens** im Strahlungsfeld (Abb. 27.9).

Von den in Frage kommenden Radionukliden erfüllt ^{60}**Kobalt** diese Anforderungen am besten. Deshalb sind die meisten Telegammageräte Telekobaltgeräte.

^{60}Co hat eine **Halbwertszeit** von 5,3 Jahren. Die **Energie** der Gammastrahlung liegt mit 1,17 und 1,33 MeV im Megavoltbereich. Ein Wechsel der anfänglich ca. 110 bis 300 TBq (Terabecquerel) starken Quelle ist im Allgemeinen nach Ablauf von ein bis zwei Halbwertszeiten erforderlich.

27.5.2 Strahlerkopf

Der Strahlerkopf besteht aus dem **Abschirmgehäuse**, dem **Quellenverschlussmechanismus** und dem **Blendensystem** (☞ Abb. 27.8).

Das Abschirmgehäuse muss so konstruiert sein, dass bei geschlossenem Strahlerkopf außen eine bestimmte, in den Strahlenschutzbestimmungen festgelegte Dosisleistung nicht überschritten wird.

Als **Abschirmmaterial** wird bei den inneren Schichten oft Wolfram oder abgereichertes Uran verwendet, das bessere Abschirmqualitäten als Blei besitzt. Die anschließende Bleiumhüllung kann dadurch kleiner ausfallen.

Außen ist der Strahlerkopf von einem Stahlmantel umschlossen, der mechanische Schäden und ein Auslaufen des Bleis bei Bränden verhindern soll.

27.5.3 Verschlussmechanismus

Das Verschlusssystem, das die Strahlung freigibt und wieder verschließt, muss äußerst zuverlässig arbeiten, um Strahlenschäden beim Patienten und Personal zu verhüten. Es ist grundsätzlich so konstruiert, dass die Quelle beim Ausfall der Stromversorgung **automatisch** verschlossen wird.

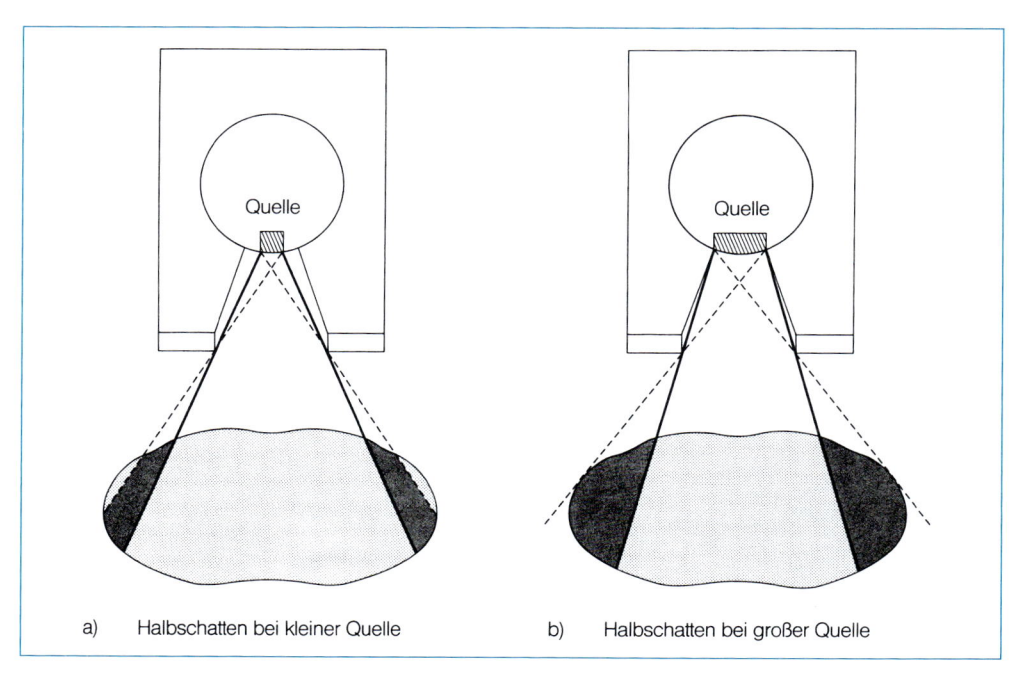

Abb. 27.9 Je kleiner die Strahlenquelle ist, desto schmaler ist der erzeugte Halbschatten im Strahlenfeld.

27.5.4 Blendensystem

Das Blendensystem dient der **Begrenzung des Strahlenkegels** auf die jeweils gewünschten Feldgrenzen. Als Blendenmaterial wird zumeist Wolfram verwendet, das hierfür aufgrund seiner höheren Dichte und Härte besser geeignet ist als Blei.

FRAGEN

27.1 Welche Gruppen von therapeutisch eingesetzten Strahlen unterscheidet man hinsichtlich der Entstehung?
27.2 Welche Gerätetypen zur Erzeugung von therapeutisch eingesetzten Strahlen sind Ihnen bekannt?
27.3 Welcher Gerätetyp wird zunehmend häufig für die Teletherapie eingesetzt?
27.4 Was unterscheidet Telegammageräte prinzipiell von Beschleunigern?
27.5 Nennen Sie die Hauptbestandteile eines Linearbeschleunigers.
27.6 Welche zwei Beschleunigungsprinzipien kennen sie?
27.7 Welche Energie hat die Gammastrahlung von ^{60}Co?
27.8 Wie ist die Halbwertszeit von ^{60}Co?

28 Bestrahlungstechniken

28.1 Überblick

Entsprechend dem Grundsatz der Strahlentherapie, eine optimale Strahlenexposition des Herdes bei maximaler **Schonung des gesunden Gewebes** zu erreichen, muss die Dosisverteilung im gesamten, von der Strahlung betroffenen Gewebsvolumen – also auch im gesunden Gewebe – berücksichtigt werden.

Auf diese Verteilung nehmen nicht nur die Strahlenart und -energie, die Feldgröße und der Fokus-Haut-Abstand Einfluss. Verschiedene **Bestrahlungstechniken** bieten einen breiten Spielraum, um die Dosisverteilung den anatomischen Gegebenheiten möglichst optimal anzupassen. Abbildung 28.1 gibt einen Überblick über die möglichen Techniken.

Auch die großen Bestrahlungsgeräte sind in ihren Bewegungsmöglichkeiten entsprechend flexibel konstruiert, um die teils sehr komplizierten Techniken ausführen zu können.

28.2 Stehfeldtechniken

Bestrahlungstechniken, bei denen Strahlenquelle und Patient ihre Lage zueinander während einer Bestrahlung nicht ändern, werden als Stehfeldbestrahlung bezeichnet.

28.2.1 Einzelfeldbestrahlung

Bei der einfachsten Form der Stehfeldtechnik, der Einzelfeldbestrahlung, erfolgt die Bestrahlung des Krankheitsherds über ein einziges festes Feld. Indikationen für diese Technik sind vor allem oberflächlich lokalisierte Krankheitsherde (= **Oberflächentherapie**).

Als Strahlung eignet sich **niederenergetische** Röntgenstrahlung oder Elektronenstrahlung, da beide einen relativ steilen Dosisabfall im gesunden Gewebe hinter dem Herd aufweisen (☞ Abb. 25.3).

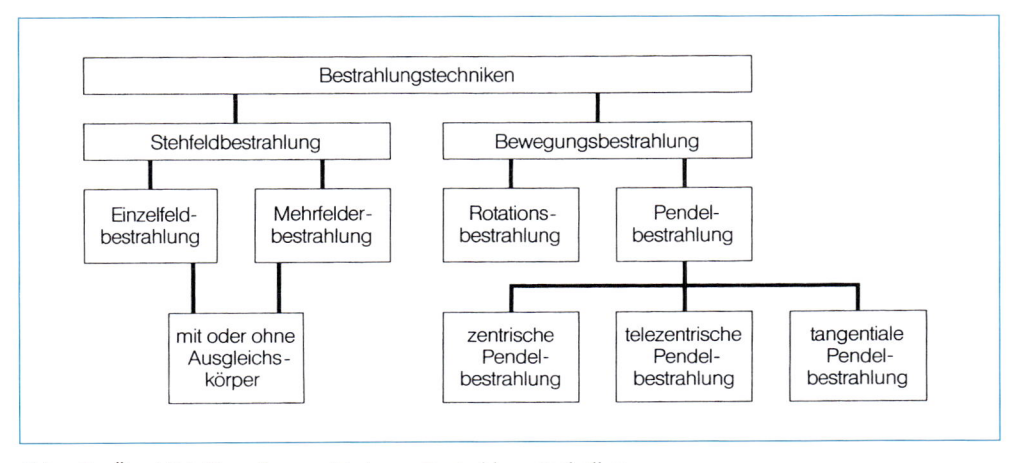

Abb. 28.1 Überblick über die verschiedenen Bestrahlungstechniken

28.2.2 Mehrfelderbestrahlung

Liegt der Bestrahlungsherd tiefer im Körper, so lässt sich durch Bestrahlung aus mehreren Richtungen – über verschiedene Einstrahlfelder – eine günstige Dosisverteilung erreichen. Je nach den anatomischen Gegebenheiten werden zwei bis vier Felder benutzt (Abb. 28.2).

Bei zwei gegenüber liegenden Feldern spricht man von **Gegenfeldbestrahlung**, sonst auch von **Kreuzfeuerbestrahlung**. Die Mehrfelderbestrahlung erfolgt *isozentrisch* mit festem Fokus-Achs-Abstand.

Durch die Mehrfelderbestrahlung wird erreicht, dass das Dosismaximum in den tief gelegenen Herd fällt, während das zu durchstrahlende gesunde Gewebe weitgehend geschont wird.

Bei der Mehrfeldbestrahlung ist es erforderlich, bei den Einzelsitzungen stets über alle Felder zu bestrahlen. Bei 4 Einstrahlrichtungen und Gleichgewichtung der 4 Felder wird das durchstrahlte gesunde Gewebe jeweils nur zu $1/4$ exponiert.

28.2.3 Verwendung von Ausgleichskörpern

Durch die Verwendung von geeignet geformten Ausgleichskörpern im Strahlengang kann die Dosisverteilung eines Stehfeldes deutlich beeinflusst werden. Ausgleichskörper bestehen zumeist aus Metall.

Am häufigsten wird die Keilform verwendet. Man spricht auch von einem **Keilfilter**, da die Strahlung beim Durchgang – durch Absorption und Streuung – quasi gefiltert wird.

Abbildung 28.3 zeigt die Veränderung der Dosisverteilung in einem Stehfeld durch ein Keilfilter.

28.3 Bewegungsbestrahlung

Die Bewegungsbestrahlung kann als kontinuierliche Weiterentwicklung der Mehrfelderbestrahlung mit vielen Feldern angesehen werden. Wie dort, wird aus jeder Einstrahlrich-

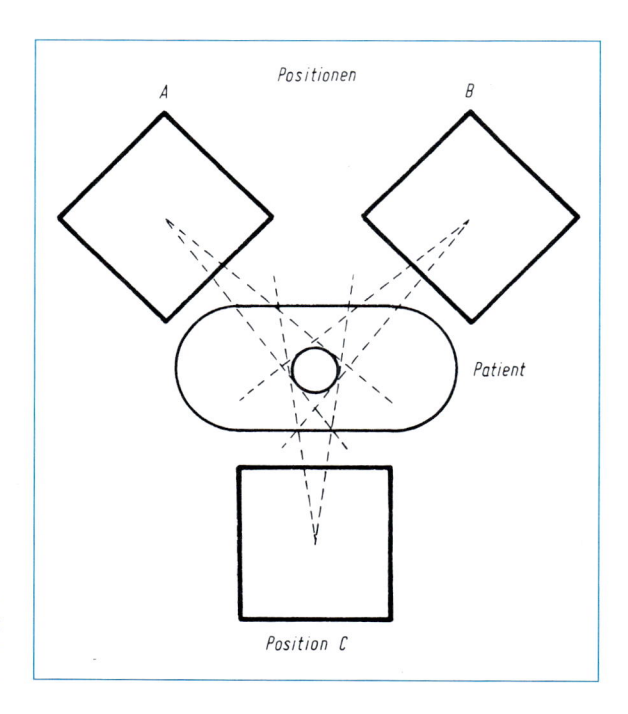

Abb. 28.2
Mehrfelderbestrahlung. Die Bestrahlung erfolgt nacheinander aus den Positionen A bis C.

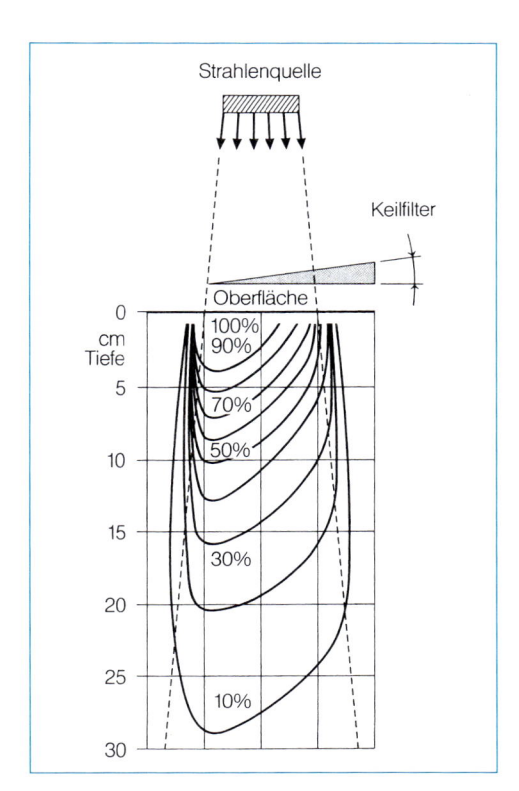

Abb. 28.3 Wirkung eines Keilfilters auf das Bestrahlungsfeld

tung der Herd voll getroffen, wohingegen sich der Strahl im gesunden Gewebe während des Bestrahlungsvorgangs kontinuierlich verlagert.

Die **Vorteile** der Bewegungsbestrahlung sind:
- **optimale Schonung der Haut** durch ständige Verlagerung des Eintrittsfelds
- **hohe Strahlenexposition des Herdes** bei gleichzeitig optimaler Schonung des gesunden Gewebes
- **flexible Anpassung der Dosisverteilung** auch an komplizierte anatomische Gegebenheiten durch verschiedene Techniken der Strahlerkopfbewegung
- **Arbeitsersparnis bei der Geräteeinstellung** im Vergleich zu einer entsprechenden Mehrfeldertechnik.

Als **Nachteile** sind u. a. zu nennen:
- **relativ geringe Herddosisleistung** bei im Vergleich zur Stehfeldtechnik notwendigen größeren Fokus-Haut-Abstand (= erforderliche Bewegungsfreiheit)
- **kompliziertere Bestimmung der Dosisverteilung** im Rahmen der Bestrahlungsplanung.

Bei der heute üblichen Verwendung eines Bestrahlungsplanungscomputers ist der letztgenannte Nachteil nicht mehr gravierend.

Die meisten Bestrahlungsanlagen erlauben verschiedene Bewegungstechniken, die im Folgenden besprochen werden.

28.3.1 Rotationsbestrahlung

Die Rotationsbestrahlung gilt als die ursprüngliche und **älteste Technik** der Bewegungsbestrahlung. Während der Zentralstrahl auf den Herd gerichtet bleibt, wird der Patient von ringsum (360°) bestrahlt.

Anfänglich wurde der sitzende oder stehende Patient auf einer rotierenden Platte im Strahlenbündel einer ortsfesten Quelle um seine Längsachse gedreht. Moderne Anlagen rotieren um den ruhenden Patienten.

Vorteilhaft bei der Rotationsbestrahlung ist eine sehr geringe Hautbelastung. **Nachteilig** ist, dass evtl. vorhandene empfindliche Gewebe bzw. Organe in Herdhöhe des Körpers nicht ausgespart, sondern mitbestrahlt werden.

28.3.2 Pendelbestrahlung

Hierbei pendelt die Strahlenquelle innerhalb eines bestimmten Winkelbereichs (kleiner 360°) entlang eines Kreisbogens um den ruhenden Patienten. Der Zentralstrahl ist dabei wieder stets auf den Herd gerichtet (Abb. 28.4). Die Pendelung kann um eine Achse (**monoaxial**) oder um mehrere Achsen (**multiaxial**) erfolgen.

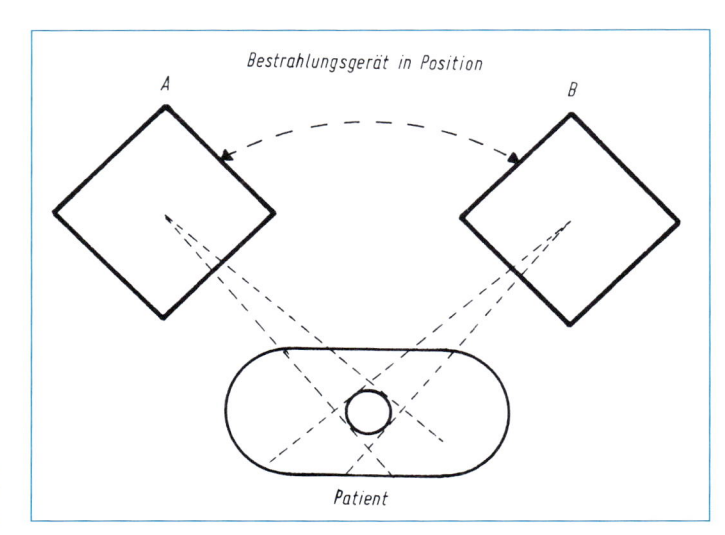

Abb. 28.4 Prinzip der Pendelbestrahlung

Durch geeignete Wahl der bestrahlungstechnischen Parameter Strahlenart, Strahlungsenergie, Feldbreite, Achsenwahl, Pendelradius, Pendelwinkel und Quellen-Haut-Abstand kann die Form der Dosisverteilung optimal den Bestrahlungsbedingungen (anatomischen Gegebenheiten) angepasst werden.

Eine Besonderheit stellt die bei Telegammageräten angewandte **Skip-Scan-Technik** dar. Hierbei wird die Bestrahlung während des Pendelvorgangs in bestimmten Segmenten unterbrochen, um sehr empfindliche Organe zu schonen.

Die Technik der Pendelbestrahlung ist die am häufigsten benutzte Form der Bewegungsbestrahlung.

28.3.3 Tangentiale Pendelbestrahlung

Mit dieser Technik können **schalenförmige Herdbereiche** optimal bestrahlt werden. Der Zentralstrahl ist dabei nicht auf die Drehachse gerichtet, sondern um einige Winkelgrade ausgelenkt (Abb. 28.5).

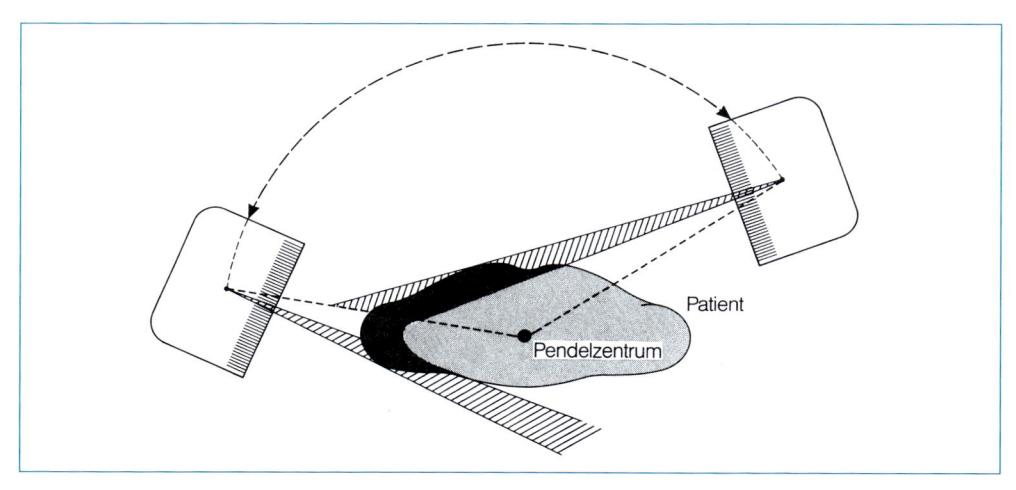

Abb. 28.5 Tangentiale Pendelbestrahlung zur schalenförmigen Bestrahlung

28.3.4 Telezentrische Pendelbestrahlung

Die telezentrische Pendelbestrahlung ist eine speziell für **Elektronenstrahlung** gegebene Möglichkeit, schalenförmige Zielvolumina an der Oberfläche zu bestrahlen. Die Dicke der bestrahlten Schale wird durch die Energie der Elektronen festgelegt, die ja einen relativ steilen Tiefendosisabfall aufweisen (☞ Abb. 25.3).

Das **Pendelzentrum** liegt bei dieser Technik hinter dem Patientenkörper (tele = fern; Abb. 28.6). Hierdurch sind die nötigen Pendelwinkel relativ klein, weswegen man auch von telezentrischer Kleinwinkelbestrahlung spricht.

28.3.5 Konvergenzbestrahlung

Als Konvergenzbestrahlung wird eine Technik bezeichnet, bei der ein relativ kleiner Herd über eine große Strahleneintrittsfläche bestrahlt wird. Dabei wird das Strahlenbündel mit einer von verschiedenen möglichen Bewegungsformen im Einstrahlfeld bewegt, wobei es immer auf den Herd gerichtet ist. Die Einstrahlrichtungen konvergieren im Herd.

Auch hierbei wird das Ziel verfolgt, eine möglichst hohe Herddosis bei maximaler Hautschonung zu erreichen. Entsprechend den verschiedenen Bewegungsabläufen des Strahlerkopfes unterscheidet man zwischen **Kegelkonvergenz-, Spiralkonvergenz- und Pendelkonvergenzbestrahlung**.

28.4 Intensitätsmodulierte Strahlentherapie (IMRT)

Die aktuellste und noch in Weiterentwicklung befindliche Methode der Strahlentherapie ist die intensitätsmodulierte Bestrahlung (**IMRT** = **I**ntensity **M**odulated **R**adiation Therapy).

Sie ermöglicht eine wesentliche Verbesserung hinsichtlich der Übereinstimmung der Dosisverteilung mit dem Zielvolumen bei gleichzeitiger Schonung von Risikobereichen im gesunden Gewebe. Dies ist insbesondere

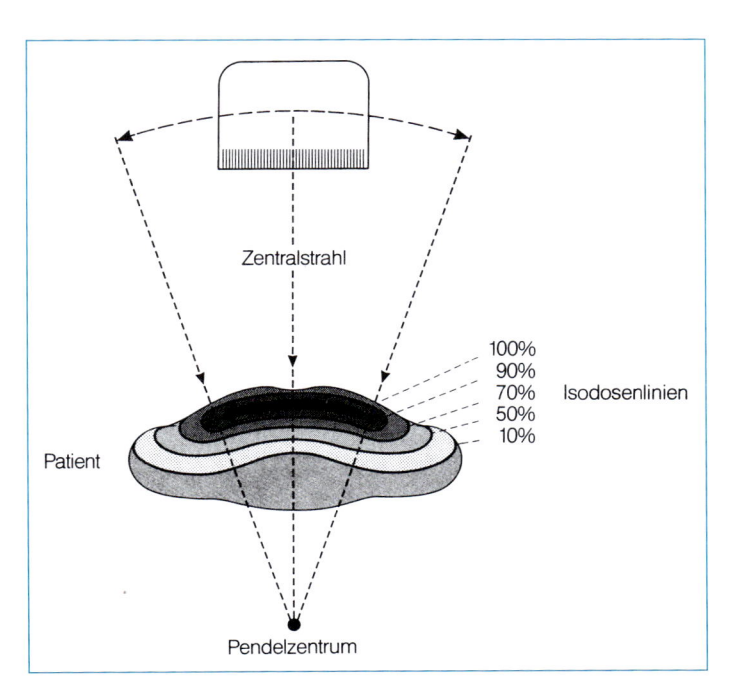

Abb. 28.6 Telezentrische Pendelbestrahlung (Kleinwinkelbestrahlung)

bei komplizierten anatomischen Strukturen (z. B. konkave Zielvolumina) von großer Bedeutung.

Das Einstrahlfeld wird bei der IMRT je nach Einstrahlrichtung **moduliert** (verändert). Dies geschieht einerseits durch Anpassung der Form des Strahls an die Form des Zielvolumens in der jeweiligen Einstrahlrichtung.

Hierzu kommen formverstellbare Kollimatoren (Lamellenkollimatoren, Multileaf-Kollimatoren) oder jeweils individuell angefertigte Kollimatoren (bzw. Kompensatoren) zum Einsatz.

Multileaf-Kollimatoren können manuell oder elektrisch verstellt werden, ggf. auch kontinuierlich während der Bestrahlung.

Die IMRT ist eine Form der dynamischen Strahlentherapie, bei der die Geräteparameter je nach Einstrahlrichtung variieren.

Die größere Präzision bei der Übereinstimmung der Dosisverteilung mit dem Zielvolumen erfordert eine entsprechend hohe Präzision bei der Durchführung der Bestrahlung, insbesondere bei der Lagerung des Patienten!

Der Planungsaufwand für die IMRT ist deutlich größer als bei den konventionellen Bestrahlungsmethoden.

Fragen

- 28.1 Welche Varianten der Stehfeldtechnik sind Ihnen bekannt?
- 28.2 Welche Varianten der Bewegungsbestrahlung kennen Sie?
- 28.3 Nennen Sie Vor- und Nachteile der Bewegungsbestrahlung.
- 28.4 Welche Herdformen werden mit tangentialer Pendelbestrahlung behandelt?
- 28.5 Wann wird telezentrische Pendelbestrahlung angewandt?
- 28.6 Was bedeutet die Abkürzung IMRT im Rahmen der Strahlentherapie?
- 28.7 Welche Vorteile hat die IMRT gegenüber konventionellen Methoden?
- 28.8 Nennen Sie Indikationen für eine Mehrfeldtechnik und begründen Sie dies.
- 28.9 Nennen Sie Indikationen für eine Einzelstehfeldbestrahlung.
- 28.10 Was bewirkt ein Keilfilter?

29 Vorbereitung der Bestrahlung

Um die geplante Bestrahlung eines Krankheitsherdes sachgemäß ausführen zu können, müssen u.a. folgende Voraussetzungen erfüllt sein:
1. Kenntnis der **Dosisverteilung** des Strahlenfeldes in einem gewebeäquivalenten Medium, z.B. Wasser, unter allen möglichen Geräteeinstellungen (Feldgröße und -form, gegebenenfalls Strahlenart und -energie, Fokus-Oberflächen-Abstand)
2. Erfassen der Lage, Größe und Form des **Bestrahlungsherdes (Tumors)** sowie der Gewebeverteilung auch im Tumorumfeld des entsprechenden Körperquerschnitts
3. Festlegen der **Geräteeinstellung** für eine optimale Dosisverteilung im zu bestrahlenden Körperbereich (Querschnitt).

Punkt 1 geschieht im Rahmen der **Dosimetrie** zur Strahlentherapie.

Punkt 2 wird durch die **Lokalisation** der anatomischen Gegebenheiten mit geeigneten Geräten erfüllt.

Punkt 3 beinhaltet das Erstellen eines **Bestrahlungsplans** als Ergebnis einer optimalen Verknüpfung der Punkte 1 und 2.

29.1 Dosimetrie zur Strahlentherapie

Eine grundlegende Voraussetzung für eine gezielte Strahlentherapie ist die genaue Kenntnis der räumlichen Dosisverteilung (**Isodosen**) im zu bestrahlenden Gewebe.

29.1.1 Messung der räumlichen Dosisverteilung

Eine Messung der interessierenden Energiedosis kann zumeist nicht direkt im bestrahlten Gewebe vorgenommen werden. Deshalb werden die Dosisverteilungen zuvor mit Messungen in Phantommaterialien, z.B. Wasser, ermittelt und dann – eventuell korrigiert – auf das Gewebe übertragen.

Man unterscheidet zwischen **absoluter und relativer Dosisverteilung**. In der Regel werden mit geeigneten Dosimetern zunächst relative Dosisverteilungen gemessen. Für die Umrechnung in absolute Dosisverteilungen muss nur an einem Punkt innerhalb des bestrahlten Volumens (= Bezugspunkt) der Absolutwert der Energiedosis bekannt sein.

Bei jeder Messung im Phantom müssen die geometrischen (z.B. Fokus-Oberflächen-Abstand) und physikalischen Daten (z.B. Strahlenenergie) genau festgehalten bzw. registriert werden.

Für die Dosismessungen wurden weitgehend automatisch arbeitende Erfassungssysteme entwickelt, so z.B. Wasserphantome mit motorisch bewegter Messkammer und entsprechend **ortsgetreuer Dosisregistrierung** (Abb. 29.1).

Für die Umrechnung von in Luft gemessenen Dosiswerten auf das Gewebe werden bekannte Faktoren (Gewebe-Luft-Verhältnis) benutzt. Die Absolutmessung der Bezugsdosis muss für jede verwendete Feldgröße und für jeden Fokus-Haut-Abstand gesondert gemessen werden, bei Beschleunigern zudem für jede benutzte Energie bei beiden Strahlenarten (ultraharte Bremsstrahlung und Elektronen).

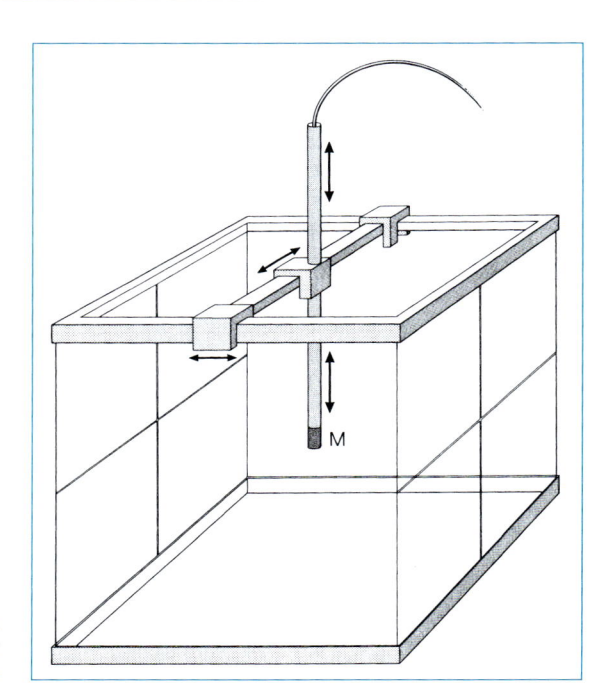

Abb. 29.1
Wasserphantom mit motorisch bewegter Messkammer für die Dosimetrie

29.1.2 Darstellung der Dosisverteilung

Die gemessenen Dosisverteilungen lassen sich auf verschiedene Weise sichtbar darstellen. Dabei ist stets anzugeben, ob es sich um die Energiedosis oder um die Ionendosis handelt.

Das **Isodosenblatt** (Isodosenkarte, Isodosendiagramm) wird am häufigsten zur zweidimensionalen Darstellung der Dosisverteilung verwendet.

In der Mittelebene des Strahlenbündels werden die Punkte gleicher Dosis miteinander zu **Isodosenlinien** verbunden. Dabei beschränkt man sich auf Dosiswerte im Abstand von 10 bis 20 % (Abb. 29.2).

Bei der Rasterdarstellung (Dosismatrix) werden an den Kreuzungspunkten eines Koordinatennetzes die zugehörigen relativen Dosiswerte eingetragen.

Die **Tiefendosiskurve** und **Tiefendosistabelle** gibt eine eindimensionale Dosisverteilung entlang des Zentralstrahls in graphischer oder tabellarischer Form in Abhängigkeit von der Gewebetiefe wieder (☞ Abb. 25.3).

29.2 Lokalisation

Unter Lokalisation im engeren Sinn ist das Erfassen und Darstellen der Lage, Größe und Form des **Zielvolumens** für eine Strahlenbehandlung zu verstehen. Dazu gehört das Erfassen von Organen bzw. Gewebeverteilungen im Herdumfeld sowie der Körperkontur als Querschnitt in Höhe des Bestrahlungsherdes.

Weiterhin werden im Rahmen der Lokalisation zumeist die **Bestrahlungsfelder** auf die Haut des Patienten gezeichnet. Die Durchführung der Lokalisation wird nicht einheitlich gehandhabt. Das Verfahren richtet sich u. a. nach den zur Verfügung stehenden Lokalisationsgeräten.

29.2.1 Röntgengeräte zur Lokalisation

Die Lokalisation mit normalen Röntgengeräten bietet nur eingeschränkte Möglichkeiten. Von Vorteil ist hier ein so genannter **Therapie-**

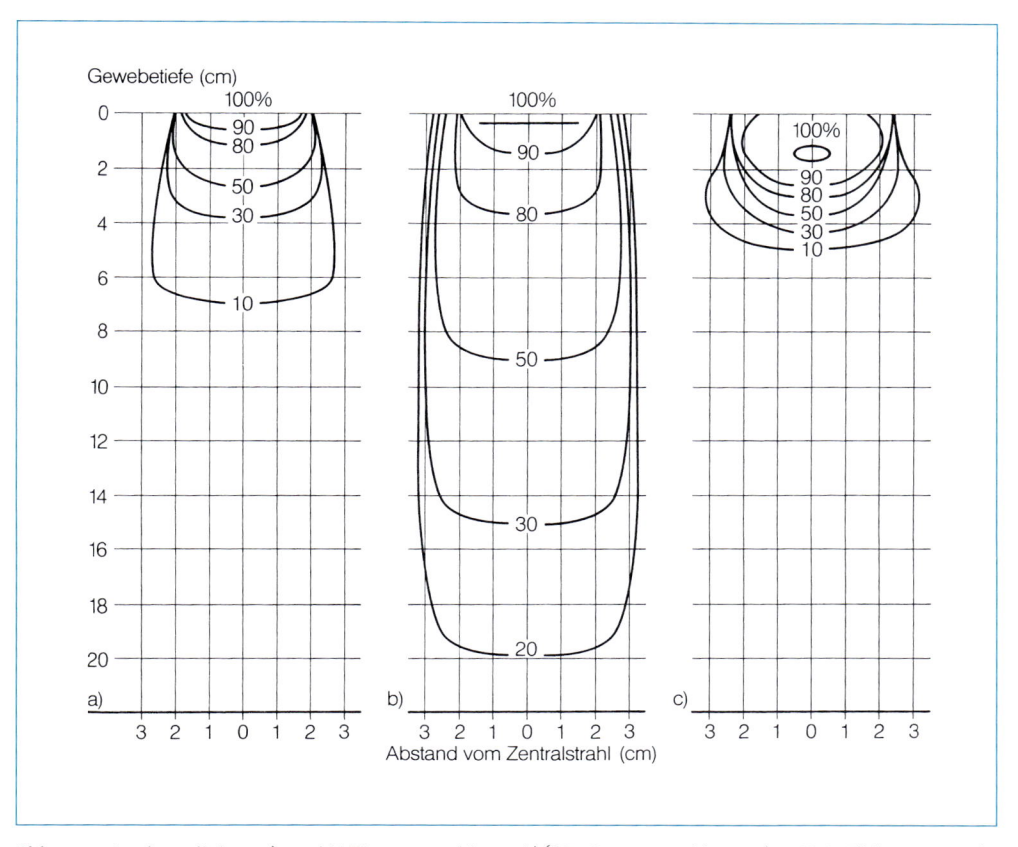

Abb. 29.2 Isodosenlinien: a) 100 kV Röntgenstrahlung. b) ^{60}Co-Gammastrahlung. c) 10 MeV Elektronenstrahlung

simulator (Abb. 29.3). Er erlaubt nahezu alle Durchleuchtungseinstellungen, die bei der Therapie mit Bestrahlungsgeräten üblich sind. Mit einem speziellen Blenden- und Lichtvisiersystem lassen sich die vorgesehenen Bestrahlungsfelder auf die Haut des Patienten projizieren und dort einzeichnen.

29.2.2
Umrisszeichner

Der Körperumriss (die Kontur) in Höhe des Bestrahlungsherds lässt sich bequem mit einem einfachen Umrisszeichner abtasten und festhalten (Abb. 29.4). In diesen Umriss müssen dann allerdings der Bestrahlungsherd und die übrigen Gewebskonturen ortsgetreu eingezeichnet werden.

29.2.3
Computertomographische Lokalisation

Die Computertomographie (☞ Kap. 14) bietet optimale Möglichkeiten, die Körperkontur des Patienten als Querschnitt an beliebiger Stelle zusammen mit den zugehörigen Organ- bzw. Gewebsverteilungen zu erfassen. Dieses Verfahren hat sich zunehmend durchgesetzt.

Moderne Bestrahlungsplanungsanlagen gestatten, diesen Körperquerschnitt direkt in ein spezielles EDV-System für die weitere Bestrahlungsplanung (Dosisverteilungsoptimierung, Festlegen der Bestrahlungsparameter) zu übernehmen (Kap. 29.3.2).

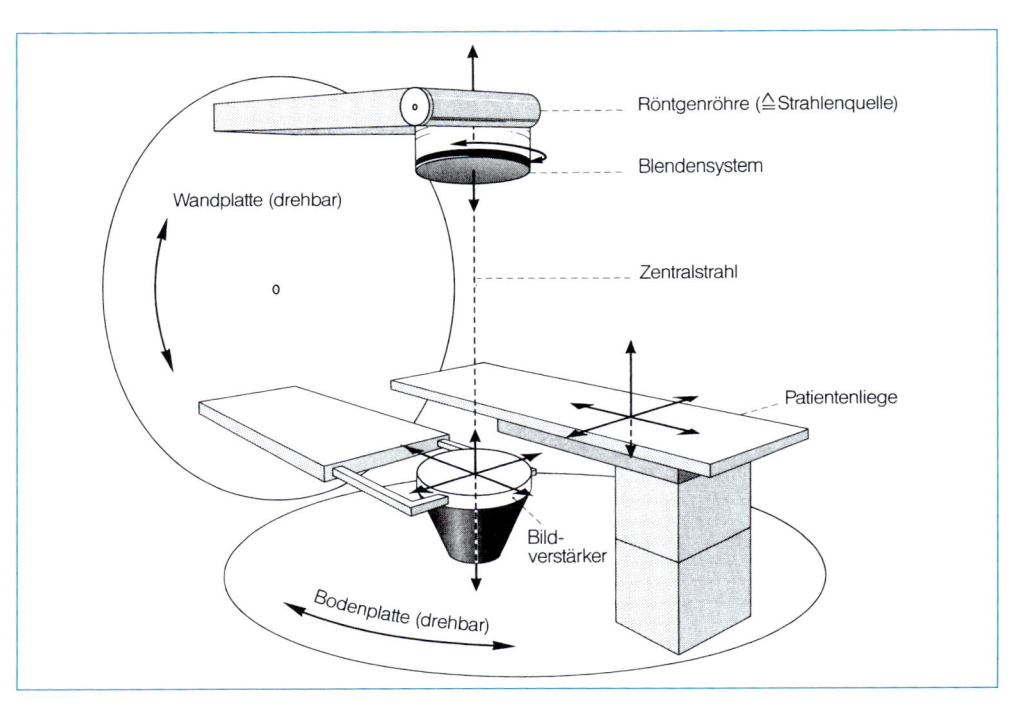

Abb. 29.3 Therapiesimulator: Mit einer diagnostischen Röntgenröhre wird das geometrische Strahlenfeld der Therapieanlage simuliert. Zur Dokumentation können Röntgenaufnahmen des Bestrahlungsgebiets aus verschiedenen Richtungen angefertigt werden.

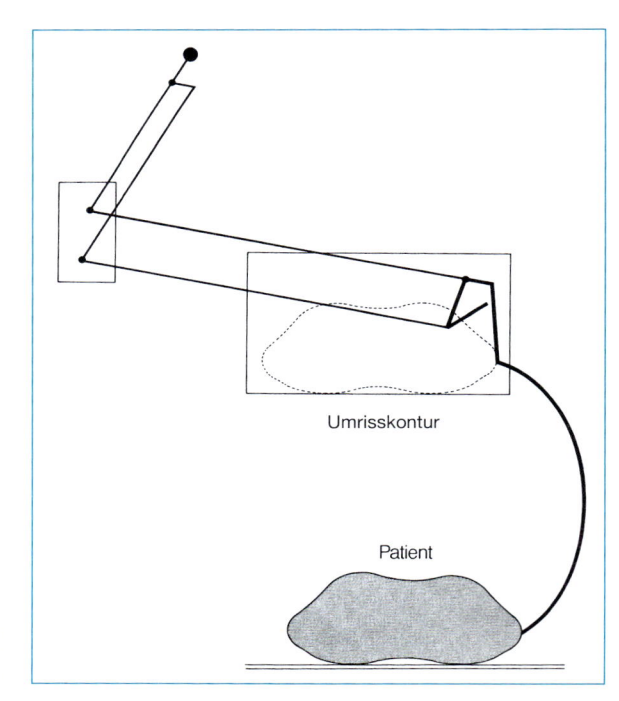

Abb. 29.4
Umrisszeichner zum Erfassen der Patientenkontur

29.2.4
MR-tomographische Lokalisation

Mittels der Magnet-Resonanz-Tomographie (MRT) bzw. Kern-Spin-Tomographie (KST) (☞ Kap. 35) können ebenfalls optimal Gewebsverteilungen im Körperquerschnitt erfasst und dargestellt werden. Bevorzugt wird die MRT z. B. bei Hirntumoren.

29.2.5
Ultraschallokalisation

Auch mit geeigneten Ultraschallgeräten ist es möglich, die Gewebsverteilung in einem Körperquerschnitt zu erfassen und darzustellen. Diese Methode wird allerdings nur in Ausnahmefällen zur Klärung angewandt, da die CT und MRT im Normalfall hier deutlich überlegen sind.

29.3
Bestrahlungsplanung

Dieser Begriff wird in einer engeren und in einer weiteren Bedeutung verwendet. In der weiteren Fassung werden hierunter alle vorbereitenden Maßnahmen für eine Strahlenbehandlung verstanden. Hierzu zählen nach der Diagnose und Entscheidung für eine Strahlenbehandlung:
- **Lokalisation** des Bestrahlungsherdes
- Festlegen der **Herddosis** und der maximalen Belastung anderer Gewebe, **Fraktionierungsschema** (= Aufteilen der Gesamtdosis auf Einzeldosen, die nach einem bestimmten Zeitrhythmus zu applizieren sind), Zusatzbehandlungen (z. B. Sauerstoff, Pharmaka)
- Festlegen der physikalisch-technischen Bestrahlungsbedingungen (Bestrahlungsplanung im engeren Sinn).

29.3.1
Physikalisch-technische Bestrahlungsplanung

Ziel der physikalisch-technischen Bestrahlungsplanung ist das Ermitteln der optimalen technischen **Bestrahlungsparameter** unter den vorgegebenen Bedingungen. Als Vorgaben sind zu berücksichtigen:
- geplante **medizinische** Bestrahlungsziele bzw. -maßnahmen
- **anatomische** Gegebenheiten im entsprechenden Körperquerschnitt (Form, Größe, Lage des Herdes sowie Gewebeumfeld)
- **physikalisch-technische** Möglichkeiten des zur Verfügung stehenden Bestrahlungsgerätes.

Bei der Durchführung der Bestrahlungsplanung wird die Projektion bekannter Isodosenverteilungen in den zu bestrahlenden Körperquerschnitt so lange variiert, bis eine optimale Dosisverteilung erreicht ist, die den medizinisch vorgegebenen Bedingungen genügt. Dabei werden u. a.
- verschiedene Einstrahlrichtungen,
- Fokus-Haut-Abstände,
- Feldgrößen,
- gegebenenfalls Strahlenarten und Strahlenenergien

ausprobiert, bis eine geeignete Bestrahlungstechnik (☞ Kap. 28) mit optimalen Einstellparametern gefunden ist.

Die Verwendung von **Streukörpern** ermöglicht eine zusätzliche Beeinflussung der Dosisverteilung. Bei Anwendung mehrerer Einstrahlrichtungen müssen die Dosen ortsgerecht addiert werden. Gewebebereiche mit deutlich vom Weichteilgewebe abweichender Dichte (Knochen, Lungengewebe) im Strahlengang erfordern zusätzliche Korrekturen der Dosisverteilung. Besonders aufwändig ist diese Art der Bestrahlungsplanung für die Techniken der Bewegungsbestrahlung.

29.3.2 Bestrahlungsplanungscomputer

Eine Erleichterung und Präzisierung der physikalisch-technischen Bestrahlungsplanung wird durch die zumeist eingesetzten Bestrahlungsplanungscomputer ermöglicht. Dies gilt insbesondere für die aufwändige Planung von Bewegungsbestrahlungen (zum Aufbau und zur Arbeitsweise eines Computers siehe ☞ Kap. 22.2 und 22.3).

Im Computersystem sind u.a. die dosimetrisch bekannten Daten des Bestrahlungsgerätes gespeichert. Darüber hinaus sind in den Programmen die üblichen Berechnungsgrundlagen für z.B. ortsgerechte Isodosenverknüpfung sowie für energiegerechte Absorptionskorrektur bei verschiedenen dichten Geweben und Strahlungsbeeinflussung durch Streukörper (wie Keile) vorgesehen.

Der **Planungsablauf** sei im Folgenden skizziert (Abb. 29.5):

- Eingabe der persönlichen **Patientendaten**
- Eingabe des individuellen **Patientenquerschnitts** mit den Organen und Gewebsdichten
- Eingabe der jeweiligen **Bestrahlungsparameter** (Einstrahlrichtungen, Strahlenarten, -energien, Fokus-Haut-Abstände, Feldgrößen, Streukörper) und **Bestrahlungstechniken** einschließlich der charakteristischen Parameter wie z.B. Pendelwinkel, Startpunkt und Startrichtung
- Berechnung der sich aus den vorgeschlagenen Parametern ergebenden Dosisverteilung und Darstellung derselben
- Begutachtung durch den Benutzer der Anlage, gegebenenfalls Änderung einzelner Eingabeparameter
- ggf. erneute Berechnung und Darstellung der neuen Dosisverteilung
- unter Umständen erneute Korrektur der Eingabedaten usw., bis eine **optimale Dosisverteilung** resultiert.

Die hierfür entwickelten Programme ermöglichen eine Ermittlung optimaler Isodosen und Bestrahlungsparameter nur nach dem Prinzip von „gezieltem Versuch und Irrtum". Je größer die Erfahrung des Benutzers ist, desto schneller lassen sich optimale Bestrahlungspläne erstellen.

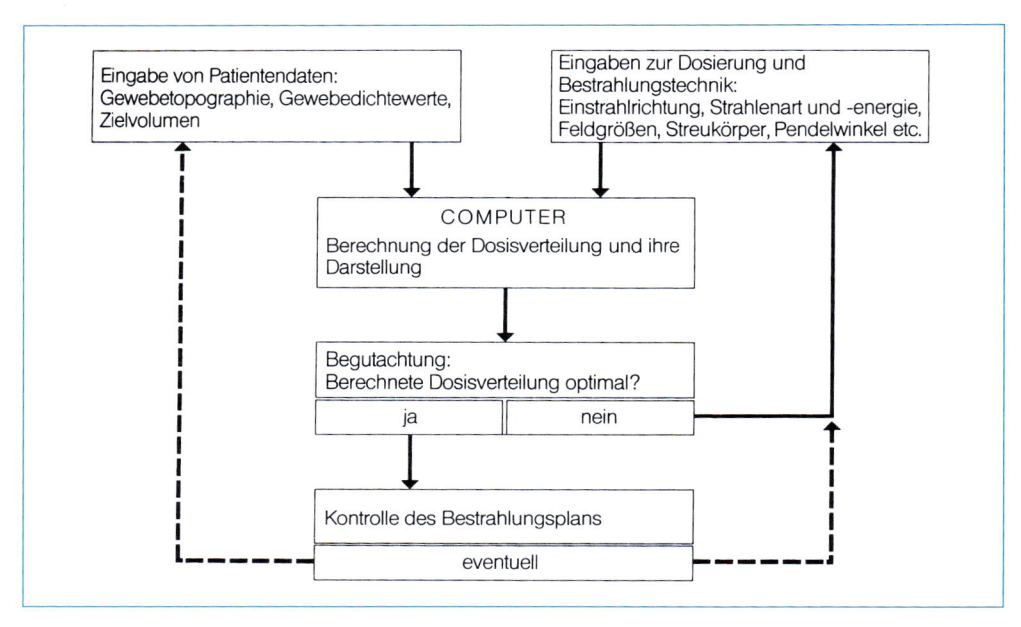

Abb. 29.5 Prinzipieller Ablauf einer Bestrahlungsplanung

Das **Wunschziel**, nach Vorgabe der objektiven Gegebenheiten (dosimetrische Daten, Körperkontur einschließlich der Organe und des Zielvolumens) sowie der medizinischen Zielsetzungen (Herddosis, Maximalbelastung, strahlenempfindliche Gewebe) die optimale Isodosenverteilung und die Parameter der Geräteeinstellung automatisch vom Computer vorgelegt zu bekommen, ist bislang nicht für jeden Fall realisiert!

Dennoch sind Bestrahlungsplanungssysteme äußerst hilfreiche „Partner" bei der Ermittlung optimaler Bestrahlungsbedingungen. Dies gilt nicht nur für die Teletherapie. Die meisten Systeme enthalten auch Programme zur Berechnung von Isodosenverteilungen für die **Moulagentechnik** bzw. **intrakavitäre und interstitielle Technik** (Kap. 31.3 und 31.4).

FRAGEN

29.1 Welche Voraussetzungen müssen vor der Durchführung einer Bestrahlung erfüllt sein?
29.2 Was bedeutet Dosimetrie im Rahmen der Strahlentherapie?
29.3 Was bedeutet Lokalisation im Rahmen der Strahlentherapie?
29.4 Welche Geräte werden zur Lokalisation eingesetzt?
29.5 Was beinhaltet der Begriff Bestrahlungsplanung?

30 Durchführung der Bestrahlung

30.1 Räumliche Situation

Der Einsatz eines Therapiegerätes erfordert umfangreiche **Strahlenschutzmaßnahmen**.

Das Gerät muss in einem baulich gut **abgeschirmten Raum** untergebracht sein. Während des Bestrahlungsvorgangs darf sich nur der Patient allein im Therapieraum befinden (Abb. 30.1).

Das Personal hält sich im benachbarten **Schaltraum** auf. Es besteht eine optische und akustische Kontaktmöglichkeit zum Patienten. Durch mehrere technische Sicherungsmaßnahmen wird gewährleistet, dass die Strahlung

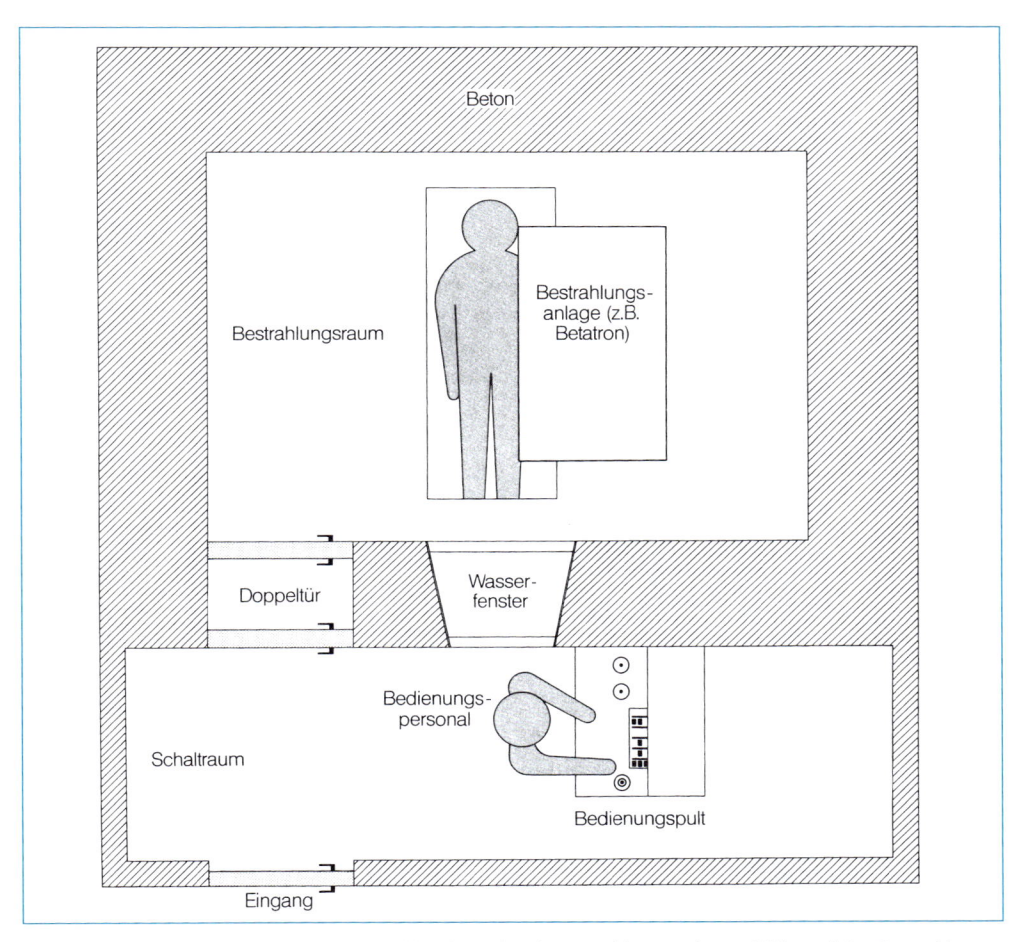

Abb. 30.1 Räumliche Situation bei der Strahlentherapie mit Bestrahlungsanlagen. Während des Bestrahlungsvorgangs befindet sich allein der Patient im Bestrahlungsraum.

bei geöffneter Tür zum Therapieraum nicht eingeschaltet ist.

Im Bestrahlungsraum muss sich mindestens ein **Notschalter** befinden, mit dem die Anlage abgeschaltet, der Strahlerkopf der Bestrahlungsvorrichtung geschlossen oder der radioaktive Stoff in die Abschirmung eingefahren werden kann.

30.2 Patientenlagerung und Einstellhilfen

Die Lagerung des Patienten zum Bestrahlungsgerät und die geometrische Einstellung des Gerätes müssen mit größter Sorgfalt ausgeführt werden. Zur Orientierung werden die Einstrahlfelder auf die Haut des Patienten gezeichnet. Die Geräteeinstellung relativ zum Patienten wird im Allgemeinen durch spezielle **Einstellhilfen** erleichtert.

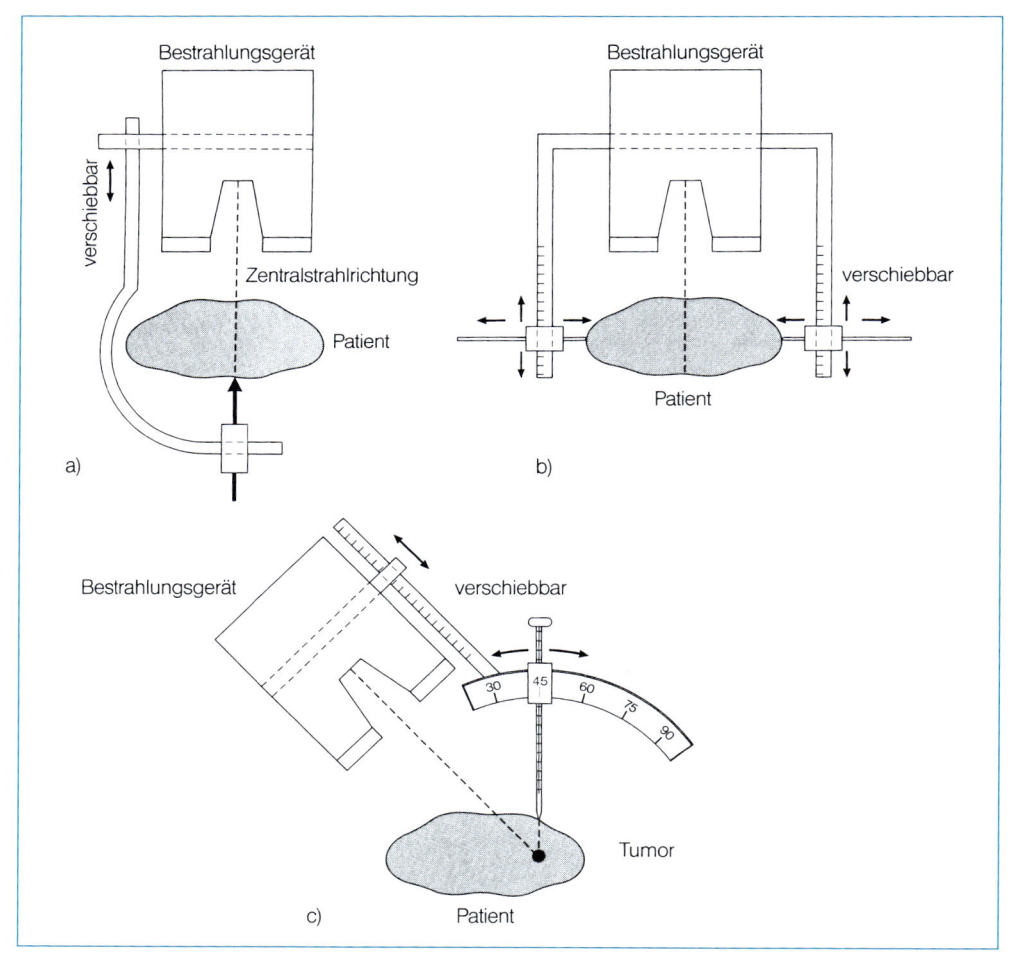

Abb. 30.2 Einstellhilfen bei Strahlentherapiegeräten: a) Gegenpunktanzeiger (backpointer); b) Seitenpunktanzeiger; c) Bogenlotanzeiger (pin and arc)

Der **Gegenpunktanzeiger (backpointer)** besteht aus einem am Strahlerkopf befestigten Bügel, der um den Patienten herum reicht. Ein am Bügel befestigter Marker befindet sich im Zentralstrahl und gestattet, dessen Austrittspunkt am Patienten festzustellen (Abb. 30.2a).

Seitenpunktanzeiger sind insbesondere bei Einstellungen von Bewegungstechniken hilfreich. Sie gestatten, lateral am Patienten Markierungen in der Pendelebene anzubringen (Abb. 30.2b).

Der **Bogenlotanzeiger (pin and arc)** erleichtert die reproduzierbare Einstellung insbesondere bei tief liegenden Herden (Abb. 30.2c).

Eine heute häufig verwendete Einstellhilfe ist das **Laserkoordinatensystem.** Es besteht aus einem Längslaser, einem Höhenlaser und einem Querlaser. Die Laserlichtquellen sind im Bestrahlungsraum ortsfest installiert und zeigen das Isozentrum der Bestrahlungseinrichtung an. Die Laserkreuze werden auf den Patienten projiziert und dienen der täglichen Einstellung der Bestrahlungsfelder.

Verschiebungen der Haut und damit der **Feldmarkierungen** relativ zum Tumor sind bei adipösen Patienten oder bei starker Gewichtsänderung nie sicher auszuschließen und gefährden die **Reproduzierbarkeit** der Einstellung! In diesen Fällen ist eine erneute Lokalisation oder auch eine Anpassung des Bestrahlungsplans erforderlich.

Eine ganz besondere Präzision ist bei der Patientenlagerung für die intensitätsmodulierte Bestrahlung (IMRT) erforderlich.

FRAGEN

30.1 Was ist bei der Lagerung eines Patienten zur Bestrahlung zu beachten?
30.2 Was wissen Sie über die räumliche Situation bei Strahlenbehandlungen?
30.3 Wo darf sich das Personal während der Bestrahlung nicht aufhalten?
30.4 Wozu dient ein Laserkoordinatensystem?

31 Strahlentherapie mit umschlossenen Radionukliden

31.1 Überblick

Im **Nahbereich** einer Strahlenquelle findet man eine sehr hohe Dosisleistung, die aus rein geometrischen Gründen innerhalb eines schmalen Bereichs steil abfällt (☞ Kap. 25.5, Abb. 25.2). Diese Tatsache macht man sich zunutze, um in gut zugänglichen Tumoren eine hohe Dosis zu applizieren und zugleich das Umfeld zu schonen.

Bei der Anwendung des Verfahrens bei oberflächlichen Herden spricht man von **Kontakttherapie**.

Bringt man die radioaktiven Präparate in natürliche oder künstliche Hohlräume des Körpers ein, so nennt man das Verfahren **intrakavitäre Therapie** (lateinisch cavum = Höhle).

Bei der **interstitiellen Therapie** implantiert man umschlossene radioaktiven Präparate direkt in das Tumorgewebe (= Spicken).

Umschlossene Strahler mit einer langen Halbwertszeit werden nur Minuten bis Stunden im Anwendungsbereich belassen, bis die gewünschte Dosis appliziert ist. Zwischen den Anwendungen werden sie in Strahlenschutztresoren aufbewahrt.

Bei der interstitiellen Therapie mit Strahlern relativ kurzer Halbwertszeit verbleiben diese im Gewebe, auch nachdem die Strahlung abgeklungen ist.

31.2 Kontakttherapie

31.2.1 Überblick

Bei oberflächlichen Herden von nicht allzu großer Tiefenausdehnung hat sich die Kontakttherapie bewährt. Es werden feste Strahlerformen (z. B. **Dermaplatte**) und formvariable, an die Oberfläche anpassbare Strahlungsapplikatoren (**Moulagen**) benutzt.

31.2.2 Dermaplatte

Verwendet werden ^{90}**Strontium/^{90}Yttrium** (^{90}**Sr/^{90}Y**), zwei reine Betastrahler.

^{90}Strontium zerfällt mit einer Halbwertszeit von 28 Jahren in ^{90}Yttrium, das eine Halbwertszeit von 2,5 Tagen besitzt.

Therapeutisch genutzt wird die β-Strahlung des ^{90}Y mit einer maximalen Energie von 2,25 MeV.

Die β-Strahlung des ^{90}Sr ist mit 0,54 MeV dagegen therapeutisch unbedeutend. Die relative Tiefendosiskurve von ^{90}Sr/^{90}Y (Abb. 31.1) zeigt den sehr steilen Dosisabfall (auf z. B. 20 % nach 2,5 mm).

Anwendungsgebiete für die Dermaplatte aus silberbeschichtetem ^{90}Sr/^{90}Y finden sich vor allem in der **Dermatologie** und **Ophthalmologie** (Augenheilkunde). Die an einem Applikationsstiel befestigte Platte wird auf das Tumorgewebe gehalten. Die Applikationszeiten für die üblichen Dosen liegen im Minutenbereich.

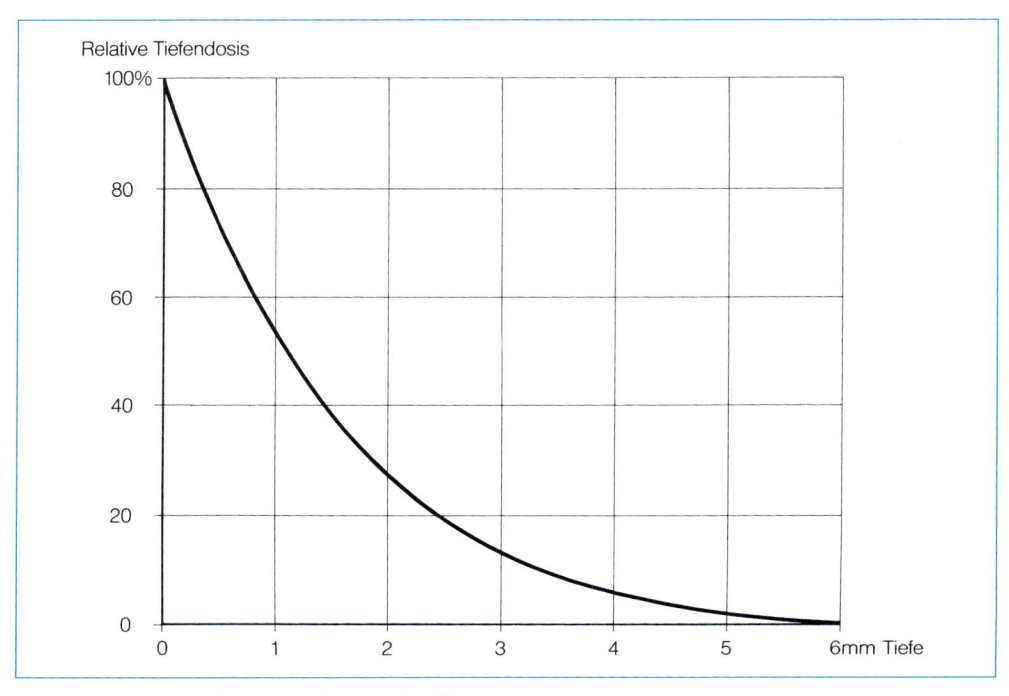

Abb. 31.1 Relativer Tiefendosisverlauf von $^{90}Sr/^{90}Y$

31.3
Intrakavitäre Therapie

Für die Strahlerapplikation in **Körperhöhlen** können Strahler (kleine Stifte, Kugeln, Zylinder) in festen Trägern (Applikatoren, Moulagen) zusammengestellt werden, die dann in die tumorbefallene Höhle eingesetzt werden. Dort verbleiben sie für die Dauer der Applikationszeit.

Anschließend werden die Strahler zur Lagerung in speziellen Bleitresoren untergebracht: Diese konventionelle Applikationsform wurde zunehmend durch das Nachladeverfahren (**Afterloading**) ersetzt.

31.3.1
Konventionelle Applikation

^{226}Radium

Das erste, bereits Anfang dieses Jahrhunderts therapeutisch eingesetzte Radionuklid, ^{226}Radium, war lange als oft eingesetzte Strahlenquelle für gynäkologische Anwendungen gebräuchlich. Es ist ein natürliches Radionuklid mit **ca. 1 600 Jahren** Halbwertszeit und einem relativ komplexen Zerfallsschema (☞ Kap. 17.6.1).

Als wasserlösliches Sulfat wird es in Platin-Iridium-Röhrchen mit einer Wandstärke von 0,2 bis 1 mm verkapselt, deren Abmessungen zwischen 3 und 30 mm Länge und 1 bis 3 mm Querdurchmesser liegen. Therapeutisch wirksam ist vorrangig die härtere Gammastrahlung. Die Metallumhüllung absorbiert die Alphastrahlung vollständig und die Betastrahlung und weiche Gammastrahlung weitgehend.

31.3 Intrakavitäre Therapie

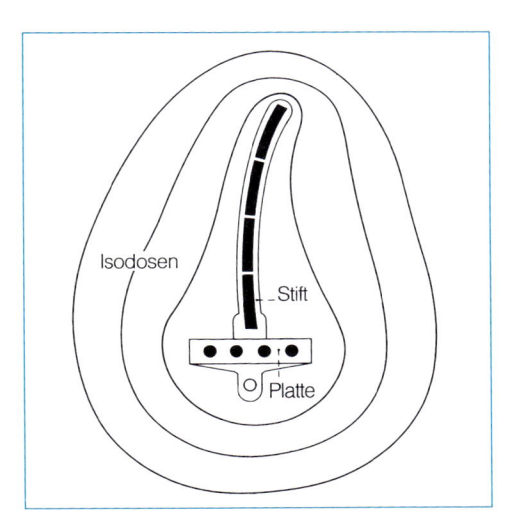

Abb. 31.2 Radiumeinlage (Platte und Stift) mit relativer Isodosenverteilung

Am gebräuchlichsten waren Stifte mit 5 bis 10 mg Radium, entsprechend 1,85 bis 3,7-mal 10^8 Bq (Becquerel; 5 bis 10 mCi). Ein **Applikator** wird üblicherweise mit mehreren Röhrchen bestückt eingesetzt. Abbildung 31.2 zeigt die Isodosenverteilung einer für die zervikale Anwendung typischen Moulagen-Konfiguration.

Anmerkung: Die Dosierung erfolgte beim Radium zumeist traditionsgemäß nach Milligramm-Element-Stunden und nicht nach der Herddosis in Gray (Gy).

Beim Zerfall von Radium entstehen u. a. die Gase Helium und Radon. Insbesondere wegen des freiwerdenden radioaktiven Gases ^{222}**Radon** (^{222}**Rn**) müssen Radiumpräparate regelmäßig auf ihre **Dichtigkeit** hin überprüft werden. Die Druckzunahme in einem Röhrchen beträgt pro Jahr bis zu 1 at. Es wurde schon ein Überdruck bis zu 50 at gemessen. Der Umgang mit Radiumpräparaten erfordert äußerste Sorgfalt und Umsicht!

Anmerkung: 1 at (technische Atmosphäre) entspricht 98 066,5 Pa (Pascal).

Aus Gründen des Strahlenschutzes wurde die Radium-Therapie durch Afterloadingverfahren ersetzt.

^{60}Kobalt

Auch ^{60}Kobalt-Präparate (^{60}Co) werden noch vereinzelt für die **intrakavitäre** Therapie eingesetzt.

^{60}Co hat eine Halbwertszeit von **5,3 Jahren**. Die therapeutisch wirksame Gammaenergie liegt mit **1,17 und 1,33 MeV** im Megavoltbereich. Aktivitäten bis gut 1 000 GBq (30 mCi) werden in kleinen Metallkugeln bzw. -zylindern mit Abmessungen von mehreren Millimetern eingeschweißt.

Zur Anwendung kommen **Moulagen** (Träger), in denen mehrere Strahler so angeordnet sind, dass eine der Herdform und -größe angepasste Isodosenverteilung entsteht. Die Berechnung dieser Anordnungen und der Isodosen kann im Einzelfall sehr kompliziert sein und wird zunehmend mit Hilfe spezieller Computerprogramme durchgeführt. Die Applikationszeiten von ^{60}Co-Moulagen liegen im Stundenbereich.

31.3.2 Nachladetechnik (Afterloading)

Die Nachladetechnik (Afterloading) erlaubt die Verwendung weit höherer Einzelaktivitäten als die konventionelle Applikation – wobei fast **keine Strahlenbelastung** für das Personal auftritt. Zudem ist die Liegedauer (Applikationsdauer) aufgrund der hohen Dosisleistung relativ kurz.

Das Prinzip besteht darin, dass zunächst Hohlrohre mit einem verschlossenen Ende an den Applikationsort gebracht werden. Diese Applikatoren sind über Schläuche mit einem technisch aufwändigen Spezialtresor verbunden, der die Strahlenquellen in Kugelform enthält. Gebräuchliche Radionuklide sind ^{192}Iridium, seltener ^{137}Caesium.

Patient und Tresor sind durch eine Strahlenschutzwand vom Personal und dem Bedienungspult getrennt. Die Strahler werden dann **ferngesteuert** aus dem Tresor durch die Schläuche an den Applikationsort transportiert und am Ende der Bestrahlung wieder in den Schutzbehälter zurückgeführt.

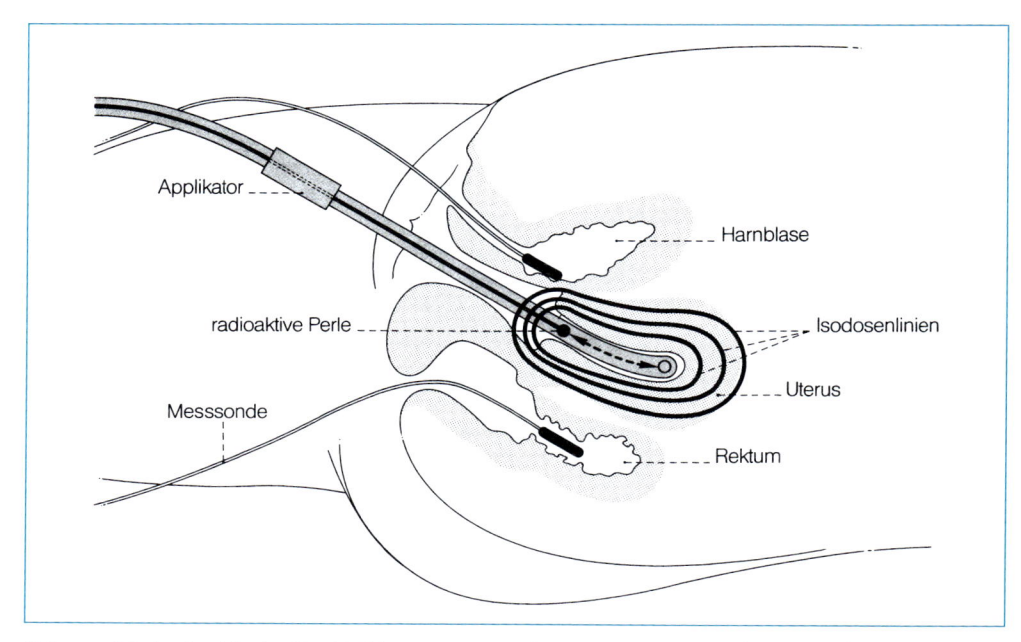

Abb. 31.3 Prinzip des Afterloading-Verfahrens: Der zunächst am Applikationsort (hier Uterus) angebrachte Applikator wird erst danach (after) mit den radioaktiven Strahlern geladen.

Um eine dem Herd angepasste Isodosenverteilung zu erzeugen, werden zwei verschiedene Wege beschritten.

Beim **ersten** Verfahren werden einige aktive und inaktive Kugeln in eine geeignete Reihenfolge gebracht und bleiben während des Bestrahlungsvorgangs bewegungslos im Applikator.

Beim **zweiten** Verfahren wird eine radioaktive Quelle innerhalb des Applikators kontinuierlich oder diskontinuierlich bewegt. Im ersten Fall überlagern sich die Isodosen verschieden platzierter Strahler zu der Gesamtverteilung. Im zweiten Fall wird die Dosisverteilung einer Quelle von verschiedenen Orten aus überlagert (Abb. 31.3).

31.4 Interstitielle Therapie

Bei der interstitiellen Applikation werden radioaktive **Seeds,** **Nadeln** oder **Drähte** direkt im Tumorgewebe platziert.

Beispielhaft sei hier die ^{103}Palladium-Seed-Spickung z. B. beim Prostata-Karzinom aufgeführt. Mit Hilfe einer speziellen Applikationskanüle, die an einem pistolenartigen Griff befestigt ist, werden die nur wenige Millimeter langen Seeds im Tumor appliziert. Die Isodosen der einzelnen Seeds überlagern sich zur Gesamtdosisverteilung (beispielhaft Abb. 31.4).

Die Patienten müssen mehrere Tage in speziellen strahlengeschützen Zimmern (☞ Abb. 24.2) bleiben, bis die Gesamtaktivität soweit abgeklungen ist, dass die vom Gesetzgeber festgelegte maximal zulässige Exposition des Umfelds (1 mSv/Jahr) in 2 m Abstand gewährleistet ist. Die Seeds verbleiben im Tumorgewebe.

Weitere für die interstitielle Therapie übliche Strahler sind:
- Radiojod-Seeds (^{125}Jod)
- radioaktive Drähte aus Tantal oder Iridium (^{182}Ta oder ^{192}Ir).

31.4 Interstitielle Therapie

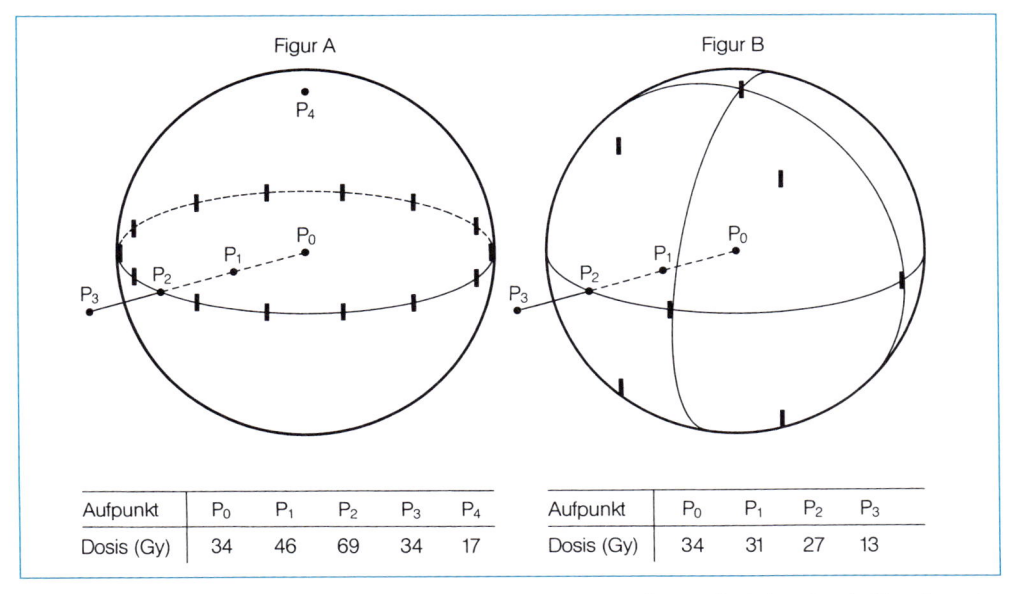

Abb. 31.4 Dosisverteilung nach Spickung eines 6 cm großen Tumors mit 14 radioaktiven Seeds. Verteilung der Seeds auf einen Großkreis (a) und gleichmäßig auf der Tumoroberfläche (b)

Figur A

Aufpunkt	P_0	P_1	P_2	P_3	P_4
Dosis (Gy)	34	46	69	34	17

Figur B

Aufpunkt	P_0	P_1	P_2	P_3
Dosis (Gy)	34	31	27	13

FRAGEN

31.1 Welche drei Gruppen der Therapie mit umschlossenen Strahlern werden unterschieden?
31.2 Nennen Sie ein Beispiel für die Kontakttherapie.
31.3 Beschreiben Sie das Prinzip der Afterloading-Therapie.
31.4 Bei welcher Therapieform geht vom Patienten nach der Entlassung noch Reststrahlung aus?
31.5 Beschreiben Sie das Prinzip der interstitiellen Therapie.
31.6 Welcher Strahler wird bei der Afterloading-Therapie hauptsächlich verwendet?
31.7 Wie hoch ist die Strahlenexposition des Personals bei der Afterloading-Therapie einzuschätzen?

32 Strahlenexposition und Strahlenschutz bei der Strahlentherapie

32.1 Allgemeine Gesichtspunkte

Für therapeutische Zielsetzungen werden zumeist Strahlenquellen eingesetzt, die eine vergleichsweise **große Dosisleistung** erbringen können. Dies ist notwendig, um die erforderlichen hohen Therapiedosen in einer vertretbaren Zeit im Bestrahlungsherd des Patienten zu applizieren.

Der Strahlenschutz im Rahmen der Strahlentherapie stellt hohe Ansprüche an technische Schutzvorkehrungen und an die Einsicht und das Verhalten des Personals.

Die für den praktischen Strahlenschutz relevanten Gesichtspunkte unterscheiden sich bei den verschiedenen Therapieverfahren teils so sehr, dass sie für jeden Bereich gesondert zu besprechen sind. Grundsätzlich sind für den Strahlenschutz in der Strahlentherapie, wie auch in der Nuklearmedizin, die Bestimmungen der Strahlenschutzverordnung (StrlSchV) vom 20.07.2001 sowie die Richtlinie Strahlenschutz in der Medizin vom 24.06.2002 maßgebend. Entsprechend gelten auch hier die Bestimmungen zur Einteilung von Strahlenschutzbereichen (☞ Kap. 23.2; bezüglich allgemeiner Ausführungen zum Strahlenschutz: ☞ Kap. 7, Abb. 7.3).

Nach DIN 6814 gilt die **Definition**: Der Strahlenschutz des Menschen umfasst die Voraussetzungen und Maßnahmen zum Schutz des Menschen vor ionisierender Strahlung.

Die praktischen Strahlenschutzmaßnahmen lassen sich einteilen in **bauliche** Maßnahmen, **technische** Maßnahmen, **organisatorische** Maßnahmen **und informative Maßnahmen** (z. B. Ausbildung des Personals zu angemessenem Verhalten beim Umgang mit Strahlenquellen).

Neben dem zuständigen Arzt als Strahlenschutzverantwortlichem bzw. -beauftragtem muss ein **Medizinphysik-Experte** als weiterer Strahlenschutzbeauftragter bestellt sein (☞ § 14 StrlSchV).

32.2 Strahlenexposition und Strahlenschutz bei der Teletherapie

32.2.1 Strahlenexposition des Patienten

Eine relativ hohe lokale Strahlendosis im Krankheitsherd des Patienten zu erzeugen, ist Absicht des Therapeuten. Das Problem Strahlenexposition/Strahlenschutz kann sich also nur auf das gesunde Gewebe beziehen. Hier gilt es, eine möglichst kleine Strahlenbelastung anzustreben. Mit Sicherheit darf dabei nicht die kritische Dosis eines Organs bzw. Gewebes überschritten werden, da dann mit irreversiblen Schäden zu rechnen ist.

Andererseits sollte nicht jede unerwünschte, auch bei sachgemäßer Therapie unvermeidbare Strahlenfolge als Strahlenschaden bezeichnet werden. Ein gewisses Ausmaß nachteiliger Strahlenfolgen ist bei der Strahlentherapie grundsätzlich in Kauf zu nehmen, wenn das Therapieziel (z. B. Tumorvernichtung) erreicht werden soll. Der Zustand nach chirurgischer Amputation eines Beines wegen eines bösartigen Knochentumors wird ja auch nicht als **Operationsschaden** bezeichnet.

Zu den **Bestrahlungsfolgen** zählen die Tumorvernichtung und die ersatzweise Entwicklung von Narbengewebe sowie die bei sachgerechter Durchführung unvermeidbare Beeinträchtigung von Nachbargewebe und -organen. Als **Strahlenschäden** sollten nur die aufgrund technischen oder menschlichen Versagens erzeugten Organ- bzw. Gewebeschäden bezeichnet werden. Das kritische Abwägen der Bestrahlungsrisiken gegen die Chance einer Heilung oder Linderung ist Aufgabe des Therapeuten am Beginn der Therapieplanung.

32.2.2 Strahlenschutz des Patienten

Aus dem im vorigen Abschnitt Gesagten ergibt sich, dass die wichtigsten Strahlenschutzmaßnahmen für den Patienten in einer optimalen Therapieplanung und sachgemäßen Durchführung der Strahlenbehandlung liegen.

Voraussetzungen für eine optimale **Therapieplanung** sind:
- fachliche **Qualifikation** des Therapeuten und des für die physikalisch-technische Planung zuständigen Medizinphysik-Experten
- geeignete apparative **Ausstattung** (z. B. Möglichkeit der Bewegungsbestrahlung, Geräte zur präzisen Erfassung der dosimetrischen Daten, gewebeäquivalente Phantome, Lokalisationsvorrichtungen zur individuellen Bestimmung und Darstellung des zu bestrahlenden Körperabschnitts, Zugriff zu einem computerunterstützten Bestrahlungsplanungssystem.

Eine sachgemäße **Durchführung** der Therapie setzt zudem voraus:
- hohe fachliche **Qualifikation** der mitarbeitenden medizinisch-technischen Röntgenassistentinnen (**MTAR**)
- exaktes Beachten der plangemäß einzustellenden **Bestrahlungsparameter**
- möglichst gut reproduzierbare **Patientenlagerung**
- regelmäßige technische **Überwachung** der Bestrahlungseinrichtung gemäß der Richtlinie für den Strahlenschutz in der Medizin; hierbei sind verschiedene Funktionskontrollen in täglichem, wöchentlichem, monatlichem bzw. halbjährlichem Abstand vorgeschrieben.

32.2.3 Strahlenexposition des Personals

Bei Einhaltung der auf Sicherheit ausgelegten baulichen, gerätetechnischen und organisatorischen Strahlenschutzvorschriften für die Teletherapie ist die Wahrscheinlichkeit einer höheren Strahlenbelastung des Personals in diesem Bereich sehr gering. Die bei der vorgeschriebenen Strahlenüberwachung gefundenen Personendosiswerte liegen in der Regel weit unterhalb der vom Gesetzgeber für beruflich strahlenexponierte Personen zugelassenen Werte (☞ Tab. 7.4 und 7.5).

32.2.4 Strahlenschutz des Personals

Während des Bestrahlungsvorgangs ist der Patient allein im Therapieraum, der durch bauliche Strahlenschutzmaßnahmen gegenüber der Umwelt abgeschirmt ist. Das Personal befindet sich in dieser Zeit z. B. im Schaltraum (☞ Abb. 30.1).

Durch apparatetechnische Schutzmaßnahmen wird gewährleistet, dass die Strahlung bei geöffneter Tür zum Therapieraum nicht eingeschaltet ist. Darüber hinaus sind Strahlendosimeter mit Warneinrichtungen im Therapieraum vorgeschrieben, die auf ein durch technisches Versagen dennoch eingeschaltetes Gerät aufmerksam machen würden. Diese **Schutzvorrichtungen** müssen regelmäßig durch eine Fachkraft auf ihre Funktionsfähigkeit hin **überprüft** und gewartet werden.

32.3 Strahlenexposition und Strahlenschutz bei der Therapie mit umschlossenen Radionukliden

32.3.1 Strahlenexposition des Patienten

Bei der Nahbestrahlung mit umschlossenen Radionukliden (Kontakttherapie, intrakavitäre und interstitielle Applikation) ergibt sich grundsätzlich eine günstigere relative Herdraumdosis als bei anderen Bestrahlungsmethoden. Der Grund liegt im steilen Dosisabfall im Nahbereich einer Quelle (☞ Kap. 25.5 und Abb. 25.2). Die Strahlenexposition des gesunden Gewebes ist zumeist niedrig.

32.3.2 Strahlenschutz des Patienten

Die wichtigsten Strahlenschutzmaßnahmen für den Patienten sind auch hier die optimale Therapieplanung und die sachgemäße Durchführung der Bestrahlung.

32.3.3 Strahlenexposition des Personals

Durch den direkten Umgang des Personals mit den therapeutisch eingesetzten Strahlenquellen bei der Applikationsvorbereitung und Applikation selbst besteht bei unsachgemäßem Verhalten durchaus die Möglichkeit einer größeren Strahlenexposition (Abstands-Quadrat-Gesetz: ☞ Kap. 7.3).

32.3.4 Strahlenschutz des Personals

Zum eigenen Strahlenschutz kann das Personal durch sachgerechtes und umsichtiges Verhalten maßgeblich beitragen.

Das Hantieren mit Strahlern sollte, wenn immer möglich, hinter einer schützenden **Bleiwand** am Packtisch stattfinden (= **Abschirmung** der Strahlen).

Das Benutzen von **Greifwerkzeugen** schafft eine strahlenschützende Distanz, die aufgrund des starken Dosisabfalls im Nahbereich wesentlich zur Reduzierung der Strahlenexposition, insbesondere der Hände, beiträgt (= **Abstands-Quadrat-Gesetz**).

Das zielsichere und zügige Handeln beim Umgang mit den Strahlern verringert die **Expositionszeit** (= **Aufenthaltszeit** im Strahlungsbereich). Um dieses zu erlernen, ist die vorausgehende Übung an nichtstrahlenden Attrappen zu empfehlen.

Die aufgeführten Punkte unterstreichen noch einmal die grundsätzliche Bedeutung der drei großen A des Strahlenschutzes: Abschirmung, Abstand, Aufenthalt.

Der Strahlenschutz im Umgang mit Patienten, die aufgrund der applizierten Strahler über längere Zeit eine hohe Dosisleistung in ihrem Umfeld erzeugen, wird durch bauliche Maßnahmen bei der Gestaltung des Patientenzimmers gewährleistet. ☞ Abbildung 24.2 zeigt ein Beispiel für diesen **baulichen Strahlenschutz**.

Wegen der Gefahr der Undichtigkeit und damit der Kontamination sind für umschlossene Strahler regelmäßig **Dichtigkeitskontrollen** vorgeschrieben – im medizinischen Bereich in der Regel alle sechs Monate, in Ausnahmefällen in größeren Abständen.

> **MERKE**
> Bereits beim Verdacht auf Undichtigkeit eines umschlossenen radioaktiven Strahlers darf dieser nicht mehr verwendet werden.

Dann ist unverzüglich eine Dichtigkeitskontrolle einzuleiten.

32.3.5 Strahlenexposition und Strahlenschutz der Umwelt

Bei der **Teletherapie** besteht bei ordnungsgemäßem Verhalten weder seitens der eingesetzten Bestrahlungsanlagen noch seitens der behandelten Patienten eine Strahlengefährdung für die Umwelt.

> **MERKE**
> Von einem im Rahmen der Teletherapie behandelten Patienten geht nach der Bestrahlung keine Strahlengefährdung auf sein Umfeld aus.

Patienten, bei denen eine **Kontakttherapie** mit langlebigen umschlossenen Strahlern erfolgt, strahlen nur so lange, wie der Strahler appliziert ist. Sie werden erst nach Entfernung der

Strahlenquelle (z. B. Afterloading ☞ Kap. 31.3.2) aus der Station entlassen. Nach der Entlassung geht somit von ihnen keine Strahlengefährdung auf das Umfeld aus.

Patienten, die mit relativ kurzlebigen umschlossenen Radionukliden behandelt werden, strahlen eventuell auch noch nach der Entlassung, sofern der Strahler im Tumor verbleibt (z. B. ^{192}Iridium-Seeds). Bei Einhaltung der entsprechenden Vorschriften zur Entlassung darf die Strahlenexposition für das direkte Umfeld des Patienten 1 Millisievert (1 mSv) im Kalenderjahr nicht überschreiten. Dabei wird ein durchschnittlicher Abstand von 2 m zugrunde gelegt.

FRAGEN

32.1 Welche Gruppen praktischer Strahlenschutzmaßnahmen werden unterschieden?
32.2 Welche Voraussetzungen sind für einen optimalen Strahlenschutz des Patienten bei der Teletherapie zu fordern?
32.3 Wodurch kann der Strahlenschutz des Personals bei der Teletherapie optimiert werden?
32.4 Was ist zum Strahlenschutz des Personals bei der Therapie mit umschlossenen Strahlern zu beachten?
32.5 Nach welcher Art von Strahlentherapie geht vom Patienten nach der Behandlung (Entlassung) keine Strahlung aus?

V Bildgebende Diagnoseverfahren ohne Verwendung ionisierender Strahlung

33 Überblick über die Diagnoseverfahren ohne Verwendung ionisierender Strahlung 365

34 Ultraschalldiagnostik 367

35 Magnet-Resonanz-Tomographie (MRT) 387

33 Überblick über die Diagnoseverfahren ohne Verwendung ionisierender Strahlung

Bei den klassischen bildgebenden Diagnoseverfahren der Radiologie – Röntgendiagnostik einschließlich Computertomographie und Szintigraphie – wird ionisierende Strahlung (Röntgenstrahlen, Gammastrahlen) als informationsübertragendes Medium eingesetzt. Beide Verfahren sind mit den nachteiligen Nebenwirkungen dieser Strahlung behaftet, die im Rahmen der Kapitelbereiche I und III ausführlich besprochen wurden (Strahlenwirkung, Strahlenbelastung, Strahlenschutz).

Es ist naheliegend, dass nach alternativen Möglichkeiten gesucht wurde, bei denen diese Nachteile nicht auftreten. Dies führte zur Entwicklung der Thermographie, der Ultraschalldiagnostik und der Kernspintomographie.

Die **Thermographie** hat sich nur zeitweise einen beschränkten Anwendungsbereich in der Medizin erobern können.

Dagegen hat sich die **Ultraschalldiagnostik** in vielen Fachbereichen zu einem potenten diagnostischen Werkzeug entwickelt. Sie stellt, je nach Fragestellung, eine Ergänzung oder eine gleichwertige Alternative zu den klassischen Verfahren dar; in einigen Bereichen ermöglicht sie sogar weitergehende bzw. sicherere diagnostische Aussagen.

Die **Kernspintomographie** als modernstes bildgebendes Diagnoseverfahren der Medizin ist inzwischen technisch weitgehend ausgereift und besitzt einen hohen Stellenwert in der bildgebenden Diagnostik.

Wegen der Bedeutung insbesondere der Ultraschalldiagnostik und der Kernspintomographie als bildgebende Diagnoseverfahren ohne Verwendung ionisierender Strahlen sollen ihre physikalisch-technischen Grundlagen und Einsatzbereiche in den folgenden Kapiteln dargelegt werden.

33.1 Thermographie

Die Thermographie wird hat ihre zeitweise vorhandene Bedeutung in der Mammatumor-Diagnostik verloren. Sie wird in anderen medizinischen Bereichen nur noch selten als spezielles Alternativverfahren eingesetzt. Das **Prinzip** sei hier deshalb noch kurz erwähnt:

An der Körperoberfläche findet sich stets eine bestimmte, variable Temperaturverteilung. Durch Krankheitsprozesse, wie Entzündungsherde oder Tumoren, können lokale Veränderungen dieser Verteilung hervorgerufen werden.

Mit geeigneten Mitteln lassen sich die Temperaturverteilungen der Körperoberfläche erfassen und bildlich darstellen. Abweichungen von den Normalbildern geben Hinweise auf mögliche zugrunde liegende Krankheitsherde.

Zwei verschiedene Verfahren können hierbei eingesetzt werden: die **Kontaktthermographie** (Plattenthermographie) und die **Infrarotthermographie**.

33.1.1 Kontaktthermographie

Bei der Kontaktthermographie wird eine mit Flüssigkristallen gefüllte Platte auf den zu untersuchenden Körperbereich gedrückt. Durch Wärmeleitung und Wärmestrahlung aus dem Körper bilden sich in der Platte verschiedene Strukturzustände der Flüssigkristalle entsprechend den lokal differierenden Temperaturen im Untersuchungsgebiet.

Hieraus resultiert eine unterschiedliche Farbabsorption, wodurch sich ein Farbprofil der oberflächlichen Körpertemperaturen ergibt. Dieses wird fotografisch festgehalten und dokumentiert und für diagnostische Schlussfolgerungen zugrunde gelegt.

Die bei der Plattenthermographie eingesetzten Flüssigkristalle ändern die Farbe des reflektierten Lichts temperaturabhängig von rot bis blau. Jede Farbe entspricht dabei einer bestimmten Temperatur. Die Farbdifferenzen lassen **Temperaturunterschiede** bis zu einem Zehntel Grad Celsius erkennen!

Mit der Plattenthermographie können nur Temperaturveränderungen der Hautoberfläche nachgewiesen werden. Die auslösenden Herde können bis zu einigen Zentimetern unter der Haut liegen. Tiefer liegende Prozesse sind nicht nachweisbar.

33.1.2
Infrarotthermographie

Hierbei handelt es sich um ein „Televerfahren" (kein Kontaktverfahren). Die Temperaturverteilung der Körperoberfläche wird mittels der von ihr ausgehenden **Wärmestrahlung** erfasst.

Die Wellenlängen der vom menschlichen Körper ausgesandten Wärmestrahlen liegen zwischen 3 und 30 µm (Mikrometer) – mit einem Maximum bei etwa 10 µm.

Die örtliche Strahlungsverteilung kann mit einer speziellen **Infrarotkamera** erfasst werden und nach einer entsprechenden elektronischen Verarbeitung als Temperaturverteilung bildlich dargestellt werden. Auch hier können Temperaturdifferenzen bis zu ca. 0,1 Grad Celsius unterschieden werden.

Die Vorteile liegen, wie bei der Plattenthermographie, in der fehlenden Exposition des Patienten durch ionisierende Strahlen.

Anmerkung: Die Infrarotthermographie wird heute hauptsächlich im Bereich des Wärmeschutzes bei Gebäuden zur Analyse und Ermittlung schlecht isolierter Gebäudestellen eingesetzt.

FRAGEN

33.1 Welche Verfahren in der Medizin zählen zu den bildgebenden Diagnoseverfahren ohne Verwendung ionisierender Strahlen?
33.2 Welche dieser Verfahren besitzen heute einen hohen diagnostischen Stellenwert?
33.3 Welche Thermographieverfahren unterscheidet man?

34 Ultraschalldiagnostik

34.1 Entwicklung des Verfahrens

Die mit dem Gehör wahrnehmbaren Phänomene nennt man Schall. Es handelt sich um Schwingungen bzw. Wellen, die im Frequenzbereich von **16 bis 20 000 Hertz** (Hz) vom menschlichen Gehör registriert werden können.

Schallfrequenzen oberhalb von 20 000 Hz werden als **Ultraschall** bezeichnet. Einige Tierarten können Ultraschall wahrnehmen bzw. erzeugen (z. B. Fledermäuse) – bis zu Frequenzen von ca. 120 kHz.

Die diagnostisch bzw. therapeutisch verwendeten Ultraschallfrequenzen liegen zwischen ca. 2 und 20 Megahertz (MHz). Sie werden technisch mittels des piezoelektrischen Effekts erzeugt, der um 1870 von den Brüdern Curie entdeckt wurde.

Die ersten Anwendungen des Ultraschalls erfolgten in der Schifffahrt zur Registrierung von Eisbergen. Den Anlass zu dieser Entwicklung gab der Untergang der Titanic 1912. Das eingesetzte **Echolotverfahren** beruht auf dem Weg-Zeit-Prinzip.

Vom Schiff ausgesandte Ultraschallwellen pflanzen sich mit einer Geschwindigkeit von **1 480 m/s** im Wasser fort. Treffen sie auf einen

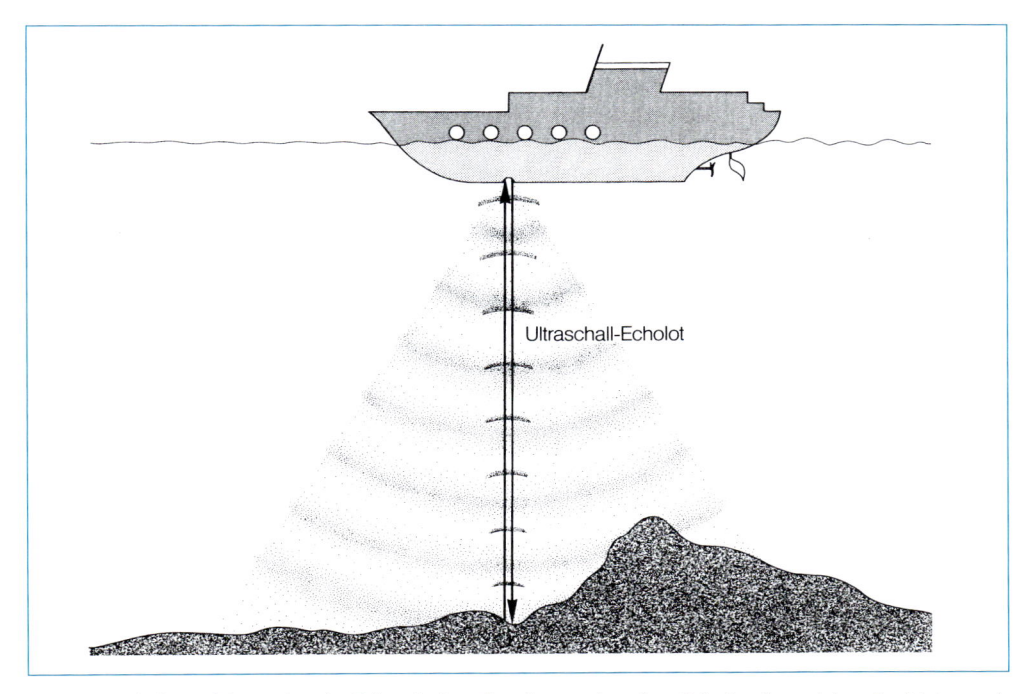

Abb. 34.1 Echolotverfahren: Aus der Zeit zwischen dem Aussenden einer Schallwelle und dem Registrieren eines reflektierten Anteils lässt sich – bei bekannter Schallgeschwindigkeit – die Entfernung des reflektierenden Gegenstands berechnen.

Gegenstand (z. B. Eisberg), so werden sie zum Teil reflektiert. Reflektierte Ultraschallwellen können wiederum mit speziellen Empfängern im Schiff registriert werden. Aus der Zeitdifferenz zwischen Aussendung und Registrierung lässt sich – bei bekannter Schallgeschwindigkeit – die Entfernung des reflektierenden Gegenstands errechnen (Weg-Zeit-Prinzip).

Das Verfahren (Abb. 34.1) wird bis heute erfolgreich u. a. zur Lotung der Meerestiefe und zum Auffinden von Fischschwärmen in der Hochseefischerei eingesetzt. Im Zweiten Weltkrieg diente es der Ortung von U-Booten.

Die meisten diagnostischen Ultraschallverfahren basieren ebenfalls auf dem Weg-Zeit-Prinzip (Echolot). Anfang der fünfziger Jahre wurden die ersten derartigen Diagnosegeräte entwickelt. Inzwischen wurden sie technisch verfeinert und haben sich ein weites Anwendungsfeld erobert. Die **Ultraschalldiagnostik** zählt heute zu den medizinischen Standardverfahren.

34.2
Physikalische Grundlagen

34.2.1
Schallwellen

Bei der Wärme handelt es sich um ungeordnete Bewegungen von Atomen bzw. Molekülen. Akustische Erscheinungen werden durch geordnete Bewegungen hervorgerufen. Es sind Molekül- (bzw. Atom-)bewegungen, die lokal periodische Verdichtungen und Verdünnungen der Materie (Gas, Flüssigkeit oder Festkörper) herbeiführen.

Man bezeichnet solche sich regelmäßig wiederholenden Vorgänge allgemein als **Schwingungen** und wenn sie sich örtlich fortpflanzen als **Wellen**. Findet die Schwingungsbewegung in Richtung der Wellenausbreitung statt, so spricht man von **Longitudinalwellen** (= Längswellen) (Abb. 34.2). Die in der Akustik auftretenden Schallwellen sind solche Longitudinalwellen.

Erfolgt die Schwingung senkrecht zur Ausbreitungsrichtung, so spricht man von **Transversalwellen** (= Querwellen, Abb. 34.3). Ein Beispiel für diesen Wellentyp sind die elektromagnetischen Wellen (☞ Abb. 2.14).

Eine Welle ist durch folgende **charakteristische** Größen gekennzeichnet:
- **Wellenlänge**
- **Frequenz**
- **Amplitude**
- **Ausbreitungsgeschwindigkeit**.

Als **Wellenlänge** wird der Abstand zwischen zwei benachbarten Schwingungsmaxima bezeichnet.

Die **Frequenz** ist gleich der Zahl der Schwingungen pro Sekunde. Die Einheit der Frequenz heißt Hertz (Hz).

Die **Amplitude** ist die Schwingungsweite. Sie kennzeichnet im Allgemeinen die Intensität der Schwingungen.

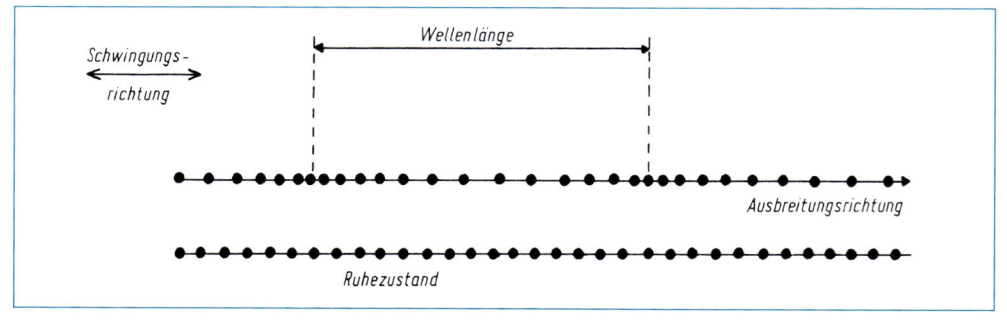

Abb. 34.2 Longitudinale Welle: Die Schwingung erfolgt in Ausbreitungsrichtung. Anmerkung: wegen der einfacheren Darstellungsweise werden Longitudinalwellen (z. B. akustische Wellen) häufig fälschlicherweise als Transversalwellen bezeichnet (Abb. 34.3).

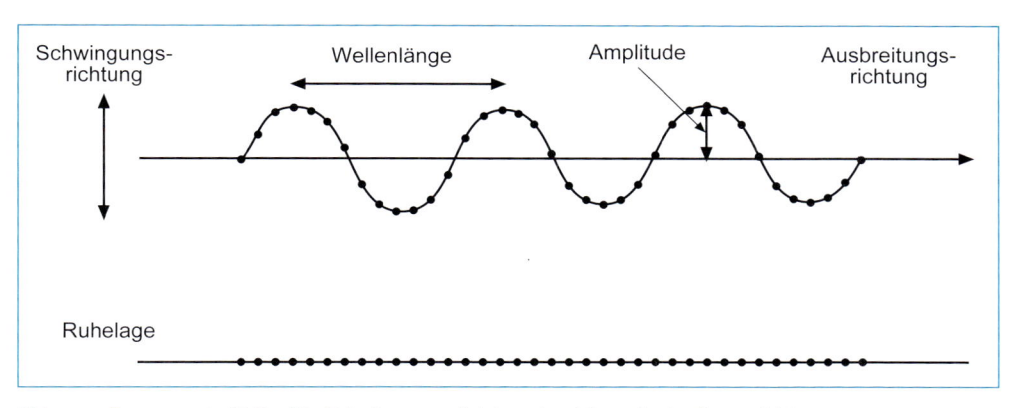

Abb. 34.3 Transversale Welle: Die Schwingung erfolgt senkrecht zur Ausbreitungsrichtung.

Die **Ausbreitungsgeschwindigkeit** von Schallwellen ist innerhalb eines Mediums unabhängig von der Frequenz. Sie variiert jedoch gewebe- bzw. materialspezifisch in Abhängigkeit von der Dichte und der Elastizität.

Tabelle 34.1 gibt einen Überblick über die **Schallgeschwindigkeiten** in einigen Materialien und Geweben. Bei der technischen Realisierung der Ultraschalldiagnostik wird für das Weichteilgewebe der Mittelwert von 1 540 m/s zugrunde gelegt.

> **Merke**
> Die mittlere Schallgeschwindigkeit im Gewebe beträgt 1 540 m/s, in Luft 334 m/s

Auch für Schallwellen gilt die **allgemeine Wellengleichung**, die eine feste Beziehung zwischen der Ausbreitungsgeschwindigkeit, der Wellenlänge und der Frequenz beschreibt (☞ Kap. 2.2.3):

$$v = \nu \times \lambda$$

v = Ausbreitungsgeschwindigkeit
ν = Frequenz
λ = Wellenlänge

Anmerkungen:
v (velocity = engl. Geschwindigkeit)
ν (sprich: nü = griech. Buchstabe)
λ (sprich: lambda = griech. Buchstabe)

34.2.2 Schallverhalten an Grenzflächen

Tritt eine Schallwelle von einem Medium in ein anderes mit unterschiedlichen akustischen Eigenschaften (Dichte, Elastizität) über, so wird ein mehr oder weniger großer Teil des Schalls **reflektiert**. Der andere Anteil der Schallwelle durchdringt die Trennfläche beider Medien und setzt seinen Weg – eventuell in eine andere Richtung **gebrochen** – fort. Im Körper finden sich vielfältige Trennflächen zwischen verschiedenen Geweben und Organen sowie auch innerhalb derselben.

Tab. 34.1 Schallgeschwindigkeiten in Luft, Wasser und menschlichen Geweben

Medium	Schallgeschwindigkeit (m/s)
Luft	334
Wasser	1 480
Fett	1 470
Muskel	1 568
Leber	1 570
Gehirn	1 530
Weichteilgewebe	1 540 (im Mittel)
Knochen	3 600

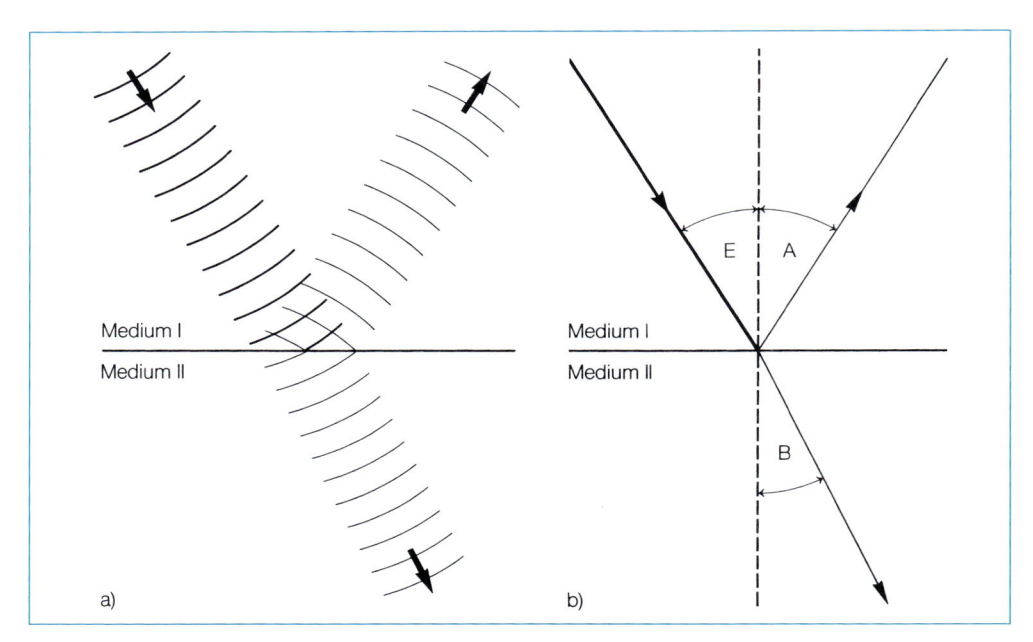

Abb. 34.4 Reflexionsgesetz: Einfallswinkel E gleich Ausfallswinkel A. Entsprechend dem Brechungsgesetz wird ein Teil der einfallenden Welle an der Grenzfläche gebrochen und setzt seinen Weg unter dem Winkel B im Medium II fort.

Reflexion

Für den beschriebenen Fall gilt das bekannte **Reflexionsgesetz** (Abb. 34.4):

Einfallswinkel = Ausfallswinkel

Der reflektierte Anteil hängt vom Verhältnis der akustischen Eigenschaften beider Medien ab. Diese werden durch den so genannten **Schallwellenwiderstand** (Impedanz) eines Mediums beschrieben. **Es gilt**:

$$Z = \sqrt{E \times D}$$

Z = Schallwellenwiderstand
E = Elastizitätsmodul
D = Dichte

Bei senkrechtem Einfall des Schallstrahls auf die Grenzfläche gilt für den **Reflexionskoeffizienten R**:

$$R = I_R/I_E = \left(\frac{Z_2 - Z_1}{Z_2 + Z_1}\right)^2$$

I_R = Intensität des reflektierten Schalls
I_E = Intensität des einfallenden Schalls
$Z_{1,2}$ = Schallwellenwiderstand des Mediums 1,2.

Man erkennt, dass bei gleichem **Schallwellenwiderstand** ($Z_1 = Z_2$) keine Reflexion stattfindet. Zwischen den verschiedenen Weichteilgeweben ergeben sich nur kleine Reflexionsfaktoren (bis zu einigen Prozent). An einer Gewebe-Luft-Grenze findet dagegen praktisch **Totalreflexion** statt. Daher können lufthaltige Organe (Lungen) nicht mit Ultraschall untersucht werden.

Um die schmale Luftschicht zwischen dem Schallkopf und der Körperoberfläche zu eliminieren, wird in der praktischen Anwendung ein Ultraschallgel zur **Schallankopplung** verwendet. Über diese „Gelbrücke" kann der Ultraschall aus der Schallsonde ungestört in das Untersuchungsgebiet gelangen.

Brechung

Es gilt das aus der Optik bekannte **Brechungsgesetz** für den **Brechungsindex n**:

$$n = v_1/v_2 = \sin \alpha_1/\sin \alpha_2$$

$v_{1,2}$ = Schallgeschwindigkeiten im Medium 1,2
$\alpha_{1/2}$ = Brechungswinkel im Medium 1,2

34.2 Physikalische Grundlagen

Da die Schallgeschwindigkeiten im Weichteilgewebe nur gering differieren (☞ Tab. 34.1), sind die Brechungseffekte hier zu vernachlässigen.

Streuung

An **rauen Grenzflächen** und kleinen Gewebsinhomogenitäten ergibt sich der Effekt, dass nicht der gesamte Schallstrahl in eine Richtung, sondern kleinere Anteile daraus in verschiedene Richtungen reflektiert werden. Für jeden betroffenen Strahlanteil gilt das Reflexionsgesetz gesondert (siehe S. 370). Diese unkoordinierten Reflexionen werden allgemein als **Streuung** bezeichnet. Abbildung 34.5 zeigt den Streuvorgang an einer rauen Fläche.

Für die Ultraschallanwendung in der medizinischen Diagnostik hat der Streueffekt an rauen Grenzflächen eine große Bedeutung. Dank dieses Effektes können auch schräg angeschaute und gekrümmte Grenzflächen (mit einer gewissen Rauigkeit) dargestellt werden.

Glatte Grenzflächen werden nur dann erfasst, wenn sie senkrecht angeschaut werden, denn nur der zum Sender zurückkehrende reflektierte Schallanteil trägt zur Bildgebung bei. Als glatt gilt in diesem Zusammenhang eine Grenzfläche, deren Rauigkeit relativ klein im Vergleich zur Wellenlänge des Ultraschalls ist. Die Wellenlängen des diagnostisch eingesetzten Ultraschalls liegen zwischen 0,77 mm (bei 2 MHz) und ca. 0,13 mm (bei 12 MHz).

Beugung

Hinter einem für Ultraschall undurchlässigen, im Schallstrahl befindlichen Gegenstand (Hindernis) entsteht ein **Schallschatten**. Dieser ist jedoch nie ganz scharf begrenzt, da durch **Beugung** der Schallwellen an den Kanten des Hindernisses ein gewisser Anteil des Schalls in

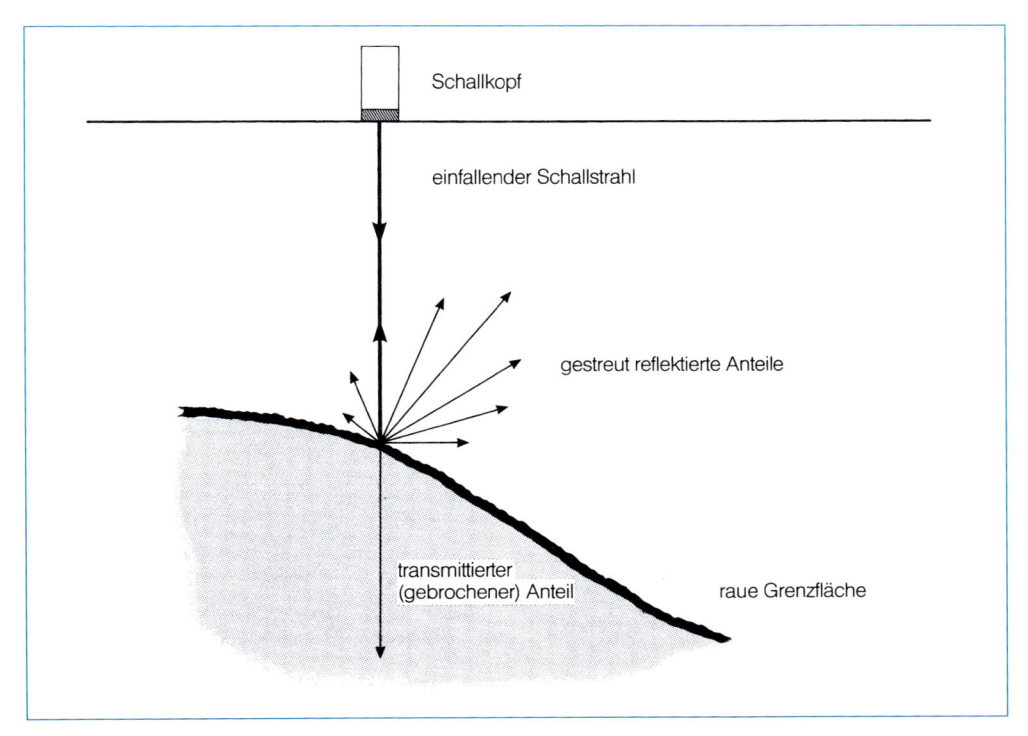

Abb. 34.5 Als Streuung bezeichnet man Reflexionen einer Welle an z. B. rauen Grenzflächen.

den geometrischen Schattenbereich gelangt. Der Beugungsanteil wächst mit zunehmender Wellenlänge.

34.2.3 Schallintensität und Schallschwächung (Dämpfung)

Als **Schallintensität** bezeichnet man die **Leistungsdichte**, d.h. die durch eine Flächeneinheit (cm^2) hindurch tretende Schallleistung (Watt). Die in der Diagnostik üblichen Intensitäten liegen zwischen 1 und 10 mW/cm^2. Hierbei sind bei ordnungsgemäßer Anwendung keine schädigenden Wirkungen auf das untersuchte Gewebe zu erwarten.

Beim Durchgang einer Schallwelle durch ein Medium nimmt die Intensität des Schallstrahls ab. Für diese **Schallschwächung (Dämpfung)** sind mehrere Ursachen verantwortlich.

Durch Aufweiten des Schallstrahls mit zunehmender Entfernung vom schallerzeugenden Kopf verteilt sich die Leistung auf eine stetig größer werdende Fläche (☞ auch Kap. 34.3.2).

Auch durch die bereits besprochenen Vorgänge der Reflexion und Streuung wird der Schallstrahl geschwächt. Den entscheidenden Dämpfungsbeitrag liefert jedoch die Absorption. Hierunter versteht man die Umwandlung von Schallenergie in Wärme.

Für die Abnahme der Leistungsdichte (Dämpfung) durch Absorption gilt ein **Exponentialgesetz**:

$$I_d = I_o \times e^{-\alpha \times d}$$

I_d ist die Intensität in der Gewebstiefe d, I_o die Ausgangsintensität.

Der Absorptionskoeffizient α ist vom Gewebe und von der Schallfrequenz abhängig. Mit wachsender Frequenz nimmt auch α zu, d.h. **hochfrequenter** Ultraschall erfährt im Gewebe eine stärkere Dämpfung als **niederfrequenter**.

Das Ausmaß der Dämpfung wird zumeist **in Dezibel (dB)** angegeben. Dabei werden zwei Intensitäten in logarithmischem Maßstab miteinander verglichen.

Ist I_o die Ausgangsintensität und I_d die zu vergleichende gedämpfte Intensität der Schallwelle, so gilt:

$$I_d \text{ (dB)} = 10 \times (\log I_d - \log I_o) = 10 \times \log I_d/I_o$$

Eine Dämpfung um den Faktor 100 ($I_d = 1/100\, I_o$) ergibt danach einen dB-Wert von -20. Tabelle 34.2 gibt einen Überblick.

Bei Verstärkungsfaktoren ergeben sich entsprechend positive dB-Werte. Im Weichteilgewebe liegt die Dämpfung pro 1 cm Eindringtiefe des Ultraschalls bei etwa ca. 1 dB pro MHz.

Eine andere Möglichkeit, die Dämpfung gewebespezifisch auszudrücken, besteht in der Angabe einer **Halbwertsschicht** für bestimmte Frequenzen. Das ist die Schichtdicke (Gewebedicke), nach deren Durchdringen die Ultraschallintensität um den Faktor zwei ($= -3\,dB$) geschwächt wurde (Tabelle 34.3).

Auffällig ist die von den übrigen Werten deutlich abweichende Halbwertsschicht des Wassers. Die Dämpfung von Ultraschall im

Tab. 34.2 Dämpfung in Dezibel (dB)

Dämpfungsfaktor	dB
1 (= keine Dämpfung)	0
2	−3
5	−7
10	−10
100	−20
1 000	−30

Tab. 34.3: Halbwertsschichten (cm) der Ultraschalldämpfung

Material bzw. Gewebe	Frequenz		
	2 MHz	5 MHz	10 MHz
Luft	0,05	0,01	−
Wasser	350	55	15
Fett	2,5	1,0	0,5
Muskel	0,7	0,3	0,1
Weichteile (Mittel)	1,5	0,5	0,3
Knochen	0,1	0,05	−

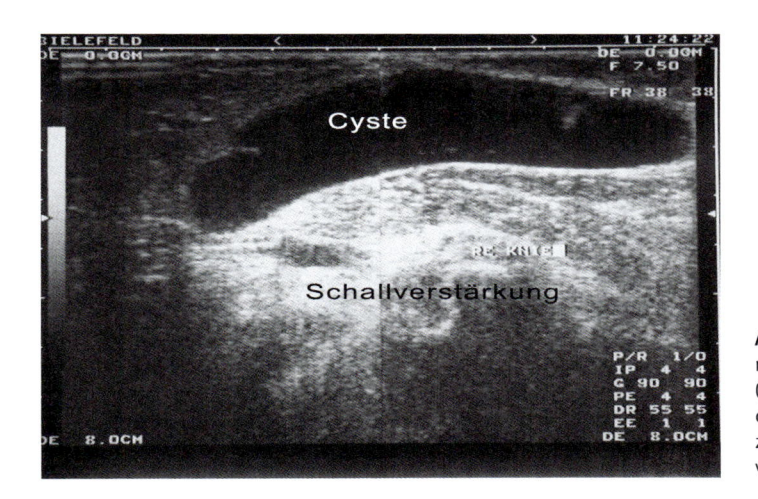

Abb. 34.6 Ultraschallbild einer Flüssigkeitsstruktur (Zyste). Hinter der Zyste ist deutlich eine Aufhellungszone (= scheinbare Schallverstärkung) zu erkennen.

Wasser ist im Vergleich zur Gewebsdämpfung also vernachlässigbar klein! Dadurch entsteht im zweidimensionalen Ultraschallbild der Eindruck einer **scheinbaren Schallverstärkung** hinter flüssigkeitsreichen Strukturen (z. B. Zysten). Dies ist ein charakteristischer Effekt (Abb. 34.6). Durch ihn verfügt die Ultraschalltechnik über eine differentialdiagnostische Domäne in der Unterscheidung von zystischen und soliden Raumforderungen.

> **MERKE**
>
> Die Dämpfung von Ultraschall im Wasser ist im Vergleich zur Dämpfung im Gewebe sehr gering. Dies ermöglicht eine hochempfindliche Differenzierung von Flüssigkeitsdepots (z. B. Zysten) im Gewebe.

Bei der normalen Röntgenuntersuchung ist diese Unterscheidung wegen der nur gering differierenden Strahlenschwächung in Wasser und Weichteilgewebe zumeist nicht möglich.

34.3 Ultraschalltechnik

34.3.1 Erzeugung und Nachweis von Ultraschall

Die physikalische Grundlage für die Erzeugung und den Nachweis von Ultraschall ist der **piezoelektrische Effekt**. Er erlaubt es, elektrische Energie direkt in mechanische Energie umzuwandeln und umgekehrt.

Bei der Kompression geeigneter Kristalle (z. B. Quarz) ergibt sich durch Umlagerung der Ladungsträger im Ionengitter ein makroskopischer elektrischer Effekt: Eine Kristallfläche erscheint elektropositiv geladen, die gegenüberliegende dagegen elektronegativ. Durch Zugwirkung an den Kristallflächen wird eine umgekehrte Ladungsverteilung erzeugt (**direkter Piezoeffekt**, Abb. 34.7).

> **MERKE**
>
> Erzeugung und Nachweis von Ultraschall erfolgen über den piezoelektrischen Effekt.

Wird an den Kristallflächen eine entsprechende elektrische Spannung angelegt, so reagiert der Kristall mit Kontraktion bzw. Deh-

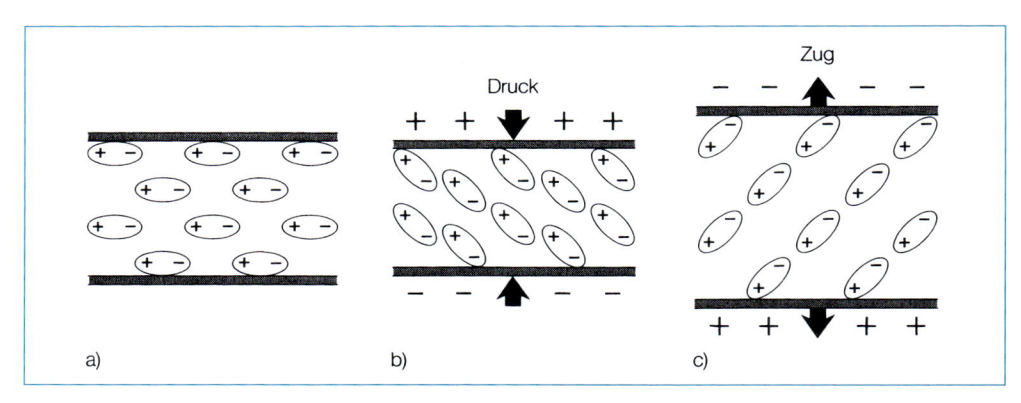

Abb. 34.7 Direkter Piezoeffekt: Durch Druck- oder Zugwirkung auf einen geeigneten Kristall entsteht mittels Veränderung der Kristallstruktur eine elektrische Spannung an den Kristalloberflächen.

nung. Diesen **indirekten** (bzw. reziproken) **Piezoeffekt** nutzt man zur Erzeugung von Ultraschall, indem der Kristall durch eine hochfrequente Wechselspannung zum Schwingen angeregt wird.

Die schwingende Kristalloberfläche überträgt ihre rhythmischen Bewegungen auf das mit ihr in Berührung befindliche Material und erzeugt dort periodisch Kompressionen, die sich als **Ultraschallwelle** fortpflanzen.

Um Intensitätsverluste durch Reflexionen an einer trennenden Luftschicht zu vermeiden, wird Öl oder Gel als Kontaktmedium verwendet. Die im Körper von Grenzflächen zurückreflektierten Schallwellenanteile werden mit demselben Piezokristall nachgewiesen, der als Sender dient.

Der während einer Sendepause eintreffende reflektierte Ultraschall versetzt den Kristall in Schwingungen, die nun zu elektrischen Wechselspannungen an der Kristalloberfläche führen (= direkter Piezoeffekt).

Piezoelektrische Substanzen werden auch als **elektromechanische Wandler** (englisch transducer) bezeichnet. Sie kommen in der Natur vor (z. B. Quarzkristall) oder werden synthetisch als keramische Stoffe hergestellt.

Für die Ultraschalldiagnostik werden häufig Bariumtitanat und Blei-Zirkonium-Titanat verwendet. Zur Erzeugung der piezoelektrischen Eigenschaften wird die Substanz hoch erhitzt und dann einem elektrischen Feld ausgesetzt. Dabei entsteht eine bestimmte Ordnung elektrischer Dipole.

Die Abkühlung erfolgt unter Aufrechterhaltung des elektrischen Feldes, so dass die für den piezoelektrischen Effekt notwendige Dipolanordnung beibehalten wird. Bei Raumtemperatur bleibt diese Ordnung auch ohne das elektrische Feld stabil!

> **MERKE**
>
> Durch erneutes Erhitzen können die piezoelektrischen Eigenschaften wieder verloren gehen! Deshalb dürfen elektromechanische Wandler nicht hitzesterilisiert werden!

Bei der praktischen Handhabung befindet sich das piezoelektrische Material in einem Ultraschallkopf, der oft auch insgesamt als Wandler (**Transducer**) bezeichnet wird.

Ein Ultraschallkopf enthält außer dem „Schwinger" und den elektrischen Zuleitungen vor allem Dämpfungsmaterial zur Absorption der nach hinten abgestrahlten Schalleistung und zur Verhinderung von Resonanzeffekten.

In der Schallrichtung ist der Schwinger mit einer geeigneten Anpassungsschicht gekoppelt, die eine optimale akustische Anpassung zum Körpergewebe hin bewirkt. Ein Ultraschallkopf ist – je nach Anwendungstechnik – mit einem oder mehreren Schwingern ausgestattet.

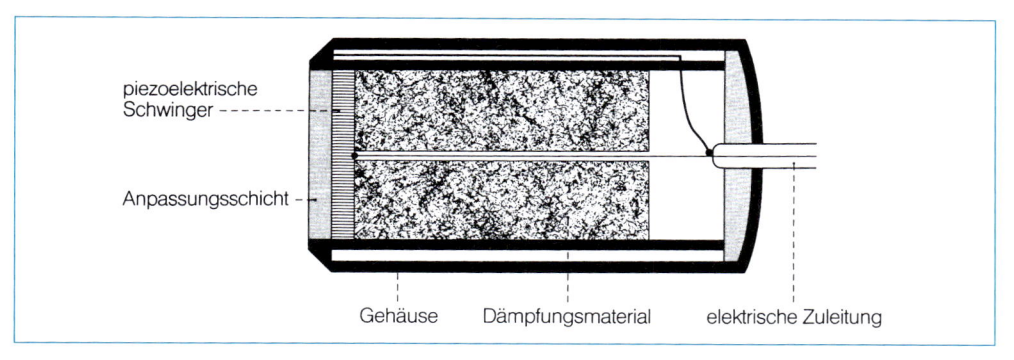

Abb. 34.8 Aufbau eines einfachen Ultraschallkopfes

Abbildung 34.8 zeigt den Aufbau eines einfachen Ultraschallkopfes (☞ auch Kap. 34.3.6).

34.3.2
Ultraschallfeld

Hierunter wird die räumliche Verteilung der ausgestrahlten Schallenergie in Verbindung mit der Empfangsempfindlichkeit des Wandlers für den reflektierten Schall verstanden. Man bezeichnet das Feld auch als **Schallstrahl** oder als **Schallkeule**. Im Interesse eines guten örtlichen Auflösungsvermögens wird ein möglichst schmales Schallfeld angestrebt.

Es werden zwei Bereiche unterschieden, das **Nahfeld** und das **Fernfeld.**

Die von verschiedenen Stellen einer Schwingerplatte ausgehenden Schallwellen überlagern sich und führen durch Addition gleicher Phasenanteile zur Ausbildung von Intensitätsmaxima entlang der Feldachse. Diese haben mit zunehmender Entfernung von der Schwingeroberfläche wachsende Abstände voneinander. Das letzte so gebildete Maximum trennt das Nahfeld vom Fernfeld.

Das Nahfeld zeigt einen leicht konvergierenden Verlauf seiner Grenzen, während das Strahlenbündel im Fernfeld divergiert (Abb. 34.9 a). Der Trennbereich beider Feldanteile bildet somit einen **Fokus.**

Die Form des Schallfelds wird vom Durchmesser des Schwingers und von seiner Frequenz beeinflusst. Mit Zunahme des Durchmessers bzw. der Frequenz verlängert sich das Nahfeld und vermindert sich die Divergenz des Fernfelds. Durch eine gekrümmte Schwingerfläche oder den Einsatz von akustischen Linsen lässt sich die Fokussierung des Schallfelds zudem beeinflussen (Abb. 34.9b).

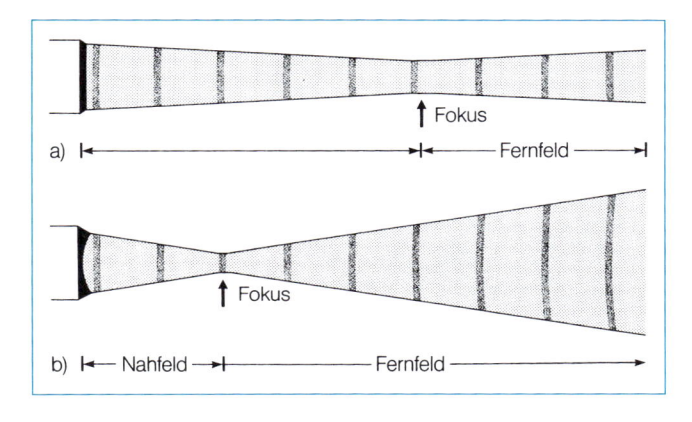

Abb. 34.9
Ultraschallfeld eines planaren Schwingers (a) mit Nahfeld und Fernfeld und bessere Fokussierung mit gekrümmtem Schwinger (b)

Bei modernen Ultraschallgeräten mit multiplen Schwingern kann der Fokusbereich auf elektronischem Weg variiert werden. Elektronische Sonden können sogar mehrere Fokusbereiche „gleichzeitig" erzeugen, wodurch sich eine scharfe Bildgebung über einen größeren Tiefenbereich realisieren lässt (**dynamische Fokussierung**).

Die Eindringtiefe des nutzbaren Schallfelds hängt wesentlich von der Ultraschallfrequenz ab (☞ Kap. 34.2.3).

> **MERKE**
> Bei hohen Frequenzen ist die Eindringtiefe des Ultraschalls dämpfungsbedingt kleiner als bei niedrigen Frequenzen.

34.3.3
Örtliches Auflösungsvermögen

Das Auflösungsvermögen kennzeichnet die Fähigkeit, zwei benachbarte Strukturen voneinander getrennt darzustellen. Beim Ultraschall wird zwischen **lateralem** und **axialem** Auflösungsvermögen unterschieden.

Die **axiale Auflösung** wird auch **Tiefenauflösung** genannt. Sie bezieht sich auf zwei in Richtung der Schallbündelachse hintereinander liegende Strukturen. Theoretisch ist die Grenze des axialen Auflösungsvermögens durch die Wellenlänge und die Zahl der Schwingungen in einem Schallpuls festgelegt.

Sie wird mit der heutigen Gerätetechnik auch praktisch erreicht und beträgt etwa einen Millimeter.

Die **laterale Auflösung** oder **Seitenauflösung** bezieht sich auf die Trennung zweier in gleicher Gewebstiefe nebeneinander liegender Strukturen. Sie ist durch die Breite des Schallfelds begrenzt und somit tiefenabhängig. Im **Fokusbereich** zwischen Nah- und Fernfeld ergibt sich die beste laterale Auflösung. Sie erreicht hier bei modernen Geräten wenige Millimeter. Auch unter optimalen Bedingungen ist die laterale Auflösung stets schlechter als die axiale (Abb. 34.10). Die laterale Auflösung ist indirekt vom Durchmesser des Wandlers und von der Ultraschallfrequenz abhängig, da beide Größen die Form des Schallfelds wesentlich bestimmen.

34.3.4
Impulsechoprinzip

Bei den meisten diagnostischen Ultraschallverfahren wird das Impulsechoprinzip angewandt. Dabei werden kurze Ultraschallimpulse von zwei bis drei Wellenlängen in den Körper geleitet. Nach jedem ausgesandten Impuls schaltet der Wandler auf Empfang, um die an den Grenzflächen zurückreflektierten Impulsanteile zu registrieren. Aus der **Zeitdifferenz** zwischen dem Aussenden des Schallimpulses und dem Auffangen eines reflektierten Anteils lässt sich bei bekannter Schallgeschwindigkeit

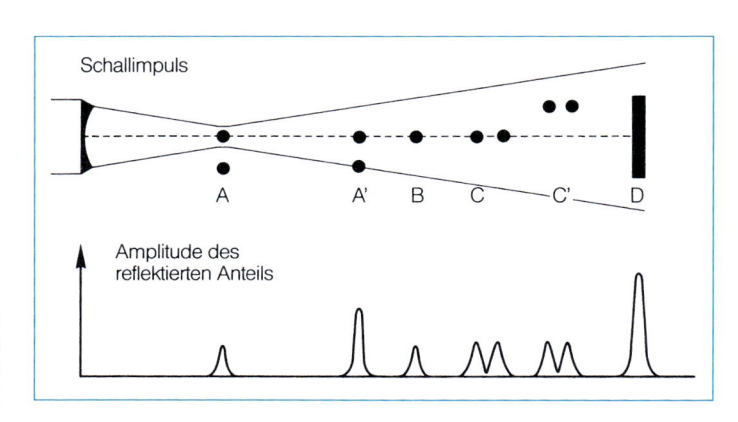

Abb. 34.10 Laterale und axiale Ortsauflösung in einem Ultraschallfeld

(ca. 1 540 m/s im Weichteilgewebe) die **Tiefenlage** der reflektierenden Grenzschicht bestimmen.

Typischerweise unterscheiden sich Impulsdauer und Wartezeit etwa um den Faktor tausend. Bei z. B. 1 µs Impulsdauer beträgt die Wartezeit (Empfangsbereitschaft) 999 µs, d. h. auf 1 000 µs (= 1 Millisekunde) entfallen ein Impuls und eine Wartezeit.

Dieser Vorgang wiederholt sich bei den angegebenen Zeiten tausendmal pro Sekunde. Bei einer Geschwindigkeit von 1 540 m/s benötigt der Ultraschallpuls 6,5 µs pro cm Wegstrecke. Innerhalb von 999 µs könnte er 154 cm zurücklegen. Die Wartezeit reicht also aus, um reflektierte Schallanteile aus einer theoretischen Körpertiefe von 77 cm zu empfangen, bevor der nächste Diagnostikimpuls ausgesandt wird.

Die eintreffenden reflektierten Impulsanteile werden nach elektronischer Umrechnung quasi ohne Verzögerung entfernungsgerecht auf einem Monitor angezeigt (Abb. 34.11). Die **Messgenauigkeit** der Tiefenlage über die Laufzeit und Geschwindigkeit liegt zwischen 1 % und 5 %. Wegen der leicht differierenden tatsächlichen Schallgeschwindigkeiten in den verschiedenen Weichteilgeweben (☞ Tab. 34.1) lässt sich diese Genauigkeit prinzipiell nicht weiter steigern.

> **MERKE**
>
> Das Impuls-Echo-Verfahren ist das Standard-Prinzip der Ultraschall-Diagnostik. Es arbeitet nach dem Weg-Zeit-Prinzip.

34.3.5 Darstellungsmodus der Echoimpulse (Bildverfahren)

Verstärkung (Tiefenausgleich)

Ultraschallwellen werden auf ihrem Weg durch das Gewebe geschwächt (☞ Kap. 34.2.3). Dies bewirkt, dass die Amplitude eines Echoimpulses von der Tiefenlage der reflektierenden Grenzfläche abhängt. Die Echoamplitude einer tiefer liegenden Struktur ist deutlich kleiner als die einer gleichen oberflächennah gelegenen.

Um diesen Differenzeffekt auszugleichen, sind Ultraschallgeräte mit einer variablen **Verstärkungseinrichtung** ausgestattet. Sie arbeitet zeitabhängig, d. h. später eintreffende Echoimpulse, die ja aus größerer Tiefe reflektiert werden, erfahren eine größere Verstärkung als früh eintreffende.

Da die Schwächung exponentiell mit der Wegstrecke erfolgt, muss auch die Verstärkung exponentiell (mit der Zeit) ansteigen (Abb. 34.12).

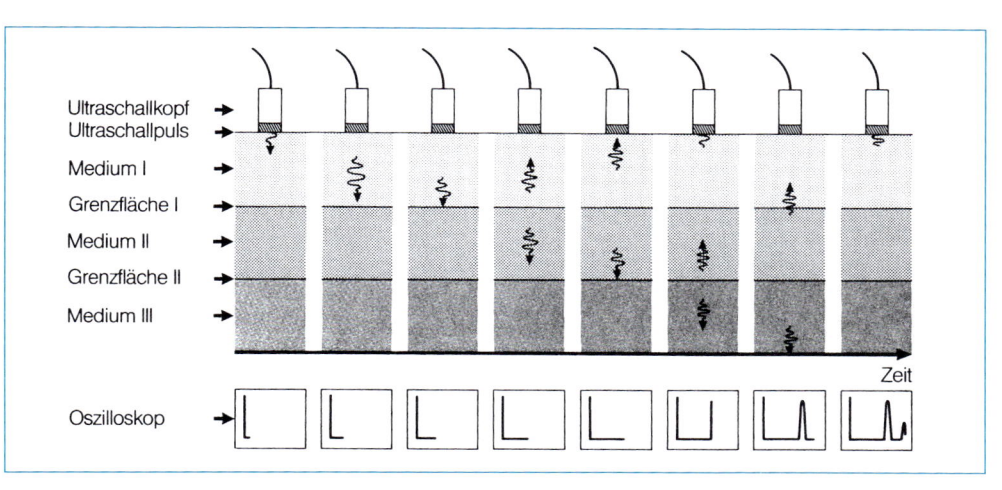

Abb. 34.11 Prinzip des Impulsechoverfahrens (Weg-Zeit-Prinzip)

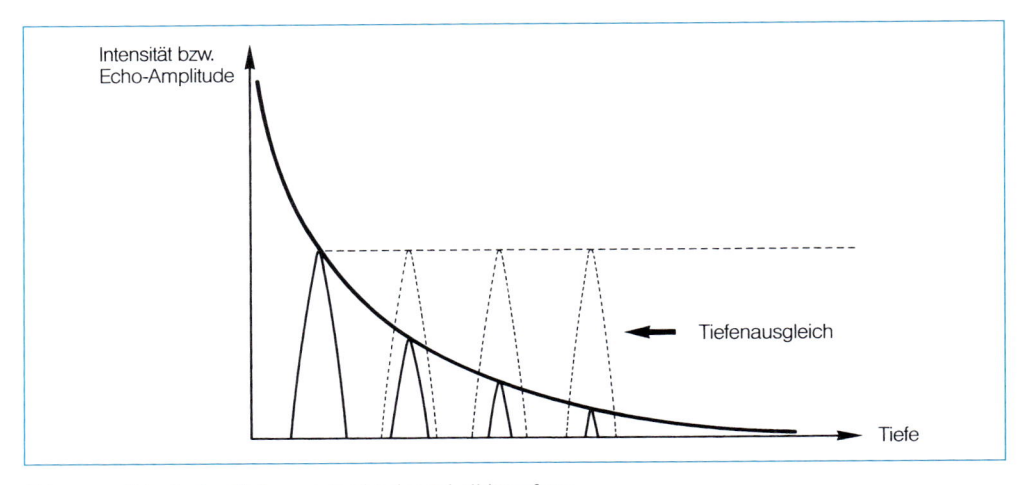

Abb. 34.12 Prinzip des Tiefenausgleichs der Schalldämpfung

Die Gewebsverteilung im Untersuchungsgebiet ist zumeist heterogen und individuell verschieden. Diesen örtlichen Gegebenheiten muss die Verstärkung jeweils angepasst werden. Der Untersucher kann hierzu neben der Gesamtverstärkung gesondert die Verstärkungscharakteristik im Nah- und Fernbereich beeinflussen.

Manche Geräte erlauben es zudem, die Impulse eines bestimmten, wählbaren Tiefenbereichs besonders zu verstärken oder auch zu dämpfen. Abbildung 34.13 stellt die Bereiche einer solchen **Tiefenausgleichskurve** dar.

A-Bild- und B-Bild-Darstellung

Es gibt zwei verschiedene Darstellungsmöglichkeiten für die Stärke der eintreffenden Echoimpulse, die A-Bild- und die B-Bild-Darstellung (Abb. 34.14).

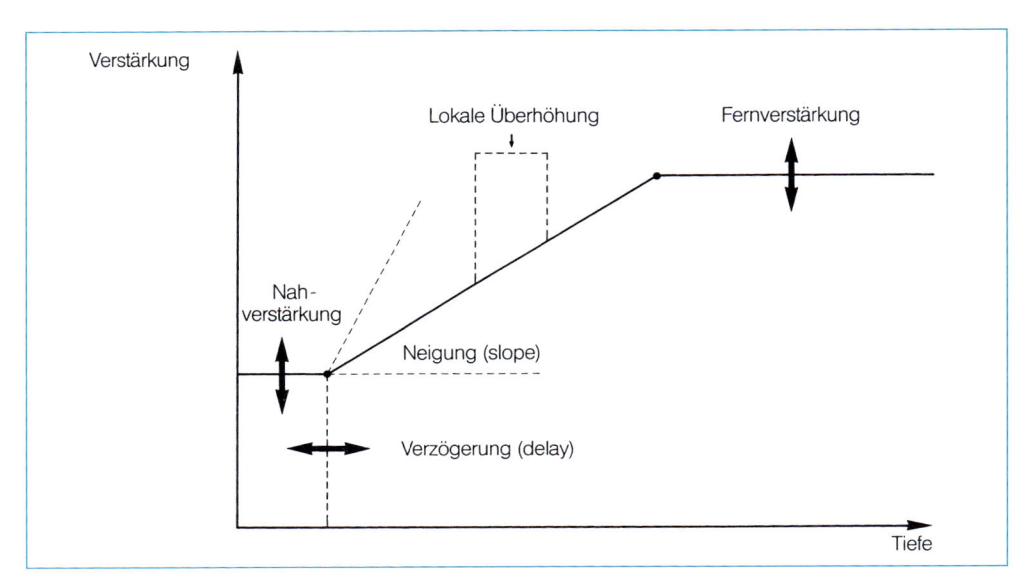

Abb. 34.13 Tiefenausgleichskurve: Jeder Kurvenabschnitt ist gesondert einstellbar.

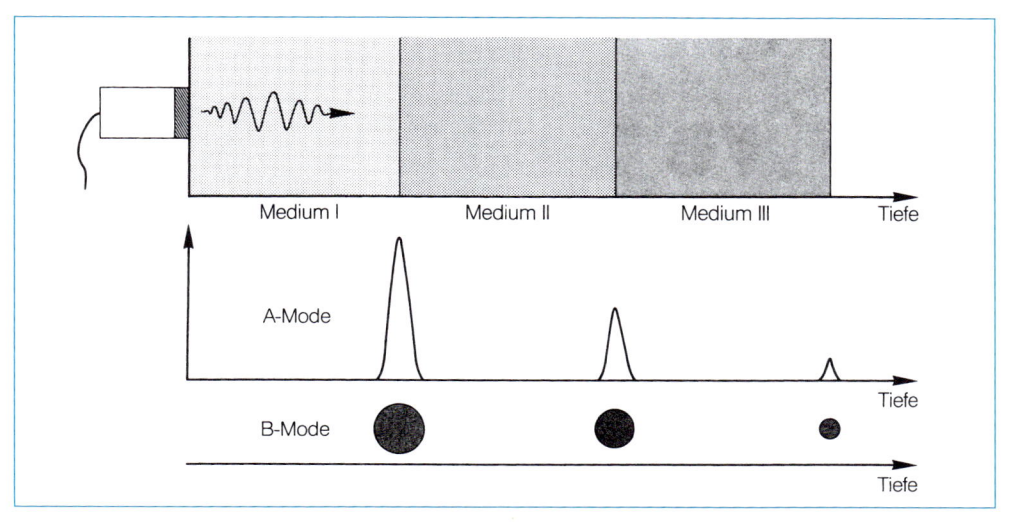

Abb. 34.14 Gegenüberstellung von A- und B-Bildverfahren: Der Pulshöhe (**A**mplitude) im **A**-Bild entspricht die Helligkeit (englisch **B**rightness) im **B**-Bild (hier durch verschiedene Punktgrößen symbolisiert).

Beim **A-Bild** (= **Amplituden-Bild**) wird das von einem Schallkopf registrierte Echosignal als Auslenkung eines Oszillographenstrahls – von einer Basislinie aus – auf einem Bildschirm (= Monitor, Scope) dargestellt.

Dabei ist die Höhe der Auslenkung (= Amplitude) ein Maß für die Echostärke. Der Abstand der Signale auf der Basislinie ist proportional zur Zeitdifferenz ihrer Registrierung und damit ein Maß für die räumliche Entfernung der reflektierenden Strukturen im Körper. Das A-Bild wird nur bei wenigen, speziellen Anwendungen benutzt.

Beim **B-Bild** (= **Brightness-Bild**) ist die Helligkeit (= englisch brightness) eines Punktes auf dem Monitor das Maß für die Echostärke. Der Abstand der Punkte entspricht wiederum dem räumlichen Abstand der reflektierenden Strukturen. Das B-Bild ist die häufigste Darstellungsform von Ultraschallinformationen und wird zumeist als zweidimensionales B-Bild (= Schnittflächenbild) oder als **M-Mode bzw. TM-Mode** (= Time-Motion-Verfahren) angewandt.

Zweidimensionales B-Bild

Beim Aufbau eines zweidimensionalen B-Bildes findet eine Bewegung des Schallstrahls in einer Ebene statt. Alle so erfassten B-Bildpunkte werden ortsgetreu auf einem Monitor dargestellt. So ergibt sich ein **tomographisches Schnittbild** der Abtastebene.

Die Bewegung des Schallstrahls erfolgt zumeist mit elektronischen Mitteln innerhalb des Schallkopfes, nur selten in speziellen Anwendungsbereichen durch motorische Bewegung des Schallkopfes oder mechanisch per Hand. Das zweidimensionale B-Bild ist die meistbenutzte Darstellung beim Ultraschall.

M-Mode

Beim M-Mode oder TM-Mode (= time motion) wird ein ortsfester Schallkopf zur Registrierung von periodischen Bewegungen im Körper benutzt. Dementsprechend ist die Herzuntersuchung (**Echokardiographie**) das Hauptanwendungsgebiet für dieses Verfahren.

Alle in Strahlrichtung stattfindenden Bewegungen von im Schallfeld liegenden Strukturen können simultan erfasst und aufgezeichnet

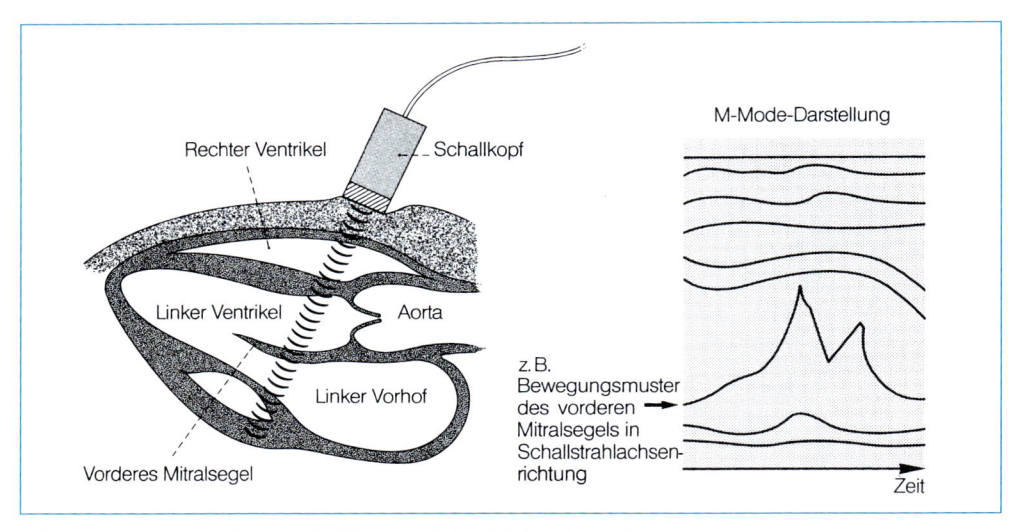

Abb. 34.15 Prinzip des M-Mode-Verfahrens bei der Echokardiographie

werden. Die Bewegung einer reflektierenden Struktur (z. B. Herzklappe) wird als Bewegung eines mehr oder weniger hellen Bildpunkts auf dem Monitor angezeigt. Durch eine horizontale Laufbewegung des Oszillographenstrahls lassen sich periodische Bewegungen als regelmäßige Ausschläge nebeneinander darstellen und diagnostisch auswerten (z. B. Bewegungsmuster der **Herzklappen**; Abb. 34.15).

34.3.6 Abtastverfahren beim zweidimensionalen B-Bild

Grundsätzlich kann man Verfahren mit langsamer und schneller Schallstrahlbewegung unterscheiden.

Im ersten Fall erfolgt eine Schallkopfbewegung mechanisch per Hand entlang einer Linie auf der Körperoberfläche (= **Compound-Verfahren**). Der Aufbau eines zweidimensionalen B-Bildes kann dabei nicht schneller erfolgen als diese Bewegung abläuft. Das Compoundverfahren wird nur noch selten für spezielle Zwecke eingesetzt.

Um Bewegungsvorgänge von Organen direkt verfolgen zu können (Herzbewegungen, Darmperistaltik oder auch Kindsbewegungen im Mutterleib), wurden sehr schnelle Verfahren zur Schallstrahlbewegung entwickelt.

Diese erlauben einen raschen Bildaufbau in so schneller Folge, dass der Eindruck entsteht, die reale Bewegung zeitgleich auf dem Bildschirm zu erleben. Dieses Echtzeit-Verfahren (**Real-time-Technik**) ist das am häufigsten angewandte Abtastverfahren.

Compound-Verfahren

Der Aufbau eines zweidimensionalen B-Bildes lässt sich am Beispiel des Compound-Verfahrens am leichtesten nachvollziehen. Deshalb soll der Vorgang hier beschrieben werden, obwohl das Verfahren selbst heute nicht mehr verbreitet ist. Abbildung 34.16 veranschaulicht den Vorgang.

Die in jeder Position des Wandlers empfangenen Echosignale werden **ortsgerecht** auf einem Monitor dargestellt. Durch das Aneinanderreihen jeweils benachbarter Signalpunkte werden die Konturen der Organe und anderer Strukturen aufgezeichnet und ergeben so ein Schnittbild der Untersuchungsebene. Der Ultraschallkopf ist an einem mehrgelenkigen Arm befestigt und wird mit der Hand – jeweils in einer vom Untersucher ausgesuchten Ebene

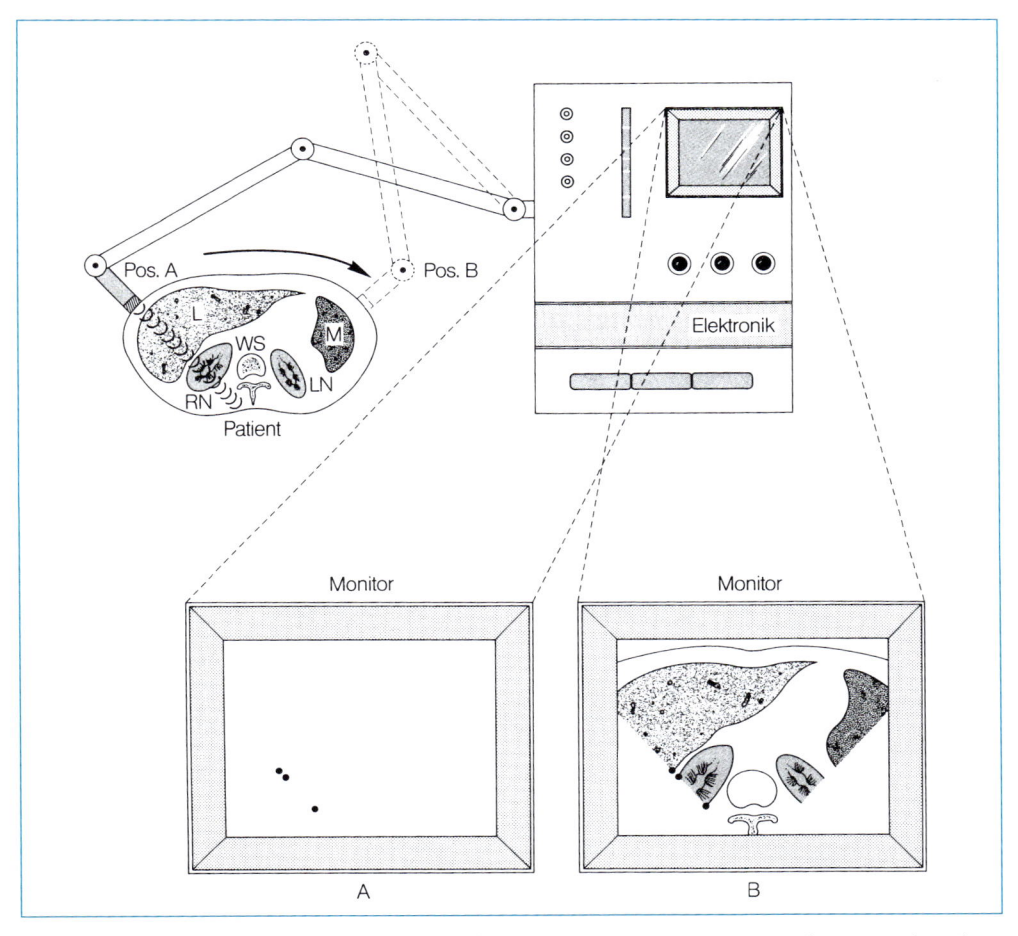

Abb. 34.16 Bildaufbau beim Compound-Verfahren (WS = Wirbelsäule, L = Leber, M = Milz, RN = rechte Niere, LN = linke Niere)

– auf der Körperoberfläche des Patienten entlang bewegt.

Nachteile des Compound-Verfahrens sind der relativ langsame Bildaufbau und die umständliche Einstellung neuer Untersuchungsebenen.

Es wurden auch Geräte mit motorisch bewegtem (scannenden) Ultraschallkopf entwickelt, bei denen sich ein Wasserpolster als Vorlaufstrecke zwischen Wandler und Körperoberfläche befindet. Sie sind nur für wenige Anwendungsgebiete geeignet.

Real-time-Verfahren

Für den schnellen Bildaufbau wurden verschiedene technische Lösungen bei der Konstruktion von Ultraschallköpfen verwirklicht.

Linearschallköpfe (linear arrays) erzeugen ein ebenes (rechtwinkliges) Ultraschallfeld. Die Größe des jeweils erfassten Untersuchungsfelds hängt vorrangig von der Länge des Kopfes ab, die – je nach Anwendungsbereich – zwischen ca. 6 cm und ca. 12 cm schwankt.

Moderne Linearköpfe besitzen multiple, in einer Reihe angeordnete Ultraschallsender, die

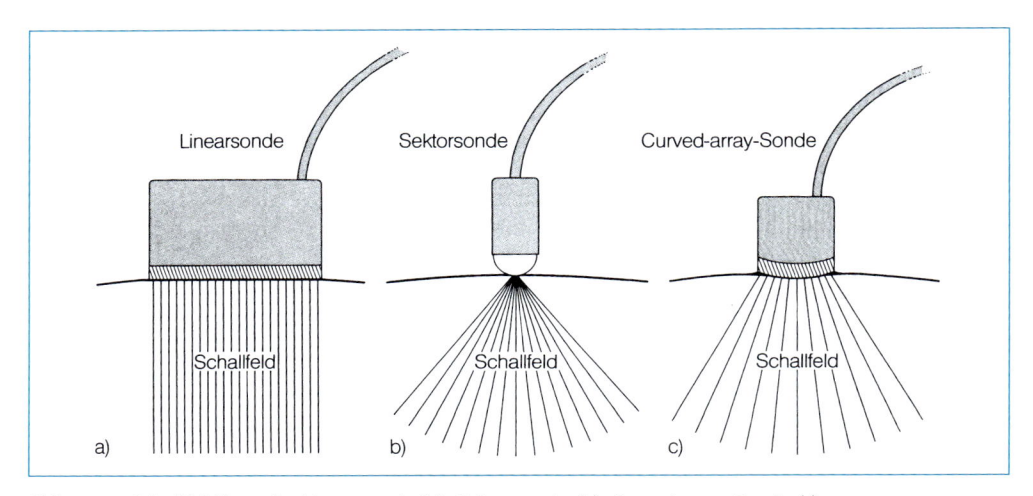

Abb. 34.17 Schallfeldform der Linearsonde (a), Sektorsonde (b), Curved-array-Sonde (c)

nacheinander einzeln oder in kleinen Gruppen aktiviert werden (Abb. 34.17a). Der Aufbau eines Schallkopfes ist stets für einen bestimmten Frequenzbereich optimiert.

Mit einem Zwei-MHz-Kopf lassen sich z. B. keine qualitativ hochwertigen Bilder bei Verwendung von 12 MHz als Schallfrequenz erstellen.

Sektorschallköpfe erzeugen ein Feld, das einem Kreissektor entspricht, dessen Spitze nahe der Körperoberfläche liegt (Abb. 34.17b). Hierdurch ergibt sich als **Vorteil**, dass z. B. Untersuchungen durch die relativ engen Zwischenrippenräume hindurch möglich sind. Dies ist insbesondere für Herzuntersuchungen von Bedeutung.

Bei bestimmten anatomischen Gegebenheiten (z. B. Zwerchfellhochstand) lassen sich auch die Milz, Leber und Gallenblase vorteilhafter mit einem Sektorschallkopf untersuchen. Ein wesentlicher **Nachteil** des Sektorfelds ist, dass oberflächennahe Strukturen wegen der hier noch schmalen Feldbreite nicht gut beurteilt werden können.

Als **Kompromisslösung** zwischen dem Linearkopf und dem Sektorkopf werden von einigen Herstellern gebogene Linearköpfe (**curved arrays**) angeboten, die ein sektorähnliches Feld mit einem breiten hautnahen Anteil erzeugen (Abb. 34.17c). Ein ähnlicher Effekt lässt sich durch ein Sektorfeld erzeugen, dessen Fokus weit innerhalb des Schallkopfes liegt.

Der **Bildaufbau** erfolgt beim Real-time-Verfahren bis zu 40-mal pro Sekunde. Dadurch entsteht ein fast flimmerfreier, kontinuierlicher Bildeindruck. Bei jeder Lageveränderung des Schallkopfes wird sofort das Schnittbild der neuen Untersuchungsebene dargestellt.

Der Real-time-Schallkopf ist nur durch ein Kabel mit dem Gerät verbunden und somit per Hand frei in jede Untersuchungsposition hin beweglich.

> **MERKE**
> Das Real-Time-Verfahren mit Darstellung des B-Bildes ist die am häufigsten angewandte Art der Ultraschalluntersuchung.

Sinnbildlich lässt sich der Untersuchungsvorgang mit dem Ausleuchten eines dunklen Raumes ($\cong$ Körper) mit Hilfe einer Taschenlampe vergleichen. Dabei muss man sich eine Taschenlampe ($\cong$ Schallkopf) mit einem flachen sektorförmigen Lichtkegel vorstellen, der einem Sektor einer „Lichtscheibe" ($\cong$ Schallfeld) entspricht.

Nur die von dem flachen Lichtsektor getroffenen (angestrahlten) Raumanteile ($\cong$ z. B. Organe) sind jeweils sichtbar ($\cong$ Ultraschallbild), während die übrigen Raumanteile (Körperteile) in diesem Augenblick unsichtbar sind ($\cong$ im dunklen Raumbereich liegen).

Die Qualität einer Unterschalluntersuchung bzw. des Untersuchungsergebnisses hängt somit sehr von der **Erfahrung des Untersuchers** ab, da nur er „den Raum ausleuchtet" und während dieser Zeit anhand einiger Bilder festlegt (dokumentiert), was ihm diagnostisch wichtig erscheint. Alles Übrige bleibt nach Abschluss der Untersuchung unsichtbar und steht nicht für eine Beurteilung zur Verfügung.

Der Untersuchungsablauf kann also jederzeit unterbrochen werden, um ein diagnostisch wichtiges Schnittbild festzuhalten und zu dokumentieren. Je nach Ausstattung wird ein Bild z.B. mit einem Videoprinter (Thermoprinter) angefertigt (am häufigsten) oder (seltener) ein Blattfilm mit einer Multiformatkamera belichtet.

Zuweilen wird auch der gesamte Untersuchungsablauf mit einem angeschlossenen Videorekorder dokumentiert oder eine digitale Bildarchivierung mit dem PC durchgeführt.

Große und mittlere Ultraschallgeräte erlauben den Anschluss mehrerer Sonden (Schallköpfe), auch für verschiedene Frequenzen, die wahlweise benutzt werden können. Diese Flexibilität gestattet den Einsatz der jeweils optimalen Ultraschalltechnik für eine gegebene Untersuchungssituation.

34.3.7 Ultraschall-Doppler-Verfahren

Es handelt sich um ein Verfahren zur Untersuchung bewegter Strukturen (Herz, Blutfluss), das nicht auf dem Weg-Zeit-Effekt basiert.

Doppler-Effekt

1842 entdeckt Ch. J. Doppler, dass sich die Wellenlänge bzw. Frequenz einer Welle in Abhängigkeit von der **Relativbewegung** zwischen Sender und Beobachter ändert. Die Wellenlänge verkürzt sich für den Beobachter, wenn beide sich aufeinander zu bewegen, sie verlängert sich bei der umgekehrten Bewegung. Dieser nach seinem Entdecker benannte Doppler-Effekt gilt für alle Wellen, also auch für Schallwellen.

Ein bekanntes **Alltagsbeispiel** ist die Geräuschänderung beim schnellen Vorbeifahren eines Autos: Beim Herannahen klingt das Geräusch höher als nach dem Vorbeifahren; das sich entfernende Auto hinterlässt ein tieferes Geräusch.

Der Doppler-Effekt lässt sich auch bei der Reflexion einer Welle an einem bewegten Hindernis beobachten. Abbildung 34.18 beschreibt den Vorgang.

Bewegt sich das Hindernis der einfallenden Welle entgegen, so wird die Wellenlänge der reflektierten Welle verkürzt bzw. bei gleichsinniger Bewegungsrichtung verlängert.

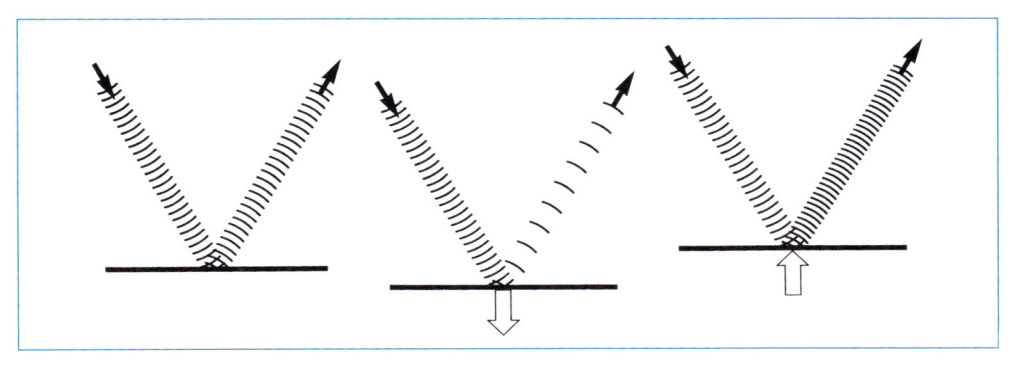

Abb. 34.18 Beeinflussung der Schallfrequenz durch Reflexion an einem bewegten Gegenstand (Doppler-Effekt)

Es gilt die **allgemeine Wellengleichung** (☞ Kap. 34.2.1):

$$v = \nu \times \lambda$$

Da die Ausbreitungsgeschwindigkeit v der Welle konstant ist, muss sich die Frequenz ν umgekehrt verhalten, also bei Verkürzung der **Wellenlänge** λ vergrößern und bei Verlängerung der Wellenlänge verkleinern.

So lässt sich berechnen, dass die Differenz der Frequenzen von einfallender und reflektierter Welle ($\Delta \nu = \nu e - \nu_e - \nu_r$) proportional zur Geschwindigkeit des Hindernisses (v_H) ist (v_s = Schallgeschwindigkeit):

$$\Delta \nu = 2\, \nu_e / v_s \times v_H$$

Bei gewinkeltem (nicht lotgerechtem) Einfall der Schallwelle besteht zudem eine Proportionalität zum Kosinus des Einfallswinkels α:

$$\Delta \nu = 2\, \nu_e / v_s \times v_H \times \cos \alpha$$

Die Differenz der Frequenzen Δν wird auch **Doppler-Verschiebung** genannt.

Diagnostische Ultraschall-Doppler-Verfahren

Zumeist wird eine **kontinuierliche Schallwelle** ausgesandt (continuous wave = **CW-Doppler**).

Der Schallkopf enthält zwei getrennte Wandler, einen Sender und einen Empfänger. Ausgewertet wird die Differenz der Frequenzen (= Doppler-Verschiebung) als Maß für die Geschwindigkeit einer bewegten angeschallten Struktur.

Das Verfahren wird z.B. in der Geburtshilfe eingesetzt, um die **Herzfrequenz** des noch ungeborenen Kindes zu überwachen. Die auf das Herz gerichtete Schallwelle erfährt hier eine rhythmische Doppler-Verschiebung, die in ein akustisches Signal umgewandelt wird. Auf diese Weise lässt sich die kindliche Herzfrequenz hörbar machen.

Ein anderer Anwendungsbereich ist die Messung der **Blutgeschwindigkeit** in ausreichend großen Gefäßen (Abb. 34.19). Die Reflexion erfolgt hier vorrangig an den Blutkörperchen.

Veränderungen der Blutflussgeschwindigkeit können z.B. Hinweise auf Gefäßstenosen (= Verengungen) geben. Auch hier wird die Doppler-Verschiebung oft akustisch angezeigt. Die Signale können zusätzlich in einem angeschlossenen Kurvenschreiber aufgezeichnet werden.

Sie beinhalten beim CW-Doppler-Verfahren eine gemittelte Information aus dem gesamten Messfeld, wobei z.B. auch mehrere Gefäße erfasst sein können!

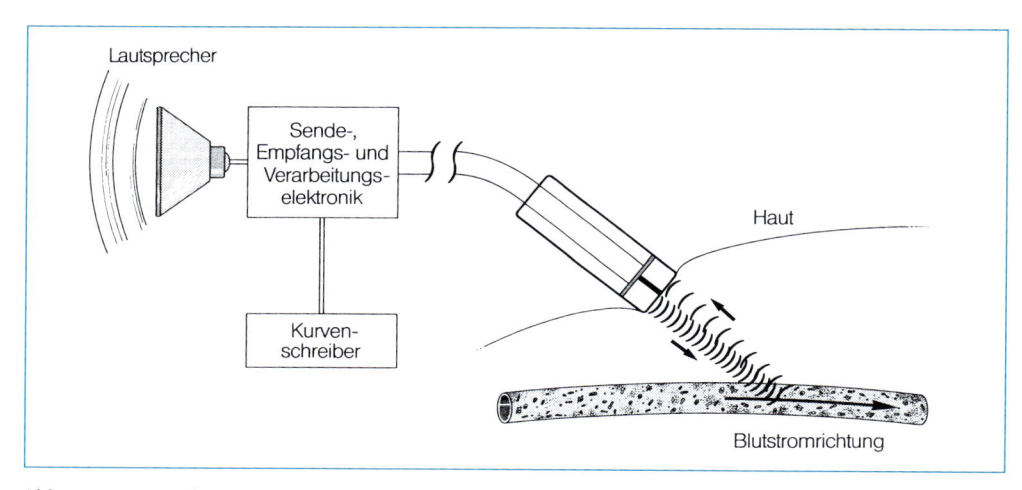

Abb. 34.19 Anwendung des Ultraschall-Doppler-Verfahrens zur Messung der Blutgeschwindigkeit

Vermeidbar ist dies beim „**gepulsten Doppler**", bei dem das Impulsechoverfahren mit dem Doppler-Prinzip verknüpft wird. Es erlaubt die Messung von Flussgeschwindigkeiten in wählbaren Tiefenbereichen. Die Schallköpfe gestatten zumeist auch eine B-Bild-Darstellung des Untersuchungsbereichs (= **Duplexverfahren**).

Die bei den Ultraschall-Doppler-Verfahren benutzten Frequenzen liegen zwischen 2 und 10 MHz. In der Geburtshilfe werden ca. 2 bis 3 MHz verwendet, bei der Untersuchung des Blutflusses bis zu 10 MHz.

Wenn die Flussrichtungen in den beim Duplexverfahren untersuchten Gefäßen im Bild farbig codiert dargestellt werden, so spricht man vom **Farb-Duplex-Verfahren**. Üblich ist es, den Fluss in Richtung auf die Sonde rot darzustellen, den Fluss von der Sonde weg blau und evtl. vorhandene Turbulenzen grün.

> **Merke**
> Das Doppler-Prinzip erlaubt die Messung von Flussgeschwindigkeiten.
> Das Duplex-Verfahren ist die Kombination von Real-Time- – B-Bild – und Doppler-Verfahren.

34.3.8
Ultraschall-Kontrastmittel

Um die Reflexionseigenschaften des fließenden Blutes zu verbessern, wurden Ultraschall-Kontrastmittel entwickelt. Hierbei handelt es sich um winzige gasgefüllte **Mikrobläschen** von 2–4 µm Durchmesser. Das Kontrastmittel wird intravenös appliziert und erhöht die Darstellungsintensität des fließenden Blutes.

Verstärkt wird dieser Effekt, wenn zudem eine moderne elektronische Verarbeitungsmethode der reflektierten Schallwellen benutzt wird (**harmonic imaging**). Hierbei werden nur bestimmte Anteile des empfangenen Schallsignals für die Bildinformation genutzt, andere Anteile werden ausgefiltert.

Durch die Technik des harmonic imaging lassen sich auch bestimmte Artefakte im Ultraschallbild unterdrücken.

34.4
Biologische Effekte bei der Ultraschallanwendung

Zur Frage, ob bei der Anwendung von Ultraschall am menschlichen Gewebe schädigende Wirkungen auftreten, wurden zahlreiche Untersuchungen durchgeführt.

Die bei der Schallabsorption auftretende Wärmebildung (☞ Kap. 34.2.3) führt zu einer **Temperaturerhöhung** im betroffenen Gewebsbereich. Sie nimmt aufgrund der Schalldämpfung mit zunehmender Eindringtiefe ab. Die stärkste Wärmebildung tritt an Grenzflächen mit großem Impedanzsprung auf.

Bei den diagnostisch verwendeten Schallintensitäten im B-Bild-Verfahren konnten keine gewebsschädigenden Wirkungen durch Wärme nachgewiesen werden. Die mit Diagnosegeräten erreichbaren Intensitäten sind durch technische Maßnahmen auf diese Obergrenze beschränkt.

Höhere Schalldrucke bzw. mittlere Schallintensitäten können beim **pW-Doppler-Verfahren** auftreten.

Unter Laborbedingungen wurden in Flüssigkeiten und Gewebe durch Ultraschall hervorgerufene Blasenbildungen (Hohlraumbildungen) beobachtet, die unter der Schalleinwirkung zu Schwingungen angeregt werden können.

Dieser **Kavitation** genannte Effekt trat insbesondere bei langzeitiger Schalleinwirkung auf. Verstärkt wurde dieser Effekt beobachtet, wenn luft- bzw. gashaltiges Gewebe (Lunge, Darm) untersucht wurde.

Die **Indikationen** bei der Anwendung des Impuls-Doppler-Verfahrens sollen diese Zusammenhänge berücksichtigen und besonders sorgfältig gestellt werden, insbesondere bei **fetalen** und **neonatalen** Untersuchungen.

Sorgfältig wurde auch das Auftreten von Chromosomenbrüchen durch Ultraschalleinwirkung untersucht. Auch dieser unter bestimmten Versuchsgegebenheiten nachgewiesene Effekt konnte unter den Bedingungen der praktischen Ultraschallanwendung in der Diagnostik nicht bestätigt werden.

Die tatsächliche **Einwirkzeit** des Ultraschalls auf ein Volumenelement ist beim Impulsbetrieb um den Faktor tausend kleiner als die Untersuchungszeit. Bei einer Impulsdauer von 1 µs und einer Wiederholungsfrequenz von 1 Impuls/ms beträgt die effektive Expositionszeit bei einer einstündigen Untersuchung nur **3,6 Sekunden!** Durch das Wechseln der Schnittebenen während der Untersuchung liegt die Einwirkdauer auf ein bestimmtes Gewebsvolumen im Bruchteilbereich einer Sekunde.

Zusammenfassend kann nach dem heutigen Erkenntnisstand festgestellt werden, dass bei der diagnostischen Ultraschallanwendung mit dem **B-Bild-Verfahren** mit an Sicherheit grenzender Wahrscheinlichkeit **keine schädigenden Nebenwirkungen** auftreten.

FRAGEN

34.1 Welchen Frequenzbereich kann das menschliche Ohr wahrnehmen?
34.2 Was ist Ultraschall?
34.3 Wie verhalten sich Ultraschallwellen an Grenzflächen verschiedener Gewebe?
34.4 Was sagt das Reflexionsgesetz aus?
34.5 Was bedeutet Streuung von Schallwellen?
34.6 Welche Ultraschallfrequenzen werden in Gewebe am stärksten gedämpft?
34.7 Was bedeutet der Begriff Halbwertsschicht beim Ultraschall?
34.8 Welche Besonderheit zeigt Wasser bezüglich der Halbwertschicht?
34.9 Mit welchem Effekt wird Ultraschall erzeugt bzw. nachgewiesen?
34.10 Was ist bei der Handhabung eines Ultraschallkopfes besonders zu beachten?
34.11 Welche Arten von Auflösungsvermögen unterscheidet man bei der Ultraschalldiagnostik?
34.12 Was verstehen Sie unter einem B-Bild?
34.13 Wie funktioniert das Impuls-Echo-Prinzip?
34.14 Was verstehen Sie unter Real-Time-Verfahren?
34.15 Wofür wird das Ultraschall-Doppler-Verfahren eingesetzt?
34.16 Ist bei der Ultraschalldiagnostik mit schädigenden Wirkungen zu rechnen?

35 Magnet-Resonanz-Tomographie (MRT)

Das Verfahren basiert auf dem Prinzip der magnetischen **Kernspinresonanz (KSR)**, das 1946 von F. Bloch und E. M. Purcell unabhängig voneinander erstmalig beschrieben und experimentell angewandt wurde. 1952 erhielten sie hierfür den **Nobelpreis für Physik**.

Anfang der siebziger Jahre gelang es Paul Lauterbur, mit Hilfe der Kernspinresonanz (englisch **NMR** für **N**uclear **M**agnetic **R**esonance) Schnittbilder zu erstellen, formal ähnlich denen der Computertomographie, jedoch mit zumeist weit detaillierterer Aussagefähigkeit. Das Verfahren wurde von Peter Mansfield weitergeführt und verfeinert.

Insbesondere bei der Differenzierung von Weichteilstrukturen des Gewebes ist die Kernspinresonanztomographie der Computertomographie und anderen Verfahren zumeist deutlich überlegen.

Die Kernspintomographie (= Magnetresonanz-Tomographie, NMR-Imaging) hat sich in den letzen zwei Jahrzehnten rasant entwickelt und ist heute ein maßgebliches diagnostisches Verfahren im klinischen Routineeinsatz. Es ist das derzeit modernste und technisch aufwändigste Schnittbildverfahren der Medizin.

Die Bedeutung des Verfahrens wird nicht zuletzt dadurch unterstrichen, dass Peter Mansfield (GB) und Paul Lauterbur (USA) für ihre Beiträge zur Entwicklung der Magnetresonanztomographie 2003 mit dem **Nobelpreis für Medizin** geehrt wurden.

Im deutschen Sprachraum sind zwei Begriffe für das Verfahren gebräuchlich:
- **Magnet-Resonanz-Tomographie** (MRT oder in Kurzform MR) bzw.
- **Kernspinresonanz-Tomographie** bzw. Kernspin-Tomographie (KST).

35.1 Physikalische Grundlagen

35.1.1 Resonanz

Wird ein Gegenstand einmal angestoßen, so führt er Schwingungen aus (Beispiel: Stimmgabel). Bei den meisten Gegenständen ist die Amplitude (Schwingungsweite) so klein, dass die Schwingungen kaum wahrgenommen werden. Die Frequenz der einmalig angeregten Schwingungen ist jedoch typisch (charakteristisch) für jeden Gegenstand. Sie wird **Eigenfrequenz** genannt.

Denken wir uns z. B. eine Schaukel, die durch einen einzigen Anstoß zum Schwingen gebracht wurde. Sie schwingt nun in ihrer Eigenfrequenz mit einer Schwingungsweite, (Amplitude), die durch Reibung ständig kleiner wird. Wollen wir verhindern, dass die Schaukel schließlich stehen bleibt, müssen wir sie immer wieder neu anstoßen und ihr die durch Reibung verloren gegangene Energie wieder zuführen.

Wirkungsvoll ist ein zusätzlicher Anstoß nur, wenn er im geeigneten Moment erfolgt, z. B. im Umkehrpunkt der Schaukel (Abb. 35.1). Um diesen Moment jedes Mal abzupassen, müssen wir die Arme im **Rhythmus der Eigenfrequenz** der Schaukel bewegen.

Gelingt dies, so erreichen wir maximale Schwingungsweiten (Amplituden) und eine maximale Energiezufuhr. Man sagt, die Armbewegungen sind in Resonanz mit der Eigenfrequenz der Schaukel.

Erfolgt die Armbewegung häufiger oder seltener, so wird die Schaukel nur hin und wieder getroffen. Die erreichbaren Schwingungsweiten und die zugeführte Energie sind entsprechend kleiner.

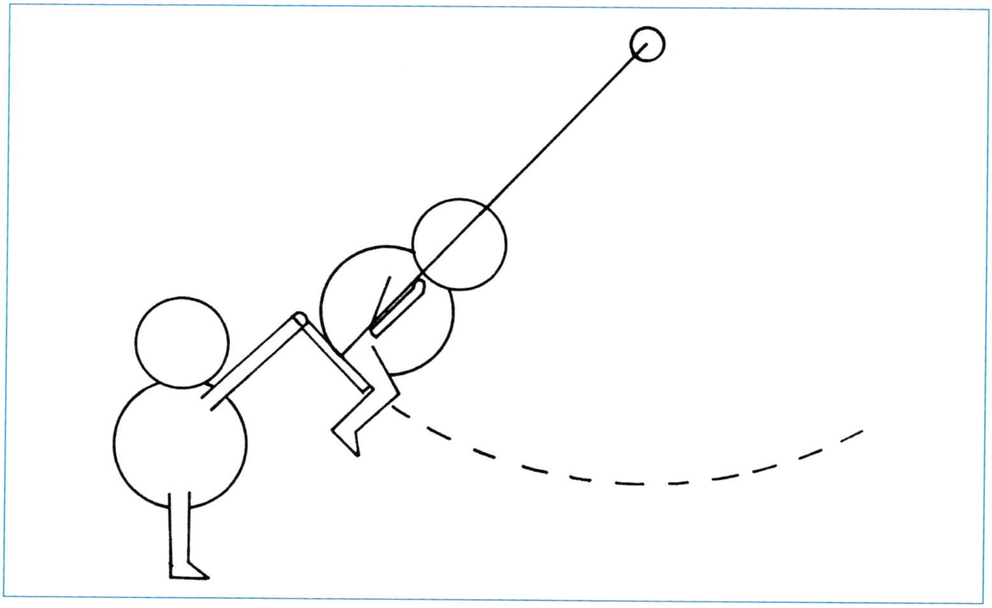

Abb. 35.1 Resonanz. Anstöße im Rhythmus der Eigenfrequenz der Schaukel führen zu maximalen Schwingungsweiten.

> **MERKE**
>
> Die Anregung eines Schwingsystems mit seiner Eigenfrequenz heißt Resonanz. Sie führt zu maximalen Amplituden bei maximaler Energiezufuhr.

35.1.2 Kernspinresonanz (mikroskopische Betrachtung)

Die Eigenschaften eines Atomkerns werden außer durch seine Masse und Ladung durch einen **Eigendrehimpuls (Spin)** bestimmt (engl. „to spin" = sich drehen). Mit dieser naturgegebenen Drehung um eine zentrale Achse gleicht der Atomkern einem rotierenden Kreisel. Durch die ständige Kreisbewegung der vorhandenen elektrischen Ladung wird ein (schwaches) Magnetfeld induziert (☞ Induktion, Kap. 2.2.2 und Abb. 35.2).

Bei einem Magnetfeld unterscheidet man zwei Pole, den Nordpol und den Südpol. Man spricht deshalb auch von einem **magnetischen Dipol**. Stärke und Richtung des magnetischen Dipols (= **magnetisches Moment**) werden üblicherweise durch einen Vektor beschrieben (= Pfeil mit einer bestimmten Richtung und einer Länge, welche die Magnetfeldstärke beschreibt).

Alle Kerne mit ungerader Nukleonenzahl (Protonen, Neutronen) besitzen ein magnetisches Moment. Dies trifft auch für den Kern des Wasserstoffs $_1$H zu, der lediglich aus einem Proton besteht. $_1$H zählt zu den häufigsten Isotopen der organischen Materie und eignet sich auch deshalb besonders für die Kernspintomographie in der Medizin (☞ Tab. 3.1).

Die magnetischen Momente der Atome einer Substanz weisen im unbeeinflussten Zustand unkoordiniert in beliebige Richtungen (Abb. 35.3a). Werden aber z.B. Wasserstoffatome ($_1$H) in ein äußeres Magnetfeld gebracht, so richten sich die Kernmagnete nach den Feldlinien aus (Abb. 35.3b).

Dabei bestehen zwei Möglichkeiten, die **parallele** und **antiparallele** Ausrichtung. Beide Zustände unterscheiden sich geringfügig in ihrer Energie, wobei der parallele der energieärmere Zustand ist.

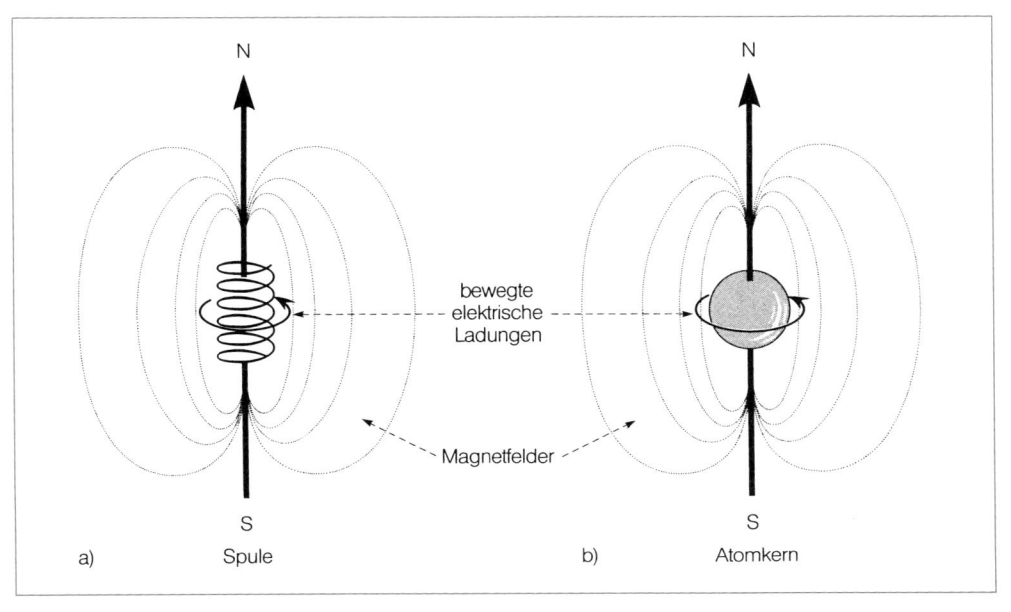

Abb. 35.2 Erzeugen eines Magnetfelds durch bewegte elektrische Ladungen. a) In einer Spule. b) Durch die Eigendrehung (Spin) eines Atoms

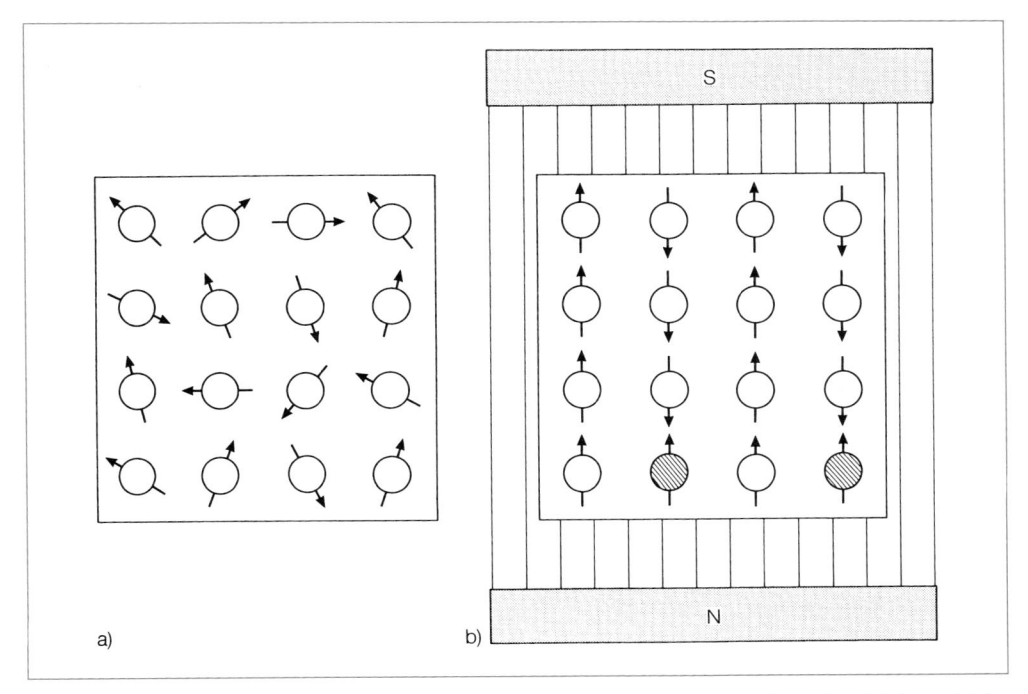

Abb. 35.3 Die magnetischen Momente der Atome sind im „Normalzustand" ungeordnet (a) und richten sich im Magnetfeld entweder parallel oder antiparallel zur Feldrichtung aus (b). Beim Wasserstoff $_1$H z. B. sind von einer Million Atomen nur zehn Atome mehr parallel (hier schraffiert) als antiparallel ausgerichtet.

Die Energiedifferenz zwischen den beiden Spineinstellungen in einem Magnetfeld liegt in der Größenordnung von ca. 10^{-7} eV. Sie liegt somit um ca. 8 Größenordnungen unterhalb der mittleren Ionisierungsenergie eines Atoms im menschlichen Körper von 31 eV (☞ Kap. 3). Hierin liegt der Grund, warum die Kernspintomographie zu den nicht ionisierenden Diagnoseverfahren zählt.

Anmerkung: 8 Größenordnungen entsprechen einem Hundertmillionstel!

Das **Besetzungsverhältnis** der beiden Zustände in einem Magnetfeld ist von der Temperatur und von der Energiedifferenz der Zustände abhängig und lässt sich mit einer physikalischen Gleichung (Boltzmann-Gleichung) genau berechnen.

Hiernach werden die beiden Zustände des Wasserstoffs $_1$H mit ihrer sehr geringen Energiedifferenz bei 37°C nahezu gleich besetzt.

Für die Differenz der Besetzung ergibt sich für in der Praxis typische Messbedingungen, dass von einer Million Wasserstoffkernen ca. 499 995 antiparallel und 500 005 parallel ausgerichtet sind, d. h. der Überschuss (die Nettomagnetisierung) in der energieärmeren parallelen Ausrichtung beträgt **bei einer Million Spins nur zehn Spins.**

Anmerkung: Die Begründung für das Verhalten der Spins in einem Magnetfeld lässt sich physikalisch exakt nur im Rahmen der **Quantentheorie** darlegen. In diesem Kapitel wird der Versuch einer möglichst plausiblen Darlegung ausschließlich mit Überlegungen aus der **klassischen Physik** gemacht.

Tatsächlich richten sich die Kernspins in einem Magnetfeld nicht starr und exakt in Feldrichtung aus, sondern vollziehen eine Präzessionsbewegung um die Achsrichtung des äußeren Magnetfeldes, wie man sie von einem Kreisel kennt, dessen Achse nicht senkrecht steht (Abb. 35.4).

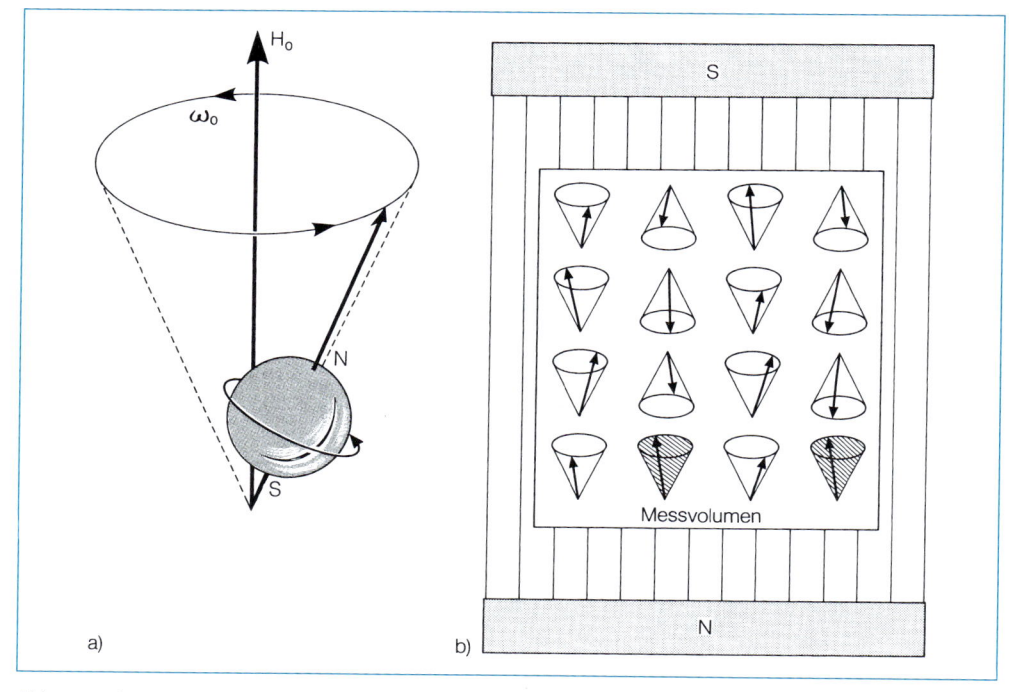

Abb. 35.4 Als Präzessionsbewegung bezeichnet man die Taumelbewegung eines rotierenden Kreisels, dessen Achse nicht senkrecht steht (a). Die in einem statischen Magnetfeld ausgerichteten Spins der Atome führen solche Präzessionsbewegungen um die Achsrichtung des angelegten Magnetfeldes aus (b).

Die Umlauffrequenz der Präzession (**Präzessionsfrequenz**) beträgt nach der **Larmorgleichung**:

$$\omega_o = \gamma \times H_o$$

ω_o = Präzessionsfrequenz der Spins (Larmorfrequenz) (MHz)
 (ω = griechischer Buchstabe, gesprochen: Omega)
γ = **gyromagnetisches Verhältnis**, eine kernphysikalische Konstante
 (γ = griechischer Buchstabe, gesprochen: Gamma)
H_o = Feldstärke des äußeren Magnetfelds in Tesla (T)

Das gyromagnetische Verhältnis γ ist eine Materialkonstante und somit typisch für ein bestimmtes Nuklid. Sie beträgt für Protonen ($_1$H-Kerne) 42,58 MHz/T. Nach der Larmorgleichung ist die Lamorfrequenz eines Protons in einem bestimmten Magnetfeld H_0 konstant. Sie beträgt z. B. bei 1,5 Tesla 63,87 MHz.

> **MERKE**
>
> Die Präzessionsfrequenz (Larmorfrequenz) eines Protons in einem Magnetfeld ist nur von der Stärke des Magnetfeldes abhängig. Zu einer bestimmten Magnetfeldstärke gehört eine bestimmte Larmorfrequenz.

Die Richtung des äußeren Feldes H_o wird im Allgemeinen als **z-Richtung** bezeichnet. Wird nun senkrecht hierzu (in **y-Richtung**) kurzfristig eine hochfrequente elektromagnetische Strahlung mit der Frequenz ω_o – entsprechend der Larmorfrequenz der Kernspins – eingestrahlt, so kommt es aufgrund der Frequenzgleichheit zu einem **Resonanzphänomen**:

Die überschüssigen niederenergetischen Spins der parallelen Ausrichtung werden so stark angeregt, dass sie in die energiereichere antiparallele Richtung „umklappen" (Abb. 35.5); die dafür notwendige Energie entnehmen sie der eingestrahlten Wechselstrahlung. Diese liegt, wie oben ausgeführt, bei ca. einem Hundertmillionstel der für eine Ionisierung erforderlichen Energie!

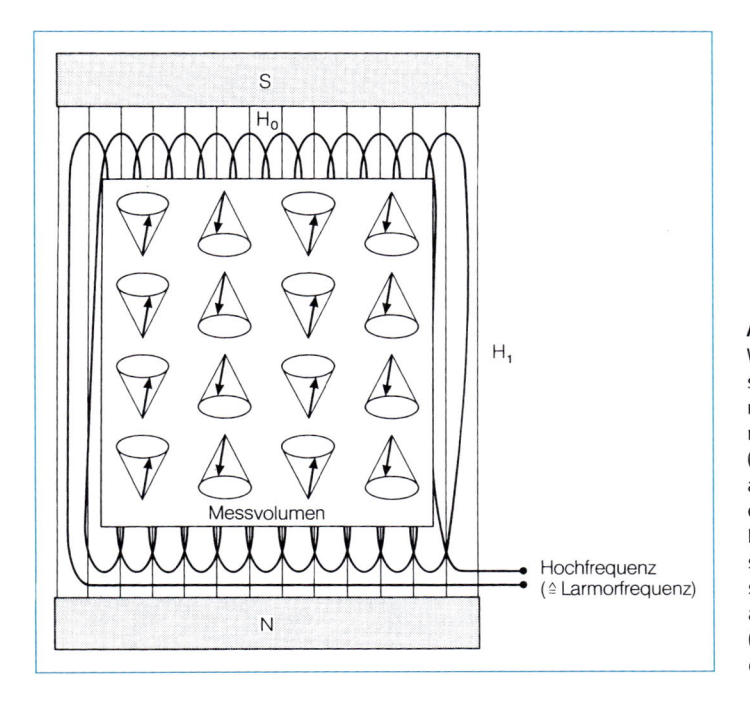

Abb. 35.5
Wird zusätzlich zum statischen Magnetfeld H_o ein magnetisches Wechselfeld mit der Präzessionsfrequenz (Larmorfrequenz) der Spins angelegt, so kommt es zu einem Resonanzphänomen: Die zu H_o parallelen überschüssigen Spins richten sich unter Energieaufnahme antiparallel aus (in Abb. 35.4b schraffiert dargestellt).

Die zur Anregung der Spins eingestrahlte elektromagnetische Strahlung ist hochfrequent (im Megahertzbereich), entsprechend auch die jeweilige Larmorfrequenz.

Wird die hochfrequente elektromagnetische Einstrahlung unterbrochen, so stellt sich durch Wechselwirkung der Spins mit ihrem direkten Umfeld und miteinander allmählich der ursprüngliche Zustand wieder ein.

Der **zeitliche Ablauf** dieses Vorgangs entspricht dabei in der Regel einer Exponentialfunktion und ist **charakteristisch** für das jeweilige Gewebeumfeld.

An diesen gewebsspezifischen Aussagen ist man bei der Kernspinuntersuchung letztlich interessiert. Sie enthalten die Informationen über eventuelle Abweichungen vom Normalzustand (des gesunden Gewebes), also über mögliche krankhafte Gewebsveränderungen.

Die „zurückklappenden" **Spins** geben die vorher aufgenommene Energie in Form elektromagnetischer Strahlung wieder ab. Diese kann prinzipiell mit derselben Spule empfangen werden, die vorher als Sender diente.

> **MERKE**
> Die bei der magnetischen Kernspinresonanz interessierenden Informationen sind im zeitlichen Verlauf und der örtlichen Zuordnung der empfangenen Signale enthalten.

35.1.3 Kernspinresonanz (makroskopische Betrachtung)

Betrachtet man nicht die einzelnen Atomkerne, sondern ein großes Kollektiv, so entsteht in einem statischen Magnetfeld H_0 ein makroskopisches magnetisches Moment M_0 in z-Richtung. Dieses resultiert aus der Summe der magnetischen Dipole, die (überschüssig) in die energieärmere parallele Richtung zu H_0 (= z-Richtung) weisen.

M_0 wird während der Einwirkung der elektromagnetischen Strahlung aus der z-Richtung ausgelenkt. Das Ausmaß der Auslenkung hängt von der Stärke und der Einwirkzeit der Wechselstrahlung ab. Zumeist wird das hochfrequente Wechselfeld gerade so lange eingeschaltet, bis das magnetische Moment M_0 entweder um 90° oder um 180° ausgelenkt ist. Man spricht dann von **90°- bzw. 180°-Impulsen**.

Für spezielle Untersuchungsabläufe können auch andere Auslenkwinkel (**Flipwinkel**) eingestellt werden.

Direkt nach einem 90°-Impuls hat M_z (die **Längsmagnetisierung**) den Wert Null und M_{xy} (die **Quermagnetisierung**) den Wert M_0. Nach einem 180°-Impuls besitzt M_z den Wert M_0 und M_{xy} den Wert Null.

Wird die Hochfrequenzstrahlung beendet, so wandert M_0 langsam wieder in die positive z-Richtung zurück, da die angeregten Spins in die energieärmere parallele Richtung (z-Richtung) zurückklappen und dabei die zuvor aufgenommene Energie wieder abgeben.

Während dieser Zeit besitzt die Magnetisierung M_0 eine sich ändernde Vektor-Komponente M_z in z-Richtung (= Längsmagnetisierung) und eine Komponente M_{xy} in der xy-Ebene (= Quermagnetisierung) (Abb. 35.6).

In die in x-Richtung ausgerichtete **Empfängerspule** werden ausschließlich durch die M_{xy} – Komponente (Quermagnetisierung) Signale induziert.

Die Vektorspitze des resultierenden magnetischen Moments führt während des Rückklappens der Spins eine schraubenförmige Bewegung um die z-Achse aus.

35.1.4 Relaxationszeiten

Spin-Gitter-Relaxationszeit T_1

Die z-Komponente M_z erreicht ihr Maximum M_0, wenn die ursprüngliche Verteilung der Kernmagnete im Feld H_0 sich wieder eingestellt hat, d.h. wenn alle durch die Hochfrequenz umgeklappten Momente wieder zurückgeklappt sind. Dieser Vorgang wird **Längsrelaxation** genannt und dauert eine gewisse Zeit.

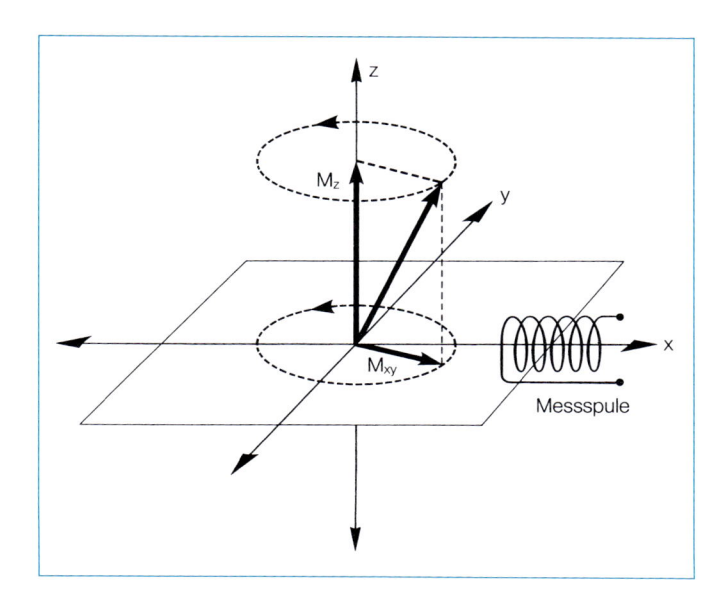

Abb. 35.6
Makroskopisch resultiert unter der Einwirkung eines magnetischen Wechselfeldes auf gerichtete Spins eine Auslenkung des effektiven magnetischen Moments M_0. **Der Auslenkwinkel** hängt von der Einwirkdauer des Wechselfeldes ab. Das ausgelenkte magnetische Moment lässt sich in die Komponenten M_z und M_{xy} zerlegen; letztere rotiert mit der Präzessionsfrequenz der Spins (Larmorfrequenz) um die z-Achse und induziert dadurch eine Wechselspannung in der Messspule, das Messsignal.

Er folgt zumeist einer Exponentialfuktion mit der Zeitkonstanten T_1. T_1 wird **Spin-Gitter-Relaxationszeit** genannt, da das Zurückklappen der Kernmomente durch thermische Wechselwirkungen mit ihren Umfeldstrukturen (bei einem Kristall mit dem Kristallgitter) ausgelöst wird.

> **MERKE**
> Mit einer Veränderung des Gewebes ändert sich auch T_1!

Das heißt im Umkehrschluss, dass mittels T_1 Aussagen über das Gewebe möglich sind.

Spin-Spin-Relaxationszeit T_2

Die in der xy-Ebene gemessene Signalstärke nimmt nach dem Abschalten der Hochfrequenz ab. Hierfür sind hauptsächlich zwei Ursachen verantwortlich. Außer dem bereits besprochenen Zurückklappen der Spins ist eine **Wechselwirkung der Spins** untereinander für diese Signalabschwächung verantwortlich. Sie gehorcht ebenfalls einem Exponentialgesetz, dessen Zeitkonstante **Spin-Spin-Relaxationszeit T_2** genannt wird.

Die im Messvolumen angeregten Spins vollführen ihre Präzessionsbewegung um die Achse des Magnetfeldes H_0, anfangs in Phase miteinander, d. h. mit derselben Geschwindigkeit und Ausrichtung. Dieser Vorgang wird mit der Zeit zunehmend zerstört. Abbildung 35.7 erläutert den Zusammenhang:

Die **magnetischen Kernmomente** (Spins) präzedieren nach der Resonanzanregung anfänglich in Phase (1). In der xy-Ebene wird jetzt die maximale Signalamplitude gemessen. Durch gegenseitige Beeinflussung geraten die Spins zunehmend außer Takt (außer Phase; 2, 3), bis sich schließlich ihre Wirkung auf die Messspule makroskopisch kompensiert und das Signal gegen Null strebt (4).

Dieser Zustand wird erreicht, bevor alle angeregten Spins „zurückgeklappt" sind. T_2 ist also stets kleiner als T_1!

Die für ein ideal homogenes Magnetfeld beschriebene Spin-Spin-Relaxationszeit T_2 wird bei realen Messungen durch einen weiteren Einfluss verfälscht. Aufgrund der zusätzlichen Auswirkung kleiner unvermeidlicher Inhomogenitäten des statischen Magnetfeldes

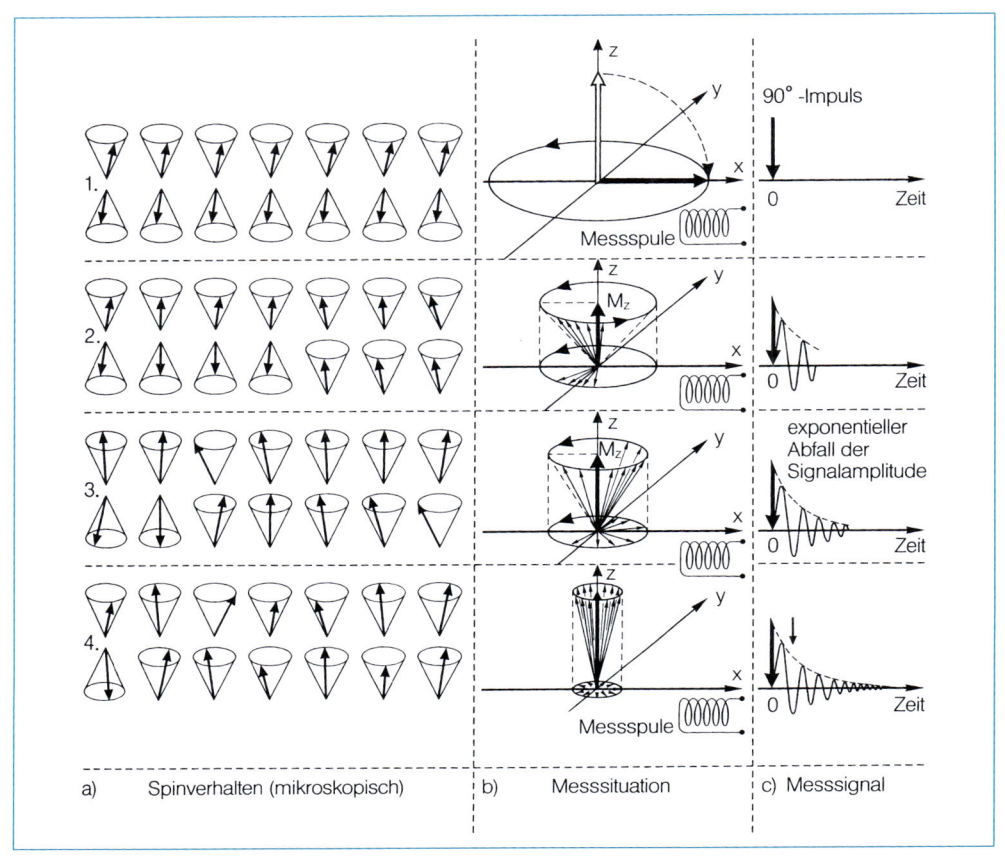

| a) Spinverhalten (mikroskopisch) | b) Messsituation | c) Messsignal |

Abb. 35.7 Nach der Einwirkung eines **90°-Impulses** präzedieren die Spins anfänglich synchron, d. h. in Phase (1a). Makroskopisch ergibt sich ein Auslenken des magnetischen Moments M_0 um 90° in die xy-Ebene, wo es mit der Larmorfrequenz um die z-Achse rotiert (1b). Ohne den Einfluss des Wechselfelds löst sich der erzwungene Ordnungszustand der Spins allmählich auf. Durch **thermische Wechselwirkung** mit den Umfeldstrukturen klappen die zuvor „gekippten" (überschüssigen) Spins in den zu H_0 parallelen Zustand zurück (2a, 3a). Durch gegenseitige Beeinflussung der Spins und Inhomogenitäten im Magnetfeld H_0 bedingt, wird die anfänglich phasengleiche Präzessionsbewegung der Spins zunehmend aufgelöst (2b – 4b). Hierdurch ergibt sich eine Abnahme der Amplitude der Messimpulse (2c – 4c). Der exponentielle Abfall der Messamplitude mit dem Auflösen der Phasenbeziehung der Spins ergibt die **Relaxationszeit T^*_2** (Pfeil in 4c). Das Zurückklappen der Spins mit der Spin-Gitter-Relaxationszeit T_1 erfolgt langsamer (4a) als die Auflösung der Phasenbeziehung (= Dephasierung, 4b) und ist beim Erreichen der Messamplitude Null (4c) noch nicht beendet.

wird real eine **Relaxationszeit T^*_2** gemessen, die wiederum kürzer als T_2 ist. Um T_2 selbst zu ermitteln, muss der Störeffekt der Feldinhomogenitäten durch einen „messtechnischen Trick" ausgeschaltet werden (☞ Kap. 35.1.5).

35.1.5 Messverfahren

Die Relaxationszeiten T_1, T_2 und die Spindichte (Protonendichte) stellen diejenigen **Informationsgrößen** der Kernspinresonanz dar, die schließlich die bildliche Darstellung der Kernspintomographie beeinflussen. Für ihre Be-

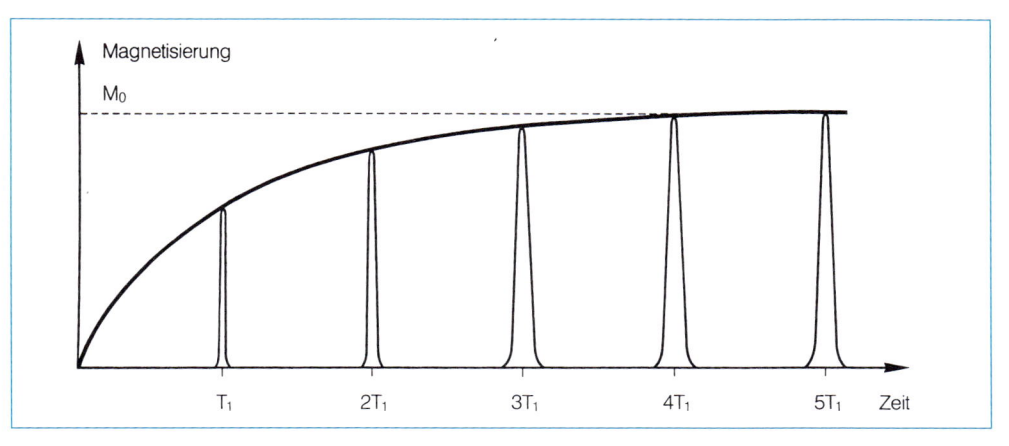

Abb. 35.8 Die **Spin-Gitter-Relaxationszeit T_1** kann z. B. mit der **Saturation-recovery-Methode** bestimmt werden: Durch wiederholte 90°-Impulse (nach einer Verzögerungszeit TR) lässt sich das Zeitverhalten der Magnetisierung bestimmen (s. Kurve). T_1 ist die Zeit, in der nach einem 90°-Impuls 63% der Magnetisierung M_0 erreicht wird.

stimmung stehen verschiedene Verfahren zur Verfügung.

T_1-Zeiten können z. B. mit der **Saturation-recovery-Methode** bestimmt werden. Dabei werden wiederholte Anregungen mit 90°-Impulsen erzeugt. Aus den Intensitätsverhältnissen der Messsignale lässt sich T_1 bestimmen.

Die Repititionszeit TR ist die Zeit zwischen zwei aufeinander folgenden Anregungen (einer Schicht) (Abb. 35.8). Bei sehr langen Wiederholzeiten (TR > T_1) ist die Signalhöhe ein Maß für die Spindichte (Protonendichte). Bei kurzem TR erfolgt eine T_1-Gewichtung (der Bilder).

> **MERKE**
>
> In T_1-gewichteten Bildern stellt sich Gewebe mit kurzem T_1 hell dar, Gewebe mit langem T_1 dunkel

Öfter wird T_1 mit einer anderen Pulsfrequenz, **der Inversion-recovery-Methode (IR)**, bestimmt. Hierbei wird nach einem 180°-Umkehrpuls M_0 ein 90°-Leseimpuls eingespeist, der das Messsignal induziert.

T_2-Zeiten lassen sich nach dem **Spin-Echo-Verfahren (SE)** messen, bei dem ein 90°-Impuls von mehreren 180°-Impulsen gefolgt wird. Die Intensitätsmaxima der resultierenden Echofolge fallen nach einer Exponentialfunktion mit dem Zeitfaktor T_2 ab (Abb. 35.9).

Durch die 180°-Impulse wird jeweils kurzzeitig – während der Maxima – die Auswirkung der oben beschriebenen Magnetfeldinhomogenitäten (☞ Kap. 35.1.4) rückgängig gemacht, d. h. die Spins kommen wieder in Phase. Dadurch wird das durch Dephasierung gestörte Signal wiederhergestellt, was als Echo (auf den 180°-Impuls) bezeichnet wird. Die Zeitspanne, die von der Anregung bis zur Messung des MR-Signals verstreicht, wird **Echozeit TE** genannt.

Bei kurzem TE ergibt sich eine geringe T2-Gewichtung, bei langem TE entsprechend eine starke T2-Gewichtung der Bilder.

Deshalb repräsentieren die Intensitätsmaxima den tatsächlichen Signalabfall durch die Spin-Spin-Wechselwirkung.

> **MERKE**
>
> In T_2-gewichteten Bildern stellt sich Gewebe mit kurzem T_2 dunkel dar, Gewebe mit langem T_2 erscheint dagegen hell.

Zwischen T_1-gewichteten und T_2-gewichteten Bildern sind **alle erdenklichen Übergänge** bzw. Zwischenstufen möglich, Kombinationen

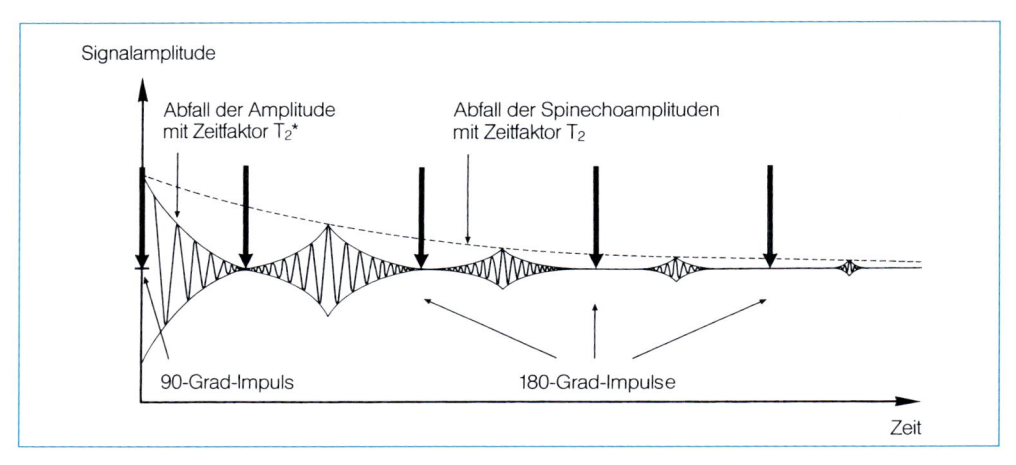

Abb. 35.9: Die Spin-Spin-Relaxationszeit T_2 lässt sich mit dem **Spin-Echo-Verfahren** bestimmen. Nach einem 90°-Impuls fällt die Signalamplitude mit T_2^* ab, wofür neben Spin-Spin-Wechselwirkungen auch Magnetfeldinhomogenitäten verantwortlich sind. Letztere lassen sich kurzzeitig durch 180°-Impulse kompensieren. Der Abfall der resultierenden Spin-Echo-Amplituden erfolgt nach der „reinen" Spin-Spin-Relaxationszeit T_2.

mit jeweils geringer oder stärkerer T_1- bzw. T_2-Wichtung. Die Protonendichte-Wichtung resultiert z. B. aus einer geringen T_1- und T_2-Wichtung.

Die jeweilige Wichtung wird durch die Wahl der Repetitionszeit TR und der Echozeit TE festgelegt.

> **MERKE**
>
> Die **Repetitionszeit TR** ist die Zeit zwischen zwei aufeinander folgenden Anregungen derselben Schicht.
> Die **Echozeit TE** ist die Zeit, die nach einer Anregung (von der Mitte des Anregungspulses) bis zur Messung des MR-Signals (Maximum des Empfangssignals) verstreicht.

TR-Zeiten liegen typischerweise zwischen ca. 500 und 3 000 ms, TE-Zeiten zwischen ca. 20 und 200 ms.
Bei der Spinecho-Sequenz z. B. ergibt sich:
- bei kurzem TR ($\leq$ 500 ms) und kurzem TE ($\leq$ 30 ms) eine starke T_1-Wichtung
- bei langem TR (2 000-3 000 ms) und langem TE (50-200 ms) eine starke T_2-Wichtung
- bei langem TR (1 500-2 000 ms) und kurzem TE ($\leq$ 20 ms) eine Protonenwichtung im MR-Bild.

Die Auswirkung auf den Kontrast im MR-Bild hängt zudem vom jeweiligen Gewebe ab.

Gewebe mit kurzem bzw. langem T_1 zeigt je nach gewählter TR-Zeit und Gewebe mit kurzem bzw. langem T_2 je nach gewählter TE-Zeit ein unterschiedliches Kontrastverhalten (Abb. 35.10).

Übliche Messsequenzen sind außer den oben beschriebenen: Die Gradientenecho-Sequenz (GE), die STIR-Sequenz (= Short TI, = inversion time – Inversion Recovery) und als schnelle Pulssequenzen Turbo-Spin-Echo (TSE), Turbo-Inversion-Recovery (TIR), Turbo-Gradienten-Echo und echoplanare Sequenzen (EPI).

Hierauf soll in diesem Kapitel im Einzelnen nicht näher eingegangen werden. (☞ Literatur KT)

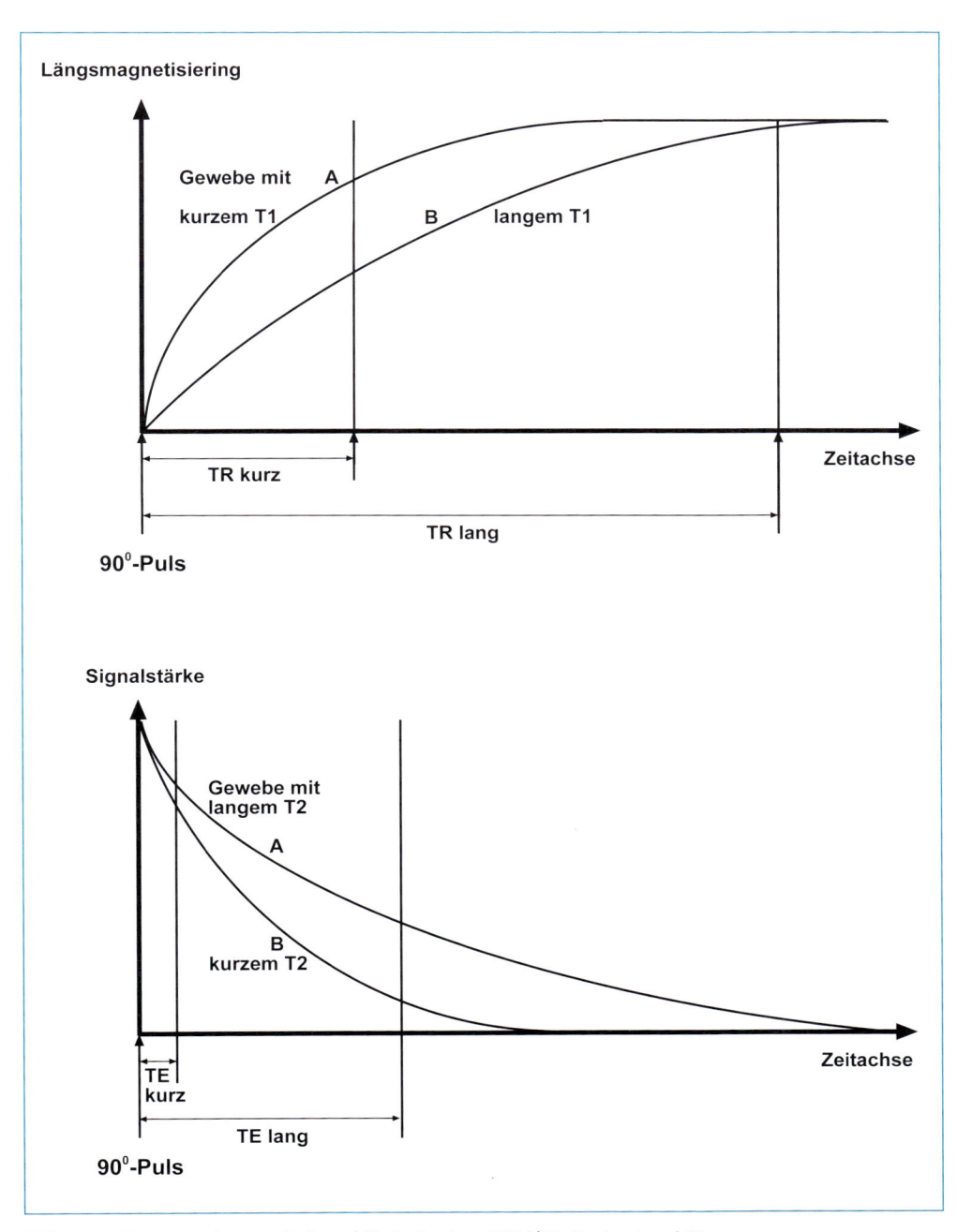

Abb. 35.10 Zusammenhang zwischen a) T_1-Kontrast und TR b) T_2-Kontrast und TE

Fazit

- Das **MR – Messsignal** ist das durch die rotierende Quermagnetisierung M_{xy} in die Empfängerspule induzierte Signal.
- Es verändert seine Höhe (zeitlich) in Abhängigkeit
  - vom Phasenzustand der Spins und ist bei völliger Dephasierung (= winkelbezogene Gleichverteilung der Spinrichtungen) gleich Null und
  - von der Größe der **Quermagnetisierung**, die mit zunehmender Längsmagnetisierung (durch das Zurückklappen der Spins) abnimmt (☞ Abb. 35.7).
- Die Informationen über die den **Bildkontrast** bestimmenden Parameter T_1, T_2 und Protonendichte werden dem Zeitverhalten des MR-Messsignals entnommen.
- Die Wichtung der Parameter beim Messvorgang wird wiederum durch die Wahl der Messsequenz und insbesondere durch die **Repetitionszeit TR und die Echozeit TE** bestimmt.
- Durch die Auswahl der Messsequenz und insbesondere die Wahl der Repetitionszeit TR und der Echozeit TE wird somit der zu erwartende Bildkontrast (**T_1-, T_2 bzw. Protonen-Wichtung**) bereits vor der Untersuchung festgelegt.

35.2 Kernspin-Tomographie

35.2.1 Ortskodierung

Bei der Tomographie gilt es, die Parameter T_1, T_2 und die Spindichte in jedem kleinen Volumenelement ΔV eines zu untersuchenden Körpergebietes **ortsgerecht** zu bestimmen. Der Ort eines Volumenelements ΔV im Untersuchungsraum ist durch drei Koordinatenangaben (in x-, y- und z-Richtung) festgelegt.

Für die Ortszuordnung müssen untersuchungsspezifische Parameter der Kernspin-Tomographie verwendet werden, um für die drei Koordinatenrichtungen x, y und z eindeutige Angaben machen zu können.

Kodierung der z-Richtung (Schichtselektion)

Durch das statische Magnetfeld H_0 wird für jedes Volumenelement ΔV im gesamten Untersuchungsgebiet die gleiche Larmorfrequenz ω_o festgelegt (☞ Kap. 35.1.2, Larmorgleichung).

Beim Anlegen eines Wechselfeldes dieser Frequenz resultiert aufgrund des Resonanzverhaltens eine Anregung sämtlicher Protonenspins im gesamten Untersuchungsgebiet.

Um eine örtliche Differenzierung zunächst in z-Richtung zu erreichen (= Richtung des statischen Feldes H_0 in Längsachse des Körpers), wird ein zusätzliches **Gradientenfeld in z-Richtung** überlagert.

Ein Gradientenfeld ist ein Magnetfeld, das in einer Richtung (hier z-Richtung) von Ort zu Ort eine andere, kontinuierlich ansteigende, Feldstärke aufweist. Das ergibt für jeden Ort in z-Richtung bzw. jede zur z-Richtung senkrechte Ebene ein zusätzliches Magnetfeld H_g.

An einem Ort n (in einer Ebene n) besteht jetzt ein Magnetfeld H_n als Summe aus dem zugrunde liegenden Magnetfeld H_0 und der Größe des Gradientenfeldes H_n am Ort n (in der Ebene n):

$$H_n = H_0 + H_g$$

Nach der **Larmorgleichung** ($\omega = \gamma \times H$) gilt jetzt für jeden Ort n (jede Ebene n) auch eine neue Larmorfrequenz ω_n.

$$\omega_n = \omega_o + \omega_g$$

ω_n = neue Larmorfrequenz am Ort n = 1, 2, 3, ...usw.
ω_o = ursprüngliche Larmorfrequenz
ω_g = durch das Gradientenfeld erzeugte zusätzliche Larmorfrequenz

Die Larmorfrequenz verändert sich in z-Richtung also von Ort zu Ort (von Ebene zu Ebene). Sie ist dabei für die Protonen innerhalb einer Ortsebene jeweils gleich, wächst jedoch von Ebene n zu Ebene n+1 in Gradientenrichtung mit örtlich zunehmender Feldstärke des Gradientenfeldes (Abb. 35.11).

35.2 Kernspin-Tomographie

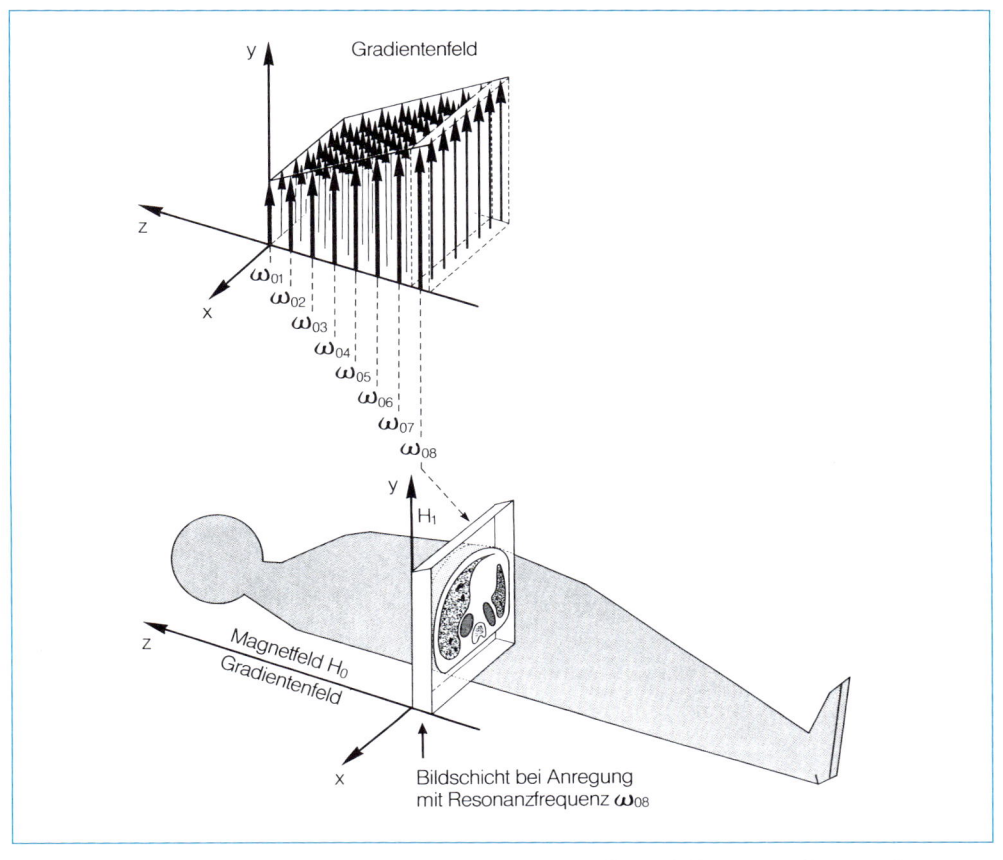

Abb. 35.11 Zur Kernspintomographie: In einem magnetischen Gradientenfeld variieren die Larmorfrequenzen mit der Feldstärke. Ein mit der Frequenz ω_n eingestrahltes Wechselfeld erzeugt nur in der Ebene n = 1, 2, 3, ... usw. mit der entsprechenden Larmorfrequenz ω_n Kernspinresonanz.

Die Spins einer jeden Ebene n mit einer bestimmten Larmorfrequenz ω_n lassen sich jetzt durch Einstrahlen der entsprechenden Resonanzfrequenz ω_n separat anregen (☞ 35.1.1, Resonanz).

Die **Larmorfrequenz** ω_n bildet somit quasi die **Ortskoordinate**, da sie für jeden Ort n (jede Ebene n) in Gradientenrichtung eindeutig festliegt.

Prinzipiell kann eine Ortskodierung für jedes einzelne Volumenelement ΔV im Messvolumen mit Hilfe zweier weiterer derartiger Gradientenfelder in x- bzw. y-Richtung erfolgen, wenn sie nacheinander eingeschaltet werden (Punkttechnik).

Dieses Verfahren wird wegen seines hohen Zeitaufwandes jedoch nicht routinemäßig eingesetzt. Kürzere Messzeiten lassen sich mit Linientechniken, Flächentechniken oder Volumentechniken erreichen. Hierbei werden für die Ortskodierung in x- bzw. y-Richtung zusätzlich andere Verfahren angewandt, die **Frequenzkodierung** (siehe S. 401) und die **Phasenkodierung** (siehe S. 400).

Die von den Gradientenfeldern zusätzlich erzeugten Feldstärken sind relativ klein im Vergleich zum statischen magnetischen Grundfeld eines Kernspin-Tomographen.

Bei einer Gradientenstärke von 20 mT/m (Millitesla pro Meter) variiert die Feldstärke innerhalb eines z. B. 50 cm großen Untersuchungsfeldes um maximal 10 mT.

Das entspricht bei einem statischen Grundfeld von z. B. 1 T (Tesla) +/- 0,5 % des Grundfeldes. Am oberen Feldrand wirkt in z-Richtung also ein Magnetfeld von 1,005 Tesla, am unteren Feldrand von 0,995 Tesla.

Entsprechend gering variieren auch die Larmorfrequenzen der einzelnen Schichten innerhalb des Untersuchungsfeldes. Bei MR-Anlagen, mit denen schnelle Untersuchungen, z. B. Herzuntersuchungen, durchgeführt werden (**CARDIO-MR**), müssen Gradientenstärken von mindestens 30 bis zu 40 mT/m eingesetzt werden (☞ Abb. 35.17).

Ortskodierung der y-Richtung (Phasenkodierung)

Nach der Auswahl einer Schicht n (Ebene n) im Untersuchungsbereich (mit dem Schichtselektionsgradienten z) erfolgt eine Anregung der Spins dieser Schicht durch Einstrahlen eines Hochfrequenzpulses mit der Larmorfrequenz ω_n.

Um eine erste Ortsdifferenzierung innerhalb der Schicht in y-Richtung zu erreichen, wird jetzt ein weiterer **Gradient in y-Richtung** eingeschaltet. Dieser bewirkt, dass sich die Larmorfrequenzen innerhalb dieser Schicht in y-Richtung kontinuierlich unterscheiden.

Die bereits angeregten Spins kreisen jetzt (entsprechend der Larmorgleichung) im Bereich der größeren Feldstärke des Gradientenfeldes schneller als am anderen Ende bei den kleineren Feldstärken. Hierdurch ergibt sich bei eingeschaltetem Gradientenfeld eine **Phasenverschiebung der Spins** gegeneinander in y-Richtung. Mit anderen Worten: Die Spins im Bereich der größeren Feldstärke laufen den Spins im Bereich niedrigerer Feldstärke davon!

Wird der **Phasengradient** wieder abgeschaltet, so präzedieren alle Spins innerhalb der Schicht n wieder gleich schnell. Die Phasenverschiebung der Spins gegeneinander in y-Richtung bleibt jedoch erhalten. Damit besteht eine Ortskodierung in y-Richtung mittels

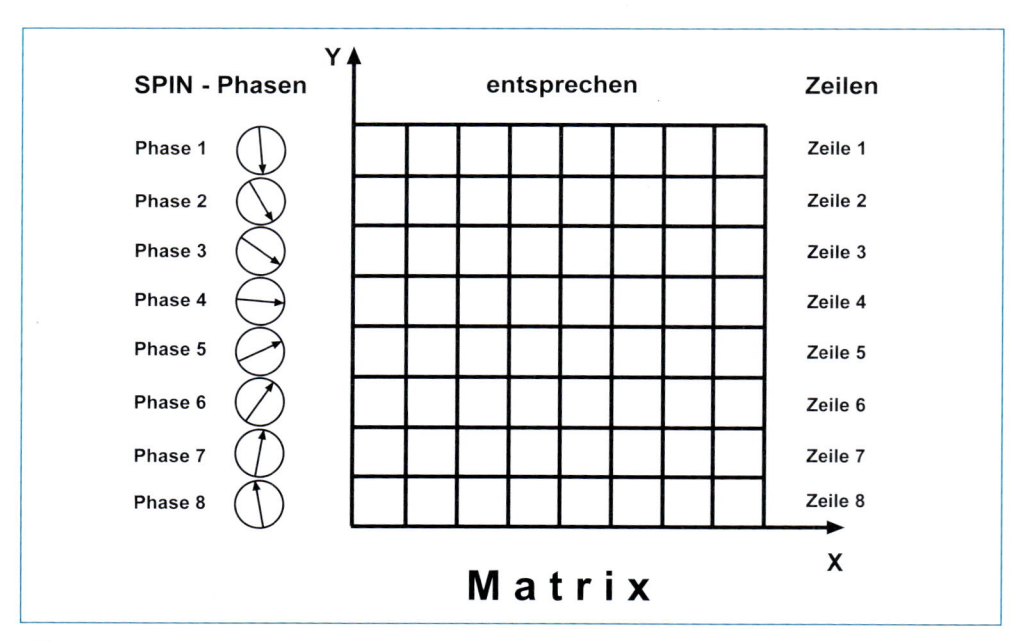

Abb. 35.12 Phasenverschiebung der Spins gegeneinander in y-Richtung **nach** dem Einwirken eines Phasengradienten. Die Phase bildet so die Ortskoordinate für jede Zeile innerhalb der Schicht n.

der Phasen. Jede Zeile innerhalb der ausgewählten Schicht n ist somit durch eine bestimmte Phase identifiziert (Abb. 35.12).

Ortskodierung in x-Richtung (Frequenzkodierung)

Erst wenn auch eine Ortskodierung innerhalb der Zeilen einer Schicht n erfolgt, ist ein Volumenelement ΔV im Untersuchungsbereich eindeutig lokalisiert.

Hierzu wird ein weiteres **Gradientenfeld in x-Richtung** (senkrecht zur y- und z-Richtung) angelegt. Die Larmorfrequenzen ändern sich jetzt entsprechend von Ort zu Ort in x-Richtung.

Im Bereich größerer Feldstärken des Gradientenfeldes ist die Larmorfrequenz der Spins größer als im Bereich kleinerer Feldstärken. Damit lässt sich eine Ortskodierung in x-Richtung wiederum mittels der unterschiedlichen Larmorfrequenzen realisieren (vergleichbar der Schichtauswahl in z-Richtung, bei der die Schicht jeweils nur durch eine Frequenz angeregt wird).

Bei der Ortskodierung in x-Richtung ist die Situation jedoch komplexer, da nun alle Frequenzen zugleich im Signal enthalten sind (Abb. 35.13)!

Wird jetzt ein MR-Signal einer Schicht n gemessen, so erhält man ein **komplexes Frequenzspektrum,** in dem für jede x-Koordinate eine bestimmte Frequenz enthalten ist und für jede y-Koordinate eine bestimmte Phase (n-Verschiebung) der Spins.

Dieses Spektrum gilt es nun zu analysieren, um für jeden Ort x-y innerhalb der gemessenen Schicht n eine eindeutige Frequenz (x-Koordinate) und Phase (y-Koordinate) zu erhalten.

Die Analyse gelingt mit Hilfe einer **Fourieranalyse (Fouriertransformation)** des gemessenen Spektrums. Ein Kurvenspektrum kann damit in eine Summe von Sinus- bzw. Kosinusfunktionen aufgeteilt werden, wodurch alle darin vorkommenden Frequenzen bzw. Phasenanteile bestimmt werden (Abb. 35.13b).

Mit der Analyse der vorkommenden Frequenzen ist zunächst nur die Bestimmung der x-Koordinaten erfolgt, nicht jedoch die der y-Koordinaten (Phasenkodierung).

Die analysierte Signalkurve enthält aber auch die Phaseninformationen der Spins, allerdings summarisch. Ein gemessenes Frequenzsignal ist das Summensignal aller Spins einer bestimmten Frequenz. Es wurde jedoch von Spins mit verschiedener Phase erzeugt. Der Phasenbezug lässt sich aus dem Signal einer Einzelmessung nicht analysieren.

Um auch die y-Koordinaten der gewählten Schicht n zu entschlüsseln, müssen viele Messungen mit jeweils leicht unterschiedlicher Phasenkodierung durchgeführt werden und das Ergebnis jedes Mal einer Fourieranalyse unterworfen werden. Sollen innerhalb der Schicht n eine Anzahl y_n verschiedene y-Koordinaten differenziert werden, so sind y_n verschiedene Messungen erforderlich. Die Anzahl y_n der Messungen bestimmt so u. a. das Auflösungsvermögen in y-Richtung.

Das Problem ähnelt dem eines Gleichungssystems mit y_n Unbekannten, für dessen Lösung y_n unabhängige Gleichungen vorliegen müssen.

Durch eine aufwändige 2-dimensionale Fourieranalyse können mit dieser **Einzelschicht-Technik** letztlich die Signalintensitäten aller Bildelemente in der gemessenen Schicht n bestimmt werden. Dieses Verfahren wird für jede einzelne Schicht im Untersuchungsbereich durchgeführt, bis für jedes Volumenelement ΔV ein Messwert für die Bilddarstellung vorliegt.

Mehrschicht – und Volumentechnik

Um die Gesamtmesszeit zu verkürzen, werden u. a. **Mehrschicht-Techniken** eingesetzt. Hierbei können die MR-Signale für mehrere (zumeist nicht) benachbarte Schichten „gleichzeitig" erfasst werden, indem die Signalpausen zwischen Aussendung und Empfang einer Schicht n für die Anwendung von Gradientenfeldern oder Aussendung von Hochfrequenz-

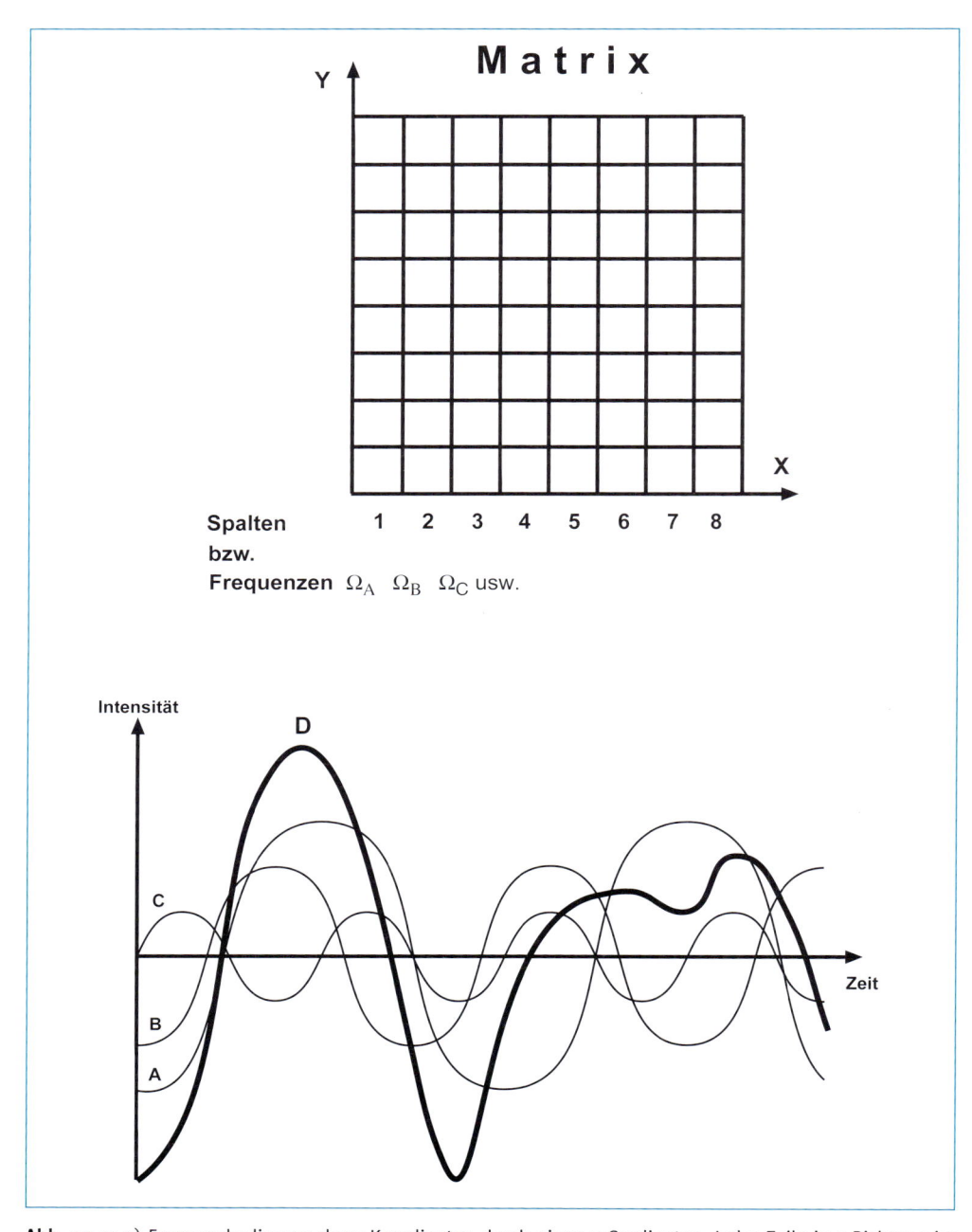

Abb. 35.13 a) Frequenzkodierung der x-Koordinaten durch einen x-Gradienten. Jeder Zeile in x-Richtung ist eine bestimmte Frequenz ω zugeordnet. Jede dieser Frequenzen lässt sich durch eine Sinuskurve mit der entsprechenden Frequenz repräsentieren. b) Durch die Überlagerung (Summation) verschiedener Sinuskurven lassen sich unregelmäßig erscheinende (kontinuierliche) Kurvenformen erzeugen. Umgekehrt können aus jeder Kurve mit Hilfe der Fourieranalyse die zugrunde liegenden Sinusfunktionen mit ihren Frequenzen wieder ermittelt werden. Hier ein einfach nachvollziehbares Beispiel mit drei Sinuskurven (A, B und C) und drei verschiedenen Frequenzen $ω_A$, $ω_B$ und $ω_C$: Resultierende Kurve D.

pulsen in anderen Schichten genutzt werden. So können ohne Verlängerung der Gesamtmesszeit mehrere Schichten simultan gemessen werden.

Bei der **Volumentechnik** wird ein ganzes Untersuchungsvolumen auf einmal gemessen. Hierbei werden neben der Frequenzkodierung zweimal nacheinander Phasenkodierungen in der y- und z-Richtung angewandt. Die räumliche Zuordnung der Messergebnisse erfolgt durch eine dreidimensionale Fourier-Transformation. Angewandt wird diese Technik z.B. bei Gefäßdarstellungen (**MR-Angiographie**).

Die Volumentechnik bietet u.a. den **Vorteil**, dass aus den Rohdaten Schichten mit beliebiger Raumorientierung direkt berechnet und dargestellt werden können – allerdings nur bei gleicher Kantenlänge der Voxel (Würfelform) (☞ Kap. 35.2.2).

35.2.2 Signal-zu-Rausch-Verhältnis und Ortsauflösung

Bei jedem bildgebenden Diagnoseverfahren ist das vorrangige Ziel, ein möglichst optimales Bild aus den empfangenen Messsignalen zu erzeugen. Praktisch treten jedoch bei den Messungen immer zusätzliche Störeffekte (verschiedener Ursachen) auf, die man allgemein als **Rauschen** bezeichnet.

Ein Maß für die Bildqualität ist deshalb stets auch das Verhältnis von Nutzsignalen zu Störsignalen im Bild, das so genannte Signal-zu-Rausch-Verhältnis (engl.: **SNR** = **S**ignal to **N**oise **R**atio).

Die Ortsauflösung (Detailerkennbarkeit) wird andererseits primär durch die Größe der Bildpunkte bestimmt, aus denen das Bild zusammengesetzt ist. Bei digitalen Bildern (z.B. bei Szintigrammen, CT- und MR-Bildern) nennt man die einzelnen Bildpunkte eines

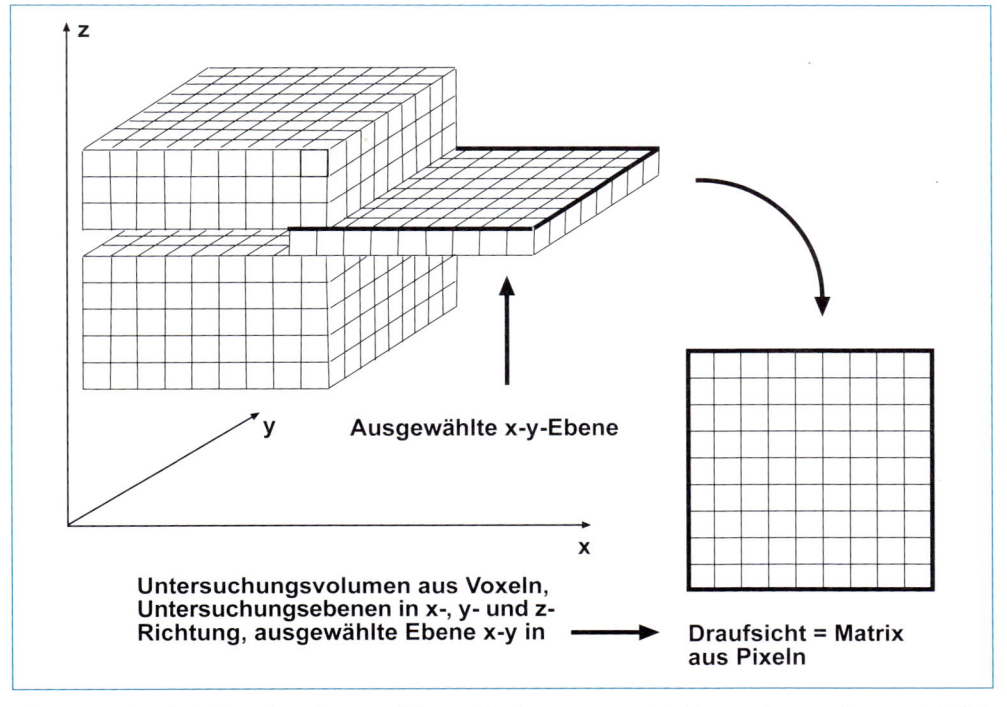

Abb. 35.14 Eine digitale Bildmatrix setzt sich aus Pixeln zusammen. Ein Untersuchungsvolumen wird digital in einzelne Volumenelemente (Voxel) unterteilt.

zweidimensionalen Bildes **Pixel** (= **P**icture-**x**-**E**lement, Abb. 35.14), das gesamte Bild Matrix.

Betrachtet man ein untersuchtes Volumen, so bezeichnet man die einzelnen Volumenelemente ΔV als **Voxel** (= **V**olume-**x**-**E**lement, Abb. 35.14). Inhaltlich sind der Zahlenwert eines Voxels und des korrespondierenden Pixels identisch.

Die Größe eines Pixels bzw. Voxels wird bereits durch die Aufnahmeparameter festgelegt.

Bei der MR-Tomographie ist z. B. der Anstieg des Gradientenfeldes im Untersuchungsbereich (= **F**ield **O**f **V**iew = **FOV**) ein Parameter für die Dicke einer Untersuchungsschicht (Abb. 35.15).

Die Unterteilung eines festgelegten Untersuchungsfeldes (FOV, z. B. 50 cm) in eine Anzahl einzelner Bildelemente (Pixel) bzw. Volumenelemente (Voxel), (z. B. 128 oder 256 bei der Phasenkodierung) bestimmt zugleich die Größe dieser Bild- bzw. Volumenelemente und damit das **Ortsauflösungsvermögen**.

Zwischen dem so festgelegten Ortsauflösungsvermögen und dem Signal-zu-Rausch-Verhältnis bestehen Wechselbeziehungen, die letztlich die Bildqualität bestimmen.

Bei der Wahl der Aufnahmeparameter und der Untersuchungsbedingungen sind diese Zusammenhänge im Interesse einer optimalen Bildqualität in jedem Einzelfall gesondert zu beachten.

Wird z. B. im Interesse einer guten Ortsauflösung eine Matrix mit 512 × 512 Elementen, also relativ kleinen Pixeln, gewählt, so kann ein zu erwartender **Bewegungsartefakt** (unruhiger Patient) die Bildqualität erheblich verschlechtern, evtl. stärker als bei der Wahl einer Matrix mit z. B. nur 256 × 256 oder 128 × 128 und damit größeren Bildpunkten und einer dadurch primär als schlechter zu erwartenden Ortsauflösung. Die hierbei „gewonnene" Messzeit sollte allerdings im Interesse einer guten Bildqualität zur Erhöhung der Anzahl der Aquisitionen (Anregungen) verwendet werden.

Die Messzeit T_M für eine Bildaquisition wird durch drei Parameter bestimmt, durch die Repetitionszeit TR, die Zahl der Phasenkodierschritte n_p und die Zahl der Anregungen m_A:

$$T_M = T_R \cdot n_p \cdot m_A$$

Je kleiner die Anzahl der Phasenkodierschritte (☞ 35.2.1) im Untersuchungsfeld ist, desto kleiner ist auch die Zahl der Matrixelemente (Pixel), desto größer ist das einzelne Pixel, desto schlechter ist die Ortsauflösung.

Das kleinere n_p würde zu einer kürzeren Messzeit T_m führen. Durch eine Vergrößerung von m_A (Zahl der Anregungen) kann die Bildqualität jedoch verbessert werden.

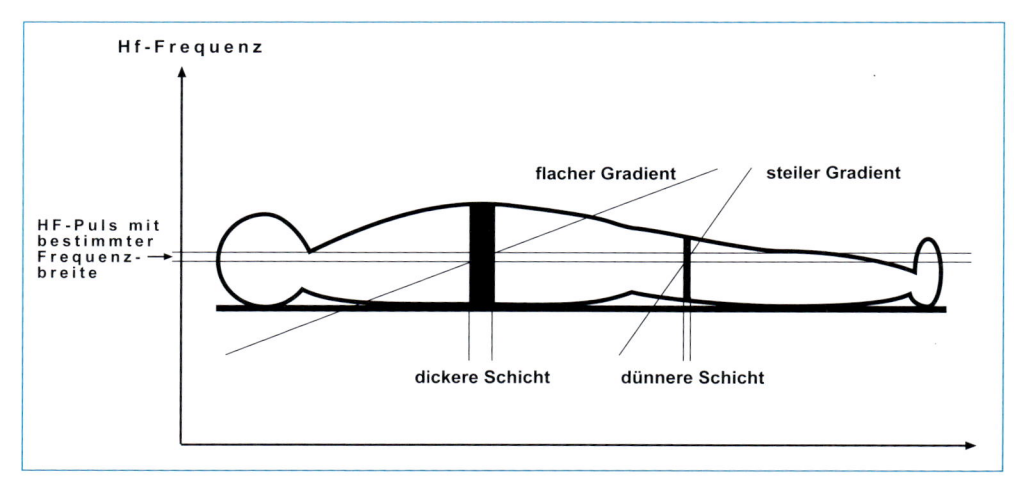

Abb. 35.15 Anstieg des Gradientenfeldes als Parameter für die Schichtdicke

35.2.3
Parameter der MR-Bildgebung

Die gemessenen Signale werden – wie bei der Computertomographie – von einer EDV-Anlage erfasst und verarbeitet. Für die **Bildrekonstruktion** wird eine zwei- oder dreidimensionale Fourier-Transformationstechnik eingesetzt. Dabei müssen enorme Datenmengen verarbeitet werden, was nur Computer mit entsprechenden Rechen- und Speicherkapazitäten in angemessener Zeit bewältigen können.

Die Intensität der Bildpunkte im Kernspintomogramm wird entscheidend durch die **Protonendichte**, also vom Wassergehalt der untersuchten Gewebe, bestimmt; verschiedene Gewebe unterscheiden sich zumeist in ihrem Wasseranteil. Die **Relaxationszeiten T_1 und T_2** beschreiben die Wechselwirkung der Protonen mit ihrem Wasserumfeld und anderen Zellbestandteilen.

Alle drei Parameter können in unterschiedlichem Ausmaß zur Differenzierung verschiedener Gewebe beitragen. Von besonderem Interesse ist dabei die Unterscheidung von gesundem und krankhaftem Gewebe (z.B. Tumoren). Zwei bestimmte Gewebearten können sich z.B. vorrangig durch den Wassergehalt unterscheiden, zwei andere wiederum bei gleichem Wassergehalt durch die Relaxationszeit T_1 oder T_2.

Da die Protonendichtewerte im Weichteilgewebe nur um ca. **15%** schwanken, die Relaxationszeiten T_1 und T_2 jedoch bis zu **300%** variieren, kommt den Relaxationszeiten bei der Gewebedifferenzierung ein besonderes Gewicht zu.

Den Zusammenhang zwischen der **Bildintensität I** im Kernspintomogramm und den bei der Kernspintomographie relevanten Parametern bzw. Messgrößen beschreibt die folgende Gleichung:

$$I = N(\uparrow) \times \exp(-T_E/T_2) \times [1 - \exp(-T_R/T_1)]$$

$N(\uparrow)$ = Protonendichte
T_1 = Spin-Gitter-Relaxationszeit
T_2 = Spin-Spin-Relaxationszeit
T_E = Zeit zwischen Anregung und Messung
T_R = Wartezeit zwischen zwei Messungen

Bei der **Wahl der Aufnahmeparameter** wird also bereits das Ausmaß festgelegt, in dem Spindichte bzw. die Relaxationszeiten die bildliche Darstellung bestimmen.

Durch systematische Erprobungen wurden Erfahrungen gesammelt, um für jede medizinische Fragestellung eine optimale Kombination der drei bildbestimmenden Größen für die Untersuchung festlegen zu können.

35.3
MR-Kontrastmittel

Zur Verbesserung des Bildkontrastes bei speziellen Fragestellungen wurden MR-Kontrastmittel entwickelt. Der wichtigste Effekt dieser Kontrastmittel besteht in einer **Verkürzung** vorrangig **der Relaxationszeit T_1**.

Damit zeigt das mit Kontrastmittel angereicherte (oft pathologische) Gewebe im Vergleich zum Umfeld ein verändertes Signal. Dies ist bei der T_1-Wichtung höher, bei der T_2-Wichtung vernachlässigbar.

Im Gegensatz zur Röntgendiagnostik sieht man bei der MR-Tomographie das Kontrastmittel nicht selbst, sondern nur seine Auswirkung auf das MR-Signal.

Der Effekt der MR-Kontrastmittel beruht auf einer Veränderung des lokalen Magnetfeldes durch Wechselwirkung der Elektronenspins (der Hüllenelektronen!) des KM mit den Wasserstoffkernen im Untersuchungsbereich. Diese Wechselwirkung ist erheblich stärker (> 500-fach!) als die der Kernspins miteinander.

Als wirksame Substanz enthalten MR-Kontrastmittel **paramagnetische Metallionen**, am häufigsten **Gadolinium (Gd^{3+})**. Eine Zusammenstellung üblicher (auch ferromagnetischer) Kontrastmittel nach pharmakologischen Gesichtspunkten zeigt die folgende Auflistung.

Anmerkung: Paramagnetische Substanzen besitzen aufgrund ungepaarter Elektronen in der Atomhülle ein magnetisches Moment, das sich in einem statischen Magnetfeld H in Feldrichtung ausrichtet und hierdurch das bestehende Magnetfeld lokal verstärkt. Nach dem Abschalten des Magnetfeldes geht die erzwungene Ausrichtung bei paramagnetischen Substanzen wieder verloren. Bei ferromagnetische Substanzen bleibt dagegen (in Festkörpern) auch nach dem Abschalten ihre geordnete Ausrichtung der magnetischen Momente zueinander erhalten. Damit resultiert ein (konstanter Ferro-) Magnet.

Die pharmakologischen Eigenschaften der MR-Kontrastmittel unterscheiden sich je nach Einsatzbereich:
- **Extrazelluläre Kontrastmittel** verteilen sich als niedermolekulare wasserlösliche Substanzen im Extrazellulärraum.
- **Intravaskuläre Kontrastmittel** sind ebenfalls wasserlöslich, jedoch höhermolekular und verbleiben deshalb relativ lange im Intravasalraum. Sie können aufgrund ihrer Molekülgröße die nicht pathologisch veränderten Kapillarwände nicht oder nur sehr langsam durchdringen.
- **Hepatozytenspezifische Kontrastmittel** sind lipophil. Sie werden in normalen Hepatozyten angereichert. Leberfremdes Gewebe (z. B. Metastasen) nimmt diese Kontrastmittel nicht auf und ist auf diese Weise zu erkennen.
- **RES-spezifische Kontrastmittel** nehmen die Zellen des retikuloendothelialen Systems weitgehend selektiv auf. Diese sind in der Leber und im Knochenmark, in geringerem Ausmaß auch in der Milz vorhanden.
- **Intrakavitäre Kontrastmittel** (z. B. für die MR-Arthrographie)
- **Orale Kontrastmittel** als Marker für den Intestinaltrakt.

Bei den oralen Kontrastmitteln wird zwischen positiven und negativen Kontrastmitteln unterschieden.

Weitere MR-Kontrastmittel sind in der Entwicklung bzw. in der Erprobung.

Da die meisten der verwendeten paramagnetischen Substanzen (auch Gadoliniumionen) toxisch auf den Körper wirken können, dürfen sie nicht in freier Form eingesetzt werden, sondern sind in chemische Komplexe eingebunden (z. B. Gd-DTPA).

Je nach Einsatzzweck werden MR-Kontrastmittel in bestimmten Konzentrationen appliziert.

Die Wirkungsstärke eines MR-Kontrastmittels wird durch seine **Relaxivität R** angegeben. Sie ergibt sich aus der Zunahme der Relaxationsrate durch das Kontrastmittel, bezogen auf die angewandte Kontrastmittelkonzentration:

$$R = 1/N \; (1/T_n - 1/T_v)$$

N = Kontrastmittelkonzentration
T_n = Relaxationzeit **n**ach der Kontrastmittelgabe
T_v = Relaxationzeit **v**or der Kontrastmittelgabe

35.4 Magnetresonanz-Spektroskopie

Das Messsignal ist bei der Kernspinresonanz u. a. auch vom **chemischen Umfeld** der untersuchten Kernspins abhängig. Durch unterschiedliche Abschirmung des Kerns durch die Atomhülle ergeben sich auch bei gleichem äußeren Feld H_0 unterschiedliche Feldstärken am Spinort.

Daraus resultieren differente Larmor- bzw. Resonanzfrequenzen. Diese Tatsache macht man sich für die Untersuchung von Atomen in unterschiedlichem chemischem Bindungszustand zunutze.

Die Magnetresonanz-Spektroskopie wurde bereits lange vor der Magnetresonanz-Tomographie genutzt. Es gibt inzwischen Techniken, beide Verfahren zu kombinieren und so die Einsatzmöglichkeiten des schon jetzt vielfältig einsetzbaren medizindiagnostischen Werkzeugs Kernspinresonanz- bzw. Magnetresonanz-Tomographie noch zu erweitern.

Prinzipiell erlaubt die MR-Spektroskopie eine **chemische Analyse** ohne Probenentnahme. So lässt sich u. a. die Konzentration bestimmter Aminosäuren in vivo bestimmen.

Die Phosphorspektroskopie wird bei speziellen Untersuchungen der Muskulatur eingesetzt.

35.5 Gerätetechnik

Die **Grundkonzeption** eines Kernspin-Tomographen beinhaltet vier verschiedene technische Komponenten:
- den **Hauptmagneten**, der ein möglichst homogenes Magnetfeld im gesamten Untersuchungsbereich erzeugen soll
- das **Gradientensystem**, das drei senkrecht zueinander angeordnete, sich örtlich linear verändernde Magnetfelder erzeugt, die dem Hauptfeld überlagert werden und primär der Ortskodierung dienen
- das **Hochfrequenzsystem**, das zur Anregung der Kernspins und zum Empfang der Resonanzsignale dient
- das **Rechnersystem**, das den Ablauf der Untersuchung steuert und die Auswertung der Signale, die Bildkonstruktion und -darstellung ermöglicht.

35.5.1 Der Hauptmagnet

Das wesentlichste Bauelement eines Kernspintomographiegerätes ist der Hauptmagnet, der ein räumlich und zeitlich **homogenes Magnetfeld** erzeugen muss.

Der Innenbereich eines Kernspin-Tomographen muss für Untersuchungen beliebiger Körperbereiche eine ausreichend große Öffnung von ca. 50 cm Durchmesser besitzen und dabei von einem sehr homogenen Magnetfeld relativ hoher Stärke erfüllt sein.

Drei verschiedene technische Wege werden hierfür beschritten.
- Entweder wird ein **Permanentmagnet,**
- ein herkömmlicher **Elektromagnet** (selten) oder
- ein **supraleitendes Magnetsystem** eingesetzt.

Bei den beiden letzteren ist eine aufwändige Kühlung nötig. Beim Elektromagneten dient sie der Ableitung der anfallenden Wärme.

Im Fall des heute zumeist verwendeten supraleitenden Magnetsystems wird das Spulenmaterial aus einer speziellen Legierung mit flüssigem Helium auf **minus 269° C** (= 4 K) abgekühlt, wodurch es supraleitend wird – d.h., der elektrische Widerstand wird gleich Null.

Ein einmal eingespeister Strom fließt nun ohne zusätzliche elektrische Energiezufuhr in der Spule, solange der supraleitende Zustand aufrechterhalten wird.

Alle drei Systeme haben **Vor- und Nachteile.**

Mit dem Elektromagneten können nur Feldstärken bis 0,3 Tesla, mit dem Permanentmagneten bis 0,5 Tesla erzeugt werden. Für höhere Feldstärken (bis 3 oder gar 4 Tesla) muss ein supraleitendes System verwendet werden.

Supraleitende Systeme sind wegen der deutlich überlegenen Untersuchungsqualität die verbreitetsten Anlagen.

Bei **Permanentmagneten** ist ein hohes Gewicht von ca. 100 Tonnen bauseitig zu berücksichtigen. Systeme mit Permanentmagneten werden oft als so genannte offene Systeme (Open MRT) gebaut, bei denen eine einseitige seitliche Öffnung zum Untersuchungsfeld (Patienten) besteht. Diese erlaubt u.a. auch medizinische Eingriffe unter MR-Kontrolle (iMRT = interventionelle MRT; cave: nicht zu verwechseln mit IMRT = Intensity Modulated Radiation Therapy = intensitätsmodulierte Strahlentherapie ☞ Kap. 28.4).

Auch **supraleitende Systeme** werden vereinzelt als offene Systeme installiert, was jedoch wegen der hohen Kosten nur speziellen Anwendungsbedürfnissen vorbehalten bleiben dürfte.

Zur Abschirmung der hohen Feldstärken, insbesondere bei supraleitenden Systemen, sind spezielle bauliche Maßnahmen (**Faraday-Käfig**) erforderlich.

Sie dienen zum einen dem Schutz des Umfelds vor Magnetfeldeinflüssen, zum anderen halten sie Störeinflüsse, insbesondere Hochfrequenzeinstrahlungen, von außen ab, die die

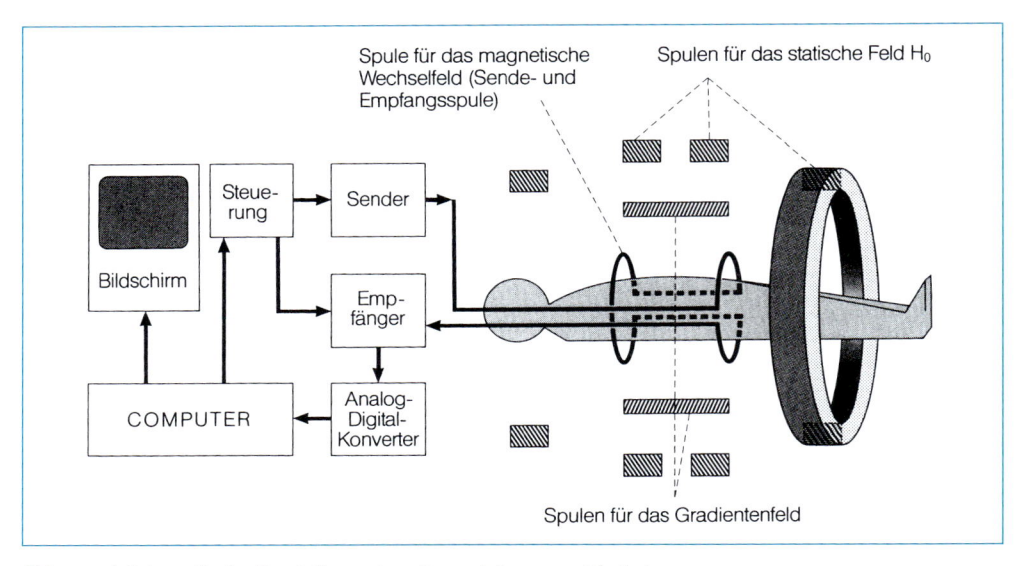

Abb. 35.16 Schematische Darstellung einer Kernspintomographie-Anlage

Homogenität des Messfelds im Magneten und den Messvorgang beeinträchtigen könnten (**statischer Shim**).

Um die Feldinhomogenitäten im Untersuchungsvolumen auszugleichen, die durch den im Gerät befindlichen Patienten und eventuell vorhandene Gegenstände ausgelöst werden, wird zusätzlich ein System elektrischer Korrekturspulen eingesetzt. Die hierdurch erzeugten Korrekturfelder werden jeweils rechnergesteuert optimiert (**dynamischer Shim**).

Abbildung 35.16 zeigt den typischen Aufbau eines Kernspintomographie-Systems.

35.5.2
Das Gradientensystem

Das Gradientensystem dient der Erzeugung dreier in den Raumachsen x, y und z senkrecht zueinander stehender Magnetfelder, die der Schichtwahl bzw. Ortskodierung dienen.

Bestandteile sind die Gradientenspule und der Gradientenverstärker. Die erzeugten Magnetfeldstärken sind klein (Millitesla-Bereich) im Vergleich zum statischen magnetischen Hauptfeld (Teslabereich bis zu 4 T, ☞ Kap. 35.2.1).

Gradientenfelder ändern ihre Stärke linear in ihrer Raumrichtung und werden dem statischen Hauptfeld überlagert (Abb. 35.17).

Kenngrößen eines Gradientensystems sind die Gradientenstärke und Anstiegszeit. Die **Gradientenstärke** liegt zwischen 20 und 40 mT/m (Millitesla/Meter), die **Anstiegszeiten** auf die maximale Gradientenstärke im Subsekunden-Bereich bei 200-800 µs (Mikrosekunden).

Dabei fließen Stromstärken von einigen hundert Ampere. Beim Ein- und Ausschalten dieser großen Stromstärken entsteht das typische hämmernde Geräusch bei MR-Untersuchungen.

35.5.3
Das Hochfrequenzsystem

Das Hochfrequenzsystem dient einerseits der Anregung der Protonen durch Senden (Einstrahlen) der Resonanzfrequenz (Lamorfrequenz). Diese beträgt z. B. für 1,5 Tesla 63,8 MHz, für 2,0 Tesla 85,1 MHz (Megahertz) und liegt somit im Frequenzbereich von UKW-Sendern.

Andererseits wird durch das Hochfrequenzsystem das Resonanzsignal empfangen und registriert.

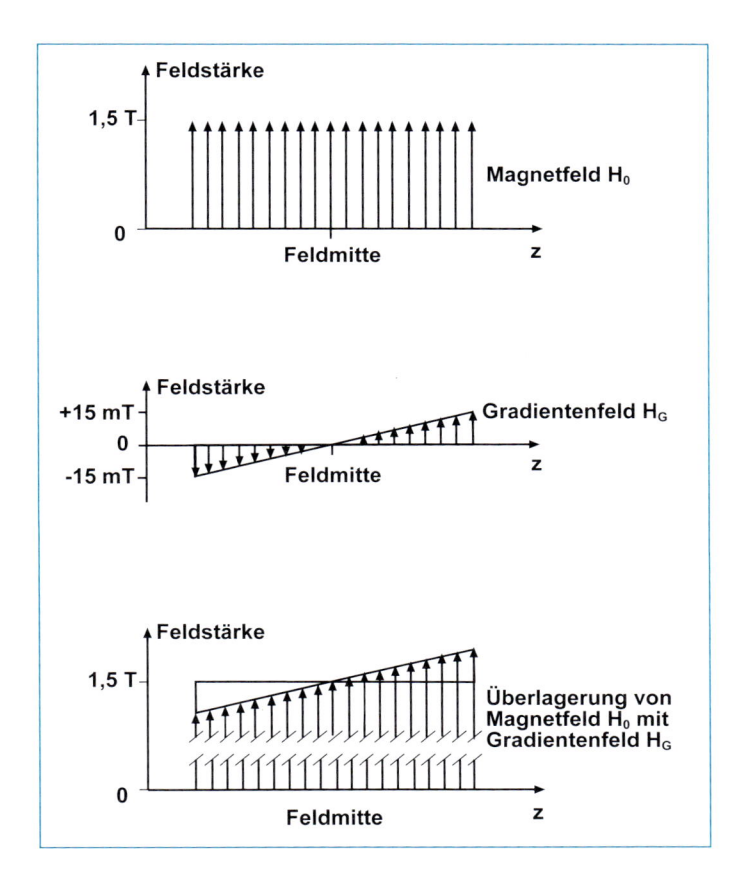

Abb. 35.17 Überlagerung des magnetischen Grundfelds mit einem Gradientenfeld

Das Aussenden der hohen Sendeleistung (bis zu 15 kW) und der Empfang der relativ kleinen Resonanzsignale muss durch ein optimiertes System von Sende- und Empfangsspulen gewährleistet werden, um das Signal-zu-Rausch-Verhältnis im Interesse einer hohen Bildgüte klein zu halten.

Grundsätzlich kann das Senden und Empfangen der Signale durch die vorhandene Ganzkörperantenne erfolgen. Vorteilhafter ist jedoch die zusätzliche Verwendung kleinerer Spezialspulen (Oberflächenspulen), die körpernah im Untersuchungsbereich angebracht werden. Das Signal-zu-Rausch-Verhältnis kann dadurch bis zum 10-fachen verbessert werden.

35.5.4 Das Rechnersystem

Das Rechnersystem besteht aus einem Steuerrechner, einem Bildrechner, einem Bedienungsrechner, sowie den zugehörigen Speichermedien.

Der **Steuerrechner** steuert den Ablauf der Sequenzen bei der Untersuchung, u.a. das Gradientensystem, das Hochfrequenzsystem und koordiniert dazu die Arbeit des Bildrechners.

Der **Bildrechner** berechnet aus den Messdaten die MRT-Bilder. Mit zunehmender Komplexität der Untersuchungs- und Auswerteverfahren (Einzelschicht-, Mehrschicht-, Volumentechnik) steigen die Anforderungen an die Rechengeschwindigkeit und die benötigten Speicherkapazitäten erheblich an.

Um die Rechenzeiten zu verkürzen, werden für Teilaufgaben spezielle Prozessoren verwendet, z. B. für die Fouriertransformation (☞ 35.2.1) bei der Bilderzeugung so genannte schnelle **Array-Prozessoren**.

Der **Bedienungsrechner** stellt die Benutzeroberfläche dar und dient der Bilddarstellung.

35.6 Praktische Aspekte zur Kernspin-Tomographie

35.6.1 Indikationen zur Untersuchung

Der große Umfang des Indikationsspektrums für MRT-Untersuchungen ist durch die hervorragende Differenzierungsmöglichkeit des Verfahrens im Weichteilgewebe bedingt. Nur stichpunktartig und ohne Anspruch auf Vollständigkeit werden im Folgenden einige häufige Indikationen nach den Untersuchungsregionen gegliedert aufgeführt:

- **Schädel:** Alle intrakraniellen Erkrankungen, Erkrankungen der Sehnerven bzw. Augenmuskelnerven, der endokrinen Orbitopathie, der basisnahen ZNS-Strukturen, der zentralen und peripheren Hirnnerven, der Hirngefäße, Nachweis von Hirntumoren u. a., (Ausnahme: Schädel-Hirn-Trauma mit z. B. einer Subarachnoidalblutung [SAB] = CT-Indikation)
- **Hals:** Abklärung von Veränderungen der Halsweichteil-Strukturen und der Halsgefäße, u. a.
- **Wirbelsäule:** Abklärung spinaler Fehlbildungen, traumatisch bedingter Veränderungen, Querschnittssymptomatik, Myelopathien, Knochenmarksveränderungen, Veränderungen der Bandscheiben, u. a.
- **Thorax:** Nachweis und Lokalisation von Raumforderungen der Thoraxwand und des Mediastinums u. a.
- **Herz:** Nachweis von Fehlbildungen des Herzens und der großen Gefäße, Raumforderungen und entzündliche Veränderungen im Herzen bzw. am Herzmuskel, Herzfunktionsdiagnostik, Veränderungen bei koronarer Herzkrankheit, Ausdehnung und Spezifikation von Myokardinfarkten, (Stichwort: **Kardio-MR**). Gerade auf dem Gebiet der Kardio-MRT findet z.Zt. eine rasante Entwicklung statt, deren Ende noch nicht abzusehen ist.
- **Mamma:** Abklärung unklarer Befunde der Röntgen-Mammographie und Mamma-Sonographie beim invasiven Carcinom, insbesondere auch zur Differenzierung maligner und benigner Veränderungen
- **Abdomen:** Nachweis und Differenzierung fokaler Leber- und Milzläsionen, Gallenwegsobstruktionen, u. a.
- **Gefäße:** Veränderungen bzw. Erkrankungen der Aorta und ihrer Äste, der Pulmonalarterien, der Becken-Bein-Gefäße sowie der großen Venen (Stichwort: **MR-Angiographie**), allerdings nicht zum direkten Kalknachweis
- **Bewegungsapparat:** Differenzierung degenerativer und entzündlicher sowie tumoröser und posttraumatischer Erkrankungen der Gelenke, Weichteile (Muskel, Sehnen, Bänder, Menisken), Differenzierung von zahlreichen pathologischen Veränderungen des Knochenmarkraums, z. B. ischämische Veränderungen, Markraumödeme, Osteonekrosen, u. a. (Abb. 35.18).
- **Ganzkörper-MR :** Es sind bereits MR-Geräte in der Anfangsphase des klinischen Einsatzes, mit denen mit einem speziellen Spulensatz und einer neuen Technologie Ganzkörperuntersuchungen in einem Untersuchungsgang durchgeführt werden können.

35.6.2 Sicherheitsaspekte und Kontraindikationen

Wegen der großen Feldstärke des magnetischen Grundfeldes (bis zu 4 Tesla) stellen alle ferromagnetischen Materialien, die in den Untersuchungsraum gelangen, grundsätzlich eine **Gefahrenquelle** dar. Durch das Magnetfeld

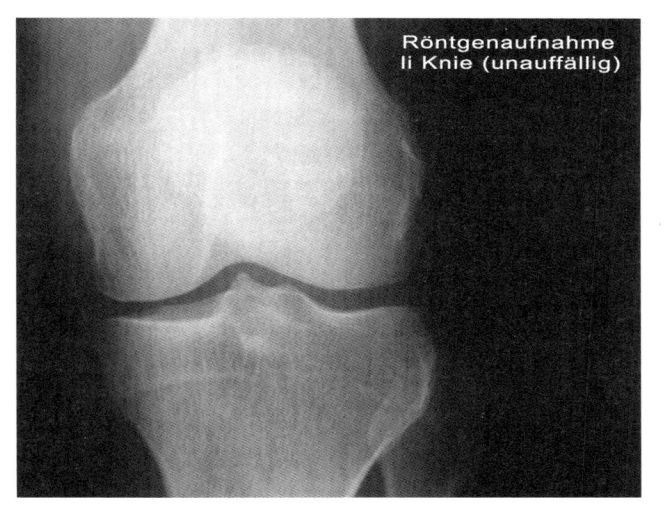

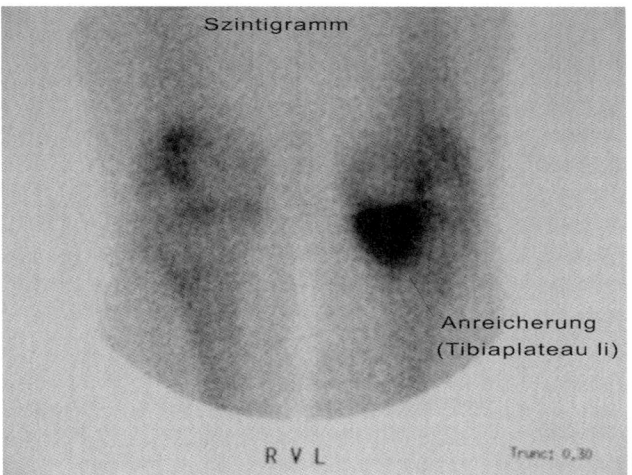

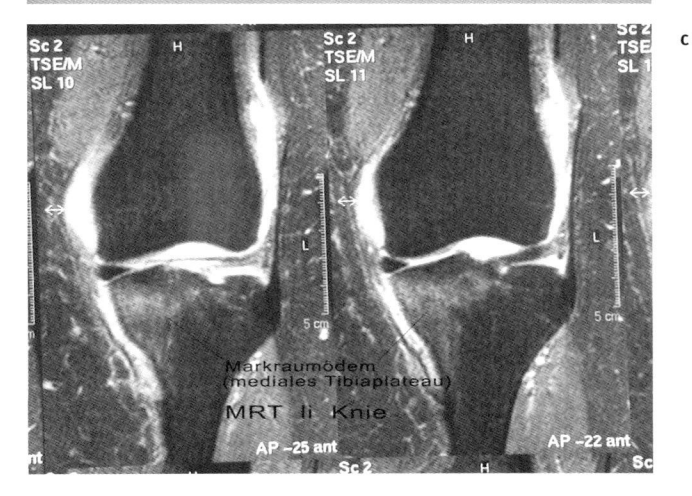

Abb. 35.18
Vergleichende Darstellung eines **pathologischen Kniegelenks** a) im **konventionellen Röntgenbild** (hier unauffällig) b) im **Szintigramm** (links erhöhter Knochenstoffwechsel im medialen Tibiabereich) c) im **Kernspin-Tomogramm** (Darstellung eines Markraumoedems im Tibiabereich des linken Knies als Ursache des pathologisches Knochenstoffwechsels)

können sie eine so starke Anziehung erfahren, dass sie sich geschossartig durch den Raum bewegen.

Implantate und Fremdkörper im Patienten

Besondere Aufmerksamkeit muss der Recherche nach eventuell vorhandenen **ferromagnetischen Implantaten** gewidmet werden, um die betroffenen Patienten nicht zu gefährden. Durch die Verlagerung eines solchen Implantats können benachbarte Gefäße und andere Strukturen verletzt werden.

> **MERKE**
> Ferromagnetische Materialien stellen im MR-Untersuchungsraum prinzipiell eine Gefahrenquelle dar und sind deshalb möglichst fernzuhalten.

Auch für Patienten mit Herzschrittmachern älterer Bauart, die über ein Magnetfeld programmiert werden, stellt das magnetische Grundfeld eine Gefahrenquelle dar. Der Schrittmacher wird dadurch zumeist in seinen Grundzustand versetzt und erfüllt dann nicht mehr seine Funktion.

Für alle **Herzschrittmacher** (auch moderner Bauart) stellt die Hochfrequenzstrahlung eine Gefahrenquelle dar. Die Schrittmacherelektrode fungiert als Antenne und kann somit die Hochfrequenz empfangen. Dadurch können gefährliche Herzrhythmusstörungen ausgelöst werden. Zudem können sich die Elektroden durch die Hochfrequenzstrahlung erwärmen, was zu lokalen Verbrennungen und evtl. Thrombosierungen in Blutgefäßen führen kann.

Herzschrittmacher gelten somit nach heutigen Erkenntnissen als **absolute Kontraindikation** für MR-Untersuchungen.

Gefährdungen des Patienten bei einer MR-Untersuchung sind nach heutiger Erkenntnis auch beim Vorliegen folgender Situationen prinzipiell **möglich**:

- implantierte Defibrillatoren
- links-ventrikuläre Pumpen, Insulinpumpen
- **Herzklappen**
- **Cochleaimplantate**
- **Zahnprothesen** mit ferromagnetischen Materialanteilen
- **Metallsplitter** (insbesondere im Auge) und
- sonstige metallhaltige **ferromagnetische Implantate**.
- **intravaskuläre Stents und Coils, cerebrale Gefäßklips**: Diese stellen mit den heute in der Regel verwendeten Materialien allerdings **ab der 6.-8. Woche** nach der Implantation zumeist **kein Risiko** mehr dar.
- Bei stark tätowierten Patienten kann eine **relative Kontraindikation** bestehen, da die Farben Metallanteile enthalten, was zu einer Erwärmung der betroffenen Partien führen kann. Auch Perlmuttknöpfe, Gürtelschnallen usw. können Metallbeimengungen enthalten.

> **MERKE**
> Kontraindikation zur MR-Tomographie sind:
> Elektrisch, magnetisch oder mechanisch aktive Implantate
> (Herzschrittmacher, Defibrillatoren, Insulinpumpen, Herzklappen, Cochleaimplantate)
> Und ferromagnetische Materialien (z. B. Implantate, Metallsplitter) im Patienten.

Anmerkung: Auch elektronisch oder **magnetisch gespeicherte Daten** auf entsprechenden Datenträgern, z. B. Scheckkarten, Magnetstreifenkarten für Parkhäuser, u. a., sind durch den Magnetfeldeinfluss **im Untersuchungsraum gefährdet** und können verändert oder gelöscht werden!

Durch den Magnetfeld-Einfluss kann die **Funktion aktiver Implantate** beeinträchtigt oder gar verhindert werden.

Ferromagnetische Implantate und Metallsplitter können sich erwärmen und ihre Lage verändern (z. B. **Implantatdrehung**).

Auch wenn die meisten heute verwendeten Implantate nicht ferromagnetisch und somit MR-sicher sind, muss ihr Vorhandensein vor jeder MR-Untersuchung bekannt sein (ausführliche Patientenbefragung und Hinzuziehen anderer anamnestischer Informationen).

Sicherheitshalber sollten Metallimplantate jedoch immer auf mögliche ferromagnetische Bestandteile überprüft werden. Ob sie im Einzelfall eine Kontraindikation darstellen, hängt auch von ihrer Lokalisation und Größe ab und muss unter Berücksichtigung der Dringlichkeit der zu beantwortenden Fragestellung vom untersuchenden Arzt entschieden werden.

Auch bei nicht ferromagnetischen Implantaten (z. B. **Hüftprothese**) können sich **Artefakte** ergeben, welche die Beurteilung der Bilder im Einzelfall gelegentlich erschweren. Sind die Implantate vorher bekannt, so ist eine Beeinflussung der zu erwartenden Artefakte durch die Wahl der Untersuchungsmethode bzw. -parameter möglich.

Biologische Effekte der Magnetfelder

Durch den Einfluss des **statischen Magnetfelds** kann es zu **Veränderungen im EKG** kommen, allerdings nur solange der Patient dem Magnetfeld ausgesetzt ist. Vorübergehend kann es zu Erhöhungen der Amplitude der T-Welle kommen.

Ernsthafte gesundheitsgefährdende Veränderungen wurden bei den heute eingesetzten statischen Magnetfeldstärken bis 2 Tesla nicht bekannt.

Auch wenn die Energiequanten der **Hochfrequenzfelder** so niederenergetisch sind, dass sie einzeln keine ionisierende Wirkung ausüben (☞ Kap. 35.1.2), führt die Gesamtleistung der eingesetzten Hochfrequenz zu einer Wärmezufuhr und somit zur **Erwärmung** des Gewebes im Untersuchungsgebiet. Die eingestrahlte Leistung wird deshalb bei allen MR-Tomographen durch eine technische Vorrichtung (SAR-Monitor, **SAR** = **S**pecific **A**bsorption **R**ate) stets überwacht und auf ein tolerables Maß begrenzt.

Da die Wirkung der elektromagnetischen Wechselfelder auf Zellen des menschlichen Fötus in der Zellteilungsphase noch nicht abschließend geklärt ist, sollte eine **fötale MR-Untersuchung** möglichst **nicht vor dem zweiten Trimenon** der Schwangerschaft erfolgen.

Durch das schnelle Ein- und Ausschalten der **Gradientenfelder** werden elektrische Felder (Ströme) im Körper des Patienten induziert. Hierdurch kann es bei sehr leistungsstarken Gradientensystemen zu **Nervenstimulationen** (mit z. B. unwillkürlichen Muskelkontraktionen oder optischen Halluzinationen wie Lichtblitzen) kommen. Um nachteilige Auswirkungen für den Patienten zu vermeiden, wird die Geschwindigkeit der Gradientenschaltung (hardware- und softwareseitig) ständig überwacht und ggf. limitiert.

35.7 Qualitätssicherung

Das Einhalten von Kriterien der Qualitätssicherung ist bei der MRT besonders wichtig, da die Fehlermöglichkeiten durch Artefakte und nicht sachgemäße Durchführung der Untersuchung deutlich umfangreicher sind als bei anderen bildgebenden Verfahren.

Der Grund liegt in der großen Vielfalt veränderbarer und kombinierbarer Messparameter bei der Magnet-Resonanz-Tomographie. Die Messbedingungen und -parameter müssen in jedem Einzelfall der speziellen Fragestellung angepasst werden.

Dies erfordert einerseits eine hohe Qualifikation auf der Seite der Durchführenden.

Andererseits sind schon bei der Indikationsstellung durch den die Untersuchung anfordernden Arzt differenzierte Angaben zur Fragestellung erforderlich, um eine jeweils optimale Kombination der Messparameter wählen zu können und so die Differenzierungsmöglichkeiten der MR-Tomographie voll ausschöpfen zu können.

Qualitätskriterien für die Bildgüte sind:
- eine angemessene **Ortsauflösung** und geometrische Qualität (Schichtdicke und -position, Schärfe der Schichtbegrenzung, verzeichnungsfreie Darstellung)

- die **Homogenität** des Bildfeldes,
- eine möglichst **artefaktfreie Bilddarstellung**.

Einen **Überblick** über die Vielfalt der einzuhaltenden Kriterien gibt die Tabelle „Spezielle geräte- und untersuchungstechnische Mindestanforderungen" in der Anlage (☞ **Anhang 4**) aus den „Richtlinien der Bundesärztekammer zur Qualitätssicherung der Magnet-Resonanz-Tomographie", die im September 2000 veröffentlicht wurden.

Aufgrund der schnellen Weiterentwicklung der Methode, nicht zuletzt durch den raschen Wandel der technischen Möglichkeiten, ist für die Zukunft mit einer Zunahme des Umfangs der einzuhaltenden Qualitätskriterien bei der MR-Tomographie zu rechnen.

FRAGEN

35.1 Erklären Sie die Präzessionsfrequenz. Mit welcher Gleichung wird sie berechnet?
35.2 Was beschreibt der Begriff Nettomagnetisierung?
35.3 Warum wird die Längsmagnetisierung ausgelenkt? Was ist das Besondere daran?
35.4 Welche Änderungen bewirkt der HF-Puls? Was entsteht durch diesen?
35.5 Welche Bedeutung und Wirkung hat die Quermagnetisierung?
35.6 Welchen Vorgang beschreibt die T1-Relaxationskurve?
35.7 Welchen Vorgang beschreibt die T2-Relaxationskurve?
35.8 Welche Bedeutung haben die Relaxationszeiten auf das Kontrastverhalten?
35.9 Was bewirken MR-Kontrastmittel?
35.10 Welche Bedeutung haben TR und TE?
35.11 Welche sind die vier technischen Komponenten eines Kernspin-Tomographen?
35.12 Wozu dienen die Gradientenfelder?
35.13 Welche biologischen Effekte können das statische Magnetfeld, die Gradientenfelder und das Hochfrequenzfeld im Patientenkörper bewirken?
35.14 Welche Kontraindikationen zur Kernspinuntersuchung kennen Sie?
35.15 Welchen Gefahren ist der Patienten ausgesetzt, wenn Kontraindikationen nicht beachtet werden?

VI Anhang

Anhang 1:
Antworten auf die Lernfragen 417

Anhang 2:
Diagnostische Referenzwerte 443

Anhang 3:
Strahlenexposition durch nuklearmedizinisch untersuchte Patienten 449

Anhang 4:
Qualitätsbeurteilungs-Richtlinien für MRT .. 459

Bildquellenverzeichnis 481

Literaturverzeichnis 485

Register 487

Antworten

ANTWORTEN ZU KAPITEL 1

1.1 Ein Atom besteht aus einem (Atom-)Kern und einer (Atom-)Hülle. Im Kern befinden sich die Elementarteilchen Proton(en) – mit positiver Ladung – und Neutron(en) – ladungsneutral. Die Hülle besteht aus Elektronen – mit negativer Ladung.

1.2 Ein Teil des Atomkerns, also ein Proton oder Neutron.

1.3 Der Atomdurchmesser des Atomkerns liegt in der Größenordnung von 10^{-14} Meter, der der Hülle bei 10^{-10} Meter; d. h. der Hüllendurchmesser ist ca. 10.000 mal größer als der Kerndurchmesser. Im bildlichen Vergleich: Wenn man sich den Atomkern als Tischtennisball im Zentrum eines Fußballstadiums vorstellt, findet man die (viel kleineren) äußeren Elektronen der Hülle in den Zuschauerbereichen.

1.4 Isotope sind Atome eines Elements, deren Kerne gleich viele Protonen, aber unterschiedlich viele Neutronen besitzen. Dadurch haben sie eine unterschiedliche Masse, aber eine gleiche Kernladungs- und Ordnungszahl. Durch diese gleiche Ordnungszahl sind sie chemisch gleich und stehen am gleichen Platz im Periodensystem der Elemente.
isos = gleich; topos = Platz

1.5 Ein Ion entsteht, wenn die Zahl der Elektronen in der Hülle eines neutralen Atoms (Moleküls) verändert wird. Durch Entfernen eines oder mehrerer Elektronen entsteht ein elektrisch positives Ion, durch Hinzufügen von Elektronen ein negatives Ion.

1.6 Die (Hüllen-) Elektronen

1.7 Das kleinste Atom mit dem einfachsten Aufbau ist ein Wasserstoffatom. Sein Kern besteht aus nur einem positiv geladenen Elementarteilchen, einem Proton. Seine Hülle besteht aus einem einzelnen Elektron.

1.8 Es ist die Zelle. Eine Zelle besteht aus einem Zellkern, dem ihn umgebenden Zellplasma und der alles einhüllenden Zellmembran. Die einfachsten Lebewesen bestehen nur aus einer einzigen Zelle, z. B. das Pantoffeltierchen oder die Amöbe.

1.9
- **Ionenbindung**
  Die Bindung ist durch die elektrische Anziehung entgegengesetzt geladener Ionen begründet. Man nennt diese Bindung auch heteropolare Bindung. (hetero = verschieden)
- **Atombindung**
  Die Bindung in den Molekülen bezeichnet man als Elektronenpaarbildung oder auch Atombindung. Man nennt diese Bindung auch homöopolare Bindung. (homöo = gleich)
- **Metallische Bindung**

1.10 Bei der metallischen Bindung wirken zwei Komponenten aufeinander ein. Die eine besteht aus einer Gitterstruktur regelmäßig angeordneter positiver Metallionen (ähnlich wie kristalline Strukturen). Diese stoßen sich aufgrund der gleichen Ladung ab, haben also die Neigung, auseinanderzustreben und so die Gitterstruktur aufzulösen. Die andere Komponente besteht aus (relativ) frei beweglichen Elektronen der äußeren Hülle, die das positiv geladene Ionengitter quasi umfließen und die Gitterstruktur auf diese Weise zusammenhalten.

1.11 Metalle sind elektrisch leitfähig. Die beweglichen Elektronen des Elektronensees sind die Träger der elektrischen Ladung des fließenden Stroms.

Antworten zu Kapitel 2

2.1 Wenn eine Kraft einen Körper eine bestimmte Wegstrecke verschiebt, so wird eine Arbeit verrichtet. Die Arbeit ist proportional zur aufgewendeten Kraft und zur Länge der Wegstrecke. Als Definition gilt danach: Arbeit gleich Kraft mal Weg.

2.2 Die Einheit der Kraft heißt Newton. 1 Newton ist die Kraft, die einer Masse von 1 kg die Beschleunigung von 1 m/s^2 erteilt. Also: $1 \text{ N} = 1 \text{ kg} \cdot \text{m/s}^2$.

2.3 Die Einheit der Arbeit ist das Joule.
1 J (oule) = 1 N(ewton) · 1 m (Meter)

2.4 Für jede Arbeit wird Energie benötigt. In diesem Sinne kann man Energie als gespeicherte Arbeit betrachten. Man unterscheidet zwischen vielen verschiedenen Energieformen, z. B. Wärmeenergie, Atomenergie, in der Mechanik: potentielle (Lage-) und kinetische (Bewegungs-) Energie. Die Energie einer Form kann zwar in andere (Energie-) Formen umgewandelt werden, sie kann jedoch nicht verbraucht werden.

2.5 Leistung ist Arbeit pro Zeiteinheit. Die Einheit ist Watt.
1 W(att) = 1 N(ewton) · 1 m (Meter)/s (Sekunde).

2.6 Elektrischer Strom ist die gerichtete Bewegung von elektrischen Ladungen.

2.7 Stromstärke: Ampere (A), Spannung: Volt (V), Widerstand: Ohm (Ω).

2.8 Das Ohmsche Gesetz lässt sich, wie folgt, formulieren:
Stromstärke gleich Spannung geteilt durch Widerstand.
Die fließende Größe (Stromstärke) ist proportional zur treibenden Größe (Spannung) und umgekehrt proportional zur hemmenden Größe (Widerstand). In veränderter Form lässt sich das Gesetz auch nach dem Schweizer Kanton URI einprägen:
Spannung (U) gleich Widerstand (R) mal Stromstärke (I).

2.9 Ein Magnetfeld übt nur auf ein anderes Magnetfeld, nicht jedoch auf elektrisches Feld eine anziehende oder abstoßende Wirkung aus.
Andererseits gilt: Ein sich änderndes elektrisches Feld erzeugt ein Magnetfeld.

2.10 Ein sich änderndes Magnetfeld erzeugt ein elektrisches Feld, d. h. durch bewegte Magnetfelder kommt es zur Erzeugung elektrischer Ströme und Spannungen in elektrischen Leitern.

2.11 Elektromagnetische Strahlung ist eine Wellenstrahlung, die jedoch nicht kontinuierlich, sondern aus verschiedenen Gründen räumlich und zeitlich begrenzt ist. Diese Wellenpakete, wegen der Quantelung der Energie auch Quanten genannt, haben in gewissem Sinn einen Teilchencharakter. Man nennt sie auch Photonen. Es handelt sich jedoch nicht um Teilchen im klassischen Sinn! Photonen besitzen keine Ruhemasse.

2.12 Bei allen dreien handelt es sich um elektromagnetische Strahlung. Im Vakuum breiten sie sich mit Lichtgeschwindigkeit aus. In Materie hängt die Ausbreitungsgeschwindigkeit von der Wellenlänge der Strahlung ab.

2.13 Sie unterscheiden sich hinsichtlich ihres Entstehungsortes innerhalb des Atoms. Licht entsteht in den äußeren Atomschalen, Röntgenstrahlen entstehen in den inneren Atomschalen bzw. in Atomkernnähe, und Gammastrahlen entstehen bei Veränderungen im Atomkern, weshalb sie zu den Kernstrahlen zählen. Deswegen ist auch der Wellenlängen-, Frequenz- und Energiebereich der drei Strahlenarten verschieden.

2.14 Je kürzer die Wellenlänge, desto höher ist ihre Energie einer Strahlung.

Antworten zu Kapitel 3

3.1 Zur ionisierenden Strahlung zählen einerseits elektromagnetische Wellenstrahlen wie Röntgen- und Gammastrahlen, andererseits Korpuskularstrahlen (=Teilchenstrahlen), wie z. B. Alpha- und Betastrahlen. Kernstrahlen sind immer ionisierende Strahlen.

3.2 Nein. Sie hat zwar den gleichen Entstehungsmechanismus wie ionisierende Strahlung, aber da der Entstehungsort auf einer zu weit vom Atomkern entfernten Hülle stattfindet, ist die Energie der UV-Strahlung zu gering, um generell zu ionisieren. UV-Strahlen bilden das Übergangsgebiet zu den ionisierenden Strahlen.

3.3 Ihre Energie muss so groß sein, um eine Ionisation zu provozieren, in der Regel durch Entfernen eines Elektrons aus der Atomhülle.

3.4 Ionisierende Strahlung gibt beim Durchtritt durch Materie durch Wechselwirkung einen Teil ihrer Energie ab. Dabei können die Atome Veränderungen in ihrem Aufbau erfahren (ionisieren), wodurch chemische Bindungen zerstört werden können. Wenn biologische Materie (Zellen) solche Veränderungen erfährt, können diese zu einer schädigenden Wirkung (z. B. Funktionsstörung oder genetischen Veränderung) führen.

Antworten zu Kapitel 4

4.1 Bei der Streuung eines Photons erfolgt durch die Wechselwirkung mit Materie eine Änderung der Flugrichtung des Photons. Diese kann ohne Energieabgabe erfolgen (=elastische Streuung, nur bei sehr niedrigen Photonenenergien < 10 keV) oder nach vorheriger Teilübertragung von Energie auf ein locker gebundenes Hüllenelektron (Ionisation) als unelastische Streuung (= Comptonstreuung, häufig).
Bei der Absorption eines Photons wird die Gesamtenergie auf ein relativ fest gebundenes Hüllenelektron übertragen. Das Photon existiert anschließend nicht mehr.

4.2 Der Compton-Effekt tritt in Energiebereichen von 0,1 bis 5 MeV auf. Ein Photon trifft auf ein Elektron der kernnahen Schale und schlägt dieses Elektron heraus. Für das Herausschlagen benötigt das Photon aber nur einen Teil seiner Energie, so dass das Photon mit verminderter Energie in eine andere Richtung weiter fliegen kann (Comptonstreuung). Dieses gestreute Photon kann bei ausreichender Restenergie ggf. erneut eine Ionisation auslösen oder als Comptonphoton zur Verschlechterung der Bildgebung beitragen. Durch die Energieübertragung im Gewebe trägt der Compton-Effekt zur Strahlenbelastung des Patienten bei.

4.3 Wenn die einwirkende Photonenstrahlung niederenergetisch ($\leq$ 0,1 MeV) ist, tritt vorrangig der Photoeffekt auf. Beim Photoeffekt benötigt das Photon seine gesamte Energie, um ein Elektron aus dem Hüllenverband eines Atoms heraus zu lösen. Aufgrund des bevorzugten Energiebereichs ist der Photoeffekt in der radiologischen Diagnostik (Röntgendiagnostik, Szintigraphie) der entscheidende Wechselwirkungsprozess.

4.4 Der Paarbildungsprozess tritt erst ab Energien von 1,022 MeV auf. Ein Photon ausreichender Energie gelangt in die Nähe des Atomkerns und kann dort im Einflussbereich des Atomkernfeldes materialisiert werden (d. h. aus Energie wird Materie). Dabei entstehen zwei Teilchen: ein Elektron und ein Positron. Das Positron trifft kurz nach seiner Entstehung im nahen Materiemfeld auf ein negativ geladenes Elektron und verbindet sich mit diesem. Dabei zerstrahlen beide unter Erzeugung von z. B. zwei Photonen mit einer Energie von je 511 keV (2x511=1022!), die sich unter einem Winkel von 180° voneinander fortbewegen. Dieses Zerstrahlen in Photonen hat auch den Eigennahmen Nihilation der Materie (lat. nihil = nichts). Aufgrund des bevorzugten Energiebereichs für die Paarbildung (> 1.022 MeV) tritt dieser Wechselwirkungsprozess vorrangig bei der Strahlentherapie auf.
Anmerkung: Beim direkten Einsatz von Positronenstrahlern, z. B. bei der Positronen-Emissions-Tomographie (PET), kommt es ebenfalls zur Nihilation unter Entstehung zweier Photonen von je 511 keV, die hier für die Bildgebung benutzt werden. Hierbei geht allerdings kein Paarbildungsprozess durch ein hochenergetisches Photon voraus.

Antworten zu Kapitel 4 – Fortsetzung

4.5 Die HWS gibt an, wie dick eine Schicht eines bestimmten Materials sein muss, um die Strahlung um 50 Prozent (also um die Hälfte) zu schwächen.

4.6 a) Wärme
b) Bremsstrahlung
c) charakteristische Röntgenstrahlung

4.7 Röntgenbremsstrahlung entsteht durch Wechselwirkung der Elektronen mit den Atomkernen. Das Elektron wird durch die Anode abgebremst. Je näher es dem Atomkern der Anode kommt, desto mehr wird es abgebremst und umso energiereicher ist die entstehende Bremsstrahlung. Sie ist in der Regel die dominierende Strahlung beim Erzeugungsprozess von Röntgenstrahlen in einer Röntgenröhre. Eine Ausnahme bildet die Mammographie. Hier wird die charakteristische Röntgenstrahlung genutzt.

4.8 Röntgendiagnostik : Photoeffekt und Compton-Effekt
Nuklearmedizin : Photoeffekt und Compton-Effekt
Strahlentherapie : Paarbildungseffekt

Antworten zu Kapitel 5

5.1 Durch eine hohe Proliferation (Zellteilungsrate) und einen hohen Sauerstoffgehalt.

5.2 Das Ausmaß der Wechselwirkung ionisierender Strahlung mit Materie kann durch den Linearen Energie-Transfer(LET) beschrieben werden. Er gibt an, wie viel Energie von der ionisierenden Strahlung längs einer bestimmten durchstrahlten Strecke an die Materie abgegeben wird.
Der Relative-biologische-Wirksamkeit (RBW)-Faktor gibt an, um wie viel eine Strahlungsart für einen bestimmten biologischen Effekt wirksamer oder weniger wirksam ist als eine Röntgenstrahlung (von 250 keV) als Referenzstrahlung. Der RBW-Begriff wird vorrangig für strahlenbiologische Experimente verwendet.

5.3 Genetische Strahlenwirkungen sind Strahlenwirkungen auf die Keimzellen (Gonaden). Sie können sich unter Umständen in der nächsten Generation auswirken.

5.4 Somatische Strahlenwirkungen betreffen die Körperzellen des strahlenexponierten Menschen und sind für das betroffene Individuum von Bedeutung.

5.5 Stochastisch heißt vom Zufall abhängig. Also meint eine stochastische Strahlenwirkung eine zufällige strahlenbedingte Veränderung. Ihre Eintrittshäufigkeit steigt linear mit der Dosis, der Schweregrad des Schadens ist unabhängig von der Dosis. Es gibt keine Schwellendosis, was heißt, dass stochastische Strahlenschäden auch schon bei kleinen Strahlendosen auftreten können.

5.6 Deterministisch ist das gleiche wie nicht-stochastisch und meint nicht-zufällig. Also meint eine deterministische Strahlenwirkung eine vorhersehbare Beziehung zwischen Dosis und Schädigungsausmaß. Ihre Eintritthäufigkeit steigt (sigmoidal) mit der Dosis, die Schwere des Schadens ist dosisabhängig. Für eine deterministische Strahlenwirkung existiert eine Schwellendosis.

5.7 Blutbildendes Gewebe ist auf Grund der hohen Proliferation (Zellteilungsrate) und seines hohen Sauerstoffgehaltes strahlenempfindlicher als Nervengewebe mit seiner geringen Proliferation.

5.8 1. *stochastische Strahlenschäden:* Malignombildung
Deterministische Strahlenschäden: Organschäden wie Hauterythem, Linseneintrübungen
2. *genetische Strahlenschäden:* Doppelstrangbruch der DNS
somatische Schäden: Früh/Spätschäden, z.B. Fibrose

5.9 • Gewebe mit hoher Strahlensensibilität:
  – Embryo, Fötus, Gonaden, Knochenmark, Lymphgewebe und Dünndarm
• Gewebe mit mittlerer Strahlensensibilität:
  – Mamma, wachsender Knochen, Augenlinsen, Gefäße, Haut, Schweiß- und Talgdrüsen
• Gewebe mit niedriger Strahlensensibilität:
  – Leber, Lunge, Nieren, Dickdarm, Knochen, Muskel, Knorpel, Bindegewebe und Drüsen

Antworten zu Kapitel 6

6.1 Die Energiedosis beschreibt die Energiemenge, die von einem bestimmten Volumen absorbiert wird.
Die Einheit der Ener**G**iedosis ist das **G**ray (Gy). 1 Gy = 1 J(oule)/kg.

6.2 Die Ionendosis gibt die durch ionisierende **Strahlung** erzeugte elektrische Ladung der **Ionen** (eines Vorzeichens) pro Masse durchstrahlter Luft an. Die Einheit ist Coulomb pro Kilogramm (C/kg).

6.3 Die Dosisleistung gibt an, welche Dosis pro Zeiteinheit erreicht wird. Die Einheit der Energiedosisleistung ist: 1 Gy/s = J /kg ·s (SI-Einheiten)

6.4 Die Äquivalentdosis dient als Einheit für den Strahlenschutz. Sie lässt Aussagen über das Ausmaß der Strahlenexposition auf den Menschen zu und bildet die Grundlage zur Abschätzung der Wahrscheinlichkeit für das Auftreten von Strahlenschäden.
Formal multipliziert man die Energiedosis D in Gray (Gy) mit einem Qualitätsfaktor Q für die betreffende Strahlenart und erhält die Äqui**v**alentdosis H mit der SI-Einheit Sievert (**Sv**). Der Qualitätsfaktor Q hat für die in der medizinischen Diagnostik und Therapie verwendeten Röntgen-, Gamma- und Elektronenstrahlen den Wert 1.

6.5 Die Ortsdosis ist die Äquivalentdosis, gemessen an einem bestimmten Ort. Sie dient zur Abschätzung der effektiven Dosis einer Person, wenn sie einem Strahlenfeld ausgesetzt ist.

6.6 Die Körperdosis muss an einer repräsentativen Stelle im ventralen Körperstammbereich gemessen werden, unterhalb einer evtl. angelegten Schutzkleidung (z. B. Röntgenschürze).

6.7 Die Körperdosis ist ein Überbegriff für die effektive Dosis und die Organdosis. Sie ist nicht direkt messbar und muss im Bedarfsfall berechnet werden. Zur Überwachung der Körperdosis dient in der Alltagsroutine die Messung der Personendosis mit geeigneten Dosimetern.

6.8 Die effektive Dosis ist die Summe der gewichteten Organdosen über alle Gewebe oder Organe des Körpers bei äußerer oder innerer Strahlenexposition.

6.9 In erster Linie werden bei der Personendosimetrie Filmdosimeter, Stabdosimeter und Fingerringdosimeter eingesetzt, für spezielle Fälle auch elektronische Dosimeter.

6.10

Dosismessverfahren	Vorteile	Nachteile
Ionisationskammer (z. B. Stabdosimeter)	direkt ablesbar, Einzeldosis-, aber auch kumulierte Dosis messbar, einfacher Aufbau, Unabhängigkeit der Anzeige von Strahlungsqualität, lineare Dosisanzeige	Empfindlichkeit vom Messvolumen abhängig, müssen i.d.R. kalibriert werden, Eichpflicht, Messwerte richtungsabhängig
Filmdosimetrie	einfacher Aufbau, hohe räumliche Auflösung, unter bestimmten Voraussetzungen (Kalibrierung) auch als quantivative Dosimeter nutzbar	keine Einzeldosis messbar, indirektes Messverfahren, Abhängigkeit von Strahlungsqualität und -richtung (bei älteren Dosimetern)
Thermolumineszenzdosimetrie (Fingerringdosimeter)	klein, unabhängig von Stromversorgung, hohes räumliches Auflösungsvermögen	nicht direkt ablesbar, keine problemlose Einzeldosismessung, temperaturempfindlich (nicht heiß sterilisierbar!)

Antworten zu Kapitel 7

7.1 Ionisierende Strahlung hat ein Gefährdungspotential für Gewebe, indem es prinzipiell chemische Bindungen zerstören kann, auch bei geringfügiger Strahlungsexposition. Da man diese Strahlung nicht sehen, schmecken oder hören kann, muss man bei Arbeiten mit ionisierenden Strahlen größten Wert auf einen optimalen Strahlenschutz legen.

7.2 Mit unseren Sinnesorganen kann man ionisierende Strahlen nicht wahrnehmen, sie lassen sich nur anhand ihrer Effekte (z. B. Filmschwärzung = Photoeffekt), also mit Dosimetern, nachweisen.

Physikalisch besitzen ionisierende Strahlen genügend Energie, um Wechselwirkungen im Gewebe zu verursachen, Atome zu ionisieren und chemische Bindungen zu zerstören.

7.3 In Deutschland beträgt die durchschnittliche Summe aus natürlicher und zivilisationsbedingter Strahlenexposition ca. 2,5 mSv pro Jahr.

7.4 In der novellierten RöV vom 18.6.2002, in der novellierten StrlSchV vom 20.7.2001 und in der Richtlinie Strahlenschutz in der Medizin 2002 vom 07.11.2002.

7.5 Der allgemeine Grenzwert für beruflich strahlenexponierte Personen der Kategorie A beträgt 20 mSv pro Jahr. Dieser Grenzwert kann mit behördlicher Genehmigung auf 50 mSv pro Jahr erhöht werden, die 5-Jahres-Belastung darf jedoch 100 mSv nicht überschreiten.

Für beruflich strahlenexponierte Personen der Kategorie B beträgt der jährliche Grenzwert für die effektive Dosis 6 mSv.

Es gibt weitere Grenzwerte für bestimmte Organdosen, ebenso für Frauen im gebärfähigen Alter.

Beruflich strahlenexponierte Personen unter 18 Jahren dürfen nicht mehr als 1 mSv pro Jahr erhalten, ebenso schwangere Frauen während der *gesamten Schwangerschaft*.

Während eines gesamten Berufslebens darf die effektive Dosis 400 mSv nicht überschreiten.

7.6 Der Strahlenschutzverantwortliche ist für die Einhaltung der Strahlenschutzvorschriften verantwortlich. Dies ist immer der Leiter eines Betriebes bzw. Betreiber einer Praxis. Er muss die Fachkunde im Strahlenschutz nicht selbst besitzen und kann Aufgaben des Strahlenschutzes an einen oder mehrere Strahlenschutzbeauftragte(n) übertragen, welche die entsprechende Fachkunde für ihren Zuständigkeitsbereich besitzen (müssen).

7.7 Dem Arbeitgeber bzw. dem zuständigen Strahlenschutzverantwortlichen oder -beauftragten. Dieser ist verpflichtet, die nötigen Maßnahmen zu ergreifen bzw. zu veranlassen.

7.8 Es werden drei Bereiche unterschieden:
- der Überwachungsbereich = ab > 1 mSv/a,
- der Kontrollbereich = ab > 6 mSv/a und
- der Sperrbereich = ≥ 3 mSv/h.

7.9 Es gelten die drei A's:
- Abstand (von der Strahlenquelle),
- Aufenthalt (szeit im Bereich der Strahlenquelle)
- Abschirmung (der Strahlung durch geeignete Materialien).

Grundsätzlich gilt auch das sogenannte ALARA-Prinzip. Der Begriff stammt aus dem englischen Sprachbereich und heißt *As Low As Reasonable Achievable*. Frei übersetzt heißt dieses, dass nur so viel Strahlung genutzt werden darf, wie zur Erreichung des Untersuchungsziels unbedingt erforderlich ist.

7.10 Strahlung breitet sich nicht linear in eine Richtung, sondern gleichmäßig divergierend in alle Richtungen aus. Die Fläche, die von der Strahlung erreicht wird, wird mit zunehmendem Abstand immer größer. Die relative Menge an Strahlung pro Fläche wird daher mit zunehmendem Abstand im Quadrat kleiner. Bei doppeltem Abstand ist nur noch ein Viertel der Strahlung, bei vierfachem Abstand nur noch ein Sechzehntel pro Flächeneinheit (z. B. pro Quadratzentimeter) zu messen.

In der Praxis heißt das: je größer der Abstand zur Strahlenquelle, desto geringer die Strahlenexposition!

Antworten zu Kapitel 8

8.1 Das Prinzip der Röntgendiagnostik beruht auf der unterschiedlichen Schwächung der Röntgenstrahlen in verschieden dichtem Gewebe. Dadurch ergeben sich unterschiedliche Strahlenreliefs. Diese werden mittels entsprechender Graustufen z. B. auf einem Röntgenbild sichtbar gemacht.
Je dunkler das Röntgenbild (je mehr schwarz), desto weniger wurde der Röntgenstrahl geschwächt.

8.2
- Eigenfilter: Strahlenaustrittsfenster, Material des Schutzgehäuses, Tiefenblende
- Zusatzfilter zur Aufhärtung der Strahlung
- Streustrahlenraster
- Verstärkerfolien

8.3 Ziel einer jeden Röntgenuntersuchung ist, eine optimale Abbildung des interessierenden Körperbereichs des Patienten zu erstellen und dabei zugleich die Strahlenexposition des Patienten möglichst gering zu halten.

8.4 Grundsätzlich ist der Schwächung von Röntgenstrahlung (respektive elektromagnetische Wellenstrahlung) von 4 Faktoren abhängig, von der Wellenlänge der Strahlung und von der Ordnungszahl, der Dichte und der Dicke des durchstrahlten Materials.
Dichte und Ordnungszahl des Knochengewebes sind höher als die der Muskulatur, so dass die Intensität der austretenden Röntgenstrahlung hinter Knochengewebe gleicher Dicke geringer sein muss. Der Röntgenfilm ist an dieser Stelle also heller als hinter Muskelgewebe.

8.5 Bei einer Röntgenaufnahme wird ein Bild, also eine kurze Momentaufnahme, erstellt. Diese wird erst anschließend vom Arzt beurteilt. Bei einer Durchleuchtung lässt sich ein Verlauf, z. B. von Darmbewegungen, beurteilen. Die Beurteilung kann z. T. bereits während der Aufnahmen erfolgen, wenn eine Serie geeigneter Bilder für die Dokumentation ausgewählt wird. Hierfür wird mehr Zeit als für eine einzelne Röntgenaufnahme benötigt, was zwangsläufig längere Einschaltzeiten erfordert und somit eine größere Strahlenexposition des Patienten zur Folge hat.

Antworten zu Kapitel 9

9.1 Durch Wechselwirkung schneller Elektronen mit den elektrischen Feldern der Atomkerne der Anode entsteht Röntgenbremsstrahlung. Die Elektronen werden in Atomkernnähe abgebremst. Je näher diese Elektronen dem Kern kommen, desto mehr Energie muss das Elektron abgeben und desto höher ist die Energie der Röntgenbremsstrahlung.
Da die Elektronen dem Atomkern unterschiedlich nahe kommen, ergibt sich jeweils eine andere Energie der entstehenden Strahlung. Letztlich enthält das Energiespektrum lückenlos jede Energie bis zur Maximalenergie der eintretenden Elektronen. Daher wird das Energiespektrum der Röntgenbremsstrahlung auch kontinuierlich genannt. Die höchste Energie wird als Grenzenergie bezeichnet.

9.2 Wird von einem auftreffendem Elektron aus einer inneren Schale der Atomhülle ein Elektron herausgeschlagen, so wird der freigewordenen Platz wird von einem Elektron einer höher gelegenen Schale wieder aufgefüllt. Dabei wird Energie frei, und zwar in Form von Röntgenstrahlung. Für jedes Anodenmaterial besitzt diese Röntgenstrahlung ein charakteristisches Muster bestimmter Strahlungsenergien. Deshalb ergibt sich bei diesem Vorgang kein kontinuierliches Spektrum, sondern ein diskontinuierliches, ein sogenanntes Linienspektrum.

9.3 Bei jedem Betrieb einer Röntgenröhre werden zugleich Röntgenbremsstrahlung und charakteristische Röntgenstrahlung erzeugt – und immer auch Wärme. Die erzeugte Wärme macht mit fast 99 Prozent den wesentlichsten Anteil der aus elektrischer Energie umgewandelten Energie aus. Der Anteil der Bremsstrahlung beträgt ca. 1 Prozent. Nur ein kleiner Bruchteil entfällt auf die charakteristische Röntgenstrahlung.

Antworten zu Kapitel 9 – Fortsetzung

9.4 Eine Röntgenröhre benötigt zwei Stromkreise: den Heizstromkreis und den Röhrenstromkreis. Um die aus der heißen Kathode austretenden Elektronen (Elektronenwolke) schnell zur Anode zu beschleunigen, benutzt man eine hohe Gleichspannung (Hochspannung) von bis zu 200 kV. Sie soll den Elektronen eine große kinetische Energie vermitteln, damit diese mit hoher Geschwindigkeit auf die Anode aufprallen können und hier Röntgenstrahlung erzeugen. Die Energie der entstehenden Röntgenstrahlung wird durch die Energie der auftreffenden Elektronen bestimmt, somit letztlich durch die angelegte Hochspannung in kV. Der Röhrenstrom besteht aus diesen beschleunigten Elektronen. Die Menge dieser aus der Kathode (pro Zeiteinheit) austretenden und zur Anode hin beschleunigten Elektronen hängt von der Temperatur der Kathode ab. Der Heizstrom der Kathode reguliert somit die Größe des Röhrenstroms.

9.5 Der Heeleffekt ist der anodenseitige Dosisabfall im Nutzstrahlenfeld. Dieser Effekt wird bei der Mammographie gezielt ausgenutzt, um im brustwandnahen Bereich der Mamma eine größere Dosis einzusetzen als im weniger ausgedehnten brustwandfernen Anteil. Deshalb sind bei der Mammographie alle Anoden entsprechend der Anatomie der Brust so platziert, dass eine Homogenität der Belichtung des Films erreicht wird.

9.6
- **Einpulsgenerator:** Die Gleichrichtung erfolgt durch die Röntgenröhre selber.
- **Zweipulsgenerator:** Es können beide Halbwellen durch Zweipulsbrückenschaltung ausgenutzt werden.
- **Sechspulsgenerator:** Nur leichte Welligkeit durch Verwendung von Drehstrom
- **Zwölfpulsgenerator:** Nahezu konstante Spannungskurve mit geringer Restwelligkeit
- **Konvertergenerator:** Im Gegensatz zu den Mehrpulsgeneratoren wird der Drehstrom beim Konvertergenerator zuerst gleichgerichtet und geglättet. Erst anschließend wird durch eine Schaltkreiskonstellation mittels Schwingkreis und Kondensator eine gleichspannungsähnliche Hochspannung erzeugt. Diese weist eine sehr geringe Restwelligkeit auf.

9.7 Dieser erzeugt eine relativ konstante Hochspannung mit sehr niedriger Welligkeit. Hierdurch werden eine höhere Dosisleistung, kürzere Belichtungszeiten und eine günstigere Energieverteilung des Bremsstrahlspektrums erreicht (Vorteile).

9.8 Er besteht aus einer Röntgenröhre und dem Röhrenschutzgehäuse. Die Röntgenröhre selber besteht aus der negativ geladenen Kathode, einer positiv geladenen Anode und einem evakuiertem Glaskörper.

Antworten zu Kapitel 10

10.1
- **Photoeffekt:** Ein Röntgenquant verliert seine gesamte Energie beim Herausschlagen eines (Hüllen-)Elektrons aus dem Atomverband.
- **Comptoneffekt:** Ein Röntgenquant stößt auf ein (Hüllen-)Elektron aus dem Atomverband, gibt dabei aber nur einen Teil seiner Energie ab. Es kann anschließend nach dem partiellen Energieverlust weiterfliegen (streuen) und entsprechend seiner Restenergie weitere Wechselwirkungen verursachen.

10.2 Filter bewirken, dass die niederenergetischen, also weichen Röntgenstrahlen, absorbiert werden. Dadurch kommt es zur Aufhärtung des Bremsstrahlenspektrums, wodurch eine verbesserte Bildqualität und eine Reduktion der Strahlenexposition des Patienten resultiert (Strahlenschutz).

10.3 Tubusse und Blenden führen zu einer Einblendung des Nutzstrahlenbündels. Ein auf den wesentlichen Bereich eingeschränktes schmaleres Nutzstrahlenbündel trifft einen kleineren Bereich des Gewebes und verursacht weniger Streustrahlung, was zu einer besseren Bildqualität und einem besseren Strahlenschutz für den Patienten führt.

10.4 Weniger Nutzstrahlung verursacht weniger Streustrahlung und beides führt zu einer besseren Bildqualität und einem besseren Strahlenschutz für den Patienten.

Antworten zu Kapitel 10 – Fortsetzung

10.5 Streustrahlenraster reduzieren Streustrahlen, bevor sie auf den Film treffen, so dass sich eine bessere Bildqualität ergibt.

10.6 Folgende Kenngrößen sind für jedes Raster charakteristisch:
- das Schachtverhältnis,
- die Lamellenzahl (pro cm),
- die Selektivität,
- der Fokussierungsabstand,
- der Blendenfaktor.

10.7 Defokussierung bedeutet, dass der Abstand zwischen Fokus und Film nicht korrekt eingestellt ist, also zu groß oder zu klein ist. Unter Dezentrierung versteht man, dass der Röhrenzentralstrahl und die Fokuslinie des Rasters zueinander seitlich verschoben sind.

10.8 Im günstigen Fall gibt es nur eine Minderung der Bildqualität in Form einer Unterbelichtung (zu helles Bild). Im schlimmsten Fall wird dadurch eine Fehlaufnahme produziert, die nicht auswertbar ist und (unter erneuter Strahlenexposition des Patienten) wiederholt werden muss. So können z. B. die Lamellen des Rasters auf dem Röntgenbild sichtbar abgebildet sein.

10.9 Der Blendenfaktor gibt das Verhältnis der Belichtungszeiten für eine Röntgenaufnahme einer bestimmten Schwärzung an, die einmal mit und einmal ohne Rasterblende aufgenommen wird.

10.10 Filter führen zu einer Aufhärtung und Homogenisierung der Röntgenstrahlung: Der niederenergetischen (= weiche) Anteil der Röntgenstrahlung wird durch Filter reduziert. Da weiche Strahlung vom Körper bevorzugt absorbiert wird, bewirkt sie eine Erhöhung der Strahlenexposition (Strahlenschutz) und führt zudem zu einer Verschlechterung der Bildqualität.
Die Mindestfilterung einer Röntgenröhre (Eigenfilterung) entspricht der Filterwirkung von 2,5 mm Al. In der pädiatrischen Radiologie ist eine zusätzliche Filterung (Zusatzfilter) von 1,0 mm Al + 0,1 – 0,2 mm Cu vorgeschrieben.

Antworten zu Kapitel 11

11.1 Die Zentralprojektion, bei der sich durch ein divergierendes Strahlenbündel stets eine Vergrößerung des Bildes ergibt.

11.2 Um quasi eine „dreidimensionale Darstellung" der Abbildung zu erstellen und so eine bessere Beurteilbarkeit der räumlichen Situation zu ermöglichen.

11.3
- Absorptionsunschärfe: (durch Teilabsorption in den Objekt-Randgebieten)
- Bewegungsunschärfe: (Herz-, Gefäßpulsationen oder Darmbewegungen)
- geometrische Unschärfe: (durch einen großen Fokus bzw. kleinen Fokus-Film-Abstand)
- Film- und Folienunschärfe: (verwendete Film- Foliensysteme, Körnigkeit)

11.4
- Mit zunehmender Dicke des durchstrahlten Objektes wächst der Kontrast zur Umgebung.
- Energie der Strahlung: je energiereicher die Strahlung, desto weniger Kontrast (Beispiel: Mammographie versus Thoraxröntgen)
- Streustrahlung: Je mehr Streustrahlung, desto schlechter der Kontrast
- Dichte: mit zunehmender Dichte nimmt der Kontrast zu
- Ordnungszahl: je größer die Ordnungszahl des abzubildenden Materials ist, desto größer ist der Kontrast

11.5 Bei Kontrastmitteln werden 2 Gruppen unterschieden:
- **negative Kontrastmittel**: Diese vermindern die Strahlenabsorption und führen zu einer Aufhellung, also zu einem schwarzen (= negativen) Kontrast. Beispiel: Luft der Lunge.
- **positive Kontrastmittel**: Diese erhöhen die Strahlenabsorption und führen im verabreichten Bereich zu einer Verschattung, also zu einem weißen (= positiven) Kontrast. Beispiel: Bariumsulfat und jodhaltige KM
Die positiven KM werden weiter unterteilt in wasserlöslich und nicht wasserlöslich.

11.6 Die MÜF beschreibt die Kontrastübertragung zwischen Objekt und Bild. Je kleiner das Objekt, desto kleiner der Kontrast.

Antworten zu Kapitel 12

12.1 Man spricht von einem latenten Röntgenbild, wenn der Film bereits belichtet wurde, also eine Bildinformation vorhanden ist, diese aber als solche für das Auge nicht sichtbar ist. Es sind noch zusätzliche chemische Vorgänge (Filmbearbeitung, -entwicklung) nötig, um ein latentes (= unsichtbares) Bild sichtbar zu machen.

12.2 Eine Verstärkerfolie besteht aus einer Trägerschicht (1000 µm dick), einer Reflexionsschicht, einer Leuchtschicht (150 bis 300 µm dick) und einer Schutzschicht.

12.3 Ein Röntgenfilm wird nur von ca. 1 % der einfallenden Röntgenstrahlen direkt belichtet, der wesentliche Belichtungseffekt wird durch Verstärkerfolien hervorgerufen.
Ihre besondere Eigenschaft ist die Lumineszenz. D.h. Verstärkerfolien senden nach Einwirkung von Röntgenstrahlen Licht von einer für den Röntgenfilm empfindlichen Wellenlänge aus. Im Vergleich zu einer Belichtung ohne Verstärkerfolien wird wesentlich weniger Röntgenstrahlung benötigt und so ein deutlicher Beitrag zum Strahlenschutz für den Patienten geleistet.

12.4 Die Verstärkung der Bildwirkung von Röntgenstrahlen einerseits und die Verschlechterung des Auflösungsvermögens andererseits sind die zwei Charakteristika einer Verstärkerfolie. Beide Eigenschaften verhalten sich konträr zu einander, sodass man in der täglichen Praxis abwägen muss, welche Vor- bzw. Nachteile im Einzelfall zu akzeptieren sind.
Der Verstärkungsfaktor gibt ein Maß der Verstärkung einer Folie an. Je nach Fragestellung werden in der Praxis Folien mit unterschiedlichen Verstärkungsfaktoren verwendet, die zumeist nur als EK (= Empfindlichkeitsklasse) angegeben werden.

12.5 Röntgenstrahlen sind in der Lage, bestimmte Stoffe zum Leuchten zu bringen. Das Selbstleuchten bestimmter Stoffe wird als Lumineszenz bezeichnet.
Bei der Lumineszenz unterscheidet man je nach Verzögerung der Strahlenaussendung nach der Anregung zwischen Fluoreszenz und Phosphoreszenz.

12.6 Entwicklung – Zwischenwässerung – Fixierung – Schlusswässerung – Trocknung

12.7 Die Schwärzungskurve (Dichtekurve) beschreibt den Zusammenhang zwischen der Belichtung (Dosis) und der Schwärzung eines Films. Ein flacher Anstieg der Schwärzungskurve bedeutet eine geringe Zunahme der Dosis. Dieser Film zeigt wenig Kontrast und wird z. B. in der Thoraxdiagnostik verwendet.
Ein steiler Anstieg der Schwärzungskurve bedeutet eine starke Zunahme der Dosis. Dieser Film zeigt viel Kontrast und wird z. B. in der Mammographie verwendet.

12.8 Die Gradation ist ein Maß für die Steigung einer Schwärzungskurve und damit für das Kontrastverhalten eines Films. Sie beschreibt die Zunahme der Filmschwärzung bei einer bestimmten Dosiszunahme. Definiert ist die Gradation als $G = \tan \alpha$, mit α als Steigungswinkel der Kurve.

12.9 Der BV führt zu einer wesentlichen Reduktion der Strahlenexposition, weil er die Intensität des Bildes mehr als tausendfach gegenüber der Leuchtschicht des Eingangsleuchtschirmes verstärkt.

Antworten zu Kapitel 13

13.1 Als Tomographie bezeichnet man allgemein die Darstellung von Schichtbildern in bestimmten Ebenen. Bei der konventionellen Tomographie (Schichtaufnahmetechnik) können bestimmte Ebenen (einer Richtung) des Körpers scharf dargestellt werden. Bei der technisch aufwändigeren Computertomographie sind alle Ebenen im Untersuchungsgebiet in jeder beliebigen Richtung darstellbar.

13.2 Bei der Mammographie wird im Gegensatz zur sonstigen Röntgendiagnostik nicht mit Bremsstrahlung, sondern mit niederenergetischer charakteristischer Röntgenstrahlung gearbeitet. Der dafür gebräuchliche Spannungsbereich liegt zwischen ca. 25 und 40 kV. In diesem Energiebereich ist eine Differenzierung verschiedener Weichteilgewebe möglich.

Antworten zu Kapitel 13 – Fortsetzung

13.3
- eine Reduktion von Bewegungsunschärfe durch sicheres Fixieren der Brust,
- eine Reduktion der geometrischen Unschärfe, da die filmfernen Bereiche der Brust näher an die Filmebene gebracht wird,
- eine gleichmäßigere Dichte auf der Röntgenaufnahme, da die Dickenunterschiede des Objektes zwischen brustwandnahen und brustwandfernen Bereichen besser ausgeglichen werden,
- eine Reduktion der Streustrahlung und somit auch der Strahlenbelastung für die Patientin.

13.4 Bei der Mammographietechnik sind zwei Besonderheiten zu nennen:
- Die Verwendung niederenergetischer Röntgenstrahlen, wobei fast ausschließlich **charakteristische Strahlung** genutzt wird,
- die Nutzung des **Heel-Effekts**, um eine möglichst homogene Belichtung zu erzielen.

13.5 Angiographie bedeutet im originärem Sinne des Wortes eine Darstellung der Gefäße, also der Arterien, Venen und Lymphgefäße. Allerdings ist der Begriff der Angiographie in der Praxis vorrangig für die Arteriendarstellung mittels Kontrastmittel gebräuchlich, auch wenn diese korrekterweise Arteriographie heißen müsste.

13.6 **D**igitale **S**ubtraktions**a**ngiographie: Vor und nach KM-Gabe werden von dem zu untersuchenden Gefäßabschnitt Bilder in fortlaufender Serie erstellt. Das Nativbild (= Maske) wird von der anschließenden Bildserie mit Kontrastmittel abgezogen = subtrahiert. Dadurch werden die Gefäße isoliert dargestellt.

13.7 Das herkömmliche Film-Foliensystem wird durch Speicherfolien abgelöst. Hier werden die Aufnahmen digital erstellt und können dann als digitale Bilder gespeichert und nachbearbeitet werden. Abschließend kann solch eine Aufnahme als sogenannte Hardcopy (= Film) ausgedruckt werden und / oder parallel dazu auf einem elektronischen Medium gespeichert werden.

13.8
- Kontrast und Schwärzung lassen sich nachträglich verändern (optimieren),
- durch den großen Dynamikbereich entstehen kaum noch Fehlaufnahmen durch Fehlbelichtungen,
- Strahlendosis-Reduktion für den Patienten (wird besonders in der Pädiatrie genutzt),
- bessere Archivierungs- und Zugriffsmöglichkeiten auf die Bilder mittels der verwendeten elektronischen Medien (PACS).

Antworten zu Kapitel 14

14.1 Die Computertomographie (CT) gehört zu den Schnittbildverfahren (Tomographie). Scheibenweise wird mittels der Messung geschwächter Strahlen aus einer um den Patienten rotierenden Röntgenröhre ein Strahlenprofil erzeugt. Aus diesem Schwächungsprofil wird dann mit Computerprogrammen ein Schnittbild der gemessenen Schicht errechnet.

14.2 Digitale Bilder bestehen aus einer Bildmatrix, die sich aus Pixeln (= pixel-x-element) zusammensetzt. Bei Schichtbildern räumlicher Strukturen gleicht der Pixelinhalt dem eines Volumenelements (= volume-x-element). Der Inhalt eines Voxels bzw. Pixels entspricht einer Zahl bzw. einem Grauwert im Bild. Fallen in ein Voxel bei der Messung verschieden dichte Gewebsanteile, so wird der Voxelwert über alle Anteile gemittelt. Die so entstehenden Werte sind also Mittelwerte verschiedener Teilvolumina (= Teilvolumeneffekt) und entsprechen nicht einer bestimmten realen Gewebsdichte. Eine Reduktion des TVE kann z.B. durch Anwendung dünnerer Schichten bei der Aufnahme erreicht werden.

14.3
- Zeitersparnis: Die Untersuchungszeit ist reduziert.
- Durch die kurze Untersuchungszeit kann man einen Untersuchungsgang während einer Atemphase durchführen. Dadurch werden Untersuchungslücken bzw. Bewegungsartefakte durch Atmung vermieden.
- Untersuchungen mit Kontrastmittelinjektionen können aufgrund der hohen Geschwindigkeit der Datenerfassung mit guter Qualität durchgeführt werden (Angio-CT, Cardio-CT).

Antworten zu Kapitel 14 – Fortsetzung

14.4
- hohe Belastung der Röntgenröhre
- trotz schneller Untersuchungszeit hat sich die Nachbearbeitung verlangsamt (bedingt durch die große Rohdatenmenge)
- Gefahr hoher Strahlenexposition

14.5 Als Teleradiologie bezeichnet man bei digitaler Bildgebung die örtliche Trennung von Bilderstellung (-Aufnahme) und Bildinterpretation (Befundung). Die erfassten Bilddaten werden hierzu mit den Möglichkeiten moderner Netzwerktechnik an den befundenden Arzt übermittelt. Die Thematik der Teleradiologie wurde in der die RöV jetzt erstmalig definiert und reglementiert.

14.6 Der Pitch-Faktor ist definiert in einer Formel:

$$\text{Pitch-Faktor (P)} = \frac{\text{Tischvorschub in mm}}{\text{Schichtdicke in mm}}$$

Also bedeutet ein Pitch von 1, dass sich der Tisch beim Messen einer Schicht um eine Schichtdicke vorwärts dreht. Das heißt, wenn man den Pitch-Faktor erhöht, erreicht man zwar eine schnellere Untersuchungszeit, aber gleichzeitig wird Untersuchungsqualität durch Lücken zwischen den Schichten verschlechtert.

14.7 Godfrey N. Hounsfield entwickelte den ersten CT, wofür er 1979 den Nobelpreis erhielt. Ihm zu Ehren bezeichnete man die Dichtewerte für die verschiedenen Gewebe bei CT-Untersuchungen als Hounsfield-Einheiten (HE). Dabei wurde willkürlich festgelegt, dass Wasser einen Wert von 0 HE hat und Luft von –1000 HE. Positive HE ergeben sich bei dichteren Gewebsarten, am höchsten bei Knochen (bis >> 1000).

14.8 CTDI ist die Abkürzung für **C**ompu**t**erto**m**ographie-**D**os**i**s**i**ndex. Er ist ein Maß für die Strahlendosis einer Einzelschicht bei der Computertomographie.
Der CTDI ist eine messtechnische Dosisgröße und macht keine Aussagen über strahlenbiologische Auswirkungen.

14.9 Das Dosislängenprodukt ist ein Maß für die Gesamtdosis in einem mittels CT untersuchten Körperabschnitt. Seine Einheit ist mGy · cm.

Antworten zu Kapitel 15

15.1 Röntgeneinrichtungen dürfen nur in allseits umschlossenen Räumen betrieben werden. Es werden drei Strahlenschutzbereiche unterschieden: Der Überwachungsbereich, der Kontrollbereich und der Sperrbereich.
Der **Überwachungsbereich** ist definiert als ein Bereich, in dem für eine Person die **effektive Dosis** einen Wert von **1 mSv pro Jahr überschreiten kann** bzw. Organdosen von **15 mSv** für die Augenlinse **oder 50 mSv** für die Haut, Hände, Unterarme, Füße und Knöchel auftreten können. Räume, in denen eine effektive Dosis von mehr als 1 mSv, aber weniger als 6 mSv pro Jahr erreicht werden kann, gelten automatisch als Überwachungsbereich.
Kontrollbereich ist ein Bereich, in dem der Wert der **effektiven Dosis** von **6 mSv pro Jahr** oder eine höhere **Organdosis als 45 mSv** für die Augenlinse **oder** von mehr als **150 mSv** für die Haut, Hände, Unterarme, Füße und Knöchel Organdosis **überschritten** werden kann.
Ein **Sperrbereich** ist ein Bereich, in dem eine **Ortsdosisleistung** von **größer 3 mSv *pro Stunde*** erreicht werden kann. Solche Werte kommen während der Bestrahlung in Therapieräumen vor. Hier darf sich dann mit Ausnahme des Patienten niemand aufhalten!

15.2 Nach den Vorschriften und Regelungen der RöV (§ 35 RöV) (und § 40 StrlSchV) sind Mitarbeiter, die mit ionisierenden Strahlen arbeiten, verpflichtet, einen Personendosimeter zu tragen, um die Körperdosis zu ermitteln. Zwingend ist ein amtlich zugelassenes Filmdosimeter. Stabdosimeter und Fingerringdosimeter müssen zusätzlich getragen werden, wenn die Möglichkeit einer besonderen Strahlenbelastung besteht, z. B. in der Angiologie beim Punktieren, bei MTAR-Arbeiten im Heißlabor, beim therapeutischen Umgang mit Betastrahlern.

Antworten zu Kapitel 15 – Fortsetzung

15.3 *Gewebe mit hoher Strahlensensibilität:*
Augenlinse, Embryo, Fötus, Gonaden, Knochenmark, Lymphgewebe und Dünndarm

15.4
- gerechtfertigte Indikationsstellung zur Röntgendiagnostik, ggf. Alternativen z. B. Ultraschall
- geringstmögliche Expositionszeit
- Abdeckung nicht zu untersuchender Bereiche, Gonadenschutz
- Abstandsquadratgesetz
- bestmögliche Einblendung des Nutzstrahlenfeldes
- Keine Fehlaufnahmen
- Verminderung der Hautbelastung durch Aufhärtung der Strahlung mittels Filterung

15.5 Eine Grundlage für die Qualitätssicherung bei der Durchführung von Röntgenuntersuchungen sind die vom Bundesamt für Strahlenschutz veröffentlichten diagnostischen Referenzwerte. Dabei handelt es sich um Angaben zu Patientendosiswerten für typische Untersuchungen mit Röntgenaufnahmen, Durchleuchtungen und CT-Untersuchungen bei Erwachsenen sowie für pädiatrische Untersuchungen, die grundsätzlich einzuhalten sind. Entsprechende Referenzwerte gelten auch für nuklearmedizinische Untersuchungen.

15.6 Jede Frau im gebärfähigen Alter ist vor der Durchführung einer Röntgenuntersuchung nach einer möglichen Schwangerschaft zu befragen. Bei bestehender Schwangerschaft darf die Röntgenuntersuchung nicht durchgeführt werden, es sei denn, es besteht eine zwingende ärztliche Indikation. Bei der Untersuchung sind dann alle möglichen Strahlenschutzmaßnahmen anzuwenden.
Für beruflich strahlenexponierte Frauen im gebärfähigen Alter gilt eine Begrenzung der monatlichen Dosis am Uterus von 2 mSv, im Falle der Schwangerschaft von 1 mSv während der gesamten SS.
Eine Schwangerschaft ist dem Arbeitgeber bzw. Strahlenschutzverantwortlichen unverzüglich mitzuteilen, damit dieser Grenzwert durch geeignete Maßnahmen gewährleistet werden kann.

15.7 Für den Schutz des Personals gelten die drei-A-Maßnahmen:
- **Abstand:** Durch z. B. Verdopplung des **Abstandes** zur Strahlenquelle sinkt die Strahlenintensität auf ein Viertel (Abstandsquadratgesetz).
- **Aufenthalt:** Doppelte **Aufenthaltszeit** im Strahlenbereich bedeutet doppelte Strahlenexposition.
- **Abschirmung:** Um die Wirkung ionisierender Strahlung abzuschwächen, soll angemessenes Abschirmmaterial eingesetzt werden, bei der Röntgendiagnostik z. B. eine geeignete Bleischürze.

Antworten zu Kapitel 16

16.1 Unter Radioaktivität versteht man die spontane Umwandlung eines Atomkerns unter Aussendung von Kernstrahlung.

16.2 Alpha- und Beta- und Gammastrahlen.

16.3 Alphastrahlen entstehen beim Alphazerfall. Die dabei ausgestoßenen Alphateilchen bestehen jeweils aus 2 Neutronen und zwei Protonen. Alphateilchen sind somit elektrisch positiv geladen.

16.4 Betastrahlen bestehen aus Elektronen. Betateilchen werden beim Betazerfall aus dem Atomkern ausgestoßen.

16.5 Gammastrahlen sind (im Gegensatz zu den Alpha- und Betastrahlen) elektromagnetische Strahlen. Sie bestehen aus einzelnen Wellenpaketen (auch Photonen oder Quanten genannt). Sie besitzen im Vergleich zu α- und β-Strahlen eine hohe Durchdringungsfähigkeit im Gewebe.

16.6 In-vitro-Untersuchungen und In-vivo-Untersuchungen.
In-vitro-Untersuchungen sind nuklearmedizinische Laboruntersuchungen.

Antworten zu Kapitel 16 – Fortsetzung

Bei In-vivo-Untersuchungen wird dem Patienten eine radioaktive Substanz (= Radiopharmakon) appliziert, deren Verteilung im Körper bzw. in Körperteilen (Organen) mit geeigneten Geräten erfasst und dargestellt wird (Szintigramm).

16.7 Bei der nuklearmedizinischen Abbildung (Szintigramm) befindet sich die Strahlenquelle verteilt im Patientenkörper und sendet von dort ihre Strahlung aus während sich die Strahlenquelle bei der Röntgendiagnostik außerhalb des Patienten befindet, die Strahlung den Patienten im Untersuchungsbereich durchdringt und auf der gegenüberliegenden Seite registriert wird (Röntgenbild).

Antworten zu Kapitel 17

17.1 Das beim Alphazerfall ausgestoßene α-Teilchen besteht aus zwei Neutronen und zwei Protonen und ist somit elektrisch positiv geladen. Es entsteht ein neues Element, dessen Ordnungszahl (OZ) um 2 und dessen Massenzahl um 4 geringer ist als beim Ausgangselement.

17.2 Beim Betazerfall wird ein positiv oder negativ geladenes Teilchen von der Masse eines Elektrons aus dem Atomkern ausgestoßen.
Beim β^+-Zerfall zerfällt ein Proton in 3 Teile, in ein Neutron, ein Positron und ein Neutrino. Das elektrisch positive Positron verlässt den Atomkern. Die OZ verändert sich um −1, es entsteht ein neues Element.
Beim β^--Zerfall zerfällt ein Neutron in 3 Teile, in ein Proton, ein Elektron und ein Antineutrino. Das negativ geladene Elektron verlässt den Atomkern. Die OZ ändert sich um +1. Es entsteht ein neues Element.

17.3 Ein „Gammazerfall" ist eine Begleit- bzw. Folgeerscheinung eines Alpha- oder Betazerfalls. Nach einem erfolgten α- oder β-Zerfall entsteht ein angeregter (instabiler) Energiezustand im Atomkern. Beim Übergang in einen energetisch niedrigeren Zustand wird ein γ–Quant ausgesandt.

17.4 Wenn nach einem radioaktiven Zerfall der Übergang von einem energetischen Zwischenzustand in den Grundzustand längere Zeit beansprucht, spricht man von einem metastabilen Zustand, z. B. beim ^{99m}Tc.

17.5 Der radioaktive Zerfall kann mit einem Zerfallsschema anschaulich dargestellt werden.

17.6 1 Bequerel (Bq) = 1 Zerfall/sec.

17.7 Die physikalische HWZ ist die Zeit, nach der die anfangs vorhandene Aktivität auf die Hälfte abgefallen ist.

17.8 Die biologische Halbwertszeit ist die Zeit, innerhalb der eine Substanz aus dem Körper bzw. einem Verteilungsraum des Körpers (Organ, Blut etc.) zur Hälfte ausgeschieden ist.

17.9 Die effektive Halbwertszeit ist die Beziehung über das Zusammenwirken von physikalischer und biologischer HWZ:

$$T_{1/2\ eff} = \frac{T_{1/2\ biol} \cdot T_{1/2\ phys}}{T_{1/2\ biol} + T_{1/2\ phys}}$$

17.10 Das Zerfallsgesetz beschreibt den zeitlichen Ablauf des radioaktiven Zerfalls mit einer Exponentialfunktion:
$N_t = N_o \cdot e^{\ln 2 \cdot t / HWZ}$
N_t = Aktivität zum Zeitpunkt t
N_o = Aktivität zum Zeitpunkt 0 (= Ausgangsaktivität)
$\ln 2$ = natürlicher Logarithmus von 2
HWZ = Halbwertszeit

17.11
- Isotope haben die gleiche Protonenzahl
- Isobare haben die gleiche Massenzahl
- Isotone haben die gleiche Neutronenzahl

Antworten zu Kapitel 17 – Fortsetzung

17.12 Natürliche Radionuklide kommen in der Natur vor und besitzen zumeist eine sehr lange Halbwertszeit.
Künstliche Radionuklide werden durch Kernbeschuss stabiler Elemente (zumeist mit Neutronen) erzeugt.

17.13 Weil natürlich vorkommende Radionuklide aufgrund ihrer strahlenphysikalischen Eigenschaften (Strahlenart, Strahlenenergie) einen nuklearmedizinischen Nachweis zumeist nicht ermöglichen und die emittierte Strahlung wegen der langen Halbwertszeit zu einer erheblichen Strahlenbelastung führen würde.

Antworten zu Kapitel 18

18.1 Der Vorteil des Radionuklidgenerators ist die ständige Verfügbarkeit des benötigten Radionuklids für die nuklearmedizinische Diagnostik, was insbesondere bei Radionukliden mit relativ kurzer HWZ bedeutsam ist. Es entsteht kein „Aktivitätsverlust" während des Transports vom Hersteller zum Anwender.

18.2 Ein Radionuklid mit einer langen physikalischen Halbwertszeit als Mutternuklid (z.B. ^{99}Mo) zerfällt in das gewünschte Tochternuklid (z.B ^{99m}Tc) mit kurzer HWZ.

18.3 Die Elutionsausbeute hängt von der Eluatmenge, dem Zeitpunkt der Elution und der HWZ des Mutternuklids ab.

18.4 Nach einer Elutionspause von 72 h steigt der Anteil von diagnostisch nicht nutzbarem ^{99}Tc um das 12fache im Eluat.

18.5 Die Überprüfung eines eventuellen Molybdändurchbruchs.

Antworten zu Kapitel 19

19.1 Es gibt die Austauschmarkierung, die Fremdmarkierung, die chemische Synthese und die Biosynthese.

19.2 Fertigpräparate, z.B. ^{201}Tl-Chlorid, werden gebrauchsfertig für die Untersuchung angeliefert. Das Markierungsbesteck enthält nur das inaktive Pharmakon, das erst im nuklearmedizinischen Institut mit dem Radionuklid gekoppelt wird.

19.3 Die Kinetik eines Radiopharmakons beschreibt sein Verhalten im Organismus, z.B. sein Ausscheideverhalten oder sein Anreicherungsverhalten in einem Organ.

Antworten zu Kapitel 20

20.1 Ionisationskammern sind mit Luft oder Gas gefüllt. Kernstrahlung erzeugt hierin über Wechselwirkungsprozesse Ionisationen, die gemessen werden können.

20.2 Gammastrahlen erzeugen im Szintillationsmaterial über Wechselwirkungsprozesse Fluoreszenzlicht (Szintillation), welches über Photomultiplier und die nachgeschaltete Elektronik nachgewiesen werden kann.

20.3 Die meisten Szintillationskristalle bestehen aus Natriumjodid. Durch Zusatz einer geringen Menge Thallium wird die Lichtausbeute erhöht.

Antworten zu Kapitel 20 – Fortsetzung

20.4 Die im Kristall entstandenen Lichtquanten werden von der Photokathode absorbiert und lösen dort Elektronen aus. Jedes Elektron wird durch die an der Dynode angelegte Spannung beschleunigt und löst auf der ersten Dynode 2–3 neue Elektronen aus. Von Dynode zu Dynode steigt die Spannung um ca. 100 Volt und es werden weitere Elektronen ausgelöst. Auf die Anode trifft schließlich eine Lawine von Sekundärelektronen. Der Verstärkungsfaktor beträgt ca. 1 Million.

20.5 Beim Photoeffekt überträgt ein Photon seine gesamte Energie auf ein Hüllenelektron. Dabei wird das Elektron aus der Schale emittiert. Die Bewegungsenergie des Elektrons entspricht der Energie des Photons abzüglich der Bindungsenergie des Elektrons an die Schale, die ja zu seiner Loslösung aufgewandt wurde.

20.6 Beim Comptoneffekt überträgt ein Photon nur einen Teil seiner Energie auf ein Hüllenelektron. Dabei wird das Elektron emittiert. Das dann energieärmere Photon kann weitere Comptoneffekte auslösen und dabei immer mehr Energie an Hüllenelektronen abgeben. Schließlich kann seine Restenergie durch einen Photoeffekt vollständig absorbiert werden.

20.7 Jeder Detektor braucht eine gewisse Zeit, um ein absorbiertes Gammaquant in einen Zählimpuls umzuwandeln. Die Totzeit richtet sich nach der Gesamtzeit, die von den an der Signalverarbeitung beteiligten Bestandteilen eines Detektors benötigt wird. Während der Totzeit ist der Detektor für weitere Messungen blockiert, da er mit der Verarbeitung der letzten Messung beschäftigt ist.

20.8 Aus Geräteanteilen zur Impulsgewinnung (Detektor), zur Impulsverarbeitung (Signalverstärkung und Signalanalyse) und zur Impulsregistrierung (zählen, anzeigen, speichern).

20.9 Das Gammaspektrum setzt sich aus der Streustrahlung (Comptonkontinuum), dem Photopeak und der Untergrundstrahlung zusammen.

20.10 Mit Hilfe des Impulshöhenanalysators werden Messimpulse unterschiedlicher Höhe (Energie) erkannt. Es werden nur die gewünschten Impulse aus dem Photopeak registriert. Die Streustrahlung (das Comptonkontinuum) lässt sich für die Registrierung ausblenden.

20.11 Bedingt durch die Totzeit des Gerätes ist von einer bestimmten Zählrate an keine Proportionalität mehr zwischen Aktivität und Messergebnis gegeben.

20.12 Der statistisch bedingte Messfehler einer Impulsmessung hängt von der Höhe des Messergebnisses ab. Der statistische Fehler ist bei niedrigen Messergebnissen größer als bei hohen. Bei einer gemessenen Impulszahl von z. B. 10 beträgt der relative statistische Messfehler einer Einzelmessung 33 %.

Antworten zu Kapitel 21

21.1 Proben mit einer niedrigen Aktivitätskonzentration (im kBq-Bereich) werden im Bohrloch gemessen.

21.2 Ein Bohrloch umschließt die zu messende Probe von mehreren Seiten im Gegensatz zur Gammakamera, mit der die Messung nur von einer Seite aus erfolgt.

21.3 In einem Ganzkörperzähler werden Messungen zur Identifizierung und Quantifizierung inkorporierter Radionuklide durchgeführt. Der GKZ wird z. B. im Rahmen von Strahlenschutzmessungen des Personals eingesetzt.

21.4 Bei der Szintigraphie entsteht ein Emissionsbild (Szintigramm), d. h. die aus dem Patienten emittierte Strahlung wird mit dem Detektor (Gammakamera) gemessen. Das Röntgenbild ist ein Transmissionsbild. Die eingesetzte Strahlung wird in der Röntgenröhre technisch erzeugt und durchstrahlt den Patienten.

21.5 Der Kollimator besteht aus Löchern und Septen und ermöglicht dadurch eine Richtungsanalyse der Gammaquanten. Es werden nur Quanten mit einer bestimmten Flugrichtung zugelassen. Schräg einfallende Quanten werden an den Septen absorbiert. Ohne Kollimator können zwar Impulse/Zeiteinheit gemessen werden, es ist aber keine Abbildung des Objekts möglich.

Antworten zu Kapitel 21 – Fortsetzung

21.6 Die Empfindlichkeit eines Kollimators wird durch den Lochdurchmesser (und die Anzahl der Löcher pro Flächeneinheit) bestimmt. Je größer der Durchmesser, desto mehr Quanten können pro Loch gemessen werden.

21.7 Kollimatoren mit einer guten Ortsauflösung haben einen geringen Lochdurchmesser. Je kleiner der Lochdurchmesser, desto besser die Auflösung, d. h. die Fähigkeit, zwei nebeneinanderliegende Punkte getrennt darzustellen.

21.8 Empfindlichkeit und Ortsauflösung sind konkurrierende Größen, weil bei einem bestimmten Lochdurchmesser entweder eine hohe Empfindlichkeit oder eine gute Auflösung möglich ist.

21.9 Bei einer SPECT-Aufnahme rotiert die Gammakamera um 360° um den Patienten. Alle 3 – 6° erfolgt eine Aufnahme der Aktivitätsverteilung aus dem jeweiligen Sichtwinkel mit einer vorgegebenen Zeit (z. B. 30 Sekunden). D.h. man erhält bei 360° und 6° – Winkelschritten 60 Aufnahmen. Mit Hilfe der EDV können anschließend Schichten der Aktivitätsverteilung transversal, coronal und sagittal rekonstruiert werden. Man erhält eine dreidimensionale Darstellung der Aktivitätsverteilung in einem bestimmten Organ. Bei der planaren Szintigraphie befindet sich die Gammakamera in einer ortsfesten Position zum aufzunehmenden Organ. Die Aufnahme erfolgt über Impuls- oder Zeitvorwahl. Man erhält eine zweidimensionale Darstellung der Aktivitätsverteilung.

21.10 PET bedeutet Positronen-Emissions-Tomographie.

21.11 Ein Positronenstrahler erzeugt (durch Wechselwirkung mit der umgebenden Materie) 2 Gammaquanten, die sich in einem Winkel von 180° zueinander vom Entstehungsort fortbewegen.

21.12 Koinzidenzschaltung bedeutet, daß nur dann ein Bildsignal entsteht, wenn gleichzeitig auf den gegenüberliegenden Messfeldern je ein 511 keV-Quant durch Photoeffekt nachgewiesen wird.

21.13 Die Homogenität der Gammakamera beschreibt die Gleichmäßigkeit der örtlichen Empfindlichkeit des Detektors. Bei guter Homogenität des Detektors ist die Nachweisempfindlichkeit an jedem Ort der Detektorfläche gleich. Bei homogener Bestrahlung ergibt sich dann ein homogenes szintigraphisches Bild.

21.14 Schon eine Teilverschiebung des Energiefensters aus dem Photopeak kann zu einer Verfälschung des Messergebnisses führen, indem Anteile des Comptonkontinuums (Streustrahlung) (mit-) gemessen werden. Dadurch wird nicht mehr die tatsächliche Ortsinformation der Gammaquanten erfasst und die Abbildungsqualität verschlechtert.

ANTWORTEN ZU KAPITEL 22

22.1 Das Kernstück einer EDV-Anlage ist die Zentraleinheit (CPU = Central Processor Unit).

22.2 RIS ist die Abkürzung für Radiological Information System = radiologisches (Patientendaten-) Informationssystem), PACS für Picture Archiving and Communication System = Bildarchivierungssystem).

22.3 Das duale (binäre) Zahlensystem, bei dem als Ziffern nur 0 und 1 verwendet werden.

22.4 Beim Frame-Mode wird das szintigraphische Bild von der EDV-Anlage als Matrix erfasst und abgespeichert und liegt dann als statisches Szintigramm vor. Beim List-Mode werden die einzelnen Ortskoordinaten der von der Gammakamera erfassten Impulse zeitzugeordnet gespeichert. Somit liegt zusätzlich eine Zeitinformation über den Ablauf der Entstehung des Szintigramms vor. Aus den Ortskoordinaten lässt sich das Szintigramm anschließend erstellen. Der Vorteil des List-Modes ist, dass sich damit bis zu 5-fach höhere Bildsequenzen erfassen lassen.

22.5 Ein Glättungsfilter (z. B. 9-Punkte-Glättung) erzeugt ein geglättetes Szintigramm. Beim Anwenden des Filters werden die Auswirkungen des statistischen Rauschens auf das Szintigramm reduziert. Bei mehrfachem Anwenden des Filters können die Ortsauflösung und der Kontrast verschlechtert werden.

Antworten zu Kapitel 22 – Fortsetzung

22.6 Bei der ROI-Technik wird ein interessierender Teilbereich eines Szintigramms (zumeist ein Organ, z.B. die Niere) gesondert gekennzeichnet und ausgewertet. Bei Sequenzszintigrammen lassen sich von diesem speziellen Bereich mit Hilfe der EDV Funktionskurven (z.B. Nierenfunktionskurven) erstellen.

22.7 Zur Rekonstruktion bei der SPECT werden die gefilterte Rückprojektion (Backprojection) oder die iterative Rekonstruktion verwendet. Bei beiden Verfahren sind Rahmenbedingungen (Bildstatistik, Filterwahl, u.a.) für einen optimalen Einsatz zu beachten.

Antworten zu Kapitel 23

23.1 Als besondere Strahlenschutzbereiche sind Sperrbereiche, Kontrollbereiche und Überwachungsbereiche zu unterscheiden.

23.2 Kennzeichnungspflicht besteht nur für Sperrbereiche und Kontrollbereiche. Sie sind deutlich sichtbar und dauerhaft durch das allgemeine Strahlenzeichen zu kennzeichnen und zusätzlich durch geeignete Hinweise wie Vorsicht – Strahlung oder Radioaktiv oder Kontamination.

23.3 Die Strahlenexposition des Patienten bei nuklearmedizinischen Untersuchungen wird hauptsächlich durch 4 Faktoren beeinflusst, durch die Menge der applizierten Radioaktivität, die Strahlenart und -energie des verwendeten Radionuklids, durch die effektive Halbwertszeit des Radionuklids und durch die biochemischen und pharmakokinetischen Eigenschaften des applizierten Radiopharmakons.

23.4 Für das Personal in der Nuklearmedizin bestehen drei grundsätzliche Arten der Strahlenexposition, durch externe Bestrahlung, durch Kontaktbestrahlung (Kontamination) und durch interne Bestrahlung (Inkorporation eines Radionuklids).

23.5 Zur Minimierung der externen Strahlenexposition in der Nuklearmedizin sind stets drei große A zu beachten, nämlich Abstand (von der Strahlenquelle), Aufenthalt (-szeit in der Nähe von Strahlenquellen) und Abschirmung (der Strahlung durch geeignete Materialien).

23.6 Bei der Handhabung von Radionukliden sind stets geeignete Handschuhe zu tragen und ggf. bei einer Kontamination sofort zu wechseln. Sorgfältiges und umsichtiges Hantieren sind beim Umgang mit offenen Radionukliden oberstes Gebot.

23.7 Im Falle einer Kontamination sind unverzüglich Dekontaminationsmaßnahmen durchzuführen. Bei einer Kontamination der Haut ist die betroffene Stelle mit geeigneten Dekontaminationslösungen zu waschen bis der Kontaminationsgrenzwert unterschritten ist. Möglich ist zudem das Ablösen kontaminierter oberflächlicher (Horn-) Hautschichten durch bekleben mit einer Klebefolie und anschließendes rasches Ablösen (Abreißen) der Folie. Kontaminierte Arbeitsflächen sind mit Dekontaminationsmitteln zu reinigen. Ggf. kann eine kontaminierte Arbeitsfläche vorübergehend durch Abdecken (Abkleben) gesichert werden, um ein Verschleppen der Kontamination zu verhindern. Kontaminierte Kleidung ist zu wechseln und bis zum Abklingen der Strahlung gesondert aufzubewahren.
Vor dem Verlassen des Kontrollbereichs sind Hände und Schuhe (Kleidung) mit einem Hand-Fuß-Monitor auf Kontaminationen hin zu überprüfen.

23.8 Um eine Inkorporation von Radionukliden zu Vermeiden, sind insbesondere das Essen, Trinken und Rauchen in Kontrollbereichen untersagt.

23.9 Radioaktive Abfälle sind vorschriftsmäßig zu entsorgen. Bis zur Entsorgung sind sie in geeigneten Abklingräumen zu lagern. Die unkontrollierte Abgabe radioaktiver Abfälle in die Kanalisation und auf Mülldeponien ist grundsätzlich verboten.

Antworten zu Kapitel 24

24.1 Für den therapeutischen Einsatz offener Radionuklide werden vorrangig Betastrahler verwendet. Die emittierte Betastrahlung hat im Körpergewebe eine energieabhängig begrenzte Reichweite von wenigen Millimetern. Die Strahlung wirkt somit vorrangig im therapeutischen Zielbereich und erfüllt die Forderung nach weitgehender Schonung des übrigen Gewebes.

24.2 Man unterscheidet bei der Radionuklidtherapie zwischen systemischen Therapien und intrakavitären Therapien. Bei der systemischen Therapie wird das Radiotherapeutikum oral oder intravenös appliziert und findet seinen Weg zum therapeutischen Zielgebiet aufgrund seiner pharmakologischen bzw. biochemischen Eigenschaften. Bei der intrakavitären Therapie wird das Radiotherapeutikum gezielt in eine Körperhöhle (z. B. ein Gelenk) gespritzt und wirkt dort in einem geschlossenen Raum auf das zu behandelnde Gewebe.

24.3 Die bei weitem am häufigsten eingesetzte systemische Radionuklidtherapie ist die Radiojodtherapie der Schilddrüse (ca. 60.000 Behandlungen pro Jahr in Deutschland). Sie muß hier stationär durchgeführt werden und unterliegt umfangreichen Strahlenschutzregelungen.

24.4 Die in Deutschland am häufigsten durchgeführte intrakavitäre Radionuklidtherapie ist die Radiosynoviorthese, also die Behandlung entzündlich betroffener Gelenke. Die Zahl der pro Jahr durchgeführten Therapien liegt in der Größenordnung der Anzahl Radiojodtherapien. Die Radiosynoviorthese kann ambulant durchgeführt werden.

24.5 Die zu Radionuklidtherapie eingesetzten Nuklide wirken vorrangig über ihre Korpuskularstrahlen, zumeist über Betastrahlen. Diese haben im Vergleich zu den diagnostisch eingesetzten Gammastrahlen eine deutlich stärkere lokale Strahlenwirkung auf das Gewebe. Deshalb sind beim Umgang mit therapeutisch eingesetzten Radionukliden die erforderlichen Strahlenschutzmaßnahmen besonders streng zu beachten.

24.6 Zur Abschirmung von Betastrahlen sind spezielle Spritzenabschirmungen aus Kunststoff zu verwenden, wohingegen man für Gammastrahler Abschirmmaterialien aus Blei oder Wolfram verwendet.

Antworten zu Kapitel 25

25.1 Ziel jeder Strahlentherapie ist es, eine ausreichende Schädigung des zu bestrahlenden krankhaften Gewebes bei weitgehender Schonung des umgebenden gesunden Gewebes zu erreichen.

25.2 Bei der Strahlentherapie werden als Korpuskularstrahlen vorrangig Elektronen eingesetzt, als Photonenstrahlen Röntgenstrahlen (konventionelle Röntgentherapie), Gammastrahlen (Telegammageräte) und ultraharte Bremsstrahlen (Beschleuniger).

25.3 Die relative Dosisleistung jeder Strahlenquelle fällt im Nahbereich steil ab (= Bereich der Kontakttherapie), zeigt aber im Fernbereich einen nur sehr flachen Abfall (= Bereich der Teletherapie).

25.4
- **Herddosis bzw. Referenzdosis** (= Energiedosis an einer repräsentativen Stelle im Bestrahlungsherd)
- **Raumdosis bzw. Volumendosis** (= Produkt aus Volumen und Dosis in diesem Volumen)
- **Herdraumdosis** (= Produkt aus der Energiedosis im Herdgebiet und dem Herdvolumen)
- **Integraldosis** (= die in einer Masse m applizierte Strahlenenergie).

25.5
- **Lokalisation** (= Bestimmung von Lage, Form und Ausdehnung des Bestrahlungsherdes)
- **Bestrahlungsplanung** (= Festlegen von Strahlenart und -energie, Strahlendosis, Einstrahlart bzw. -technik, Fraktionierungsschema)
- **Durchführung** (= Strahlenbehandlung gemäß Bestrahlungsplan)
- **Kontrollen** (= Kontrolluntersuchungen zum Bestrahlungserfolg während und zum Schluß der Strahlenbehandlung).

Antworten zu Kapitel 26

26.1
- Paarbildung
- Comptoneffekt
- Photoeffekt
- Teilchenstreuung
- Ionisation und Anregung.

26.2 Direkt ionisierend wirkt ionisierende Strahlung aus geladenen Teilchen, z.B. Alpha-, Beta- und Protonenstrahlung.
Indirekt ionisierende Strahlung sind Photonenstrahlen und Strahlung aus ungeladenen Teilchen (z.B. Neutronen).

26.3 Auch die Wirkung indirekt ionisierender Strahlung erfolgt hauptsächlich durch ionisierende Teilchenstrahlen. Diese werden durch Wechselwirkung mit Materie zunächst erzeugt und üben dann ihre ionisierende Wirkung auf die bestrahlte Materie aus.

26.4 Der Zellkern reagiert besonders empfindlich auf ionisierende Strahlen. Er ist Träger der Erbanlagen (Chromosomen), deren Zerstörung oft letale Folgen für die Zelle hat.

26.5 Zellen mit hoher Zellteilungsrate sind besonders strahlenempfindlich. Tumore sind zumeist schnell wachsendes Gewebe, haben also eine hohe Zellteilungsrate.

26.6 Die Strahlenwirkung auf Gewebe wird außer durch die Strahlenart und -dosis beeinflusst durch
- das Gewebemilieu
- die räumliche Dosisverteilung
- die zeitliche Dosisverteilung.

26.7 Ein hoher Sauerstoffgehalt erhöht die Strahlensensibilität der Zellen. Tumore mit schlechter Sauerstoffversorgung benötigen zur Abtötung eine höhere Strahlendosis. Durch künstliche Erhöhung des Sauerstoffgehalts von Tumorzellen lässt sich die erforderliche Tumordosis verringern.

26.8 Die Gesamtdosis, die für einen bestimmten Tumor verabreicht werden soll, wird jeweils nach einem bestimmten Fraktionierungsschema in Portionen aufgeteilt. Grund hierfür ist die Tatsache, dass nach einer Strahleneinwirkung Reparaturvorgänge in den Zellen ablaufen, mit unterschiedlicher Geschwindigkeit in gesundem Gewebe und in Tumorgewebe. Die Erholungsfähigkeit von der Strahlenschädigung ist dabei in gesundem Gewebe deutlich wirksamer und schneller als in Tumorgewebe. Die nächste Bestrahlung (-sfraktion) erfolgt also bei schon recht guter Erholung im Gesunden und geringerer Erholung der Tumorzellen.

Antworten zu Kapitel 27

27.1 Man unterscheidet zwischen gerätetechnisch erzeugten Strahlen und radioaktiven Strahlen.

27.2
- Röntgentherapieröhren
- Linearbeschleuniger
- Kreisbeschleuniger
- Telegammageräte.

27.3 Der Linearbeschleuniger.

27.4 Telegammageräte arbeiten mit radioaktiver Strahlung (zumeist Gammastrahlung des 60 Co), während in Beschleunigern die eingesetzte Strahlung mittels beschleunigter Elektronen erzeugt wird.

27.5
- **Beschleunigungseinheit** aus Elektronenquelle, Injektor, Beschleunigungsrohr mit Vakuumpumpe
- **Hochfrequenzgenerator**
- **Strahlerkopf** mit Umlenkelektronik (-magnet), Photonentarget (Antikathode), Ausgleichsfilter, Kollimatorsystem, Lichtvisier, Strahlmonitor
- **Bedienpult**.

27.6 Wanderwellenbeschleunigung und Stehwellenbeschleunigung.

27.7 1,17 und 1,33 MeV.

27.8 5,3 Jahre.

Antworten zu Kapitel 28

28.1
- Einzelfeldbestrahlung
- Mehrfeldbestrahlung.

28.2
- Rotationsbestrahlung
- Pendelbestrahlung
- Tangentiale Pendelbestrahlung
- Telezentrische Pendelbestrahlung
- Konvergenzbestrahlung.

28.3
- **Vorteile**
  - optimale Schonung der Haut
  - hohe Strahlenexposition des Herdes
  - flexible Anpassung der Dosisverteilung an die Herdform
- **Nachteile**
  - relativ geringe Herddosisleistung.

28.4 Schalenförmige Herdbereiche.

28.5 Oberflächliche schalenförmige Herdvolumina.

28.6 IMRT (=**I**ntensity **M**odulated **R**adiation **T**herapy) bedeutet Intensitätsmodulierte Strahlentherapie.

28.7 Optimierung der Dosisverteilung im Zielvolumen insbesondere bei komplizierten anatomischen Strukturen unter weitgehender Schonung von Risikobereichen.

28.8 Bei tiefer im Körper gelegenem Zielvolumen ist eine Mehrfeldtechnik zu wählen, um eine günstigere Dosisverteilung im Herdgebiet zu erreichen und gleichzeitig durch ausgesuchte Strahlrichtungen gesundes Gewebe bzw. Risikoorgane zu schonen.

28.9 Relativ oberflächennahe Zielvolumina, z. B. Leistenlymphknoten oder parasternale Lymphknoten.

28.10 Keilfilter haben den Zweck, die Dosisverteilung in einem Strahlenfeld zu beeinflussen. Je nach Dicke und Winkelung des Keils bewirken sie eine unterschiedlich ausgeprägte Veränderung der Isodosen mit bereichsweiser Dosisreduktion. Sie können als Ausgleichskörper im Stehfeld oder z. B. bei Mehrfeldtechniken zur Reduktion von Dosisspitzen im Bereich spitzer Winkel eingesetzt werden.

Antworten zu Kapitel 29

29.1
- Kenntnis der Dosisverteilung des Strahlenfeldes
- Kenntnis der Lage, Größe und Form des Bestrahlungsherdes (Tumors)
- Festlegung der Geräteeinstellung für die optimale Dosisverteilung.

29.2 Dosimetrie ist die Bestimmung der relativen und absoluten Dosisverteilung eines Bestrahlungsgerätes für alle verwendeten Geräteeinstellungen.
Sie liefert Ausgangsdaten für die Festlegung der räumlichen Dosisverteilung bei der vorgesehenen Bestrahlung (Bestrahlungsplanung).

29.3 Lokalisation bedeutet zum einen das Erfassen und Darstellen der Lage, Größe und Form des Zielvolumens. Im Rahmen der Lokalisation erfolgt zum anderen zumeist auch das Einzeichnen der Bestrahlungsfelder auf die Haut des Patienten.

29.4 Neben den für die Vordiagnostik eingesetzten Geräten (CT, MRT) ist der Therapiesimulator das wichtigste Gerät für die Lokalisation.

29.5 Bestandteile der Bestrahlungsplanung sind
- Lokalisation des Bestrahlungsherdes
- ärztliche Bestrahlungsplanung (Festlegen von Herddosis, Fraktionierungsschema, Zusatzmaßnahmen)
- physikalisch-technische Bestrahlungsplanung (Bestimmen der optimalen Dosisverteilungen, Festlegen der Geräteeinstellungen u. a.).

Antworten zu Kapitel 30

30.1 Die Lagerung des Patienten für eine Bestrahlung muss mit größter Sorgfalt und Präzision durchgeführt werden. Nur dann ist gewährleistet, dass bei der vorgesehenen Bestrahlung die geplante Dosisverteilung exakt erreicht wird. Zur Einstellung und Reproduktion der geplanten Lagerung steht heute zumeist ein Laserkoordinatensystem zur Verfügung.

30.2 Der Bestrahlungsraum ist gegenüber seinem Umfeld durch meist umfangreiche bauliche Maßnahmen abgeschirmt, um die Auflagen der Strahlenschutzverordnung gerecht zu werden. Im Bestrahlungsraum sind Notschaltvorrichtungen vorhanden, um die Anlage bzw. die Strahlung im Bedarfsfall schnell auszuschalten. Bei geöffneter Tür ist eine Bestrahlung technisch ausgeschlossen.

30.3 Während der Bestrahlung darf sich das Personal nicht im Bestrahlungsraum aufhalten. Für den Aufenthalt ist der benachbarte Schalt- bzw. Bedienraum vorgesehen.

30.4 Zum einen kennzeichnet der Schnittpunkt aller Laserkoordinaten das Isozentrum des Gerätes (Linearbeschleuniger, Simulator). Zum anderen dient es der regelrechten Lagerung des Patienten in Bezug zur Geometrie des Bestrahlungsgerätes bzw. der Bestrahlungsfelder. Die bei der Simulation aufgezeichneten Längs-, Quer- und Höhenlaser dienen der täglichen Reproduzierbarkeit der Feldeinstellung und korrekten Lagerung des Patienten.

Antworten zu Kapitel 31

31.1
- Kontakttherapie
- Intrakavitäre Therapie
- Interstitielle Therapie.

31.2 Die Dermaplatte wird zur Bestrahlung lokaler oberflächlicher Erkrankungen eingesetzt. Für spezielle und schwierig geformte Lokalisationen werden auch anpassbare Strahlungsapplikatoren (Moulagen) benutzt.

31.3 Zunächst werden inaktive Applikatoren in die zu bestrahlende Körperregion eingebracht (interstitiell oder intrakavitär), wonach deren Lage mittels Bildgebung (Röntgenaufnahme, Simulator) überprüft und dann bei richtiger Positionierung fixiert wird. Nach Überprüfung der Durchgängigkeit des zuführenden Schlauchsystems wird dieses an den Applikator gekoppelt und die radioaktive Quelle ferngesteuert aus dem Tresor in den Applikator eingebracht. Entsprechend einem vorher festgelegten Bestrahlungsplan werden Positionen und Liegedauer der Quelle gesteuert. Nach Abschluss des Bestrahlungsvorgangs wird die Quelle automatisch in den Tresor zurücktransportiert.

31.4 Bei der interstitiellen Therapie.

31.5 Bei der interstitiellen Therapie werden radioaktive Seeds, Nadeln oder Drähte direkt im Tumorgewebe platziert und verbleiben dort bis die gesamte Strahlung abgegeben ist. Bei der Entlassung der Patienten besteht noch eine leichte Reststrahlung, durch die jedoch die zulässige Strahlenexposition des Umfelds nicht überschritten wird.

31.6 ^{192}Iridium.

31.7 Da sich das Personal während der Bestrahlung nicht im Bestrahlungsraum aufhält, die Applikatoren bei der Vorbereitung inaktiv sind und auch nach der Bestrahlung inaktiv entfernt werden, ergibt sich bei dieser Technik in der Regel keine Strahlenexposition für das Personal.

Antworten zu Kapitel 32

32.1 Bei den praktischen Strahlenschutzmaßnahmen unterscheidet man zwischen
- baulichen Maßnahmen
- technischen Maßnahmen
- organisatorischen Maßnahmen und
- informativen Maßnahmen.

32.2 Die wichtigsten Voraussetzungen für einen guten Strahlenschutz des Patienten sind
- **optimale Therapieplanung** durch einen qualifizierten Therapeuten mit einem qualifizierten Medizinphysiker,
- geeignete apparative Ausstattung für die Planung und Durchführung der Behandlung
- **sachgemäße Durchführung** der Therapie mit hochqualifizierten Mitarbeitern (MTAR)
- exakte Einstellung der Bestrahlungsparameter
- präzise reproduzierbare Patientenlagerung
- regelmäßige technische Überwachung und Wartung der Bestrahlungseinrichtung.

32.3 Durch exaktes Einhalten der baulichen, gerätetechnischen und organisatorischen Strahlenschutzvorschriften.

32.4 Durch sachgerechtes und umsichtiges Verhalten beim Umgang mit den Strahlenquellen und ständiges Beachten der grundsätzlichen Strahlenschutzregeln
- Abstand
- Abschirmung
- Aufenthalt
- regelmäßige Dichtigkeitskontrollen der Strahler.

32.5 Nach der Teletherapie.

Antworten zu Kapitel 33

33.1 Hierzu zählen
- die Thermographie
- die Sonographie
- die Magnet-Resonanz-Tomographie.

33.2 Die Sonographie und die MR-Tomographie.

33.3 Die Kontaktthermographie und die Infrarotthermographie.

Antworten zu Kapitel 34

34.1 Das menschliche Ohr kann Schallfrequenzen von 16 Hz bis 20.000 Hz (Hertz) wahrnehmen.

34.2 Als Ultraschall bezeichnet man Schall mit Frequenzen oberhalb von 20.000 Hz.

34.3 An Grenzflächen verschiedener Gewebe wird Ultraschall reflektiert bzw. gebrochen. Unter Reflexion versteht man das Zurückwerfen (Reflektieren) der Schallwelle, unter Brechung die Änderung der Ausbreitungsrichtung.

34.4 Das Reflexionsgesetz besagt, dass der Winkel, unter dem eine Welle auf eine Grenzfläche trifft, dem Winkel gleicht, unter dem sie reflektiert wird:
Einfallswinkel = Ausfallswinkel

34.5 Streuung von Schallwellen findet an rauen Grenzflächen statt. Hierbei werden die Schallwellen – bedingt durch die Unebenheit (Rauheit) der Fläche – unkoordiniert unter vielen Winkeln reflektiert.

Antworten zu Kapitel 34 – Fortsetzung

34.6 Je höher die Frequenz des Ultraschalls ist, desto stärker wird er gedämpft.

34.7 Unter Halbwertsschicht versteht man die Schichtdicke eines Gewebes (Mediums), durch die die Schallintensität um den Faktor zwei geschwächt (= halbiert) wird.

34.8 Die Halbwertsschicht von Ultraschall ist für Wasser bei mittleren gebräuchlichen Frequenzen mehr als 150-fach größer als für Weichteilgewebe. Hierdurch besitzt die Ultraschalldiagnostik im Vergleich zu anderen bildgebenden Verfahren eine Domäne in der Differenzierung von wasserhaltigen Strukturen.

34.9 Grundlage für die Erzeugung und den Nachweis von Ultraschall ist der piezoelektrische Effekt. Hierbei wird mechanische Energie direkt in elektrische Energie umgewandelt (= direkter piezoelektrischer Effekt zum Nachweis von Ultraschall) oder umgekehrt elektrische in mechanische Energie (= indirekter piezoelektrischer Effekt zur Erzeugung von Ultraschall).

34.10 Ultraschallköpfe sind sehr stoß- und hitzeempfindlich. Starke Erschütterungen (z. B. Fallenlassen) und Erwärmungen (z. B. Hitzesterilisation) sind deshalb unbedingt zu vermeiden.

34.11 Man unterscheidet bei der Ultraschalldiagnostik das laterale Auflösungsvermögen (quer zur Ausbreitungsrichtung) und das axiale Auflösungsvermögen (in Richtung der Ausbreitungsachse des Ultraschalls). Die Auflösung ist u. a. frequenzabhängig.

34.12 Unter **B**-Bild (engl. **B**rightness = Helligkeit) versteht man in der Ultraschalldiagnostik eine helligkeitsgesteuerte Bilddarstellung. Die Helligkeit eines Bildpunktes ist ein Maß für Stärke des reflektierten und registrierten Echoimpulses.

34.13 Beim Impuls-Echo-Prinzip werden vom Ultraschallkopf kurze Schallimpulse ausgesandt und deren reflektierte Anteile anschließend zeitgetreu registriert. Aus der Zeitdifferenz zwischen Aussenden und Registrieren lässt sich (bei bekannter Schallgeschwindigkeit) der zwischenzeitlich zurückgelegte Weg des Schallpulses berechnen und damit die Entfernung der reflektierenden Struktur (= Echolotprinzip).

34.14 Beim Real-Time-Verfahren erfolgen Aufbau und Darstellung des Ultraschallbildes auf dem Monitorschirm unmittelbar nach dem Erfassen des jeweiligen Schallprofils. Der Bildaufbau ändert sich nahezu gleichzeitig mit jeder Änderung der Schallkopfposition bzw. Änderung im erfassten Schallbereich, z. B. bei bewegten Strukturen. Somit lassen sich Bewegungen von Organen (Beispiel: Herz) direkt beobachten.

34.15 Zum Erfassen und Darstellen der Geschwindigkeit fließender Bewegungen, z. B. des Blutes. Durch Veränderungen der Flussgeschwindigkeit, z. B. an Verengungen, lassen sich solche Hindernisse erkennen.

34.16 Nach heutigen Erkenntnissen und Erfahrungen treten bei der üblichen Ultraschalldiagnostik nach dem **B-Bild-Verfahren keine schädigenden Nebenwirkungen** auf.
Fetale und neonatale Untersuchungen mit dem Ultraschall-Doppler-Verfahren sollten nur nach strenger Indikationsstellung erfolgen, da hier bei der Untersuchung luft- und gashaltiger Gewebe (Lunge, Darm) eventuelle Auswirkungen durch Kavitationen (Bläschen- bzw. Hohlraumbildungen) nach heutigem Erkenntnisstand noch nicht mit letzter Sicherheit auszuschließen sind.

Antworten zu Kapitel 35

35.1 Die Präzessionsfrequenz ist die Umlauffrequenz, mit der ein Spinmagnet um die Richtung eines angelegten (statischen) Magnetfeldes kreist. Sie wird nach der Larmorgleichung berechnet und auch Larmorfrequenz genannt. Die Larmorfrequenz ist nur von der Stärke des angelegten Magnetfeldes und von einem spinspezifischen Faktor (dem gyromagnetischen Verhältnis) abhängig. Da dieser für jeden Spin einen konstanten Wert hat, hängt die Larmorfrequenz einer bestimmten Spinart (z. B. bei Protonen) nur von der angelegten Magnetfeldstärke ab. Dieser Zusammenhang ist eine sehr wichtige Grundlage für das Prinzip der Magnet-Resonanz-Tomographie.

Antworten zu Kapitel 35 – Fortsetzung

35.2 Magnetspins richten sich in einem angelegten Magnetfeld nach der Längsachse des Feldes aus. Dabei gehen sie entweder in eine energieärmere parallele oder in eine energiereichere antiparallele Ausrichtung. In der energieärmeren parallelen Ausrichtung ergibt sich stets ein Überschuss gegenüber der antiparallelen Ausrichtung, der umso größer ist, je stärker das angelegte Magnetfeld. Aus der Differenz (parallel minus antiparallel) resultiert eine messbare Magnetisierung in der energieärmeren parallelen Richtung, die Nettomagnetisierung M_o.

35.3 Um eine messbare Information über die Magnetisierung in der Längsrichtung Z zu erhalten, muss diese Längsmagnetisierung zunächst aus der Z-Richtung ausgelenkt werden. Dies geschieht, indem – bildlich gesehen – die Spinmagnete ausgelenkt werden. Das Auslenken ist nur durch Energieübertragung auf das Spinsystem möglich.
Die Besonderheit besteht darin, dass die Energieübertragung nur möglich ist, wenn der hierzu verwendete Hochfrequenzimpuls dieselbe Frequenz hat, mit der die Spinmagnete präzedieren.

35.4 Spinmagnete nehmen Energie auf, dadurch reduziert sich die Längsmagnetisierung.
Spinmagnete drehen sich aus der Längsmagnetisierung in die Quermagnetisierung, dadurch steigt die Quermagnetisierung. Bei einem 90°-Puls kippt die Längsmagnetisierung insgesamt in die xy-Ebene und wird zur Quermagnetisierung.

35.5 Die Quermagnetisierung ist ein magnetischer Summenvektor in der xy-Ebene, der sich in dieser Ebene um die Z-Richtung dreht. Hierdurch wird eine Wechselspannung in der Empfängerspule induziert, das eigentliche MR-Signal. Die Quermagnetisierung verkleinert sich nach dem Abschalten des HF-Impulses durch zwei gleichzeitig ablaufende Vorgänge: durch die Zunahme der Längsmagnetisierung und durch den Phasenverlust der Spins in der xy-Ebene.

35.6 Die T1-Relaxationskurve beschreibt den *Wiederaufbau der Längsmagnetisierung*; d. h. die Spinmagnete geben die absorbierte Energie an ihre Umgebung ab und kehren in die parallele Position zurück. (Spin-Gitter-Relaxation).

35.7 Die T2-Relaxationskurve beschreibt die Verringerung der Quermagnetisierung durch den Verlust der Phasenkohärenz der Spinmagnete in der xy-Ebene (Spin-Spin-Relaxation).

35.8 Verschiedene Gewebe unterscheiden sich hinsichtlich der T1- und T2-Relaxationszeiten (und der Protonendichte). Je flüssiger z. B. ein Gewebe ist, desto länger sind die Relaxationszeiten von T1 und T2, desto länger sind die Signale also noch messbar. Je nach Betonung dieser Parameter (T1- bzw. T2-Wichtung) bei der Messsequenz bestimmen sie das Kontrastverhalten des MRT-Bildes.

35.9 MR-Kontrastmittel dienen der Verbesserung des Bildkontrastes. Ihr wichtigster Effekt besteht in einer Verkürzung der Relaxationszeit T1. Je nach Einsatzbereich besitzen MR-Kontrastmittel verschiedene pharmakologische Eigenschaften.

35.10 TR ist die Repetitionszeit, die zwischen zwei 90° – Anregungsimpulsen liegt.
TE ist die Echozeit. Sie entspricht der Zeit zwischen der Mitte des Anregungsimpulses und dem Maximum des Signalempfangs.
- kurzes TR und kurzes TE ergibt bei der SE-Sequenz eine T1-Wichtung
- langes TR und kurzes TE ergibt Protonendichte-gewichtete Aufnahmen
- mit langem TR und langem TE erhält man T2-gewichtete Aufnahmen.

35.11
- Hauptmagnet
- Gradientensystem
- Hochfrequenzsystem
- Rechnersystem.

35.12 Gradientenfelder dienen der Ortszuordnung der Messinformationen im Untersuchungsbereich.

35.13
- statisches Magnetfeld: T-Wellenerhöhung im EKG
- Gradientenfelder: elektronische Ströme können induziert werden, Lichtblitze, unwillkürliche: Muskelkontraktionen
- Hochfrequenzfeld: Erwärmung des Gewebes im Untersuchungsfeld.

35.14 Patienten mit einem elektrisch, magnetisch oder mechanisch aktiven Implantat, wie z. B. Herzschrittmacher, Insulinpumpen, Defibrillator, künstliche Herzklappe, Cochleaimplantat, ferromagnetische Implantate oder Metallsplitter).

35.15 Implantate können sich eventuell stark erwärmen oder es kann zu einer Implantatdrehung kommen. Die Funktion elektronisch gesteuerter Geräte (Implantate) könnte durch den Einfluss des Magnetfeldes beeinträchtigt oder sogar verhindert werden.

Bundesamt für Strahlenschutz

Bekanntmachung der diagnostischen Referenzwerte für radiologische und nuklearmedizinische Untersuchungen

Die Strahlenschutzverordnung (StrlSchV) vom 20. Juli 2001 (BGBl. I S.1714), geändert durch Artikel 2 der Verordnung zur Änderung der Röntgenverordnung und anderer atomrechtlicher Verordnungen vom 18. Juni 2002 (BGBl. I S. 1869, 1903) und die Röntgenverordnung (RöV) vom 8. Januar 1987 (BGBl.I S. 114) in der Fassung der Bekanntmachung vom 30. April 2003 (BGBl. I. S. 604) sehen in § 81 Abs. 2 Satz 1 StrlSchV und in § 16 Abs. 1 Satz 3 RöV vor, dass bei der ärztlichen Untersuchung von Menschen diagnostische Referenzwerte zu Grunde zu legen sind. Auf der Grundlage des § 81 Abs. 2 Satz 3 StrlSchV und des § 16 Abs. 1 Satz 2 RöV werden die diagnostischen Referenzwerte in Tabellen für folgende Untersuchungsarten bekannt gemacht:

Tabelle 1: Diagnostische Referenzwerte für Röntgenaufnahmen bei Erwachsenen
Tabelle 2: Diagnostische Referenzwerte für Durchleuchtungsuntersuchungen bei Erwachsenen
Tabelle 3: Diagnostische Referenzwerte für CT-Untersuchungen bei Erwachsenen
Tabelle 4: Diagnostische Referenzwerte für pädiatrische Röntgenaufnahmen
Tabelle 5: Diagnostische Referenzwerte für häufige und dosisintensive nuklearmedizinische Untersuchungsverfahren
Tabelle 6: Bruchteile der zu verabreichenden Erwachsenen-Aktivität bei Kindern unterschiedlichen Körpergewichts

Weitere Ausführungen zu Grundlagen, zur Röntgendiagnostik und zur nuklearmedizinischen Diagnostik dienen der Erläuterung der diagnostischen Referenzwerte und enthalten Hinweise für deren Anwendung.

Salzgitter, den 10. Juli 2003

Bundesamt für Strahlenschutz

Im Auftrag
PD Dr. G. Brix

Tab. 1: Diagnostische Referenzwerte für Röntgenaufnahmen bei Erwachsenen

Aufnahme	Dosis-Flächen-Produkt (Priorität) [cGy x cm²]	Einfalldosis [mGy]	Oberflächendosis [mGy]
Schädel ap/pa*	110	3,7	5,0
Schädel lat**	100	2,3	3,0
Thorax pa	20	0,21	0,3
Thorax lat	100	1,1	1,5
Brustwirbelsäule ap	220	5,2	7,0
Brustwirbelsäule lat	320	9,0	12
Lendenwirbelsäule ap	320	7,4	10
Lendenwirbelsäule lat	800	22	30
Becken ap	500	7,0	10
Abdomen	550	7,0	10
Mammographie (cc und mlo)***	-	-	-

* ap: anterior-posterior   pa: posterior-anterior
** lat: lateral
*** cc: cranio-caudal   mlo: medio-lateral-oblique

Tab. 2: Diagnostische Referenzwerte für Durchleuchtungsuntersuchungen bei Erwachsenen

Untersuchungsart	Dosis-Flächen-Produkt [Gy x cm²]	Durchleuchtungszeit [min]
Dünndarm	70	-
Kolon Kontrasteinlauf	70	-
Phlebographie Bein-Becken	9	-
Arteriographie Becken-Bein	85	-
Koronarangiographie	60	-
PTA*	100	18
PTCA**	120	20

* Perkutane Transluminare Angioplastie
** Perkutane Transluminare Card-Angioplastie

Anhang 2

Tab. 3: Diagnostische Referenzwerte für CT- Untersuchungen bei Erwachsenen

CT-Untersuchungsart	$CTDI_w^*$ [mGy]	Dosis-Längen-Produkt [mGy x cm]
Hirnschädel	60	1050
Gesichtsschädel/Nasennebenhöhlen[**]	35	360
Thorax	22	650
Abdomen	24	1500
Becken	28	750
Oberbauch	25	770
Lendenwirbelsäule[***]	47	280

[*] $CTDI_w$: gewichteter CT-Dosisindex
[**] Hauptindikation für diese Untersuchungsart ist die Abklärungsdiagnostik bei Sinusitis. Im Rahmen der Frakturdiagnostik können höhere Werte erforderlich sein.
[***] Im Rahmen der Bandscheibendiagnostik

Tab. 4: Diagnostische Referenzwerte für pädiatrische Röntgenuntersuchungen

Untersuchungsart	Alter	Dosis-Flächen-Produkt [cGy x cm²]
Thorax ap/pa[*]	Frühgeborene (ca. 1000 g)	0,3
	Neugeborene (ca. 3000 g)	0,8
	10 ± 2 Monate	2
	5 ± 2 Jahre	3
	10 ± 2 Jahre	4
Thorax lateral	5 ± 2 Jahre	7
	10 ± 2 Jahre	8
Abdomen ap/pa[*]	10 ± 2 Monate	25
	5 ± 2 Jahre	50
	10 ± 2 Jahre	60
Becken ap[*]	5 ± 2 Jahre	25
	10 ± 2 Jahre	30
Schädel ap[*]	10 ± 2 Monate	30
	5 ± 2 Jahre	40
Schädel lateral	10 ± 2 Monate	30
	5 ± 2 Jahre	30
Miktions-Cysto-Urographie[**]	Neugeborene (ca. 3000 g)	60
	10 ± 2 Monate	90
	5 ± 2 Jahre	120
	10 ± 2 Jahre	240

[*] ap: anterior-posterior   pa: posterior-anterior
[**] Bei Verwendung moderner Geräte mit gepulster Durchleuchtung und einem Zusatzfilter von 0,1 mm Kupfer sind deutlich niedrigere Werte erreichbar und anzustreben

Diagnostische Referenzwerte

Tab. 5: Diagnostische Referenzwerte für häufige und dosisintensive nuklearmedizinische Untersuchungsverfahren

Organ	Scan/Test	Radiopharmakon	DRW (MBq)
Schilddrüse	Szintigraphie	[^{99m}Tc]Pertechnetat	75
Skelett	Knochenszintigraphie	[^{99m}Tc]MDP, -DPD, -HDP	
	- benigne Erkrankungen		500
	- maligne Erkrankungen		700
Herz	Perfusion/Vitalität	[^{99m}Tc]Sestamibi, [^{99m}Tc]Tetrofosmin	
		- Zweitagesprotokoll	600
		- Eintagesprotokoll	1000
		[^{201}Tl]Chlorid	75
	RNV	[^{99m}Tc]Erythrozyten	750
Nieren	Funktionsszintigraphie	[^{99m}Tc]MAG3	100
		[^{99m}Tc]DTPA	150
	Szintigraphie	[^{99m}Tc]DMSA	70
Lunge	Perfusion	[^{99m}Tc]MAA	
		- planar	100
		- SPECT	200
	Ventilation	[^{99m}Tc]Aerosol	1000*
Gehirn	Perfusion	[^{99m}Tc]HMPAO	550
		[^{99m}Tc]ECD	550
PET	Glukose-Uptake	[^{18}F]FDG	
		- 2D Modus	370
		- 3D Modus	200

* im Vernebler

Tab. 6 Bruchteile der zu verabreichenden Erwachsenen-Aktivität bei Kindern unterschiedlichen Körpergewichts

Körpergewicht in kg	Bruchteil der zu verabreichenden Erwachsenenaktivität
3	0,10
4	0,14
6	0,19
8	0,23
10	0,27
12	0,32
14	0,36
16	0,40
18	0,44
20	0,46
22	0,50
24	0,53
26	0,56
28	0,58
30	0,62
32	0,65
34	0,68
36	0,71
38	0,73
40	0,76
42	0,78
44	0,80
46	0,83
48	0,85
50	0,88
52-54	0,90
56-58	0,92
60-62	0,96
64-66	0,98
68	0,99
≥ 70	1

Erläuterungen und Hinweise:

Das Bundesamt für Strahlenschutz hat auf der Grundlage des § 81 Abs. 2 Strahlenschutzverordnung (StrlSchV) und des § 16 Abs. 1 Röntgenverordnung (RöV) diagnostische Referenzwerte zu erstellen und zu veröffentlichen. Bei der Erstellung dieser Referenzwerte waren die Strahlenschutzkommission und Fachkreise beteiligt. Die Referenzwerte sind bei der Anwendung radioaktiver Stoffe oder ionisierender Strahlung bei ärztlichen Untersuchungen des Menschen zu Grunde zu legen (§ 81 Abs. 2 StrlSchV, § 16 Abs. 1 Satz 3 RöV).

Grundlagen

Die Internationale Strahlenschutzkommission (ICRP) weist in ihrer Veröffentlichung 73 von 1996 [1] über "Strahlenschutz und Sicherheit in der Medizin" auf die große Bedeutung der beiden Strahlenschutzgrundsätze "Rechtfertigung" und "Optimierung" bei medizinischen Expositionen hin, weil Dosisgrenzwerte hier keine Anwendung finden. Danach müssen alle medizinischen Untersuchungen und Behandlungen, die mit einer Exposition durch ionisierende Strahlung verbunden sind, sowohl auf allgemeiner wie individueller Ebene gerechtfertigt sein, d.h. der durch die Untersuchung zu erwartende Nutzen muss das Strahlenrisiko überwiegen. Das grundsätzliche Ziel der Optimierung ist danach, den Netto-Nutzen zu maximieren. Die ICRP stellt in diesem Zusammenhang fest, dass auf die Strahlenquelle bezogene Dosisschranken, deren Bedeutung für die berufliche Strahlenexposition von Patientinnen und Patienten kein geeignetes Mittel des Strahlenschutzes sind. Die ICRP betont jedoch, dass "eine gewisse Begrenzung der Exposition in der medizinischen Diagnostik notwendig" ist und empfiehlt für die Anwendung diagnostischer Referenzwerte (DRW). Sie beschreibt DRW als Werte einer messbaren Größe, die dazu dienen, Situationen zu erkennen, in denen die Patientendosis oder die verabreichte Aktivität ungewöhnlich hoch ist. DRW sind demnach Schwellenwerte einer Dosis- bzw. Aktivitätsgröße, oberhalb derer die Ursache für ihre Überschreitung gesucht werden muss und Abhilfemaßnahmen in Erwägung zu ziehen sind.

Die ICRP empfiehlt die Erstellung von DRW in Form einer leicht messbaren Größe für häufige diagnostische Untersuchungsarten und für allgemein definierte Gerätetypen. Die DRW sollen in regelmäßigen zeitlichen Abständen überprüft und aktualisiert werden. Wenn festgestellt wird, dass bei einigen Verfahren beständig zu hohe Dosiswerte auftreten bzw. zu hohe Aktivitäten appliziert werden, die deutlich über den DRW liegen, solle vor Ort eine Überprüfung der Geräte und der diagnostischen Verfahren vorgenommen werden, um festzustellen, ob der Strahlenschutz in angemessener Weise optimiert ist.

Die Europäische Kommission hat das ICRP-Konzept der DRW als ein Mittel der Optimierung im Strahlenschutz aufgegriffen und in der Richtlinie 97/43/EURATOM "Über den Gesundheitsschutz von Personen gegen die Gefahren ionisierender Strahlung bei medizinischer Exposition" [2] (kurz: Patientenschutzrichtlinie) verankert. Dadurch sind die Mitgliedstaaten verpflichtet, dieses Konzept in nationales Strahlenschutzrecht zu übernehmen.

Mit der neuen Strahlenschutzverordnung (StrlSchV) [4] vom 20. Juli 2001 und der Novellierung der Röntgenverordnung (RöV) [5] vom 18. Juni 2002 wurde das Konzept der DRW auch in Deutschland in die nuklearmedizinische Diagnostik bzw. die Röntgendiagnostik eingeführt und damit das Konzept der europäischen Patientenschutzrichtlinie in nationales Recht überführt.

Die europäische Patientenschutzrichtlinie definiert DRW als „Dosiswerte bei strahlendiagnostischen medizinischen Anwendungen oder – im Falle von Radiopharmaka – Aktivitätswerte für typische Untersuchungen an einer Gruppe von Patienten mit Standardmaßen oder an Standardphantomen für allgemein definierte Arten von Ausrüstung. Bei Anwendung guter und üblicher Praxis hinsichtlich der diagnostischen und der technischen Leistung wird erwartet, dass diese Werte bei Standardverfahren nicht überschritten werden."

In einer Leitlinie über DRW [3] gab die Europäische Kommission 1999 schließlich konkrete Empfehlungen zur Einführung der DRW heraus. Danach sind einheitliche DRW in der Europäischen Union zu bevorzugen. DRW für ein Phantom sollen nur dann festgelegt werden, wenn dieses Phantom überall verfügbar ist und Konversionsfaktoren von der Phantomdosis zur Patientendosis existieren, wie z.B. in der Röntgen-Mammographie. Standardpatienten werden als Patienten mit einem Gewicht von 70 ± 3 kg definiert. Der Mittelwert der Dosis über viele unselektierte Standardpatienten, minimal 10, wird als ein vernünftiger Ersatz für die Dosis eines Standardpatienten angesehen. Nach Einführung der DRW sollen bei allen Anwendern und an allen Geräten periodische Ermittlungen erfolgen mit dem Ziel, die gemessenen Dosen bzw. applizierten Aktivitäten mit den DRW zu vergleichen.

In der RöV sind DRW definiert als "Dosiswerte für typische Untersuchungen mit Röntgenstrahlung, bezogen auf Standardphantome oder auf Patientengruppen mit Standardmaßen, mit für die jeweilige Untersuchungsart geeigneten Röntgeneinrichtungen und Untersuchungsverfahren". In § 16 Abs.1 RöV heißt es: "Als eine Grundlage für die Qualitätssicherung bei der Durchführung von Röntgenuntersuchungen in der Heilkunde oder Zahnheilkunde erstellt und veröffentlicht das Bundesamt für Strahlenschutz diagnostische Referenzwerte. Die veröffentlichten diagnostischen Referenzwerte sind bei der Untersuchung von Menschen zu Grunde zu legen." Dem entsprechend dienen die veröffentlichten DRW den Ärzten in der diagnostischen Radiologie als obere Richtwerte, und sie sind so gehalten, die Untersuchung so zu optimieren, dass die DRW im Mittel nicht überschritten werden.

In der StrlSchV sind DRW definiert als "empfohlene Aktivitätswerte bei medizinischer Anwendung radioaktiver Arzneimittel, für typische Untersuchungen an Standardphantomen oder Patientengruppen mit Standardmaßen für einzelne Gerätekategorien." In § 81 Abs.2 StrlSchV heißt es: "Bei der Untersuchung von Menschen sind diagnostische Referenzwerte zugrunde zu legen. Eine Überschreitung der diagnostischen Re-

...

ferenzwerte ist schriftlich zu begründen. *Das Bundesamt für Strahlenschutz erstellt und veröffentlicht die diagnostischen Referenzwerte.* Im Gegensatz zur Röntgendiagnostik sind die DRW in der nuklearmedizinischen Diagnostik keine oberen Richtwerte, sondern „Optimalwerte". Sie geben die für eine gute Bildqualität notwendige Aktivität an und sollen bei Standardverfahren und -patienten appliziert werden.

Den Ärztlichen Stellen fällt die Aufgabe zu, die Einhaltung der DRW bei der Patientenexposition zu überprüfen. Einzelheiten wird die Richtlinie „Ziele und Anforderungen an den ärztlichen und zahnärztlichen Stellen" enthalten. Die Ärztlichen Stellen sind verpflichtet, jede bestandige, ungerechtfertigte Überschreitung der DRW der zuständigen Landesbehörde zu melden (§ 17a Abs. 1 Satz 3 Nr. 2 RöV bzw. § 83 Abs.1 Satz 4 Buchstabe b StrlSchV). Die Behörde kann daraufhin eine Überprüfung vor Ort veranlassen oder selbst durchführen, um die Ursachen für die bestandige Überschreitung zu finden und zusammen mit den Ärztlichen Stellen Maßnahmen zur Verringerung der Strahlenexposition zu empfehlen.

Die DRW stellen keine Grenzwerte für Patienten dar und gelten nicht für einzelne individuelle Untersuchungen. Hintergrund ist, dass die Dosis einer Untersuchung bzw. die applizierte Aktivität nicht nur von der technischen Durchführung der Untersuchung abhängt, sondern von vielen weiteren Faktoren, wie z.B. den Körpermaßen bzw. dem Gewicht des Patienten, der von den individuellen Umstanden beim Patienten abhängigen Schwierigkeit, die Untersuchung durchzuführen und die Diagnose zu stellen, der Mitarbeit des Patienten, aber auch den Fähigkeiten und der Erfahrung des untersuchenden ärztlichen Personals. Wenn aus einem dieser Gründe die Strahlenexposition bei einem Patienten höher liegt als der DRW für diese Untersuchung, so ist das erklärbar und erfordert keine weiteren Konsequenzen. Entscheidend ist, dass durch die Mittelwerte der Patientendosis bzw. der applizierten Aktivität die DRW nicht überschritten bzw. eingehalten werden.

Röntgendiagnostik

In der Röntgendiagnostik werden die DRW als Perzentile einer beobachteten Verteilung der mittleren Patientendosen verschiedener Anwender (z.B. die 75. Perzentile) und nicht als idealerweise erreichbare Werte festgelegt. In der Leitlinie [3] wird das Dosis-Flächen-Produkt als die praktischste Messgröße für DRW empfohlen.

In Tab. 1 sind die DRW für *Röntgenaufnahmen* in verschiedenen Messgrößen angegeben, nämlich als Dosis-Flächen-Produkt (DFP), Einfalldosis und Oberflächendosis, wobei die Werte den europäischen Werten entsprechen. Dies berücksichtigt, dass je nach technischer Ausstattung der Röntgeneinrichtungen unterschiedliche Messgrößen erfasst werden. Soweit bei Altgeräten das DFP nicht gefordert ist, wie dies nach § 3 Abs.3 Nr. 2 b RöV bei Neugeräten gefordert wird, direkt in einer dieser Dosisgrößen angezeigt wird, ist auf die zur Ermittlung der Körperdosis erforderlichen und nach § 28 Abs.1 Satz 2 Nr. 6 RöV aufzuzeichnenden Daten zurückzugreifen. So kann nach DIN 6809-7 die Einfalldosis aus 4 Parametern Hochspannung (in kV), Strom-Zeit-Produkt (in mAs), Fokus-Haut-Abstand und Filter berechnet werden. Dazu allerdings die Kenntnis der Dosisausbeutefunktion der Röhre (Dosis pro mAs im Normabstand als Funktion von kV und Filter) notwendig, über die sich der Betreiber der Röntgeneinrichtung z.B. durch den Hersteller oder Sachverstandige, etwa in Form eines Diagramms, informieren lassen kann. Richtwerte für die Dosisausbeute in Diagrammform finden sich auch in DIN 6809-7. Gegebenenfalls muss nach § 3 Abs.3 Nr. 2 Buchstabe d RöV zur Beratung in Fragen der Patientendosimetrie auch ein Medizinphysik-Experte hinzugezogen werden. Die einfachste und letztlich auch billigste Lösung für die Betreiber ist jedoch zweifellos die Nachrüstung des Röntgengeräts mit einem DFP-Messgerät.

Bei der Mammographie, bei der die Dosisausbeute noch zusätzlich vom Anodenmaterial abhängt, muss die wie oben nach DIN 6809-7 ermittelte Einfalldosis zur Berechnung der Oberflächendosis (zum Vergleich mit dem DRW von 10 mGy) mit einem Rückstreufaktor multipliziert werden, der für die Mammographie 1,09 beträgt. Alternativ können hier auch Messungen der Oberflächendosis am 46 mm PMMA-Prüfkörper nach DIN 6868-7 (Konstanzprüfung Mammographie) durchgeführt werden. Die DRW bezieht sich dann auf ein DRW von 12 mGy bei einer optischen Dichte von 1,6 festgelegt.

In Tab. 2 sind die DRW für *Durchleuchtungsuntersuchungen* als DFP-Werte angegeben. An Röntgeneinrichtungen, an denen diese Untersuchungsarten durchgeführt werden, müssen DFP-Messgeräte bzw. „Anzeigen vorhanden sein. Zusätzlich sind für die interventionellen Maßnahmen "Perkutane Transluminare Angioplastie" (PTA) und "Perkutane Transluminare Card-Angioplastie" (PTCA) spezifische DRW für die Durchleuchtungszeiten angegeben.

Für die *Computertomographie* sind in Tab. 3 die DRW als Werte des gewichteten CT-Dosisindex ($CTDI_w$) und des Dosis-Längen-Produkts (DLP) zusammengestellt. Bei neuen CT-Geräten ($CTDI_{w,eff}$ bzw. $CTDI_{Vol}$) an der Konsole obligatorisch. Daraus können dann $CTDI_w$ und DLP wie folgt berechnet werden:

$$CTDI_w = CTDI_{Vol} \cdot p \qquad p = TV/N \cdot h : \text{pitch,}$$
$$TV : \text{Tischvorschub pro Rotation,}$$
$$N : \text{Zahl der Schichten pro Rotation,}$$
$$h : \text{Schichtkollimation bei Datenaufnahme.}$$

$$DLP = \sum (CTDI_{Vol} \cdot L)_i \qquad L = n \cdot TV : \text{Scanlänge}$$
$$n : \text{Zahl der Rotationen pro Scanserie,}$$
$$i : \text{Zahl der Scanserien einer Untersuchung, über die das DLP zu summieren ist (z.B. nativ und mit Kontrastmittel).}$$

...

Betreiber von Altgeräten können vom Hersteller oder Sachverständigen Informationen zum $CTDI_w$ ihres CT-Geräts erhalten. Gegebenenfalls muss nach § 3(3) Nr. 2 d) RöV zur Beratung in Fragen der Patientendosimetrie auch ein Medizinphysik-Experte hinzugezogen werden.

Die in Tab. 3 angegebenen DRW basieren im wesentlichen auf den Werten der 3. Quartile, die im Rahmen einer bundesweiten Umfrage der Deutschen Röntgengesellschaft und des Zentralverbandes Elektrotechnik- und Elektronikindustrie e.V. (ZVEI) aus dem Jahre 1999 ermittelt wurden [6]. Da über die Hälfte der Geräte, die bei dieser Umfrage berücksichtigt wurden, bereits zum damaligen Zeitpunkt über 4 Jahre alt waren, sollten Betreiber moderner Spiral-CT-Geräte die angegebenen DRW, insbesondere die DRW für den $CTDI_w$, deutlich unterschreiten. Anzustreben sind die in Ref. [6] angegebenen Werte der 1. Quartile.

In Tabelle 4 sind die DRW als DFP-Werte für *pädiatrische Röntgenuntersuchungen* jeweils für mehrere Altersgruppen zusammengestellt.

Nuklearmedizinische Diagnostik

In der nuklearmedizinischen Diagnostik beziehen sich entsprechend der Leitlinie der Europäischen Kommission [3] die DRW auf die applizierten Aktivitäten. Im Gegensatz zur Röntgendiagnostik handelt es sich in der nuklearmedizinischen Diagnostik um Optimalwerte, deren Einhaltung angestrebt werden soll.

In Tabelle 5 sind die DRW für erwachsene Patientinnen und Patienten für häufige nuklearmedizinische Untersuchungen zusammengestellt. Andere nuklearmedizinische Untersuchungen, die keine nennenswerten Beiträge zur kollektiven effektiven Dosis liefern, sowie Untersuchungen, die im Rahmen der Radionuklidtherapie, z.B. zur prätherapeutischen Dosimetrie angewendet werden, sind nicht berücksichtigt.

Bei einem Teil der Untersuchungen, nämlich *Knochenszintigraphie, Myokardszintigraphie, Lungenperfusionsszintigraphie* sowie *FDG-PET*, sind jeweils zwei Referenzwerte festgelegt worden. Dabei sind zu unterscheiden

- die Referenzwerte für *Knochenszintigraphie bei malignen und benignen Grunderkrankungen*, um realistische Aktivitätswerte bei benignen Erkrankungen einerseits zu empfehlen und andererseits zu vermeiden, dass begründete Abweichungen (Überschreitungen) bei onkologischen Patienten nicht zur Regel werden;
- die Referenzwerte für *Myokardszintigraphie* mit Sestamibi bzw. Tetrofosmin für "Eintagesprotokoll" und "Zweitagesprotokoll", um Missverständnisse bei der Interpretation des Referenzwertes zu vermeiden;
- die Referenzwerte für *Lungenperfusionsszintigraphie in planarer oder SPECT-Technik*, um die Untersuchungsmodalität zu berücksichtigen sowie
- die Referenzwerte für *FDG-PET im 2D- und 3D-Modus*, ebenfalls um die Untersuchungsmodalität zu berücksichtigen.

...

Die bei pädiatrischen Untersuchungen zu verabreichenden Aktivitäten sind als Bruchteile der in der Tabelle 5 angegebenen Erwachsenen-Aktivität in Abhängigkeit vom Körpergewicht festgelegt. Diese Bruchteile sind aus den Empfehlungen der Pädiatrischen Arbeitsgruppe der Europäischen Gesellschaft für Nuklearmedizin [7] übernommen und in Tabelle 6 aufgeführt.

Literatur:

[1] Internationale Strahlenschutzkommission; Richtlinie 97/43/EURATOM des Rates vom 30. Juni 1997 über den Gesundheitsschutz von Personen gegen die Gefahren ionisierender Strahlung bei medizinischer Exposition und zur Aufhebung der Richtlinie 84/466/EURATOM Abl. L Nr. 180 S. 22

[2] Europäische Gemeinschaften; Strahlenschutz und Sicherheit in der Medizin; ICRP-Veröffentlichung 73; BFS-SCHR-1999; Wirtschaftsverlag/Verlag für neue Wissenschaft, Bremerhaven, 1999.

[3] European Commission; Radiation Protection 109, Guidance on diagnostic reference levels (DRLs) for medical exposures, Luxembourg; Office for Official Publications of the European Communities, 1999

[4] Verordnung über den Schutz vor Schäden durch ionisierende Strahlen (Strahlenschutzverordnung – StrlSchV), vom 20.7.2001. BGBl. I S. 1714 2002 I S. 1459), geändert durch Artikel 2 der Verordnung vom 18. Juni 2002 (BGBl. I S. 1869, 1903)

[5] Verordnung über den Schutz vor Schäden durch Röntgenstrahlen (Röntgenverordnung - RöV) vom 8. Januar 1987 (BGBl. I S. 114) in der Fassung der Bekanntmachung vom 30. April 2003 (BGBl. I S 604)

[6] M. Galanski; H.D. Nagel, G. Stamm: CT-Expositionspraxis in der Bundesrepublik Deutschland. Ergebnisse einer bundesweiten Umfrage im Jahre 1999. Fortschr. Röntgenstr. 173 (2001), R1-R66.

[7] A. Piepsz, K. Hahn, I. Roca, G. Ciofetta, G. Toth, I. Gordon, J. Kolinska, J. Gwidlet: A Radiopharmaceutical Schedule for Image in Pediatric. Recommendations of the Pediatric Task Group of the European Association of Nuclear Medicine. Eur J Nucl Med 17 (1990), 127-129.

Strahlenschutzkommission

Geschäftsstelle der
Strahlenschutzkommission
Postfach 12 06 29
D-53048 Bonn
http://www.ssk.de

Strahlenexposition von Personen durch nuklearmedizinisch untersuchte Patienten

Empfehlung der Strahlenschutzkommission

Verabschiedet in der 152. Sitzung am 23./24. April 1998
Veröffentlicht in: – Bundesanzeiger Nr. 208 vom 05. November 1998
 – Veröffentlichungen der Strahlenschutzkommission, Band 44

Inhaltsverzeichnis

1 Problemstellung 3
2 Radiopharmaka 4
3 Szenarien 5
  3.1 Beruflich bedingte Kontakte 6
    3.1.1 Pflegepersonal auf der Station 6
    3.1.2 Ärztliches Personal außerhalb der nuklearmedizinischen Einrichtung . 7
    3.1.3 Technisches Personal 7
    3.1.4 Krankentransport 7
    3.1.5 Kanalisationsarbeiter und Wäschereipersonal 8
  3.2 Kontakte zu Begleitpersonen und Angehörigen 8
    3.2.1 Begleitung innerhalb des Krankenhauses 8
    3.2.2 Angehörige zu Hause 8
    3.2.3 Kinderbetreuung 8
  3.3 Sonstige Kontakte 9
    3.3.1 Mitpatient 9
    3.3.2 Bevölkerung 9
  3.4 Expositionsquellen 9
4 Dosisabschätzungen 10
  4.1 Methodik der Dosisabschätzungen 10
  4.2 Ergebnisse der Dosisabschätzungen 13
5 Schlußfolgerungen und Empfehlungen 15
6 Literatur 16

Anhang 3

1 Problemstellung

Bezüglich der Strahlenexposition, die von Patienten ausgeht, die eine nuklearmedizinische Untersuchung erhalten haben, bestehen häufig Unsicherheiten, die - infolge von Unkenntnis - zu irrationalem Verhalten führen können. Ziel dieser Empfehlung ist es, die unter realistischen Annahmen ermittelten Strahlenexpositionen für Personen aus der Umgebung der oben erwähnten Patienten unter dem Gesichtspunkt des Strahlenschutzes zu bewerten. Auf dieser Basis werden anschließend Empfehlungen für das Verhalten der Patienten nach nuklearmedizinischer Diagnostik bzw. für die zu fordernden Vorkehrungen auf der Seite des Anwenders und des Strahlenschutzverantwortlichen ausgesprochen. Unter Anwender ist dabei der nuklearmedizinisch tätige Arzt und gegebenenfalls die Klinik zu verstehen, in der er tätig ist.

Für diese Betrachtung wurden die wichtigsten nuklearmedizinischen Untersuchungen mit den entsprechenden Radiopharmaka ausgewählt. Da Positronenstrahler zunehmend eine Rolle in der nuklearmedizinischen Diagnostik spielen werden, wurde Fluor-18-Deoxyglukose (F-18-FDG) in die Betrachtung eingeschlossen.

Die Strahlenexpositionen von Kontaktpersonen wurden unter Zugrundelegung typischer Verhaltensweisen bestimmt. Zusätzlich wurde - soweit sinnvoll - eine realistische Maximalexposition errechnet, um zu berücksichtigen, daß sich die Strahlenexposition nicht immer statistisch auf viele Mitmenschen, sondern eventuell auch einmal vorhersehbar nur auf wenige verteilen kann.

Aus der Vielzahl der möglichen Kontakte wurden beispielhaft typische Szenarien für die Berechnungen der Strahlenexpositionen der Personengruppen, die mit dem Patienten länger in Berührung kommen können, ausgewählt. Diese betreffen:

1. Berufsbedingte Kontakte
   (außer Personal der nuklearmedizinischen Einrichtung),
2. Kontakte zu Begleitpersonen und Angehörigen,
3. Sonstige Kontakte.

Unter beruflich bedingten Kontakten außerhalb der nuklearmedizinischen Einrichtung, jedoch in ihrer unmittelbaren (organisatorischen) Nähe, sind in erster Linie Kontakte auf Krankenstationen und in Funktionsabteilungen zu verstehen, die einen nuklearmedizinisch untersuchten Patienten unmittelbar nach der Aktivitätsanwendung bzw. der zugehörigen Untersuchung übernehmen. Zu den betroffenen Personen gehören:

- Pflegepersonal,
- ärztliches Personal (z.B. in der Sonographie),
- Radiologiepersonal in der Röntgenabteilung und
- Personal beim Krankentransport,

die primär alle außerhalb der nuklearmedizinischen Einrichtung tätig sind.

Andere beruflich bedingte Kontakte betreffen:

- Kanalisationsarbeiter,
- Wäschereipersonal.

Bezüglich der Kontakte zu Begleitpersonen und Angehörigen wurden beispielhaft Berechnungen für die Betreuung des mobilen Patienten während der Wartezeit zwischen Applikation eines Radiopharmakons und nuklearmedizinischer Untersuchung, für den Besuch eines stationären Patienten nach der Untersuchung im Krankenhaus und für den Aufenthalt ambulanter Patienten mit ihren Angehörigen zu Hause durchgeführt. Dabei wurde die Möglichkeit des vergleichsweise sehr engen Kontaktes bei der Kinderbetreuung gesondert betrachtet.

Im Hinblick auf sonstige Kontakte wurde bei stationären Patienten der Kontakt zu Mitpatienten während des Aufenthaltes im Krankenzimmer berücksichtigt.

Zusätzlich wurde die Möglichkeit einer Kontamination der Umwelt durch das langlebige Folgeprodukt Tc-99 des in der Diagnostik eingesetzten Tc-99m berücksichtigt und, zum Vergleich mit der natürlichen Radioaktivität, die resultierende zusätzliche Strahlenexposition der Bevölkerung berechnet.

2 Radiopharmaka

Für die Betrachtung der Radiopharmaka und der zu ihrer Markierung verwendeten Radionuklide wurden diejenigen ausgesucht, die aufgrund des besonders häufigen Einsatzes und/oder der im Vergleich zu den anderen Präparaten hohen Strahlenexposition besonders relevant sind:

Technetium-99m

In der Nuklearmedizin werden heute überwiegend mit Tc-99m (physikalische Halbwertszeit 6,0 Stunden) markierte Radiopharmaka benutzt. Für die verschiedenen Untersuchungen werden Aktivitäten eingesetzt, die sich um mehr als eine Größenordnung unterscheiden können. Für die Abschätzung wurde als Repräsentant der Tc-99m-markierten Radiopharmaka ein Phosphonat ausgewählt, das für die Skelettszintigraphie eingesetzt wird. Die Skelettszintigraphie ist nach der Schilddrüsenszintigraphie die zweithäufigste Untersuchung. Es wird dabei die etwa zehnfache Aktivität der Schilddrüsenszintigraphie eingesetzt. Die Schilddrüsenszintigraphie spielt wegen der geringen Aktivität bei der Betrachtung keine wesentliche Rolle.

Als zweite Tc-99m-markierte Radiopharmakagruppe wurden die myokardaffinen Radiopharmaka, wie z. B. Sestamibi, betrachtet. Für die Myokardszintigraphie erfolgen bei diesen Präparaten üblicherweise zwei Injektionen mit einer Gesamtaktivität, die der der Skelettszintigraphie entspricht oder diese bis zu 50% übersteigt. Die Myokardszintigraphie mit Technetium-markierten Präparaten spielt bereits jetzt zahlenmäßig eine gewisse Rolle, die in Zukunft noch zunehmen kann.

Andere Tc-99m-markierte Radiopharmaka wurden bei der vorliegenden Betrachtung wegen ihres im Vergleich seltenen Einsatzes vernachlässigt. Sollten lokale Gegebenheiten eine Rolle spielen, so lassen sich die Ergebnisse der Skelettszintigraphie auf andere Untersuchungsarten übertragen.

Thallium-201

Tl-201-Chlorid wird für die Myokardszintigraphie verwandt. Tl-201 ist im Vergleich zum Tc-99m längerlebig (physikalische Halbwertszeit 73 Stunden). Es wird nur relativ langsam aus dem Körper ausgeschieden.

Indium-111

In-111 (physikalische Halbwertszeit 67 Stunden) wird zur Markierung von rezeptoraffinen Tracern (Octreotid), von Antikörpern, für die Immunszintigraphie und die Liquorszintigraphie (DTPA) verwandt. Für erstere könnte sich in der Zukunft eine häufigere Indikationsstellung ergeben.

Iod-123

Neu entwickelte Radiopharmaka werden oft mit Iod markiert, vorzugsweise mit I-123 (physikalische Halbwertszeit 13,2 Stunden). Daher erscheint es angebracht, auch dieses Radionuklid zu betrachten. Stellvertretend wurde das I-123-Meta-Iod-Benzylguanidin (I-123-MIBG) ausgewählt, da es derzeit das am häufigsten eingesetzte I-123-markierte Radiopharmakon ist. Darüber hinaus ist die biologische Halbwertszeit des I-123-MIBG vergleichsweise lang, so daß die Übertragung der Dosisabschätzung von I-123-MIBG auf andere I-123-markierte Radiopharmaka als konservativ anzusehen ist.

Iod-131

Der Radioiod-Test mit I-131 (physikalische Halbwertszeit 8,0 Tage) wird hauptsächlich an solchen Einrichtungen eingesetzt, die auch die Radioiodtherapie durchführen. Die in der Diagnostik eingesetzten Aktivitäten unterscheiden sich deutlich von den Entlassungsaktivitäten eines mit Radioiod therapierten Patienten. Bei der Abschätzung der Strahlenexposition durch einen Patienten nach einem Radioiod-Test wurde auch die Exposition durch Inhalation des vom Patienten exhalierten Radioiods berücksichtigt. Diesbezüglich wird auch auf die kürzlich veröffentliche Empfehlung der Strahlenschutzkommission zur Radioiod-Therapie verwiesen [1].

Positronenstrahler

Für die Betrachtung einer möglichen Strahlenexposition durch Untersuchungen mit Positronenstrahlern ist es ausreichend, Fluor-18-markierte Deoxyglukose (F-18-FDG) als Radiopharmakon zu betrachten (physikalische Halbwertszeit 110 Minuten). Zum einen haben andere Positronenstrahler eine zu kurze physikalische Halbwertszeit (C-11: 20 Minuten, N-13: 10 Minuten, O-15: 2 Minuten), um bei den betrachteten Szenarien eine relevante Exposition hervorzurufen, zum anderen ist F-18-FDG das derzeit einzige routinemäßig häufiger eingesetzte Radiopharmakon. Die Anwendungshäufigkeit wird sich vermutlich in Zukunft steigern.

Mit der Auswahl dieser sechs Radiopharmaka sind nuklearmedizinische Untersuchungen erfaßt, die einen nennenswerten Beitrag zur Strahlenexposition von Personen außerhalb der nuklearmedizinischen Einrichtung liefern können. Die Anwendung der nicht aufgeführten, in der Nuklearmedizin verwendeten Radionuklide führt nach Auffassung der Strahlenschutzkommission zu keiner über die hier aufgeführten Abschätzungen hinausgehenden Strahlenexposition.

3 Szenarien

Im folgenden werden die möglichen Szenarien erläutert, mit Hilfe derer die Berechnung der Strahlenexposition von Pflegepersonal, Ärzten, technischem Personal und Mitpatienten sowie bei der Patientenbegleitung und während des Krankentransports durchgeführt wurde. Eine weitere Differenzierung erfolgt in Abhängigkeit von den eingesetzten Radiopharmaka. Darüber hinaus werden Kanalisationsarbeiter und Wäschereipersonal betrachtet.

3.1 Beruflich bedingte Kontakte

3.1.1 Pflegepersonal auf der Station

Bei den Berechnungen wurde im Sinne einer "worst case"-Betrachtung davon ausgegangen, daß eine Krankenschwester, die nicht auf einer nuklearmedizinischen Station arbeitet, im Durchschnitt pro Woche entweder mit zwei mit Tc-99m-Phosphonat oder mit einem mit anderen Radiopharmaka nuklearmedizinisch untersuchten Patienten näheren Umgang hat. Die Patienten wurden nach dem Gesundheitsstrukturgesetz [2], in dem Dauer und Intensität der Pflege definiert sind, als bettlägerig in die Kategorie A2/S2 eingestuft. Die ermittelten Zeiten entsprechen den Tätigkeitsprofilen für die allgemeine Pflege (A) und spezielle Pflege (S) mit Stand vom 16.04.1992 (ebenfalls [2]) entsprechend dem Pflegeaufwand bei schwerkrank bettlägerigen Patienten, der nicht intensivpflichtig ist.

Ausgehend von der Annahme, daß ein Teil der allgemeinen und speziellen Leistungen vor der Applikation des Radiopharmakons erfolgt, z. B. morgendliche Körperpflege und Versorgung, werden in folgenden Tätigkeiten aufgeführt, die nach Applikation des Radiopharmakons erforderlich werden und in unterschiedlichen Abständen zum Patienten auszuführen sind:

a) Abstand von 0,5 m zum Patienten

Hilfen beim Essen und Trinken	10 Minuten
Begleiten zur Toilette	5 Minuten
Mobilisationshilfe im Bett u. außerhalb des Bettes	5 Minuten
in der Summe	20 Minuten

b) Abstand von 1 m zum Patienten

Arzneimittelgabe	8 Minuten

c) Abstand von 2 m zum Patienten

Kommunikation mit dem Patienten, Teilnahme an ärztlichen Visiten	
in der Summe	12 Minuten

Weiterhin wurde zugrunde gelegt, daß der Patient im Falle der Skelettszintigraphie ca. 4 Stunden nach Applikation zur Station zurückkehrt und die Blase entleert hat. Für Patienten, die mit anderen Radiopharmaka untersucht wurden, wurde angenommen, daß sie 2 Stunden nach Applikation zur Station zurückkehren. Vom 2. Tag an wurde eine Expositionszeit von 50 Minuten in 0,5 m Abstand aufgrund der zusätzlichen Berücksichtigung von morgendlicher Körperpflege und Versorgung betrachtet.

In Ausnahmefällen, beispielsweise bei Raummangel in der nuklearmedizinischen Einrichtung, muß ein bettlägeriger Patient die Wartezeit bis zur Skelettszintigraphie auch auf der Station verbringen. Die zusätzliche Exposition des Pflegepersonals wurde ebenfalls abgeschätzt.

Als Sonderfall wurde die Exposition des Personal einer Intensivstation mit täglich 3 Stunden Pflege im Abstand von 0,5 m zum nuklearmedizinisch untersuchten Patienten betrachtet.

3.1.2 Ärztliches Personal außerhalb der nuklearmedizinischen Einrichtung

Es ist hierbei zwischen einer stationsärztlichen Tätigkeit und einer Funktionstätigkeit zu differenzieren.

1. Für den Stationsarzt wurde eine 5-minütige Tätigkeit in 0,5 m Abstand zum Patienten nach einem Zeitraum von 4 Stunden nach Applikation des Radiopharmakons bei der Skelettszintigraphie bzw. 2 Stunden nach Applikation des Radiopharmakons bei anderen Untersuchungen angesetzt. Dabei erscheint das Zusammentreffen mit durchschnittlich mehr als einem nuklearmedizinisch untersuchten Patienten pro Tag bei der Anwendung von Tc-99m-Phosphonat bzw. einem Patienten pro Woche bei der Anwendung von anderen Radiopharmaka als unwahrscheinlich.

2. Für Funktionsbereiche kann davon ausgegangen werden, daß im Falle einer Ultraschalluntersuchung der engste und längste Arzt-Patienten-Kontakt besteht. Unter der ungünstigsten Annahme wird ein Patient kurz nach Applikation des Radiopharmakons von einem Arzt 20 Minuten lang in einer Entfernung von 0,5 m sonographisch untersucht. Auch kann hier zugrunde gelegt werden, daß nicht mehr als zwei Patienten pro Tag nach Anwendung von Tc-99m-Phosphonat bzw. zwei Patienten pro Woche nach Anwendung anderer Radiopharmaka untersucht werden.

3.1.3 Technisches Personal

In Ergänzung zur ärztlichen Tätigkeit soll auch die mögliche Expositionszeit für medizinisch-technisches Röntgenpersonal betrachtet werden. Hierbei wurde zugrunde gelegt, daß maximal zwei Patienten pro Tag (Anwendung von Tc-99m-Phosphonat) bzw. zwei Patienten pro Woche (Anwendung anderer Radiopharmaka) 4 Stunden nach bzw. 2 Stunden nach Applikation des Radiopharmakons radiologisch untersucht werden. Der engste Kontakt im Sinne von 0,5 m Abstand wird beim Positionieren zur Röntgenaufnahme erreicht, dessen Dauer in der Summe zu 5 Minuten angesetzt wird.

3.1.4 Krankentransport

Die minimale Entfernung zu einem Patienten, dem kurz vorher ein Radiopharmakon appliziert wurde, besteht beim Schieben des Patienten im Rollstuhl. Dies geschieht in 0,5 m Abstand vom Patienten. Selbst in großen Kliniken kann davon ausgegangen werden, daß die Transportzeit von der nuklearmedizinischen Einrichtung zur Station 15 Minuten in diesem Abstand nicht überschreitet. Auch wurde angenommen, daß ein Angehöriger des Krankentransportdienstes durchschnittlich einen Patienten pro Tag (Tc-99m-Phosphonat) bzw. einen Patienten pro Woche (andere Radiopharmaka) transportiert. Dies ist aber nur dann gewährleistet, wenn nicht nur eine einzige Person alle Transporte für eine nuklearmedizinische Einrichtung durchführt.

3.1.5 Kanalisationsarbeiter und Wäschereipersonal

Unter Zugrundelegung von 10 Skelettszintigraphien pro Tag wurde davon ausgegangen, daß die von den Patienten in den ersten 4 Stunden nach Applikation in die Toilette abgegebene gesamte Aktivität von ca. 3 GBq Tc-99m während insgesamt 15 min in 2 m Abstand am Kanalisationsarbeiter vorbei fließen könnte.

Für das Wäschereipersonal wurde konservativ von einem täglichen Kontakt mit der Bettwäsche eines inkontinenten Patienten ausgegangen, der 10 % der applizierten Aktivität mit dem Urin in die Bettwäsche ausgeschieden hat.

3.2 Kontakte zu Begleitpersonen und Angehörigen

3.2.1 Begleitung innerhalb des Krankenhauses

Hierbei wurden zwei Szenarien berücksichtigt:

1. Der Patient ist mobil und wird z.B. von Angehörigen in die Nuklearmedizin begleitet und verbringt die Wartezeit zwischen Applikation und Aufnahmen (bei der Skelettszintigraphie 3 Stunden, bei anderen Untersuchungen 1 Stunde) in Anwesenheit der Begleitung außerhalb der nuklearmedizinischen Einrichtung, z.B. in einer Cafeteria, wobei eine Distanz von ca. 1 m zugrunde gelegt werden kann.

2. Der bettlägerige Patient wird am Nachmittag des Untersuchungstages von seinen Angehörigen besucht. Dies erfolgt bei Skelettszintigraphie-Patienten nach mehr als 4 Stunden nach der Applikation des Radiopharmakons und bei Patienten mit anderen Untersuchungen 2 Stunden nach der Applikation des Radiopharmakons für eine Dauer von jeweils 2 Stunden in einem Abstand von 1 m zum Besucher. Bei längeren Besuchsverläufen erhöht sich die Strahlenexposition wegen des radioaktiven Zerfalls weniger als proportional; so ist bei doppelter Zeit weniger als doppelt so hoch.

3.2.2 Angehörige zu Hause

Da nuklearmedizinische Untersuchungen oft ambulant durchgeführt werden, ist die Exposition von Familienmitgliedern durch den nuklearmedizinisch untersuchten Patienten zu betrachten. Hierbei ist davon auszugehen, daß selten in einem mittlerer Abstand von 2 m unterschritten wird und konservativ angenommen werden kann, daß während des Nachtschlafs von 8 Stunden, beginnend 6 Stunden nach Applikation des Radiopharmakons (bzw. 8 Stunden nach Applikation bei der Verwendung von Phosphonat), ein Abstand von 0,5 m besteht.

3.2.3 Kinderbetreuung

Auch hier wurden zwei Szenarien berücksichtigt:

1. Die nuklearmedizinisch untersuchte Mutter bzw. eine Bezugsperson betreut ein Kind nach der Untersuchung.

2. Ein nuklearmedizinisch untersuchtes Kind wird durch seine Mutter oder eine Bezugsperson betreut.

Im ersten Fall kann der Beginn der Exposition auf 4 Stunden nach Applikation des Radiopharmakons bei der Skelettszintigraphie bzw. 2 Stunden bei anderen Untersuchungen angesetzt werden. Die weitere Expositionszeit beinhaltet in 24 Stunden: a) ca. 1 Stunde in Hautkontakt, b) ca. 3 Stunden in 0,5 m Abstand und c) 2 m Abstand in der restlichen Zeit.

Im zweiten Fall beginnt die Exposition frühestens unmittelbar nach der Applikation des Radiopharmakons. Als Expositionszeiten werden in 24 Stunden a) 1 Stunde in Hautkontakt, b) 11 Stunden in 0,5 m Abstand und c) 12 Stunden in 2 m Abstand angenommen. Hierbei ist berücksichtigt, daß ein krankes Kind oft einer besonderen Fürsorge bedarf.

3.3 Sonstige Kontakte

3.3.1 Mitpatient

Bei den möglichen Szenarien soll auch eine Exposition der Mitpatienten berücksichtigt werden. Hierbei kann davon ausgegangen werden, daß der Abstand zwischen nuklearmedizinisch untersuchtem Patient und Mitpatient 2 m beträgt. Unter der Annahme ungünstigster Voraussetzungen befindet sich ein Patient 4 bzw. 12 Stunden in diesem Abstand zum Mitpatienten. Zusätzlich wurde angenommen, daß eine solche Exposition maximal zweimal pro Krankenhausaufenthalt erfolgt.

3.3.2 Bevölkerung

Die Exposition von Personen durch die aus der nuklearmedizinischen Diagnostik-Einrichtung in die Umwelt gelangenden längerlebigen Radionuklide wurde für Tc-99 abgeschätzt. Dabei wurde der Annahme zugrunde gelegt, daß sich die aus dem Zerfall resultierende Aktivität gleichmäßig auf die Bevölkerung Deutschlands verteilt und durch Inhalation oder Ingestion aufgenommen wird.

3.4 Expositionsquellen

Entsprechend der Häufigkeit der nuklearmedizinischen Untersuchungen ist bei den hier betrachteten Untersuchungsverfahren an erster Stelle die Skelettszintigraphie mit einer Aktivität von ca. 600 MBq Tc-99m-markierter Phosphonate zu nennen. Deutlich seltener wird die Myokardszintigraphie mit Tc-99m-markierten myokardaffinen Radiopharmaka durchgeführt, deren applizierte Aktivität durchschnittlich 500 MBq pro Untersuchung (Belastungs- oder Ruheuntersuchung) beträgt. Analog hierzu besteht die Möglichkeit der Myokardszintigraphie mit Tl-201, wobei dann 80 MBq für die gesamte Untersuchungssequenz appliziert werden.

In Ergänzung werden auch Methoden der Tumorszintigraphie mit I-123-MIBG (200 MBq), z.B. bei Neuroblastom, Phäochromozytom, und In-111-Octreotid (150 MBq), z.B. bei gastrointestinalen Tumoren, eingeschlossen. Diese Untersuchungen sind relativ selten, beinhalten aber die Verwendung eines Radiopharmakons mit einer längeren effektiven Halbwertszeit. Außerdem wurde die intrathekale Applikation von In-111-DTPA (50 MBq) zur Liquorszintigraphie betrachtet.

Beim Einsatz von In-111 sowie Tl-201 kommen auch die Expositionen vom 2. Tag an in größerem Umfang zum Tragen und sind entsprechend zu berücksichtigen.

Untersuchungen mit F-18-FDG betreffen das zentrale Nervensystem, das Herz und onkologische Fragestellungen. Für eine Untersuchung wird durchschnittlich eine Aktivität von 400 MBq verabreicht.

Beim Radioiod-Test mit I-131, der beispielsweise vor der Durchführung einer Radioiod-Therapie zur Bestimmung von Uptake und effektiver thyreoidaler Halbwertszeit durchgeführt wird, wurde von einer applizierten Aktivität von 2 MBq ausgegangen.

In Deutschland werden jährlich $2 \cdot 10^{13}$ Bq Molybdän-99 (Mo-99) ausgeliefert. Mo-99 hat eine Halbwertszeit von 67 Stunden und zerfällt direkt oder über Tc-99m in das sehr langlebige Tc-99. Dessen Halbwertszeit beträgt 210 000 Jahre. Dabei entstehen letztlich aus 1 GBq Mo-99 36 Bq Tc-99. Aus allein in Deutschland geliefertem Mo-99 entstehen jährlich insgesamt 72 MBq Tc-99. Selbst unter der unrealistischen Annahme, daß diese Aktivität vollständig und gleichmäßig auf alle Bürger verteilt würde und daß es lebenslang zu keinerlei Ausscheidung käme, läge die lebenslang akkumulierte Tc-99-Aktivität immer noch unter 100 Bq pro Person und bliebe damit unterhalb eines Promilles der inkorporierten Aktivität durch natürliche Quellen.

4 Dosisabschätzungen

4.1 Methodik der Dosisabschätzungen

Für die Dosisabschätzungen wurde die Biokinetik nach ICRP-Publikation 53 [3] (Tc-99m-Phosphonat, I-123-MIBG, I-131-Iodid, Tl-201, F-18-FDG, In-111-DTPA), nach dem in der ICRP-Publikation 62 veröffentlichten Addendum zu ICRP-Publikation 53 [4] (Tc-99m-Sestamibi) bzw. dem Entwurf (Stand 1996) eines weiteren Addendums zu ICRP-Publikation 53 [5] (In-111-Octreotid) zugrunde gelegt. Danach gelten die in Tab. 1 aufgeführten Werte für die biologische Halbwertszeit.

Dabei sind für Tc-99m-Sestamibi die Anteile zuerst für den Ruhezustand und anschließend bei körperlicher Tätigkeit angegeben. Die Ganzkörperretentionen unterscheiden sich für beide Fälle nur geringfügig. Bei den hier vorgenommenen Dosisabschätzungen wurde vom Ruhezustand ausgegangen. Für Tc-99m-Phosphonat wurde eine normale Skelettaufnahme und Ausscheidung angenommen. Mit diesen Annahmen ergibt sich für einen Patienten, dem Tc-99m-Phosphonat appliziert wurde, daß nach einer Blasenentleerung 4 Stunden nach Applikation noch 29% der applizierten Aktivität im Körper vorhanden sind.

Entsprechend der ICRP-Publikation 67 [6] wurde ein Blasenentleerungsintervall von 4 Stunden zugrunde gelegt. Für den über Stuhl ausgeschiedenen Anteil der Aktivität wurde für Tc-99m-Sestamibi wegen der im Vergleich zur Transferzeit durch den Darm kurzen Halbwertszeit von Tc-99m angenommen, daß dieser Anteil bis zum radioaktiven Zerfall im Körper verbleibt. Für Tl-201 wurde der Aktivitätsverlust durch Stuhlgang entsprechend des in der ICRP-Publikation 53 [3] verwendeten biokinetischen Modells für den Magen-Darm-Trakt berücksichtigt.

Im Szenario "Pflegepersonal auf der Station" (s. Kap. 3.1.1) wurde für Tc-99m-Phosphonat vereinfachend konservativ angenommen, daß alle Tätigkeiten (20 Minuten in 0,5 m Abstand, 8 Minuten in 1 m Abstand und 12 Minuten in 2 m Abstand) genau 4 Stunden nach Applikation durchgeführt wurden. Weiterhin wurde davon ausgegangen, daß kurz vorher die Blase entleert wurde. Für die anderen Radiopharmaka wurde angenommen, daß diese Tätigkeiten 2 Stunden

Anhang 3

Tabelle 1: Biologische Halbwertzeiten und ihre Komponenten für den Ausscheidungsweg Niere für die in der radiologischen Diagnostik am häufigsten verwendeten Radiopharmaka (nach [3,4,5])

Radiopharmakon	Physikalische Halbwertszeiten	Biologische Halbwertszeiten (Niere)
Tc-99m-Phosphonat	6,0 Stunden	0,5 Stunden (30%) 2 Stunden (30%) 3 Tage (40%)
Tc-99m-Sestamibi (Ruhe/Körperl. Belastung)	6,0 Stunden	2 Stunden (0,075%/0,05%)* 4 Stunden (0,375%/0,5%) 7 Stunden (14%/10%) 1 Tag (16,55%/19,45%)
Tl-201-Chlorid	73 Stunden	7 Tage (12,6%)* 28 Tage (7,4%)
In-111-Octreotid	67 Stunden	2 Stunden (2,4%) 3 Stunden (74,6%) 2,5 Tage (21,2%) 70 Tage (1,8%)
In-111-DTPA	67 Stunden	26,6 Stunden (100%)**
I-123-MIBG	13,2 Stunden	3 Stunden (36%) 1,4 Tage (63%) ∞ (1%)
I-131-Iodid	8,0 Tage	8 Stunden (55%) 80 Tage (45%)
F-18-FDG	110 Minuten	12 Minuten (7,5%) 1,5 Stunden (22,5%) ∞ (70%)

* Bei Tc-99m-Sestamibi und Tl-201-Chlorid wird der verbleibende Anteil (Differenz zu 100%) über den Stuhl ausgeschieden.

** Dabei wurde zusätzlich die bei intrathekaler Injektion verzögerte Aufnahme ins Blut betrachtet.

nach Applikation durchgeführt wurden. Eine Blasenentleerung wurde hierbei nicht berücksichtigt. Es wird die effektive Jahresdosis für das Pflegepersonal angegeben mit der Annahme, daß die Pflegekraft im Jahr mit 100 Patienten, die mit Phosphonat untersucht wurden, bzw. 50 Patienten, die mit anderen Radiopharmaka untersucht wurden, Kontakt hatte. Zusätzlich wurden Berechnungen für das Verbringen der Wartezeit eines Patienten vor der Szintigraphie auf der Station und für die Pflege auf der Intensivstation mit täglich 3 Stunden Aufenthalt in weniger als 0,5 m Abstand, 2 bzw. 4 Stunden nach Applikation beginnend, durchgeführt.

Für das Szenario "Ärztliches Personal außerhalb der nuklearmedizinischen Einrichtung" (s. Kap. 3.1.2) wurde angenommen, daß täglich ein Patient mit Tc-99m-Phosphonat zu untersuchen ist; für alle anderen Nuklide wurde von einem Patienten pro Woche ausgegangen. Der Stationsarzt hat folglich mit 220 bzw. 50 Patienten im Jahr 4 bzw. 2 Stunden nach Applikation für jeweils 5 Minuten Kontakt in 0,5 m Abstand, und der Arzt im Funktionsbereich hat jährlich mit 440 bzw. 100 Patienten ungünstigenfalls unmittelbar nach Applikation jeweils 20 Minuten Kontakt in 0,5 m Abstand. Für das Szenario des Kapitels 3.1.3 wurde – den anderen Szenarien entsprechend – angenommen, daß das technische Personal zwei Phosphonat-Patienten pro Tag betreut, bzw. für die anderen Radiopharmaka wurde von zwei Patienten pro Woche ausgegangen.

Bei dem Szenario "Krankentransport" (s. Kap. 3.1.4) wurden die Jahresdosiswerte angegeben unter der Annahme, daß die Angehörige des Krankentransportdienstes im Jahr 220 bzw. 50 Patienten transportiert, denen das jeweils betrachtete Radiopharmakon appliziert wurde. Sollte das tatsächliche Transportregime in einer Klinik von dem angenommenen stark abweichen, so kann das auf der Basis der vorgelegten Zahlen berücksichtigt werden.

Bei dem Szenario "Angehörige zu Hause" (s. Kap. 3.2.2) wurde angenommen, daß die Nachtruhe im ersten Fall 12 bzw. 10 Stunden nach Applikation beginnt, d.h. 8 Stunden nach der Untersuchung, da die Untersuchung 4 bzw. 2 Stunden nach Applikation stattfindet, im zweiten Fall wurde die Exposition für eine 4 Stunden später beginnende Nachtruhe berechnet. Dabei wurde vorausgesetzt, daß in 4-stündigem Intervall die Blase entleert wurde, nicht jedoch während der 8 Stunden in 0,5 m Abstand (Nachtschlaf).

Bei den Szenarien "Kinderbetreuung" (s. Kap. 3.2.3) wurde für Tc-99m-Phosphonat konservativ angenommen, daß eine nuklearmedizinisch untersuchte Person ein Kind betreut, wobei 4 Stunden nach Applikation für eine Stunde Hautkontakt, 3 Stunden Kontakt in 0,5 m Abstand und während der restlichen Zeit Kontakt in 2 m Abstand bestand. Für andere Radiopharmaka wurden die Kontaktzeiten jeweils 2 Stunden früher angenommen.

Für den Fall eines nuklearmedizinisch untersuchten Kindes beginnt die Exposition frühestens unmittelbar nach der Applikation des Radiopharmakons mit einer Stunde in Hautkontakt, 11 Stunden in 0,5 m Abstand und 12 Stunden in 2 m Abstand. Bei Betrachtung des Kindes wurde weiterhin angenommen, daß die applizierte Aktivität 1/4 der für den Erwachsenen angenommenen applizierten Aktivität betrug.

Bei Tc-99m-Sestamibi wurde eine frühe Urinausscheidung nicht berücksichtigt, da bei diesen Verbindungen nur sehr kleine Aktivitätsanteile rasch über der Urin ausgeschieden werden. Bei den Szenarien der Kapitel 3.2.1, 3.2.2 und 3.2.3 wurde deshalb angenommen, daß ab 6 Stunden nach Applikation alle 4 Stunden die Blase entleert wurde.

Bezüglich der Dosisleistung in der Umgebung von Tc-99m-Phosphonat-Patienten wurden Messungen von Preitfellner et al. [8] durchgeführt. Normiert auf eine Applikation von 1 MBq betrug diese, je nach Position zum Patienten, zwischen 22 und 33 nGy/h in 0,5 m Abstand, zwischen 6,2 und 9,4 nGy/h in 1 m Abstand und zwischen 2,3 und 3,1 nGy/h in 2 m Abstand. Bei den hier vorliegenden Dosisabschätzungen wurden Dosisleistungen von 30 bzw. 9 bzw. 3 nGy/h in 0,5 bzw. 1 bzw. 2 m Abstand festgelegt. Für Tc-99m-Sestamibi wurden entsprechend [10] 34 bzw. 8,8 bzw. 2,6 nGy/h in 0,5 bzw. 1 bzw. 2 m Abstand gemessen und zur Berechnung benutzt.

Meßergebnisse für die Dosisleistung in der Umgebung von Tl-201-Patienten wurden von Kurtaran et al. [9] publiziert. Normiert auf eine applizierte Aktivität von 1 MBq betrugen diese 38,2 bzw. 11,8 bzw. 3,0 nGy/h in 0,5 bzw. 1 bzw. 2 m Abstand. Bei den hier vorliegenden Dosisabschätzungen wurden Dosisleistungen von 38 bzw. 12 bzw. 3 nGy/h in 0,5 bzw. 1 bzw. 2 m Abstand angenommen.

Die γ-Strahlenkonstante für I-123 ist der für Tl-201 vergleichbar, die für In-111 ist etwa 1,8 mal so groß. Deshalb wurde für I-123 von den gleichen Dosisleistungswerten wie für Tl-201 ausgegangen; für In-111 wurden die doppelten Werte angenommen. Für F-18-FDG wurde aufgrund der Mitteilung von Kirsch [12] Werte von 150, 60 bzw. 16 nGy/h in 0,5, 1 bzw. 2 m Abstand zugrunde gelegt. Bei Körperkontakt wird generell ein 8fache Wert des Wertes für 0,5 m Abstand angenommen (hergeleitet aus Messungen von Kirsch [12]).

Die γ-Strahlenkonstante für I-131 ist ungefähr um ein Viertel größer als die für Tl-201, deshalb wurden für die Werte der Dosisleistung in der Umgebung der Patienten das 1,25fache der für Tl-201 ermittelten Werte angenommen.

Für die Berechnungen wurden die in Kapitel 3.4 angegebenen Aktivitäten und die in Kapitel 3.1 bis 3.3 angenommenen Kontaktzeiträume zugrunde gelegt. In den Fällen, wo eine Inkorporation auftreten kann, wurde für die daraus resultierende Dosis eine Zeitintegration bis Unendlich durchgeführt. Weiterhin wurden bei den exponierten Personen keine Absorptionseffekte berücksichtigt.

4.2 Ergebnisse der Dosisabschätzungen

Für die in Kapitel 4.1 aufgeführten Annahmen ergeben sich die in den Tab. 2a und 2b zusammengestellten Dosisabschätzungen.

Diese Werte wurden unter konservativen Annahmen berechnet und basieren auf angenommenen Fallzahlen, die selten und nur an großen Kliniken erreicht werden können.

Weiterhin beziehen sich die angegebenen Dosiswerte auf die in Kapitel 3 beschriebenen Szenarien und sind auf mögliche Kontakte in einem Jahr hochgerechnet. Eine Summation der Dosen über die Radionuklide ist nicht anzunehmen, da die einzelnen Untersuchungsverfahren bei unterschiedlichem Patientengut angewandt werden, so werden z.B. onkologische Patienten und Herzpatienten auf verschiedenen Krankenstationen betreut.

Bei der Abschätzung der möglichen Inkorporation der von Patienten nach dem Radioiod-Test mit I-131 exhalierten Aktivität wurde ein Vergleich mit Angehörigen von Radioiod-Therapie-Patienten herangezogen. So wurde bei diesen bezüglich der Inhalation von I-131 für das Kleinkind eine effektive Dosis von 49 µSv abgeschätzt. Dabei wurde davon ausgegangen, daß der Patient mindestens 48 Stunden nach Applikation mit einer Aktivität von 250 MBq entlassen wird, und daß davon mindestens das 10^{-4}-fache exhaliert wird. Bei dem hier betrachteten Radioiod-Test werden lediglich 2 MBq appliziert, wobei allerdings der Patient unmittelbar danach mit seinen Angehörigen Kontakt haben kann. Da die Exhalationsrate kurz nach Applikation deutlich höher sein kann, wurde mit der gleichen Annahme wie bei der Dosisabschätzung bei Radioiod-Therapie-Patienten, aber unter der zusätzlichen konservativen Annahme, daß 1 % der applizierten Aktivität exhaliert wird, eine Dosis für das Kleinkind von 40 µSv errechnet. Inwieweit diese Annahme realistisch ist, wird derzeit nicht untersucht.

Für weitere spezielle Fälle wurden folgende ergänzende Berechnungen durchgeführt:

Wird ein immobiler Patient, bei dem eine Skelettszintigraphie durchgeführt wird, nach der Applikation des Radiopharmakons auf die Station zurückgebracht, so ergibt sich für die Wartezeit dort für das Pflegepersonal eine zusätzliche Dosis von höchstens 5 µSv und für den Krankentransport (Hin- und Rücktransport) von weniger als 5,7 µSv.

Tabelle 2a: „worst case"-Dosisabschätzungen für Personal außerhalb der nuklearmedizinischen Einrichtung (effektive Dosis in µSv pro Jahr)

Szenario	Tc-99m-Phosphonat	Tc-99m-Sestamibi	Tl-201-Chlorid	In-111-Octreotid	In-111-DTPA	I-123-MIBG Erw.	I-131-Iodid	F-18-FDG
Pflegepersonal (3.1.1)[1]	230	580	480	410	190	180	44	540
Personal der Intensivstation	14	73	37	46	19	22	1,7	51
Ärztliches Personal (3.1.2.1)	95	110	13	48	16	28	0,4	120
Stationsarzt (3.1.2.1)	2600	1100	100	380	130	250	3,2	-[3]
Im Funktionsbereich (3.1.2.2) Behandlung 4h/2h später:								
- ohne Blasenentleerung	-[2]	880	99	370	120	230	3,2	-[3]
- mit Blasenentleerung	750	880	99	260	120	190	3	700
Technisches Personal (3.1.3)	190	220	25	95	32	57	0,8	230
Transportpersonal (3.1.4)	280	170	38	140	47	85	5,2	340

1) Die Zahlen in den Klammern verweisen auf das Kapitel, in dem das entsprechende Szenario beschrieben wird.
2) Bei dieser Untersuchung ist eine Blasenentleerung zwingend erforderlich.
3) Die Untersuchungsabfolge gestattet eine Funktionsuntersuchung frühestens 2 Stunden nach Applikation und nach Blasenentleerung.

Die Strahlenexposition des Kanalisationsarbeiters kann unter der Annahme, daß täglich die von 10 Skelettszintigraphie-Patienten abgegebene Aktivität langsam an ihm vorbei fließt, maximal einen Wert von 0,5 mSv pro Jahr erreichen.

Für die Strahlenexposition des Wäschereipersonals ist bei täglichem Kontakt mit der durch ein Zehntel der Aktivität aus der Blase des Patienten kontaminierten Bettwäsche der Wert von 10 µSv als obere Abschätzung anzusehen.

Geht man bei der Abschätzung der Strahlenexposition von Personen durch langlebige Folgeprodukte bei der in der Diagnostik eingesetzten Radiopharmaka von der extremen Annahme aus, daß die gesamte, durch den Einsatz von Tc-99m in den nuklearmedizinischen Einrichtungen Deutschlands jährlich entstehende Aktivität an Tc-99 von der Bevölkerung durch Inhalation oder Inge-

Anhang 3

Tabelle 2b: „worst case"-Dosisabschätzungen für Begleitung und Angehörige sowie Kontakte zu Mitpatienten (effektive Dosis in μSv pro Fall)

Szenario	Dosisabschätzung für das jeweilige Radiopharmakon in μSv							
	Tc-99m-Phosphonat	Tc-99m-Sestamibi	Tl-201-Chlorid	In-111-Octreotid	In-111-DTPA	I-123-MIBG Erw.	I-131-Iodid	F-18-FDG
Begleitung und Angehörige im Krankenhaus (3.2.1)[1]								
Mobiler Patient (3.2.1.1)	14	8,3	0,96	3,6	1,2	2,3	0,3	20
Bettlägeriger Patient (3.2.1.2)	2,8	12	1,9	7,1	2,4	4,1	0,02	16
Angehörige zu Hause (3.2.2) anderes Schlafverhalten[2]	12	64	110	58	45	24	4,2	9,6
	18	96	110	71	50	32	4,2	18
Kinderbetreuung (3.2.3)								
Untersuchte Person (3.2.3.1)	57	300	150	180	78	85	7	220
Untersuchtes Kind (3.2.3.2)	47	93	60	73	42	32	3,4	120
Mitpatienten (3.3.1)	7,4	33	42	28	18	13	2	15

[1] Die Zahlen in den Klammern verweisen auf das Kapitel, in dem das entsprechende Szenario beschrieben wird.
[2] Der Nachtschlaf wird 4 Stunden früher begonnen, die Schlafdauer beträgt ebenfalls 8 Stunden.

ston aufgenommen wird, so würde jedes Mitglied der Bevölkerung eine Dosis von durchschnittlich 10^{-5} mSv erhalten [7].

5 Schlußfolgerungen und Empfehlungen

Die nachfolgenden Schlußfolgerungen und Empfehlungen beziehen sich auf Personen, die Kontakt zu einem nuklearmedizinisch untersuchten Patienten haben können mit Ausnahme des medizinischen Personals, das in einer nuklearmedizinischen Einrichtung tätig ist und dessen berufliche Strahlenexposition dort überwacht wird.

Hinsichtlich der Strahlenexposition durch nuklearmedizinisch untersuchte Patienten stellt die Strahlenschutzkommission fest, daß bei beruflich bedingten Kontakten des Pflegepersonals während der Betreuung bettlägeriger Patienten unter realistischen Annahmen eine jährliche effektive Dosis von 1 mSv, wie von der EU [11] empfohlen, nicht überschritten wird. Weiterhin wird festgestellt, daß sowohl der Stationsarzt bei der Untersuchung des Patienten als auch das einen stark pflegebedürftigen Patienten transportierende Personal und das eine Röntgenaufnahme durchführende technische Personal nur geringfügig strahlenexponiert werden, so daß keine besonderen Strahlenschutzmaßnahmen erforderlich werden. Die Strahlenschutzkommission hält es deshalb nicht für erforderlich, beim Umgang mit nuklearmedizinisch untersuchten Patienten besondere Schutzmaßnahmen zu ergreifen. Lediglich für Ärzte oder Angehörige des technischen Assistenzpersonals, die häufig mit Patienten kurze Zeit nach der Applikation des Radiopharmakons und bei der Durchführung von Funktionsuntersuchungen (z.B. Ultraschall) in engen Kontakt kommen, ist z.B. durch organisatorische Maßnahmen dafür zu sorgen, daß die jährliche effektive Dosis den Wert von 1 mSv nicht überschreitet.

Angehörige und andere Personen, die einen Patienten während der nuklearmedizinischen Untersuchung begleiten und sich nach der Untersuchung gemeinsam mit ihm in einer Wohnung aufhalten, werden ebenfalls nur geringfügig exponiert. Dabei wurde auch der engere Kontakt zwischen einer Mutter bzw. einer Bezugsperson und einem Kind berücksichtigt. Gleiches trifft auch für Personen zu, die einen Patienten im Krankenhaus besuchen, und für Mitpatienten. Die Strahlenschutzkommission hält auch hier keine speziellen Strahlenschutzmaßnahmen für erforderlich.

Die mögliche Strahlenexposition eines Kanalisationsarbeiters durch kontaminierte Abwässer und des Wäschereipersonals durch Kontakt mit kontaminierter Bettwäsche sowie weiterer Personen durch Abgabe von Radionukliden in die Umwelt wurde ebenfalls berücksichtigt. Nennenswerte Expositionen ergeben sich dabei nicht.

Die Strahlenschutzkommission stellt fest, daß das medizinische Personal, das nicht unmittelbar in der nuklearmedizinischen Einrichtung beschäftigt ist, wegen der Betreuung bzw. Behandlung von Patienten nach nuklearmedizinischen Untersuchungen auch unter Berücksichtigung der Grenzwerte der grundlegenden Sicherheitsnormen der EU [11] nicht als beruflich strahlenexponiert einzustufen ist. Organisatorische Maßnahmen sind nur in besonderen Situationen zu ergreifen, um den Dosisgrenzwert von 1 mSv einzuhalten. Dies kann in besonderen Funktionsbereichen erforderlich sein, in denen Personen häufig kurz nach Applikation des Radiopharmakons mit dem betreffenden Patienten Kontakt haben können, z.B. an Sonographiearbeitsplätzen in der Onkologie.

Die Strahlenschutzkommission hält es nicht für erforderlich, aus Strahlenschutzgründen gesonderte Warteräume und sanitäre Einrichtungen für Patienten, denen Radionuklide zu diagnostischen Zwecken verabreicht wurden, zu fordern oder Abklinganlagen für diagnostisch eingesetzte Radiopharmaka einzurichten.

6 Literatur

[1] Strahlenschutzkommission:
Strahlenschutzgrundsätze für die Radioiod-Therapie. Empfehlung der Strahlenschutzkommission. Bundesanzeiger Nr. 68 vom 11. April 1997, Seite 4769

[2] Gesetz zur Sicherung und Strukturverbesserung der gesetzlichen Krankenversicherung (Gesundheitsstrukturgesetz) vom 21.12.1992,
Art. 13: Regelung über Maßstäbe und Grundsätze für den Personalbedarf in der stationären Krankenpflege (Pflege-Personalregelung)

[3] International Commission on Radiological Protection:
Radiation Dose to Patients from Radiopharmaceuticals. ICRP Publication 53.
Oxford: Pergamon Press, 1991

[4] International Commission on Radiological Protection:
Radiation Dose to Patients from Radiopharmaceuticals. Addendum 1 to ICRP Publication 53.
Oxford: Pergamon Press, 1993

[5] International Commission on Radiological Protection:
Addendum 2 to ICRP Publication 53. In Press

[6] International Commission on Radiological Protection:
Age-dependent Doses to Members of the Public from Intake of Radionuclides: Part 2, Ingestion Dose Coefficientes. ICRP Publication 67. Oxford: Pergamon Press, 1993

[7] International Commission on Radiological Protection:
Age-dependent Doses to Members of the Public from Intake of Radionuclides: Part 5, Compilation of Ingestion and Inhalation Dose Coefficientes.
ICRP Publication 72. Oxford: Pergamon Press, 1996

[8] Preitfellner et al.:
Strahlenexposition in der Umgebung von Patienten nach Gabe von ^{99m}Tc-DPD.
Nucl.-Med. 34 (1995) 151-155

[9] Kurtaran, A. et al.:
Strahlenexposition in der Umgebung von Patienten nach ^{201}Tl-Myocardszintigraphie.
Nucl.-Med. 36 (1997) 29-31

[10] Kurtaran, A. et al.:
Wie hoch ist die Strahlenexposition in der Umgebung der Patienten nach Applikation von Tc-99m-Sestamibi? Nucl.-Med. 36 (1997) 202-204

[11] Richtlinie 96/29/Euratom des Rates vom 13. Mai 1996 zur Festlegung der grundlegenden Sicherheitsnormen für den Schutz der Gesundheit der Arbeitskräfte und der Bevölkerung gegen die Gefahren ionisierender Strahlungen. Amtsblatt der Europäischen Gemeinschaft Nr. L159

[12] Kirsch, C. M.:
Messungen der Dosisleistung bei Untersuchungen mit F-18-FDG, persönliche Mitteilung

Richtlinien

über Kriterien zur Qualitätsbeurteilung in der Kernspintomographie gemäß § 136 SGB V i.V.m. § 92 Abs. 1 SGB V (Qualitätsbeurteilungs-Richtlinien für die Kernspintomographie)

in der Fassung vom 16. Oktober 2000
veröffentlicht im Bundesanzeiger Nr. 28 vom 9. Februar 2001

1 Grundsätze

1.1 Die Kernspintomographie ist ein modernes bildgebendes Verfahren und leistet einen wichtigen Beitrag für die ärztliche Diagnostik und Therapie. Als Untersuchungsmethode ist sie dadurch gekennzeichnet, daß für die Lösung des individuellen Patientenproblems und die dabei auftretende medizinische Fragestellung eine Vielzahl unterschiedlicher technischer Verfahren angewendet werden, die sich in einem raschen und ständigen Prozeß der Weiterentwicklung befinden. Deshalb und weil wegen der Vielzahl der einsetzbaren Techniken und Untersuchungsgänge Artefakte und Fehlermöglichkeiten größer sind als bei anderen bildgebenden Verfahren, kommt der Qualitätssicherung große Bedeutung zu. Besonders durch inadäquate medizinische Fragestellungen und die daraus resultierende ungenügend begründete Indikation ist trotz sachgerechter Durchführung und einwandfreier Ergebnisse der Kernspintomographie der Nutzen für die Diagnostik häufig nicht erreichbar.

1.2 Ziel der Kernspintomographie ist es, die medizinische Fragestellung zu beantworten. Dabei sind die Möglichkeiten dieser Untersuchungsmethode zu nutzen und so wirtschaftlich wie möglich einzusetzen. Hierzu ist es erforderlich, daß die Untersuchung fachlich korrekt, zielorientiert und wirtschaftlich durchgeführt wird, die diagnostisch relevanten Bildinformationen vollständig dargestellt sowie die richtigen Schlußfolgerungen gezogen werden. Dazu kann es notwendig sein, daß die medizinische Fragestellung und die Indikation für die kernspintomographische Untersuchung zwischen dem überweisenden und dem kernspintomographisch tätigen Arzt konsiliarisch abgestimmt werden.

1.3 Diese Richtlinien dienen den Kassenärztlichen Vereinigungen als Grundlage, die Qualität der in der vertragsärztlichen Versorgung erbrachten kernspintomographischen Leistungen einschließlich der Indikationsstellung durch Stichproben auch unter dem Aspekt der Wirtschaftlichkeit zu überprüfen. Die Stichprobenprüfung umfaßt die Qualität der kernspintomographischen Untersuchung mit ihren diagnostischen Informationen sowie die Nachvollziehbarkeit und Schlüssigkeit der medizinischen Fragestellung, Indikationsstellung und Befundung.

1.4 Die fachlichen und apparativen Voraussetzungen für die Ausführung und Abrechnung von kernspintomographischen Leistungen in der vertragsärztlichen Versorgung sind in der Kernspintomographie-Vereinbarung gemäß § 135 Abs. 2 SGB V festgelegt. Daneben sind bei der Durchführung von kernspintomographischen Untersuchungen ergänzend auch die "Leitlinien der Bundesärztekammer zur Qualitätssicherung in der Kernspintomographie" zu berücksichtigen.

---

* Zu recherchieren unter DARIS-Archivnummer **1003711373**

Qualitätsbeurteilungs-Richtlinien Kernspintomographie

2 Qualitätsanforderungen

2.1 Medizinische Fragestellung und Indikation

2.1.1 Die Indikation für eine kernspintomographische Untersuchung wird als begründet angesehen, wenn
   a) die individuelle medizinische Fragestellung aus den Beschwerden des Patienten und den klinischen Befunden zutreffend abgeleitet und für die Lösung des Patientenproblems relevant ist,
   b) eine weiterführende Aussage zur Diagnose und/oder zur Therapieentscheidung mit dieser Methode erwartet werden kann sowie
   c) die Durchführung konkurrierender Methoden, mit welchen die medizinische Fragestellung gleichwertig beantwortet werden kann,
   – zu höheren Kosten führen würde und/oder
   – für die Patienten mit einem höheren Risiko verbunden wäre.

Unter Beachtung der Bestimmungen der Bundesmantelverträge zur Überweisung (§ 24 Bundesmantelvertrag – Ärzte und § 27 Arzt-/Ersatzkassen-Vertrag) darf eine kernspintomographische Untersuchung nur durchgeführt werden, wenn zwischen dem überweisenden und dem kernspintomographisch tätigen Arzt Einvernehmen über die Indikation hergestellt worden ist. Ist die kernspintomographische Untersuchung aus der Sicht des kernspintomographisch tätigen Arztes nicht indiziert, darf sie nicht durchgeführt werden.

2.1.2 Können mit der durchgeführten kernspintomographischen Untersuchung die erwarteten Informationen zur Diagnose und/oder zur Therapeentscheidung nicht abschließend gewonnen werden, können weiterführende kernspintomographische Untersuchungen durchgeführt werden, wenn
   a) die Beantwortung der selben medizinischen Fragestellung mit Anwendung anderer technischer Verfahren der Kernspintomographie erwartet werden kann oder
   b) sich aus der vorangegangenen Kernspintomographieuntersuchung, den Patientenbeschwerden und den klinischen Befunden weitergehende medizinische Fragestellungen ergeben, welche die der Überweisung zu Grunde liegende Fragestellung überschreiten und mit Anwendung der Kernspintomographie geklärt werden können.

Zur Durchführung der weitergehenden kernspintomographischen Untersuchungen nach Buchstabe b) ist das konsiliarische Einvernehmen mit dem überweisenden Arzt herzustellen und zu dokumentieren. Kann das konsiliarische Einvernehmen nicht hergestellt werden, ist das ebenfalls zu dokumentieren. Wird die kernspintomographische Untersuchung aus den besonderen Umständen des Einzelfalls dennoch durchgeführt, ist dies ausführlich schriftlich zu begründen.

Die Bestimmungen der Nr. 2.1.1 Satz 1 gelten.

Qualitätsbeurteilungs-Richtlinien Kernspintomographie

2.2 Bildqualität

2.2.1 Die Anforderungen an die Bildqualität einer kernspintomographischen Untersuchung umfassen die objektbestimmten Bildmerkmale und die kritischen Bildelemente sowie die Meßbedingungen. Die kritischen Bildelemente beschreiben organtypische Strukturen, welche für die diagnostische Aussage wichtig sind und für die Qualität der Aufnahme repräsentativ sind. Sie müssen gut erkennbar und artefaktfrei dargestellt sein. Die Meßbedingungen richten sich nach der medizinischen Fragestellung. Zu den relevanten Meßbedingungen gehören insbesondere das untersuchte Volumen, die Schichtlage und die Meßparameter (z.B. Schichtdicke, Matrix, Meßfeld, Meßsequenz).

2.2.2 Die Beurteilungskriterien für die Bildqualität sind in der Anlage festgelegt. Diese Kriterien sind auf die verschiedenen Organbereiche bezogen und beschreiben den derzeitigen allgemeinen medizinischen Standard für Kernspintomogramme.

2.3 Vorzulegende Dokumentation

Die schriftliche und bildliche Dokumentation unter Einbeziehung der Unterlagen des überweisenden Arztes, welche bei der Stichprobenprüfung der Kassenärztlichen Vereinigung vorzulegen ist, muß alle für die kernspintomographische Untersuchung relevanten Angaben zu mindestens folgenden Punkten beinhalten:
   a) Beschwerden des Patienten und Befunde
   b) Medizinische Fragestellung und daraus abgeleitete Indikation zur kernspintomographischen Untersuchung im Hinblick auf die erwartete diagnostische Information und/oder das weitere therapeutische Vorgehen
   c) Ergebnisse von zusätzlichen Untersuchungen, die von dem kernspintomographisch tätigen Arzt im Zusammenhang mit der vorliegenden medizinischen Fragestellung durchgeführt worden sind.
   d) Meßbedingungen; hierzu gehören Angaben zur verwendeten Spule, dem Untersuchungsvolumen, der Schichtlage und den Meßparametern (s. Anlage)
   e) Beschreibung der Bildinhalte
   f) Befund und Beurteilung mit der Angabe, ob und ggf. welche Vorbefunde/Bilddokumentationen vorgelegen haben.
   g) Ggf. Hinweise für das weitere diagnostische und therapeutische Vorgehen

Qualitätsbeurteilungs-Richtlinien Kernspintomographie

2.4 Inkrafttreten

Diese Richtlinien treten am 1. April 2001 in Kraft.

Köln, den 16. Oktober 2000

Bundesausschuß der Ärzte und Krankenkassen
Der Vorsitzende

Jung

Qualitätsbeurteilungs-Richtlinien Kernspintomographie

Anlage: Beurteilungskriterien für die Bildqualität der kernspintomographischen Untersuchung

Hinweise

a) Innerhalb der nachfolgend aufgeführten Organbereiche wird zwischen allgemeinen und speziellen Anforderungen unterschieden. Die allgemeinen Anforderungen gelten für alle kernspintomographischen Untersuchungen im betreffenden Organbereich, soweit nicht für innerhalb des Organbereichs aufgeführte spezifische medizinische Fragestellungen spezielle Anforderungen festgelegt sind.

b) Die Beurteilungskriterien sind in den jeweiligen Organbereichen in Tabellen gefaßt. In der linken Spalte der Tabellen sind die jeweiligen Kriterien und in der rechten Spalte die zu erfüllenden Anforderungen aufgeführt.

c) Zu den in den jeweiligen Organbereichen aufgeführten Meßparametern (z.B. Wichtung, Meßzeit/Sequenz) sind die geforderten Angaben zu machen. Die Angaben beziehen sich auf die Meßparameter, die in der konkreten Kernspintomographieuntersuchung auf Grund der bestehenden medizinischen Fragestellung Anwendung gefunden haben.

d) Die Schichtlücke darf nicht mehr als 10 % der Schichtdicke betragen.

e) Unter dem Meßfeld ist das Meßfeld in Richtung des Frequenzkodierungsgradienten zu verstehen.

f) Eine Einfaltungsunterdrückung ist anzuwählen, wenn Körperteile bei Wahl eines kleinen Bildfeldes in Phasenkodierrichtung außerhalb des Bildfeldes liegen.

g) Eine Kontrastmittelgabe muß unter Berücksichtigung der medizinischen Fragestellung im Kernspintomogramm zu einer ausreichenden Erhöhung des Gefäßkontrastes führen.

Anhang 4

Qualitätsbeurteilungs-Richtlinien Kernspintomographie

1 Hirnschädel

1.1 Organbereiche

1.1.1 Schädel

Verwendete Spule	Kopfspule
Untersuchungsvolumen	Gesamter Schädel bis zur Ebene des Foramen magnum
Schichtlage	Transversal parallel zur Bikommissurallinie, coronar, ggf. sagittal
Meßparameter:	
Schichtdicke	2D ≤ 6 mm, bei 3D ≤ 2 mm
Matrix	≥ 256 x 192 Pixel
Meßfeld	≤ 250 mm
Wichtung	T1 und T2
Sequenzen	Angabe
Meßzeit/Sequenz	Angabe
Flußkompensation	Angabe (ja/nein)
i.v. Kontrastmittel	Angabe (ja/nein)
Liquorsuppression	Angabe (ja/nein)
Kritische Bildelemente	– Kontrastreiche Darstellung von grauer und weißer Substanz – Abgrenzbarkeit der Basalganglien – Differenzierung von Hirnnerven bis zur Schädelbasis

Qualitätsbeurteilungs-Richtlinien Kernspintomographie

1.1.2 Sella-Region

Verwendete Spule	Kopfspule
Untersuchungsvolumen	Sella einschl. Keilbeinhöhle und Suprasellärraum mindestens bis zum Chiasma opticum
Schichtlage	Coronar und sagittal (ggf. transversal)
Meßparameter:	
Schichtdicke	2D ≤ 3 mm, bei 3D ≤ 1 mm
Matrix	≥ 256 x 256 Pixel
Meßfeld	≤ 200 mm
Wichtung	T1 und T2
Sequenzen	Angabe
Meßzeit/Sequenz	Angabe
Fettunterdrückung	Angabe (ja/nein)
Flußkompensation	Angabe (ja/nein)
i.v. Kontrastmittel	obligat
Kritische Bildelemente	– Infundibulum, Hypophysenstiel, Sehnerven, Chiasma opticum – Differenzierung Adeno- und Neurohypophyse

Qualitätsbeurteilungs-Richtlinien Kernspintomographie

1.1.3 Kleinhirnbrückenwinkel (KHBW), Felsenbein, Schädelbasis

Verwendete Spule	Kopfspule, ggf. Spezialspule
Untersuchungsvolumen	Schädelbasis, Kleinhirn, Kleinhirnbrückenwinkel
Schichtlage	Transversal und coronar, ggf. angepaßt an Fragestellung und pathologischem Befund.
Meßparameter:	
Schichtdicke	2D ≤ 3 mm, bei 3D ≤ 1 mm
Matrix	≥ 256 x 256 Pixel
Meßfeld	≤ 250 mm
Wichtung	T1 und T2
Sequenzen	Angabe
Meßzeit/Sequenz	Angabe
Fettunterdrückung	Angabe (ja/nein)
Flußkompensation	Angabe (ja/nein)
i.v. Kontrastmittel	Angabe (ja/nein)
Kritische Bildelemente	– Alle Hirnnerven im Untersuchungsvolumen von ihrem Ursprung bis zur Schädelbasis – Cochlea – Labyrinth

Qualitätsbeurteilungs-Richtlinien Kernspintomographie

1.1.4 Hirngefäße (Arterien und Venen)

Verwendete Spule	Kopfspule
Schichtlage	Transversal, bei den Venen auch sagittal
Meßparameter:	
Matrix	≥ 256 x 256 Pixel
Meßfeld	≤ 250 mm
Wichtung	Inflow- oder Phasenkontrastsequenzen sowie T1-Wichtung bei KM-gestützter Gefäßdarstellung
Sequenzen	Angabe
Meßzeit/Sequenz	Angabe
i.v. Kontrastmittel	Angabe (ja/nein)
Subtraktionstechnik	Angabe (ja/nein)
Zusatzanforderung:	Sekundärberechnete Übersichtsbilder (MIP)
Kritische Bildelemente	– Arterien: Circulus arteriosus Willisii mit seinen größeren Abgangsgefäßen, periphere Arterien je nach Stromgebiet ≤ 1,5 mm – Venen: Mindestens 3 Brückenvenen beidseitig, Sinus cavernosus

Qualitätsbeurteilungs-Richtlinien Kernspintomographie

1.2 Spezielle Fragestellungen

1.2.1 Temporallappenepilepsie

Verwendete Spule	Kopfspule
Untersuchungsvolumen	Gesamter Schädel bis zur Ebene des Foramen magnum
Schichtlage	Transversal parallel zur Bikomissurallinie und seitensymmetrisch coronar senkrecht zum Verlauf des Temporallappens (Sylvi'sche Fissur)
Meßparameter:	
Schichtdicke	2D ≤ 3 mm, bei 3D ≤ 2 mm
Matrix	≥ 512 x 256 Pixel
Meßfeld	≤ 250 mm
Wichtung	T1, T2 und ggf. zusätzlich T2*
Sequenzen	Angabe
Meßzeit/Sequenz	Angabe
Flußkompensation	Angabe
i.v. Kontrastmittel	Angabe (ja/nein)
Kritische Bildelemente	– Mark-Rinden-Grenze des Hippocampus – Mark-Rinden-Grenze des Gyrus parahippocampalis

Qualitätsbeurteilungs-Richtlinien Kernspintomographie

1.2.2 Ischämiefolgen

Verwendete Spule	Kopfspule
Untersuchungsvolumen	Gesamter Schädel bis zur Ebene des Foramen magnum
Schichtlage	Transversal parallel zur Bikomissurallinie. Bei entsprechender Fragestellung oder pathologischem Befund zusätzlich coronar.
Meßparameter:	
Schichtdicke	2D ≤ 6 mm, bei 3D ≤ 2 mm
Matrix	≥ 256 x 192 Pixel
Meßfeld	≤ 250 mm
Wichtung	T1, T2, T2* und Diffusion
Sequenzen	Angabe
Meßzeit/Sequenz	Angabe (ja/nein)
Flußkompensation	Angabe (ja/nein)
i.v. Kontrastmittel	Angabe (ja/nein)
Liquorsuppression	
Kritische Bildelemente	– Kontrastreiche Darstellung von grauer und weißer Substanz – Abgrenzbarkeit der Basalganglien – Differenzierung von Hirnnerven bis zur Schädelbasis

Qualitätsbeurteilungs-Richtlinien Kernspintomographie

1.2.3 Blutungen

Verwendete Spule	Kopfspule
Untersuchungsvolumen	Gesamter Schädel bis zur Ebene des Foramen magnum
Schichtlage	Transversal parallel zur Bikomissuralinie. Bei entsprechender Fragestellung oder pathologischem Befund zusätzlich coronar und/oder saggital.
Meßparameter:	
Schichtdicke	2D ≤ 6 mm, bei 3D ≤ 2 mm
Matrix	≥ 256 x 192 Pixel
Meßfeld	≤ 250 mm
Wichtung	T1, T2 und T2*
Sequenzen	Angabe
Meßzeit/Sequenz	Angabe
Flußkompensation	Angabe (ja/nein)
i.v. Kontrastmittel	Angabe (ja/nein)
Liquorsuppression	Angabe (ja/nein)
Kritische Bildelemente	– Kontrastreiche Darstellung von grauer und weißer Substanz – Abgrenzbarkeit der Basalganglien – Differenzierung von Hirnnerven bis zur Schädelbasis

Qualitätsbeurteilungs-Richtlinien Kernspintomographie

2 Gesichtsschädel

2.1 Gesichtsschädel - Übersicht -

Verwendete Spule	Kopfspule
Untersuchungsvolumen	Gesamter Gesichtsschädel vom Kinn bis zur Stirn und vom Nasenbein bis zum Gehörgang einschl. der gesamten Ohrspeicheldrüsen
Schichtlage	Transversal und coronar (ggf. sagittal oder angepaßt an Fragestellung und pathologischen Befund)
Meßparameter:	
Schichtdicke	2D ≤ 5 mm, bei 3D ≤ 2 mm
Matrix	≥ 256 x 256 Pixel
Meßfeld	≤ 250 mm
Wichtung	T1 und T2
Sequenzen	Angabe
Meßzeit/Sequenz	Angabe
Fettunterdrückung	obligat
i.v. Kontrastmittel	Angabe (ja/nein)
Kritische Bildelemente	– Parotisgang – V. ophthalmica superior – Faserstruktur der Zungenmuskulatur – Getrennte Darstellung der Kaumuskeln

Qualitätsbeurteilungs-Richtlinien Kernspintomographie

2.2 Orbita

Verwendete Spule	Kopfspule oder Oberflächenspule
Untersuchungsvolumen	Orbita bis zum Foramen opticum
Schichtlage	Transversal und 2. Ebene angepaßt an Fragestellung und pathologischen Befund
Meßparameter:	
Schichtdicke	2D ≤ 3 mm, bei 3D ≤ 1 mm
Matrix	≥ 256 x 256 Pixel
Meßfeld	≤ 200 mm
Wichtung	T1 und T2
Sequenzen	Angabe
Meßzeit/Sequenz	Angabe
Fettunterdrückung	Angabe (ja/nein)
i.v. Kontrastmittel	Angabe (ja/nein)
Kritische Bildelemente	– V. Ophthalmica superior – Differenzierung von Sehnervenscheide, N. opticus und Liquor – Sehnervkanal

Qualitätsbeurteilungs-Richtlinien Kernspintomographie

2.3 Kiefergelenke

Verwendete Spule	Kopfspule oder Oberflächenspule
Untersuchungsvolumen	Beide Kiefergelenke im Seitenvergleich bei Mundöffnung und bei geschlossenem Mund
Schichtlage	Schräg-transversal, schräg-coronar und Funktionsbilder
Meßparameter:	
Schichtdicke	2D ≤ 3 mm
Matrix	≥ 256 x 256 Pixel (Funktion: 256 x 192 Pixel)
Meßfeld	≤ 120 mm
Wichtung	T1 und T2
Sequenzen	Angabe
Meßzeit/Sequenz	Angabe
Fettunterdrückung	Angabe (ja/nein)
Kritische Bildelemente	– Discus articularis – Gelenkknorpel

Qualitätsbeurteilungs-Richtlinien Kernspintomographie

3 Hals

3.1 Halsweichteile

Verwendete Spule	Kopf-, Hals- oder Spezialspule
Untersuchungsvolumen	Halsweichteile zwischen Brustbeinoberkante und mittlerer Schädelbasis
Schichtlage	Transversal und coronar (ggf. sagittal)
Meßparameter:	
Schichtdicke	2D ≤ 5 mm, bei 3D ≤ 2 mm
Matrix	≥ 256 x 256 Pixel
Meßfeld	≤ 250 mm
Wichtung	T1 und T2
Sequenzen	Angabe
Meßzeit/Sequenz	Angabe
Fettunterdrückung	Angabe (ja/nein)
Flußkompensation	Angabe (ja/nein)
i.v. Kontrastmittel	Angabe (ja/nein)
Kritische Bildelemente	– Nerven des Armplexus – Glottis – Parotisausführungsgang – Abgrenzbarkeit der größeren Gefäße

Qualitätsbeurteilungs-Richtlinien Kernspintomographie

3.2 Halsgefäße

Verwendete Spule	Kopf-, Hals- oder Spezialspule; ggf. Spulenwechsel
Untersuchungsvolumen	– Alle supraaortalen Äste vom Aortenbogen bis zur Schädelbasis ggf. in zwei Untersuchungsschritten – Ggf. venöse Phase
	Zwei Untersuchungsschritte / Ein Untersuchungsschritt
	1. Untersuchung ohne Aortenbogen (s. nachfolgend) 2. Untersuchung des Aortenbogens nach Nr. 8.1
Meßparameter:	
Matrix	≥ 512 x 256 Pixel / ≥ 512 x 160 Pixel
Meßfeld	≤ 250 mm / ≤ 320 mm
Sequenzen	Angabe / Schnelle Gradientenechosequenzen
Wichtung	In begründeten Fällen auch Time of Flight oder Phasenkontrastmethode
Meßzeit/Sequenz	T1 nach Kontrastmittelbolus
Fettunterdrückung	Angabe (ja/nein)
i.v. Kontrastmittel	Angabe
Subtraktionstechnik	Angabe (ja/nein)
Zusatzanforderung:	Sekundärberechnete Übersichtsbilder (MIP)
Kritische Bildelemente	– Karotisgabel – Vertebralarterien – A. thyreoidea superior – Arterien bis zur 3. Aufzweigung

Anhang 4

Qualitätsbeurteilungs-Richtlinien Kernspintomographie

4 Stammskelett

4.1 Organbereiche

4.1.1 Wirbelsäule und Spinalkanal (Übersichtsdarstellung)

Verwendete Spule	Wirbelsäulenspule
Untersuchungsvolumen	Darstellung größerer Wirbelsäulenabschnitte, ggf. der gesamten Wirbelsäule mit maximal 3 Messungen
Schichtlage	Sagittal. Transversale Schichtlage angepaßt an Fragestellung und pathologischen Befund.
Meßparameter:	
Schichtdicke	2D ≤ 4 mm
Matrix	≥ 512 x 256 Pixel
Meßfeld	≤ 500 mm
Wichtung	T1 und T2
Sequenzen	Angabe
Meßzeit/Sequenz	Angabe
Fettunterdrückung	Angabe (ja/nein)
Flußkompensation	Angabe (ja/nein)
i.v. Kontrastmittel	Angabe (ja/nein)
Kritische Bildelemente	– Dura bzw. hinteres Längsband – Bandscheibe und Nucleus pulposus – Kortikalis-Bandscheiben-Grenze – Zwischenwirbelgelenk mit Gelenkspalt – Nervenwurzeln

Qualitätsbeurteilungs-Richtlinien Kernspintomographie

4.1.2 Halswirbelsäule mit Spinalkanal

Verwendete Spule	Wirbelsäulenspule oder Halsspule
Untersuchungsvolumen	Okzipitozervikaler bis zervikothorakaler Übergang. Zur Lokalisation ist in einer Sagittalschicht der 2. HWK mit abgebildet.
Schichtlage	Sagittal. Transversale, ggf. coronare Schichtlage angepaßt an Fragestellung und pathologischen Befund.
Meßparameter:	
Schichtdicke	2D ≤ 3 mm, bei 3D ≤ 1,5 mm
Matrix	≥ 256 x 256 Pixel
Meßfeld	≤ 250 mm
Wichtung	T1 und T2
Sequenzen	Angabe
Meßzeit/Sequenz	Angabe
Fettunterdrückung	Angabe (ja/nein)
i.v. Kontrastmittel	Angabe (ja/nein)
Kritische Bildelemente	– Nervenwurzeln bis in die Foramina intervertebralia – Hinteres Längsband – Abgrenzung der intraspinalen Kompartimente (Rückenmark, Liquor, Extraduralraum) – Zwischenwirbelgelenk mit Gelenkspalt – Perimedulläre Gefäße

Qualitätsbeurteilungs-Richtlinien Kernspintomographie

4.1.3 Brustwirbelsäule mit Spinalkanal

Verwendete Spule	Wirbelsäulenspule
Untersuchungsvolumen	Zervikothorakaler bis thorakolumbaler Übergang mit reproduzierbarer Höhenlokalisation (Lokalisationsbild)
Schichtlage	Sagittal. Transversale und ggf. coronare bzw. schräge Schichtlage angepaßt an Fragestellung und pathologischen Befund.
Meßparameter:	
Schichtdicke	2D ≤ 4 mm, bei 3D ≤ 1,5 mm
Matrix	≥ 512 x 256 Pixel
Meßfeld	≤ 350 mm
Wichtung	T1 und T2
Sequenzen	Angabe
Meßzeit/Sequenz	Angabe
Flußkompensation	Angabe (ja/nein)
i.v. Kontrastmittel	Angabe (ja/nein)
Kritische Bildelemente	– Nervenwurzeln bis in die Foramina intervertebralia und paravertebral – Bandscheiben und Ligamente – Abgrenzung der intraspinalen Kompartimente (Rückenmark, Liquor, Extraduralraum) – Zwischenwirbelgelenke – Perimedulläre Gefäße

Qualitätsbeurteilungs-Richtlinien Kernspintomographie

4.1.4 Lendenwirbelsäule mit Spinalkanal

Verwendete Spule	Wirbelsäulenspule
Untersuchungsvolumen	– Thorakolumbaler bis lumbosakraler Übergang mit reproduzierbarer Höhenlokalisation (Lokalisationsbild) – Bei Plexusläsion zusätzliche Darstellung des retroperitonealen Plexus bis zur Leistenbeuge
Schichtlage	Sagittal. Transversale und ggf. coronare bzw. schräge Schichtlage angepaßt an Fragestellung und pathologischen Befund.
Meßparameter:	
Schichtdicke	2D ≤ 4 mm, bei 3D ≤ 1,5 mm
Matrix	≥ 512 x 256 Pixel
Meßfeld	≤ 350 mm
Wichtung	T1 und T2
Sequenzen	Angabe
Meßzeit/Sequenz	Angabe
Fettunterdrückung	Angabe (ja/nein)
i.v. Kontrastmittel	Angabe (ja/nein)
Kritische Bildelemente	– Nervenwurzeln bis in die Foramina intervertebralia und paravertebral – Bandscheiben und Ligamente – Abgrenzung der intraspinalen Kompartimente (Rückenmark, Liquor, Extraduralraum) – Zwischenwirbelgelenke – Perimedulläre Gefäße – Plexus

Qualitätsbeurteilungs-Richtlinien Kernspintomographie

4.1.5 Sakroiliakalgelenke

Verwendete Spule	Zielvolumenadaptierte OF-Empfangsspule
Untersuchungsvolumen	Vollständige Erfassung der Gelenke
Schichtlage	Transversal (ggf. coronar)
Meßparameter:	
Schichtdicke	2D ≤ 5 mm
Matrix	≥ 512 x 256 Pixel
Meßfeld	≤ 250 mm
Wichtung	T1 und T2
Sequenzen	Angabe
Meßzeit/Sequenz	Angabe
Fettunterdrückung	Angabe (ja/nein)
i.v. Kontrastmittel	Angabe (ja/nein)
Kritische Bildelemente	– Gelenkspalt – Subchondrale Grenzlamelle – Knochenbälkchenstruktur im Os sacrum – Nervenwurzeln in den Foramina sacralia

Qualitätsbeurteilungs-Richtlinien Kernspintomographie

4.2 Spezielle Fragestellungen

4.2.1 Traumafolgen

Verwendete Spule	Wirbelsäulenspule
Untersuchungsvolumen	Darstellung größerer Wirbelsäulenabschnitte (mindestens 5 benachbarte Wirbelkörper)
Schichtlage	Sagittal und transversal
Meßparameter:	
Schichtdicke	2D ≤ 4 mm, bei 3D ≤ 1,5 mm
Matrix	≥ 256 x 256 Pixel
Meßfeld	≤ 350 mm
Wichtung	T1, T2 und T2*
Sequenzen	Angabe
Meßzeit/Sequenz	obligat
Fettunterdrückung	
i.v. Kontrastmittel	Angabe (ja/nein)
Kritische Bildelemente	– Singalintensive Nervenwurzeltaschen – Nervenwurzeln bis in die Foramina intervertebralia – Dura bzw. hinteres Längsband – Bandscheibe und Nucleus pulposus

Qualitätsbeurteilungs-Richtlinien Kernspintomographie

5 Bewegungsapparat

5.1 Extremitäten

Verwendete Spule	Geeignete Spezialspule
Untersuchungsvolumen	Ein Extremitätenabschnitt mit einem benachbarten Gelenk zur Lokalisation pathologischer Veränderungen
Schichtlage	Transversal, senkrecht zu der Achse der Extremität und coronar in der Längsachse (ggf. sagittal entlang der Längsachse einer Extremität)
Meßparameter:	
Schichtdicke	2D ≤ 5 mm, bei 3D ≤ 1 mm
Matrix	≥ 512 x 256 Pixel
Meßfeld	– Transversal ≤ 200 mm, – Coronar und sagittal ≤ 400 mm, angepaßt an Fragestellung und pathologischer Befund
Wichtung	T1 und T2
Sequenzen	Angabe
Meßzeit/Sequenz	obligat
Fettunterdrückung	Angabe (ja/nein)
Flußkompensation	Angabe (ja/nein)
i.v. Kontrastmittel	
Kritische Bildelemente	– Muskelfiederung – Fettsepten – Faszien zur Abgrenzung der Kompartimente – Gelenkkonturen – Gefäße und Nerven ≥ 1,5 mm Durchmesser

Qualitätsbeurteilungs-Richtlinien Kernspintomographie

5.2 Schultergelenk

Verwendete Spule	Geeignete Spezialspule
Untersuchungsvolumen	– Schultergelenk einschl. Schultereckgelenk oder – Axilla und Supraklavikularregion mit Nervenplexus
Schichtlage	Transversal und coronar parallel zum M. supraspinatus anguliert (ggf. sagittal senkrecht zum M. supraspinatus anguliert)
Meßparameter:	
Schichtdicke	2D ≤ 3 mm, bei 3D ≤ 1 mm
Matrix	≥ 512 x 256 Pixel
Meßfeld	≤ 200 mm
Wichtung	T1 und T2
Sequenzen	Angabe
Meßzeit/Sequenz	Angabe
Fettunterdrückung	Angabe (ja/nein)
i.v. Kontrastmittel	Angabe (ja/nein)
Zusatzanforderung:	Bei alter Labrumläsion mit Instabilität ohne Erguß präoperativ Kontrastierung des Gelenkkavums
Kritische Bildelemente	– Gelenkknorpel; Knorpelkontur bei Verdacht auf eine Knorpelläsion – Subchondrale Grenzlamelle – Spongiosastruktur – Faserstruktur der Muskulatur – Labrum – Differenzierung der Muskeln und Sehnen der Rotatorenmanschette – Lig. coracoclaviculare – Lig. glenohumerale mediale

Anhang 4

Qualitätsbeurteilungs-Richtlinien Kernspintomographie

5.3 Ellenbogengelenk

Verwendete Spule	Geeignete Spezialspule
Untersuchungsvolumen	Ellenbogengelenk mit Sehnenansätzen und Sehnenursprüngen
Schichtlage	Transversal, coronar oder sagittal bezogen auf den Humerus
Meßparameter:	
Schichtdicke	2D ≤ 3 mm, bei 3D ≤ 1 mm
Matrix	≥ 512 x 256 Pixel
Meßfeld	≤ 200 mm
Wichtung	T1 und T2
Sequenzen	Angabe
Meßzeit/Sequenz	Angabe
Fettunterdrückung	Angabe (ja/nein)
i.v. Kontrastmittel	Angabe (ja/nein)
Kritische Bildelemente	– Gelenkknorpel; Knorpelkontur bei Verdacht auf eine Knorpelläsion – Spongiosastruktur – Faserstruktur der Muskulatur – N. ulnaris – Subchondrale Grenzlamelle – Sehnenansätze

Qualitätsbeurteilungs-Richtlinien Kernspintomographie

5.4 Hand- und Fingergelenke

Verwendete Spule	Geeignete Spezialspule
Untersuchungsvolumen	– Handwurzelknochen mit Discus triangularis, Radius und Ulna oder – Mittelhand- und Fingerknochen mit Gelenken
Schichtlage	Transversal und coronar (ggf. sagittal zu den Mittelhandknochen)
Meßparameter:	
Schichtdicke	2D ≤ 3 mm, bei 3D ≤ 1 mm
Matrix	≥ 512 x 256 Pixel
Meßfeld	≤ 150 mm
Wichtung	T1 und T2
Sequenzen	Angabe
Meßzeit/Sequenz	Angabe
Fettunterdrückung	Angabe (ja/nein)
i.v. Kontrastmittel	Angabe (ja/nein)
Kritische Bildelemente	– Gelenkknorpel; Knorpelkontur bei Verdacht auf eine Knorpelläsion – Subchondrale Grenzlamelle – Interkarpale Ligamente – Sehnen und Sehnenscheiden – N. medianus – Spongiosastruktur

Qualitätsbeurteilungs-Richtlinien für MRT

Qualitätsbeurteilungs-Richtlinien Kernspintomographie

5.5 Hüftgelenke

Verwendete Spule	Körperspule oder geeignete Spezialspule
Untersuchungsvolumen	Vollständige Abbildung beider Hüftgelenke im Seitenvergleich
Schichtlage	Transversal und coronar (ggf. sagittal zur Darstellung des Labrums)
Meßparameter:	
Schichtdicke	2D ≤ 4 mm, bei 3D ≤ 1 mm
Matrix	≥ 512 x 256 Pixel
Meßfeld	≤ 450 mm, angepaßt an Fragestellung und pathologischen Befund
	≤ 250 mm bei Darstellung eines Hüftgelenks
Wichtung	T1 und T2
Sequenzen	Angabe
Meßzeit/Sequenz	Angabe
Fettunterdrückung	Angabe (ja/nein)
i.v. Kontrastmittel	Angabe (ja/nein)
Kritische Bildelemente	– Gelenkknorpel: Knorpelkontur bei Verdacht auf eine Knorpelläsion
	– Labrum
	– Spongiosastruktur
	– Subchondrale Grenzlamelle

Qualitätsbeurteilungs-Richtlinien Kernspintomographie

5.6 Kniegelenk

Verwendete Spule	Geeignete Spezialspule
Untersuchungsvolumen	Vollständige Abbildung des Kniegelenks
Schichtlage	Sagittal, coronar und transversal (ggf. schräg, angepaßt an Fragestellung und pathologischen Befund)
Meßparameter:	
Schichtdicke	2D ≤ 3 mm, bei 3D ≤ 1 mm
Matrix	≥ 512 x 256 Pixel
Meßfeld	≤ 250 mm, angepaßt an Fragestellung und pathologischen Befund
Wichtung	T1, T2 und Protonenwichtung
Sequenzen	Angabe
Meßzeit/Sequenz	Angabe
Fettunterdrückung	Angabe (ja/nein)
i.v. Kontrastmittel	Angabe (ja/nein)
Kritische Bildelemente	– Gelenkknorpel: Knorpelkontur bei Verdacht auf eine Knorpelläsion
	– Menisken
	– Spongiosastruktur
	– Subchondrale Grenzlamelle
	– Faserstruktur der Kollateral- und Kreuzbänder
	– Retinakulum

Anhang 4

Anhang 4

Qualitätsbeurteilungs-Richtlinien Kernspintomographie

5.7 Fußgelenk

Verwendete Spule	Geeignete Spezialspule
Untersuchungsvolumen	Oberes und unteres Sprunggelenk oder distale Fußwurzel- und Mittelfußknochen
Schichtlage	Sagittal, coronar und transversal (ggf. schräg, angepaßt an Fragestellung und pathologischen Befund)
Meßparameter:	
Schichtdicke	2D ≤ 3 mm, bei 3D ≤ 1 mm
Matrix	≥ 512 x 256 Pixel
Meßfeld	≤ 250 mm, angepaßt an Fragestellung und pathologischen Befund
Wichtung	T1 und T2
Sequenzen	Angabe
Meßzeit/Sequenz	Angabe
Fettunterdrückung	Angabe (ja/nein)
i.v. Kontrastmittel	Angabe (ja/nein)
Kritische Bildelemente	– Gelenkknorpel; Knorpelkontur bei Verdacht auf eine Knorpelläsion – Achillessehne – Peronäussehne – Spongiosastruktur – Subchondrale Grenzlamelle – Faserstruktur der Innen- und Außenbänder

Qualitätsbeurteilungs-Richtlinien Kernspintomographie

6 Thorax

6.1 Thorax (Thoraxwand und Mediastinum)

Verwendete Spule	Körperspule oder zielvolumenadaptierte OF-Empfangsspule
Untersuchungsvolumen	Thoraxwand, obere Thoraxapertur bis Diaphragma
Schichtlage	Transversal und coronar (ggf. sagittal)
Meßparameter:	
Schichtdicke	2D ≤ 6 mm, bei 3D ≤ 3 mm
Matrix	≥ 256 x 192 Pixel
Meßfeld	≤ 400 mm
Wichtung	T1 und T2
Sequenzen	Angabe
Meßzeit/Sequenz	Angabe
Atemtriggerung	Angabe (ja/nein)
EKG-Triggerung	Angabe (ja/nein)
Fettunterdrückung	Angabe (ja/nein)
i.v. Kontrastmittel	Angabe (ja/nein)
Kritische Bildelemente	– Differenzierung der Hilusstrukturen (Gefäße, Bronchien) – Perikard – Abgangsnahe Koronargefäße – Sinus coronarius – V. azygos/hemiazygos

Qualitätsbeurteilungs-Richtlinien Kernspintomographie

6.2 Herzmorphologie

Verwendete Spule	Zielvolumenadaptierte OF-Empfangsspule
Untersuchungsvolumen	Herz einschl. herznaher großer Gefäße
Schichtlage	Längsachse (Ebene der Vierkammerdarstellung) und kurze Achse senkrecht zur Herzlängsachse
Meßparameter:	
Schichtdicke	2D ≤ 6 mm, bei 3D ≤ 3 mm
Matrix	≥ 256 x 160 Pixel
Meßfeld	≤ 320 mm, angepaßt an die Herzgröße
Wichtung	T1 und T2 (ggf. T2*)
Sequenzen	Angabe
Meßzeit/Sequenz	Angabe
Atemtriggerung	Angabe (ja/nein)
EKG-Triggerung	obligat
i.v. Kontrastmittel	Angabe (ja/nein)
Kritische Bildelemente	– Epikardiales Fettgewebe – Differenzierung von Perikard und Myokard – Herzklappen – Abgangsnahe Koronargefäße – Herznahe große Gefäße – Papillarmuskel – Trabecula septomarginalis

Qualitätsbeurteilungs-Richtlinien Kernspintomographie

6.3 Herzfunktion

Verwendete Spule	Zielvolumenadaptierte OF-Empfangsspule
Untersuchungsvolumen	Vorhöfe und Ventrikel
Schichtlage	Längsachse (Ebene der Vierkammerdarstellung) und kurze Achse senkrecht zur Herzlängsachse
Meßparameter:	
Schichtdicke	2D ≤ 8 mm, bei 3D ≤ 3 mm
Matrix	≥ 256 x 128 Pixel
Meßfeld	≤ 320 mm, angepaßt an die Herzgröße
Wichtung	Flußsensitive Sequenzen
Sequenzen	Angabe
Meßzeit/Sequenz	obligat
EKG-Triggerung	Angabe (ja/nein)
Atemtriggerung	Angabe (ja/nein)
i.v. Kontrastmittel	
Zusatzanforderung:	Darstellung der Herzwand in Diastole und Systole
Kritische Bildelemente	– Epikardiales Fettgewebe – Differenzierung von Perikard und Myokard – Herzklappen – Abgangsnahe Koronargefäße – Papillarmuskel

Qualitätsbeurteilungs-Richtlinien Kernspintomographie

6.4 Herzperfusion

Verwendete Spule	Oberflächenspule
Untersuchungsvolumen	Ventrikelmyokard
Schichtlage	Längsachse (Ebene der Vierkammerdarstellung) oder kurze Achse senkrecht zur Herzlängsachse
Meßparameter:	
Schichtdicke	2D ≤ 10 mm
Matrix	≥ 128 x 90 Pixel
Meßfeld	≤ 320 mm
Wichtung	T1
Sequenzen	Angabe
Meßzeit/Sequenz	Angabe
i.v. Kontrastmittel	obligat
EKG-Triggerung	obligat
Atemtriggerung	Angabe (ja/nein)
Zusatzanforderungen:	– Untersuchung vor Kontrastmittelgabe – mind. 1 Bild/pro Herzzyklus und 3 Schichten/pro Sequenz
Kritische Bildelemente	– Differenzierung von Perikard und Myokard – Papillarmuskel

Qualitätsbeurteilungs-Richtlinien Kernspintomographie

7 Abdomen und Becken

7.1 Abdomen und Becken (Gesamtdarstellung)

Verwendete Spule	Körperspule
Untersuchungsvolumen	Zwerchfell, Bauchwand bis Beckenboden
Schichtlage	Transversal. Ggf. zusätzliche Schichtlage angepaßt an Fragestellung und pathologischen Befund.
Meßparameter:	
Schichtdicke	2D ≤ 8 mm
Matrix	≥ 256 x 192 Pixel
Meßfeld	≤ 450 mm, angepaßt an Fragestellung und pathologischen Befund
Wichtung	T1 und T2
Sequenzen	Angabe
Meßzeit/Sequenz	Angabe
Atemtriggerung	Angabe (ja/nein)
Fettunterdrückung	Angabe (ja/nein)
i.v. Kontrastmittel	Angabe (ja/nein)
Kritische Bildelemente	– Mark-Rinden-Grenze der Nieren – Nebennieren – Ductus choledochus – Perirenale und perirektale Faszien – Harnleiter – Aortenäste 1. Ordnung

Qualitätsbeurteilungs-Richtlinien Kernspintomographie

7.2 Leber, Milz und Pankreas

Verwendete Spule	Körperspule oder zielvolumenadaptierte OF-Empfangsspule
Untersuchungsvolumen	Leber, Milz und Pankreas einschl. der Gallenwege
Schichtlage	Transversal. Ggf. zusätzliche Schichtlage angepaßt an Fragestellung und pathologischen Befund.
Meßparameter:	
Schichtdicke	2D ≤ 6 mm, bei 3D ≤ 3 mm; bei Projektionsdarstellung der Gallen- und Pankreasgänge (MRCP) ggf. dicke Schichten bei schneller Einzelschichtmessung
Matrix	≥ 256 x 192 Pixel
Meßfeld	≤ 400 mm, angepaßt an Fragestellung und pathologischen Befund
Wichtung	T1 und T2
Sequenzen	Angabe
Meßzeit/Sequenz	Angabe (ja/nein)
Atemtriggerung	Angabe (ja/nein)
Fettunterdrückung	obligat
i.v. Kontrastmittel	Angabe (ja/nein)
Organspezifische Kontrastmittel	
Kritische Bildelemente	– Truncus coeliacus und Äste – Pfortader und V. lienalis – D. choledochus, hepaticus dexter und sinister – D. pancreaticus – Differenzierung zwischen Pankreas und peripankreatischem Fettgewebe – Retroperitoneale Faszien Bei MRCP: – Darstellung der intra- und extrahepatischen Gallenwege bis zur Papille in mindestens 2 Projektionen – Darstellung des Pankreasgangs vom Pankreasschwanz bis zur Papille in mindestens 2 Projektionen

Qualitätsbeurteilungs-Richtlinien Kernspintomographie

7.3 Retroperitoneum

Verwendete Spule	Körperspule oder zielvolumenadaptierte OF-Empfangsspule
Untersuchungsvolumen	Zwerchfell bis Beckeneingang
Schichtlage	Coronar oder transversal. 2. Ebene angepaßt an Fragestellung und pathologischen Befund.
Meßparameter:	
Schichtdicke	2D ≤ 5 mm, bei 3D ≤ 3 mm
Matrix	≥ 256 x 192 Pixel
Meßfeld	≤ 400 mm, angepaßt an Fragestellung und pathologischen Befund
Wichtung	T1 und T2
Sequenzen	Angabe
Meßzeit/Sequenz	Angabe
Atemtriggerung	Angabe (ja/nein); bei Kontrastmittelanwendung Fettunterdrückung obligat
Fettunterdrückung	Angabe (ja/nein)
i.v. Kontrastmittel	
Kritische Bildelemente	– Rinden-Mark-Grenze der Nieren – Nierenbeckenkelchsystem und proximaler Harnleiter – Nebennieren – Retroperitoneale Faszien – Aorta und V. cava inferior einschl. ihrer Äste mit den Aufzweigungen 1. Ordnung

Anhang 4

Qualitätsbeurteilungs-Richtlinien Kernspintomographie

7.4 Beckenorgane

Verwendete Spule	Körperspule oder zielvolumenadaptierte OF-Empfangsspule
Untersuchungsvolumen	Beckeneingang bis Beckenboden mit vollständiger Abbildung aller Beckenorgane
Schichtlage	Transversal und sagittal (ggf. coronar)
Meßparameter:	
Schichtdicke	2D ≤ 6 mm, bei 3D ≤ 3 mm
Matrix	≥ 512 x 192 Pixel
Meßfeld	≤ 400 mm, angepaßt an Fragestellung und pathologischen Befund
Wichtung	T1 und T2
Sequenzen	Angabe
Meßzeit/Sequenz	Angabe
Atemtriggerung	Angabe (ja/nein)
Fettunterdrückung	Angabe (ja/nein); bei Kontrastmittelanwendung Fettunterdrückung obligat
i.v. Kontrastmittel (intravenös, oral, rektal)	Angabe (ja/nein)
Kritische Bildelemente	– Pararektale Faszie – Rektum – Distale Harnleiterabschnitte und Harnblase – Zonaler Aufbau von Uterus und Zervix – Zonaler Aufbau der Prostata inklusive Kapsel – Samenblasen – Neurovaskuläres Bündel

Qualitätsbeurteilungs-Richtlinien Kernspintomographie

8 Gefäße

8.1 Aorta und ihre Äste 1. Ordnung

Verwendete Spule	Körperspule oder zielvolumenadaptierte OF-Empfangsspule
Untersuchungsvolumen	– Thorakale Aorta einschl. ihrer Abgangsgefäße oder – Abdominelle Aorta einschl. ihrer Abgangsgefäße
Meßparameter:	
Matrix	≥ 256 x 192 Pixel
Meßfeld	≤ 400 mm, angepaßt an Fragestellung und pathologischen Befund
Wichtung	T1 nach Kontrastmittelbolus
Sequenzen	Angabe
Meßzeit/Sequenz	Angabe
Fettunterdrückung	Angabe (ja/nein)
EKG-Triggerung	Angabe (ja/nein)
i.v. Kontrastmittel	obligat
Subtraktionstechnik	Angabe (ja/nein)
Zusatzanforderung	Sekundärberechnete Übersichtsbilder (MIP)
Kritische Bildelemente	– Aortale Abgangsgefäße inbesondere Aa. lumbales, renales, iliacae int. – A. thoracica int.

Qualitätsbeurteilungs-Richtlinien Kernspintomographie

8.2 V. cava inferior und V. portae

Verwendete Spule	Körperspule oder zielvolumenadaptierte OF-Empfangsspule
Untersuchungsvolumen	V. cava inferior, V. portae
Meßparameter:	
Matrix	≥ 256 x 192 Pixel
Meßfeld	≤ 400 mm, angepaßt an Fragestellung und pathologischen Befund
Wichtung	T1 und T2*
Sequenzen	Flußsensitive Sequenzen
Meßzeit/Sequenz	Angabe
Atemtriggerung	Angabe (ja/nein)
EKG-Triggerung	Angabe (ja/nein)
i.V. Kontrastmittel	Angabe (ja/nein)
Subtraktionstechnik	Angabe (ja/nein)
Zusatzanforderung:	Sekundärberechnete Übersichtsbilder (MIP)
Kritische Bildelemente	Gefäßaufzweigung 3. Ordnung

Qualitätsbeurteilungs-Richtlinien Kernspintomographie

8.3 Extremitätenarterien

Verwendete Spule	Körperspule oder zielvolumenadaptierte OF-Empfangsspule
Untersuchungsvolumen	Becken- und Beinarterien
Meßparameter:	
Matrix	≥ 512 x 160 Pixel
Meßfeld	≤ 500 mm, angepaßt an Fragestellung und pathologischen Befund
Wichtung	T1 nach Kontrastmittelbolus
Sequenzen	Angabe
Meßzeit/Sequenz	Angabe
Fettunterdrückung	Angabe (ja/nein)
i.v. Kontrastmittel	obligat
Subtraktionstechnik	Angabe (ja/nein)
Zusatzanforderung:	Sekundärberechnete Übersichtsbilder (MIP)
Kritische Bildelemente	Gefäßaufzweigungen 3. Ordnung

Anhang 4

Qualitätsbeurteilungs-Richtlinien Kernspintomographie

9 Mamma[1]

Verwendete Spule	Mammaspule
Untersuchungsvolumen	Beide Mammae einschließlich Brustwand und Axillen
Schichtlage	Transversal und koronar
Meßparameter:	
Schichtdicke	2D ≤ 5 mm, 3D ≤ 3 mm
Matrix	≥ 256 x 192 Pixel
Meßfeld	≤ 350 mm
Wichtung	T1 und T2
Sequenzen	Angabe
Meßzeit/Sequenz	Angabe
Fettunterdrückung	Angabe (ja/nein)
i.v. Kontrastmittel	obligatorisch
Subtraktionstechnik	obligatorisch
Zusatzanforderungen:	– Untersuchung zwischen dem 7. und 17. Zyklustag – Dokumentation der Kontrastmittelkinetik (mind. 3 Meßpunkte), des hormonellen Status (Zyklusphase, hormonelle Substitutionstherapie) und der Kontrastmitteldosis.
Kritische Bildelemente	– A. thoracica interna – A. thoracoepigastrica – Retromammäre Thoraxwandstrukturen

---

[1] Unter dem Vorbehalt der Einführung dieses Anwendungsbereichs in den Einheitlichen Bewertungsmaßstab (EBM).

Bildquellenverzeichnis

Legende
AG, SB, RG, RD, NM, ST, SS, US, KT: s. Literaturverzeichnis
M: Mehrere ähnliche Abbildungen in der Literatur, daher keine spezielle Quellenangabe.
U: Unbekannter Autor bzw. Quelle nicht wiedergefunden.
E: Eigener Entwurf
m.n.: modifiziert nach ...

1.1	E
1.2	E
1.3	m. n. M
1.4	m. n. M
1.5	E
1.6	E
1.7	m. n. M
1.8	m. n. M
1.9	E
1.10	E
1.11	E
1.12	m. n. M
2.1	m. n. M
2.2	E
2.3	E
2.4	E
2.5	m. n. M
2.6	m. n. RG 4, Fig. 5.14
2.7	E
2.8	E
2.9	m. n. M
2.10	m. n. M
2.11	E
2.12	E
2.13	m. n. M
2.14	E
2.15	m. n. M
2.16	E
2.17	E
2.18	E
4.1	E
4.2	m. n. M.
4.3	m. n. M.
4.4	E
4.5	m. n. RG 4, Fig. 9.16
4.6	m. n. M.
4.7	m. n. M.
4.8	m. n. M.
4.9	E
5.1	E
5.2	E
5.3	E
5.4	m. n. M.
6.1	E
6.2	E
6.3	m. n. M
6.4	E
6.5	m. n. SS 3, Abb. 3.8
6.6	m. n. SS 3, Abb. 4.4
6.7	m. n. M.
6.8	m. n. M.
6.9	m. n. M.
6.10	m. n. M.
6.11	m. n. SS 4, Abb. 66
6.12	m. n. SS 4, Abb. 61
6.13	m. n. M
6.14	m. n. SS 4, Abb. 103
6.15	m. n. M
6.16	m. n. SS 4, Abb. 108
6.17	m. n. M
7.1	m. n. M
7.2	E
7.3	m. n. M
7.4	E
7.5	m. n. M
8.1	E
8.2	E
9.1	m. n. M
9.2	m. n. M
9.3	m. n. M
9.4	m. n. SS 3, Abb. 2.3

9.5	m. n. SS 3, Abb. 2.4		11.13	E
9.6	m. n. M		11.14	m. n. M
9.7	E		11.15	m. n. AG 4, Abb. 3.34
9.8	m. n. M		11.16	m. n. M
9.9	m. n. RD 4a, Abb. 2		11.17	m. n. M
9.10	m. n. M		11.18	m. n. M
9.11	m. n. M		12.1	m. n. M
9.12	m. n. M		12.2	m. n. RG 4a, Fig. 13.2
9.13	m. n. RD 4a, Abb. 104		12.3	m. n. M
9.14	m. n. RD 1, Abb. 20		12.4	m. n. RG 4a, Fig. 14.2
9.15	m. n. RD 4a, Abb. 99		12.5	m. n. M
9.16	m. n. RD 4a, Abb. 105		12.6	m. n. RG 4a, Fig. 16.6
9.17	m. n. RD 1, Abb. 25		12.7	m. n. M
9.18	m. n. M		12.8	m. n. RG 4a, Fig. 14.10
9.19	m. n. M		12.9	m. n. RG 4a, Fig. 14.12
9.20	m. n. RG 4a, Fig. 6.17/18		12.10	E
9.21	m. n. RG 4a, Fig. 6.19/20		12.11	m. n. RG 4a, Fig. 13.5
9.22	m. n. M		12.12	m. n. RG 4a, Fig. 13.6
9.23	m. n. M		12.13	m. n. RG 4a, Fig. 13.7
9.24	m. n. M		12.14	m. n. M
9.25	m. n. M		12.15	m. n. M
9.26	m. n. M		12.16	m. n. M
9.27	m. n. M		12.17	m. n. M
9.28	m. n. RD 2, Abb. 7.27		12.18	m. n. M
9.29	m. n. M		12.19	m. n. M
10.1	m. n. RD 4a, Abb. 9		12.20	m. n. M
10.2	m. n. RD 4a, Abb. 16		12.21	m. n. RG 4a, Fig. 14.8
10.3	m. n. M		12.22	m. n. M
10.4	m. n. M		12.23	m. n. RG 4a, Fig. 16.5
10.5	m. n. SS 3, Abb. 5.7		12.24	m. n. M
10.6	m. n. M		12.25	m. n. M
10.7	m. n. M		12.26	m. n. M
10.8	m. n. M		12.27	m. n. M
10.9	m. n. M		12.28	m. n. M
10.10	m. n. M		13.1	m. n. M
10.11	m. n. M		13.2	m. n. RD 2, Abb. 7.54
11.1	m. n. M		13.3	m. n. RD 1, Abb. 77
11.2	m. n. M		13.4	m. n. RD 1, Abb. 65
11.3	m. n. RD 4a, Abb. 24		13.5	E
11.4	E		13.6	m. n. M
11.5	m. n. RD 4a, Abb. 26/29/30		13.7	m. n. RD 1, Abb. 74
11.6	m. n. M		13.8	m. n. M
11.7	m. n. M		13.9	m. n. RG 4a, Fig. 17.4
11.8	m. n. M		13.10	m. n. M
11.9	m. n. RD 4a, Abb. 22		13.11	m. n. M
11.10	E		13.12	m. n. M
11.11	E		14.1	E
11.12	m. n. RD 2, Abb. 6.2		14.2	m. n. M

14.3	E		20.20	m. n. NM 10, Kap. 1, Abs. 4
14.4	m. n. M		21.1	E
14.5	m. n. M		21.2	E
14.6	m. n. M		21.3	E
14.7	E		21.4	m. n. NM 10, Abb. 42
15.1	m. n. SS 3, Abb. 8.2		21.5	E
15.2	m. n. SS 3, Abb. 8.3		21.6	m. n. M.
15.3	m. n. M		21.7	m. n. M.
15.4	E		21.8	E
16.1	E		21.9	m. n. M
16.2	E		21.10	m. n. M
16.3	E		21.11	m. n. NM 1a, Abb. 6.23
16.4	E		21.12	m. n. M
17.1	m. n. M		21.13	m. n. M
17.2	m. n. M		21.14	E
17.3	m. n. M		21.15	E
17.4	E		21.16	m. n. M
17.5	m. n. M		21.17	E
18.1	m. n. M		21.18	m. n. NM 1a, Abb. 6.15/16
18.2	m. n. M		21.19	m. n. M.
18.3	m. n. M		21.20	m. n. NM 10, Abb. 52
18.4	m. n. M		21.21	m. n. NM 7, Fig. 16
18.5	m. n. M		21.22	m. n. NM 1a, Abb. 6.17/18
19.1	m. n. NM 1a, Abb. 4.4		21.23	m. n. M
19.2	m. n. M		21.24	m. n. RD 1, Abb. 146b
19.3	m. n. M		21.25	m. n. M
19.4	E		21.26	m. n. NM 10, Abb. 72
20.1	m. n. RG 6, S. 11		21.27	m. n. M
20.2	m. n. M		21.28	m. n. M
20.3	m. n. M		21.29	m. n. M
20.4	m. n. M		21.30	m. n. M
20.5a	E		21.31	m. n. NM 1a, Abb. 6.10
20.5b	m. n. RG 6, S. 13		21.32	E
20.5c	m. n. RG 6, S. 13		21.33	m. n. U
20.6	m. n. M		21.34	m. n. NM 3, Abb. 1. 49
20.7	m. n. M		21.35	m. n. NM 3, Abb. 1. 50
20.8	m. n. M		21.36	E
20.9	m. n. RG 6, S. 23		21.37	m. n. M
20.10	m. n. M		22.1	m. n. M
20.11	m. n. RG 6, S. 34		22.2	E
20.12	m. n. M		22.3	E
20.13	m. n. RG 6, S. 37		22.4	E
20.14	m. n. RG 6, S. 23		23.1	m. n. M
20.15	m. n. RG 6, S. 37		24.1	m. n. M
20.16	m. n. RG 6, S. 37		24.2	E
20.17	m. n. M		24.3	E
20.18	m. n. M		24.4	E
20.19	m. n. RG 6, S. 28		24.5	E

24.6	E	34.1	m. n. M
24.7	E	34.2	E
24.8	E	34.3	E
25.1	m. n. M	34.4	E
25.2	m. n. M	34.5	m. n. M
25.3	m. n. ST 2a, Abb. 15.9	34.6	E
25.4	E	34.7	m. n. US 2, Abb. 1.4
26.1	m. n. M	34.8	m. n. M
26.2	m. n. ST 2a, Abb. 16.14a	34.9	m. n. M
26.3	m. n. M	34.10	m. n. U
26.4	n. ST 2a, Abb. 16.5 u. 6	34.11	m. n. US 2, Abb. 24
26.5	m. n. M.	34.12	m. n. M
27.1	E	34.13	m. n. M
27.2	m. n. M	34.14	m. n. M
27.3	m. n. M	34.15	m. n. M
27.4	m. n. M	34.16	E
27.5	m. n. M	34.17	m. n. M
27.6	m. n. M	34.18	m. n. M
27.7	E	34.19	m. n. M
27.8	E	35.1	E
27.9	E	35.2	m. n. M
28.1	E	35.3	m. n. M
28.2	E	35.4	m. n. M
28.3	m. n. M	35.5	m. n. M
28.4	E	35.6	m. n. M
28.5	m. n. ST 2a, Abb. 15.22a	35.7	E
28.6	m. n. ST 2a, Abb. 15.24	35.8	m. n. M
29.1	m. n. M	35.9	m. n. M
29.2	m. n. M	35.10	E
29.3	m. n. ST 2a, Abb. 11.3	35.11	E
29.4	m. n. M	35.12	E
29.5	E	35.13	E
30.1	E	35.14	E
30.2	m. n. RD 2, Abb. 11.42/43	35.15	E
31.1	m. n. RD 2, Abb. 11.45	35.16	m. n. M
31.2	m. n. M	35.17	E
31.3	m. n. ST 2a, Abb. 9.4b	35.18	E
31.4	E		

Literaturverzeichnis

Allgemeine Grundlagen [AG]

[1] Bartels, Heinz; Bartels, Rut; Jürgens, Klaus: Physiologie, 7. Auflage 2004 Elsevier
[2] Wittkowski, Werner; Speckmann, Erwin-Josef: Bau und Funktion des menschlichen Körpers, 19. Auflage 2000 Urban & Fischer
[3] Goretzki, Günter; Mauer, Arno: Physik, Chemie und Strahlenkunde für Pflegeberufe, 6. Aufl. 2003 Elsevier Urban & Fischer
[4] Schmidt, R. F. u. a.: Grundriss der Sinnesphysiologie. Springer-Verlag 1973
[5] Glaser, Roland: Biophysik, 4. Auflage 1996 Elsevier
[6] Kilian, Dr. Ulrich (Red.); Weber, Christine (Red.): Lexikon der Physik, 2000 Elsevier
[7] Strominger, D. et al.: Rev. Mod. Phys. 30 (1958) 594
[8] Lippert, R.: SI-Einheiten in der Medizin. Urban & Schwarzenberg 1978
[9] Kramme, Rüdiger (Hrsg.): Medizintechnik, 2. Auflage 2002 Springer-Verlag
[10] Breuer, Hans: dtv-Atlas Physik, Band 1 und 2; 6. Auflage 2000 Deutscher Taschenbuch Verlag

Radiologie [RA]

[1] Kaufmann, Günter; Moser, Ernst; Sauer, Rolf: Radiologie 2. Auflage 2001, Urban & Fischer
[2] Lasserre, Anke; Blohm, Ludwig: Kurzlehrbuch Radiologie, 3. Auflage 2003, Elsevier Urban & Fischer
[3] Bittner, Roland C.; Hazim, Khaled; Helmig, Klaus: CT, EBT, MRT und Angiographie, Radiologische Untersuchungstechnik für MTAR und Ärzte, 2003 Elsevier Urban & Fischer

Radiologische Grundlagen [RG]

[1] Herrmann, Th.; Baumann, M.: Klinische Strahlenbiologie, 3. Auflage 1997 Gustav Fischer Verlag
[2] Freyschmidt, J. (Hrsg.): Handbuch diagnostische Radiologie; Band: Strahlenphysik, Strahlenbiologie, Strahlenschutz; Schmidt, Th. (Bandhrsg.), 2003 Springer-Verlag
[3] Lissner, J., Hug, O.: Radiologie. Enke 1975
[4] Bushong, St. C.: Radiologie science for technologists. Mosby Company 1980
[5] Krieger, Hanno: Strahlenphysik, Dosimetrie und Strahlenschutz Band 1, Grundlagen, 5. Auflage 2002 Verlag Teubner
[6] Low, F.H.: Messung radioaktiver Isotope, Deutsche Picker GmbH

Röntgendiagnostik [RD]

[1] Felix, R., Ramm, B.: Das Röntgenbild. Thieme 1980
[2] Frommhold, W., Gajewski, H., Schoen, H. D.: Medizinische Röntgentechnik – Physikalische und technische Grundlagen. Thieme 1979
[3] Wicke, Lothar: Atlas der Röntgenanatomie, 6. Auflage 2001, Urban & Fischer
[4] Laubenberger, Th.: Leitfaden der medizinischen Röntgentechnik, (a) 3. Aufl. 1980, (b) 7. Auflage 1999, Deutscher Ärzte-Verlag

Nuklearmedizin [NM]

[1] Hermann, H. J.: Nuklearmedizin, (a) 1. Auf. 1982, (b) 5. Auflage 2004, unter Mitarbeit von Anke Ohmstede, Elsevier Urban & Fischer
[2] Geworski, L.; Lottes, G.; Reiners, Chr.; Schober, O.: Empfehlungen zur Qualitätskontrolle in der Nuklearmedizin, 2003 Schattauer
[3] Feine, U., zum Winkel, K.: Nuklearmedizin – Szintigraphische Diagnostik. Thieme 1980
[5] Larsson, Stig A.: Gamma Camera Emission Tomography, Acta Radiologica – Supplementum 363, 1980
[6] Roedler, H. D.: Biokinetik radioaktiver Stoffe. Urban & Schwarzenberg 1986
[7] Mödder, Gynter: Die Radiosynoviorthese, Warlich Druck- und Verlagsgesellschaft, Meckenheim 1995
[8] Schicha, H.; Schober, O.: Nuklearmedizin, 4. Auflage Schattauer-Verlag 2002
[9] S. Gratz; D. Goebel; W. Becker: „Radiosynoviorthese bei entzündlichen Gelenkerkrankungen" in **Orthopäde** 2000–29: 164–170, Springer-Verlag 2000
[10] Oeser, H.; Schumacher, W.; Ernst, H.; Frost, D.: Atlas der Szintigraphie, de Gruyter, Berlin 1969

Strahlentherapie [ST]

[1] Sauer, Rolf: Strahlentherapie und Onkologie – MTA/R., (a) 1. Auflage 1982 Urban & Schwarzenberg, (b) 4. Auflage 2003, Elsevier Urban & Fischer
[2] Lohr, Frank; Wenz, Frederik: Strahlentherapie kompakt, 2003 Elsevier Urban & Fischer
[3] Alber, Markus; Nüsslin, Fridtjof: Ein Konzept zur Optimierung von klinischer IMRT in: Zeitschrift für Medizinische Physik, Band 12, 2002 Nr.2, Urban & Fischer
[4] Salz, H.; Wiezorek, T.; Scheithauer, M.; Kleen, W.;Schwedas, M.; Wendt, Th. G.: Intensitätsmodulierte Strahlentherapie (IMRT) mit Kompensatoren, in: Zeitschrift für Medizinische Physik, Band 12, 2002 Nr.2, Urban & Fischer

Strahlenschutz [SS]

[1] Regulla, D.; Griebel, J.;Noske, D.; Bauer, B.; Brix, G.: „Entwicklung der Patientenexposition in der diagnostischen Radiologie und Nuklearmedizin" in: STRAHLENSCHUTZ IN FORSCHUNG UND PRAXIS, Band 45: Strahlenunfälle; Aktuelle Strahlenschutzgesetzgebung; Strahlenexposition für Patienten und Personal (Herausg. Haselbach, H.; Reiners, Chr.), 2003 Elsevier Urban & Fischer
[2] Herausg. Oser, W.; Reiners, Chr.; Messerschmidt, O.: „Einfluß moderner bildgebender Technologien auf die Strahlenexposition von Arzt und Patient": STRAHLENSCHUTZ IN FORSCHUNG UND PRAXIS, Band 41, 1999 Urban & Fischer
[3] Ewen, K., Schmitt, G.: Grundlagen des praktischen Strahlenschutzes an medizinischen Röntgeneinrichtungen, Enke, 1975
[4] Sauter, E.: Grundlagen des Strahlenschutzes. Siemens Aktiengesellschaft, 1971
[5] Verordnung über den Schutz vor Schäden durch ionisierende Strahlen (Strahlenschutzverordnung – StrlSchV). Vom 26. Juli 2001 (BGBl. JG 2001, Teil 1, Nr. 38)
[6] Richtlinie Strahlenschutz in der Medizin 2002 vom 22. April 2002 (Bundesanzeiger Nr. 207a v. 07.11.2002)
[7] Verordnung über den Schutz von Schäden durch Röntgenstrahlen (Röntgenverordnung-RöV) v. 18. Juni 2002 (BGBl JG 2002, Teil1, Nr. 36)
[8] Veröffentlichungen der Strahlenschutzkommission, Strahlenschutzkommission, Elsevier 2003
[9] Atomgesetz mit Verordnungen, Nomos Verlagsgesellschaft, 23. Auflage 2001
[10] DIN – Normen, Beuth-Verlag Berlin
DIN 6804-1 (Strahlenschutzregeln für den Umgang mit umschlossenen radioaktiven Stoffen in der Medizin)
DIN 6809 Teile 1–4 (Klinische Dosimetrie)
DIN 6812 (Medizinische Röntgenanlagen bis 300 kV, Regeln für die Auslegung des baulichen Strahlenschutzes)
DIN 6814 Teile 1–5, 8 (Begriffe und Benennungen in der radiologischen Technik)
DIN 6843 (Strahlenschutzregeln für den Umgang mit radioaktiven Stoffen in der Medizin)
[11] s. Anhang 2: Bundesamt für Strahlenschutz: „Bekanntmachung der diagnostischen Referenzwerte für radiologische und nuklearmedizinische Untersuchungen" Juli 2003; http//www.bfs.de
[12] s. Anhang 3: Strahlenschutzkommission: „Strahlenexposition von Personen durch nuklearmedizinisch untersuchte Patienten"; Bundesanzeiger Nr. 208 vom 5. November 1998; http://www.ssk.de

Ultraschall [US]

[1] Sorge, Georg: Faszination Ultraschall, 2002 Verlag Teubner GmbH
[2] Wells, P. N. T.: Ultraschall in der medizinischen Diagnostik. de Gruyter 1980
[3] Kremer, H.; Dobrinski, W. (Hrsg): Sonographische Diagnostik, 1988 Urban & Schwarzenberg
[4] Kuttroff, H.: Physik und Technik des Ultraschalls, 1988 S. Hirzel

Kernspintomographie [KT]

[1] Lissner, J.; Seiderer, M.: Klinische Kernspintomographie, 1990 Enke Verlag
[2] Ernst J. Rummeny, Walter L. Heindel (Hrsg.): Ganzkörper – MR – Tomographie, Georg Thieme Verlag 2002
[3] Brix, G.; Bernhardt, J.H.: „Risiken und Sicherheitsaspekte bei der Magnet-Resonanz-Tomographie" in: STRAHLENSCHUTZ IN FORSCHUNG UND PRAXIS, Band 45, 2000 Urban & Fischer
[4] Weishaupt, D.; Köchli, V.D.; Marincek, B.: Wie funktioniert MRI?, 4. Auflage 2003 Springer-Verlag
[5] s. Anhang 4: Bundesausschuß der Ärzte und Krankenkassen: Richtlinien über Kriterien zur Qualitätsbeurteilung in der Kernspintomographie (Qualitätsbeurteilungs-Richtlinien Kernspintomographie); Bundesanzeiger Nr. 28 vom 9. Februar 2001
[6] Möller, T.B.; Reif, E.: MRT-Einstelltechnik, 2. Auflage 2003, Thieme-Verlag

Register

A

A-Bild-Darstellung
– Ultraschalldiagnostik 378
Abbildungsprobleme
– Röntgendiagnostik 119
Abbildungsqualität
– Röntgendiagnostik 133
Abbildungsschärfe
– Röntgendiagnostik 133
Abbildungssystem
– Empfindlichkeit 133
Abbildungsunschärfe
– Modulationsübertragungsfunktion 134
Abdomen
– MRT 410
Abfälle, radioaktive
– Entsorgung 292
Abklinganlagen
– Radionuklide, offene 298
Abschirmmaterial
– Telegammageräte 333
Abschirmung
– Ganzkörperzähler 277
– Radionuklide, umschlossene 361
– Radiosynoviorthese 306
– Strahlenexposition 78
– Strahlenschutz 78, 292
Absolutwert
– Energiedosis 341
Absorption
– Abhängigkeit 111
– Erden, seltene 144
– Exponentialgesetz 38
– Gewebearten 83
– Paarbildung 37
– Photoeffekt 35
– Photonen 35, 38
– Photonenenergie 111
– Röntgenphotonen 89
– Schallwellen 372
– Streuung 38
Absorptionsgrad
– Erden, seltene 144
Absorptionsunschärfe 122
Abstand
– Radionuklide, umschlossene 361

– Strahlenschutz 78
Abstands-Quadrat-Gesetz
– Kontakttherapie 313
– Quellen-Detektor-Abstand 240
– Radionuklide, umschlossene 361
– Röntgendiagnostik 189
– Strahlenexposition 78
– – des Personal 290
Abtötung von Zellen 48
Achsenwahl
– Rotationsbestrahlung 338
ADC (Analog-Digital-Converter) 170, 282
Äquivalentdosis 51, 53
– an einem bestimmten Ort 54
– Richtungs-Äquivalentdosis 54
– Sievert 53
– Umgebungs-Äquivalentdosis 54
Afterloading 354, 355
– Applikationsdauer 355
– Applikatoren 355
– Isodosenverteilung 356
– Strahlenexposition 362
– Strahlenschutz 362
Aktivitäten 203
Aktivitätsprofile
– Szintigramm 283
Alphastrahlen 33, 71, 193, 293, 320
– Durchdringungsfähigkeit 78, 194
– Ionisationskammer 223
– Korpuskularstrahlung 199
– nuklearmedizinische Therapie 199
Alphazerfall 199
Altersbestimmung
– ^{14}Kohlenstoff 207
Aluminium
– Zusatzfilter 112
– Fluoreszenzszintigraphie 255
Aminosäuren
– Größe 12
Ampere 19
– elektrischer Strom 19
– Ionendosis 53

Amplitude
– Schallwellen 368
– Ultraschalldiagnostik 379
Amplituden-Bild
– Ultraschalldiagnostik 379
Analog-Digital-Converter 282
– Bildverstärkerradiographie, digitale 171
– DSA 170
analoge Registriergeräte 237
Anger-Prinzip der Widerstandsmatrix 265
Angerkamera 265
Angio-CT 174
Angiographie 168
– Geräteausstattung 169
– Grundausstattung 169
– Hochdruck-Injektor 169
– Kontrastmittel 168
– konventionelle 169
– renale 169
– Serienaufnahmen 169
– zerebrale 169
Anode
– Aufrauungen 99
– Dosisleistungsverlust 99
– Gleichrichterröhre 102
– Legierungen 97
– Rissbildungen 99
– Röntgenröhre 92
– – Alterung 98
– Zug- und Druckspannungen 99
Anodenmaterial
– Röntgenröhre 97
anorganische Moleküle
– Größe 12
Anregung
– Strahlung, ionisierende 320
Ansprechwahrscheinlichkeit
– γ-Quanten 209
– s. Empfindlichkeit 63
Antikathode
– Linearbeschleuniger 331
Antikoinzidenzschaltung
– Impulshöhenanalysator 235
Antineutrino 4

Anwendersoftware
– EDV-Anlage 281
Aortographie 169
Applikationsaktivität
– Radiopharmakon 289
Applikationsdauer
– Afterloading 355
Applikatoren
– Afterloading 355
Arbeit 16
– gespeicherte s. Energie 17
– Joule 17
– pro Zeit 17
Arbeitstische
– radioaktive Stoffe 291
Array-Prozessoren
– MRT 410
Arteriographie 168, 169
Arthrose
– aktivierte,
  Radiosynoviorthese 300
Arztbrief 246
Arztpraxis
– Strahlenschutzverantwortliche 75
Ascites
– ^{90}Yttrium-Silikat 293
Atombindung 11
Atome 3, 4
– Aufbau 4
– Größe 12
– Grundbausteine der Materie 6
– Hüllenelektronen 89
– Ionisierungsenergie 390
– Masse 3
– Schalen 4
Atomenergie 17
Atomhülle 4
– Elemente 9
– Größe 5
Atomkern 4
– Durchmesser 6
– Größe 5, 12
– Hüllendurchmesser 6
– Varianten 8
Atommodell
– Bohr-Sommerfeldsches 5
Aufbaueffekt
– Strahlentherapie 314
Aufenthaltszeit
– Radionuklide, umschlossene 361
– Radiosynoviorthese 306
– Strahlenschutz 78
Auffangsystem
– Kontrast 132
– Leuchtschirm 132

– Radiographie, digitale 169
– Röntgenfilm 132
– Strahlenrelief 137
Aufhärtung 113
Auflösezeit
– Geiger-Müller-Zählrohr 63
Auflösung
– axiale, Ultraschalldiagnostik 376
– laterale, Ultraschalldiagnostik 376
Auflösungsvermögen
– Computertomographie 177
– Film-Folien-Kombination 143
– Gammakamera 272
– Kollimatoren 253
– örtliches,
  Ultraschalldiagnostik 376
– Parallellochkollimatoren 258, 260
– Verstärkerfolien 143
Aufnahme in zwei Ebenen 120
Aufnahmetechnik
– Mammographie 166
– Röntgendiagnostik 83
Ausbeute
– Gammakamera 272
Ausblendung
– fokusnahe 114
– objektnahe 114
Ausbreitungsgeschwindigkeit
– Schallwellen 368, 369
Ausfallswinkel
– Reflexionsgesetz 370
Ausgabegeräte
– EDV-Anlage 279
Ausgangsbild
– Betrachtung 157
– Bildverstärker 157
Ausgangsintensität 372
Ausgangsleuchtschirm 156
– Fluoreszenzlichtbild 156
Ausgangssignal
– Gammakamera 267
Ausgleichsfilter 112, 143
Ausgleichsfolien 143
Ausgleichskörper
– Stehfeldtechnik 336
Auslenkung
– Kernspinresonanz 392
Auslenkwinkel
– Kernspinresonanz 393
Auslösebereich
– Ionisationskammer 62
Auslösezählrohre

– Ionisationskammer 224
Ausrichtung
– Magnetfeld 388
Ausscheidungsquoten
– Radionuklide, offene 299
Ausscheidungsverhalten
– Radiopharmaka 217
Austauschmarkierung 217
– radioaktive 217
Austrittsdosis 314
– Röntgendiagnostik 188
Auswerteeinheit
– Ganzkörperzähler 276
Auswerteprogramme
– EDV-Anlage 283
Außenschale
– Elektronen 7

B
B-Bild
– Ultraschalldiagnostik 378
– Ultraschall-Doppler-
  Verfahren 385
– zweidimensionales 379
– – Abtastverfahren 380
Background 235
background-cut-off
– Szintiscanner 254
backpointer
– Strahlentherapie 351
Backprojection
– Szintigramm 284
Bariumtitanat
– Ultraschalldiagnostik 374
Bausteine
– Größenvergleich 12
– Materie 12
Bechterew-Erkrankung
– ^{224}Radium-Chlorid 293
Becquerel 203
Bedienungsrechner
– MRT 409
Belichtung
– Film-Folien-Kombination 153
– Gesetzmäßigkeiten 151
Belichtungsautomatik
– Referenzionenkammer 110
– Röntgenröhre 110
Belichtungsumfang
– Röntgenfilm 151
beruflich strahlenexponierte Personen
– Organdosen, höchstzulässige 74

Berufslebensdosis 74
- Millisievert 74
Beschleuniger 327, 328
Beschleunigung 16
- Widerstand 15
Besetzungsverhältnis
- Magnetfeld 390
Bestrahlungseinrichtung
- Isozentrum 351
Bestrahlungsfelder
- Strahlentherapie 342, 351
Bestrahlungsfolgen
- Teletherapie 359
Bestrahlungsparameter
- Isodosen 346
- Teletherapie 360
Bestrahlungsplan
- Einstrahlart 316
- Fraktionsdosis 316
- Gesamtdosis 316
- Strahlenart 316
- Strahlendosis 316
- Strahlentherapie 316
Bestrahlungsplanung 345
- Ablauf 346
- Fraktionierungsschema 345
- Herddosis 345
- Lokalisation des Bestrahlungsherdes 345
- physikalisch-technische 345
- Programme 316
- Streukörper 345
- Zusatzbehandlungen 345
Bestrahlungsplanungscomputer 346
- Bewegungsbestrahlung 337
- Dosimetrie 346
- Dosisverteilung 346
- Korrektur 346
- objektive Gegebenheiten 347
- Patientendaten 346
- Planungsablauf 346
Bestrahlungsraum
- Röntgendiagnostik 184
- Strahlentherapie 350
Bestrahlungsrhythmus
- Strahlentherapie 316
Bestrahlungstechniken 335
- Bestrahlungsplanungscomputer 346
Bestrahlungsziele 345
Betaspektrum 201
Betastrahlen 33, 71, 193, 293, 320
- Durchdringungsfähigkeit 78, 194

- Elektronen 193
- Elementarteilchen 193
- Flüssigkeitsszintillationszähler 246
- Hautkonamination 306
- Ionisationskammer 223
- Korpuskularstrahlung 199
- Metallumhüllung 328
- Radiosynoviorthese 302
- Teilkörperdosimeter 68
Betatron 328, 331
- Nachteile 332
Betazerfall 199
Bettaufnahmen
- Röntgeneinrichtungen, fahrbare 161
Beugung
- Schallwellen 371
Bewegung
- beschleunigte 16
- gleichförmige, geradlinige 16
- geordnete 368
Bewegungsapparat
- MRT 410
Bewegungsartefakte
- MRT 404
Bewegungsbestrahlung 336
- Bestrahlungsplanungscomputer 337
- Dosisverteilung 337
- Fokus-Haut-Abstand 337
- Geräteeinstellung 337
- Herddosisleistung 337
- Strahlenexposition 337
- Vorteile 337
Bewegungsenergie 17, 223
- Elektronenvolt 88
Bewegungsunschärfe 124
- gewollte 124
- Schichtaufnahmetechnik 124
- ungewollte 124
Bewegungsvorgänge
- Ultraschalldiagnostik 380
BGO-Kristalle
- PET 274, 275
Bildaquisition
- MRT 404
Bildarchivierung
- Ultraschalldiagnostik 383
Bilddarstellung
- Computertomographie 177
Bilddokumentation
- Computertomographie 178
- Hardcopy 172
- Laserkamera 172
Bildentwicklung
- Nassentwicklung 172

- Trockenfilmentwicklungen 172
Bildgebung
- funktionsorientierte 196
Bildkontrast 126, 132
- Verschlechterung 129
Bildqualität
- MRT 404
- Röntgendiagnostik 119
- Strahlenbelastung 132
- Streustrahlenraster 116
- Szintigramm 284
Bildrechner
- MRT 409
Bildrekonstruktion
- Computertomographie 176
- MR-Bild 405
Bildsequenzen
- Gammakamera 257
Bildumfang
- Kontrastumfang 126
Bildunschärfe 122
- Absorptionsunschärfe 122
- Bewegungsunschärfe 124
- Faktoren 126
- Film-Folien-Unschärfe 124
- Fokus-Film-Abstand 123
- geometrische 123
- Gesamt-Unschärfe 125
- Leuchtschirme 155
- Objekt-Film-Abstand 123
- Objekte, filmnahe 123
- Randunschärfe 134
- Zusammenwirken der einzelnen Anteile 125
Bildverarbeitung
- Gammakamera 249
Bildverbesserung
- Szintigramm 283
Bildverfahren
- Ultraschalldiagnostik 377
Bildverstärker 137, 156
- Ausgangsbilde 157
- Durchleuchtung 156
Bildverstärkerkinematographie 137
Bildverstärkerphotographie 137
Bildverstärkerradiographie, digitale 171
Bildverstärkerröhre
- Aufbau 156
Bildverstärkersystem
- Kontrast 132
Bildwandlersysteme 137
Binary Digit 281
Bindungen
- chemische 10

– heteropolare 11
– homöopolare 11
– Komplexbindung 12
– metallische 11
– van der Waals-Bindung 12
– Wasserstoffbrückenbindung 12
Bindungsenergie
– Hüllenelektronen 9
– Schalen 9
biologische Effekte
– Ultraschalldiagnostik 385
biologische Halbwertszeit 206
biologische Wirksamkeit, relative (RBW) 46, 320
Biomaterie 43
– Strahlenschäden 43
– Strahlenwirkungen 324
Biosynthese
– radioaktive Markierung 217
Bit 281
Blei
– Spritzenabschirmung 306
– Streustrahlenraster 115
Blei-Zirkonium-Titanat
– Ultraschalldiagnostik 374
Bleiabschirmungen
– Kontaminationsschutz 291
Bleifilter
– Filmdosimeter 66
Bleiisotop
– stabiles 207
Bleilamellenlinienraster 135
Bleiraster
– Röntgenbilder 134
Bleischeibenphantom 133
Bleischürze 67, 78
– Röntgendiagnostik 189
Bleiwand
– Radiojodtherapie 298
– Röntgendiagnostik 189
Bleiziegeln 78
– Gammastrahlung 78
Blenden 113
– Durchleuchtung 84
– fokusnah angebrachte 113
– Streustrahlung 131
– Telegammageräte 334
– Telegammageräte 333
– verstellbare 113
Blendenfaktor
– Streustrahlenraster 118
Blockschaltbild
– DSA 170
Blutgeschwindigkeit, Messung
– Ultraschall-Doppler-

Verfahren 384
Blutplasmavolumen
– Clearance 220
Bodenstative 161
Bogenlotanzeiger
– Strahlentherapie 351
Bohr, Niels 5
Bohr-Sommerfeldsches Atommodell 5, 6
Bohrlochmessplatz 197, 224, 243, 245
Bohrlochprobenwechsler 245
– EDV-Anlage 286
– Pipettierstraße 246
– Probenwechsler, automatischer 245
– Waschstraße 246
Bohrsches Modell 5
Bohrungen
– Scannerkollimatoren 251
Boltzmann-Gleichung 390
Brachytherapie 313
Bragg-Gray-Bedingungen
– Ionendosis 58
Brechung
– Schallwellen 370
Brechungsgesetz 370
Brechungsindex 370
Bremsstrahlspektrum
– Röntgenbremsstrahlung 87
Bremsstrahlung 42
– Aufhärtung
– – Filter 113
– Energieverteilung 89
– Erzeugung 88
– Röntgenstrahlen 87
– ultraharte (UHB) 327
– – Kreisbeschleuniger 332
– – Linearbeschleuniger 331
– ultraharte (UHB). 312
Brennfleck 116
– Ausdehnung, flächenhafte 123
– realer 123
– Röntgenbild 93
Brennfleckgröße
– Röntgenröhre 93
Brightness-Bild
– Ultraschalldiagnostik 379
Byte 281

C

C-Bogen
– Stative 161
^{11}C
– PET 273

^{137}Caesium
– Afterloading 355
Calcium-Wolframat-Kristalle
– Röntgenfilm 125
Calciumdifluorid
– Thermolumineszenzdosimeter 68
Calciumwolframat
– Verstärkerfolien 141, 144
Calciumwolframat-Folien 144
Cardio-CT 174
CARDIO-MR 400
chemische Bindungen 10
– sonstige 12
chemische Dosimetrie 56
chemische Radikale 43, 322
chemische Synthese
– Radioaktive Markierung 217
Chromosomen
– Erbinformation 44
– Zellkern 321
– Zellteilung 44
Chromosomenbrüche
– Ultraschalldiagnostik 385
Chromosomendichte
– erhöhte 44
Chromosomenschäden
– Reparaturmechanismus 43
Clearance
– Blutplasmavolumen 220
– Radiopharmaka 220
Cochleaimplantate
– MRT 412
Coils
– MRT 412
Compound-Verfahren
– Ultraschalldiagnostik 380, 381
Compton-Effekt 35, 225
– Energieabhängigkeit 37
– Gammastrahlen 223
– Ionisation 35
– radiologische Diagnostik 35
– Röntgenfilm 138
– Schwächungskoeffizient 40, 111
– Strahlenbelastung 35
– Strahlung, ionisierende 319
– Szintillationskristall 263
Compton-Kontinuum 233
– Photopeak 233
Compton-Quant 235
Compton-Streuung 35
Computertomographie 173
– Abbild der Gewebsverteilung in der Schicht 173

- Auflösungsvermögen 177
- Auswerteprogramme 178
- Bedienungsraum 181
- Befundung 180
- Bilddarstellung 177
- Bilddokumentation 178
- Bildrekonstruktion 176
- Dosis der Einzelschicht 180
- Dosisgrößen 180
- Dosislängenprodukt 180
- Fenstertechnik 178
- Generation 1.–4. 174
- Geräteeinstellung, elektronische 181
- Grauwertskala 178
- Grundprinzip 173
- Halsmanschette zum Schutz der Schilddrüse 181
- Hartstrahltechnik 181
- Houndsfield-Einheiten 178
- interventionelle 181
- Kollimation des Röntgenstrahls 180
- Multiformatkamera 180
- Netzwerktechnik 180
- Organ- bzw. Gewebsverteilungen 343
- Pitch-Faktor 180
- Pixel 177
- räumliche (3D-) Abbildung 178
- Referenzwerte, diagnostische 181
- Röntgenstrahlen 268
- Rückprojektionsverfahren 176
- Scan 180
- Schnittbilddarstellung 178
- Schnittbilder 173
- Schnittebenenüberlappung 180
- Schwächungskoeffizient 176
- Strahlenexposition
- – des Patienten 180
- – des Personals 181
- Strahlenschutz
- – des Patienten 181
- – des Personals 181
- Streustrahlenfeld 181
- technische Verfahren 174
- TLD-Ringdosimeter 181
- Untersuchungsschichten 180
- Voxel 177
computertomographische Lokalisation
- Strahlentherapie 343

Coulomb 19
- Ionendosis 52
CPU (Central Processor Unit) 279
CT s. Computertomographie 173
CT-Dosisindex 180
- gewichteter 180
- Strahlendosis der Einzelschicht 180
- Werte 181
CT-Systeme 174
CTDI (Dosis der Einzelschicht)
- Computertomographie 180
$CTDI_{Vol}$ 180
$CTDI_W$ 180
curved arrays
- Ultraschalldiagnostik 382
CW-Doppler
- Ultraschall-Doppler-Verfahren 384
CW-Doppler-Verfahren 384

D

Dämpfung
- Dezibel 372
- Schallwellen 372
- Ultraschall
- – hochfrequenter 372
- – niederfrequenter 372
- – Weichteilgewebe 372
Dämpfungsfaktor 372
Darmperistaltik
- Durchleuchtung 84
Daten
- EDV-Anlage 281
- numerische 281
Datenaufnahme
- Gammakamera 282
Deckenstative 161
Defibrillatoren, implantierte
- MRT 412
Defokussierung 116
- Streustrahlenraster 116, 117
Dekontamination
- Radiosynoviorthese 306
Dekontaminationsmaßnahmen 291
Dermaplatte 328
- Kontakttherapie 353
Detailerkennbarkeit
- Röntgendiagnostik 133
Detektoren
- Gammastrahlungsmessplätze 244

- Kernstrahlungsmessplatz 232
- Multislice-Verfahren 174
- PET 273
Detektorsysteme
- Kompromissbereich 209
Deterministische Strahlenwirkung 48
deterministische Strahlenwirkungen 48
Deuteronen 207
Dezentrierung
- Streustrahlenraster 117
Dezibel
- Dämpfung 372
Diagnostik
- nuklearmedizinische 193
Diagnostikröhre
- Röntgentherapie 328
Dichte
- Kontrast 127
- Röntgenfilm 150
Dichtekurve
- Röntgenfilm 150
Differenzbild
- DSA 169
Differenzverstärker
- Photomultiplier 267
Diffusion
- Zellmembran 321
Digital Vascular Imaging (DVI) 169
digitale Registriergeräte 236
Diode 104
- Halbleitergleichrichter 104
Dipole
- elektrische, Ultraschalldiagnostik 374
- magnetische 388, 392
Diskriminatoren
- Impulshöhenanalysator 235
- Wirkungsweise 235
Diurese, forcierte
- Strahlenexposition 289
Divergenzwinkel
- Parallellochkollimatoren 258
DNS-Doppelstrang-Helix
- Strahlenschäden 324
Dokumentation
- Radiosynoviorthese 303
Doppelfokusröhren
- Röntgenröhre 95
Doppelkopf-Systeme
- SPECT 269
Doppler
- gepulste 385

Doppler-Effekt
- Schallwellen 383
- Ultraschall-Doppler-Verfahren 383
- Wellengleichung, allgemeine 384
- Wellenlänge 383
Doppler-Verschiebung 384
Dosierung
- Radiosynoviorthese 300
Dosimeter
- Personendosismessung 64
Dosimetrie 49, 56
- Bestrahlungsplanungscomputer 346
- chemische 56
- kalorimetrische 56
- Strahlentherapie 341
Dosis
- effektive 53, 55
- - Berechnung 56
- - gesetzlich zulässige 74
- - Patienten 289
- - Röntgendiagnostik 184, 189
- - Röntgendiagnostik, Kontrollbereich 183
- - Sievert 56
- - Überwachungsbereich 288
Dosis der Einzelschicht
- Computertomographie 180
Dosis, effektive
Dosis-Flächen-Produkt
- Röntgendiagnostik 188
Dosis-Längen-Produkt
- Computertomographie 180
- Strahlendosis
- - der Gesamtuntersuchung 180
Dosisbegriffe
- Energiedosis 49
- Ionendosis 51
- physikalische 49
- Strahlenschutz 53
Dosisbestimmung
- Messverfahren, relative 57
Dosisgrenzwert
- Kontrollbereich 288
Dosisgrößen
- Computertomographie 180
Dosisleistung 52
Dosisleistungsverlust
- Anode 99
Dosismaximum
- Mehrfelderbestrahlung 336
Dosismessverfahren 56
Dosisregistrierung
- ortsgetreue 341

Dosisverteilung 326
- absolute 341
- Bestrahlungsplanungscomputer 346
- Bewegungsbestrahlung 337
- Darstellung 342
- IRMT 339
- räumliche 50
- - Messung 341
- relative 341
- Spickung 357
- Strahlentherapie 342
- zeitliche, Strahlenwirkungen 326
Dosiswerte
- gemessene, Umrechnung 341
Dotieren
- Halbleitergleichrichter 103
Drähte
- Strahlentherapie, interstitielle 356
Drehanode 328
- Röntgenröhre 93, 96
Drehstrom
- 6- und 12-Puls-Generator 105
Drei-Felder-Ionisationskammer
- Vertikalkassettenhalter 162
Dreiknopfeinstellung
- Röhrennomogramm 109
Dreikopf-Systeme
- SPECT 269
DSA (digitale Subtraktionsangiographie) 169
- Analog-Digital-Converter 170
- Blockschaltbild 170
- Differenzbild 169
- Leeraufnahme 169
- Subtraktionsbild 169
Dualsystem
- EDV-Anlage 281
- Zweierpotenzen 281
Duplexverfahren
- Ultraschall-Doppler-Verfahren 385
Durchdringungsfähigkeit
- Strahlentherapie 312
Durchleuchtung 84, 137, 154
- Bildverstärker 156
- Blenden 84
- Leuchtschirme 154
- Strahlenbelastung 84
- Strahlenexposition 84
- Strahlungsfilter 84
- Tubusse 84
Durchleuchtungsschirme 154
- Fluoreszenzlichtbild 154

- s.a. Leuchtschirme 154
DVI (Digital Vascular Imaging) 169

E

Ebene
- Schichtaufnahmetechnik 162
Echoimpulse
- Ultraschalldiagnostik 377
Echokardiographie 379
echoplanare Sequenzen
- MRT 396
Echozeit
- MRT 395
ECT (Emissions-Computertomographie) 250
EDV-Anlage
- arbeitsplatzbezogene 279
- Arbeitsweise 279
- Aufbau 279, 280
- Ausgabegeräte 279
- Auswerteprogramme 283
- Bohrlochprobenwechsler 286
- Daten 281
- Datenbearbeitung/-auswertung 283
- Datenerfassung/-bearbeitung 279
- Dualsystem 281
- Eingabegeräte 279
- Einzelbildbearbeitung 283
- Externspeicher 279, 280
- Funktionsmessplatz 286
- Hardware 280
- Nuklearmedizin 279
- Programme 281
- Rechenwerk 279
- Software 281
- Speicherplatz 281
- Speicherwerk 279
- Steuerwerk 279
- Zentraleinheit 279
effektive Dosis 55
- Berechnung 56
- gesetzlich zulässige 74
effektive Halbwertszeit 206
Eigenauflösung
- Parallellochkollimatoren 258
Eigendrehimpuls
- Kernspinresonanz 388
Eigenfilterung 112
Eigenstrahlung 89
Ein-Puls-Generator 104
- Dauerbelastung 104

Einblendung 113
- Streustrahlung 131
- Vorteil 114
Eindringungstiefe
- Strahlentherapie 312
Einfallsdosis 314
- Röntgendiagnostik 185
Einfallswinkel
- Reflexionsgesetz 370
Eingabegeräte
- EDV-Anlage 279
Eingangsleuchtschirm 156
- Lichtphotonen 156
Einschaltzeit
- Röntgengenerator 109
Einstein, Albert 15
Einstellhilfen
- Strahlentherapie 350
Einstrahlart
- Bestrahlungsplan 316
Einstrahlfeld
- IRMT 340
Einstrahlrichtungen
- Bestrahlungsplanungs-
  computer 346
- Empfindlichkeit 64
Einwirkzeit
- Ultraschalldiagnostik 386
Einzelbildbearbeitung
- EDV-Anlage 283
- Szintigramm 283
Einzelfeldbestrahlung
- Stehfeldtechnik 335
Einzelstrangbrüche 324
Eisensulfat-Dosimeter 56
elastische Streuung 35
elektrische Dipole
- Ultraschalldiagnostik 374
elektrische Felder 20
- Änderung 23
- periodisch wechselnde 25
- Wechselwirkung 21
elektrische Feldlinien 27
elektrische Ladung
- Atome 3
- Elektronen 3
- Neutronen 3
- Protonen 3
elektrische Spannung 18
- Volt 18
elektrische Stromstärke 19
elektrische Wechselwirkung
- Teilchen 18
elektrischer Pol
- negativer 18
- positiver 18

elektrischer Strom 11, 19
- Ampere 19
- Richtung 19
elektrischer Widerstand 20
Elektrizität
- Grundbegriffe 20
Elektrizitätslehre
- Zusammenhänge 17
Elektromagnet
- MRT 407
elektromagnetische Strahlen 71, 87, 193, 392
- hochfrequente 392
elektromagnetische Wechselwir-
  kung 20
elektromagnetische Wellen 25
- Ausbreitungsgeschwindigkeit 29
- Frequenz 28
- Wellenspektrum 27
elektromagnetische Wellenstrah-
  lung 34
elektromagnetischer Wellenzug 29
elektromagnetisches Spektrum 25
- Nanometer 28
- Strahlenarten 33
elektromechanischer Wandler
- piezoelektrische Substanzen 374
Elektromotor
- Generator 25
Elektronen 3, 17, 37
- Atomhülle 4
- Außenschale 7
- Beschleunigung 71, 327
- Betastrahlen 193
- Bewegungsenergie 88
- elektrische Ladung 3
- Kernladungszahl 9
- Korpuskularstrahlen 311
- Linearbeschleuniger 330
- Wahrscheinlichkeitsverteilung 5
Elektroneneinfang 200, 201
Elektronengas 11
Elektronenloch 255
Elektronensee 11
- Metalle 11
- negativer 17
Elektronenspektrometrie 247
Elektronensprung 29, 92
Elektronenstrahlung
- Einzelfeldbestrahlung 335
- Proportionalzählrohr 62

Elektronentherapie 327
Elektronenvermehrung
- Photomultiplier 229
Elektronenvolt 19
- Bewegungsenergie 88
Elektronenwolke 5
elektronische Datenverarbeitung
  s. EDV 279
Elementarteilchen 3
- Betastrahlen 193
- stabile 4
- Strahlung, kosmische 4
- unstabile 4
Elemente
- Atome
- - Kernladungszahl 8
- Atomhülle 9
- chemische Eigenschaften 8
- Energieniveau 89
- Isotope 8
- Kernvarianten 8
- Ordnungszahl 8
- Periodensystem 6
- physikalisches Verhalten 8
Eluat
- radioaktives 218
Elution
- ^{99m}Technetium 213
Elutionsmittel
- Technetium-Generator 212
Elutionspause
- Technetium-Generator 213
Emissions-Computertomographie
  s. ECT 250
Emissionsgrenzwerte
- Radionuklide, offene 298
Emissionsspektren
- Verstärkerfolien 145
Empfängerspule
- MRT 398
Empfindlichkeit
- Einstrahlrichtung 64
- Filmdosimeter 65
- Gammakamera 271
- Geiger-Müller-Zählrohr 63
- Kollimatoren 257, 271
- Röntgenfilm 151
Empfindlichkeitsverteilung
- Gammakamera 270
- Kollimatoren 251
Emulsionsschicht
- Röntgenfilm 137
endoplasmatisches Retikulum
  13, 321
- glattes 13
- raues 13

Energie 17
- Ionisierung 10
- Umwandlung 17
Energieabgabe
- Streuung 35
Energieabhängigkeit
- Compton-Effekt 37
- Ordnungszahl 37
- Paarbildung 37
- Wechselwirkungen 37
Energieabsorptionskoeffizient 52
- Fettgewebe 52
- Knochen 52
- Muskelgewebe 52
Energieanalyse
- Gammakamera 267
Energiebereich
- diagnostischer
- - Absorptionsfähigkeit 52
- Kollimatoren 257
- Radionuklide 209
- Röntgendiagnostik 83
Energiedifferenz
- Magnetfeld 390
Energiedosis 49
- Absolutwert 341
- Angabe über die Dichte 50
- Bestimmung, absolute 56
- Bestrahlungsauswirkung 50
- Gray 49
- in Luft 52
- Strahlenenergie, Übertragung auf Materie 49
- Strahlentherapie 314
Energiedosisleistung 53
- Watt 53
Energieeinstellung
- Szintiscanner 253
Energiefenster
- Einstellung 271
- Kollimatoren 271
Energien
- Linearbeschleuniger 331
Energieniveau
- Elemente 89
- Röntgenstrahlen 89
- Wolfram 90
Energieprüfung
- Gammakamera 267
Energiequanten 194
Energiesatz 17
Energieübertragungsvermögen, lineares (LET) 45, 320
Energieverlust
- Röntgenbremsstrahlung 87

Energieverteilung
- Röntgenbremsstrahlung 89
Entwickler 146
Entwicklerflüssigkeit
- Reduktionsmittel 146
Entwicklung
- Maschinenentwicklung 149
- Nassentwicklung 172
- Röntgenfilm 138
- Röntgenfilmverarbeitung 146
- Trockenfilmentwicklung 172
Entwicklungskeime
- Röntgenfilm 139
- Röntgenfilmverarbeitung 147
Erbinformation
- Chromosomen 44
^{169}Erbium
- Ausscheidung 299
- Radiosynoviorthese 293, 302
- Verteilungsszintigramm 303
Erbkrankheiten
- Strahlenwirkungen 47
Erden, seltene 140
- Absorptionsgrad 144
- Konversionsgrad 144
- Verstärkerfolien 143
Erg 19
Erholungszeit
- Geiger-Müller-Zählrohr 63
eV s. Elektronenvolt 19
Exponentialgesetz 203, 312
- Absorption 38
Expositionsdauer
- Strahlenexposition des Personal 290
Expositionszeit
- Radionuklide, umschlossene 361
Externspeicher
- EDV-Anlage 279, 280

F

Fachkunde
- Röntgenverordnung 77
- Strahlenschutzverordnung 77
Faraday-Käfig 407
Farb-Duplex-Verfahren 385
Farbbandausschlag
- Szintillationszähler 253
Farbbandkopf
- Szintillationszähler 253
^{18}FDG (Fluoro-2-Desoxy-Glucose)
- PET 274
Fehler
- absolute

- - Kernstrahlungsmessungen 239
Feldbreite
- Rotationsbestrahlung 338
Felder
- magnetische 20
Feldgröße
- Bestrahlungsplanungscomputer 346
- Röntgendiagnostik 185
Feldlinien
- elektrische 27
Feldmarkierungen
- Strahlentherapie 351
Feldstärke
- Kernspintomographie 398
- Magnetfeld 391
Fensterbreite
- Impulshöhenanalysator 235
Fensterlage
- Impulshöhenanalysator 235
Fenstertechnik
- Computertomographie 178
Fensterwahl
- Gammakamera 271
Fernbereich
- Kontakttherapie 313
Fernbestrahlung 314
Fernfeld
- divergierender Verlauf 375
- Ultraschallfeld 375
ferromagnetische Implantate
- MRT 412
ferromagnetische Substanzen
- MR-Kontrastmittel 406
Festanoden 328
Festkörperdetektoren 172
Festkörperdosimeter 57
Fettgewebe
- Energieabsorptionskoeffizient 52
Fettsäuresynthese
- Strahlenschäden 323
Fiberglasoptik
- Röntgenfernsehkette 159
Film-Folien-Kombination
- Auflösungsvermögen 143
- Belichtung, Reziprozitätsgesetz 153
- Röntgendiagnostik 185
Film-Folien-Kontakt
- Verstärkerfolien 142
Film-Folien-System
- Mammographie 167
Film-Folien-Unschärfe 124

Film-Folien-Wahl
- Röntgendiagnostik 185
Filmbelichtung
- Gesetzmäßigkeiten 151
- gleichmäßige
- - Filterung 113
- Reziprozitätsgesetz 153
- Verstärkerfolien 142
Filmdosimeter 65
- Auswertung 66
- Bleifilter 66
- Empfindlichkeit 65
- Filter 66
- Kupferfilter 66
- Nachteile 67
- Öffnung ohne Filter 66
- Personendosimetrie 65
- Vorteile 67
Filmdosimetrie 57
- Gray 57
Filmempfindlichkeit 149
Filmentwicklung 138
- Röntgenfilmverarbeitung 146
Filmkassette
- Verstärkerfolien 141
Filmschwärzung 139
Filmverarbeitung
- automatische 149
Filter 112
- Bremsstrahlung
- - Aufhärtung 113
- Durchleuchtung 84
- Filmdosimeter 66
Filterung
- Röntgendiagnostik 185
- Röntgendiagnostik 185
Fingerringdosimeter 68
Fixierung
- Röntgenfilmverarbeitung 149
Flächendosisprodukt
- Röntgendiagnostik 188
Flächenphantom
- Gammakamera 270
Flächenprojektionsgesetz 120
Flipwinkel
- Kernspinresonanz 392
Flüssigkeitsstruktur
- Ultraschalldiagnostik 373
Flüssigkeitsszintillationszähler 246
- Betastrahlen 246
Flüssigkristalle
- Kontaktthermographie 365
^{18}Fluor
- PET 274
Fluoreszenz 140

Fluoreszenzlicht 140
- Leuchtschirme 155
- Szintillationszähler 224
Fluoreszenzlichtbild
- Ausgangsleuchtschirm 156
- Durchleuchtungsschirme 154
Fluoreszenzradiographie
- digitale 137
Fluoreszenzscanner 256
Fluoreszenzszintigraphie 254
- ^{241}Americium-Quelle 255
- Gammaquanten 255
- Halbleiterdetektor 256
- Röntgenstrahlung 255
fluoreszierende Platte
- Röntgenstrahlung 84
Flussuntersuchungen
- PET 275
FOA (Fokus-Objekt-Abstand) 95
Fokus
- Ausdehnung 123
- Verlagerung 120
Fokus-Film-Abstand
- Bildunschärfe 123
Fokus-Haut-Abstand
- Bewegungsbestrahlung 337
- Nahbestrahlungsröhre 328
- Röntgendiagnostik 185
- Strahlentherapie 341
Fokus-Objekt-Abstand 95
Fokusbereich
- Ultraschallgeräte 376
Fokusebene
- Kollimatoren 251
Fokusgröße
- Randunschärfe 95
Fokussierung 116
- dynamische, Ultraschalldiagnostik 376
Folienfehler
- Verstärkerfolien 145
Folienfilme 137
folienlose Filme 137
Foreground-Background-Betrieb
- Gammakamera 281
Forschungseinrichtungen
- Ganzkörperzähler 278
Fourieranalyse
- 2-dimensionale 401
- Kernspintpomographie 401
Fouriertransformation
- drei-dimensionale 403
- Kernspintpomographie 401
- MR–Bild 405
- MRT 410

Fraktionierungsschema
- Bestrahlungsplanung 345
Fraktionsdosis
- Bestrahlungsplan 316
frame mode
- Gammakamera 283
Fremdatome
- Halbleitergleichrichter 103
Fremdkörper im Patienten
- Kernspintomographie 412
Fremdmarkierung 217
- radioaktive 218
Frequenz
- elektromagnetische Wellen 28
- Schallwellen 368
- Ultraschall-Doppler-Verfahren 385
Frequenzkodierung
- Kernspintpomographie 399, 401, 402
Fricke-Dosimeter 56
Füllhalterdosimeter 64
Funktionskollimator 248
Funktionsmessplätze 247
Funktionsmessplatz 244
- EDV-Anlage 286
- Hochspannung 248
- Impulshöhenanalysator 248
- Registriereinheit 248
- Szintillationssonde 248
- Verstärker 248
Funktionsmessungen 244
- Gammakamera 257
- nuklearmedizinische 243
Funktionsszintigraphie
- Auswertung 283
Funktionsverläufe
- langsame 243
- schnelle 244

G

G_0-Phase
- Zellteilung 322
Gadolinium
- MRT 405
Galaktographie 167
Gammaenergie
- ^{60}Kobalt 355
- Messung 209
- Telegammageräte 333
Gammakamera 224, 244, 249, 254
- Auflösungsvermögen
- - zeitliches 272
- Ausbeute 272

- Ausgangssignal 267
- Bildsequenzen 257
- Bildverarbeitung 249
- Blockschaltbild 267
- Datenaufnahme 282
- Datenbearbeitung/-auswertung 283
- digitale 267
- Empfindlichkeit 271
- Empfindlichkeitsverteilung 270
- Energieanalyse 267
- Energieprüfung 267
- Fensterwahl 271
- Flächenphantom 270
- Flächenquelle 270
- Foreground-Background-Betrieb 281
- frame mode 283
- Funktionsstudien 257
- Hauptspeicher 282
- Homogenität 270, 272
- intrinsic resolution 270
- Kamerafeld
- – rechteckiges 282
- – rundes 282
- Kollimatoren 257
- Linearität 271
- Linienverbreiterungsfunktion 270
- list mode 283
- mobile 257
- Modulationsübertragungsfunktion 270
- Notfalluntersuchungen 257
- Nuklidtasten 271
- Nulleffekt 272
- Ortsanalyse 267
- Ortsauflösungsvermögen 270
- Peak-Kontrolle 272
- PET 274
- Prozessrechner, elektronischer 249
- Punktquelle 270
- Qualitätskontrollen 272
- Qualitätskriterien 270
- Rasteraufnahmebetrieb 283
- Rotation 257
- Schnittbilder 257
- Signalverarbeitung 267
- Speicherplatzreservierung 283
- Summenverstärker 267
- Szintigraphie 197
- Szintillationskristall 256
- Totzeit 272
- Triggersignal 267
- Untergrundzählrate 272

- Viellochkollimatoren 257
- Zählrate 272
- Zählverluste 272
- Gammaprobenwechsler 245
- Gammaquanten 193
- Fluoreszenzszintigraphie 255
- Natriumjodidkristall
- – – Wechselwirkung 225
- Szintillationsdetektor 233
- Szintillationskristall 233
- Gammaspektrometer
- Ganzkörperzähler 277
- Gammaspektrum 245
- Impulshöhenanalysator 235
- Kernstrahlungsmessplatz 233
- Gammastrahlen 71, 193, 293, 312
- Bleiziegeln 78
- Compton-Effekt 223
- Durchdringungsfähigkeit 194, 209
- Impulshöhenspektrum 234
- Ionisation 223
- Ionisationskammer 223
- ^{131}Jod 295
- ^{99m}Technetium 210
- Nachweis 231
- Nachweisempfindlichkeit 225
- Paarbildung 223
- Photoeffekt 223
- Photonen 30
- Strahlenbelastung 209
- Szintillationszähler 231
- Vielkristallszintillatoren 246
- Gammastrahlen 193
- Gammastrahlungsmessplätze
- Detektoren 244
- Gammazerfall 201
- metastabiler Zustand. 202
- Ganzkörper-CT 174
- Ganzkörperbestrahlung
- Energiedosis 50
- Ganzkörperdosis 71
- Ganzkörperkamera
- Ortsauflösung 268
- Ganzkörpermessungen 244
- Strahlenschutz 244
- Ganzkörperszintigramm 268
- Ganzkörperzähler 244, 276
- Abschirmung 277
- Anwendungsgebiete 278
- Aufbau 244, 276
- Auswerteeinheit 276
- Gammaspektrometer 277
- Halbleiterdetektoren 276
- intestinale Resorption 278
- Plastikszintillatoren 276

- Quellenstrahlung 277
- Registriereinheit 276
- Strahlenschutz 278
- Strahlungsdetektoren 276
- Umgebungsstrahlung 277
- Vielkanalanalysator 276
- Gasverstärkung 60
- Ionisationskammer 61, 62
- Gaußverteilung 238
- Gefäße
- MRT 410
- Gefäßklips, cerebrale
- MRT 412
- gefilterte Rückprojektion 284
- Gegenfeldbestrahlung 336
- Gegenpunktanzeiger
- Strahlentherapie 351
- Geiger-Müller-Zählrohr
- Auflösungszeit 63
- Empfindlichkeit 63
- Erholungszeit 63
- Totzeit 63
- Gelenkinjektion
- Radiosynoviorthese 302
- Gell-Mann, Murray 4
- Genehmigungsvorausetzungen
- Radionuklide, offene 298
- Generator
- Elektromotor 25
- Röntgenröhre 101
- Wirkungsweise 25
- Generatortypen 104
- genetische Strahlenwirkungen 47
- Geometrie
- Strahlensatz 119
- geometrische Unschärfe 123
- Geräteeinstellung
- Bewegungsbestrahlung 337
- Strahlentherapie 350
- Gerätetechnik
- MRT 407
- gerätetechnisch erzeugte Strahlenquellen 327
- Gesamt-MÜF 136
- Gesamt-Unschärfe 125
- Berechnung 125
- Gesamtdosis
- Bestrahlungsplan 316
- Gesamtfehler 239
- Kernstrahlungsmessungen 239
- Gesamtfilterung 112
- Geschwindigkeit 16
- gleichbleibende 16
- Masse 15

- Massenzunahme 15
Geschwindigkeitsänderung
- pro Zeit 16
Gesetz des radioaktiven Zerfalls 202
Gestaltverzerrung 120
Gewebe
- Strahlenempfindlichkeit 45, 324
Gewebearten
- Absorption 83
Gewebedichte
- Röntgendiagnostik 196
Gewebefunktion
- Szintigraphie 196
Gewebemilieu
- Strahlenempfindlichkeit 324
Gewebe-Wichtungsfaktoren 56
Gewebsinhomogenitäten
- Schallwellen 371
Gewicht 15
Gigabecquerel 204
Gitterionen 11
Glättung
- Szintigramm 284
Glättungsfilter
- Szintigramm 283
Gleichgewichts-Ionendosis 58
- Röntgendiagnostik 188
Gleichrichterröhre 102
- Anode 102
- Kathode 102
Gleitschattendosimeter
- Aufbau 68
Glockenkurve 238
Glühkathode
- Röntgenröhre 92, 93
Golgi-Vesikel 13
Golgiapparat 321
Gonadenexposition 289
- Röntgendiagnostik 184, 188
Gradation
- Schwärzungskurve 151
Gradientenecho-Sequenz
- MRT 396
Gradientenfeld
- Kernspintpomographie 398
Gradientenspule
- MRT 408
Gradientensystem
- MRT 408
Gradientenverstärker
- MRT 408
Graetzsche Schaltung 104
Grauwertskala
- Computertomographie 178

Gray 49
- Energiedosis 49
- Filmdosimetrie 57
Greifwerkzeuge
- Kontaminationsschutz 291
Grenzgeschwindigkeit 15
Grenzwellenlänge
- Photonen 88
- Röntgenbremsstrahlung 88
Grundmodell
- Szintigramm 286
Grundschleier
- Röntgenfilmverarbeitung 148
GSO (Gadolinium-Oxyorthosilikat)
- PET 275
gynäkologische Anwendungen
- ^{226}Radium 354
gyromagnetisches Verhältnis 391

H
$_1$H 388
Hände
- Kontaminationsschutz 291
Härtung
- Strahlung 112
Härtungsfilter 113
Halbleiter
- photoempfindlicher
- - Röntgenfernsehkamera 159
Halbleiterdetektoren
- Fluoreszenzszintigraphie 256
- Ganzkörperzähler 276
Halbleiterdiode 103
Halbleitergleichrichter 104
- Dioden 104
- Dotieren 103
- Fremdatome 103
- n-Typ 104
- p-Typ 104
Halbleitermaterial 103
Halbschatten
- Telegammageräte 333
Halbtiefentherapie 328
Halbwertsbreite
- Kollimatoren 253
Halbwertsschicht 39, 312
- Wasser 372
Halbwertszeit 203, 206
- biologische 206
- effektive 206, 209
- - Strahlenbelastung 209

- ^{131}Jod 295
- ^{60}Kobalt 355
- ^{99}Molybdän 210
- ^{99m}Technetium 210
- physikalische 206
- Radioisotope 203
- ^{226}Radium 354
- ^{90}Strontium 353
- ^{90}Yttrium 353
Halogenid-Ionen
- negative 139
Hals
- MRT 410
Halsmanschette zum Schutz der Schilddrüse
- Computertomographie 181
Handschuhe
- Kontaminationsschutz 291
Hardcopy
- Bilddokumentation 172
Hardware
- EDV-Anlage 280
harmonic imaging
- Ultraschalldiagnostik 385
Hartstrahltechnik
- Computertomographie 181
Hauptmagnet
- MRT 407
Hauptspeicher
- Gammakamera 282
Hauterythem 47
Hautkontamination
- Betastrahlen 306
- Reinigungsmittel 291
Heeleffekt
- Mammographie 98, 167
- Röntgenröhre 98
Heizspannung
- Röntgengenerator 101
Heizstromkreis
- Röntgenröhre 92
Hell-Dunkel-Grenzen
- Xeroradiographie 154
Herddosis
- Bestrahlungsplanung 345
- ^{131}Jod 295
- Strahlentherapie 314
Herddosisleistung
- Bewegungsbestrahlung 337
Herdraumdosis
- Strahlentherapie 316
Hertzscher Dipol 26
Herz
- MRT 410
Herzklappen
- Bewegungsmuster 380

Herzrhythmusstörungen
- Hochfrequenzstrahlung 412
Herzschrittmacher
- Hochfrequenzstrahlung 412
- Kernspintomographie 412
heteropolare Bindung 11
high energy
- Kollimatoren 257
Hinterfolie
- Verstärkerfolien 142
Hochdruck-Injektor
- Angiographie 169
Hochfrequenzfelder
- Energiequanten 413
Hochfrequenzstrahlung 392
- gesundheitsgefährdende Veränderungen 413
- Herzrhythmusstörungen 412
- Herzschrittmacher 412
Hochfrequenzsystem
- MRT 408
Hochspannung
- Funktionsmessplatz 248
- Photomultiplier 231
- Röntgengenerator 101, 109
- Röntgenröhre 93
Hochspannungserzeuger
- Röntgengenerator 101
Hochspannungsgleichrichter 102
- Röntgenröhre 102
Hochspannungsschutz
- Röhrenschutzgehäuse 101
Hochvakuumröhre
- Röntgenfernsehkamera 159
Hohlraumionendosis 58
homöopolare Bindung 11
Homogenität
- Gammakamera 270, 272
- inhärente 270
- Schwankungen 270
Houndsfield-Einheiten
- Computertomographie 178
Hüllenelektronen 35
- Atome 89
- Bindungsenergie 9
HWZ$_{eff}$ 209
Hyperthyreose
- ^{131}Jod 296
- Radiojodtherapie 294

I

ICRU-Kugel
- Ortsdosimetrie 54
Immissionsgrenzwerte

- Radionuklide, offene 298
Implantate
- Kernspintomographie 412
Impulse
- Photopeak 235
Impulsechoprinzip
- Doppler-Prinzip 385
- Ultraschalldiagnostik 376, 377
Impulsechoverfahren
Impulserfassung/-verarbeitung
- Szintigraphie 253
Impulshöhe
- Szintillationskristall 233
Impulshöhenanalysator
- Antikoinzidenzschaltung 235
- Diskriminatoren 235
- Fensterbreite 235
- Fensterlage 235
- Funktionsmessplatz 248
- Gammaspektrum 235
- Kanalbreite 235
- Photopeak 235
- Schwelle 235
Impulshöhendifferenzen
- Szintillationskristall 233
Impulshöhenspektrum
- Gammastrahlen 234
Impulshöhenverhältnisse
- Kernstrahlungsmessplatz 232
Impulshöhenverteilung
- Kameraelektronik 265
- Szintillationsdetektor 233
Impulskammern 61
Impulsratenveränderungen 244
Impulszahl
- Kernstrahlungsmessungen 238, 239
IMRT (Intensity Modulated Radiation Therapy) 336, 339, 407
- Dosisverteilung 339
- Einstrahlfeld 340
- Kollimatoren 340
- Planungsaufwand 340
In-vitro- Untersuchungen
- nuklearmedizinische 197
In-vivo-Untersuchungen
- nuklearmedizinische 195
Induktionsgesetz 23
Infrarotthermographie 365, 366
- Strahlungsverteilung 366
- Wärmeschutz bei Gebäuden 366
Inhomogenitäten
- Szintillationskristall 233
Inkorporation

- Radionuklide 291
- - offene 293, 298
Integraldosis
- Strahlentherapie 314, 316
Intensitätsmaxima
- MRT 395
intensitätsmodulierte Bestrahlung s. IMRT 339
interstitielle Therapie s. Strahlentherapie, interstitielle 356
intrakavitäre Therapie s. Strahlentherapie, intrakavitäre 354
intrinsic resolution
- Gammakamera 270
- Parallellochkollimatoren 258
Inversion-recovery-Methode
- MRT 395
Ionen 9, 17, 322
- negative 9
- positive 9
- schwere
- - Äquivalentdosis 53
Ionenbildung 9
Ionenbildungsenergie
- mittlere 33
Ionenbindung 10
Ionendosis 51
- Ampere 53
- Bestimmung 58
- Bragg-Gray-Bedingungen 58
- Coulomb 52
- Röntgendiagnostik 188
- Umrechnung in Energiedosis 52
Ionendosisleistung 53, 60
Ionenerzeugung 223
Ionisation 35, 223
- Compton-Effekt 35
- Gammastrahlen 223
- Messung 51
- Strahlung, ionisierende 320
Ionisationsdosimetrie 56
Ionisationsenergie
- Photonenabsorption 35
Ionisationskammer 60
- Alphastrahlen 223
- Auslösebereich 62
- Auslösezählrohre 224
- Betastrahlen 223
- Gammastrahlen 223
- gasgefüllte 223
- Gasverstärkung 62
- Impulshöhencharakteristik 62
- Kernstrahlen 223
- Kernstrahlungsmessplatz 232

- Korpuskularstrahlen 61
- luftgefüllte 223
- Messprobleme 62
- mit Gasverstärkung 61
- Parallelplattenkondensator 60
- Photonenstrahlung 61
- Prinzip 60
- Proportionalbereich 62
- Rekombinationsbereich 61
- Sättigungsbereich 61
- Sättigungsspannung 61
- Spannungskurve 61
- Strahlenschutzüberwachung 224
- Strom-Spannungs-Charakteristik 60
- Übergangsbereich 62

ionisierende Strahlen 33
ionisierende Teilchen
- Reichweite, maximale 41
Ionisierung
- Energie 10
Ionisierungsarbeit 10, 33
Ionisierungsenergie 33
- Atome 390
- menschlicher Körper 33
- Photoeffekt 37
^{192}Iridium
- Afterloading 355
- radioaktive Drähte 356
Isodosen
- Bestrahlungsparameter 346
Isodosenblatt 342
- Strahlentherapie 342
Isodosendiagramm 342
Isodosenkarte 342
Isodosenlinien
- Strahlentherapie 342
Isodosenverteilung
- Afterloading 356
- ^{60}Kobalt 355
- Moulagentechnik 347
- Radiumeinlage 355
Isoimpulslinienverteilung
- Scannerkollimatoren 251
Isotope 8, 193
- chemische Eogenschaften 8
- instabile 8, 193, 194
- Neutronenzahl 193
- Radioaktivität 8
- stabile 8, 194
- Wasserstoff 8
Isotopennephrogramm 244, 247
Isozentrum
- Bestrahlungseinrichtung 351

Iterationen
- Szintigramm 286
iterative Rekonstruktion 284

J

Jod 214
- Schilddrüsenhormone 214
^{123}Jod 215
- Strahlenbelastung 215
^{125}Jod 215
- Radiojod-Seeds 356
- Vielkristallszintillatoren 246
^{131}Jod 214, 295
- Applikationsmenge 295
- Ausscheidung 299
- Dosierung 295
- Gammastrahlung 295
- Halbwertszeit 295
- Herddosis 295
- Hyperthyreose 296
- Kontaminationskontrolle 298
- Personendosis 297
- Schilddrüsenkarzinom 296
- Strahlenschutz 295, 297
- strahlentherapeutische Wirkung 295
- Struma, euthyreote 296
- Therapie
- - funktionelle 297
- - hochdosierte 297
- Zerfallsschema 214
^{131}Jod 295
jodangereicherte Raumluft 297
Jodisotope 214
Joule 17, 19
- Arbeit 17
- Energie 17
- Integraldosis 316
- Massendosis 316

K

K-Einfang 200, 201
K-Filterung
- Mammographieröhre 166
K-Schale 7
Kα-Strahlung
- Mammographieröhre 166
^{40}Kalium 207
Kalorie 19
kalorimetrische Dosimetrie 56
Kameraelektronik 265
- Anger-Prinzip der Widerstandsmatrix 265

- Impulshöhenverteilung 265
Kameraposition
- gekippte 264
Kanalbreite
- Impulshöhenanalysator 235
Kardiographie 169
Kassettenblech
- Lagerungstisch 161
Kathode
- Gleichrichterröhre 102
Kavitation
- Ultraschalldiagnostik 385
Kβ-Strahlung
- Mammographieröhre 166
Keimzellen
- Röntgendiagnostik
- - Strahlenwirkung 184
Kennzeichnungspflicht
- Strahlenschutzbereich 287
Kennzeichnungsvorschriften
- Kontrollbereich 288
Kern-Spin-Tomographie (KST)
- Gewebsverteilungen im Körperquerschnitt 345
Kernladungszahl 7
- Elektronen 9
Kernreaktor
- Neutronen 207
Kernspin
- Larmorfrequenz 391
Kernspinresonanz 388
- Auslenkung 392
- Auslenkwinkel 393
- Eigendrehimpuls 388
- Flipwinkel 392
- Informationsgrößen 394
- Längsmagnetisierung 392
- makroskopische Betrachtung 392
- mikroskopische Betrachtung 388
- Quermagnetisierung 392
Kernspin-Tomographen 407
Kernspintomographie 365
- Feldstärke 398
- ferromagnetische Implantate 412
- Fourieranalyse 401
- Fouriertransformation 401
- Fremdkörper im Patienten 412
- Frequenzkodierung 399, 401, 402
- Gradientenfeld 398
- Herzschrittmacher 412
- Implantate 412

- Indikationen 410
- Kontraindikationen 410
- Kosinusfunktionen 401
- Larmorfrequenz 398
- Larmorgleichung 398
- Linientechniken 399
- Magnetfeld 398
- – statisches 398
- Mehrschicht-Techniken 401
- Messzeiten 399
- Ortsauflösung 403
- Ortsdifferenzierung 400
- Ortskodierung 398
- – der x-Richtung 401
- – der y-Richtung 400
- – der z-Richtung 398
- Phasenkodierung 399, 400
- Punkttechnik 399
- s.a. MRT 387
- Schichtselektion 398
- Sicherheitsaspekte 410
- Signal-zu-Rausch-Verhältnis 403
- Sinusfunktionen 401
- Volumentechnik 401

Kernstrahlen 193, 223
- Bestandteile 199
- Entstehung 199
- Ionisationskammer 223
- Nachweis 223
- Wechselwirkung mit Materie 223

Kernstrahlungsmessplatz 231
- Detektoren 232
- Gammaspektrum 233
- Impulshöhenverhältnisse 232
- Ionisationskammer 232
- Signalverstärker, elektronische 232

Kernstrahlungsmesstechnik 223
Kernstrahlungsmessungen
- Fehler 239
- Gesamtfehler 239
- Impulszahl 238, 239
- Messfehler 240
- Messimpulszahlen 240
- Messzeiten 237
- Minutengrößenordnung 237
- Mittelwert 238
- Nettoimpulsrate 239
- Schwankungsbreite 238
- Standardabweichung 238
- Untergrundstrahlung 234
- Zählstatistik 237

keV s. Kiloelektronenvolt 19
Kilobecquerel 204
Kiloelektronenvolt 19
Kilowattstunde 19
Kinetik
- Radiopharmaka 219
Kits
- radioaktive Markierung 218
Kleinwinkelbestrahlung
- telezentrische 339
Knochen
- Energieabsorptionskoeffizient 52
^{60}Kobalt 355
- Gammaenergie 355
- Halbwertszeit 355
- Isodosenverteilung 355
- Moulagen 355
- Telegammageräte 333
- Telegammatherapie 328
Körper, menschlicher
- Ionisierungsenergie 33
Körperdosimeter 64
Körperdosis
- Berechnung 55
- Kontrollbereich 288
- Wichtungsfaktoren 55
Körpereigenstrahlung
- Lebewesen 207
Körperoberfläche
- Temperaturverteilungen 365
Kohlenhydratstoffwechsel
- Strahlenschäden 324
^{14}Kohlenstoff 207
- Altersbestimmung 207
Kollimation
- des Röntgenstrahls, Computertomographie 180
Kollimatoren 243, 249
- Auflösungsvermögen 253
- divergierende 257, 260
- Empfindlichkeit 257, 271
- Empfindlichkeitsverteilung 251
- Energiebereiche 257
- Energiefenster 271
- Fokusebene 251
- formverstellbare 340
- Gammakamera 257
- Halbwertsbreite 253
- individuell angefertigte 340
- IRMT 340
- konvergierende 257, 260
- Kristalldicke 271
- Linienverbreiterungsfunktion 253, 257
- Lochsepten 257
- Ortsauflösungsvermögen 257, 271
- Qualitätskriterien 257
- Scannerkollimatoren 251
- Szintiscanner 253
Kollimatorfokus
- Szintiscanner 254
Kompartiment
- Radiopharmaka 219
Kompass
- Magnetnadel 22
Komplexbindung 12
Kompression
- Streustrahlung 131
- Ultraschalltechnik 373
Kompression der Mamma
- Mammographie 167
Kompromissbereich
- Dektorsysteme 209
Kondensatorkammer
- geschlossene 61
- offene 60
- Stabdosimeter 65
Kontaktbestrahlung
- Strahlenexposition des Personal 290
Kontakttherapie 311, 313, 328, 353
- Abstands-Quadrat-Gesetz 313
- Abstandsdifferenz 313
- Dermaplatte 353
- Fernbereich 313
- Nahbereich 313
- Punktquelle 313
- Strahleneposition 361
- Strahlenschutz 361
- ^{90}Strontium 353
- Tiefendosisverlauf 354
- ^{90}Yttrium 353
Kontaktthermographie 365
- Flüssigkristalle 365
- Temperaturunterschiede 366
Kontamination
- Radionuklide, offene 298
Kontaminationskontrolle
- ^{131}Jod 298
- Radiosynoviorthese 306
Kontaminationsschutz
- Bleiabschirmungen 291
- Greifwerkzeuge 291
- Hände 291
- Handschuhe 291
Kontrast 122, 126
- Auffangsystem 132
- Beeinflussung durch das Objekt 127
- Bildkontrast 126, 132

- Bildverstärkersystem 132
- Dichte 127
- im Strahlenrelief 126
- Modulation 135
- MR-Bild 396
- Objekt-Film-Abstand 130
- Objektbreite 128
- Objektdicke 127
- Objektgröße 127
- objektiver, messbarer 132
- Ordnungszahl des durchstrahlten Objekts 127
- Ortsfrequenz 135
- Röntgendiagnostik 126
- Schwächungsdifferenzen 131
- Schwärzungskontrast 132
- Strahlenenergie 131
- Strahlenkontrast 126
- Strahlenrelief 132
- Strahlungskontrast 132
- Streustrahlenanteil 129
- Streustrahlung 129
- Verschlechterung 129
Kontrast-Detail-Diagramm 134
Kontrastempfinden
- optische Täuschungen 132
- subjektives 132
Kontrastformel
- mit Streuanteil 129
Kontrastmittel 128
- Angiographie 168
- MRT 405
- ölhaltige 129
- ölige
- - Lymphographie 168
- Ordnungszahlen 129
- Ultraschalldiagnostik 385
- wasserlösliche 128
- - jodhaltige, Angiographie 168
- wasserunlösliche 129
Kontrastmittelzwischenfälle 168
Kontrastübertragung
- Modulationsübertragungsfunktion 134
Kontrastumfang 126
- Bildumfang 126
- Objektumfang 126
Kontrastverminderung 127
Kontrastverstärkung 126, 132
- Proportionalitätsfaktor 126
Kontrastvortäuschung 132
Kontrastwahrnehmung, subjektive 132
Kontrollbereich 288
- Dosisgrenzwert 288

- Essen, Trinken und Rauchen 292
- Kennzeichnungsvorschriften 288
- Körperdosis 288
- Kontaminationen überprüfen 292
- Organdosis 288
- ortsveränderlicher 183
- Personendosis 288
- Röntgendiagnostik 183
- - effektive Dosis 183
- - Personendosis 183
- Strahlenschutz 76
- Strahlenschutzbereich 288
- Zutritt 288
Konvergenzbestrahlung 339
Konversionsgrad
- Erden, seltene 144
Konvertergenerator 107
Koronarangiographie 169
Korpuskularstrahlen 71, 193, 199
- Alphastrahlen 199
- Betastrahlen 199
- Durchdringungsfähigkeit und Reichweite 312
- Elektronen 311
- Ionisationskammer 61
Korrekturspulen
- MRT 408
Kosinusfunktionen
- Kernspintpomographie 401
Kosten-Nutzen-Relation
- Radionuklide 209
Kraft 16
- kurzer/langer Weg 16
- Newton (N) 16
- Richtung 16
Krankenhaus
- Strahlenschutzverantwortliche 75
Krebserkrankungen
- Strahlenwirkungen 47
Kreisbeschleuniger 331
- Bremsstrahlung, ultraharte (UHB) 332
- Lichtgeschwindigkeit 332
- Nachteile 332
- Transformator 331
Kreuzfeuerbestrahlung 316, 336
Kristalldicke
- Kollimatoren 271
kritisches Organ 289
Krypton
- Atommodell 5

KST (Kern-Spin-Tomographie)
- Gewebsverteilungen im Körperquerschnitt 345
Kühlung
- Röhrenschutzgehäuse 100
Kugel
- Strahlenquellen 327
Kupfer
- Zusatzfilter 112
Kupferfilter
- Filmdosimeter 66

L

L-Schale 7
Labormethoden
- nuklearmedizinische 197
Längsmagnetisierung 392
Längswellen 368
Lagerung
- Strahlentherapie 350
Lagerungstisch 161
- Kassettenblech 161
- Messkammer der Belichtungsautomatik 161
- Streustrahlenraster 161
- Tischplatte 161
Lamellenzahl
- Streustrahlenraster 118
Larmorfrequenz 391
- Änderung 398
- Kernspin 391
- Kernspintpomographie 398
- Protonen 391
Larmorgleichung 391
- Kernspintpomographie 398
Laser 171
- Bündelung des Lichtstrahls 171
- Lichtintensitäten 171
Laser Imager 172
Laserkamera
- Bilddokumentation 172
Laserkoordinatensystem
- Strahlentherapie 351
Leberszintigraphie
- Strahlenbelastung 289
Lebewesen
- Körpereigenstrahlung 207
Leeraufnahme
- DSA 169
Legierungen
- Anode 97
Leistung 17
- Arbeit pro Zeit 17
- Watt 17

Leistungsdichte
- Schallwellen 372
- Ultraschalldiagnostik 372
Leitlinien der Bundesärztekammer zur Qualitätssicherung
- MRT 414
LET (lineares Energieübertragungsvermögen) 45, 320
Leuchtdichte
- Leuchtschirme 155
- Verstärkungsfaktor 156
Leuchtschicht
- Leuchtschirme 154
- Verstärkerfolien 141
Leuchtschirme
- Aufbau 154
- Auffangsystem 132
- Bildunschärfe 155
- Durchleuchtung 154
- Fluoreszenzlicht 155
- Leuchtdichte 155
- Leuchtschicht 154
- Nachleuchteffekt 155
- Reflexionsschicht 154
- s.a. Durchleuchtungsschirme 154
- Schutzschicht 155
- Trägerschicht 154
Licht
- sichtbares 29
Lichtausbeute
- PET 275
Lichtemission 140
Lichtentstehung 30
Lichtgeschwindigkeit 15, 29
- Kreisbeschleuniger 332
- Teilchenmasse 15
Lichtphotonen
- Eingangsleuchtschirm 156
Lichtstrahl 29
light amplification by stimulated emission of radiation s.Laser 171
linear arrays
- Ultraschalldiagnostik 381
Linearbeschleuniger 207, 311, 328, 329
- Antikathode 331
- Bremsstrahlung, ultraharte (UHB) 331
- Elektronen 330
- Energien 331
- moderne 329
- Resonatoren 329
- Umlenk-Elektronenoptik, achromatische 331

- Umlenkelektronik 331
- Vakuumröhre 329
- Wanderwellen 330
- Welle, stehende 330
lineares Energieübertragungsvermögen (LET) 45, 320
Linearität
- Gammakamera 271
Linearschallköpfe
- gebogene 382
- Ultraschalldiagnostik 381
Linienraster 134
Linienspektrum 92
- Wolfram 91
Linientechniken
- Kernspintpomographie 399
Linienverbreiterungsfunktion
- Gammakamera 270
- Kollimatoren 253, 257
- Parallellochkollimatoren 260
links-ventrikuläre Pumpen
- MRT 412
Linsentrübung 47
- Röntgendiagnostik 184
Lipidtröpfchen 13
Lipoide
- Zellmembran 321
liquid scintillation counter 246
list mode
- Gammakamera 283
Lithiumfluorid
- Thermolumineszenzdosimeter 68
Lochblenden 113
Lochdurchmesser
- Parallellochkollimatoren 258
Lokalisation
- Strahlentherapie 342
Lokalisationsgeräte
- Strahlentherapie 342
Lokalisationsmessungen 244
Longitudinalwellen 368
low energy
- Kollimatoren 257
Lumineszenz
- Arten 140
- Verstärkerfolien 140
Lungenperfusionsszintigraphie
- Strahlenbelastung 289
Lungenventilationsszintigraphie
- Strahlenbelastung 289
Lymphographie 168
- Kontrastmittel, ölige 168
Lysosomen 13

M
M-Mode
- Ultraschalldiagnostik 379
- Ultraschalldiagnostik 379
M-Phase
- Zellteilung 321
M-Schale 7
Magnet
- Nordpol 23
- Südpol 24
Magnet-Resonanz-Tomographie (MRT) 387
- s.a. Kernspintomographie 387
- Array-Prozessoren 410
- Bedienungsrechner 409
- Bewegungsartefakte 404
- Bildaquisition 404
- Bildqualität 404
- Bildrechner 409
- biologische Effekte der Magnetfelder 413
- Cochleaimplantate 412
- Coils 412
- Defibrillatoren, implantierte 412
- Differenzierungsmöglichkeiten 413
- echoplanare Sequenzen 396
- Echozeit 395
- Elektromagnet 407
- Empfängerspule 398
- ferromagnetische Implantate 412
- Fouriertransformation 410
- Fremdkörper im Patienten 412
- Gadolinium 405
- Gefäßklips, cerebrale 412
- Gerätetechnik 407
- Gewebsverteilungen im Körperquerschnitt 345
- Gradientenecho-Sequenz 396
- Gradientenspule 408
- Gradientensystem 408
- Gradientenverstärker 408
- Hauptmagnet 407
- Herzschrittmacher 412
- Hochfrequenzsystem 408
- Implantate 412
- Indikationen 410
- Intensitätsmaxima 395
- interventionelle 407
- Inversion-recovery-Methode 395
- Kernspinresonanz
- - makroskopische 392

- – mikroskopische 388
- Kontraindikationen 410, 412
- Kontrastmittel 405
- Korrekturspulen 408
- Leitlinien der Bundesärztekammer zur Qualitätssicherung 414
- links-ventrikuläre Pumpen 412
- Magnetfeldinhomogenitäten 395
- Magnetsystem, supraleitendes 407
- Messverfahren 394
- Metallsplitter 412
- Ortsauflösungsvermögen 403, 404
- paramagnetische Substanzen 406
- Permanentmagnet 407
- Phasenkodierschritte 404
- physikalische Grundlagen 387
- Pixel 404
- Protonendichte 394
- Protonendichte-Wichtung 396
- Qualitätssicherung 413
- Rechnersystem 409
- Relaxationszeiten 392
- Resonanz 387
- SAR (Specific Absorption Rate) 413
- Saturation-recovery-Methode 395
- Schwangerschaft 413
- Schwingungsweiten 387
- Sicherheitsaspekte 410
- Signal-zu-Rausch-Verhältnis 403, 409
- Signalabfall 395
- Signalamplitude, maximale 393
- Spin-Echo-Verfahren 395, 396
- Spin-Gitter-Relaxationszeit T_1 392, 395
- Spin-Spin-Relaxationszeit T_2 393, 396
- Spindichte 394
- Stents, intravaskuläre 412
- Steuerrechner 409
- STIR-Sequenz 396
- Störeinflüsse 407
- T_1-gewichtete Bilder 395
- T_2-gewichtete Bilder 395
- tätowierte Patienten 412
- Turbo-Gradienten-Echo 396
- Turbo-Spin-Echo 396

- Untersuchungsfeld, Unterteilung 404
- Voxel 404
Magnetfeld 20
- äußeres 388
- Ausrichtung 388
- Besetzungsverhältnis 390
- biologische Effekte 413
- Energiedifferenz 390
- Entstehung 23
- Feldstärke 391
- Kernspintpomographie 398
- periodisch wechselnde 25
- Pole 388
- Präzessionsbewegung 390
- Spule 25
- statisches 392
- – Einfluss 413
- – Kernspintpomographie 398
- Vektor 388
Magnetfelder 20
- Wechselwirkung 21
Magnetfeldinhomogenitäten
- MRT 395
magnetisches Moment 388
- makroskopisches 392
Magnetnadel
- Ausschlag 21
- Kompass 22
Magnetresonanz-Spektroskopie 406
Magnetsystem, supraleitendes
- MRT 407
makroskopische Strahlenwirkung 71
Mamma
- MRT 410
Mammatumor-Diagnostik
- Thermographie 365
Mammographie 165
- Aufnahmetechnik 166
- Film-Folien-System 167
- Heeleffekt 98, 167
- Kompression der Mamma 167
- Optimierungsmaßnahmen 167
- Strahlenbelastung 167
- Strahlenexposition 166
Mammographieröhre
- K-Filterung 166
- Kα-Strahlung 166
- Kβ-Strahlung 166
- Molybdänfilter 166
- Röntgenstrahlung 166
Mangelhalbleiter 104
Markierung
- radioaktive 217

Markierungsausbeute 218
- günstige 219
Markierungsbestecke
- radioaktive Markierung 218
mAs-Produkt
- Röhrennomogramm 109
Maschinenentwicklung 149
- Röntgenfilmverarbeitung 149
Masse 15
- Atome 3
- Geschwindigkeit 15
Massendosis
- Strahlentherapie 316
Massenzunahme
- Geschwindigkeit 15
Massenzuwachs
- Teilchenbeschleuniger 15
Material
- Ordnungszahl 37
Materialabhängigkeit 37
- Wechselwirkungen 37
Materie 3
- Atome 6
- Bausteine 12
- Größenvergleich 12
- Verdichtungen und Verdünnungen, periodische 368
- Wechselwirkung
- – mit ionisierenden Strahlen 35
- – mit Photonen 35
- – mit Röntgenstrahlung 111
Matrixwahl
- Szintigramm 282
medium energy
- Kollimatoren 257
Medizinphysik-Experte 77
- Strahlenschutzbeauftragter 359
Megavoltgeräte 328
Mehrfelderbestrahlung
- Bestrahlungsherd 336
- Dosismaximum 336
- isozentrische 336
- Stehfeldtechnik 336
Mehrschicht-Technik 174
- Kernspintpomographie 401
Mehrtrefferprozess
- Strahlenwirkung 322
Melksysteme
- Radionuklidgeneratoren 210
Messergebnisse
- Auswertung 245
Messfehler

- Kernstrahlungsmessungen 240
- statistische, relative 239
Messgeometrie 243
Messgeräte
- Totzeit 240
- Zählraten 237
- Zählratenänderungen 237
- Zeitkonstante 237
Messimpulszahlen
- Kernstrahlungsmessungen 240
Messkammer der Belichtungsautomatik
- Lagerungstisch 161
Messplätze
- nuklearmedizinische 243
Messprobleme
- Ionisationskammer 62
Messverfahren
- MRT 394
Messzeiten
- Kernspintpomographie 399
- Kernstrahlungsmessungen 237
Metabolismus
- Radiopharmaka 219
Metalle
- charakteristische Eigenschaft 11
- Elektronensee 11
Metallionen
- positive 11
- Raumgitter 11
metallische Bindung 11
Metallsplitter
- MRT 412
Metallumhüllung
- Betastrahlung 328
metastabiler Zustand.
- Gammazerfall 202
mikroskopische Strahlenwirkung 71
Milligray 180
Millisievert
- Berufslebensdosis 74
Mindest(eigen)filterungen 112
Minutengrößenordnung
- Kernstrahlungsmessungen 237
Mitochondrien 13, 321
Mitose 322
Mittelwert
- Kernstrahlungsmessungen 238
m_o 15

Modulation
- Kontrast 135
Modulationsübertragungsfunktion
- Abbildungsunschärfe 134
- Gammakamera 270
- Kontrastübertragung 134
- Plausibilitätsbetrachtung 136
Moleküle
- anorganische
- - Größe 12
Molybdän-Durchbruch
- Technetium-Generator 213
^{99}Molybdän 210
- Gewinnung 212
- Halbwertszeit 210
- Herstellung 212
- Radionuklidgeneratoren 210
- Zerfall 212
- Zerfallskonstanten 212
- Zerfallsschema 202
^{99}Molybdän/^{99m}Technetium-Generator 210
Molybdänfilter
- Mammographieröhre 166
Monitor
- Röntgenfernsehkette 160
Mottle-Effekt 136
Moulagen
- ^{60}Kobalt 355
- Radiumeinlage 355
Moulagentechnik
- Isodosenverteilung 347
MR
- Ganzkörper- 410
MR-Angiographie 403, 410
MR-Bild
- Bildpunkte, Intensität 405
- Bildrekonstruktion 405
- Differenzierung verschiedener Gewebe 405
- Fourier-Transformationstechnik 405
- Kontrast 396
- Parameter 405
- Spin-Gitter-Relaxationszeit 405
- Spin-Spin-Relaxationszeit 405
- Weichteilgewebe 405
MR-Kontrastmittel
- chemische Komplexe 406
- extrazelluläre 406
- ferromagnetischen Substanzen 406
- hepatozytenspezifische 406
- intrakavitäre 406

- intravaskuläre 406
- negative 406
- orale 406
- paramagnetische Substanzen 406
- pharmakologische Eigenschaften 406
- positive 406
- RES-spezifische 406
- wasserlösliche 406
- Wirkungsstärke 406
MR-tomographische Lokalisation
- Strahlentherapie 345
MRT (s. Magnet-Resonanz-Tomographie)
^{99m}Tc-MIBI (Methoxy-isobutyl-isonitril) 215
^{99m}Technetium 210
- Elution 213
- Gammastrahler 210
- Halbwertszeit 210
- Radionuklidgeneratoren 210
- Verteilungsszintigramm 303
- Zerfallskonstanten 212
Multi-Slice-CT 174
Multiformatkamera
- Computertomographie 180
- Ultraschalldiagnostik 383
Multileaf-Kollimatoren 340
Multislice-Verfahren 174
- Detektoren 174
Muskelgewebe
- Energieabsorptionskoeffizient 52
Muttersubstanz
- radioaktive 210
- Radionuklidgeneratoren 210
m_v 15
Myokardszintigraphie
- Strahlenbelastung 289
- ^{201}Thallium 215

N

N-Schale 7
n-Typ-Halbleiter 104
^{13}N
- PET 273
Nachladetechnik 354, 355
Nachleuchteffekt
- Leuchtschirme 155
Nachweisempfindlichkeit
- Gammastrahlen 225
- Radionuklide 209
Nadel
- Strahlenquellen 328

- Strahlentherapie, interstitielle 356
Nahbereich
- Kontakttherapie 313
Nahbestrahlung 313, 328
Nahbestrahlungsröhre 328
- Fokus-Haut-Abstand 328
- Schräganode 329
Nahfeld
- konvergierender Verlauf 375
- Ultraschallfeld 375
NaJ(Tl)-Szintillationskristall 263
Nanometer
- elektromagnetisches Spektrum 28
Nassentwicklung 172
Natriumjodidkristall
- Gammaquanten
- - wechselwirkung 225
- Szintillationszähler 224
- Totzeit 225
Naturkonstante 88
neonatale Untersuchungen
- Ultraschalldiagnostik 385
Nettoimpulsrate
- Kernstrahlungsmessungen 239
Netzwerktechnik
- Computertomographie 180
Neutrino 4
Neutronen 3
- Äquivalentdosis 53
- elektrische Ladung 3
- Kernreaktor 207
- Nuklidkarte 202
- Zerfall 193
Neutronenstrahlen 33, 320
Neutronenüberschuss
- β⁻-Zerfall 200
Neutronenzahl
- Isotope 193
- Nuklidkarte 202
Newton 16
- Kraft 16
Niedrig-LET-Bereich 47
Nierenszintigraphie
- Strahlenbelastung 289
NMR (Nuclear Magnetic Resonance) 387
NMR-Imaging 387
Nordpol
- Magnet 23
Notfalluntersuchungen
- Gammakamera 257
Nuklearmedizin 193
- EDV 279

- Radionuklide 209
- Strahlenschutz 287
- Strahlenschutzbereiche 287
nuklearmedizinische Diagnostik 193
- Radioisotope 194
nuklearmedizinische Institute
- Ganzkörperzähler 278
nuklearmedizinische Labormethoden 197
nuklearmedizinische Messplätze 243
nuklearmedizinische Therapie
- Alphastrahlen 199
nuklearmedizinische Untersuchung 195
Nukleolus 13
Nukleonen 4
Nuklide
- instabile 202
Nuklidkarte 202
- Neutronen 202
- Neutronenzahl 202
- Protonen 202
- Protonenzahl 202
Nuklidtasten
- Gammakamera 271
Nulleffekt
- Gammakamera 272
Nutzstrahlenbündel
- Röntgendiagnostik 189
- Röntgenröhre 97
Nutzstrahlenkegel
- Vergrößerung 113
Nutzstrahlung 113
- Streustrahlenraster 114

O

O-Schale 7
¹⁵O
- PET 273
OBA (Objekt-Bild-Abstand) 95
Oberflächen-Personendosis 54
Oberflächendosis 314
Oberflächenkontamination
- Grenzwerte 291
Oberflächentherapie 328
Objekt
- Kontrastbeeinflussung 127
Objekt-Bild-Abstand 95
Objekt-Film-Abstand
- Bildunschärfe 123
- Kontrast 130
Objekt-Kollimator-Abstand
- Parallellochkollimatoren 260

Objektbreite
- Kontrast 128
Objektdicke
- Kontrast 127
- Röntgendiagnostik 185
Objekte
- filmnahe
- - Bildunschärfe 123
Objektgröße
- Kontrast 127
Objektumfang
- Kontrastumfang 126
Ohmsches Dreieck 20
Ohmsches Gesetz 20
One-way-Scanning 253
ONKO-PET 276
Opazität
- Röntgenfilm 150
Open-MRT 407
optische Dichte
- Röntgenbild 149
optische Täuschungen
- Kontrastempfinden 132
Ordnungszahl
- Elemente 8
- Energieabhängigkeit 37
- Kontrast 127
- Kontrastmittel 129
Organdosen
- höchstzulässige 74
Organdosis 53
- Berechnung 55
- Kontrollbereich 288
- Röntgendiagnostik 184
- Sievert 55
- Strahlungs-Wichtungsfaktor 55
organische Substanzen
- radioaktive Markierung 217
organische Zelle 12
Ortho-Jod-Hippursäure
- radioaktive Markierung 217
Ortsanalyse
- Gammakamera 267
Ortsauflösung
- Kernspintpomographie 403
- MRT 403, 404
- Szintigramm 282
Ortsauflösungsvermögen
- Gammakamera 270
- Ganzkörperkamera 268
- Kollimatoren 257, 271
- Parallellochkollimatoren 258
- Pinhole-Kollimator 261
Ortsdifferenzierung
- Kernspintpomographie 400

Ortsdosimetrie   53, 54
- Einsatz   57
- ICRU-Kugel   54
Ortsdosis   54
- Sievert   54
Ortsdosisleistung   54
- Sperrbereich   287
Ortsdosismetrie
- Aufgaben   54
- Einstrahlrichtung   54
Ortsfrequenz
- Kontrast   135
- Raster   134
Ortskodierung
- der x-Richtung   401
- der y-Richtung   400
- der z-Richtung   398
- Kernspintpomographie   398
Ortskoordinaten
- Quant   282
Ortsposition
- Änderung   16
Osmose
- Zellmembran   321
Oszilloskop   267

P

P-Schale   7
p-Typ-Halbleiter   104
Paarbildung   37, 225
- Absorption   37
- Energieabhängigkeit   37
- Gammastrahlen   223
- Schwächungskoeffizient   40, 112
- Strahlung, ionisierende   319
^{103}Palladium-Seed-Spickung
- Prostata-Carzinom   356
Parallellochkollimatoren   257, 258
- Auflösungsvermögen   258, 260
- Divergenzwinkel   258
- Linienverbreiterungsfunktion   260
- Lochdurchmesser   258
- Objekt-Kollimator-Abstand   260
- Ortsauflösungsvermögen   258
- Septenlänge   258
- Septenpenetration   258
Parallelplattenkondensator
- Ionisationskammer   60
Parallelprojektion   119
paramagnetische Substanzen

- MRT   406
Patienten
- Dosis, effektive   289
- Strahlenbelastung, durchschnittliche   289
- Strahlenexposition   288
- Strahlenschutz   76, 289
Patientenakte   246
Patientendaten
- Bestrahlungsplanungscomputer   346
Patientendaten-Verwaltung
- EDV-unterstützte   246
Patientenlagerung
- Strahlentherapie   350
Peak-Kontrolle
- Gammakamera   272
Pendelbestrahlung   316
- tangentiale   338
- telezentrische   339
Pendelradius
- Rotationsbestrahlung   338
Pendelwinkel
- Bestrahlungsplanungscomputer   346
- Rotationsbestrahlung   338
Periodensystem
- Elemente   6
Permanentmagnet
- MRT   407
Personal
- Strahlenexposition   290
- Strahlenschutz   291
Personendosimetrie   53
- Einsatz   57
- Filmdosimeter   65
- Oberflächen-Personendosis   54
- Tiefen-Personendosis   54
Personendosimetrie   54
Personendosis
- Grenzwerte   76
- ^{131}Jod   297
- Kontrollbereich   288
- Messung   55
- Röntgendiagnostik, Kontrollbereich   183
Personendosismessung
- Dosimeter   64
Pertechnetat   218
PET (Positronen-Emissions-Tomographie)   200, 273
- Aktivitätsverteilungen, räumliche   284
- BGO-Kristalle   274, 275
- Detektoren   273
- ^{18}FDG   274

- Flussuntersuchungen   275
- Gammakamera   274
- GSO (Gadolinium-Oxyorthosilikat)   275
- Lichtausbeute   275
- NaJ-Kristall-Köpfe   274
- Positronenstrahler   273
- Totzeit   275
- Vollringsysteme   275
PET-CT   275
- Radiotracer   275
PET-Gerät   244
PET-Kamera   274
Phagozytose   321
- Radiosynoviorthese   304
Phantommaterialien
- Messung   341
- Strahlentherapie   341
Phasenkodierschritte
- MRT   404
Phasenkodierung
- Kernspintpomographie   399, 400
Phlebographie   168
^{32}Phosphor
- Ausscheidung   299
- Polycythaemia vera   293
Phosphoreszenz   140
Photoeffekt   225
- Absorption   35
- Gammastrahlen   223
- Ionisierungsenergie   37
- Röntgenfilm   138
- Schwächungskoeffizient   40, 111
- Strahlung, ionisierende   320
- Szintillationskristall   263
Photoeffekt   35
Photomultiplier   225
- Differenzverstärker   267
- Elektronenvermehrung   229
- Hochspannung   231
- idealer   233
- Potentialdifferenz   225
- Sekundärelektronenvervielfacher   225
- Sekundärelektronenvervielfachung   229
- Szintillationskristall   263
- Widerstandsmatrix   266
Photonen   4, 87, 193, 199
- Absorption   35, 38
- elektromgnetisches Spektrum   29
- Energie   33
- Entstehung   29

- Gammastrahlung 30
- Grenzwellenlänge 88
- Ruheenergie 37
- Schwächungskoeffizient 39
- Strahlenbelastung 131
- Streuung 38
- Wechselwirkung
- – mit Materie 35
- Wellenlänge 30, 88

Photonenenergie
- Absorption 111
- Streuung 111

Photonenstrahlen 311
- Durchdringungsfähigkeit 78
- – und Reichweite 312

Photonenstrahlung 71
- Bremsstrahlung 42
- Ionisationskammer 61
- Ionisationswirkung 40
- ionisierende 320
- Nachweis 61
- Proportionalzählrohr 62
- Schwächung 39
- Sekundärelektronen 40
- Stabdosimeter 65

Photopeak 233
- Compton-Kontinuum 233
- Impulse 235
- Impulshöhenanalysator 235

Photovervielfacher
- Szintillationszähler 224

physikalische Grundbegriffe 15
physikalische Halbwertszeit 206
Picture-x-element s. Pixel 177

Piezoeffekt
- direkter 373, 374
- indirekter 374
- reziproker 374

piezoelektrische Substanzen
- elektromechanischer Wandler 374

piezoelektrischer Effekt
- Ultraschalltechnik 373

pin and arc
- Strahlentherapie 351

Pinhole-Kollimator 257, 260
- Ortsauflösungsvermögen 261

Pinozytose 321

Pipettierstraße
- Bohrlochprobenwechsler 246

Pitch-Faktor
- Computertomographie 180
- Verhältnis von Tischvorschub zu Schichtdicke 180

Pixel 171

- Computertomographie 177
- MRT 404

Plancksches Wirkungsquantum 33, 88

Plastikszintillatoren 244
- Ganzkörperzähler 276

Platin-Iridium-Röhrchen 354
Plattenthermographie 365

Pleuraerguss
- ^{90}Yttrium-Silikat 293

Pol
- elektrischer
- – negativer 18
- – positiver 18
- Magnetfeld 388

Polycythaemia vera
- ^{32}Phosphor 293

Pool
- Radiopharmaka 220

Positron 4, 37

Positronen
- Reichweite 200

Positronen-Emissions-Tomographie (PET) 200

Positronennachweis 200

Positronenstrahler
- PET 273
- SPECT 268

Potentialdifferenz
- Photomultiplier 225

Präzession
- Umlauffrequenz 391

Präzessionsbewegung 390
- Magnetfeld 390

Präzessionsfrequenz 391

Primärspule
- Transformator 101

Primärstrahlung 113

Probenmessungen 243

Probenwechsler
- automatischer
- – Bohrlochprobenwechsler 245

Programme
- EDV-Anlage 281

Projektionen
- Arten 119

Projektionsgesetze 119
- Auswirkungen 122

Projektionsüberlagerung
- Röntgenaufnahme 162

Proportionalbereich
- Ionisationskammer 62
- Schwärzungskurve 151

Proportionalitätsfaktor
- Kontrastverstärkung 126

Proportionalzählrohr 62

Prostata-Carzinom
- ^{103}Palladium-Seed-Spickung 356

Proteine
- Größe 12
- Zellmembran 321

Proteinsynthese
- Strahlenschäden 323

Protonen 3, 17
- Äquivalentdosis 53
- elektrische Ladung 3
- Größe 12
- Lamorfrequenz 391
- Nuklidkarte 202

Protonendichte
- MRT 394

Protonendichte-Wichtung
- MRT 396

Protonenspin
- Anregung 398

Protonenstrahlen 320

Protonenüberschuss
- β^+-Zerfall 200

Protonenzahl
- Nuklidkarte 202

Prozessrechner
- elektronischer
- – Gammakamera 249

Pulsgeneratoren 107

Punktquelle
- kontakttherapie 313

Punkttechnik
- Kernspintpomographie 399

pW-Doppler-Verfahren
- Schalldruck 385

Pyrogenfreiheit
- Radionuklide 210

Q

Q-Schale 7

Qualität
- Ultraschalldiagnostik 383

Qualitätskontrollen
- Gammakamera 272

Qualitätsprüfung
- Verstärkerfolien 142

Qualitätssicherung
- MRT 413

Quant
- Ortskoordinaten 282

Quanten 199

γ-Quanten 201
- Ansprechwahrscheinlichkeit 209

Quantenrauschen 136
Quarks 4
Quellen-Detektor-Abstand
– Abstandsquadratgesetz 240
Quellen-Haut-Abstand
– Rotationsbestrahlung 338
Quellenstrahlung
– Ganzkörperzähler 277
Quellenverschlussmechanismus
– Telegammageräte 333
Quermagnetisierung 392
Querwellen 368

R

Radikale, chemische 43, 322
Radio-Immuno-Assay (RIA) 286
radioaktive Abfällen
– Entsorgung 292
radioaktive Markierung 217
– Biosynthese 217
– chemische Synthese 217
– Kits 218
– Ortho-Jod-Hippursäure 217
radioaktive Stoffe
– Arbeitstische 291
– Inkorporation 194
– Strahlung 203
– Zerfallswahrscheinlichkeit 203
radioaktive Substanzen
– Umgang 291
radioaktiver Zerfall 199
– Alphazerfall 199
– Betazerfall 199
– Gammazerfall 201
– Gesetz 202
radioaktives Eluat 218
Radioaktivität 203
– Isotope 8
– künstliche 207
– natürliche 206
Radiographie, digitale 169
– Auffangsystem 169
– Grundprinzip 169
Radioisotope 193, 194, 199
– Einsatz 194
– Halbwertszeit 203
– künstliche 199, 207
– natürliche 206
– – Zerfallsreihen 207
– Teilchenbeschleuniger 207
– Uran-Actinium-Reihe 207
– Uran-Radium-Reihe 207
Radioisotopennephrogramm 247

Radiojod-Seeds
– ^{125}Jod 356
Radiojodtherapie 214, 293
– Bleiwand 298
– Hyperthyreose 294
– perorale 295
– Restaktivität 295
– Schilddrüsenadenom 294
– Schilddrüsenautonomie 294
– Strahlenexposition
– – des Patienten 296
– – des Personals 296
– Strahlenschutz
– – der Umwelt 298
– – des Patienten 296
– – des Personals 296
– Struma 294
– Strumektomie 294
Radiokarbonmethode 207
radiologische Diagnostik
– Compton-Effekt 35
Radionekrosen
– Radiosynoviorthese 302
Radionuklide 202, 215, 353
– Energiebereich 209
– Inkorporation 291
– Kosten-Nutzen-Relation 209
– kurlebige 209
– Nachweisempfindlichkeit 209
– Nuklearmedizin 209
– offene
– – Abklinganlagen 298
– – Ableitungen, unkontrollierte 300
– – Ausscheidungsquoten 299
– – Emissionsgrenzwerte 298
– – Genehmigungsvorausetzungen 298
– – Immissionsgrenzwerte 298
– – Indikationen 294
– – Inkorporation 293, 298
– – intrakavitäre Therapie 300
– – Kontamination 298
– – Radiosynoviorthese 302
– – Strahlenexposition 298
– – Strahlenschutz 298
– – – der Bevölkerung 300
– – Therapieabsichten 294
– – Umgang 293
– – Umgangsbedingungen 293
– – Verschleppung 298
– offene 293
– Pyrogenfreiheit 210
– Radionuklidgeneratoren 210
– Strahlenbelastung 209
– Trennung 210

– umschlossene 293
– – Abschirmung 361
– – Abstand 361
– – Abstands-Quadrat-Gesetz 361
– – Aufenthaltszeit 361
– – Expositionszeit 361
– – Strahlenexposition
– – – des Patienten 360
– – – des Personals 361
– – Strahlenschutz
– – – des Patienten 361
– – – des Personals 361
– umschlossene 353
Radionuklidgeneratoren 210
– Melksysteme 210
– Muttersubstanz 210
– Radionuklide 210
– Tochternuklid 210
Radiopharmaka 217
– applikationsfreie 218
– Applikationsaktivität 289
– Ausscheidungsverhalten 217, 289
– biologische Eigenschaften 217
– chemische Eigenschaften 217
– Clearance 220
– Kinetik 219
– Kompartiment 219
– Metabolismus 219
– pharmakokinetische Eigenschaften 217
– Pool 220
– Resorptionsverhalten 217
– steady state 220
– Verteilung 217
– Verteilungsraum 219
Radiopharmakon 195
Radiosynoviorthese 300
– Abschirmung 306
– Abstand 306
– Arthrose, aktivierte 300
– Aufenthaltszeit 306
– Ausscheidungsquoten 299
– Betastrahlen 302
– Dekontamination 306
– Dokumentation 303
– Dosierung 300
– Durchführung 302
– ^{169}Erbium 293, 302
– Gelenkinjektion 302
– Kontaminationskontrolle 306
– Phagozytose 304
– Radioaktivität 303
– Radionekrosen 302
– Radionuklide, offene 302

- ¹⁸⁶Rhenium 293, 302
- rheumatische Gelenkveränderungen 304
- Spritzenabschirmung 306
- Strahlenbelastung 307
- Strahlenexposition 304
- – des Patienten 305
- – des Personals 306
- Strahlenschutz
- – der Umwelt 307
- – des Patienten 305
- – des Personals 306
- Strahlenschutzverordnung 307
- Voruntersuchung 300
- Wirkungsweise 303
- ⁹⁰Yttrium 293, 302
Radiotracer
- PET-CT 275
²²⁴Radium
- Bechterew-Erkrankung 293
²²⁶Radium 199
- Applikation, konventionelle 354
- für gynäkologische Anwendungen 354
- Halbwertszeit 354
Radiumeinlage
- Isodosenverteilung 355
- Moulagen-Konfiguration 355
²²²Radon 199, 355
räumliche (3D-) Abbildung
- Computertomographie 178
räumliche Situation
- Strahlentherapie 349
Randeffekt
- Xeroradiographie 154
Randunschärfe 122, 134
- Fokusgröße 95
- Röntgenbild 93
Raster
- Linienraster 134
- Ortsfrequenz 134
- Röntgendiagnostik 185
Rasteraufnahmebetrieb
- Gammakamera 283
Rasterblenden
- Röntgenstrahlung 84
Rasterverwendung
- Röntgendiagnostik 185
Ratemeter 237
Raumdosis
- Einheit 314
- Strahlentherapie 314
Raumgitter
- Metallionen 11

Raumluft
- jodangereicherte 297
Rauschen 136
Rauschen
- Störuntergrund 133
RBW (relative biologische Wirksamkeit) 46, 320
Real-time-Schallkopf
- Ultraschalldiagnostik 382
Real-time-Verfahren
- Ultraschall-Doppler-Verfahren 385
- Ultraschalldiagnostik 381, 382
Rechenwerk
- EDV-Anlage 279
Rechnersystem
- MRT 409
Referenzdosis
- Strahlentherapie 314
Referenzionenkammer
- Belichtungsautomatik 110
Referenzwerte
- diagnostische
- – Röntgendiagnostik 188
Reflexionen
- inkoordinierte, Schallwellen 371
- Schallwellen 370
Reflexionsgesetz 370
- Ausfallswinkel 370
- Einfallswinkel 370
Reflexionskoeffizienten 370
Reflexionsschicht
- Leuchtschirme 154
- Verstärkerfolien 140, 141
Region-of-interest-Technik 284
Registriereinheit
- Funktionsmessplatz 248
- Ganzkörperzähler 276
Registriergeräte 235
- analoge 237
- digitale 236
Reibungskräfte 15
Reichweite
- Strahlentherapie 312
Reifekeime
- Röntgenfilm 138, 139
Reinigungsmittel
- Hautkontaminationen 291
Rekombinationsbereich
- Ionisationskammer 61
Rekonstruktion, iterative
- Szintigramm 284
Relative biologische Wirksamkeit (RBW) 46, 320

Relaxationszeiten 392
- MRT 392
Reparaturmechanismus
- Chromosomenschäden 43
RES-spezifische MR-Kontrastmittel 406
Resonanz
- MRT 387
Resonatoren
- Linearbeschleuniger 329
Resorptionsverhalten
- Radiopharmaka 217
Reziprozitätsgesetz
- Filmbelichtung 153
¹⁸⁶Rhenium
- Ausscheidun 299
- Radiosynoviorthese 293, 302
- Verteilungsszintigramm 303
rheumatische Gelenkveränderungen
- Radiosynoviorthese 304
RIA (Radio-Immuno-Assay) 286
Ribosomen 13, 321
- Strahlenschäden 323
Richtlinie Strahlenschutz 49
- in der Medizin 287, 359
Richtungs-Äquivalentdosis 54
Röhrennomogramm 100, 109
- mAs-Produkt 109
Röhrennomogramme 100
Röhrenschutzgehäuse 100
- Hochspannungsschutz 101
- Kühlung 100
- Röntgenröhre 98
- Strahlenschutz 101
Röhrenspannung
- Röntgendiagnostik 185
Röhrenstrom 93
- Röntgengenerator 109
Röhrenstromkreis
- Röntgenröhre 92, 94
Röntgenaufnahme
- Projektionsüberlagerung 162
Röntgenbild
- Beurteilungsmethoden
- – halbobjektive 133
- – subjektive 133
- Bleiraster 134
- Brennfleck 93
- Detailerkennbarkeit 122
- Kontrast-Detail-Diagramm 134
- latentes 138

- Messverfahren, objektive 134
- optische Dichte 149
- Randunschärfe 93
- sichtbares 138
- Unschärfe 122
Röntgenbildverstärker 84, 156
Röntgenbremsstrahlung 87
- Bewegungsenergie 87
- Bremsstrahlspektrum 87
- Energieverlust 87
- Energieverteilung 89
- Grenzwellenlänge 88
Röntgendiagnostik 83
- Abbildungsprinzipien 195
- Abbildungsprobleme 119
- Abbildungsqualität 133
- Abbildungsschärfe 133
- Abstands-Quadrat-Gesetz 189
- Aufnahmetechnik 83
- Aufzeichnungen 188
- Austrittsdosis 188
- Bestrahlungsräume 184
- Bildqualität 119
- Bleischürze 189
- Bremsstrahlung 42
- Detailerkennbarkeit 133
- diagnostische Referenzwerte 188
- Dosis-Flächen-Produkt 188
- Dosisbegriffe 185
- effektive Dosis 184, 189
- Einfallsdosis 185
- Energiebereich 83
- Feldgröße 185
- Film-Folien-Kombination 185
- Film-Folien-Wahl 185
- Filterung 185
- Flächendosisprodukt 188
- Fokus-Haut-Abstand 185
- Gewebedichte 196
- Gleichgewichts-Ionendosis 188
- Gonadenexposition 184, 188
- Ionendosis 188
- Kontrast 126
- Kontrollbereich 183
- - Dosis, effektive 183
- konventionelle
- - digitale Techniken 169
- kritische Organe 184
- Lagerungstisch 161
- Linsentrübung 184
- Nutzstrahlenbündel 189
- Objektdicke 185
- Organdosis 184
- Prinzip 83

- Raster 185
- Rasterverwendung 185
- Röhrenspannung 185
- Röntgenverordnung 183
- Schutzeinrichtungen 189
- Schutzkleidung 189
- Strahlendosis 186
- Strahlenexposition 183, 188
- - des Patienten 184
- - des Personals 189
- - Grenzwerte, gesetzliche 189
- Strahlengefährdung, genetische 184
- - minimale 189
- Strahlenschutz 183
- - des Patienten 185
- - des Personals 189
- Strahlenschutzbeauftragte 189
- Strahlenschutzbereiche 183
- Strahlenschutzmaßnahmen 188, 189
- Strahlenschutzverantwortliche 189
- Strahlenschutzverordnung 183
- Strahlenschutzvorschriften
- - für den Patienten 188
- Strahlenschutzwand 189
- Strahlenwirkung auf die Keimzellen 184
- Überwachungsbereich 183
- Vergrößerung 119
- Zentralprojektion 119
Röntgendiagnostikeinrichtung 92
Röntgeneinrichtungen
- fahrbare 161
- Grundausrüstung, apparative 161
Röntgenfernsehkamera 159
- Hochvakuumröhre 159
- photoempfindlicher Halbleiter 159
- Vidikon-Prinzip 159
Röntgenfernsehkette 158
- Fiberglasoptik 159
- Monitor 160
- Tandemoptik 158
- Übertragungsoptik 158
- Zentraleinheit 160
Röntgenfilm 137
- Aufbau 137
- Auffangsystem 132
- Belichtungsumfang 151
- Calcium-Wolframat-Kristalle 125

- Compton-Effekt 138
- Dichte 150
- Dichtekurve 150
- Empfindlichkeit 149, 151
- Emulsionsschicht 137
- Entwicklung 138
- Entwicklungskeim 139
- folienloser 137
- Opazität 150
- Photoeffekt 138
- Reifekeime 138, 139
- Schwärzung 139, 149, 150
- Schwärzungskurve 150
- Schwärzungsumfang 151
- Silberhalogenid-Kristalle 137, 138
- Störstellen 138
- Strahlenwirkung 138
- Trägerschicht 137
- Verstärkerfolien 84, 139
Röntgenfilmverarbeitung 145
- Entwicklung 146
- Entwicklungsdauer 148
- Entwicklungskeime 147
- Fixierung 149
- Grundschleier 148
- Maschinenentwicklung 149
- Schlusswässerung 149
- Schwärzung 148
- Trocknung 149
- Überentwicklung 148
- Unterentwicklung 148
- Zwischenwässerung 148
Röntgengenerator 101
- 6- und 12-Puls-Generator 105
- 1-Puls-Generator 104
- 2-Puls-Generator 104
- Einschaltzeit 109
- Heizspannung 101
- Hochspannung 101, 109
- Hochspannungserzeuger 101
- Röhrenstrom 109
- Schaltmöglichkeiten 109
- Spannungsversorgung 101
Röntgengeräte 161
- fahrbare 161
- Strahlentherapie
- - Lokalisation 342
- - therapeutisch eingesetzte
- - - Nahbestrahlungsröhre 328
- - - Tiefentherapieröhre 328
- - - Zubehör 329
Röntgenpässe 188
Röntgenphotonen 89
- Absorption 89

Röntgenröhre 92
– Anode 92
– – Alterung 98
– Anodenmaterial 97
– Aufbau 92
– Belastbarkeit im Kurzzeitbetrieb 100
– Belichtungsautomatik 110
– Brennfleckgröße 93
– Diagnostikröhren 93
– Doppelfokusröhren 95
– Drehanode 93, 96
– Glühkathode 92, 93
– Heeleffekt 98
– Heizstromkreis 92
– Hochspannung 93
– Hochspannungsgleichrichter 102
– Hochwärmebelastung 97
– Nutzstrahlenbündel 97
– Röhrennomogramm 100
– Röhrenschutzgehäuse 98, 100
– Röhrenstromkreis 92, 94
– Spannungsversorgung 93
– therapeutisch eingesetzte 328
– Transformator 101
– Zentralstrahl 93
Röntgenschichtaufnahme 164
Röntgenstrahlen 71, 87, 312
– charakteristische 89
– Enrgieniveau 89
– Erzeugung 87, 328
– niederenergetische
– – Einzelfeldbestrahlung 335
– physikalisches Prinzip 87
– Speicherfolien 171
– Wirkungsgrad 97
Röntgenstrahlenbild
– Umwandlung
– – Xeroradiographie 153
Röntgenstrahler 92
Röntgenstrahlung 83
– Computertomographie 268
– Fluoreszenzszintigraphie 255
– fluoreszierende Platte 84
– Rasterblenden 84
– Schattenbild 84
– Schwächung 111
– Wechselwirkung
– – mit Materie 111
Röntgentherapie
– Diagnostikröhre 328
– konventionelle 328
– Skelettveränderungen, degenerative 328

– Therapieröhre 328
Röntgenverordnung 49, 73, 183
– Fachkunde 77
ROI-Technik 284
– Szintigramm 284
Rotationsbestrahlung 337
– monoaxiale 337
– multiaxiale 337
– Quellen-Haut-Abstand 338
– Skip-Scan-Technik 338
– Telegammageräte 338
– Zentralstrahl 337
RSO (Radio-Synovi-Orthese) 300
Rückprojektion, gefilterte 284
– Szintigramm 284
Rückprojektionsverfahren
– Computertomographie 176
Ruheenergie
– Photonen 37
Ruhemasse 15
Rutherford, Ernest 4

S

S-Phase
– Zellteilung 322
Sättigungsbereich
– Ionisationskammer 61
Sättigungsspannung
– Ionisationskammer 61
^{153}Samarium
– Ausscheidung 299
– Skelettmetastasen 293
SAR (Specific Absorption Rate)
– MRT 413
Saturation-recovery-Methode
– MRT 395
Scalloping
– Szintillationszähler 253
Scan
– Computertomographie 180
Scangeschwindigkeit
– Szintiscanner 254
Scannerkollimatoren 251
– Bohrungen 251
– ideale 251
– Isoimpulslinienverteilung 251
Schachtverhältnis
– Streustrahlenraster 118
Schädel
– MRT 410
Schalen
– Atome 4
– Bindungsenergie 9

Schallankopplung
– Ultraschallgel 370
Schalldruck
– pW-Doppler-Verfahren 385
Schallfeld
– Form 375
Schallgeschwindigkeiten 369
– mittlere 369
– Ultraschalldiagnostik 376
– Weichteilgewebe 371
Schallintensitäten 372
– Ultraschalldiagnostik 385
Schallkeule 375
Schallschwächung 372
Schallstrahl 375
Schallwellen
– Absorption 372
– Amplitude 368
– Ausbreitungsgeschwindigkeit 368, 369
– Beugung 371
– Brechung 370
– charakteristische Größen 368
– Dämpfung 372
– Doppler-Effekt 383
– Frequenz 368
– Gewebsinhomogenitäten 371
– Intensität, gedämpfte 372
– kontinuierliche 384
– Leistungsdichte 372
– Reflexion 370
– – inkoordinierte 371
– Streuung 371
– Totalreflexion 370
– Ultraschalldiagnostik 368
– Verhalten an Grenzflächen 369
Schallwellenwiderstand 370
– gleicher 370
Schattenbild
– Röntgenstrahlung 84
Schichtaufnahmetechnik 162
– Bewegungsunschärfe 124
– Ebene 162
– s.a. Tomographie 162
Schichtselektion
– Kernspintomographie 398
Schichtträger
– Verstärkerfolien 140
Schilddrüse
– Strahlenbelastung 256
Schilddrüsenadenom
– Radiojodtherapie 294
Schilddrüsenautonomie
– Radiojodtherapie 294

Schilddrüsenblockierung
- ^{99m}Technetium-Verbindungen 289
Schilddrüsendiagnostik
- Jodisotope 214
Schilddrüsenerkrankungen
- Strahlentherapie 214
Schilddrüsenhormone
- Jod 214
Schilddrüsenkarzinom
- ^{131}Jod 296
Schilddrüsenszintigraphie 256
- Strahlenbelastung 289
Schirmbildphotographie 137
Schlusswässerung
- Röntgenfilmverarbeitung 149
Schnittbilddarstellung
- Computertomographie 178
Schnittbilder
- Computertomographie 173
- Ultraschalldiagnostik 383
Schnittebenenüberlappung
- Computertomographie 180
Schräganode
- Nahbestrahlungsröhre 329
Schulter
- Schwärzungskurve 151
Schutzkleidung
- Röntgendiagnostik 189
Schutzschicht
- Leuchtschirme 155
- Verstärkerfolien 141
Schwächung
- Röntgenstrahlung 111
Schwächungsdifferenzen
- Kontrast 131
Schwächungsgesetz 38
- exponentielles 39
- - graphische Darstellung 39
- graphische Darstellung 39
Schwächungskoeffizient 39
- Compton-Effekt 40, 111
- Computertomographie 176
- Paarbildung 40, 112
- Photoeffekt 40, 111
- Wechselwirkungswahrscheinlichkeit 227
Schwärzung
- Röntgenfilm 149
- Röntgenfilm 139, 150
- Röntgenfilmverarbeitung 148
- Verstärkerfolien 142
Schwärzungsdifferenzen 122
Schwärzungskontrast 132
Schwärzungskurve
- Gradation 151

- Proportionalbereich 151
- Röntgenfilm 150
- Schulter 151
Schwärzungspunkte
- Vergrößerung 125
Schwärzungsumfang 151
- Röntgenfilm 151
Schwangerschaft
- MRT 413
- Strahlenschutz 291
- Strahlenschutzvorschriften 74
Schwankungsbreite
- Kernstrahlungsmessungen 238
Schwarzschild-Effekt 153
Schwarzschild-Exponent 153
Schwelle
- Impulshöhenanalysator 235
Schwellendosis 48
Schwingungsweiten
- MRT 387
Sechs-Puls-Generator 105
Seeds
- Strahlentherapie, interstitielle 356
Seitenauflösung
- Ultraschalldiagnostik 376
Seitenpunktanzeiger
- Strahlentherapie 351
Sektorschallköpfe
- Ultraschalldiagnostik 382
Sekundärelektronen 223
- Photonenstrahlung 40
Sekundärelektronengleichgewicht 58
Sekundärelektronenvervielfacher
- Photomultiplier 225, 229
Sekundärspule
- Transformator 101
Selektivität
- Streustrahlenraster 118
Seltene-Erden-Folien 144
- Empfindlichkeitsklassen 145
Septenlänge
- Parallellochkollimatoren 258
Septenpenetration
- Parallellochkollimatoren 258
Serienaufnahmen
- Angiographie 169
Seven-Pinhole-Kollimator 257, 263
Sicherheitsaspekte
- Kernspintomographie 410
Sichtfeldvergrößerung
- Kollimatoren, divergierende 260

Sievert 53
- Äquivalentdosis 53
- Dosis, effektive 56
- Organdosis 55
- Ortsdosis 54
Signal-zu-Rausch-Verhältnis 136
- Kernspintomographie 403
- MRT 403, 409
Signalabfall
- MRT 395
Signalverstärker
- elektronische 232
Silber-Ionen
- positive 139
Silberhalogenid-Kristalle
- Gitterstruktur 139
- Röntgenfilm 137, 138
Simultanschichtverfahren
- Tomographie 162
Single-Photon-Emissions-Computer-Tomographie s. SPECT 250
Sinusfunktionen
- Kernspintomographie 401
Skelettmetastasen
- ^{153}Samarium-Phosphonat 293
- ^{89}Strontium-Chlorid, 293
Skelettszintigraphie
- Strahlenbelastung 289
Skelettveränderungen
- degenerative, Röntgentherapie 328
Skip-Scan-Technik
- Rotationsbestrahlung 338
smoothing
- Szintigramm 284
Software
- EDV-Anlage 281
somatische Strahlenwirkungen 47, 71
Sommerfeld, Arnold 5
Spaltmolybdän 212
- Technetium-Generator 212
Spannung
- elektrische 18
Spannungskurve
- Ionisationskammer 61
Spannungsschwankungen
- Szintillationskristall 233
Spannungsversorgung
- Röntgengenerator 101
- Röntgenröhre 93
SPECT (Single-Photon-Emissions-Computer-Tomographie) 250, 268, 269

- Auswertungsprogramme 269
- Doppelkopf-Systeme 269
- Dreikopf-Systeme 269
- Positronenstrahler 268
- Seven-Pinhole-Kollimator 263
SPECT (Single-Photon-Emissions-Computerzomographie)
- Aktivitätsverteilungen, räumliche 284
SPECT-Kamera 244
Speicherfolien 171
- Röntgenstrahlen 171
- Speicherfolienradiographie 171
Speicherfolienradiographie 171
- Anregung 171
- Auslesen der Information 171
- - des latenten Bildes 171
- digitale 172
- Speicherfolien 171
Speichermaximum
- Szintiscanner 254
Speicherplatz
- EDV-Anlage 281
Speicherplatzreservierung
- Gammakamera 283
Speicherwerk
- EDV-Anlage 279
Sperrbereich 287
- Ortsdosisleistung 287
- Strahlenschutz 76
- Strahlenschutzbereich 287
Spickung
- Dosisverteilung 357
Spin 388
- Wechselwirkung 392
Spin-Echo-Verfahren
- MRT 395, 396
Spin-Gitter-Relaxationszeit
- MR–Bild 405
Spin-Gitter-Relaxationszeit T_1
- MRT 392, 395, 405
Spin-Spin-Relaxationszeit T_2
- MRT 393, 405
Spin-Spin-Relaxationszeit T_2
- MRT 396
Spindichte
- MRT 394
Spinecho-Sequenz
- MRT 396
Spiral-CT 173, 174
- Strahlung 174
- Tischvorschub 174
Spline-function 286
Spritzenabschirmung
- Radiosynoviorthese 306

Spule
- Magnetfeld 25
- Transformator 101
Stabdosimeter 64, 65
- Aufbau 65
- Kondensatorkammer 65
- Photonenstrahlung 65
Stabmagnete
- Anziehung/Abstoßung 22
Stäbchen
- Strahlenquellen 327
Standardabweichung
- Kernstrahlungsmessungen 238
Startpunkt
- Bestrahlungsplanungscomputer 346
Startrichtung
- Bestrahlungsplanungscomputer 346
Stative 161
- C-Bogen 161
Stativzusatz 161
steady state
- Radiopharmaka 220
Stehfeldbestrahlung 316
Stehfeldtechnik 335
- Ausgleichskörper 336
- Einzelfeldbestrahlung 335
- Mehrfelderbestrahlung 336
Stents, intravaskuläre
- MRT 412
Stereoradiographie 164
Steuerrechner
- MRT 409
Steuerwerk
- EDV-Anlage 279
Stichelfrequenz
- Szintillationszähler 253
Stifte
- Strahlenquellen 327
STIR-Sequenz
- MRT 396
stochastische Strahlenwirkungen 47, 48
Störeinflüsse
- MRT 407
Stofftransport
- Zellmembran 321
Stoßionisation 40
Strahlen
- dicht ionisierende 46
- elektromagnetische 71, 193
- ionisierende 33
- - Anwendungsbreite 34
- - Gefährdungspotential 34
- - Schädigung 43

- - Wechselwirkung mit Materie 35
- - Wirkung 33
- - Wirkungen 43
α-Strahlen 193
- s.a. Alphastrahlen 193
Strahlenapplikation
- Zeitverteilung 50
Strahlenarten 311
- Bestrahlungsplan 316
- Bestrahlungsplanungscomputer 346
- elektromagnetische Spektrum 33
β-Strahlen 193
- s.a. Betastrahlen 193
Strahlenbelastung
- Bildqualität 132
- Compton-Effekt 35
- Durchleuchtung 84
- durchschnittliche des Patienten 289
- Durchschnittswert 73
- Gammastrahlen 209
- hohe 44
- ^{123}Jod 215
- Mammographie 167
- natürliche 73
- Photonen 131
- Radionuklide 209
- Radiosynviorthese 307
- Schilddrüse 256
- Umwelt 292
Strahlenbild
- Aufzeichnung 126
strahlenbiologische Begriffe 45
Strahlendosen
- medizinisch bedingte 74
Strahlendosis 71, 311
- Bestrahlungsplan 316
- der Einzelschicht
- - CT-Dosisindex 180
- der Gesamtuntersuchung.
- - Dosis-Längen-Produkt 180
- lokale 64
- Röntgendiagnostik 186
Strahlenempfindlichkeit
- Gewebe 45, 324
- Gewebemilieu 324
- Zellteilung 44
- Zellteilungszyklus 44
Strahlenenergie
- Kontrast 131
Strahlenenergien
- Bestrahlungsplanungscomputer 346

Strahlenexposition 47
- Abschirmung 78
- Abstandsquadratgesetz 78
- Beschränkung 290
- Bewegungsbestrahlung 337
- Compton-Effekt 35
- Computertomographie 180, 181
- Dauer 71
- der Umwelt
- - Teletherapie 361
- des Patienten
- - Verstärkerfolien 142
- Diurese, forcierte 289
- Durchleuchtung 84
- Einhalten eines möglichst großen 78
- Einschränkung 77
- Grenzwerte, gesetzliche 189
- Grundregeln 77
- Mammographie 166
- medizinisch bedingte 291
- Minimierung 290
- natürliche 291
- Patienten 288
- Personal 290
- Radiojodtherapie 296
- Radionuklide, offene 298
- - umschlossene 360, 361
- Radiosynoviorthese 304, 305, 306
- Röntgendiagnostik 183, 184, 188, 189
- Teletherapie 359, 360, 361
- Verteilung 71
Strahlenexpositionsgrenzen 76
γ-Strahlen 193
- s.a. Gammastrahlen 193
Strahlengefährdung
- genetische
- - Röntgendiagnostik 184
- minimale
- - Röntgendiagnostik 189
Strahlengeschwür 47
Strahlenkontrast 126
- Definitionen 126
Strahlenkrankheit
- Symptome 48
Strahlenmessgeräte 57
Strahlenquellen 327
- gerätetechnisch erzeugte 327
- offene 327, 328
- radioaktive 327
- Telegammageräte 333
- umschlossene 327

Strahlenrelief
- Auffangsystem 137
- Kontrast 132
Strahlensatz
- Geometrie 119
Strahlenschäden 44
- Biomaterie 43
- DNS-Doppelstrang-Helix 324
- Teletherapie 359
Strahlenschutz 71
- Abschirmung 78, 292
- Abstand 78
- - größtmöglicher 292
- Arten 78
- Aufenthaltszeit 78
- Aufenthaltszeit, kurzmöglichste 292
- Computertomographie 181
- Dosisbegriffe 53
- Ganzkörpermessungen 244
- Ganzkörperzähler 278
- gesetzlicher 73, 291
- ^{131}Jod 295, 297
- Kontrollbereiche 76
- Nuklearmedizin 287
- Patienten 76, 289
- praktischer 77, 291
- Radiojodtherapie 296
- Radionuklide, offene 298
- - umschlossene 361
- Radiosynoviorthese 305, 306, 307
- Regeln 292
- Röhrenschutzgehäuse 101
- Röntgendiagnostik 183, 185, 189
- Schwangerschaft 291
- Sperrbereiche 76
- Strahlentherapie 359
- Teletherapie 360
- Überwachungsbereiche 75
- Umwelt 292
- Verteilungsszintigramm 303
Strahlenschutzbeauftragte 75
- Aufgaben 75
- Röntgendiagnostik 189
- schriftlich bestellte 75
Strahlenschutzbeauftragter
- Medizinphysik-Experte 359
Strahlenschutzbereich 287
- Kennzeichnungspflicht 287
- Kontrollbereich 288
- Nuklearmedizin 287
- Röntgendiagnostik 183
- Sperrbereich 287
- Überwachungsbereich 288

Strahlenschutzmaßnahmen
- Röntgendiagnostik 188, 189
Strahlenschutzüberwachung
- Ionisationskammer 224
Strahlenschutzüberwachungsinstitutionen
- Ganzkörperzähler 278
Strahlenschutzverantwortliche 75
- Arztpraxis 75
- Krankenhaus 75
- Röntgendiagnostik 189
Strahlenschutzverordnung 49, 73, 183, 287, 359
- Fachkunde 77
- Radiosynoviorthese 307
Strahlenschutzvorschriften 73
- Kategorien 73
- Röntgendiagnostik 188
- Schwangerschaft 74
- Überwachung 74
Strahlenschutzwand
- Röntgendiagnostik 189
Strahlenschwächung 312
Strahlentherapie 311
- Aufbaueffekt 314
- Austrittsdosis 314
- backpointer 351
- Bestrahlungsfelder 342, 351
- Bestrahlungsplan 316
- Bestrahlungsraum 350
- Bestrahlungsrhythmus 316
- Bogenlotanzeiger 351
- Bremsstrahlung 42
- computertomographische Lokalisation 343
- Dosimetrie 341
- Dosisbegriffe 314
- Dosisverteilung 342
- - räumliche, Messung 341
- Durchdringungsfähigkeit 312
- Durchführung 316, 349
- dynamische 340
- Eindringungstiefe 312
- Einfallsdosis 314
- Einstellhilfen 350
- Einteilung 311
- Energiedosis 314
- Feldmarkierungen 351
- Fokus-Haut-Abstand 341
- Gegenpunktanzeiger 351
- Geräteeinstellung 350
- Herddosis 314
- Herdraumdosis 316
- Integraldosis 314, 316
- intensitätsmodulierte 316, 339

- interstitielle 356
- intrakavitäre 293, 354
- - ^{60}Kobalt 355
- - konventionelle Applikation 354
- - Radionuklide, offene 300
- - ^{226}Radium 354
- Isodosenblatt 342
- Isodosenlinien 342
- Kontrollen 317
- Laserkoordinatensystem 351
- Lokalisation 316, 342
- Lokalisationsgeräte 342
- Massendosis 316
- MR-tomographische Lokalisation 345
- Oberflächendosis 314
- Patientenlagerung 350
- perkutane 311
- Phantommaterialien 341
- pin and arc 351
- Radionuklide, umschlossene 353
- räumliche Situation 349
- Raumdosis 314
- Referenzdosis 314
- Reichweite 312
- Reproduzierbarkeit der Einstellung 351
- Röntgengeräte zur Lokalisation 342
- Schilddrüsenerkrankungen 214
- Seitenpunktanzeiger 351
- Strahlenexposition des Personal 290
- Strahlenschutz 359
- Therapiesimulator 343
- Tiefendosis 314
- Ultraschallokalisation 345
- Umrisszeichner 343
- Verlauf 316
- Volumendosis 314
- Zielsetzungen 359
- Zielvolumen 342
Strahlenwirkung
- direkte 322
- indirekte 322
- Mehrtrefferprozess 322
- Röntgenfilm 138
Strahlenwirkungen 71
- an der Zelle 323
- an der Zellmembran 323
- auf das Zytoplasma 323
- auf den Zellkern 324
- auf den Zellstoffwechsel 323

- deterministische 48
- Dosisverteilung, zeitliche 326
- Einflussfaktoren 324
- Erbkrankheiten 47
- genetische 46, 47
- Gruppierungen 46
- Krebserkrankungen 47
- makroskopische 46, 47, 71
- mikroskopische 46, 47, 71
- Schweregrade 48
- somatische 46, 47, 71
- stochastische 47, 48
- Zufallsprinzip 47
Strahlerkopf
- Telegammageräte 333
Strahlung
- direkt ionisierende 223, 320
- elektromagnetische 392
- - hochfrequente 392
- Härtung 112
- indirekt ionisierende 320
- ionisierende
- - Anregung 320
- - Aufbaueffekt 319
- - biologische Wirkungen 320
- - Compton-Effekt 319
- - Energieübertragung 320
- - Ionisation 320
- - LET 320
- - Paarbildung 319
- - Photoeffekt 320
- - RBW 320
- - Streustrahlrichtungen 319
- - Teilchenstreuung 320
- - Wirkungsprozesse 319
- - Zellteilung 321
- kosmische 4
- radioaktive Substanz 203
- Richtungsänderung 35
- Spiral-CT 174
- ungeladener Teilchen 320
Strahlungs-Wichtungsfaktoren 55
- Organdosis 55
Strahlungsdetektoren
- Ganzkörperzähler 276
Strahlungsenergie
- Rotationsbestrahlung 338
Strahlungsfilter
- Durchleuchtung 84
Strahlungskontrast 132
Strahlungsmessplätze 224
Strahlungsverteilung
- Infrarotthermographie 366
Streukörper

- Bestrahlungsplanung 345
- Bestrahlungsplanungscomputer 346
Streustrahlenanteil
- Kontrast 129
Streustrahlenfeld
- Computertomographie 181
Streustrahlenraster 114
- Bewegung 117
- Bildqualität 116
- Blendenfaktor 118
- Defokussierung 116, 117
- Dezentrierung 117
- Kenngrößen 118
- Lagerungstisch 161
- Lamellenzahl 118
- Nutzstrahlung 114
- Schachtverhältnis 118
- Selektivität 118
Streustrahlrichtungen
- Strahlung, ionisierende 319
Streustrahlung
- Blenden 131
- Einblendung, optimale 131
- Kompression 131
- Kontrast 129
- Reduzierung 114
- Röntgendiagnostik 114
- Tubusse 129
Streuung
- Absorption 38
- elastische 35
- mit Energieabgabe 35
- ohne Energieabgabe 35
- Photonen 38
- Photonenenergie 111
- Schallwellen 371
Strom
- elektrischer 19
Strom-Spannungs-Charakteristik
- Ionisationskammer 60
Stromkammern 61
Stromstärke
- elektrische 19
^{89}Strontium
- Ausscheidung 299
- Skelettmetastasen 293
^{90}Strontium
- Halbwertszeit 353
- Kontakttherapie 353
Struma
- euthyreote
- - ^{131}Jod 296
- Radiojodtherapie 294
Strumektomie
- Radiojodtherapie 294

Subtraktionsangiographie, digitale (DSA) 169
Südpol
- Magnet 24
Summationsbild 120
Summenverstärker
- Gammakamera 267
Superposition 120
Systemsoftware
- EDV-Anlage 281
Szintigramm 195
- Aktivitätsprofil
- - Rekonstruktion 286
- Aktivitätsprofile 283
- Auswerteprogramme 283
- Auswertung 283
- Backprojection 284
- Bildqualität 284
- Bildverbesserung 283
- Einzelbildbearbeitung 283
- Entstehung 282
- geglättetes 284
- Gesamtpulszahl 283
- Glättungsfilter 283
- Grundmodell 286
- Iterationen 286
- Matrixwahl 282
- Ortsauflösung 282
- Rekonstruktion, iterative 284
- ROI-Technik 284
- Rückprojektion, gefilterte 284
- Untergrundsubtraktion 283
- Wichtungsfaktoren 284
Szintigraphie 196, 248
- Abbildungsprinzipien 195
- Gammakamera 197
- Gewebefunktion 196
- Impulserfassung/-verarbeitung 253
Szintigraphiegeräte
- tomographische 244
szintigraphische Tomographie 268
Szintillation 224
Szintillationsdetektor
- Gammaquanten 233
- Impulshöhenverteilung 233
- realer 233
Szintillationskamera 244, 249
Szintillationskristall 263
- Compton-Effekt 263
- Dicke 263
- Durchmesser 263
- Gammakamera 256
- Gammaquanten 233
- ideales 233

- Impulshöhe 233
- Impulshöhendifferenzen 233
- Inhomogenitäten 233
- Photoeffekt 263
- Photomultiplier 263
- Spannungsschwankungen 233
- Temperaturschwankungen 264
Szintillationslicht 225
Szintillationslichtmenge 225
Szintillationsmessplatz 233
Szintillationssonde
- Funktionsmessplatz 248
Szintillationszähler 224, 243
- Farbbandausschlag 253
- Farbbandkopf 253
- Fluoreszenzlicht 224
- Gammastrahlen 231
- Natriumjodidkristall 224
- Photomultiplier 224
- Stichelfrequenz 253
- Zeilenversatz 253
Szintiscanner 224, 244, 249, 250, 251
- Einstellung 253
- Untergrundsubtraktion 254

T

T_1-gewichtete Bilder
- MRT 395
T_2-gewichtete Bilder
- MRT 395
tätowierte Patienten
- MRT 412
Tandemoptik
- Röntgenfernsehkette 158
^{182}Tantal
- radioaktive Drähte 356
Taumelbewegung 390
TCT (Transmissions-Computer-Tomographie) 250, 268
Technetium-Generator 212
- Elutionsmittel 212
- Elutionspause 213
- Molybdän-Durchbruch 213
- Spaltmolybdän 212
Teilchen
- elektrische Wechselwirkung 18
- ungeladene
- - Strahlung 320
Teilchenbeschleuniger
- Massenzuwachs 15
- Radioisotope 207

Teilchenmasse
- Lichtgeschwindigkeit 15
Teilchenstrahlung 33, 34
- ionisierende
- - Wechselwirkung 40
Teilchenstreuung
- Strahlung, ionisierende 320
Teilchenträgheit 15
Teilkörperbestrahlung
- Energiedosis 50
Teilkörperdosimeter
- Betastrahlung 68
Teilkörperdosis 71
Telecuriegeräte 328, 332
Telegammageräte 328
- Abschirmmaterial 333
- Aufbau 333
- Behälter, abgeschirmten 332
- Blenden 333, 334
- Gammaenergie 333
- Halbschatten 333
- ^{60}Kobalt 333
- Quellenverschlussmechanismus 333
- Rotationsbestrahlung 338
- Strahlenquellen 333
- Strahlerkopf 333
- Tiefendosis 333
- Verschlusssystem 333
Telegammageräte 332
Telegammatherapie 328
- ^{60}Kobalt 328
Teletherapie 313, 314, 328
- Bestrahlungsfolgen 359
- Bestrahlungsparameter 360
- Durchführung, sachgemäße 360
- Strahlenexposition
- - der Umwelt 361
- - des Patienten 359
- - des Personals 360
- Strahlenschäden 359
- Strahlenschutz
- - der Umwelt 361
- - des Patienten 360
- - des Personals 360
Temperaturerhöhung
- Ultraschalldiagnostik 385
Temperaturschwankungen
- Szintillationskristall 264
Temperaturunterschiede
- Kontaktthermographie 366
Temperaturverteilungen
- Körperoberfläche 365
Tesla 391

^{201}Thallium 215
– Myokardszintigraphie 215
Therapieröhre
– Röntgentherapie 328
Therapiesimulator
– Strahlentherapie 343
Thermographie 365
Thermolumineszenzdosimeter 57, 64, 68
Thermolumineszenzdosimetrie 57
Thermoprinter
– Ultraschalldiagnostik 383
Thorax
– MRT 410
Tiefen-Personendosis 54
Tiefenauflösung
– Ultraschalldiagnostik 376
Tiefenausgleich
– Ultraschalldiagnostik 377
Tiefenblende 113
– Aufbau 114
Tiefendosis
– relative 314
– Strahlentherapie 314
– Telegammageräte 333
Tiefendosiskurve
– relative 314
Tiefendosisverlauf
– Kontakttherapie 354
Tiefenlage der reflektierten Grenzschicht
– Ultraschalldiagnostik 377
Tiefentherapie 328
– konventionelle 328
Tiefentherapieröhre 328
Time-Motion-Verfahren
– Ultraschalldiagnostik 379
Tischplatte
– Lagerungstisch 161
Tischvorschub
– Spiral-CT 174
^{201}Tl-Chlorid
– Herzdiagnostik 215
TLD-Ringdosimeter
– Computertomographie 181
TM-Mode
– Ultraschalldiagnostik 379
– Ultraschalldiagnostik 379
Tochternuklid
– Radionuklidgeneratoren 210
Tomographie 162
– s.a. Schichtaufnahmetechnik 162
– konventionelle 164
– mit großem Schichtwinkel 162

– Seven-Pinhole-Kollimator 263
– Simultanschichtverfahren 162
– szintigraphische 268
– Verwischungsbewegung, lineare 164
Totalreflexion
– Schallwellen 370
Totzeit
– Gammakamera 272
– Geiger-Müller-Zählrohr 63
– Messgerät 240
– Natriumjodidkristall 225
– PET 275
Trägerschicht
– Leuchtschirme 154
– Röntgenfilm 137
Trägheit 15
– Zunahme 15
Trägheitsgesetz 15
Transducer 374
Transformator
– Kreisbeschleuniger 331
– Primärspule 101
– Röntgenröhre 101
– Sekundärspule 101
– Spulen 101
– – Windungszahlen 101
Transmissions-Computer-Tomographie s. TCT 250
Transport, aktiver
– Zellmembran 321
Transversalwellen 368
Triggersignal
– Gammakamera 267
Trockenfilmentwicklungen 172
Trocknung
– Röntgenfilmverarbeitung 149
Tubusse 113
– Durchleuchtung 84
– kegelförmige 113
– Streustrahlung 129
Turbo-Gradienten-Echo
– MRT 396
Turbo-Spin-Echo
– MRT 396

U

UBH (ultraharte Bremsstrahlung) 312
Übergangsbereich 288
– Ionisationskammer 62
Überschusshalbleiter 104
Übertragungsoptik
– Röntgenfernsehkette 158
Überwachungsbereich

– Dosis, effektive 288
– Röntgendiagnostik 183
– Strahlenschutzbereich 288
Überwachungsbereiche
– Strahlenschutz 75
UHB (ultraharte Bremsstrahlung) 312, 327
Ultraschall
– Erzeugung 373
– hochfrequenter, Dämpfung 372
– Nachweis 373
– niederfrequenter, Dämpfung 372
Ultraschall-Doppler-Verfahren 383
– B-Bild-Darstellung 385
– Blutgeschwindigkeit, Messung 384
– CW-Doppler 384
– diagnostische 384
– Doppler-Effekt 383
– Duplexverfahren 385
– Farb-Duplex-Verfahren 385
– Frequenzen 385
– Real-Time-Verfahren 385
Ultraschallbild 382
Ultraschalldiagnostik 365, 367
– A-Bild-Darstellung 378
– Abtastverfahren, B-Bild, zweidimensionales 380
– Amplitude 379
– Auflösung
– – axiale 376
– – laterale 376
– Auflösungsvermögen, örtliches 376
– B-Bild 378
– – zweidimensionales 379
– Bariumtitanat 374
– Bewegungsvorgänge 380
– Bildarchivierung 383
– Bildverfahren 377
– biologische Effekte 385
– Blei-Zirkonium-Titanat 374
– Chromosomenbrüche 385
– Compound-Verfahren 380, 381
– Echoimpulse 377
– Einwirkzeit 386
– elektrische Dipole. 374
– Entwicklung 367
– Flüssigkeitsstruktur 373
– Fokussierung, dynamische 376
– Frequenzbereich 367

- harmonic imaging 385
- Impuls-Echo-Verfahren 377
- Impulsechoprinzip 376
- Kavitation 385
- Kontrastmittel 385
- Leistungsdichte 372
- Linearschallköpfe 381
- – gebogene 382
- M-Mode 379
- Multiformatkamera 383
- neonatale 385
- Qualität 383
- Real-time-Schallkopf 382
- Real-time-Verfahren 381, 382
- Schallgeschwindigkeit 376
- Schallintensität 372, 385
- Schallschwächung 372
- Schallwellen 368
- Schnittbild 383
- Seitenauflösung 376
- Sektorschallköpfe 382
- Temperaturerhöhung 385
- Thermoprinter 383
- Tiefenauflösung 376
- Tiefenausgleich 377
- Tiefenlage der reflektierten Grenzschicht 377
- TM-Mode 379
- Verstärkung 377
- Verstärkungscharakteristik 378
- Videoprinter 383
- Wärmebildung 385
- Weg-Zeit-Prinzip 377
- Weichteilgewebe
- – Dämpfung 372
Ultraschallfeld 375
- Fernfeld 375
- Nahfeld 375
Ultraschallgel
- Schalankopplung 370
Ultraschallgeräte
- Fokusbereich 376
Ultraschallkopf 374
- Aufbau 375
Ultraschallokalisation
- Strahlentherapie 345
Ultraschalltechnik 373
- Kompression 373
- piezoelektrischer Effekt 373
Umgebungs-Äquivalentdosis 54
- Einstrahlrichtung 54
Umgebungsstrahlung
- Ganzkörperzähler 277
Umlauffrequenz
- der Präzession 391

Umlenk-Elektronenoptik, achromatische
- Linearbeschleuniger 331
Umlenkelektronik
- Linearbeschleuniger 331
Umrisszeichner
- Strahlentherapie 343
Umwelt
- Strahlenbelastung 292
- Strahlenexposition
- – Teletherapie 361
- Strahlenschutz 292
- – Radiojodtherapie 298
- – Radionuklide, offene 298
- – Radiosynoviorthese 307
- – Teletherapie 361
Universalfolie 142
Unschärfe
- s.a. Bildunschärfe 122
- geometrische 123
Unschärfefaktoren 126
Untergrundstrahlung 235
- Kernstrahlungsmessung 234
Untergrundsubtraktion
- Szintigramm 283
- Szintiscanner 254
Untergrundszählrate
- Gammakamera 272
Untersuchung
- nuklearmedizinische 195
Untersuchungsfeld
- Unterteilung, MRT 404
Unverträglichkeitserscheinungen
- Kontrastmittel 168
^{235}Uran 212
Uran-Actinium-Reihe
- Radioisotope 207
Uran-Radium-Reihe
- Radioisotope 207
UV-Strahlen 33

V

Vakuumröhre
- Linearbeschleuniger 329
van der Waals-Bindung 12
Vektor
- Magnetfeld 388
Venographie 168
Vergrößerung
- Röntgendiagnostik 119
Vernichtungsstrahlung 37, 200
Verschleppung
- Radionuklide, offene 298
Verschlusssystem
- Telegammageräte 333

Verstärker
- Funktionsmessplatz 248
Verstärkerfolien 137, 139
- Aufbau 140
- Auflösungsvermögen 143
- Calciumwolframat 144
- Emissionsspektren 145
- Erden, seltene 143
- feinstzeichnende 142
- feinzeichnende 142
- Film-Folien-Kontakt 142
- Filmbelichtung 142
- Filmkassette 141
- Folienfehler 145
- Hinterfolie 142
- hochverstärkende 142
- Leuchtschicht 141
- Lumineszenz 140
- Merkmale 142
- Pflege 145
- Qualitätsprüfung 142
- Reflexionsschicht 140, 141
- Röntgenfilm 84, 139
- Schichtträger 140
- Schutzschicht 141
- Schwärzung 142
- Strahlenexposition des Patienten 142
- Typen 143
- Verstärkungsfaktor
- – effektiver 142
- – relativer 142
- Vorderfolie 142
Verstärkung
- Ultraschalldiagnostik 377, 378
Verstärkungsfaktor
- Leuchtdichte 156
- Verstärkerfolien 142
Verteilung
- Radiopharmaka 217
Verteilungsraum
- Radiopharmaka 219
Verteilungsszintigramm
- ^{169}Erbium 303
- ^{186}Rhenium 303
- ^{99m}Technetium 303
- Strahlenschutz 303
- ^{90}Yttrium 303
Vertikalkassettenhalter 162
- Drei-Felder-Ionisationskammer 162
Verwischungsbewegung
- lineare
- – Tomographie 164
Videoprinter
- Ultraschalldiagnostik 383

Vidikon-Prinzip
– Röntgenfernsehkamera 159
Vielkanalanalysator
– Ganzkörperzähler 276
Vielkristallbohrlochmessplätze 246
Vielkristallszintillationsdetektoren 246
Vielkristallszintillatoren 246
– Gammastrahlen 246
– ^{125}Jod 246
Viellochkollimatoren
– Gammakamera 257
Voll-PET-Systeme 274
Vollringsysteme
– PET 275
Volt
– elektrische Spannung 18
volume-x-element s. Voxel 177
Volumendosis
– Strahlentherapie 314
Volumentechnik
– Kernspintpomographie 401
Vorderfolie
– Verstärkerfolien 142
Voxel
– Computertomographie 177
– MRT 404

W

Wärme 368
Wärmebildung
– Ultraschalldiagnostik 385
Wärmeenergie 17
Wärmeschutz bei Gebäuden
– Infrarotthermographie 366
Wahrscheinlichkeitsverteilung
– Elektronen 5
Wanderwellen
– Linearbeschleuniger 330
Wandler 374
– elektromechanischer 374
Waschstraße
– Bohrlochprobenwechsler 246
Wasser
– Halbwertsschicht 372
Wasserstoff
– Isotope 8
Wasserstoffatom 5
Wasserstoffbrückenbindung 12
Watt 17
– Energiedosisleistung 53
– Leistung 17
Wechselspannung 23

– Erzeugung 24
Wechselstrom 23
Wechselwirkung 35
– elektromagnetische 20
– Energieabhängigkeit 37
– Gammaquanten und Natriumjodidkristall 225
– Materialabhängigkeit 37
– Röntgenstrahlung mit Materie 111
– Teilchenstrahlung, ionisierende 40
Wechselwirkungswahrscheinlichkeit 225
– Schwächungskoeffizient 227
Weg-Zeit-Prinzip
– Ultraschalldiagnostik 377
Wehnelt-Zylinder 93
Weichstrahlröhre 328
– Aufbau 329
Weichteilgewebe
– Dämpfung 372
– MR–Bild 405
– Schallgeschwindigkeiten 371
Weichteilszintigraphie 300
Wellen 368
– elektromagnetische 25
– stehende,
 Linearbeschleuniger 330
Wellengleichung
– allgemeine 28, 33, 369
– – Doppler-Effekt 384
Wellenlänge 28, 368
– Doppler-Effekt 383
– Photonen 30, 88
Wellenspektrum
– elektromagnetische Wellen 27
Wellenstrahlung
– elektromagnetische 34
Wellenzug
– elektromagnetischer 29
Wichtungsfaktoren
– Szintigramm 284
Widerstand
– Beschleunigung 15
– elektrischer 20
Widerstandsmatrix
– Anger-Prinzip 265
– Photomultiplier 266
Wirbelsäule
– MRT 410
Wolfram
– Energieniveau 90
– Linienspektrum 91
– Spritzenabschirmung 306

– Streustrahlenraster 115
– Telegammageräte 333
Word 281

X

x-Richtung
– Ortkodierung, Kernspintpomographie 401
Xeroradiographie 137
– Hell-Dunkel-Grenzen 154
– Ladungsverteilungsbild 153
– Randeffekt 154
– Umwandlung des Röntgenstrahlenbild 153
Xeroradiographie 153

Y

y-Richtung
– Ortskodierung, Kernspintpomographie 400
^{90}Yttrium
– Ascites 293
– Ausscheidung 299
– Halbwertszeit 353
– Kontakttherapie 353
– Pleuraerguss 293
– Radiosynoviorthese 293, 302
– Verteilungsszintigramm 303

Z

z-Richtung
– Ortskodierung, Kernspintpomographie 398
Zählrate
– Gammakamera 272
– Messgeräte 237
Zählratenänderungen
– Messgeräte 237
Zählstatistik
– Kernstrahlungsmessungen 237
Zählverluste
– Gammakamera 272
Zeichenschärfe 122
Zeilenversatz
– Szintillationszähler 253
Zeitkonstante
– Messgeräte 237
Zellen 321
– Aufbau und Bestandteile 321
– Größe 12
– organische 12
– Strahlenschäden 323

Zellkern 321
- Strahlenwirkungen 324
Zellmembran 321
- Stofftransport 321
- Strahlenwirkungen 323
Zellplasma 321
Zellstoffwechsel
- Strahlenwirkungen 323
Zellteilung 321
- Chromosomen 44
- Strahlenempfindlichkeit 44
- Strahlung, ionisierende 321
Zellteilungszyklus
- Strahlenempfindlichkeit 44
Zentraleinheit
- EDV-Anlage 279
- Röntgenfernsehkette 160
Zentralprojektion 119
- Röntgendiagnostik 119
- senkrechte 119

Zentralstrahl 119
- Röntgenröhre 93
- Rotationsbestrahlung 337
Zentrosom 13, 321
α-Zerfall 199
β-Zerfall 200
- Betaspektrum 201
- Elektroneneinfang 200
γ-Zerfall 201
Zerfallsgesetz 203
Zerfallskonstanten 203
- ^{99}Molybdän 212
- ^{99m}Tchnetium 212
Zerfallsreihen
- Radioisotope, natürliche 207
Zerfallswahrscheinlichkeit
- radioaktive Substanz 203
Zielvolumen
- Strahlentherapie 342
Zonographie 162

Zufallsprinzip
- Strahlenwirkungen 47
Zusatzbehandlungen
- Bestrahlungsplanung 345
Zusatzfilter 112
Zusatzfilterung 112
Zwei-Puls-Generator 104
Zweig, Georg 4
Zweiknopfautomatik
- Röhrennomogramm 109
Zwischenwässerung
- Röntgenfilmverarbeitung 148
Zwölf-Puls-Generator 105
Zyklotron 207, 209
Zylinder
- Strahlenquellen 327
Zytoplasma
- Strahlenwirkungen 323